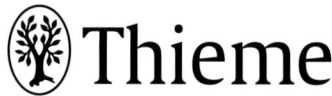

Schmerzen bei Kindern und Jugendlichen

Ursachen, Diagnostik und Therapie

Herausgegeben von
Friedrich Ebinger

Unter Mitarbeit von

Annelie Burk
Günther Dannecker
Thomas Henne
Christiane Hermann
Jan-Hinrich Hilpert
Christian Hirsch
Toni Hospach
Christoph Hünseler
Martin J. Koch
Udo Kontny
Peter Kropp
Henning Lohse-Busch

Britta Müller
Peter Karl Plinkert
Raymund Pothmann
Paul Reinhold
Bernhard Roth
Angela Roth-Isigkeit
Thomas Schneider
Herbert E. Ulmer
Miriam van Buiren
Philipp Silvester van de Weyer
Manfred Zimmermann

150 Abbildungen
111 Tabellen

Georg Thieme Verlag
Stuttgart · New York

*Bibliografische Information
der Deutschen Nationalbibliothek*

Die Deutsche Nationalbibliothek verzeichnet diese Publikation in der Deutschen Nationalbibliografie; detaillierte bibliografische Daten sind im Internet über http://dnb.d-nb.de abrufbar.

Wichtiger Hinweis: Wie jede Wissenschaft ist die Medizin ständigen Entwicklungen unterworfen. Forschung und klinische Erfahrung erweitern unsere Erkenntnisse, insbesondere was Behandlung und medikamentöse Therapie anbelangt. Soweit in diesem Werk eine Dosierung oder eine Applikation erwähnt wird, darf der Leser zwar darauf vertrauen, dass Autoren, Herausgeber und Verlag große Sorgfalt darauf verwandt haben, dass diese Angabe **dem Wissensstand bei Fertigstellung des Werkes entspricht.**
Für Angaben über Dosierungsanweisungen und Applikationsformen kann vom Verlag jedoch keine Gewähr übernommen werden. **Jeder Benutzer ist angehalten,** durch sorgfältige Prüfung der Beipackzettel der verwendeten Präparate und gegebenenfalls nach Konsultation eines Spezialisten festzustellen, ob die dort gegebene Empfehlung für Dosierungen oder die Beachtung von Kontraindikationen gegenüber der Angabe in diesem Buch abweicht. Eine solche Prüfung ist besonders wichtig bei selten verwendeten Präparaten oder solchen, die neu auf den Markt gebracht worden sind. **Jede Dosierung oder Applikation erfolgt auf eigene Gefahr des Benutzers.** Autoren und Verlag appellieren an jeden Benutzer, ihm etwa auffallende Ungenauigkeiten dem Verlag mitzuteilen.

© 2011 Georg Thieme Verlag KG
Rüdigerstraße 14
70469 Stuttgart
Deutschland
Telefon: +49/(0)711/8931-0
Unsere Homepage: www.thieme.de

Printed in Germany

Zeichnungen: Gay & Sender, Bremen
Umschlaggestaltung: Thieme Verlagsgruppe
Umschlaggrafik: Martina Berge, Erbach
Satz: Hagedorn Kommunikation GmbH, Viernheim, gesetzt aus APP
Druck: Offizin Andersen Nexö Leipzig GmbH, Zwenkau

ISBN 978-3-13-147951-8   1 2 3 4 5 6

Geschützte Warennamen (Warenzeichen) werden **nicht** besonders kenntlich gemacht. Aus dem Fehlen eines solchen Hinweises kann also nicht geschlossen werden, dass es sich um einen freien Warennamen handelt.
Das Werk, einschließlich aller seiner Teile, ist urheberrechtlich geschützt. Jede Verwertung außerhalb der engen Grenzen des Urheberrechtsgesetzes ist ohne Zustimmung des Verlages unzulässig und strafbar. Das gilt insbesondere für Vervielfältigungen, Übersetzungen, Mikroverfilmungen und die Einspeicherung und Verarbeitung in elektronischen Systemen.

Geleitwort

Beginnt man mit dem Jahrgang 2005 der Zeitschrift „Der Schmerz", von der 6 Hefte pro Jahrgang erscheinen, so findet man 10 Artikel zum Thema „Schmerzen bei Kindern und Jugendlichen", darunter ein CME-Beitrag zum „Funktionellen Bauchschmerz bei Kindern", mehrere Abstracts von Vorträgen beim Jahreskongress der Deutschen Gesellschaft zum Studium des Schmerzes (DGSS) und einige sehr wichtige Beiträge zum Deutschen Schmerzfragebogen für Kinder, Jugendliche und deren Eltern (DSF-KJ), in denen die Entwicklung und Anwendung eines multimodalen Fragebogens zu Diagnostik und Therapie chronischer Schmerzen im Kindes- und Jugendalter behandelt werden.

Die Autoren/innen sind überwiegend Mitglieder der DGSS, zu deren Arbeitskreis „Schmerztherapie bei Kindern" auch die Autoren dieses Buches mehrheitlich gehören. Schmerzen bei Kindern und Jugendlichen waren sehr lange ein weitgehend unbeachtetes Thema in der Schmerzforschung, -diagnostik und -therapie.

Das hat sich entscheidend geändert, daher war es an der Zeit, entsprechende Buchliteratur dazu zu veröffentlichen.

Das vorliegende Buch ist ein hervorragendes Beispiel, wie die Schmerzursachen sowie eine altersbezogene Diagnostik und Therapie von Schmerzen im Kindes- und Jugendalter in hervorragender Weise methodisch-didaktisch in Wort und Bild und durch den Verlag auch entsprechend sehr gut im Layout umgesetzt dargestellt werden. Dabei werden die wissenschaftliche und klinische Literatur selbstverständlich eingearbeitet und zitiert, wobei auffällig ist, dass die Zahl der entsprechenden Publikationen deutlich mehr aus dem nicht deutschsprachigen Bereich kommt.

Entsprechend dem interdisziplinären Ansatz der modernen Schmerztherapie ist auch die Autorengruppe zusammengesetzt

Hervorzuheben ist die Tatsache, dass nach dem Kapitel zu den Grundlagen zuerst einmal 2 Kapitel zur Allgemeinen Schmerzdiagnostik und Schmerztherapie folgen, denn eine aktuelle Untersuchung der DGSS in Zusammenarbeit mit der Deutschen Interdisziplinären Vereinigung für Schmerztherapie (DIVS) aus den Jahren 2009 und 2010 belegt, dass gerade die allgemeine Schmerzdiagnostik und -therapie in vielen Fachgebieten in der Weiterbildung unterrepräsentiert ist, was leider lange Zeit auch für die Pädiatrie galt, inzwischen dort aber entsprechend aufgenommen wurde.

Das Buch richtet sich besonders an Kinder- und Jugendärzte, aber auch an andere Fachärzte (z.B. Allgemeinärzte), die in konservativen und operativen Fächern der Gesundheitsversorgung tätig und mit kindlichen und jugendlichen Patienten/innen befasst sind.

Logischerweise folgt demnach ein ausführliches Kapitel zu den Schmerzen nach ihrer Lokalisation, jeweils fachspezifisch bearbeitet.

Abschließend folgt ein ausführliches Kapitel zu all den Schmerzen, die in besonderen Krankheitsbereichen oft sehr erschwerend zum eigentlichen Krankheitsgeschehen hinzukommen.

Ohne die anderen zu vernachlässigen, sind hier besonders die Kapitel zu den Schmerzen in der Neonatologie, bei geistig und körperlich Behinderten und in der pädiatrischen Palliativmedizin hervorzuheben, denn noch immer geht es hier um Säuglinge, Kleinkinder, Kinder und Jugendliche, bei denen Schmerzempfinden nicht so wahrgenommen wird, wie es tatsächlich ist.

Die DGSS ist dankbar, dass ein Herausgeber aus ihren Reihen die enorme Aufgabe in Angriff genommen hat, dieses Buch zu realisieren.

Insofern gilt unsere Anerkennung Herrn Priv.-Doz. Dr. Friedrich Ebinger und allen seinen Mitautoren.

Wir wünschen uns, dass alle Kinder und Jugendlichen mit ihren Schmerzen vom Wissen aus diesem Buch profitieren und ein Stück mehr Lebensqualität bekommen.

Teningen, im Oktober 2010 Prof. Dr. Toni Graf-Baumann
(Geschäftsführer DGSS)

Vorwort

Schmerz wird von der Internationalen Schmerzgesellschaft definiert als „unangenehmes Sinnes- und Gefühlserleben, das mit einer tatsächlichen oder potenziellen Gewebsschädigung verbunden ist oder mit Begriffen einer solchen Schädigung beschrieben wird". Er ist in jedem Alter einer der wichtigsten Gründe für eine Vorstellung beim Arzt. Dieser hat zu ergründen, ob der Schmerz mit einer Gewebsschädigung assoziiert ist, wenn ja, mit welcher, oder ob er kein organisches Korrelat hat, sondern Folge einer zentralen Schmerzverarbeitungsstörung ist, die auch bei Kindern und Jugendlichen mit zunehmender Häufigkeit auftritt. Und: Der Arzt hat je nach Einordnung der Schmerzursache die entsprechende geeignete Therapie zu wählen.

Das Phänomen Schmerz ist dem Beobachter nicht unmittelbar zugänglich. Es ist subjektiv, wird von einer Person mit ihrem speziellen psychosozialen und kulturellen Hintergrund erlebt, welcher auch die verbalen und non verbalen Schmerzäußerungen prägt. Diese Schmerzäußerungen sind nicht immer eindeutig und müssen insbesondere bei Kleinkindern und bei Patienten mit einer geistigen Behinderung erst richtig interpretiert werden. Dies führte – und führt zum Teil immer noch – zu einer analgetischen Unterversorgung der Betroffenen.

Schließlich ist auch der organisch verursachte Schmerz nicht nur eine Sinnesempfindung, sondern er ist immer mit vegetativen und emotionalen Reaktionen verbunden, und er wird aufgrund von Vorerfahrungen und Erwartungen interpretiert.

In diesem Buch werden zunächst die entwicklungsphysiologischen Grundlagen der Schmerzwahrnehmung und die Häufigkeit unterschiedlicher Schmerzen bei Kindern und Jugendlichen dargestellt. Die beiden folgenden Abschnitte widmen sich allgemeinen Prinzipien der Schmerzdiagnostik und -therapie. Es folgen Kapitel zu Schmerzen gemäß ihrer Lokalisation, in denen die Differenzialdiagnose und -therapie im Mittelpunkt stehen. Der abschließende Abschnitt widmet sich Schmerzen in bestimmten Situationen und bei bestimmten Patientengruppen.

Mögen diese Beiträge für den praktisch-tätigen Arzt, der Kinder und Jugendliche betreut, eine Hilfestellung in der Diagnose von Schmerzen bei Kindern und Jugendlichen, in der differenzialdiagnostischen Abklärung ihrer Ursachen und in ihrer spezifischen Therapie sein.

Heidelberg, im Oktober 2010　　　　　　Friedrich Ebinger

Anschriften

Priv.-Doz. Dr. Friedrich Ebinger
St. Vincenz-Krankenhaus Paderborn
Klinik für Kinder- und Jugendmedizin
Husener Str. 81
33098 Paderborn

Dr. Annelie Burk
Max-Cahnbley-Str. 22
33604 Bielefeld

Prof. Dr. Günther Dannecker
Olgahospital/Klinikum Stuttgart
Zentrum für Kinder- und Jugendmedizin
Pädiatrie 1
Bismarckstr. 8
70176 Stuttgart

Dr. Thomas Henne
Altonaer Kinderkrankenhaus
Bleickenallee 38
22763 Hamburg

Prof. Dr. Christiane Hermann
Otto-Behaghel-Str. 10F
35394 Gießen

Dr. Jan-Hinrich Hilpert
Papenhauser Str. 10
32657 Lemgo

Prof. Dr. Christian Hirsch
Universitätsklinikum Leipzig
Abteilung für Kinderzahnheilkunde
Nürnberger Str. 57
04103 Leipzig

Dr. Toni Hospach
Olgahospital/Klinikum Stuttgart
Zentrum für Kinder- und Jugendmedizin
Pädiatrie 1
Bismarckstr. 8
70176 Stuttgart

Dr. Christoph Hünseler
Klinikum der Universität zu Köln
Klinik und Poliklinik für Allgemeine Kinderheilkunde
Abtl. Neonatologie u. Pädiatrische Intensivmedizin
Kerpener Str. 62
50937 Köln

Priv.-Doz. Dr. Dr. Martin J. Koch
Universitätsklinikum Heidelberg
Klinik für Mund-, Zahn- u. Kieferheilkunde
Poliklinik für Zahnerhaltungskunde
Im Neuenheimer Feld 400
69120 Heidelberg

Prof. Dr. Udo Kontny
Klinik IV: Pädiatr. Hämatologie und Onkologie
Zentrum für Kinder- und Jugendmedizin
Universitätsklinikum Freiburg
Mathildenstr. 1
79106 Freiburg

Prof. Dr. Peter Kropp
Medizinische Fakultät der Universität Rostock
Institut für Medizinische Psychologie u. Med. Soziologie
Zentrum für Nervenheilkunde
Gehlsheimer Str. 20
18147 Rostock

Dr. Henning Lohse-Busch
Ambulanz für Manuelle Medizin
Rheintalklinik GmbH & Co. Porten KG
Im Rheintal 5
79189 Bad Krozingen

Dr. phil. Dipl.-Soz. Britta Müller
Medizinische Fakultät der Universität Rostock
Institut für Medizinische Psychologie
und Medizinische Soziologie
Gehlsheimer Str. 20
18147 Rostock

Prof. Dr. Dr. h. c. Peter Karl Plinkert
Geschäftsführender Direktor der HNO-Klinik
Universitätsklinikum Heidelberg
Ruprecht-Karls-Universität-Heidelberg
Im Neuenheimer Feld 400
69120 Heidelberg

Dr. Raymund Pothmann
Zentrum Integrative Kinderschmerztherapie und
Palliativmedizin am Ev. Krankenhaus Alsterdorf
Alsterdorfer Markt 8
22297 Hamburg

Prof. Dr. Paul Reinhold
Klinikum Herford
Klinik für Anästhesiologie, Intensivmedizin, Schmerztherapie
Schwarzenmoorstr. 70
32049 Herford

Prof. Dr. Bernhard Roth
Kerpener Str. 62
50937 Köln

Priv.-Doz. Dr. Angela Roth-Isigkeit
Universitätsklinikum Schleswig-Holstein
Campus Lübeck
Klinik für Anästhesiologie
Ratzeburger Allee 160
23538 Lübeck

Dr. Thomas Schneider
Gastroambulanz
Haus 79
Langenhorner Chaussee 560
22419 Hamburg

Prof. Dr. Herbert E. Ulmer
Am Aukopf 5
69118 Heidelberg

Dr. Miriam van Buiren
Klinik IV: Pädiatr. Hämatologie und Onkologie
Zentrum für Kinder- und Jugendmedizin
Universitätsklinikum Freiburg
Mathildenstr. 1
79106 Freiburg

Dr. Philipp Silvester van de Weyer
Universitätsklinikum Heidelberg
HNO-Klinik
Im Neuenheimer Feld 400
69120 Heidelberg

Prof. Dr. Dr. h. c. Manfred Zimmermann
Branichstr. 17
69198 Schriesheim

Inhaltsverzeichnis

Grundlagen

1 Physiologie der Schmerzwahrnehmung und ihre Entwicklung 2
Manfred Zimmermann

1.1	Einleitung	2	1.5	Neuropathische Schmerzen	13
1.2	Nozizeption, akuter und chronischer Schmerz	2	1.6	Ontogenese des nozizeptiven Systems beim Menschen	16
1.3	Nozizeptoren und ihre afferenten Fasern .	4	1.7	Leiden und Langzeitfolgen prä- und perinataler Schmerzen	18
1.4	Zentralnervöse Mechanismen von Nozizeption und Schmerz	7			

2 Biopsychologie der Schmerzwahrnehmung und ihre Entwicklung 20
Christiane Hermann

2.1	Einleitung	20	2.3	Veränderung des Schmerzkonzepts im Laufe der kindlichen Entwicklung ...	24
2.2	Schmerzwahrnehmung und ihre Determinanten	20	2.4	Rolle von Lernen und Gedächtnis	30
			2.5	Zusammenfassung	34

3 Verbreitung von Schmerzen bei Kindern und Jugendlichen 36
Angela Roth-Isigkeit

3.1	Einleitung	36	3.5	Inanspruchnahme von Gesundheitsdienstleistungen	40
3.2	Verlauf von Schmerzbeschwerden	36	3.6	Prognose: Langzeituntersuchungen	40
3.3	Verbreitung von Schmerzen bei Kindern und Jugendlichen	37	3.7	Zusammenfassung	41
3.4	Beeinträchtigungen durch Schmerzen ..	39			

Allgemeine Schmerzdiagnostik

4 Schmerzanamnese, -messung und -dokumentation 46
Friedrich Ebinger und Peter Kropp

4.1	Einleitung	46	4.4	Zur Anamnese kindlicher Schmerzzustände	49
4.2	Beobachtung und Fremdeinschätzung ..	46	4.5	Schmerztagebuch	49
4.3	Methoden der Selbsteinschätzung	47	4.6	Zusammenfassung	52

5 Allgemeine körperliche und neurologische Untersuchung 53
Friedrich Ebinger

5.1	Einleitung	53	5.3	Neurologische Untersuchung	56
5.2	Körperliche Untersuchung	53	5.4	Zusammenfassung	58

6 Funktionelle Diagnostik des Bewegungssystems 60
Henning Lohse-Busch

6.1	Einleitung	60	6.6	Palpationsqualitäten der Muskulatur . . .	62
6.2	Funktionelle Störung und strukturelle Veränderung	60	6.7	Palpatorische Untersuchung des sympathischen Systems	64
6.3	Interaktionen im Bewegungssystem . . .	61	6.8	Spezielle Funktionsuntersuchung	64
6.4	Kausale und koinzidente Symptome . . .	61	6.9	Funktionsdiagnostik im Neugeborenen- und Säuglingsalter	73
6.5	Koinzidenz und Kausalität bei der Schmerzentstehung	62	6.10	Zusammenfassung	75

7 Psychologische Schmerzdiagnostik 76
Peter Kropp und Britta Müller

7.1	Einleitung	76	7.3	Psychologische Schmerzdiagnostik bei Kindern	77
7.2	Grundsätzliche Überlegungen	76	7.4	Zusammenfassung	80

Allgemeine Schmerztherapie

8 Medikamentöse Schmerztherapie 82
Raymund Pothmann

8.1	Einleitung	82	8.5	Starke Opioide	84
8.2	Grundlagen	82	8.6	Koanalgetika	87
8.3	Einfache Analgetika	82	8.7	Lokale und regionale Pharmakotherapie .	89
8.4	Schwache Opioide	83	8.8	Zusammenfassung	90

9 Psychologische Schmerztherapie 91
Peter Kropp und Britta Müller

9.1	Einleitung	91	9.4	Zur Effektivität psychologischer Schmerztherapie	96
9.2	Grundsätzliches	91			
9.3	Therapieverfahren	91	9.5	Zusamenfassung	96

10 Physikalische Medizin und Physiotherapie 98
Henning Lohse-Busch

10.1	Einleitung	98	10.3	Therapeutische Fenster und Behandlungstechniken	99
10.2	Wirkung der Physikalischen Medizin in der Schmerztherapie	98	10.4	Zusammenfassung	103

11 Komplementäre Verfahren 105
Raymund Pothmann

11.1	Einleitung	105	11.3	Zusammenfassung	113
11.2	Methoden	105			

Schmerzen nach ihrer Lokalisation

12 Kopfschmerzen 116
Friedrich Ebinger

12.1	Einleitung	116	12.5	Diagnosestellung	122
12.2	Epidemiologie und Prognose	116	12.6	Therapie	124
12.3	Kopfschmerzklassifikation	116	12.7	Zusammenfassung	128
12.4	Pathophysiologie von Kopfschmerzen . .	120			

13 Augenschmerzen 130
Annelie Burk

13.1	Einleitung	130	13.5	Beispiele für Augenerkrankungen	
13.2	Neuroanatomie und -physiologie	130		mit Augenschmerzen	133
13.3	Diagnose von Augenschmerzen bei Kindern	131	13.6	Zusammenfassung	134
13.4	Therapie bei Augenschmerzen	133			

14 Schmerzen im HNO-Bereich 136
Peter K. Plinkert und Philipp S. van de Weyer

14.1	Einleitung	136	14.5	Speicheldrüsen	142
14.2	Ohr	136	14.6	Gesichts- und Halshaut	142
14.3	Nase und Nasennebenhöhlensystem ...	138	14.7	Halsweichteile	143
14.4	Mundhöhle und Rachen	140	14.8	Zusammenfassung	144

15 Akute Schmerzen an Zähnen und im Mundbereich 145
Martin J. Koch

15.1	Einleitung	145	15.5	Therapie	149
15.2	Einteilung von Zahnschmerzen		15.6	Ausgehende Schmerzen von Parodont	
	und deren Pathogenese	145		und Mundschleimhaut	149
15.3	Diagnosestellung	146	15.7	Zahneruption	151
15.4	Wichtige Differenzialdiagnosen	148	15.8	Zusammenfassung	151

16 Schmerzen im Kausystem 152
Christian Hirsch

16.1	Einleitung	152	16.5	Prävalenz	154
16.2	Anatomische und funktionelle Aspekte..	152	16.6	Therapie	155
16.3	Klassifizierung und Diagnostik	152	16.7	Zusammenfassung	156
16.4	Ätiologie	153			

17 Thoraxschmerzen 158
Herbert Ulmer

17.1	Einleitung	158	17.5	Assoziierte Befunde	161
17.2	Ursachen von Thoraxschmerzen	158	17.6	Diagnostik	161
17.3	Anamnese	159	17.7	Behandlung	162
17.4	Körperliche Untersuchung	160	17.8	Zusammenfassung	162

18 Bauchschmerzen – Abdomen und Flanken 163
Thomas Schneider und Thomas Henne

18.1	Einleitung	163	18.5	Diagnostik und Therapie	
18.2	Pathophysiologie	163		der chronischen Bauchschmerzen	170
18.3	Definition	164	18.6	Obere Harntrakterkrankungen als	
18.4	Diagnostik und Therapie			Ursache von Bauchschmerzen.......	179
	der akuten Bauchschmerzen	165	18.7	Anhang	183

19 Schmerzen in Rücken und Nacken 189
Henning Lohse-Busch und Friedrich Ebinger unter Mitwirkung von Günther Dannecker und Toni Hospach

19.1	Einleitung	189	19.4	Einzelne Krankheitsbilder	
19.2	Diagnosestellung	189		bei Nackenschmerzen	194
19.3	Einzelne Krankheitsbilder		19.5	Zusammenfassung	197
	bei Rückenschmerzen	190			

20 Schmerzen im Bereich der Extremitäten 199
Toni Hospach, Günther Dannecker, Henning Lohse-Busch und Friedrich Ebinger

20.1	Einleitung	199	20.6	Labor	214
20.2	Diagnostisches Vorgehen	199	20.7	Bildgebung	215
20.3	Anamnese	201	20.8	Therapie	215
20.4	Störungsursachen	210	20.9	Zusammenfassung	216
20.5	Körperliche Untersuchung	211			

Schmerzen unter besonderen Umständen

21 Schmerztherapie in der Neonatologie 220
Christoph Hünseler und Bernhard Roth

21.1	Einleitung	220	21.6	Pharmakologische Therapie	224
21.2	Neonatale Schmerzerfahrungen bei Früh- und Neugeborenen	220	21.7	Analgesie und Sedierung in der pädiatrischen Notfall- und Intensivmedizin	231
21.3	Schmerzerkennung bei Früh- und Neugeborenen	221	21.8	Vermeidung und Therapie von Entzugssymptomatik	236
21.4	Schmerz- und Stressvermeidung	222	21.9	Zusammenfassung	237
21.5	Nichtmedikamentöse Maßnahmen	222	21.10	Anhang	238

22 Prozedurale Schmerzen 245
Paul Reinhold

22.1	Einleitung	245	22.4	Analgosedierung	246
22.2	Nichtmedikamentöse Hilfen	245	22.5	Zusammenfassung	252
22.3	Lokalanästhetika	245			

23 Schmerztherapie bei traumatologischen Notfällen 255
Paul Reinhold

23.1	Einleitung	255	23.5	Spezielle Aspekte der Analgesie bei thermischen Traumen (Verbrennung/Verbrühung)	258
23.2	Ursachen	255			
23.3	Schmerzerfassung	255			
23.4	Schmerztherapie	256	23.6	Zusammenfassung	259

24 Postoperative Schmerzen 260
Paul Reinhold und Jan-Hinrich Hilpert

24.1	Einleitung	260	24.7	Spezielle Aspekte der Nicht-Opioide	262
24.2	Folgen des unbehandelten Schmerzes . .	260	24.8	Spezielle Aspekte der Opioide	265
24.3	Organisation	260	24.9	Loko- und Regionalanästhesieverfahren .	266
24.4	Vorbereitung und Aufklärung	260	24.10	Postoperative Schmerztherapie bei Kindern im ambulanten Bereich	269
24.5	Schmerzerfassung und Dokumentation .	261			
24.6	Allgemeine Aspekte der systemischen Pharmakotherapie	262	24.11	Zusammenfassung	269

25 Schmerzen bei Kindern und Jugendlichen mit schwerer Behinderung 272
Friedrich Ebinger und Henning Lohse-Busch

25.1	Einleitung	272	25.6	Schmerzursachen am Bewegungssystem	274
25.2	Häufigkeit von Schmerzen	272	25.7	Schmerz in seiner psychosozialen Dimension	278
25.3	Schmerzerleben	272			
25.4	Schmerzerfassung und -messung	273	25.8	Therapie	278
25.5	Schmerzursachen	273	25.9	Zusammenfassung	280

26	Schmerztherapie in der pädiatrischen Hämatologie und Onkologie				281
	Miriam van Buiren und Udo Kontny				
26.1	Einleitung	281	26.4	Nebenwirkungen und deren Therapie	288
26.2	Wo und wann treten Schmerzen auf?	281	26.5	Spezielle Situationen	289
26.3	Schmerztherapie	282	26.6	Zusammenfassung	292

27	Palliativmedizin				293
	Raymund Pothmann				
27.1	Einleitung	293	27.5	Koordinaton	294
27.2	Indikation	293	27.6	Schmerz- und Symptommanagement	295
27.3	Bedarf	293	27.7	Grundlagen	296
27.4	Basale palliative Versorgungsstandards	294	27.8	Zusammenfassung	296

Sachverzeichnis ... 297

Grundlagen

- *Physiologie der Schmerzwahrnehmung und ihre Entwicklung* 2
- *Biopsychologie der Schmerzwahrnehmung und ihre Entwicklung* 20
- *Verbreitung von Schmerzen bei Kindern und Jugendlichen* 36

1 Physiologie der Schmerzwahrnehmung und ihre Entwicklung

Manfred Zimmermann

1.1 Einleitung

In den letzten Jahren hat sich in der wissenschaftlichen und praktischen Bewertung des Schmerzes bei Kindern ein dramatischer Wandel vollzogen. So wird heute anerkannt, dass Kinder, einschließlich des Neugeborenen, schmerzfähig sind und unter Schmerzen leiden. Noch bis Anfang der 1990er Jahre war es dagegen weltweit üblich, Kinder als vermindert schmerzempfindlich anzusehen und die Reaktionen Neugeborener, z. B. auf invasive diagnostische Eingriffe, als subkortikal (und damit unbewusst) ablaufende Reflexe einzustufen [1].

Trotz der neuen Einsichten werden in vielen Ländern auch heute noch invasive Eingriffe bei Früh- und Neugeborenen ohne adäquate Anästhesie und Analgesie durchgeführt. Würde ein tierexperimentell arbeitender Wissenschafter in Deutschland vergleichbare Eingriffe ohne ausreichende Anästhesie bei Wirbeltieren durchführen, käme er mit dem Tierschutzgesetz in Konflikt.

1.2 Nozizeption, akuter und chronischer Schmerz

Zur Einführung in die Grundlagen empfehlen wir eine Auswahl aus der Literatur, z. B. [2, 3, 4, 5, 6, 7, 18]. Im biomedizinischen Kontext wird das Wort Schmerz v. a. für zwei verschiedene Konstrukte verwendet:
- Schmerz als Wahrnehmungsinhalt eines Sinnessystems
- Schmerz als Krankheits- und Leidenszustand

Diese beiden Schmerzbegriffe sollen nun betrachtet werden.

1.2.1 Schmerz als Wahrnehmungsinhalt eines Sinnsystems

Für diesen Bereich verwenden wir auch den Begriff der *Nozizeption* (von lat. *nocere* = schaden). Noxische (d. h. potenziell schädigende) Reize lösen bei Mensch und Tier eine Vielzahl von *nozizeptiven Reaktionen* aus, deren Ziel die Abwendung oder Abschwächung der Gefahr ist. Nach außen sichtbar ist vor allem das *nozizeptive Verhalten*, mit angeborenen und erworbenen Anteilen, dessen Analyse ein wichtiges Werkzeug der Schmerzforschung ist [2, 3, 18].

> **Merke**
> In seiner Funktion als Sinnessystem meldet der Schmerz Gefahren und potenzielle Schädigungen von außen und innen.

Menschen lernen in der Kindheit, die Wahrnehmung solcher noxischer Reize mit dem Begriff „Schmerz" zu assoziieren, der zunächst hauptsächlich affektive (aversive) und später zunehmend auch kognitive (identifizierende, bewertende) Inhalte hat. Der Schmerzbegriff des Kindes entsteht im Rahmen der Persönlichkeitsentwicklung, v. a. in der Familie. So ist z. B. auch zu verstehen, warum Mütter und Töchter oft durch gleichartige Auslöser eine Migräne bekommen und mit dieser Schmerzepisode auch ähnlich umgehen. Neben solchen im Familienverband erworbenen (d. h. gelernten) Prägungen bestehen auch genetische Faktoren, die Schmerzwahrnehmung und -verhalten bestimmen.

Im täglichen Leben erfahren wir vielfach *akute Schmerzen*. Der Betroffene hat meistens eine konkrete Vorstellung über Ursachen und Verlauf, er kann sie meistens durch Beseitigung des Reizes oder eine einfache Selbstbehandlung beenden. Akute Schmerzen stellen meistens keine große Belastung dar – im Unterschied zu den chronischen Schmerzen.

Zur Erforschung der Nozizeption bei Mensch und Tier werden definierte noxische Reize eingesetzt, deren Schmerzhaftigkeit wir aus der eigenen Erfahrung kennen. Sie lösen nozizeptive (auch: nozifensive) Reaktionen aus, die uns vor dem Schadensreiz schützen sollen.

Nozizeptive Reflexe und Stereotypien laufen weitgehend unbewusst und automatisch ab, ihre Schutzfunktion ist augenscheinlich. Beim Wegziehreflex wird eine Extremität vor dem Schadensreiz in Sicherheit gebracht (Abb. 1.1). Durch Flucht-, Abwehr- und Angriffsverhalten, die meistens als stereotype Verhaltensmuster ablaufen, wird das Individuum als Ganzes vor der Gefahrensituation geschützt. Vegetative Reflexe unterstützen die Schutzreaktionen, z. B. steigern sie die regionale Durchblutung, erhöhen den Blutdruck, aktivieren die lokale Immunabwehr.

Durch *operante Konditionierung* lernen wir früh, Schmerzsituationen zu vermeiden („gebranntes Kind scheut das Feuer"), besonders wenn die Ursache für einen Schmerz der Schmerzwahrnehmung unmittelbar vorausgeht. Mit zunehmender Lebenserfahrung vermeiden wir dagegen auch Situationen, die erst nach einer Zeitverzögerung zu Schmerzen führen: Wir essen z. B. keine

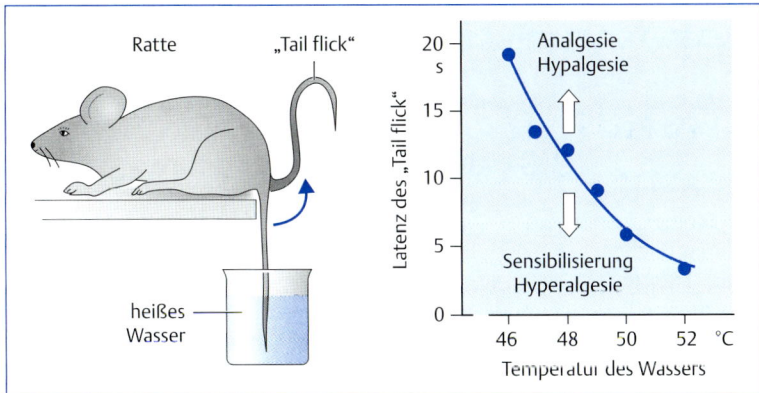

Abb. 1.1 Wegziehreflex, Basisexperiment der Schmerzphysiologie. Nozizeptive Reaktion auf Hitzereizung: „Tail flick".

Dinge, die uns Bauchschmerzen verursachen, wir trinken keinen oder weniger Alkohol, um am nächsten Tag keine Kopfschmerzen zu bekommen. Wegen dieses *Vermeidungsverhaltens* hat die Nozizeption auch Eigenschaften eines Schadensfrühwarnsystems.

Schmerzen motivieren uns zu *zielgerichteten Handlungen*, mit denen ein Schaden als Schmerzursache beseitigt werden soll: Das Kind sucht die Hilfe der Mutter, wir kühlen eine Brandwunde, schonen ein schmerzendes Gelenk, nehmen Schmerzmittel ein, kommunizieren über den Schmerz und Möglichkeiten seiner Behandlung und gehen zum Arzt.

1.2.2 Schmerz als Krankheits- und Leidenszustand

Zusammenhänge zwischen Schmerz, Schmerzursachen und Schmerzbehandlungen werden im Laufe des Lebens in einer immer größer werdenden Komplexität erkannt. Dabei können sich jedoch auch Reaktionen ausbilden, die nicht zu einer verbesserten Schadensbewältigung führen und sogar zur *Schmerzchronifizierung* beitragen können, z. B. eine länger dauernde körperliche Schonung zur Schmerzvermeidung oder gelernte Hilflosigkeit.

Nozizeptive Reaktionen und zielgerichtete Verhaltensweisen können wir in großer Vielfalt auch beim Tier sehen, in arttypischer Ausprägung. So können viele Konditionierungen zur Schmerz- und Schadensvermeidung beobachtet werden, z. B. die „conditioned taste aversion", die Vermeidung einer Nahrung über ihren Geschmack oder Geruch, nachdem sie einmal zu viszeralen Beschwerden (Bauchschmerzen) geführt hatte. Aus solchen Konditionierungsexperimenten wird geschlossen, dass auch Säugetiere Wahrnehmungen haben können, die mit dem Schmerz des Menschen vergleichbar sind. Der Mensch hat eine Sonderstellung wegen seiner ungeheuer großen Möglichkeiten der kognitiven Verarbeitung und Bewältigung von Schmerzsituationen. Diese Sonderstellung des Menschen betrifft jedoch alle Sinnessysteme.

Chronische Schmerzen sind Folge und Ausdruck von bleibenden pathophysiologischen Veränderungen, wie sie bei einer längeren/unheilbaren Krankheit oder durch Schädigung des Nervensystems entstehen können, z. B. Schmerz bei einer chronischen Gelenkentzündung (Polyarthritis), Tumorschmerz, diabetische Polyneuropathie.

> **Merke**
> Kennzeichnend für chronische Schmerzen ist zunächst, dass physiologische Reaktionen und Verhalten die Schmerzursache nicht beseitigen können.

Auch am chronischen Schmerz ist primär das neuronale System der Nozizeption beteiligt. Jedoch kommt es unter der Dauererregung oft zur Sensibilisierung des Nervensystems, wodurch Schmerzen verstärkt werden können und der Schmerz fortschreitend *chronifiziert*. Diese nachhaltigen Veränderungen im Nervensystem werden auch unter dem Begriff *Schmerzgedächtnis* zusammengefasst. Körperliche und psychosoziale Reaktionen bei chronischen Schmerzen können ebenfalls zur Chronifizierung beitragen, z. B. eine länger andauernde Schonhaltung oder eine soziale Belohnung durch Familienmitglieder für gezeigtes Schmerzverhalten. Teleologisch müssen sie als (schmerzverstärkende) Fehlreaktionen des Nervensystems angesehen werden. Der Schmerz entwickelt sich so vom Krankheitssymptom zur eigenständigen Schmerzkrankheit.

Äußerungen des Leidens unter *chronischem Schmerz* können wir auch beim Säugetier beobachten, hier vor allem:
- Schonhaltung
- Leidensphysiognomie
- Vernachlässigung der Körperpflege
- Einschränkungen des Neugierverhaltens
- Einschränkungen des Aktivitätsradius
- Veränderung der sozialen Wechselbeziehungen

Dieses z. B. auch für den Tierschutz wichtige Gebiet ist allerdings noch wenig erforscht.

> **Merke**
> Beim erwachsenen Menschen ist ein wesentlicher Aspekt des Leidens, dass der Schmerz in das biografische Bewusstsein eingebunden ist, er kann die Relevanz des chronischen oder häufig wiederkehrenden Schmerzes für sein zukünftiges Leben erkennen.

1 Physiologie der Schmerzwahrnehmung und ihre Entwicklung

Die prognostische Bewertung des Schmerzes ist ein wichtiger Faktor des Leidens beim Menschen, sie kann psychopathologische Folgen haben (z. B. algogenes Psychosyndrom, Depression, Angst), die wiederum verstärkend auf das Schmerzerleben zurückwirken. Beim Tier fehlt diese prognostische Komponente des Leidens.

Es gibt viele Vorschläge, eine Zeitangabe für den Übergang eines Schmerzes in einen chronischen Schmerzzustand festzulegen, die angegebenen Zeitspannen reichen von 4 Wochen bis zu 6 Monaten. Eine bessere Entscheidungsgrundlage lässt sich mit funktionellen Kriterien begründen, der Schmerz ist chronisch geworden wenn:
- der Kranke in seiner Lebenssicht nachhaltig verändert wird
- der Schmerz den Kranken zermürbt, depressiv macht bzw. ihn seiner Hoffnung auf Besserung beraubt
- ein sozialer Rückzug erfolgt ist

Angesichts der vorstehenden Einführung erscheint die viel zitierte *Definition des Schmerzes* durch die International Association for the Study of Pain (IASP 1979) wenig brauchbar: „Schmerz ist ein unangenehmes Sinnes- und Gefühlserlebnis, das mit einer tatsächlichen oder potentiellen Gewebsschädigung verknüpft ist oder mit Begriffen einer solchen Schädigung beschrieben wird."

1.2.3 Experimentelle Untersuchungen über Nozizeption und Schmerz

Neurobiologische Mechanismen des Schmerzes wurden an Tieren und Versuchspersonen erforscht. Untersuchungen zur Nozizeption gehen von experimentellen Reizen aus, die wir Menschen als schmerzhaft empfinden, wie z. B. Erhitzung der Haut, lokaler Druck auf eine Hautfalte, Eintauchen des Unterarms in Eiswasser, intrakutane Injektion von Bradykinin oder vorübergehende Ischämie einer Extremität.

Bei allen Tierversuchen über Nozizeption und Schmerz müssen Reize und Reaktionen quantitativ erfasst werden, um aussagekräftige Ergebnisse zu erzielen. Forschungsansätze benutzen die Verhaltensmessung (am wachen Tier), die Ableitung neuronaler Entladungen im Nervensystem (am narkotisierten Tier) oder den histochemischen Nachweis einer induzierten Gentranskription im ZNS (nach Tötung des Tieres). Bei der Schmerzforschung am Menschen hat neuerdings das *Neuroimaging* zu einem stürmischen Erkenntnisgewinn verholfen.

1.3 Nozizeptoren und ihre afferenten Fasern

Ein peripherer Nerv besteht aus tausenden von Fasern. Sie lassen sich nach der Leitungsgeschwindigkeit einteilen. Im Summenaktionspotenzial eines Hautnervs nach einem elektrischen Einzelreiz sieht man dementsprechend 3 Komponenten mit unterschiedlichen Latenzzeiten, die den A-beta-, A-delta- und C-Fasern zugeordnet werden können (Abb. 1.2). Die C-Fasern stellen in den meisten peripheren Nerven das zahlenmäßig größte Kontingent dar. Nozizeptive Afferenzen gibt es unter den A-delta- und den C-Fasern, jedoch sind in beiden Gruppen auch Afferenzen anderer Sinnesqualitäten vertreten (Warmfasern, Kaltfasern). Die A-beta-Fasern stehen mit empfindlichen Mechanorezeptoren in Verbindung (Tastsinn, Propriozeption).

Reizt man einen Hautnerv elektrisch, dann kommt es zu nozizeptiven Reaktionen (bei Tieren) und Schmerzwahrnehmungen (bei Menschen), sobald die Reizstärke die Schwelle für die A-delta-Fasern überschreitet. Wenn bei zunehmender Reizstärke auch C-Fasern rekrutiert werden, dann wird der Schmerz intensiver und bekommt eine brennende Qualität. Aus diesen Beobachtungen lässt sich folgern, dass nozizeptive Fasern in den Gruppen der A-delta- und C-Fasern enthalten sind und dass die Qualität und Intensität des Schmerzes von der Art und Anzahl der aktivierten Nervenfasern abhängt.

Die nozizeptiven Afferenzen sind in einem peripheren Nerven sehr häufig, z. B. sind bis zu 80% der afferenten Fasern eines Hautnerven nozizeptiv. Sie werden entweder durch Reizung ihrer sensorischen Endigungen (der Nozizeptoren) erregt, oder direkt durch lokale Schadenswirkungen auf die Axone (S. 13).

Die Gruppe der C-Fasern aller peripheren Nerven enthält in großer Zahl auch *efferente Fasern* des Sympathikus zu den peripheren sympathischen Effektoren (Blutgefäße, Schweißdrüsen). Obwohl sie nicht der afferenten Leitung

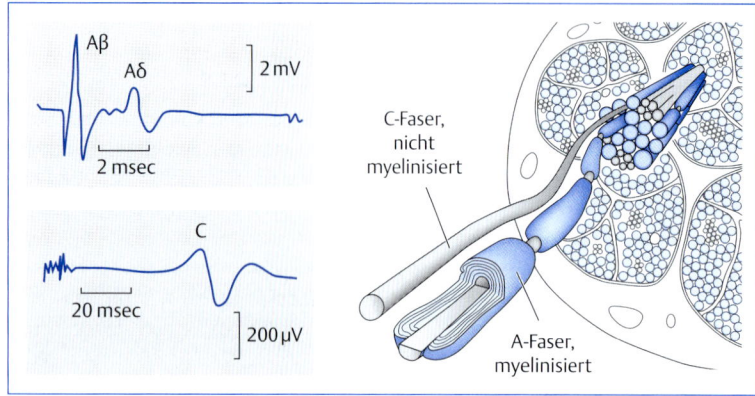

Abb. 1.2 Summenaktionspotenzial eines Hautnervs nach einem elektrischen Einzelreiz. Peripherer Nerv mit myelinisierten und nicht-myelinisierten Fasern, Summenaktionspotenziale der A-beta-, A-delta- und C-Fasern mit unterschiedlichen Amplituden- und Zeitbasen dargestellt.

von sensorischer Information dienen, sind sie unter bestimmten pathophysiologischen Bedingungen an der Schmerzentstehung beteiligt.

1.3.1 Nozizeptoren der Haut

Nozizeptoren konnten bei elektrophysiologischer Registrierung von einzelnen Fasern in Hautnerven bei Tier und Mensch durch Reizversuche identifiziert werden. Für sie ist charakterisierend, dass sie nur durch starke, potenziell schädigende Hautreize in Erregung versetzt werden, Nozizeptoren sind also neurale Schadensmelder. Die Schwellen von hitzesensitiven Nozizeptoren der Haut mit afferenten C-Fasern von Mensch und Tier liegen im Bereich von 40–45°C, ihre Entladungsfrequenz steigt mit der Temperatur des Hitzereizes an. Nozizeptoren können nicht nur die Anwesenheit eines noxischen Reizes melden, sondern auch Information über die *Reizintensität* übertragen (Frequenzmodulation der Entladung). Diese Codierung der Reizintensität ist letztlich die Grundlage für die subjektive Schmerzmessung. Die meisten Nozizeptoren der Haut reagieren auf mehrere Reizarten, z. B. auf Hitze, starke mechanische oder chemische Reize (Capsaicin), es sind also *polymodale Nozizeptoren*.

Auch Muskeln, Gelenkkapseln und innere Organen enthalten Nozizeptoren, sie reagieren z. B. auf Dehnung eines Hohlorgans und auf vielfache chemische Reize. Von großer Bedeutung für die Erregbarkeit sind die Entzündungsmediatoren sowie Ischämie, die markante und langdauernde Sensibilisierungen bewirken können. Dies ist ein Mechanismus von chronischen Schmerzen und Hyperalgesie, z. B. bei Polyarthritis, koronarer Herzkrankheit oder Darmerkrankungen.

Durch Entzündungen können auch bisher stumme oder „schlafende" Nozizeptoren aktiviert werden, diese stellen mindestens 30 % aller Nozizeptoren dar. Es handelt sich hier um eine Plastizität im peripheren Nervensystem, die für die Sensibilisierung des nozizeptiven Systems bei entzündlichen Erkrankungen bedeutsam sein soll.

Die sensorische Innervation der *inneren Organ* (also z. B. gastrointestinales System, urogenitales System, Lunge, Gefäßsystem, Hirnhäute) besteht fast ausschließlich aus C-Fasern. Diese viszeralen Afferenzen verlaufen in den Eingeweidenerven, also z. B. im N. splanchnicus, N. vagus und N. pelvicus sowie in den Nervengeflechten entlang der Blutgefäße.

Durch kontrollierte Reizung mit einem kolorektalen Ballonkatheter konnten die neuro- und psychophysiologischen Bedingungen des viszeralen Schmerzes systematisiert werden. So wurden zahlreiche Typen von viszeralen Nozizeptoren mit abgestuften Empfindlichkeitsbereichen identifiziert, die viszerale Wahrnehmungen vom Unwohlsein bis zum heftigen viszeralen Schmerz vermitteln können.

1.3.2 Populationskodierung von nozizeptiven Reizen

Bei den meisten schmerzhaften Reizen werden nicht nur Nozizeptoren erregt, sondern auch eine Reihe von niederschwelligen Rezeptoren. Jede Form von mechanisch erzeugten Schmerzen führt auch zur Erregung von niederschwelligen Mechanorezeptoren, z. B. werden unter den Bedingungen des Ischämieschmerzes am arbeitenden Muskel auch Muskelspindeln und Sehnenorgane aktiviert. Es ist wahrscheinlich, dass die aus solchen niederschwelligen Rezeptoren in das Zentralnervensystem einströmenden Informationen bei der Wahrnehmung und bei den verhaltensmäßigen Reaktionen auch mit verwendet werden. Wir bezeichnen diese Funktion als *Populationskodierung*.

> **Merke**
>
> Bei den meisten Situationen im täglichen Leben werden die Informationen aus den Sinnesorganen über die Populationskodierung vermittelt, die Erregung einer einzelnen Art von Rezeptoren ist eher die Ausnahme. Bei schmerzhaften Reizen schließt die Populationskodierung sowohl unterschiedliche Arten von Nozizeptoren als auch andere, nichtnozizeptive Rezeptoren ein.

Funktionelle Leistungen der Populationskodierung beim Schmerz können etwa sein:
- Lokalisation eines schmerzhaften Reizes über die mitterregten niederschwelligen Mechanorezeptoren und deren topografisch gut geordnete Projektion im Zentralnervensystem, z. B. auf dem somatosensorischen Kortex
- Mitwirkung an der Qualität der Schmerzwahrnehmung

Die Miterregung von niederschwelligen Mechanorezeptoren kann z. B. darüber informieren, dass es sich um einen mechanischen Schmerzreiz handelt. Andererseits ist bekannt, dass niederschwellige Mechanorezeptoren der Haut bei Erhitzung auf 45°C und darüber weitgehend unerregbar werden. Dieser Wegfall von Aktivität in niederschwelligen Mechanorezeptoren könnte mitbestimmend sein für die charakteristische Qualität eines Hitzereizes.

1.3.3 Erregung und Sensibilisierung der Nozizeptoren durch algetische Substanzen

Bei Verletzungen und Entzündungen kommt es im Mikromilieu der Nozizeptoren zur erhöhten Freisetzung von körpereigenen Substanzen aus dem umliegenden Gewebe (Abb. 1.4), wie z. B. KCl, H+-Ionen, Serotonin, Bradykinin, Prostaglandinen, Zytokinen. Diese Substanzen sind generell bei vielen nützlichen Regulationsvorgängen (wie Nierenfunktion, Temperaturregulation oder Immunabwehr) als spezifische Mediatoren beteiligt. Sie sind jedoch auch bei der Entstehung des *Entzündungsschmerzes* und anderer Schmerzformen (vor allem chronischer) wesentlich be-

1 Physiologie der Schmerzwahrnehmung und ihre Entwicklung

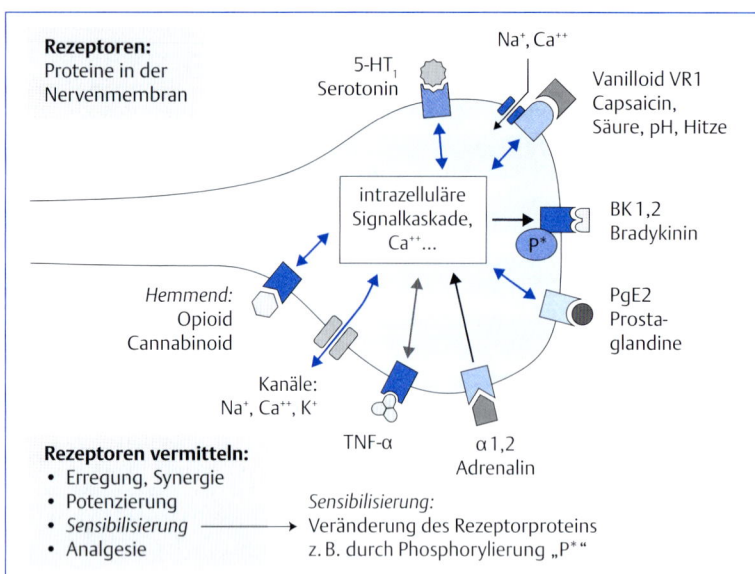

Abb. 1.3 Pharmakologische Rezeptoren für Schmerzmediatoren am Nozizeptor.

teiligt und werden in diesem Zusammenhang als körpereigene *algetische Substanzen* oder *Entzündungs- und Schmerzmediatoren* bezeichnet. Sie sind sämtlich auch *vasoaktiv* und deshalb auch bei den Erscheinungen der Entzündung beteiligt. Einige dieser Schmerzmediatoren sind auch in Tier- und Pflanzengiften enthalten, z. B. bei Biene und Brennnessel.

> **Merke**
> Die endogenen algetischen Substanzen können in allen Organen Schmerzen auslösen. In unterschwelligen Konzentrationen, wenn sie selbst also keine Nozizeptoren erregen, wirken sie sensibilisierend: So können Bradykinin und Prostaglandin E_2 bereits in geringer Dosis die Schwelle der Nozizeptoren für andere Reize (z. B. Hitzereize) absenken.

Dies ist eine physiologische Grundlage für Formen erhöhter Schmerzempfindlichkeit (Hyperalgesie, Allodynie). Auch untereinander bewirken die algetischen Substanzen überadditive Sensibilisierungen. Auch die Verstärkung der Synthese von Prostaglandin E2 durch Bradykinin ist als ein Mechanismus der Sensibilisierung zu sehen.

An der Membran der Nozizeptoren konnten für fast alle Schmerz- und Entzündungsmediatoren *pharmakologische Rezeptoren* identifiziert werden (Abb. 1.3). Es handelt sich dabei um Proteinmoleküle, die in die Membran der Nervenendigung eingelagert sind. Sie besitzen eine räumliche Struktur, die jeweils spezifisch zu einem Mediatormolekül passt, das als Ligand dort andocken kann und dabei den Rezeptor aktiviert. Die für nozizeptive Erregungs- und Sensibilisierungsprozesse wichtigsten Rezeptoren sind in Abb. 1.3 zusammengestellt. Auch die bei den Erregungsvorgängen mitwirkenden Ionenkanäle für Na^+-, K^+- und Ca^{++}-Ionen sind hier aufgeführt.

Rezeptoren und Kanäle bestehen immer aus Proteinuntereinheiten, die in der Membran liegen und in den Intra- oder Extrazellulärraum ragen (Abb. 1.3). Alle diese Proteine werden über den axonalen Transport aus dem Zellkörper im Spinalganglion herangeführt, die Proteinsynthese erfolgt nämlich nur dort. Die Rezeptoren sind entweder mit einem Ionenkanal assoziiert (wie der Vanilloidrezeptor VR1) oder sie sind über Signalproteine (G-Proteine) an die intrazellulären biochemischen Signalkaskaden angekoppelt. Sie wirken an der Auslösung der Erregung mit, jedoch auch an intrazellulären Signalkaskaden bis hin zur Transkriptionskontrolle im (fernen) Zellkern. Einige Rezeptoren können auch zur Sensibilisierung der Nozizeptoren beitragen.

Auch zwischen 2 Rezeptoren können Sensibilisierungen zustande kommen, z. B. in Abb. 1.3 vom Adrenozeptor zum Bradykininrezeptor, wobei es zur Bindung eines energiereichen Phosphats P* kommt.

Der Vanilloid-Rezeptor VR1, dessen Molekülstruktur 1997 aufgeklärt werden konnte, wird besonders durch die pflanzliche Substanz *Capsaicin* aktiviert. Er wird jedoch auch durch erhöhte Temperaturen und durch H^+-Ionen aktiviert, also durch Säuren und alle Substanzen, die den pH-Wert in den sauren Bereich verschieben. Er ist mit einem Ionenkanal für Na^+- und Ca^{++}-Ionen gekoppelt, bewirkt also direkt Depolarisationen und Erregungen des Nozizeptors. Capsaicin verursacht über die Rezeptoren der Zunge u. a. auch den brennenden Geschmack von Pfeffer und Paprika.

> **Merke**
> Eine besondere Eigenschaft des VR1-Rezeptors ist, dass er zu einer nachhaltigen Sensibilisierung des Nozizeptors führt (z. B. für Hitzereize). Diese unterbleibt bei Tieren, denen das Gen für den VR1-Rezeptor infolge einer gentechnischen Mutation (VR1-„Knockout") fehlt.

Die *Sensibilisierung* von Nozizeptoren ist ein komplexer Vorgang, bei dem intrazelluläre Signalwege und Prozesse beteiligt sind, z. B. die Phosphorylierung von Rezeptorproteinen durch Proteinkinasen. Dadurch werden die Rezeptoren für ihre Liganden empfindlicher oder es kommt zu überadditiven Synergien verschiedener Rezeptoren. Auch Veränderungen der Proteinsynthese können bei einer langandauernden Sensibilisierung mitwirken. So wird z. B. NGF („nerve growth factor", Nervenwachstumsfaktor) von einem Tyrosin-Kinase-Rezeptor (TRK) erkannt, in den Intrazellulärraum aufgenommen und zum Zellkern transportiert. Dort wird z. B. eine verstärkte Transkription des Gens für Substanz P induziert, die Synthese und damit auch die Konzentration von Substanz P im Neuron steigen an. Dadurch kann auch mehr Substanz P freigesetzt werden, die neurogene Entzündung und die synaptische Erregung im Rückenmark werden verstärkt.

Diese Ereigniskette bedeutet eine nachhaltige Sensibilisierung, die sich am peripheren und spinalen Ende der afferenten Neurone manifestiert, d. h. am Nozizeptor und an der synaptischen Übertragung im Rückenmark.

1.3.4 Neurogene Entzündung

Substanz P, CGRP („Calcitonin Gene-Related Peptide") und andere Neuropeptide werden bei der Erregung von Nozizeptoren aus den Nervenendigungen vermehrt freigesetzt. Dies führt zu Entzündungsphänomenen, man spricht hier von der *neurogenen Entzündung* (Abb. 1.4).

> **Merke**
> Die Nozizeptoren haben also nicht nur sensorische, sondern auch neurosekretorische Funktionen.

CGRP bewirkt eine starke Vasodilatation, Substanz P eine Permeabilitätssteigerung der lokalen Kapillaren, wodurch es zu einer Erhöhung der lokalen Durchblutung und zum Austritt von Plasmabestandteilen aus den Blutkapillaren (Extravasation, z. B. Plasmakinine) kommt. Außerdem bewirkt Substanz P die Freisetzung von Histamin aus Mastzellen und von Zytokinen aus Entzündungszellen. Die bei akuten Schadensreizen innerhalb von Minuten ausgelöste neurogene Entzündung ist als sinnvolle Abwehrreaktion zu sehen, mit der bei einer Verletzung eindringende Fremdsubstanzen schneller beseitigt und die Wundheilung beschleunigt werden.

Durch Substanz P, Histamin, Plasmakinine und Zytokine können jedoch Nozizeptoren weiter sensibilisiert werden, was besonders dann bedeutsam ist, wenn die neurogene Entzündung pathophysiologisch andauert, z. B. bei der Migräne, bei rheumatischen Erkrankungen oder beim Sonnenbrand.

1.4 Zentralnervöse Mechanismen von Nozizeption und Schmerz

Über die Funktion des Zentralnervensystems (ZNS) bei Schmerzwahrnehmung und Schmerzverhalten hat die neuere Forschung an Mensch und Tier einen enormen Gewinn an Wissen erbracht. Das Fazit: Der erlebte Schmerz beruht auf dem *Zusammenwirken vieler Hirnsysteme*.

1.4.1 Funktionelle Neuroanatomie

Zur ersten Orientierung kann man Teilaspekte des Schmerzgeschehens bestimmten zentralnervösen Strukturen zuordnen:

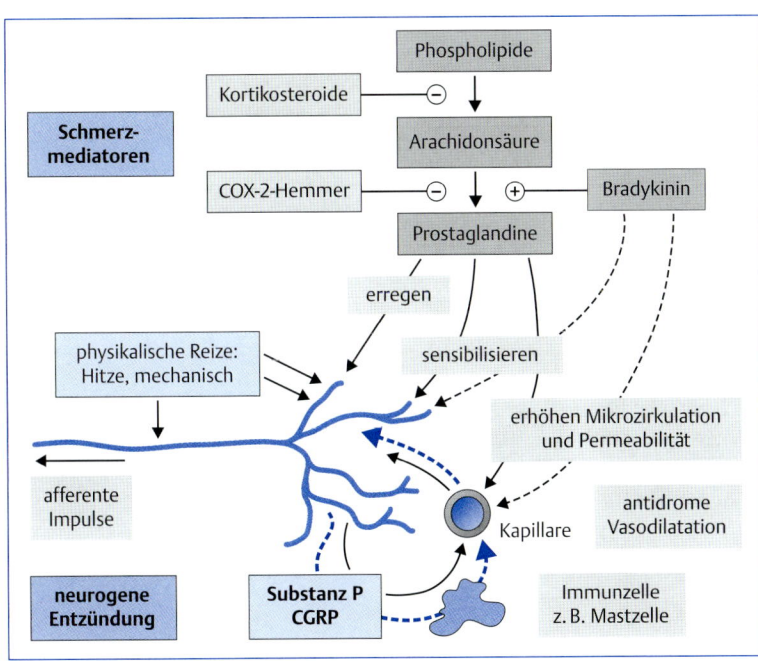

Abb. 1.4 Erregung und Sensibilisierung am Nozizeptor.
Im oberen Teil sind Wirkungen von Entzündungsmediatoren (Prostaglandin) bei der Sensibilisierung von Nozizeptoren gezeigt, mit verstärkenden (+) und therapeutischen (–) Wirkungen.
Im unteren Teil ist die neurogene Entzündung visualisiert. Durch Erregung von Nozizeptoren werden Neuropeptide wie Substanz P und CGRP (Calcitonin Gene-Related Peptide) aus den peripheren Endigungen von Nozizeptoren freigesetzt. Die Neuropeptide aktivieren Immunzellen (z. B. Mastzellen, die daraufhin Histamin ausschütten), bewirken Vasodilatation und Permeabilitätssteigerung der nahen Blutgefäße sowie Erregung/Sensibilisierung von Nozizeptoren. So wird durch Nozizeptorerregung eine lokale Entzündung ausgelöst, die auch zu einer chronischen Entzündung beitragen kann.

- Im Rückenmark wird die Information aus den Nozizeptoren zu protektiven motorischen und sympathischen Reflexen verarbeitet.
- Im Hirnstamm werden diese Informationen in die autonomen Kontrollsysteme integriert (Blutdruck, Atmung), wobei ebenfalls Schutz- und Abwehrmechanismen gegen die Schmerzsituation auftreten. Das PAG ist eine Station für das System der absteigenden Hemmung.
- Das Zwischenhirn mit Thalamus und Hypothalamus ist ein Verteiler für die Dimensionen der nozizeptiven Informationen, sie werden dem Endhirn, dem limbischen System und dem endokrinen System zugewiesen.
- Die Großhirnrinde leistet die Kognitionen zum Schmerz, also die bewusste Erkennung von Art, Lokalisation und Gefährlichkeit der Schmerzsituation sowie zielgerichtete Handlungen zu deren Beseitigung.
- Das limbische System mit Amygdala und Gyrus cinguli formt die affektiv-motivationalen Inhalte der Schmerzwahrnehmung, das sind z. B. schmerzbegleitende Angstgefühle, jedoch auch Motivation zum Handeln wie Flucht, Angriff, Aufsuchen ärztlicher Hilfe.
- Die Teilfunktionen des ZNS wirken in einem komplexen Wechselspiel integrierend zusammen, wofür Melzack den Begriff „Neuromatrix des Schmerzes" geprägt hat. Schmerz, in der Vielfalt seiner Erscheinungsformen mit sensorischen, motorischen, vegetativen, affektiven und kognitiven Komponenten, ist das Ergebnis dieser Integration.
- Die Beiträge von Kortex und limbischem System bestimmen auch die subjektive Bewertung einer Schmerzsituation im Hinblick auf die zukünftige Biografie des Betroffenen. In der Schmerzmatrix des Endhirns entstehen Leiden, Depressivität und Angst als Schmerzfolgen, die wiederum die Spirale der Schmerzchronifizierung antreiben können.

Neurophysiologisch-funktionell ist das thalamokortikale System für den Tastsinn besonders gut erforscht. Auf dem somatosensorischen Kortex (Gyrus postcentralis) besteht eine landkartenmäßig geordnete Projektion der niederschwelligen Mechanorezeptoren der Haut, die die räumliche Wahrnehmungsleistungen des Tastsinns bedingt. Hier findet auch die Lokalisation von Schmerzreizen auf der Körperoberfläche statt, wobei auch die Informationen aus niederschwelligen Tastrezeptoren im Sinne einer Populationskodierung eingebunden sind (S. 5).

Diagnostische elektrische Hirnreizungen bei wachen neurochirurgischen Patienten, die im Zusammenhang mit neurochirurgischen Operationen durchgeführt wurden, haben folgendes ergeben: Reizungen im *lateralen somatosensorischen* Thalamus und auf dem *Gyrus postzentralis*, den Endhirnregionen des Tastsinns, führten bei Patienten zu Wahrnehmungen wie bei natürlichen peripheren Reizen aus umschriebenen Regionen des Körpers, jedoch wurden dabei nur selten Schmerzwahrnehmungen berichtet. Bei Stimulation im medialen Thalamus, der funktionell mit dem limbischen System verbunden ist, haben die Patienten dagegen keine lokalisierte Wahrnehmung, auch keine Schmerzempfindungen, jedoch berichten sie über unangenehme Stimmungen (Dysphorie) und Angstgefühle, also isolierten Gefühlen, wie sie unter natürlichen Bedingungen auch als integrale affektive Phänomene von Schmerzen auftreten.

Erst die simultane Erregung beider Hirnbereiche ergibt das konzertierte Erregungsmuster des Schmerzes mit kognitiven und affektiven Komponenten. Neuere Erkenntnisse

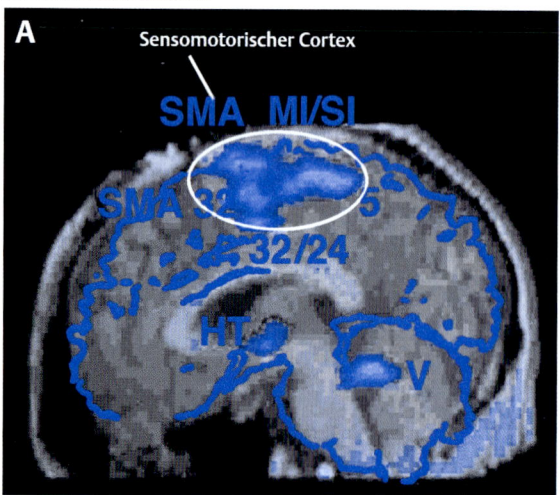
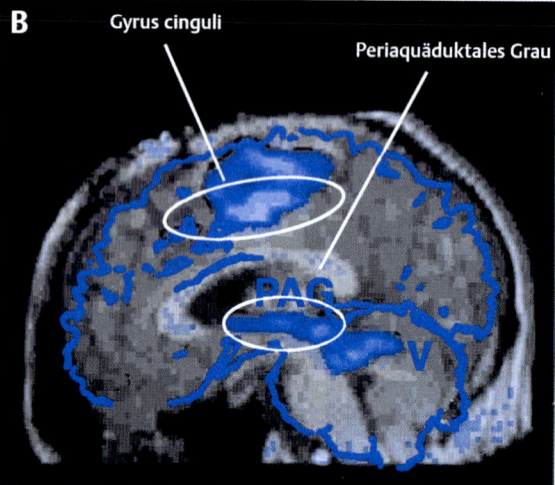

Abb. 1.5 Schmerzbild des Gehirns, mit PET sichtbar gemacht. Bei einer Testperson wurde ein vorübergehender Schmerz durch Injektion von Alkohol in den Oberarm erzeugt. PET zeigt Orte verstärkter Hirntätigkeit an (A) Hirnrinde: Fühl- und Bewegungsregionen, Kognitionen von Tast- und Schmerzreizen; (B) Gyrus cinguli: Limbisches System, Affektregion, Emotion und Motivation durch Schmerz; Periaquäduktales Grau (PAG): Region für deszendierende Schmerzhemmung. Aus [36] mit freundlicher Genehmigung von Autor und IASP.

mit bildgebenden Verfahren stützen diese Sichtweisen (Abb. 1.5), unter der Bezeichnung „Neuromatrix des Schmerzes" wird für die schmerzrelevanten Endhirnstrukturen eine Konzeptbildung versucht [6].

1.4.2 Schmerz in der Bildgebung des menschlichen Gehirns

Die computerbasierte Bildgebung am Gehirn (Neuroimaging, Brain Imaging) des Menschen hat mit den folgenden Methoden zu bedeutenden Erkenntnisgewinnen über den Schmerz geführt:
- Landkarten („mapping") des Kortex durch zweidimensionale Auswertung der ereigniskorrelierten Potenziale im EEG
- Magnetresonanztomografie (MRT), hier wird die regionale Hirndurchblutung als Indikator und Maß für schmerzbedingte Hirnaktivitäten eingesetzt; besonders viele Ergebnisse wurden mit der funktionellen MRT (fMRT) erarbeitet
- Magnet-Enzephalografie (MEG), sie stellt schnelle Hirnströme räumlich als Dipole dar
- Positronen-Emissions-Tomografie (PET), bei der v. a. die Rezeptor-Ligandenbindung im ZNS nach Injektion (i. v.) eines kurzlebigen schwachen Radioisotops dargestellt werden kann

Mit allen Methoden wurden zahlreiche Untersuchungen der Hirnaktivität beim Menschen unter experimentellen und klinischen Schmerzen durchgeführt.

In Abb. 1.5 ist ein Beispiel eines „Schmerzbildes" mit PET gezeigt, als schmerzhafter Reiz von ca. 2 Stunden Dauer diente die fokale Injektion von Alkohol in den Oberarm. In A ist eine erhöhte regionale Durchblutung in der linken Hirnrinde dargestellt, man erkennt die Aktivierungen im somatosensorischen und motorischen Kortex, entsprechend der Topografie der Oberarmprojektion. In B ist eine mediale Sagittalschicht dargestellt, die u. a. Aktivierungen im Gyrus cinguli und im PAG (periaquäduktales Grau des Hirnstamms) anzeigt.

Diese Befunde sind typisch für eine große Zahl von Untersuchungen. Die Aktivierung des somatosensorischen Kortex (SI) vermittelt dabei kognitive Dimensionen des Schmerzerlebnisses, also Ort, Zeit und Qualität. Die Aktivierung im Gyrus cinguli, der auf Grund von Tierversuchen schon lange als Kortexbereich des limbischen Systems („limbischer Kortex") angesehen wird, ist mit der Affektdimension des Schmerzreizes korreliert.

Die regelmäßig bei experimentellen und klinischen Schmerzen auftretende Aktivität im PAG (rechts in Abb. 1.5) zeigt eine reaktive Hemmung der schmerzkorrelierten Information an, mit der die Empfindlichkeit des zentralen nozizeptiven Systems gegensinnig zur Reizstärke reguliert werden kann. Diese Eigenschaft der Selbstregulation (engl. „feedback control") ist allen Sinnessystemen gemeinsam. Das PAG wurde bereits in der früheren Tierforschung als Station der absteigenden Hemmung zum Rückenmark identifiziert. Offensichtlich wird bei vielen Schmerzsituationen eine absteigende Hemmung als physiologische „Schmerzabwehr" ausgelöst.

Aus der Umgebung des PAG im Mittelhirn gehen vielfältige auf- und absteigende serotoninerge und noradrenerge Bahnen aus, die z. T. auch eine schmerzhemmende Funktion haben. Auch endogene Opioide sind an den Hemmungssystemen zur Regulation der Schmerzempfindlichkeit beteiligt. Dies entspricht auch Ergebnissen von Tierexperimenten, bei denen durch Schmerz- und Stresssituationen verhaltensmäßig eine *stressinduzierte Analgesie* ausgelöst wird. Auch bei Menschen wurde die stressinduzierte Analgesie beobachtet, sie befähigt z. B. schwer verletzte Kriegs- oder Unfallopfer, sich aus der Gefahrenzone zu retten – die vorübergehende stressinduzierte Analgesie hat offensichtlichen Überlebenswert.

1.4.3 Spinale Mechanismen des übertragenen Schmerzes

Der englische Neurologe Sir Henry Head hat 1893 über Beobachtungen berichtet, wonach bei Erkrankungen innerer Organe vom Patienten Schmerzen aus charakteristischen Hautarealen empfunden werden. Diese Head-Zonen zeigen meist auch eine erhöhte Empfindlichkeit für äußere Reize: Berührungsreize können als schmerzhaft empfunden werden, wir sprechen von einer Allodynie, Hyperpathie oder Hyperalgesie. Oft treten dabei auch Zonen vermehrter Muskelspannung auf.

Das Zustandekommen dieser Erscheinungen kann man durch die Konvergenz sensorischer Fasern im Rückenmark erklären. Viele Hinterhornneurone erhalten nämlich Input aus den Afferenzen der inneren Organe und der Haut. Dabei wird die gemeinsame embryonale Herkunft von Hautbezirk, innerem Organ und Rückenmarksegment beibehalten – so kommt die Topografie der Head-Zone zustande.

> **Merke**
> Wegen der Konvergenz viszeraler und kutaner Afferenzen auf dieselbe Population von Hinterhornneuronen wird bei der Weiterleitung der afferenten Information zum Gehirn die Herkunft der Erregung mehrdeutig, beim Wahrnehmungsprozess werden Erregungen aus inneren Organen auf die Haut fehllokalisiert.

Dabei wirkt auch mit, dass sich unser *erlerntes Körperbild* überwiegend auf die Körperoberfläche bezieht, unsere inneren Organe sind dagegen im Körperbild kaum repräsentiert. Dies beruht v. a. auf dem Fehlen einer empfindlichen mechanorezeptiven Innervation der inneren Organe.

Die viszeralen Afferenzen, die über die Hinterwurzeln in das Rückenmark einlaufen, erzeugen über tonische motorische Reflexe auch Dauerkontraktionen der Muskulatur. So kann z. B. eine Blinddarmentzündung reflektorisch zu einer verspannten Bauchmuskulatur führen. Aus der sorgfältigen Beobachtung dieser *algetischen Krankheitszeichen* – also Schmerzübertragung, Hyperalgesie der Head-Zone, Muskelverspannung – kann der Arzt wichtige diagnosti-

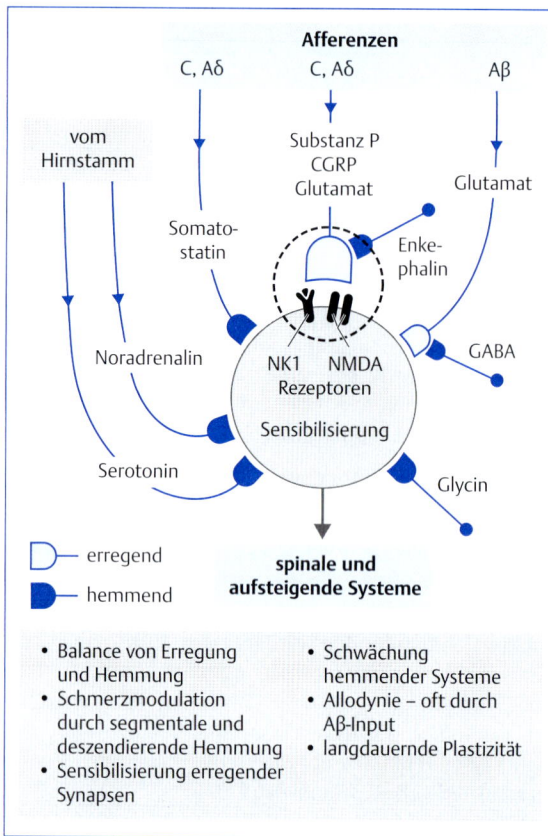

Abb. 1.6 Das Hinterhorn-Neuron im Rückenmark. Eingangsfilter des Schmerzsystems (NK 1 = Neurokinin-1-Rezeptor, NMDA = N-Methyl-D-Aspartat-Rezeptor).

sche Hinweise auf das erkrankte innere Organ erhalten. Leider werden diese Zusammenhänge bei der Arztausbildung kaum noch vermittelt.

Reflextherapie von Schmerzzuständen

Auf die inneren Organe können wir von der Haut aus auch therapeutisch einwirken, man spricht von *Reflextherapie*. Hier nutzt man die kutiviszeralen sympathischen Reflexe aus, ebenso die von der Haut ausgehenden Einflüsse auf die nervöse Steuerung der Skelettmuskulatur. Zu diesen reflextherapeutischen Verfahren zählen:
- Massage
- Bindegewebsmassage
- Wärme- und Kältebehandlung
- transkutane elektrische Nervenstimulation (TENS)
- Neuraltherapie
- Akupunktur

1.4.4 Synaptische Übertragung und Hemmung von Schmerzinformation im Rückenmark

Übersicht

> **Merke**
>
> Die Arbeit des Zentralnervensystems beruht auf einer Vielfalt von Erregungs- und Hemmungsprozessen. Das Zusammenspiel erregender und hemmender Neurotransmitter an einem Neuron bestimmt dessen Aktivität – und das gilt auch für die Verarbeitung schmerzbezogener Informationen.

Eine Übersicht der erregenden und hemmenden Transmitter an einem Hinterhornneuron im Rückenmark ist in Abb. 1.6 dargestellt – Hinterhornneurone stellen die Eingangsstufe sensorischer Informationen über afferente Nerven dar. Die synaptische Erregung des hier als Beispiel gezeigten *multirezeptiven Neurons* erfolgt über die afferenten A-beta-, A-delta- und C-Fasern, hier konvergieren also nozizeptive und nichtnozizeptive niederschwellige Inputs.

Die Konvergenz von nozizeptiven und niederschwelligen Afferenzen (und damit die Vermischung der Modalitäten Schmerz und Tastsinn) ist im ZNS ganz häufig. Eine andere häufige Population von Neuronen im Rückenmark wird selektiv durch niederschwellige Rezeptoren erregt, z. B. aus Haut oder Muskeln, während Neurone, die ausschließlich durch Nozizeptoren erregt werden, eher selten sind. Prinzipiell kann das Gehirn jedoch aus 2 Populationen von Neuronen mit *unterschiedlichen* Entladungsmustern die gefährlichen Situationen erkennen.

> **Merke**
>
> Durch Lernen aus Erfahrung und Einbeziehung von Reizen und Wahrnehmungen aus dem Vor- und Umfeld einer Situation lässt sich das Erkennungsvermögen für bevorstehende oder gerade beginnende Schmerzen und andere Gefahren während der kindlichen Entwicklung erheblich steigern.

Die Afferenzen an der ersten zentralnervösen Schaltstelle im Rückenmark enthalten alle Glutamat als universellen erregenden Neurotransmitter des ZNS, die C-Fasern zusätzlich noch Substanz P, CGRP und andere Neuropeptide. Postsynaptisch besitzt das Neuron spezifische pharmakologische Rezeptoren für die Neurotransmittersubstanzen, ganz entsprechend den Rezeptoren für Schmerzmediatoren an den Nozizeptoren.

Der postsynaptische Rezeptor für Substanz P ist der NK1-Rezeptor (NK = Neurokinin), für Glutamat gibt es eine größere Anzahl verschiedener postsynaptischer Rezeptoren (Abb. 1.7), darunter z. B. den AMPA-Rezeptor und den NMDA-Rezeptor, die nach ihren wirksamsten Liganden benannt sind (AMPA = α-amino-3-hydroxy-5-methyl-isoxazol; NMDA = N-methyl-D-aspartat). Von diesen ist besonders der NMDA-Rezeptor von großer Bedeutung, er wirkt vor allem an Prozessen funktioneller

Zentralnervöse Mechanismen von Nozizeption und Schmerz

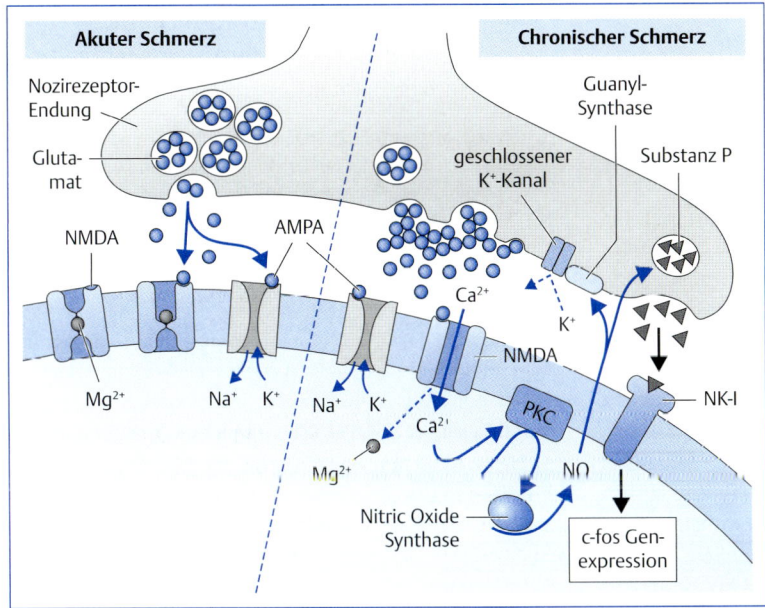

Abb. 1.7 Nozizeptive synaptische Übertragung im Rückenmark, links bei akutem Schmerz, rechts bei chronischem Schmerz.
Auf der linken Seite ist der NMDA-Rezeptor mit seinem Ionenkanal durch das Mg^{2+}-Ion blockiert, auf der rechten Seite dagegen ist der NMDA-Rezeptor infolge einer Depolarisation durch Substanz P über den NK1-Rezeptor aktiv. Durch die so verstärkte postsynaptische Depolarisation werden intrazelluläre Signalkaskaden (z. B. PKC, Proteinkinase C) stimuliert, die dann insgesamt eine starke und nachhaltige Erregung des Neurons unterhalten. Dies ist ein Sensibilisierungsprozess auf neuronaler Ebene.

Plastizität von Neuronen mit, die zur Sensibilisierung des zentralen Schmerzsystems beitragen. Solche Sensibilisierungsvorgänge treten besonders bei wiederholten und längerdauernden nozizeptiven Erregungen auf, wobei Substanz P und Glutamat gleichzeitig freigesetzt werden.

Auch die Funktion der *hemmenden Mechanismen* im Schmerzsystem ist am besten an den Hinterhornneuronen des Rückenmarks untersucht worden. Wir können hier zwei Arten von hemmenden Einflüssen unterscheiden, wie in Abbildung 1.6 angegeben:
- spinale hemmende Interneurone (*segmentale Hemmung*), z. B. mit GABA, Glycin und Enkephalin als hemmenden Transmittern
- aus supraspinalen Zentren (*absteigende Hemmung*), z. B. mit Noradrenalin und Serotonin als inhibitorischen Tranmittern

Somatostatin, ebenfalls ein Neuropeptid, kann bei experimenteller Anwendung am Rückenmark sowohl erregende als auch hemmende Wirkungen haben. Seine physiologische Funktion ist bisher wenig geklärt.

Durch Hemmung im Rückenmark können sowohl die zum Gehirn weitergeleiteten Informationen über Schmerzreize als auch nozizeptive sympathische und motorische Reflexe abgeschwächt werden. Die hemmenden Transmitter wirken über spezifische postsynaptische Rezeptoren, die das Neuron hyperpolarisieren oder präsynaptisch die Ausschüttung des Transmitters aus erregenden Afferenzen kontrollieren. So kann z. B. die Freisetzung von Substanz P über präsynaptische Hemmung durch Opioide stark gehemmt werden (Abb. 1.6). Hemmende Synapsen an den spinalen Neuronen können die Schmerzempfindlichkeit eines Menschen oder Tieres modulieren. Es gibt viele physiologische, pharmakologische und psychologische Methoden, die schmerzhemmenden Mechanismen im Rückenmark zu aktivieren.

Absteigende Hemmung im Rückenmark

Elektrische Stimulation im Hirnstamm von wachen Ratten versetzt diese in Analgesie. Auch bei Patienten mit schwersten Schmerzzuständen konnte durch tiefe Hirnstimulation („deep brain stimulation") eine Analgesie erreicht werden, kleinste Mengen von Morphin, in die Hirnventrikel infundiert, bewirkten bei Patienten und Tieren ebenfalls eine Analgesie.

Einer der Mechanismen bei dieser Analgesie durch Hirnstimulation ist die absteigende Hemmung im Rückenmark. Sie wurde neurophysiologisch an narkotisierten Tieren analysiert. So werden nozizeptive Entladungen von Hinterhornneuronen durch Stimulation im periaquäduktalen Grau (PAG) des Mittelhirns gehemmt.

Auch von anderen Regionen des Hirnstamms lässt sich eine Hemmung der Rückenmarkneurone auslösen, z. B. vom Locus coeruleus, den Raphekernen und verschiedenen Gebieten der Formatio reticularis. Die deszendierenden Hemmungssysteme unterscheiden sich auch pharmakologisch: Es konnte sowohl eine Beteiligung von Serotonin als auch von Noradrenalin als hemmendem Transmitter in den absteigenden Neuronen zum Rückenmark nachgewiesen werden.

Bei den absteigenden Hemmsystemen wirken auch Opioidmechanismen mit. So lässt sich durch fokale Mikroinjektion von Morphin (z. B. 10µg) in das PAG die nozizeptive Erregung von Rückenmarkneuronen nachhaltig hemmen. Diese Morphinwirkungen werden durch Opioidrezeptoren im PAG vermittelt, an denen physiologischerweise Endorphin angreift. Über ein neuronales Netzwerk im Hirnstamm, bei dem auch GABA als inhibitorischer

Transmitter mitwirkt, wird schließlich das absteigende Hemmungssystem zum Rückenmark aktiviert.

1.4.5 Plastizität im Zentralnervensystem – ein Mechanismus bei chronischen Schmerzen?

Klinische Untersuchungen geben Hinweise, dass sich bei Patienten mit chronischen Schmerzen eine Art zentralnervöses *Schmerzengramm* (*Schmerzgedächtnis*) gebildet hat. Nach der heutigen Deutung sind die Ursachen in einer Plastizität des Nervensystems zu sehen, die sich z. B. als verstärkte synaptische Übertragung von schmerzrelevanten Informationen manifestiert, oder als Abschwächung von hemmenden Kontrollen im nozizeptiven System.

Psychophysiologische Untersuchungen an Schmerzpatienten geben Evidenz für plastische Veränderungen des Nervensystems. So sind kortikale evozierte Potenziale auf Schmerzreize bei Schmerzpatienten verstärkt und zeigen eine geringere Habituation als bei Gesunden. Patienten mit Fibromyalgie oder Migräne zeigen eine deutliche Allodynie, die sich über den ganzen Körper ausbreiten kann. Bei der Kernspintomografie an Amputierten zeigte sich ein Schrumpfen des kortikalen Areals der amputierten Hand, das mit der Entwicklung von Phantomschmerzen korreliert war [8], ähnliches wurde bei Patienten mit einem CRPS (Complex Regional Pain Syndrome) beobachtet.

Die Grundlagenforschung konnte Mechanismen der zentralnervösen Neuroplastizität als Ursachen chronischer Schmerzen aufzeigen [12]. Auch hier wurden modellhafte Untersuchungen am Rückenmark durchgeführt. So bewirkt eine kurzzeitige repetitive elektrische Stimulation von afferenten C-Fasern an den Synapsen zu den Hinterhornneuronen eine Langzeitpotenzierung (LTP), die viele Stunden oder Tage bestehen bleibt und die synaptische Übertragung v. a. von schmerzbezogenen Informationen eindrucksvoll verstärkt. Die Entstehung dieser LTP hängt u. a. von NMDA-Rezeptoren ab, sie kann nämlich durch eine präventive Behandlung mit einem NMDA-Antagonisten verhindert werden.

Zahlreiche weitere experimentelle Befunde zeigen, dass es bei persistierenden noxischen Reizen zu vielfältigen langfristigen physiologischen und biochemischen Reaktionen im Zentralnervensystem kommt. Die Entzündung eines Gelenks führt zu einer anhaltenden Erregbarkeitszunahme im Rückenmark und zu einer Ausbreitung der kortikalen Projektion, zusätzlich zu der entzündungsbedingten Sensibilisierung der Gelenknozizeptoren. Dieser Sensibilisierungsprozess an spinalen Neuronen hängt sowohl von NMDA-Rezeptoren als auch von metabotropen Glutamatrezeptoren ab. Bei einer experimentellen Polyarthritis kommt es zu einer Zunahme der endogenen Opioide im Rückenmark. Nach Nervenverletzungen ist das zentralnervöse Organisationsmuster der sympathischen Reflexe bleibend verändert, endogene Hemmungssysteme werden abgeschwächt, sowohl das Opioidsystem [13] als auch die GABAerge Hemmung [20].

Molekularbiologische Mechanismen bei Schmerz

> **Merke**
> Schmerzsituationen wirken sich im Nervensystem auch auf der molekularbiologischen Ebene aus. So kommt es nach Schmerzreizen und Nervenverletzungen zur induzierten Genexpression im Nervensystem.

Die Vorgänge bei der induzierten Transkription von Genen im Zellkern von Nervenzellen können über die *immediate-early genes* (IEGs) erschlossen werden. Bei länger andauernden noxischen Reizen oder nach Nervenverletzungen werden transynaptisch über ERK (extracellular signal-regulated Kinases) IEGs induziert (Abb. 1.8), es kommt zur Expression von IEG-kodierten Proteinen wie c-Fos, c-Jun und Krox-24 [9].

Diese nukleären Proteine sind wiederum Transkriptionsfaktoren, die über Bindung an Promotorregionen der Desoxyribonukleinsäure (DNS; engl. DNA) die Expression anderer Gene in den Nervenzellen kontrollieren. Dadurch kann es zu Änderungen der Transkription und somit der Expression dieser Zielgene kommen.

Nach wiederholten kurzdauernden noxischen Reizen erreichen die Proteine c-Fos und Krox-24 im Hinterhorn des Rückenmarks nach zwei Stunden ihre maximale Konzentration, danach geht ihre Expression innerhalb von etwa zwölf Stunden wieder zurück. Die nukleären Proteine Jun D und Fos B dagegen erreichen ihre Höchstwerte nach acht Stunden, ihre Expression bleibt dann für mehr als 24 Stunden erhöht. Damit wird nach einer kurzen Episode noxischer Stimulation ein mehrstündiges Zeitfenster für eine veränderte Transkription zahlreicher Gene geöffnet.

Diese Einflüsse auf die Gentranskription können tiefgreifende und langfristige Veränderungen im biochemischen Profil von Nerven- und Gliazellen bewirken, z. B. durch die Veränderung der Synthese von Neurotransmittern, die Bildung von Zytokinen und Wachstumsfaktoren. Neue Erkenntnisse zur Rolle der Glia und des Immunsystems bei Funktion und Dysfunktion des Nervensystems sind dabei, unsere Vorstellungen über pathophysiologische Mechanismen bedeutend zu erweitern, die ganz besonders auch die Entstehung, Chronifizierung und Behandlung von Schmerzen in einem neuen Licht zeigen [11].

Gentherapie von Schmerzen?

Die Einsichten in die Molekularbiologie des Schmerzes werden wahrscheinlich auch zu neuen Ansätzen bei der Schmerztherapie führen. So wurde die Expression von schmerzrelevanten Genen durch Translationshemmung mit einem Antisense-Oligonukleotid gehemmt. Mit Viren als „Genfähren" konnten intrazelluläre Signalkaskaden bei der Verarbeitung von Schmerzinformation manipuliert werden [15].

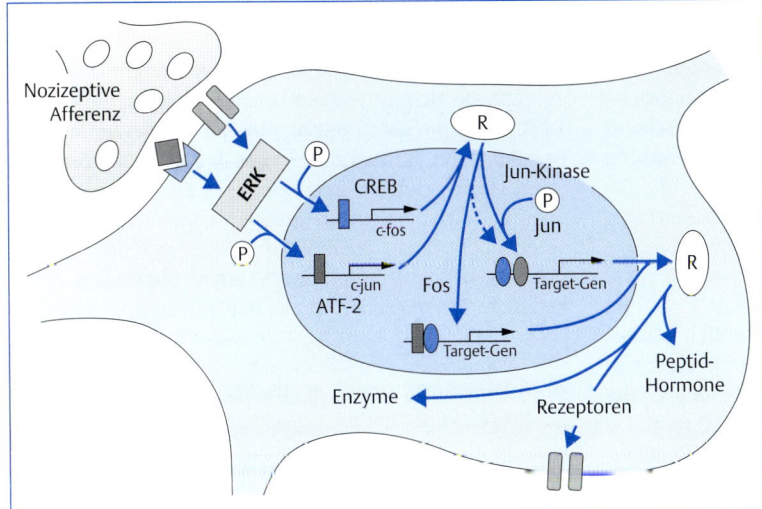

Abb. 1.8 Schmerz und Trauma kontrollieren die Gentranskription im Nervensystem im Sinne einer nachhaltigen Neuroplastizität [9]. Die Gentranskription in Neuronen unterliegt regulierenden Einflüssen aus dem Extrazellulärraum, die über die ERK (Extracellular regulated kinases) vermittelt werden. Transkriptionsfaktoren wie CREB und ATF-2 induzieren die Expression der „Immediate-early genes" c-fos und c-jun, was eine Kaskade weiterer Genexpressionen zur Folge hat und langdauernd die biochemische Funktionalität des Neurons reguliert. Durch Schmerz, Stress und Trauma wird so besonders nachhaltig die Sensibilität von Neuronen des Schmerzsystems erhöht, was als ein biologischer Mechanismus für die Hyperalgesie und Schmerzchronifizierung gilt.

1.5 Neuropathische Schmerzen

Neuropathische Schmerzen können durch vielfältige Schädigungen peripherer Nerven oder des ZNS entstehen, z. B. durch Kompression oder Durchtrennung peripherer Nerven, Diabetes, Infektionen mit neurotropen Viren, Rückenmarktrauma [10, 14, 18].

Neuropathische Schmerzen unterscheiden sich klinisch von Nozizeptorschmerzen, ihre charakteristischen Merkmale sind:
- dauernder Brennschmerz
- einschießende Schmerzattacken
- Allodynie (Schmerz durch Berührung)
- Hypästhesie (Taubheitsgefühl)
- Dysästhesie, Parästhesie (Kribbeln, Ameisenlaufen)
- Fehllokalisation projizierter Schmerzen

1.5.1 Tiermodelle für neuropathische Schmerzen

Nach Durchtrennung des N. ischiadicus der Ratte beobachtete Wall [16] eine exzessive Selbstpflege des denervierten Fußes, sodass es sogar zu Selbstverletzungen kam. Diese *Autotomie* lässt sich quantitativ erfassen, etwa über die flächenmäßige Ausdehnung der entstehenden Wunden.

Seither wurden weitere Tiermodelle zur Erforschung neuropathischer Schmerzen eingeführt, z. B. Nervenkompression, Bandscheibenvorfall, diabetische Neuropathie, Querschnittslähmung. Zur Quantifizierung gestörter Sensibilität im Verhaltenstest werden Reaktionen auf kurzzeitige Testreize beobachtet, dabei werden vor allem abnormale Reaktionsweisen der Hyperalgesie auf Hitzereize und der Allodynie auf schwache mechanische Reize als Indikator für Schmerz ausgewertet.

Stumpf- und Phantomschmerzen

Nach Durchtrennung eines peripheren Nervs setzt im proximalen Stumpf die Regeneration ein. Regenerierende Nervensprossen bilden Spontanentladungen, insbesondere dann, wenn sich ein *Neurom* gebildet hat, das so zum Ursprung für Dauerschmerzen wird. Dies ist ein Mechanismus für *Stumpfschmerzen* bei Amputierten, der durch Lokalanästhesie des Nervs zum Amputationsstumpf zeitweilig ausgeschaltet werden kann.

Im Gegensatz dazu entstehen *Phantomschmerzen* im Zentralnervensystem, sie werden vom Patienten zwar aus der amputierten Extremität wahrgenommen, lassen sich jedoch durch eine Lokalanästhesie des Nerven nicht beeinflussen. Phantomschmerzen werden deshalb auf abnormale Spontanerregungen z. B. von Rückenmarkneuronen zurückgeführt, die nach dem Verlust ihres sensorischen Einstroms eine erhöhte Empfindlichkeit entwickeln und dadurch spontanaktiv werden. Als Mechanismen wird die Langzeitpotenzierung („long term potentiation", LTP) an Rückenmarkneuronen angesehen, außerdem die Abschwächung der spinalen GABAergen Hemmung [20]. Phantomschmerzen treten oft deutlich verzögert nach dem Trauma auf, man kann hier ein Zeitfenster für eine (sekundär-)präventive Therapie sehen. Leider ist über die verzögert auftretenden Sekundärschäden im ZNS nach Nervenverletzung noch zu wenig bekannt.

Ionenkanäle bei neuropathischen Schmerzen

Nach einer Nervendurchtrennung häufen sich an der Membran des verletzten Nervs Natriumkanäle an. Diese Anhäufung kann zu der lokal erhöhten Erregbarkeit der regenerierenden Nervenfasern beitragen. Bei molekularbiologischen Untersuchungen wurden neue genetische Varianten von Na^+-Kanälen in den Spinalganglien festgestellt, die langsame abgestufte Depolarisationen als Generatorpotenziale bilden können. Sie werden nicht durch

Tetrodotoxin (TTX) blockiert, im Gegensatz zu den schnellen Na$^+$-Kanälen, die die Impulsweiterleitung entlang der Nervenfasern vermitteln. Diese Na$^+$-Kanäle werden durch Lokalanästhetika bereits bei niedrigeren Konzentrationen als die schnellen Na$^+$-Kanäle blockiert. Dadurch erscheint es möglich, selektiv die Erregbarkeit von Nozizeptoren und zentralen Neuronen zu reduzieren, ohne die Impulsleitung in nicht-nozizeptiven Nervenfasern zu beeinträchtigen.

Chemosensitivität der Nervensprosse

An den aussprossenden Nervenendigungen bilden sich bereits nach wenigen Tagen pharmakologische Rezeptoren, z.B. für Bradykinin, 5-HT, Histamin oder Capsaicin, die auch an normalen Nozizeptoren auftreten. Während der Regenerationszeit werden jedoch abnormale Funktionen der Rezeptoren beobachtet. So kann z.B. die Auslösung von Nervenimpulsen durch Infusion von Adrenalin sowie durch Stimulation des Sympathikus im Grenzstrang gebahnt werden. Daraus wird geschlossen, dass efferente *sympathische Nervenfasern*, die im Gewirr der aussprossenden Fasern des Neuroms ebenfalls enthalten sind, erregend auf die nozizeptiven Afferenzen einwirken können.

Die Kausalgie (heutige Bezeichnung: CRPS II, Complex Regional Pain Syndrome Type II) ist ein Syndrom mit ausgeprägten Brennschmerzen, das bevorzugt nach Schussverletzung eines größeren Extremitätennervs auftritt. Bei der gestörten Nervenfunktion wirken erregungsfördernde Mechanismen mit, z.B. die neurogene Entzündung durch Freisetzung von Substanz P aus den Nozizeptoren. Oft kommt es auch zu einer Störung des ZNS vom Typ des „Neglect Syndrome". Insgesamt ist das pathophysiologische Geschehen sehr uneinheitlich, im klinischen Bild fehlt oft sogar die früher als charakterisierend angesehene Beteiligung des Sympathikus.

Zytokine bei neuropathischen Schmerzen

Zytokine, die Mediatoren des Immunsystems, mit einer immensen Bedeutung bei entzündlichen Erkrankungen in der Rheumatologie, sind auch bei neuropathischen Schmerzen beteiligt, vor allem Interleukin-1 (IL-1) und Tumornekrosefaktor-α (TNF-α) [10, 11, 14]. Die Zytokine werden aus Makrophagen und anderen Immunzellen freigesetzt, die sich an Nervenverletzungen ansammeln. Im Tiermodell sprechen neuropathische Schmerzen auf Behandlung mit Antikörpern gegen TNF-α Rezeptoren an. Daraus wird gefolgert, dass eine gegen Zytokine gerichtete Therapie auch bei neuropathischen Schmerzen ein vielversprechender neuer Therapieansatz ist. Auch im ZNS sind Zytokine bei der Schmerzentstehung in vielfältiger Weise beteiligt. Sie werden u.a. aus den Mikroglia freigesetzt [11].

Ausbreitung neuropathischer Schäden im Nervensystem

Die Pathophysiologie von Nervenschäden bleibt nicht auf den Ort der primären Schädigung beschränkt, sondern breitet sich bald über das geschädigte Neuron, das Rückenmark bis zum somatosensorischen Kortex aus [8]. Auf solchen Vorgängen beruht z.B. auch die Entstehung von Phantomschmerzen.

Ein Auslöser für diese Fernwirkungen ist die Beeinträchtigung des *axonalen Transports* durch die Läsion (Abb. 1.9). Normalerweise nimmt ein Neuron über seine Kontakte mit dem innervierten Organ *Neurotrophine* auf, das sind Signalsubstanzen, die maßgeblich die Funktionalität des Neurons bestimmen. Die am längsten bekannte Substanz dieser Art ist der *Nervenwachstumsfaktor* (Nerve Growth Factor, NGF). Die *Neurotrophine* werden über spezifische Rezeptoren an den Nervenenden aufgenommen und gelangen über den axonalen Transport zum Zellkern. Hier steuern sie die Gentranskription so, dass die für die Funktion eines Neurons notwendigen Proteine bedarfsgerecht synthetisiert werden. Fehlen die Signalsubstanzen aus dem Zielorgan, dann ändert sich die Funktion des Neurons, es kann sogar zu dessen Apoptose (programmierter Zelltod) kommen.

In axotomierten Neuronen der Spinalganglien kommt es bereits nach einem Tag zu einer langandauernden Induktion des c-jun-Gens. Das c-jun-Gen gehört zur Gruppe

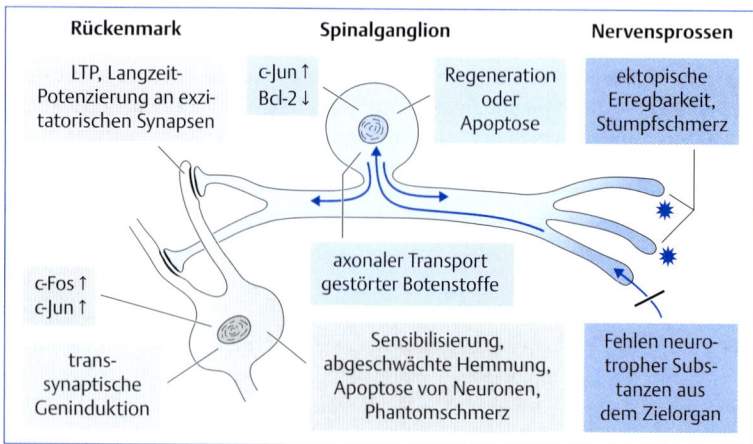

Abb. 1.9 Zellbiologische Mechanismen führen zur reaktiven Ausweitung von Schmerzgeneratoren nach Nervenschaden. Details werden im Text erörtert.

der schnell induzierbaren Gene (Immediate Early Gene, IEG). Sein kodiertes Protein, c-Jun, ist ein Transkriptionsfaktor, der viele andere Gene kontrolliert. So wird die Synthesemaschine in einem Teil der geschädigten Neurone auf die Bedürfnisse bei der Regeneration des Axons umgestellt, man findet für die Regeneration typische Proteine wie das GAP-43 (Growth Associated Protein).

Ein anderer Teil der c-Jun-exprimierenden Spinalganglienneurone wird in den programmierten Zelltod gesteuert, kenntlich an der Abnahme des anti-apoptotischen Proteins Bcl-2. Den Weg in die Apoptose gehen wahrscheinlich diejenigen Neurone, bei denen das Regenerationspotential zur Wiedergewinnung der Funktion nicht ausreicht.

Die durch c-Jun als Transkriptionsfaktor ausgelöste Genaktivierung kann also sowohl zur Regeneration des Axons als auch zur Apoptose führen. Bei der Entscheidung über eine dieser beiden Richtungen scheinen strategisch wichtige Phosphorylierungen durch Kinasen mitzuwirken.

Auswirkungen peripherer Nervenläsionen im Rückenmark

Bereits wenige Stunden nach Axotomie wurde eine Verstärkung der synaptischen Übertragung zu den nachgeordneten Neuronen im Hinterhorn des Rückenmarks beobachtet. Es handelt sich dabei um die Erscheinungen des „wind-up" und der „long term potentiation" (LTP), sie können die Hyperalgesie und Allodynie erklären, wie sie nach einer Nervenläsion bei Patienten und im Tierexperiment beobachtet werden. Bei der synaptischen Sensibilisierung nach Nervenschäden wirken u. a. NMDA-Rezeptoren und Stickstoffoxid mit (s. auch Abb. 1.7).

Nach einer peripheren Nervenläsion kommt es auch zur transsynaptischen Geninduktion in den Hinterhornneuronen (Abb. 1.9). Die Initialreaktion ist wiederum eine Aktivierung der IEGs c-fos und c-jun, deren Proteine als Transkriptionsfaktoren eine Kaskade weiterer Gene regulieren. Folgende Endeffekte wurden nachgewiesen:
- Sensibilisierung von Rückenmarkneuronen
- Apoptose von Rückenmarkneuronen
- verringerte analgetische Wirksamkeit von spinalem Morphin
- Abschwächung der GABAergen Hemmung
- LTP, Long Term Potentiation, also eine lang dauernde Verstärkung der erregenden synaptischen Übertragung

> **Merke**
> Schädigung eines peripheren Nervs hat eine Sensibilisierung des nachgeschalteten spinalen Netzwerks zur Folge.
> Die Prävention dieser „Schmerzausbreitung" in der Frühphase nach der Verletzung sollte auch bei der klinischen Versorgung von Nervenverletzungen beachtet werden.

Klinische Maßnahmen zielen darauf ab, die massive Erregung des Rückenmarks als Folge eines peripheren Traumas (wie z. B. bei einer Amputation) zu verhindern, z. B. durch lang wirkende periphere und spinale Blockaden mit einem Lokalanästhetikum, Ketamin (NMDA-Antagonist) und Opioiden. So wurde beispielsweise das Risiko für Phantomschmerzen reduziert, konnte jedoch nicht vollständig ausgeschaltet werden. Anästhesie und Analgetika blockieren zwar die übermäßige elektrophysiologische Erregung des Rückenmarks, jedoch kaum die parallel ablaufenden zellbiologischen und biochemischen Reaktionen sowie die beteiligten Transportmechanismen von den geschädigten peripheren Neuronen zu den Neuronen und Gliazellen des Rückenmarks.

Schwächung hemmender spinaler Systeme durch periphere Nervenläsion

Unsere Schmerzempfindlichkeit wird ganz wesentlich durch ständig aktive Hemmungssysteme im ZNS bestimmt. Es gibt viele Hinweise, dass deren Wirksamkeit bei Neuropathien abnimmt [13, 14, 20]. Tierexperimentell wurde bereits eine Woche nach einer Nervenläsion eine dramatische Abschwächung der antinozizeptiven Wirksamkeit spinaler Opioide festgestellt. Behandelt man die Tiere präventiv mit dem NMDA-Antagonisten MK-801, kann man das Nachlassen der Morphinwirkung völlig vermeiden, die analgetische Wirksamkeit des Morphins bleibt dann unverändert erhalten.

Apoptose in Rückenmarkneuronen nach peripherer Nervenläsion

> **Merke**
> Der programmierte Zelltod durch Apoptose spielt vor allem bei der Entwicklung des Nervensystems eine nützliche Rolle: Überzählige Neurone, die nach der Reifung des Nervensystems nicht mehr benötigt werden, werden durch Apoptose auf kontrollierte Art beseitigt. Aber auch im geschädigten Nervensystem können Neurone durch Apoptose absterben, ein primärer Schaden wird so durch einen verzögerten Sekundärschaden vergrößert.

Wir haben bereits die Apoptose von Spinalganglienneuronen nach einer peripheren Nervenläsion kennengelernt (s. Abb. 1.9). Aber auch in Rückenmarkneuronen konnte nach peripherer Nervendurchtrennung Apoptose festgestellt werden [21]. Durch eine präventive Behandlung mit dem NMDA-Antagonisten MK-801 konnte die Apoptose im Rückenmark völlig verhindert werden. Es ist wahrscheinlich, dass unter den apoptotischen Neuronen im Hinterhorn nach einer Nervenläsion auch hemmende Interneurone vertreten sind, Apoptose wäre somit zumindest ein Teilmechanismus für die abnehmende Wirksamkeit der Opioid-Therapie bei neuropathischen Schmerzen.

> **Merke**
> Mittlerweile ist gesichert, dass bei einer Zostererkrankung in erheblichem Umfang Neurone der Spinalganglien und Rückenmarksneurone durch Apoptose zu Grunde gehen.

Apoptoseforschung und Erprobung anti-apoptotischer Therapien könnten bald wichtige Themen auf dem Gebiet neuropathischer Schmerzen und ihrer Prävention werden.

1.6 Ontogenese des nozizeptiven Systems beim Menschen

1.6.1 Funktionelle Anatomie, Physiolgie und Biochemie des fetalen Nervensystems

Die Entwicklung des somatosensorischen Systems setzt beim Menschen bereits sehr früh in der Embryonalphase ein, eine Übersicht zeigt Abb. 1.10 [7, 17, 24].

Beim Fetus erreichen die auswachsenden sensorischen Nerven ab der 7. Woche post conceptionem (p. c.) das Epithel der Haut und Schleimhaut [22]. Die synaptischen Verbindungen der Nerven mit Neuronen im Rückenmark bilden sich ab der 13. Woche, im Trigeminuskern für den Gesichtsbereich bereits ab der 7. Woche. Ab der 13. Woche bilden sich auch die vom Rückenmark zum Gehirn (Thalamus) weiterführenden Leitungsbahnen aus. In der Großhirnrinde ist in der 20. Woche die Endzahl von 10^9 Nervenzellen erreicht, die synaptischen Verbindungen mit den sensorischen Fasern aus dem Thalamus bilden sich ab der 22. Woche.

Histochemische Untersuchungen belegen die frühe Entwicklung des nozizeptiven Systems beim menschlichen Fetus. Substanz P, ein Neurotransmitter für nozizeptive Signale an Synapsen im Rückenmark, erscheint zwischen der 12. und 16. Woche [23]. Auch die Rezeptoren für Substanz P an den Rückenmarksneuronen bilden sich während dieser Entwicklungsphase.

Die körpereigenen Opioide haben antinozizeptive Wirkungen im Nervensystem, diese sind z. B. ganz besonders in Stresssituationen ausgeprägt: Wir sprechen von der stressinduzierten Analgesie, die in Gefahrensituationen bei Tier und Mensch lebensrettend sein kann. Enkephalin konnte in der 24. Schwangerschaftswoche im Rückenmark nachgewiesen werden, es entsteht dort also deutlich später als Substanz P. In der Hypophyse sind endorphinhaltige Zellen bereits ab der 15. Woche entwickelt, ab der 20. Woche nimmt die Konzentration von β-Endorphin sprunghaft zu. Ebenfalls ab der 20. Woche reagiert die Hypophyse auf endokrine und äußere Stimuli mit einer verstärkten Synthese und Freisetzung von β-Endorphin. Auch unter der Geburt und bei anderen Stressreaktionen kommt es zur Freisetzung von β-Endorphin als Bestandteil der Stressfunktion.

Die Funktionsreifung des fetalen Gehirns kann auch über das EEG (Messung der Gehirnströme) verfolgt werden. Ab der 20. Woche erscheinen nacheinander immer variablere und differenziertere EEG-Muster. In der 30. Woche zeigen sich im EEG Schlaf- und Wachphasen, durch externe Reize kann eine Schlafphase beendet werden. Die Auslösbarkeit von evozierten Kortexpotenzialen

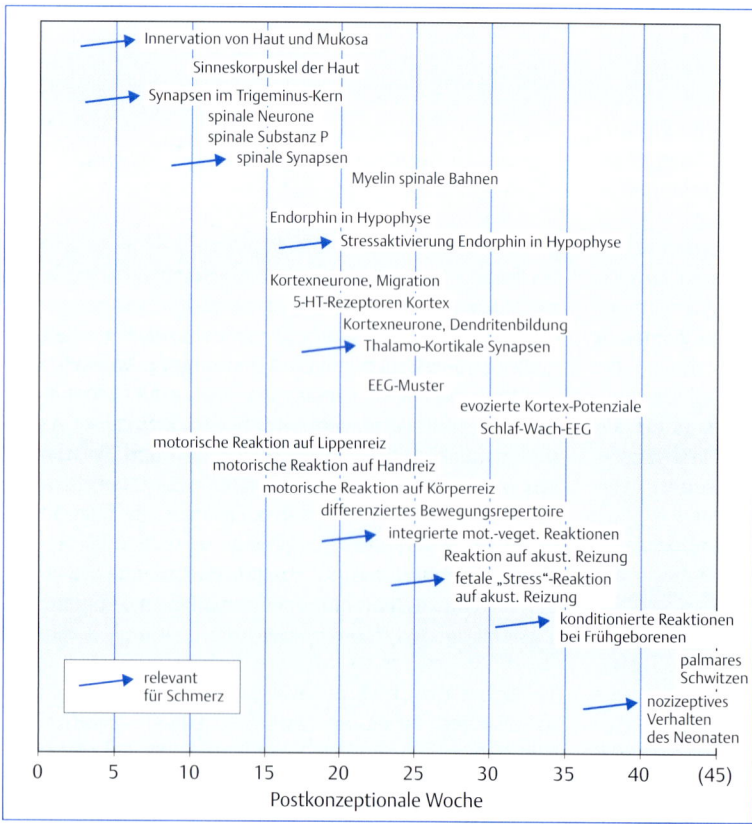

Abb. 1.10 Synopsis der funktionellen Entwicklung von Nervensystem und Verhalten beim menschlichen Feten. Der Anfang einer Textzeile gibt den zeitlichen Beginn der jeweils genannten Struktur, Funktion oder des Verhaltens an.

beim Fetus zeigt an, ab wann das betreffende Sinnessystem funktionell zur Hirnrinde durchgeschaltet ist. Beim Fetus können durch leichte Tastreize evozierte Kortexpotentiale ab der 29. Woche registriert werden, auditorisch evozierte Potenziale sind mit der Magnet-Elektroenzephalografie spätestens ab der 34. Woche nachweisbar.

1.6.2 Nozizeptive Reaktionen und Schmerz bei Fetus und Neonatus

Was können wir, zunächst unter Ausklammerung der Frage des Bewusstseins, beim Feten und Neonaten an nozizeptiven Fähigkeiten erkennen? Bei extrauterinen menschlichen Feten (Aborte, Frühgeburten) konnten bei Reizversuchen mit Tasthaaren bereits nach 7 Wochen Gestationsdauer von den Lippen motorische Reflexe ausgelöst werden, nach ca. 10 Wochen von der Hand und nach 14 Wochen praktisch von der gesamten Körperoberfläche. Damit beginnt bei der pränatalen Entwicklung der Sinnesorgane als erstes die sensorische Funktion der Haut. Diese Versuche zeigen die frühe Entwicklung des Tastsinns auf, über das Schmerzsystem sagen sie jedoch nichts aus [25].

Über eindeutig nozizeptive Reaktionen liegen umfangreiche Untersuchungen an Früh- und Neugeborenen vor, bei denen chirurgische Eingriffe ohne Narkose ausgeführt wurden. So wurden z. B. bei diagnostischen Hautpenetrationen und bei der Zirkumzision (Beschneidung), motorische Fluchtreaktionen, der mimische Ausdruck, das Muster des Schreiens [26], Blutdruck- und Herzfrequenzanstiege und humorale Stressreaktionen [27] beobachtet und z. T. quantitativ untersucht. Durch vergleichende Untersuchungen an älteren Kindern ist gesichert, dass die Stärke der Reaktionen mit der Intensität des subjektiv erlebten Schmerzes korreliert.

Die als nozizeptive Reaktionen eingestuften Verhaltensweisen unterscheiden sich nicht wesentlich von nozizeptiven Reaktionen von Säugetieren oder größerer Kinder.

Bei Neonaten können durch invasive medizinische Eingriffe ohne Anästhesie nicht nur nozizeptive Sofortreaktionen, sondern auch langdauernde Verhaltensänderungen ausgelöst werden [27]. So konnte z. B. noch 22 Stunden nach einer Zircumzision ein veränderter Verhaltenszustand erfasst werden. Nach peripheren traumatisierenden Eingriffen ließ sich eine langdauernde Hypersensitivität der Reaktionen auf nachfolgende Reize nachweisen, durch eine Lokalanästhesie vor dem Trauma konnte diese nachhaltige Hypersensitivität vermieden werden.

Auch bei sonografischen Untersuchungen der integrierten neuromotorisch-vegetativen Reaktionen des Feten [28] wurden ab der 25. Woche nicht nur kurzzeitige, sondern auch langdauernde Verhaltensantworten registriert, deren Häufigkeit mit der fortschreitenden Gestationsdauer zunahm. Sie wurden als fetale Stressreaktionen gedeutet.

Unter der Geburt und anderen Stresssituationen des Feten und des Neonaten kommt es zu einer starken Ausschüttung von Hypophysenhormonen ins Blut, darunter auch das β-Endorphin, die Werte normalisieren sich erst innerhalb von 5 Tagen wieder. Diese Aktivierung unterbleibt weitgehend bei der Entbindung durch Kaiserschnitt, wohl infolge der dabei durchgeführten Narkose der Mutter, die über die Plazenta auch den Fetus erfasst.

Auch spontane und induzierte Aborte führen bereits ab der 20. Schwangerschaftswoche zur erhöhten Ausschüttung von Stresshormonen aus der fetalen Hypophyse. Bei chirurgischen Eingriffen an Früh- und Neugeborenen werden ebenfalls β-Endorphin und andere hormonale Stressfaktoren über mehrere Tage verstärkt freigesetzt. Durch ausreichende Anästhesie kann diese Stressreaktion vermieden werden, auch die Risiken postoperativer Komplikationen werden dadurch deutlich herabgesetzt [29]. Deshalb wird heute gefordert, auch bei Eingriffen an Früh- und Neugeborenen immer für eine konsequent durchgeführte Anästhesie und Analgesie zu sorgen. Ärzte fürchten jedoch das Risiko der anästhesiebedingten Komplikationen (z. B. Atemstillstand), weshalb häufig die Anästhesie unzureichend bleibt [30].

1.6.3 Lernen und Konditionieren beim Fetus

In der Literatur gibt es Berichte über klassische und operante Konditionierungen bei Feten und Frühgeborenen [31], die spätestens ab der 28. Gestationswoche nachgewiesen werden konnten.

An Frühgeborenen im Brutkasten wurde beobachtet, dass sie bei invasiven diagnostischen Maßnahmen wie ein normales Neugeborenes schreien. Haben die Schreie jedoch keine Wirkung, indem sie z. B. Zuwendung auslösen oder zu einer Beendigung invasiver Maßnahmen führen, dann kommen die Schreireaktionen allmählich zum Erliegen. Daraus kann man schließen, dass Schmerzreaktionen bei der fetalen Entwicklung durch operante Konditionierung geformt und verstärkt werden. Diese Fähigkeit des Fetus zur Konditionierung lässt es als naheliegend erscheinen, dass Lernvorgänge ähnlicher Art auch ständig in utero unter natürlichen Bedingungen ablaufen. Untersuchungen zum Erkennen der mütterlichen Stimme geben hierfür weitere Evidenz [32].

Durch eine geeignete Apparatur, die über die Saugtätigkeit des Neugeborenen gesteuert wurde, konnte dieses ein Tonband mit der Stimme der Mutter oder einer anderen Stimme wählen. Die mütterliche Stimme wurde dabei signifikant bevorzugt, dieses Ergebnis wurde von den Autoren als Lernen in utero interpretiert. Da die Stimme der Mutter während der Monate der Schwangerschaft in der auditorischen Umwelt besonders häufig vorkommt und auch intensitätsmäßig dominiert, wird sie am besten und nachhaltigsten gelernt und kann auch noch postnatal vom Kind als besonders vertraute akustische Umgebung erkannt werden.

Offensichtlich verarbeitet der Fetus bereits auditorische Sinnesinformationen zu langfristigen Gedächtnisinhalten, was von den Autoren auch im Sinne einer vorgeburtlichen Prägung gedeutet wurde.

1.7 Leiden und Langzeitfolgen prä- und perinataler Schmerzen

In der Tierverhaltenskunde wurde Leidensfähigkeit mit der Fähigkeit zur Gedächtnisbildung und dem voraussagenden Erkennen von Stresssituationen und anderen aversiven Erlebnissen assoziiert [17, 33, 39], ein sprachlich organisiertes Bewusstsein ist hierfür nicht erforderlich. Aus den Verhaltensbeobachtungen an menschlichen Feten und Neonaten kann man folgern, dass der Entwicklungsstand ihres Nervensystems im Hinblick auf Gedächtnisbildung etwa vergleichbar mit dem eines ausgewachsenen höheren Säugetieres ist. Entsprechend muss man dem Fetus und Neugeborenen auch eine Leidensfähigkeit analog zu der des höheren Säugers zubilligen und dem werdenden Menschen zumindest den gleichen Schutz vor einem solchen Leidenszustand garantieren, wie ihn das Tierschutzgesetz vorschreibt.

Die Forderung, bereits den Fetus vor potenziell schmerzhaften und traumatischen Einwirkungen zu schützen, hat auch noch einen weiteren Aspekt, den wir aus den Erkenntnissen zur Schmerzchronifizierung ableiten können. Diese besagen, dass starke und häufige Schmerzen im ZNS auch unbewusste Gedächtnisspuren hinterlassen, die anschließend die Erlebnisfähigkeit für Schmerzen verstärken und so am Chronifizierungsgeschehen mitwirken. Säuglinge, bei denen eine Zirkumzision ohne Anästhesie durchgeführt wurde, zeigten bei einer Impfung mehrere Monate später eine verstärkte Schmerzreaktion [19], im Vergleich zu Säuglingen ohne Zirkumzision, oder solchen, bei denen der Eingriff unter Lokalanästhesie durchgeführt worden war. Dieses Ergebnis belegt, dass sich als Folge der Operation ohne Anästhesie ein lang dauerndes Schmerzgedächtnis gebildet hat, als prozedurales Gedächtnis im vorsprachlichen Lebensabschnitt. Der Befund widerlegt das alte Vorurteil, dass vorsprachliche Kinder keinen Schmerz erleiden, weil die (sprachbasierte) Erinnerung daran fehlt. Dieser Komplex wird noch kontrovers diskutiert [37, 38, 39, 40]. Solche Wirkungen können weit in das spätere Leben reichen und die Anfälligkeit für Schmerzen erhöhen. Ähnliche Annahmen einer bleibenden funktionellen Prägung sind auch im Konzept des „fetal programming" enthalten, bei dem die Entstehung des „metabolischen Syndroms" Einflüssen einer frühkindlichen Fehlernährung zugeschrieben werden, die bis in die Fetalzeit zurückreichen [34]. Diese Idee wird auch treffend von Suellen Walker [35] ausgesprochen:

„In early life, the developing nervous system responds differently to pain, analgesia, and injury, resulting in effects not seen in later life and which may have long-term consequences."

Literatur

[1] Merskey H. On the development of pain. Headache. 1970; 10: 116–123
[2] Zimmermann, M. Physiologische Grundlagen des Schmerzes und der Schmerztherapie. In: Regionalanästhesie, Lokalanästhesie, Regionale Schmerztherapie. Hrsg. H.C. Niesel und H. Van Aken, 2. Aufl. Stuttgart: Georg Thieme Verlag; 2003: 3–31
[3] Handwerker H O. Einführung in die Pathophysiologie des Schmerzes. Heidelberg, Berlin, New York: Springer; 1999; 173–175
[4] Schmidt R F, Lang F, Hrsg. Physiologie des Menschen. Heidelberg, Berlin, New York: Springer; 2007
[5] Robinson DR, Gebhart GF. Inside information - The unique features of visceral sensation. Mol Interv. 2008 Oct; 8(5): 242–53. Review (Free PMC Article)
[6] Melzack R. From the gate to the neuromatrix. Pain. 1999; 6: 121–126
[7] Fitzgerald M, The development of nociceptive circuits, Nature Reviews 6; 2005: 507–520
[8] Flor H. Maladaptive plasticity, memory for pain and phantom limb pain. Review and suggestions for new therapies. Expert Rev Neurother. 2008; 8(5): 809–818
[9] Zimmermann M, Herdegen T. Plasticity of the nervous system at the systemic, cellular and molecular levels. A mechanism of chronic pain and hyperalgesia. In: Carli G, Zimmermann M, Hrsg. Towards the Neurobiology of Chronic Pain. Progress in Brain Research. Amsterdam: Elsevier; 1996; 233–259
[10] Campbell J, Basbaum A, Dray A, Dubner R, Dworkin R, Sang C, Hrsg. Emerging Strategies for the Treatment of Neuropathic Pain. Seattle: IASP Press; 2006
[11] De Leo J A, Sorkin L S, Watkins L R, Hrsg. Immune and Glial Regulation of Pain. Seattle: IASP Press; 2007
[12] Sandkühler J. Models and mechanisms of hyperalgesia and allodynia. Physiol Reviews. 2009; 89(2): 707–758
[13] Mao J, Price C D, Mayer D J. Experimental mononeuropathy reduces the antinociceptive effects of morphine. Implications for common intracellular mechanisms involved in morphine tolerance and neuropathic pain. Pain. 1995; 61: 353–364
[14] Zimmermann, M.: Pathobiology of neuropathic pain. Review. Eur. J. Pharmacology 429; 2001: 23–37
[15] Meunier A. Lentiviral-mediated targeted NF-κB Blockade in Dorsal Spinal Cord Glia Attenuates Sciatic Nerve Injury-induced Neuropathic Pain in the Rat. Mol Ther. 2007; 15(4): 687–697
[16] Wall P D, Devor M, Inbal R, Scadding J W, Schonfeld D, Seltzer Z, Tomkiewicz M M. Autotomy following peripheral nerve lesions. Experimental anaesthesia dolorosa. Pain. 1979; 7: 103–113
[17] Zimmermann, M.: Schmerz beim Kind und Fetus: Neurophysiologie, Psychophysiologie und Ontogenese. In: Schmerz im Kindesalter. Hrsg. F. Petermann, S. Wiedebusch und T. Kroll. Göttingen: Hogrefe-Verlag; 1994: 25–45
[18] McMahon S B, Koltzenburg M, Hrsg. Wall and Melzack's Textbook of Pain. Philadelphia: Elsevier Churchill Livingstone; 2006
[19] Taddio A, Katz J, Ilersich AL, Koren G. Effect of neonatal circumcision on pain response during subsequent routine vaccination. Lancet 349; 1997: 599–603
[20] Torsney C, MacDermott AB. Neuroscience: a painful factor. Nature. 2005 Dec 15; 438 (7070): 923–925
[21] Azkue J J, Zimmermann M, Hsieh T F, Herdegen T. Peripheral nerve insult induces NMDA receptor-mediated, delayed degeneration in spinal neurons. Eur J Neurosci. 1998; 10: 2204–2206
[22] Bradley R M, Mistretta C M. Fetal sensory receptors. Physiol Rev. 1975; 55: 352–382
[23] Charnay Y, Paulin C, Chayvialle J A, Dubois P M. Distribution of substance P-like immunoreactivity in the spinal cord and dorsal root ganglia of the human foetus and infant. Neurosci. 1983; 10: 41–55

[24] Lowery CL, Hardman MP, Manning N, Hall RW, Anand KJ. Neurodevelopmental changes of fetal pain. Semin Perinatol Ocr; 31(5): 275–282

[25] Gottlieb G. Conceptions of prenatal development. Behavioral embryology. Psychol Rev. 1986; 83: 215–234

[26] Hadjistavropoulos HD, Craig KD, Grunau RV, Johnston CC. Judging pain in newborns: facial and cry determinants. J Pediatr Psychol. 1994 Aug; 19(4): 485–491

[27] Anand K J S, Hickey P R. Pain and its effects in the human neonate and fetus. N Engl J Med. 1987; 317: 1321–1329

[28] Arabin B, Riedewald S, Zacharias C, Saling E. Quantitative analysis of fetal behavioural patterns with realtime sonography and the actocardiograph. Gynecol Obstet Invest. 1988; 26: 211–218

[29] Anand K J S, Aynsley-Green A. Does the newborn infant require potent anesthesia during surgery? Answers from a randomized trial of halothane anesthesia. In: Dubner R, Gebhart G F, Bond M R, Hrsg. Proceedings of the 5th World Congress on Pain. Pain. 1988; 3: 329–335

[30] Goldschneider K R. Long-term consequences of pain in infancy. IASP Newsletter, July/August. Seattle: IASP Press; 1998; 3–5

[31] Humphrey T. Some correlations between the appearance of human fetal reflexes and the development of the nervous system. Progr Brain Res. 1964; 4: 93–135

[32] De Casper A J, Fifer W P. Of human bonding. Newborns prefer their mothers' voices. Science. 1980; 208: 1174–1176

[33] Stamp Dawkins, M. Leiden und Wohlbefinden bei Tieren. Stuttgart: Verlag Eugen Ulmer; 1982: 129. Originalausgabe: Animal Suffering, London: Chapman and Hall; 1980

[34] Mcmillen I C, Robinson J S. Developmental Origins of the Metabolic Syndrome. Prediction, Plasticity, and Programming. Physiol Rev. 2005; 85: 571–633

[35] Walker S M. Pain in children. Recent advances and ongoing challenges. Br J Anaesth. 2008; 101(1): 101–110

[36] Hsieh JC et al, Traumatic nociceptive pain activates the hypothalamus and the periaqueductal gray: a positron emission tomography study. Pain 1996; 64(2): 303–314

[37] Derbyshire SWG. Fetal Pain: Do we know enough to do the right thing? Reproductive Health Matters 16 (31 suppl); 2008: 117–126

[38] Anand KJS. Fetal Pain? IASP Clinical Updates, Vol 14,2; 2006: 1–4

[39] Zimmermann, M: Die Ontogenese des Schmerzes beim Menschen: Schmerzempfindlichkeit des Feten und Neugeborenen? In: Neurobiologie und Philosophie zum Schmerz. Hrsg. Burkhart Bromm und Kurt Pawlik. Göttingen: Vandenhoeck & Ruprecht; 2004: 99–116

[40] Bundesärztekammer: Pränatale und perinatale Schmerzempfindung. Stellungnahme des Wiss. Beirates der Bundesärztekammer. Deutsches Ärzteblatt 88(47) B 2714–2720 (1991)

2 Biopsychologie der Schmerzwahrnehmung und ihre Entwicklung

Christiane Hermann

2.1 Einleitung

Ob ein Fötus, ein Früh- oder ein Neugeborenes Schmerz i. S. einer bewussten Erfahrung empfindet, wird noch immer kontrovers diskutiert. Unbestritten ist, dass eine schmerzhafte Prozedur wie z. B. ein Fersen-Lanzettenstich bereits ab einem postmenstruellen Alter von 25 Wochen eine hämodynamische Reaktion im somatosensorischen Kortex auslöst, die deutlich stärker als die Reaktion auf einen nicht-noxischen taktilen Reiz ausfällt. Obwohl Neugeborene und Säuglinge ihr Schmerzempfinden nicht verbalisieren können, ist aufgrund systematischer Verhaltensbeobachtungen bekannt, dass bereits Neugeborene bei schmerzhafter Reizung Reflexe zeigen, wie motorische Wegziehreflexe, eine autonome Aktivierung (Herzratenanstieg), eine Zunahme der Atemfrequenz, eine verminderte Sauerstoffsättigung des Blutes, aber auch mimische Reaktionen (z. B. Wölbung der Augenbrauen), motorische Unruhe, Weinen und Schreien. Während manche dieser Reaktionen vergleichsweise schmerzspezifisch sind (z. B. Gesichtsausdruck, Schreiverhalten), lassen sich andere dieser Verhaltensäußerungen nur schwer von einer allgemeinen Stressreaktion unterscheiden.

Bereits im ersten Lebensjahr verändert sich das Schmerzverhalten des Säuglings sowohl aufgrund physiologischer Reifungsprozesse, aber auch aufgrund der psychosozialen und kognitiven Entwicklung. Zum Zeitpunkt der Geburt sind beispielsweise die körpereigenen schmerzhemmenden Mechanismen noch kaum ausgebildet, so dass nozizeptiver Input aufgrund von peripheren Verletzungen oder medizinischen Prozeduren zu einer verstärkten Schmerzsensibilisierung führt [1]. Aufgrund physiologischer Reifungsprozesse auf spinaler und supraspinaler Ebene erhöht sich in den ersten Lebensmonaten die Reizschwelle, die zur Auslösung eines Defensivreflexes führt. Ob sich Schmerzschwellen im Laufe der weiteren Entwicklung bis ins Jugendalter verändern, ist nicht eindeutig geklärt. Die wenigen verfügbaren Befunde zu psychophysisch gemessenen Schmerzschwellen deuten, wenn sich überhaupt ein Alterseffekt nachweisen ließ, eher darauf hin, dass sich Schmerzschwellen bis ins Jugendalter erhöhen. Bei Verwendung experimenteller Schmerzreize wie z. B. dem Eiswasserschmerztest lässt sich relativ konsistent zeigen, dass jüngere Kinder eine stärkere Schmerzintensität angeben und eine niedrigere Schmerztoleranz aufweisen. Betrachtet man die Reaktion auf schmerzhafte medizinische Maßnahmen oder postoperative Schmerzen, so ergibt sich kein einheitliches Bild. Während in manchen Studien jüngere Kinder höhere Schmerzintensitäten angeben und eine stärkere emotionale Reaktion zeigen, berichten anderen Studien zufolge Jugendliche über mehr Schmerzen, oder es zeigt sich überhaupt kein Alterseffekt. Erklären lässt sich dieses komplexe Befundmuster wenn man berücksichtigt, dass der subjektiv erlebte Schmerz und insbesondere die begleitende affektive Reaktion nicht nur von der stark physiologisch bedingten Schmerzschwelle und dem nozizeptiven Input abhängen, sondern insbesondere von der subjektiven Bewertung.

In den folgenden Abschnitten sollen zunächst die Schmerzwahrnehmung und deren Einflussfaktoren betrachtet werden. Anschließend werden Veränderungen der Schmerzwahrnehmung unter Berücksichtigung der kognitiven Entwicklung und verschiedener Lern- und Gedächtnisprozesse beleuchtet.

2.2 Schmerzwahrnehmung und ihre Determinanten

Das Verständnis von Schmerz und dessen Bewertung unterliegt einem Entwicklungsprozess, der sich vor dem Hintergrund der zunehmenden kognitiven Reife vollzieht. Außerdem beeinflussen Erinnerungen an eigene Erfahrungen mit Schmerz die Bewertung und den Umgang mit Schmerz. Aus systematischen Beobachtungen von Kindern im Alter von 3–7 Jahren in Kindertagesstätten ist bekannt, dass Kinder im Alltag häufig Erfahrungen machen (z. B. Hinfallen, Stolpern, sich anstoßen, Finger einklemmen), die mit stärkerem oder schwächerem Schmerz verbunden sind. Interessanterweise scheinen Kinder umso empfindlicher zu reagieren, je mehr Erfahrungen sie dieser Art machen. Wie in Tab. 2.1 veranschaulicht, ergibt sich in der Folge eine erhebliche Variabilität der Art und Schwere der Schmerzerfahrungen, die Kinder und Jugendliche während des Heranwachsens machen.

Bereits ab der Geburt sind Neugeborene in der Lage, aus ihren Erfahrungen zu lernen. So kann Schmerz erinnert und antizipiert werden. Beispielsweise zeigen Neugeborene, denen aufgrund der Diabeteserkrankung ihrer Mütter in den ersten 24 Stunden nach der Geburt wiederholt Blut abgenommen werden musste, bei einer weiteren Blutentnahme im Vergleich zu Neugeborenen ohne diese Erfahrung eine deutlich stärkere Schmerzreaktion. Ihre Mimik ändert sich aber bereits beim Reinigen der Einstichstelle, also in Antizipation des schmerzhaften Einstichs [3].

Tabelle 2.1 Bandbreite der Schmerzerfahrungen von Kindern und Jugendlichen [2].

	Geringste Schmerzerfahrung	Schlimmste Schmerzerfahrung
Mädchen, 6 Jahre	„bin beim Rennen hingefallen"	„bin vom Fahrrad gefallen und habe mir dabei Knie aufgeschürft, hat stark geblutet und weh getan"
Junge, 10 Jahre	„habe mir den Zeh angeschlagen"	„wurde von einem harten Lederball am Oberschenkel getroffen"
Mädchen, 14 Jahre	„wurde von einer Ameise gebissen"	„im Alter von 4 Jahren bin ich in Scherben getreten, die Wunde wurde mit 10 Stichen genäht"
Junge, 17 Jahre	„habe mich an einem Blatt Papier geschnitten"	„bin verprügelt worden"
Mädchen, 17 Jahre	„wurde von meiner kleinen Katze gekratzt, war aber nicht tief"	„habe mir den Ellbogen ziemlich schlimm gebrochen, wurde deshalb operiert"

Merke
Biopsychosozialen Ansätzen zufolge ist Schmerz als eine Reaktion zu verstehen, die eine somatisch-physiologische, eine behavioral-motorische und eine subjektiv-verbale Komponente umfasst.

Die somatisch-physiologische Komponente beschreibt die neuronale Verarbeitung nozizeptiven Inputs, bei chronischen Schmerzen auch möglicherweise vorliegende organische Krankheitsprozesse. Die behavioral-motorische Komponente beinhaltet das beobachtbare Schmerzverhalten wie verbale und paraverbale Schmerzäußerungen (z. B. Jammern, Weinen, Seufzen), den mimischen Ausdruck, Körperbewegungen (z. B. Schonverhalten, Betasten der schmerzenden Stelle), aber auch die Einnahme von Schmerzmedikamenten oder die Inanspruchnahme des Gesundheitssystems (z. B. Arztbesuche). Zur subjektiv-verbalen Komponente gehören die Einstellung, die Bewertung und die Interpretation von Schmerz und seinen möglichen Folgen. Solange die sprachlichen Fähigkeiten noch nicht entwickelt sind, lässt sich der erlebte Schmerz nur mittelbar anhand somatischer und behavioral-motorischer Indikatoren erschließen. Erst wenn ausreichend sprachliche Fertigkeiten vorhanden sind, kann das subjektive Erleben erfasst werden. Zu berücksichtigen ist, dass das subjektive Erleben bedingt durch die kognitive Entwicklung vom Kleinkind zum Jugendlichen zunehmend differenzierter wird (S. 24).

2.2.1 Schmerzbewältigung und schmerzbezogenes Katastrophisieren

Schmerz ist also weit mehr als ein physiologischer Vorgang. Bei der Schmerzwahrnehmung handelt es sich nicht um ein bloßes Korrelat des nozizeptiven Inputs: Neben physiologischen Vorgängen beeinflussen subjektive Bewertungen, Überzeugungen und Bewältigungsstrategien die Schmerzempfindung, also z. B. ob eine Person ihre Schmerzen als bedrohlich oder harmlos ansieht, ob sie sich diesen hilflos ausgeliefert fühlt oder aber glaubt, sie aktiv beeinflussen zu können.

Definition
Ganz allgemein versteht man unter Bewältigung (coping) den intentionalen Einsatz von bestimmten Strategien, um Anforderungen zu meistern, die für die eigenen Ressourcen eine Herausforderung darstellen oder diese übersteigen. Bewältigung beinhaltet also immer eine Einschätzung der Situation und der eigenen Möglichkeiten. Entsprechend handelt es sich bei Schmerzbewältigungsstrategien um Verhaltensweisen, die in Schmerzsituationen eingesetzt werden. Schmerzbewältigungsstrategien können konkrete Verhaltensweisen (z. B. Ruhe, Medikamente, Wärmflasche) umfassen oder rein kognitiv sein (z. B. positive Selbstverbalisationen). Einzelne Bewältigungsstrategien sind nicht inhärent günstig oder ungünstig, vielmehr hängt dies vom Kontext ab, in dem sie zur Anwendung kommen. Eine Vielzahl von spezifischen Schmerzbewältigungsstrategien konnte identifiziert werden, die wiederum Kategorien höherer Ordnung zugeordnet werden. In der Literatur werden verschiedene solcher übergeordnete Kategorien diskutiert, die sich jedoch nicht immer auch empirisch haben bestätigen lassen [4]. Problemfokussierte Strategien zielen auf eine direkte Beseitigung des Schmerzes bzw. der Schmerzursache ab. Darunter fallen die Suche nach Informationen über die Schmerzen, das Überlegen und Ausprobieren verschiedener Möglichkeiten zur Schmerzreduktion wie Medikation, Ausruhen oder Massage oder die Suche nach sozialer Unterstützung. Akkommodative oder emotions-fokussierte Strategien beinhalten das Bemühen, sich selbst an den Stressor anzupassen, beispielsweise durch Veränderung der kognitiven Bewertung der Situation. Zu diesen Strategien zählen Ablenkung, Akzeptanz des Schmerzproblems oder Selbstermutigung. Diese Strategien scheinen besonders sinnvoll zu sein, wenn die Schmerzursache nur schlecht zu beeinflussen ist. Schließlich werden speziell im Kontext von Schmerz auch passive Bewältigungsstrategien diskutiert, die als eher maladaptiv gelten. Hierzu gehören Rückzugsverhalten, Selbstaufgabe und vor allem auch schmerzbezogenes Katastrophisieren. Vergleichbar mit Erwachsenen scheint schmerzbezogenes Katastrophisieren auch bei Kindern und Jugendlichen drei Komponenten zu umfassen:

- Rumination
- Magnifikation
- Hilflosigkeit

Unter *Rumination* versteht man die Neigung, häufig und intensiv über den Schmerz zu grübeln und sich Sorgen zu machen. *Magnifikation* bezeichnet die Tendenz, das Schlimmste anzunehmen (z. B. Schmerz nimmt weiter zu) und die Aversivität des Schmerzes zu betonen. *Hilflosigkeit* spiegelt das Gefühl bzw. die Befürchtung wider, dem Schmerzen ausgeliefert zu sein und diesen nicht beeinflussen zu können.

> **Merke**
>
> Es gibt behaviorale und kognitive Schmerzbewältigungsstrategien. Eine für das Schmerzerleben besonders bedeutsame kognitive Schmerzbewältigungsstrategie ist das Katastrophisieren. Darunter versteht man das übermäßiges Grübeln über den Schmerz, dessen Wahrnehmung als etwas besonders schlimmes und das Gefühl von Hilflosigkeit gegenüber dem Schmerz.

Bei Erwachsenen gilt schmerzbezogenes Katastrophisieren als einer der wichtigsten psychosozialen Risikofaktoren für die Chronifizierung von Schmerz und die schmerzbedingte Beeinträchtigung. Bei Schulkindern und Jugendlichen zeichnet sich ein ähnliches Bild ab [5]. Katastrophisieren geht mit einer verstärkten Schmerzempfindung einher. So ist ein Zusammenhang sowohl mit der habituellen Schmerzintensität bei Kindern mit chronischen Schmerzen (z. B. juvenile Arthritis) als auch mit der eingeschätzten Intensität bei experimenteller Schmerzinduktion bei Kindern mit oder ohne chronisches Schmerzproblem vielfach dokumentiert. Nicht abschließend geklärt ist, inwieweit sich eine Neigung zum Katastrophisieren möglicherweise auch auf Grundlage des wiederholten Erlebens stärkerer Schmerzen ausbildet.

Forschung

> **Merke**
>
> In verschiedenen Studien hat sich eine katastrophisierende Schmerzverarbeitung als ein signifikanter Prädiktor für funktionale schmerzbedingte Beeinträchtigungen (Einschränkungen in den Bereichen körperliche Aktivität, soziale Aktivitäten, Sport und Freizeitgestaltung) erwiesen. Werden Schmerzen als bedrohlich eingeschätzt und fühlt man sich diesen hilflos ausgeliefert, vermeiden Kinder und Jugendliche mögliche Belastungen und ziehen sich zurück. Außerdem wurde vielfach beschrieben, dass schmerzbezogenes Katastrophisieren die schmerzbedingte emotionale Belastung, insbesondere das Ausmaß an Depressivität in Folge chronischer Schmerzen, vorhersagt.

In den letzten Jahren hat sich die Forschung zu Schmerzbewältigungsstrategien im Kontext von chronischem Schmerz bei Kindern und Jugendlichen vor allem auf die Rolle von schmerzbezogenem Katastrophisieren fokussiert. Der spezifische adaptive Nutzen anderer Schmerzbewältigungsstrategien ist dagegen in den Hintergrund gerückt. Auch lag der Fokus eher darauf, den Zusammenhang zwischen dem Einsatz einzelner Bewältigungsstrategien und der Schmerzwahrnehmung bzw. den Folgen einer Schmerzerkrankung aufzuklären. Ein anderer Ansatz besteht darin, individuelle Bewältigungsmuster zu identifizieren und deren Konsequenzen für die Schmerzwahrnehmung und die psychosoziale Anpassung an das Schmerzproblem zu überprüfen.

In einer neueren Studie [6] wurden in einer Stichprobe von fast 700 Kindern und Jugendlichen mit Bauchschmerzen ohne identifizierbare organische Ursache 6 Bewältigungsprofile identifiziert. Etwa ein Drittel der Kinder setzte nur in geringem Umfang Bewältigungsstrategien ein, war jedoch insgesamt wenig belastet. Eine sehr kleine Gruppe (ca. 4 %) der Kinder wies ein inkonsistentes Bewältigungsprofil auf, d. h. sie berichteten den häufigen Einsatz von Bewältigungsstrategien, die letztlich im Widerspruch zueinander (z. B. häufiges Katastrophisieren, aber auch häufige Selbstermutigung) stehen. Etwa zwei Drittel der Kinder ließen sich 4 Bewältigungsprofilen zuordnen, die sich hinsichtlich Bewältigungsbemühung („mastery effort") und der Nutzung interpersoneller Beziehungen voneinander abgrenzen lassen. Die Gruppen „Vermeidende Bewältigung" (ca. 10 %) und „Abhängige Bewältigung" (ca. 19 %) waren durch geringe Bewältigungsgsbemühungen (Ablenkung, Selbstermutigung) und ein hohes Maß an Katastrophisieren und Selbstaufgabe gekennzeichnet, beide gaben eine hohe Schmerzintensität, viele körperliche Symptome und eine ausgeprägte schmerzbedingte Beeinträchtigung an. Die Kinder mit vermeidender Bewältigung ziehen sich zurück, suchen keine soziale Unterstützung und ertragen den Schmerz stoisch, gleichzeitig wiesen sie die meisten depressiven Symptome auf. Die beiden Gruppen „Engagierte Bewältigung" und „Selbstständige Bewältigung" setzen aktive Bewältigungsstrategien (Akzeptanz, Minimieren, Selbstermutigung, Ablenkung) ein. Im Unterschied zu den Kindern in der Gruppe „Selbstständige Bewältigung" greifen die Kinder in der Gruppe „Engagierte Bewältigung" stärker auf soziale Unterstützung zurück, versuchen, das Schmerzproblem zu lösen und wenden schmerzspezifische (physikalische) Maßnahmen an. Hingegen bemühen sich die Kinder der Gruppe „Selbständige Bewältigung" eher um Emotionsregulation unabhängig von anderen Personen. Sowohl das engagierte wie das selbständige Bewältigungsprofil waren mit geringerer Schmerzintensität und geringer Beeinträchtigung verbunden. Auf Grundlage solcher Bewältigungsprofile lassen sich im Einzelfall möglicherweise spezifische psychologische Maßnahmen ableiten, die die individuellen Präferenzen des Kindes berücksichtigen. Allerdings steht die empirische Überprüfung hierfür noch aus.

Schmerzwahrnehmung und ihre Determinanten

> **Merke**
>
> Kinder und Jugendliche mit chronischen Schmerzen lassen sich anhand der Schmerzbewältigungsstrategien, die sie bevorzugt einsetzen, unterscheiden. Es lassen sich Bewältigungsprofile identifizieren, die mit deutlichen Unterschieden hinsichtlich Schmerzintensität, Depressivität und schmerzbedingter Beeinträchtigung einhergehen.

> **Merke**
>
> Insgesamt ist festzuhalten, dass schmerzbezogenes Katastrophisieren eine entscheidende Determinante für die Schmerzwahrnehmung und insbesondere auch die Reaktion auf sich wiederholende Schmerzepisoden bei Kindern und Jugendlichen darstellt. Allerdings gilt dies erst für Schulkinder ab ca. 7–8 Jahren. Grund hierfür ist, dass der selbst gesteuerte Einsatz von Schmerzbewältigungsstrategien eine gewisse kognitive Reife voraussetzt, die erst im Schulalter erreicht wird. Hinzu kommt, dass die diesbezügliche Forschung zumeist auf entsprechende Fragebögen zurückgreift, die wiederum eine gewisse Lesekompetenz und kognitive Flexibilität voraussetzt, um die Fragen richtig verstehen und beantworten zu können. Schmerzbewältigung im Kleinkind- und Vorschulalter beruht auf entsprechenden Aktivitäten der Eltern und beinhaltet vor allem verhaltensorientierte Maßnahmen wie äußere Ablenkung (z. B. Spielen u. a.) oder physikalische Maßnahmen, die dem kognitiven Entwicklungsstand des Kindes angemessen sind (S. 24).

2.2.2 Schmerzbezogene Hypervigilanz und chronischer Schmerz

> **Merke**
>
> Hypervigilanz für Schmerz gilt als ein wichtiger Mechanismus, der die Schmerzwahrnehmung bei chronischen Schmerzen prägt und zu dessen Aufrechterhaltung beiträgt. Unter Hypervigilanz versteht man die verstärkte automatische Aufmerksamkeitslenkung auf schmerzbezogene Reize und Schwierigkeiten, diese wieder davon zu lösen [7].

Hypervigilanz ist eine Folge der erlebten Bedrohlichkeit von Schmerz und dient dessen Vermeidung. Wenn Kinder ihre Aufmerksamkeit nur schlecht vom Schmerz lösen können, resultieren Angst und allgemeine Anspannung, die wiederum den Fokus auf die Schmerzen lenken, so dass die Intensität und die Bedrohlichkeit der empfundenen Schmerzen steigen. Aufgrund dieser Fixierung auf die Schmerzempfindung fehlen Ressourcen zu einer adäquaten Schmerzbewältigung. Eine mögliche Hypervigilanz für schmerzbezogene Reize ist bei Kindern und Jugendlichen mit chronischen Schmerzen bislang kaum untersucht. In ersten eigenen Studien führten Kinder mit Migräne oder rezidivierenden Bauchschmerzen eine Reaktionszeitaufgabe mit einem akustischen Zielreiz durch, als Distraktoren wurden nicht schmerzhafte und schmerzhafte mechanische Stimuli an der Hand appliziert und die kortikale Antwort mittels EEG gemessen. In beiden Gruppen von Kindern wurde eine signifikant höhere P3-Kom-

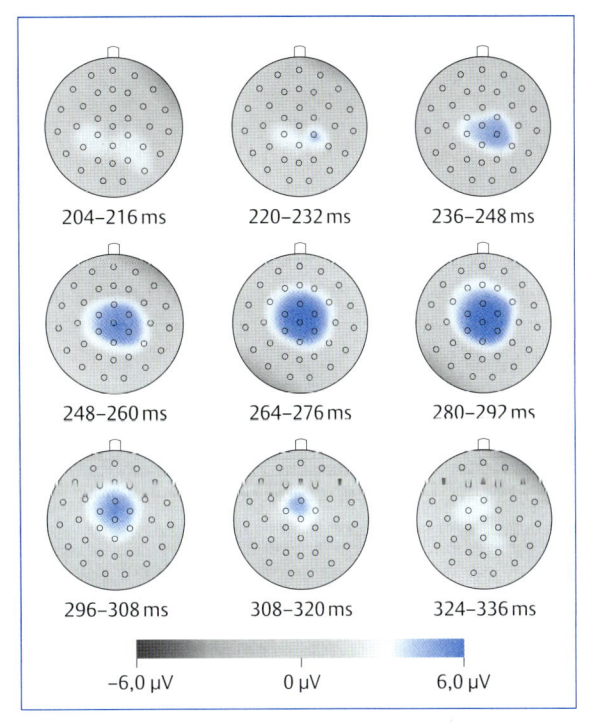

Abb. 2.1 Topografische Karte der Differenz in der Amplitude des schmerzevozierten somatosensorischen Potenzials zwischen den Kindern mit Bauchschmerzen und den Kontrollkindern im Zeitfenster von 200–340ms (P3-Komponente) [8].

ponente des somatosensorisch evozierten Potentials beobachtet, d. h. die Kinder reagierten automatisch mit mehr Aufmerksamkeit auf die potenziell schmerzhaften Reize (Abb. 2.1).

2.2.3 Temperament, Ängstlichkeit und die Reaktion auf akuten prozeduralen Schmerz

Speziell für Kleinkinder und Kinder im Vorschulalter sowie deren Eltern und das behandelnde Personal stellen Schmerzen aufgrund medizinischer Routinemaßnahmen (z. B. Impfen oder Blutentnahme) aber auch aufgrund behandlungsbedingter invasiver Prozeduren (z. B. Lumbalpunktion bei Krebs) eine große Belastung dar. Kinder in diesem Alter besitzen nur in sehr begrenztem Umfang die Fähigkeit zur aktiven Schmerzbewältigung, ein Muster an günstigen oder ungünstigen Bewältigungsstrategien des Kindes lässt sich also kaum identifizieren. Umgekehrt gilt es, eine beträchtliche interindividuelle Variabilität in der Reaktion auf akuten prozeduralen Schmerz zu erklären. Ein wichtiger Einflussfaktor scheinen Temperamentsunterschiede zu sein.

> **Merke**
> Als Temperament werden stabile interindividuelle Unterschiede in der Aktiviertheit, der emotionalen Reagibilität, der Aufmerksamkeit und der Reizempfindlichkeit zusammengefasst.

Kinder, die sich generell ganz gut an neue Situationen anpassen können, emotional stabil und eher wenig reizempfindlich sind, zeigen bei schmerzhaften medizinischen Prozeduren weniger Schmerzverhalten, die emotionale Reaktion ist schwächer [9]. Ebenso gaben die Kinder (3–18 Jahre) vor und während einer Lumbalpunktion mehr Schmerz und größere Angst an, die mit einem schmerzempfindlichen Temperament, geringer Schmerztoleranz im Alltag (z. B. Eiswürfel kürzer als andere in der Hand halten), erhöhter Empfindlichkeit für alle fünf sensorischen Modalitäten (z. B. laute Töne werden als sehr unangenehm erlebt) sowie körperlichen Beschwerden (z. B. häufige Kopfschmerzen) gekennzeichnet waren [10]. Ängstlichkeit allein geht zwar mit einer höheren Schmerzerwartung, aber nicht mit einer stärkeren Schmerzintensität während einer Prozedur einher. Allerdings überschätzen ängstliche Personen retrospektiv den erlebten Schmerz und die Angst [9, 11]. Speziell bei jüngeren Kindern mit eher schwierigem Temperament sollte daher darauf geachtet werden, schmerzhafte Prozeduren möglichst wenig belastend zu gestalten und die Eltern anzuleiten, sich bewältigungsfördernd zu verhalten.

> **Merke**
> Insbesondere bei Kleinkindern und Vorschulkindern scheinen Temperamentsunterschiede die Reaktion auf prozeduralen Schmerz zu modulieren.

2.3 Veränderung des Schmerzkonzepts im Laufe der kindlichen Entwicklung

Die kognitive Entwicklung und das Verhaltensrepertoire eines Kindes beeinflusst unmittelbar, wie Schmerz erlebt und verstanden wird, welche Bedeutung Schmerz hat und wie mit Schmerz umgegangen wird. Entwicklungsspezifische Veränderungen des Schmerzerlebens werden zumeist auf Grundlage des Modells der kognitiven Entwicklung von Piaget erklärt und untersucht.

Im Folgenden werden die kognitiven Entwicklungsstufen nach Piaget skizziert und die damit einhergehenden Besonderheiten des Schmerzverständnisses sowie deren Implikationen für den Umgang mit Schmerz vorgestellt. Die jeweiligen Altersangaben stellen grobe Richtwerte dar, da die Entwicklung im Einzelfall erheblich variiert. In Tab. 2.2 sind die wichtigsten Charakteristika des Schmerzkonzepts in den verschiedenen kognitiven Entwicklungsphasen zusammenfassend dargestellt.

2.3.1 Sensumotorische Phase

Kognitive Entwicklung

In der sensumotorischen Phase (ca. 0–2 Jahre) finden grundlegende Reifungsprozesse der Sinnesfunktionen, der motorischen Funktionen, aber auch der Fähigkeit zur Emotionsregulation statt.

Im ersten Lebensjahr entwickelt sich eine zunehmend bessere Koordination von Sinnesfunktionen und Bewegungen, die Fähigkeit zur sprachlichen Kommunikation nimmt zu. Das Kind entwickelt Handlungsschemata, die es auf immer neue Situationen anwendet, und die es durch Versuch und Irrtum weiterentwickelt, um bestimmte Ziele zu erreichen.

Im zweiten Lebensjahr werden Handlungen zunehmend verinnerlicht, d. h. das Kind entwickelt eine Vorstellung von Ablauf und Ziel der Handlung. Das Kind ist in der Lage, einfache Handlungen nachzuahmen, aber nur, wenn diese nah an seinem Verhaltensrepertoire liegen.

Schmerzerleben, Schmerzbewältigung und psychosozialer Kontext

Aufgrund der sich erst entwickelnden Fähigkeit zur sprachlichen Kommunikation ist wenig darüber bekannt, wie Kleinkinder in diesem Alter Schmerz verstehen. Wie intensiv ein Schmerz ist und ob überhaupt Schmerz erlebt wird, muss aus dem Verhalten des Kindes erschlossen werden.

Im ersten Lebensjahr gelingt es dem Säugling zunehmend besser, Schmerz zu lokalisieren und mit spezifischer Abwehr zu reagieren. Schmerzerleben und Schmerzverhalten werden durch Lernerfahrungen geformt, insbesondere in Interaktion mit Bezugspersonen, und schmerzinduzierte reflexhafte Verhaltensweisen treten zunehmend in den Hintergrund. In dieser Entwicklungsphase sind Kinder auf ihre Bezugspersonen angewiesen, um Schmerz und die damit verbundene affektive Reaktion zu bewältigen. Hier entwickelt sich zwischen Säugling und der primären Bezugsperson, zumeist der Mutter, eine Bindung („attachment"). Säuglinge besitzen die angeborene Fähigkeit zu lernen und sich so zu verhalten, dass sie von ihren Bezugspersonen maximal getröstet und unterstützt werden und möglichst wenig potenziell bedrohliche Reaktionen auslösen. Typische Verhaltensweisen wie Weinen oder Anklammern, die Kinder zeigen, wenn eine unangenehme medizinische Prozedur bevorsteht, lassen sich als überlebenswichtige Strategie verstehen, da dadurch beschützendes Verhalten bei den Eltern ausgelöst wird [12]. Im Säuglingsalter gelingt es dem Kind zunächst nur in Interaktion mit Bezugspersonen, das eigene Verhalten, Emotionen, aber auch erlebten Schmerz zu regulieren. Kommt es zu einer Trennung von der Bezugsperson oder befindet sich das Kind in einer ungewohnten Umgebung und unter vielen Fremden, so zeigt das Kind insbesondere solche Verhaltensweisen, die aus eigener Erfahrung für den angestrebten Selbstschutz am Erfolg versprechendsten sind. Kinder,

Tabelle 2.2 Kognitive Entwicklung und Schmerzkonzept bei Kindern und Jugendlichen nach Piaget.

Bereich	Schmerzbeschreibung	Schmerzursachen, Bedeutung von Schmerz	Maßnahmen gegen und Bewältigung von Schmerz
Prä-operational (2–7 Jahre)	• phänomenal bezogen auf Lokalisation, affektive Qualität oder mögliche Auslöser (z. B. „Pflaster ist nötig", „im Bauch", „ist unangenehm", „zu viel gegessen") • eigenes Schmerzempfinden als beobachtbares Phänomen • Gleichsetzung eigener Schmerzempfindung mit dem Empfinden anderer	• phänomenal und an konkrete Ereignisse gekoppelt (z. B. „zu schnell gerannt und hingefallen") • Schmerz als Konsequenz oder gar Strafe für Fehlverhalten (z. B. „weil zu viel gegessen") • externe Ursachen • keine Unterscheidung verschiedener Schmerzarten (z. B. Verletzung, Krankheit)	• ritueller Charakter von Maßnahmen gegen den Schmerz (z. B. Pusten, Pflaster), in der Regel von Erwachsenen durchgeführt, Wirkung ist phänomenal und nicht bezogen auf Mechanismen • Schmerzbewältigung primär durch Inanspruchnahme der Bezugspersonen
Konkret-operational (7–11 Jahre)	• Angaben zu Intensität, Dauer, Lokalisation und Qualität • Schmerz und emotionale Konsequenzen • Verwendung von Analogien • Unterscheidung zwischen eigenem Schmerzempfinden und dem anderer, Entwicklung von Empathie	• extern-physikalische Ursachen, aber auch rudimentäre Berücksichtigung von zugrundeliegenden körperinternen Mechanismen (z. B. Nerven) • Unterscheidung verletzungs-, krankheits-, behandlungsbedingter Schmerz • externe und interne physische Ursachen • Schmerz hat konkrete Bedeutsamkeit (z. B. „bekommt man Eis", „weiß, wie es das nächste Mal ist")	• funktioneller Charakter von Maßnahmen (physikalischer Mechanismus) • positive Konsequenzen (z. B. ausruhen, Belohnung, elterliche Besorgnis) werden erkannt • Schmerz kann unterdrückt oder übertrieben werden • Schmerzbewältigungsstrategien können zunehmend autonom eingesetzt werden (z. B. „ablenken", „spielen", „sich trösten lassen")
Formal-logisch (11–15 Jahre)	• Spezifische Angaben zu sensorischer und/oder affektiver Qualität • Gebrauch von Metaphern	• Schmerz als internes Geschehen und physiologischer Prozess • Schmerzerleben als Wechselwirkung physischer und psychischer Prozesse • Unterscheidung verschiedener Schmerzarten • Schmerz als diagnostischer Hinweis (z. B. Krankheit) • Schmerz als Warnsignal (z. B. sich nicht zu überlasten)	• breites Repertoire an Schmerzbewältigungsstrategien, zusätzlich Entwicklung einer eigenen generellen Einstellung zum Schmerz

die eine sichere Bindung entwickelt haben, äußern ihr Unwohlsein, ihre Belastung oder ihren Schmerz direkt und suchen die Nähe der Bezugsperson, weil sie die Erfahrung gemacht haben, dass die Bezugsperson sensibel und vorhersehbar darauf reagiert. Später entwickeln diese Kinder mehr Zuversicht in ihre eigenen Bewältigungsfertigkeiten.

Eine unsichere Bindung kann entweder vermeidend-unsicher, ambivalent-unsicher geprägt oder desorganisiert sein und erhöht die Wahrscheinlichkeit, dass auf Belastungen weniger adaptiv reagiert wird. Eine unsichere Bindung entsteht, wenn die Bezugsperson für das Kind vorhersehbar nicht auf dessen Unwohlsein reagiert oder wenn das Verhalten der Bezugsperson vorhersehbar ambivalent ist, d. h. manchmal reagiert die Bezugsperson, manchmal reagiert sie nicht. Tatsächlich konnte in einer Untersuchung bei vier- bis fünfjährigen Kindern, die nach ihrer Reaktion in hypothetischen Schmerzsituationen (z. B. Bienenstich, Anfassen heißer Herdplatte) befragt wurden, gezeigt werden, dass Kinder mit sicherer Bindung ihr Bedürfnis nach Unterstützung durch die Bezugsperson bei schwerwiegenderen Schmerzsituationen besser angeben konnten als die Kinder mit unsicherer Bindung [13]. Außerdem hatten sie größeres Selbstvertrauen, leichtere Schmerzen selbst zu bewältigen. Auch wenn dies bislang nicht empirisch überprüft ist, so lässt sich vermuten, dass Art und Intensität des gezeigten Schmerzverhaltens eines Kindes auch mittelfristig durch seine Bindungserfahrung geprägt sein wird [14].

Kleinkinder in den ersten beiden Lebensjahren sind nicht in der Lage, Schmerzen (z. B. infolge von medizinischen Prozeduren wie Blutentnahmen oder Impfungen) aktiv selbst zu bewältigen. Aufgrund der sich erst entwickelnden sprachlichen und kognitiven Fähigkeit einerseits und der Besonderheiten des kindlichen Organismus andererseits, ist der Spielraum für Interventionen der Eltern und die an der Behandlung beteiligten Personen begrenzt. Zwar gibt es diverse Empfehlungen zum Einsatz von Pharmaka wie Opioide, topisch, lokal oder regional zu applizierende Anästhetika oder adjuvante Analgetika (Stickstoffmonoxid), diese gründen sich aber auf eine überraschend geringe empirische Grundlage [15]. Wie Meta-Analysen belegen, kann es zumindest für gesunde Säuglinge in den ersten Lebenswochen als gesichert gelten, dass non-nutritives Saugen (Schnuller) mit oder ohne Saccharose oder Glukose die Schmerzreaktion (Herzrate, Weinen, Distress) bei kleineren medizinischen Prozeduren deutlich reduziert und zwar durchaus vergleichbar mit EMLA-Applikation [16]. Zwar ist der Wirkmechanismus noch nicht vollständig aufgeklärt, es wird jedoch vermutet, dass opioide und nicht-opioide Systeme diese Wirkung mediieren. Inwieweit die Verabreichung von Glukose/Saccharose tatsächlich analgetisch wirkt, ist noch nicht geklärt. Auch ist das Saugen am Schnuller inkompatibel mit Weinen und Schreien und trägt so zur Verminderung des physiologischen Arousals bei. Bei Frühgeborenen ist die empirische Evidenz weniger konsistent. Andere verhaltensorientierte Maßnahmen wie die Kängurumethode (direkter Hautkontakt mit der Mutter), Einwickeln („swaddling") oder Musik scheinen ebenfalls wirksam zu sein, auch wenn es noch an methodisch hochwertigen klinischen Studien fehlt [17]. Entsprechend dem kindlichen Entwicklungsstand zielen nicht-pharmakologische Interventionen in erster Linie darauf ab, die emotionale Reaktion und die damit verbundene physiologische Erregung zu reduzieren. Die Bezugsperson unterstützt die Schmerzbewältigung primär durch ihre emotionsregulierende Wirkung. Bei fortgeschrittener Entwicklung ist externe Ablenkung eine wirksame Methode, ähnlich wie im nächsten Entwicklungsstadium.

> **Merke**
> Kleinkinder in den ersten beiden Lebensjahren sind auf ihre Bezugspersonen angewiesen, um ihre Schmerzreaktion zu regulieren.

2.3.2 Präoperationale Phase

Kognitive Entwicklung

Ab der präoperationalen Phase (ca. 2–7 Jahre) lässt sich die Entwicklung des Denkens aufgrund der fortgeschrittenen Sprachentwicklung zunehmend durch direkte Befragung der Kinder erfassen. In dieser Phase ist das Denken vorwiegend an konkrete Ereignisse und Situationen gebunden, es handelt sich um anschauliches Denken, was durch Egozentrismus, Rigidität und prä-logisches Schlussfolgern geprägt ist. In diesem Stadium können Kinder noch nicht vollständig zwischen sich selbst und der Außenwelt, auch anderen Menschen, unterscheiden. Sie können die Welt nur aus ihrer eigenen Perspektive wahrnehmen und interpretieren. Das Denken ist vergleichsweise starr, z. B. kann die Aufmerksamkeit nur auf ein Merkmal, Objekt, Phänomen oder Zustand, nicht aber auf dessen Veränderung gerichtet werden. Auch ist das Denken nicht reversibel, d. h. eine Folge von Ereignissen kann mental nicht umgekehrt werden. Kinder denken in dieser Phase transduktiv, d. h. sie schließen vom Besonderen auf das Besondere. Ein Verständnis von Kausalität im Sinne einer Kontingenz zwischen Ursache und Wirkung fehlt. Die Aussage „A verursacht B" unterscheidet sich nicht von der Aussage „B verursacht A", zirkuläre Erklärungen sind deshalb häufig. Außerdem herrschen magisches Denken und Animismus vor, d. h. Naturphänomene werden in Analogie zum menschlichen Verhalten anhand von Motiven oder Intentionen erklärt bzw. Gedanken und Fantasien können eine unmittelbare physikalische Wirkung haben.

Schmerzkonzept

Auch im Hinblick auf das Verständnis von Krankheit, Gesundheit und Schmerz ist das Denken auf sinnlich-konkrete Aspekte fokussiert, d. h. auf alles, was das Kind direkt wahrnehmen, anfassen und beeinflussen kann. Schmerz wird ebenso wie Krankheit phänomenal verstanden und wird vornehmlich external attribuiert [18]. Kinder in dieser Phase können zwar einfache emotionale Reaktionen (z. B. Weinen, Schreien) mit Schmerz in Verbindung bringen, sie verstehen die emotionale Reaktion aber nicht als integralen Teil des Schmerzerlebens, da noch nicht zwischen psychisch und physischen Reaktionen oder zwischen externen und internen Ursachen differenziert werden kann. Zwischen äußeren Ereignissen und physiologischen Reaktionen wird nicht getrennt (z. B. „wenn ein Pflaster drauf ist, tut es nicht mehr weh") [18]. Wenn Kinder gefragt werden, was Schmerz ist, so beschreiben sie ihn entweder als Phänomen (z. B. „was weh tut") oder bezogen auf ein konkretes Ereignis (z. B. „hat man, wenn man hinfällt", „schlimmes Bauchweh") [19]. Kinder in dieser Entwicklungsphase sind auch davon überzeugt, dass der eigene Schmerz für andere sichtbar und spürbar ist. Typisch ist, dass Kinder häufig erst dann vor Schmerz anfangen zu weinen, wenn sie die Wunde oder den Verband über der Wunde sehen. Das Kind kann auch die Kausalität zwischen Krankheit und Schmerz nicht verstehen.

Die Besonderheiten des kindlichen Denkens in dieser Phase determinieren, wie Kinder medizinische Prozeduren erleben. Kinder beurteilen diese nur anhand der unmittelbaren situativen Merkmale und Wirkungen. Als Schmerzursache können entweder der reale Schmerzauslöser (z. B. Einstich) oder auch ein damit assoziierter Umweltreiz (z. B. Festgehaltenwerden) interpretiert werden. Grundsätzlich wird die Schmerzursache extern attribuiert. Auch andere Personen (z. B. der Behandelnde) können als dafür verantwortlich erlebt werden, es werden u. U. böswillige Intentionen unterstellt – das Kind ist nicht in der Lage, eine andere Perspektive einzunehmen. Aufgrund ihrer Neigung zu magischem und prä-logischem Denken erleben Kinder Schmerz auch als „Strafe" für Fehlverhalten unmittelbar in Zusammenhang mit dem Schmerzereignis (z. B. Bauchschmerz – „zuviel gegessen", Fahrradunfall – „hätte mehr üben müssen"), aber auch im Sinne der Nichteinhaltung bestimmter (elterlicher) Verhaltensregeln (z. B. „weil man den Mantel nicht angezogen hat") [20, 21]. Erschwerend kommt hinzu, dass das Kind aufgrund der Zentrierung des Denkens auf das unmittelbare Geschehen (z. B. Spritze) längerfristig positive Aspekte wie Vorbeugung von Erkrankung und weitere Behandlungsmaßnahmen nicht berücksichtigen kann. Auch ist es für Kinder in dieser Phase nicht vorstellbar, dass andere Personen den eigenen Schmerz nicht fühlen und dessen Intensität nicht kennen. Aufgrund der fehlenden Zeitvorstellung ist für Kinder dieses Alters das Ende einer Behandlung nicht abzusehen, was die Belastung zusätzlich erhöht [11]. Sie überschauen nicht, dass eine Behandlung ein Ziel verfolgt und dass mehrere Maßnahmen einem Behandlungsziel dienen können, ihnen fehlt noch die Fähigkeit, hierarchisch-abstrakte Beziehungen zu erkennen und die Beurteilung unter Berücksichtigung einer längerfristigen Perspektive. Infolgedessen wird eine Behandlung in erster Linie als eine geregelte, fast rituelle Abfolge von einzelnen Schritten erlebt, Abweichungen davon führen zu Verunsicherung und stärkerer Belastung [11].

Schmerzbewältigung und Umgang mit medizinischen Behandlungsmaßnahmen

Kinder im prä-operationalen Entwicklungsstadium verfügen über ein vergleichsweise geringes Repertoire an Schmerzbewältigungsstrategien. Das Verschwinden von Schmerz wird als Phänomen wahrgenommen, ohne dass es hierfür einer speziellen Begründung bedarf [18]. Um Schmerz zu bewältigen, greifen Kinder in dieser Entwicklungsphase in erster Linie auf Strategien zurück, die die Situation verändern sollen. Sie sind nur begrenzt in der Lage, sich selbst aktiv z. B. durch Ablenkung oder Selbstermunterung an die Situation anzupassen. Da Schmerzen vorwiegend extern attribuiert werden, kann es ein Ziel sein, die vermeintliche Schmerzquelle zu beseitigen, indem sich das Kind wehrt, wegdreht, schreit etc. [18, 21]. Infolgedessen sind nicht selten Wutausbrüche und ärgerliche Reaktionen bei medizinischen Prozeduren zu beobachten. Die Wirksamkeit von Maßnahmen zur Schmerzlinderung wird in dieser Phase vor allem magisch-animistisch erklärt, Maßnahmen wirken aufgrund ihres rituellen Charakters (z. B. Pusten, Pflaster). Zur Schmerzbewältigung sind Kinder dieses Alters primär auf ihre Bezugspersonen angewiesen. Im Kontakt mit der Bezugsperson gelingt es dem Kind, die eigene emotionale Reaktion zu regulieren. Aufgrund der Besonderheiten des kindlichen Denkens in dieser Phase initiiert das Kind selbst kaum aktiv Schmerzbewältigungsmaßnahmen. Bezugspersonen sind wichtig, um das Kind abzulenken oder die Aufmerksamkeit auf weniger belastende Aspekte der Situation zu lenken.

Wenn medizinische Behandlungsmaßnahmen durchgeführt werden, wünschen sich die Kinder, dass die Eltern während der Prozedur anwesend sind. Wie bereits ausgeführt, sind Kinder in diesem Entwicklungsstadium ganz besonders auf ihre Eltern angewiesen. Eltern sind wichtig, weil sie das Kind am besten kennen, wissen, welche Vorerfahrungen es hat, und welche Arten von Bewältigung das Kind bevorzugt.

> **Merke**
>
> Allerdings wirkt sich die Anwesenheit von Bezugspersonen nicht zwangsläufig schmerz-, stress- und angstreduzierend auf das Kind und möglicherweise auch auf das medizinische Personal aus. Eine Reihe von Untersuchungen hat gezeigt, dass sich elterliche Angst i. S. einer emotionalen Ansteckung auf das Kind überträgt, und dass Kinder mehr Schmerzverhalten zeigen und mehr Unbehagen äußern. Interessanterweise fühlen sich die Kinder nicht notwendigerweise ängstlicher, sie zeigen aber ihre Angst und ihr Unbehagen deutlicher, um bei der Mutter entsprechende Unterstützung und Hilfe (z. B. Trösten) auszulösen.

Beobachtungsstudien, in denen die Sequenz von kindlichem und elterlichem Verhalten systematisch untersucht wurde, haben konsistent gezeigt, dass sich das Verhalten von Eltern, aber auch dem medizinischen Personal unmittelbar auf das Erleben und das Bewältigungsverhalten des Kindes auswirkt. So bewältigen Kinder die Prozedur besser und äußern weniger Unbehagen und Schmerz, wenn sie abgelenkt werden oder in ihren Bewältigungsbemühungen unterstützt und dazu ermuntert werden. Hingegen verstärken beruhigende oder mitfühlende Äußerungen Angst, Schmerz und Unbehagen beim Kind (Tab. 2.3). Vermutlich lenken solche Äußerungen die Aufmerksamkeit zusätzlich auf den Schmerz, außerdem wird das Äußern von Schmerz positiv verstärkt (S. 33). Grundsätzlich sollte das Verhalten der Eltern und des Personals an die Bedürfnisse und die individuellen Voraussetzungen des Kindes hinsichtlich Temperament und kognitiver Entwicklung angepasst werden. Beispielsweise profitieren Kinder, die eher ein ängstliches Temperament aufweisen, mehr von Ablenkung durch die Mutter, während neugierige und

Tabelle 2.3 Verhalten von Eltern und Personal bei medizinischen Prozeduren und dessen Wirkung auf das Erleben des Kindes [23].

förderlich, belastungsreduzierend	hinderlich, belastungserhöhend	neutral
Ablenkung (z. B. zum Spielen anregen, Seifenblasen, Anschauen von Comics)	beruhigen, empathische Äußerungen	loben
sich unterhalten (nicht über die Behandlungsmaßnahme)	sich entschuldigen	Anweisungen geben
Einsatz von Atemtechniken	kritisieren	
Humor, Spaß machen	mit dem Kind handeln	
Information über Ablauf der Prozedur und wie es sich anfühlt	Erklärungen während der Prozedur	
	dem Kind Kontrolle über den Beginn der Prozedur geben	
	katastrophisieren	

weniger ängstliche Kinder besonders wenig Distressverhalten zeigen, wenn sie Informationen über die Prozedur erhalten. Kinder, die eher Probleme haben, sich an neue Situationen zu gewöhnen, reagieren besonders belastet, wenn die Mutter nicht auf Äußerungen des Kindes eingeht, sich gleichzeitig aber nervös-agitiert verhält [22].

Studien, in denen ausschließlich die Wirkung der An- bzw. Abwesenheit der Eltern (ohne nähere Berücksichtigung des spezifischen Elternverhaltens) auf die emotionale Belastung und das Schmerzverhalten während medizinischer Prozeduren wie Anästhesie, Blutentnahme, Impfung oder Lumbalpunktion untersucht wurde, lassen keine eindeutige Schlussfolgerung hinsichtlich eines positiven oder negativen Effekts zu [24]. Vor allem gut kontrollierte Studien konnten jedoch keinen nachteiligen Effekt der Anwesenheit der Eltern belegen. Die Eltern selbst jedoch, die während der Prozedur anwesend waren, fühlen sich weniger belastet und sind zufriedener. Entgegen mancher Vorurteile führt die Anwesenheit von Eltern nicht zu mehr technischen Komplikationen und auch nicht zu mehr Belastung und Angst auf Seiten des Behandlungspersonals.

> **Merke**
>
> Im Alter zwischen ca. 2 und 7 Jahren denken Kinder anschaulich, sie können nicht mehrere Aspekte gleichzeitig berücksichtigen oder die Perspektive wechseln. Einfache behaviorale Schmerzbewältigungsstrategien können mit Unterstützung durch Bezugspersonen eingesetzt werden.

2.3.3 Konkret-operationale Phase

Kognitive Entwicklung

Im Schulalter (ca. 7–11 Jahre) wird das Stadium des konkret-operationalen Denkens erreicht. Es bilden sich grundlegende Strukturen und elementarlogische Denkoperationssysteme aus, die in der weiteren Entwicklung ergänzt und komplexer werden. Das Denken in diesem Entwicklungsstadium ist zwar weiterhin konkret-ereignisbezogen, aber dem Kind gelingt es, Sachverhalte miteinander in Beziehung zu setzen. Es ist zu relationalem Denken fähig, d. h. es kann Ursache-Wirkungs-Zusammenhänge und Teil-Ganzes-Relationen erkennen. Auch kann das Kind Objekte nach einer Dimension (z. B. Größe) aufreihen und entsprechende Schlussfolgerungen ziehen. Das Denken wird dezentriert und reversibel, das Kind kann mehrere Aspekte gleichzeitig und flexibel berücksichtigen. Das Denken ist nicht mehr primär auf Zustände konzentriert, sondern der raum-zeitliche Kontext und damit verbundene Veränderungen können mit einbezogen werden. Beispielsweise erkennen Kinder dieses Entwicklungsstadiums, dass sich die Menge einer Flüssigkeit nicht verändert, wenn diese zwischen Behältern unterschiedlicher Höhe und Breite umgeschüttet wird. Dem Kind gelingt es jetzt, Sachverhalte aus unterschiedlicher Perspektive zu beurteilen, die Unterscheidung zwischen eigener Wahrnehmung und Erleben und dem Erleben anderer Personen ist möglich. Parallel dazu entwickelt sich die Fähigkeit, sich empathisch in andere hineinzuversetzen, und deren Motive und Intentionen zu erkennen.

Schmerzkonzept

Die Beschreibung von Schmerz wird zunehmend differenzierter, die Körperempfindungen stehen im Vordergrund. Neben Intensität, Dauer und Lokalisation werden verschiedene Qualitäten von Schmerz (z. B. brennend, stechend), aber auch die affektive Bedeutung (z. B. „störend", „komisch") beschrieben [18, 25]. Die psychischen Konsequenzen von Schmerz werden in Beziehung zu den Körperempfindungen gesetzt. Zur Veranschaulichung verwenden Kinder auch Analogien: So äußert ein 9-jähriger Junge, seine Ohrenschmerzen fühlten sich an, als ob man mit der Dorne einer Rose innen im Ohr zustechen würde [19]. Kindern gelingt es zunehmend, zwischen verschiedenen Schmerzen hinsichtlich Qualität und Intensität zu unterscheiden und zu vergleichen. Vor dem Hintergrund eines rudimentären Konzepts von körperlichen Vorgängen (z. B. Nerven), das noch stark physikalisch-mechanistisch ausgerichtet ist, begreifen Kinder Schmerz zunehmend als ein körpereigenes Ereignis (z. B. „da innen ist so 'ne Ader, […] wenn die irgendwo so ins Wackeln gerät") [18]. Externe Ursachen spielen weiterhin eine wichtige Rolle, da die körperinneren Vorgänge noch unvollständig konzeptualisiert werden. Die Kinder sind in der Lage, verschiedene Schmerzarten wie verletzungs-, krankheits-, oder behandlungsbedingte Schmerzen zu unterscheiden [11]. Aufgrund der Fähigkeit zu relationalem Denken können Kinder erste (kausale) Beziehungen zwischen Krankheit, Schmerz und anderen Symptomen herstellen. Außerdem ist den Kindern bewusst, dass Schmerz psychosoziale Konsequenzen und konkrete Folgen haben kann. Sie sind in der Lage, Schmerz zu unterdrücken, aber auch zu übertreiben [18]. In welchem Ausmaß Schmerz gezeigt wird, ist abhängig von den Erwartungen, die die Kinder bei ihren Bezugspersonen bzw. in einer Behandlungssituation wahrnehmen (S. 33). Häufig versuchen die Kinder, sich nach außen tapfer zu verhalten, auch wenn sie innerlich sehr unter dem Schmerz leiden. Schließlich können Kinder bei anderen anhand beobachtbarer Indikatoren (Mimik, paraverbale Äußerungen oder bestimmte Bewegungseinschränkungen) Schmerz korrekt identifizieren und diesen nachempfinden.

Schmerzbewältigung und Umgang mit medizinischen Behandlungsmaßnahmen

Die größere Flexibilität des Denkens geht mit der Entwicklung aktiver Schmerzbewältigungsstrategien einher [21]. Die Kinder sind nicht mehr (fast) ausschließlich auf behaviorale Strategien wie externe Ablenkung angewiesen, sondern entwickeln kognitive Strategien. Dazu gehören kognitive Ablenkung, Selbstermutigung (z. B. „du schaffst das schon"), Selbstberuhigung, Gedankenstopp aber auch imaginative Techniken und Entspannung. Außerdem kann das Kind den Schmerz anders bewerten und so die Schmerzwahrnehmung ändern (z. B. sich vorstellen, man wäre jetzt der Lieblingsheld). In diesem Entwicklungsstadium beginnen Kinder Schmerz ebenso wie Krankheit und Gesundheit internal zu attribuieren, d. h. das eigene Verhalten trägt zu Krankheit, Schmerz und dem Umgang damit bei [11]. Damit einher geht das Gefühl, durch eigenes Verhalten Kontrolle über den Schmerz zu haben. Im Unterschied zu Kindern in der prä-operationalen Phase sind Kinder in diesem Entwicklungsstadium bei der Bewältigung von Schmerz nicht mehr ausschließlich darauf angewiesen, den Schmerzauslöser zu beseitigen, sondern passen ihr eigenes Verhalten an die Situation an, beispielsweise durch die Umbewertung der Situation.

Prinzipiell wissen Kinder in dieser Altersstufe, dass Schmerz (in der Regel) ein vorübergehender Zustand ist, auch wenn dies in einer aktuellen Schmerzsituation nicht immer so erlebt wird [11]. Durch die Fähigkeit zu relationalem Denken verstehen Kinder die Notwendigkeit und das Ziel von Behandlungsmaßnahmen. Sie können zwischen dem Sinn und Zweck verschiedener Prozeduren unterscheiden und erkennen, dass eine Behandlung verschiedene Teilschritte umfassen kann. Behandlungsmaßnahmen werden nicht mehr als eine rituelle Abfolge immer gleicher einzelner Ereignisse erlebt. Vielmehr können die Kinder die Grundprinzipien einer Behandlungsmaßnahme abstrahieren und werden bei Abweichungen in der Durchführung weniger verunsichert. Die jetzt mögliche Perspektivübernahme ermöglicht den Kindern, die Motive und Intentionen der behandelnden Personen nachzuvollziehen und deren Handlungen als hilfreich und in guter Absicht zu erkennen [11].

> **Merke**
> Kinder im Schulalter sind in ihrem Denken noch stark an konkreten Ereignissen orientiert, sie sind aber zu relationalem Denken fähig und können Zusammenhänge verstehen. Sie können aktiv Schmerzbewältigungsstrategien einsetzen und verfügen über ein vergleichsweise breites Repertoire an problem- und emotionsfokussierten Strategien.

2.3.4 Formal-operationale Phase

Kognitive Entwicklung

Im Alter zwischen ca. 11 und 15 Jahren erreichen Heranwachsende nach Piaget das Stadium des formal-operationalen Denkens. Während in der konkret-operationalen Phase Denkoperationen auf konkrete Objekte und Phänomene angewandt werden, können nunmehr aufgrund konkreter Operationen logische Schlüsse gezogen und Hypothesen aufgestellt werden, die dann an der Wirklichkeit überprüft werden. Jugendliche können abstrakte Vorstellungen und Zukunftsperspektiven entwickeln. Sie sind in der Lage, über sich selbst und die eigenen Gedanken, aber auch die Gedanken anderer Personen zu reflektieren. In seiner Struktur entspricht das formal-operationale Denken dem wissenschaftlichen Denken.

Schmerzkonzept

Schmerz wird als mehrdimensionales Geschehen erkannt, das sowohl physiologische wie psychologische Komponenten hat. Schmerz ist nicht mehr an konkrete Ereignisse gebunden, sondern entsteht durch bestimmte physiologische Prozesse. Neben physiologischen Mechanismen werden auch psychologische Faktoren berücksichtigt (z. B. „tut weh, weil ich denke, es tut weh", „weil es unerwartet war") [25] und Schmerz wird als multifaktoriell bedingt verstanden. Die biologische Warn- und Schutzfunktion von Schmerz wird erkannt, es können Konsequenzen für das künftige Verhalten abstrahiert werden (z. B. Schmerz als Hinweis für Überlastung, auf die entsprechend mit Ruhe und Schonung reagiert werden sollte). Die Fähigkeit, eigene Erfahrungen sowie die von anderen zu abstrahieren, führt zur Ausbildung konsistenter und stabiler Einstellungen zum Schmerz. Angesichts der nunmehr vorhandenen Fähigkeit, längerfristige Konsequenzen abzuschätzen, ist es wenig überraschend, dass Jugendliche, wenn sie häufig Schmerzen haben, dadurch die Erreichung persönlich relevanter Ziele (z. B. von anderen akzeptiert werden, Wertschätzung der eigenen Person, Erfolg in der Schule, Gesundheit) bedroht sehen [26]. Chronische Schmerzen interferieren ganz besonders in dieser Phase des Heranwachsens mit der persönlichen Entwicklung und der erlebten Lebensqualität.

Schmerzbewältigung und Umgang mit medizinischen Behandlungsmaßnahmen

Mit zunehmendem Alter werden die Jugendlichen selbstständiger und aktiver im Einsatz von Schmerzbewältigungsstrategien. Im Vordergrund stehen kognitive Strategien wie Informationssuche, Problemlösen, Selbstverbalisation, Katastrophisieren, Akzeptanz, Stoizismus, oder interne Ablenkung. Allerdings bleibt auch bei Jugendlichen die Suche nach sozialer Unterstützung eine wichtige Strategie, um mit Schmerz umzugehen. Ob Katastrophisieren bei Jugendlichen tatsächlich stärker ausgeprägt ist als bei jüngeren Schulkindern, ist nicht in allen Studien konsistent bestätigt worden.

Ähnlich wie Erwachsene sind Jugendliche nunmehr in der Lage, Behandlungsmaßnahmen differenziert zu beurteilen und die Vor- und Nachteile gegeneinander abzuwägen. Entsprechend ihrem Bedürfnis nach Autonomie sind Jugendliche daran interessiert, bei der Behandlung mitzubestimmen und ihre eigenen Vorstellungen einzubringen [11]. Allerdings ist zu berücksichtigen, dass das Denken von Jugendlichen im Vergleich zu Erwachsenen nicht zuletzt aufgrund der geringeren Lebenserfahrung, gerade in Bezug auf Krankheit und Schmerz, noch weniger differenziert und komplex ist. Dies erschwert es Jugendlichen, insbesondere die langfristigen Folgen des eigenen Tuns abzuschätzen und beispielsweise die gesamte Komplexität eines chronischen Schmerzproblems zu erkennen.

> **Merke**
> Ab einem Alter von ca. 11–12 Jahren ist das Denken in seiner Struktur zunehmend vergleichbar mit dem eines Erwachsenen. Leiden Jugendliche an chronischen Schmerzen, so kann dies mit der Erreichung wichtiger persönlicher Entwicklungsziele wie Autonomie und Selbstwert interferieren.

Insgesamt ist festzuhalten, dass die hier vorgestellten Entwicklungsphasen auf Grundlage der kognitiven Entwicklungsstufen nach Piaget nicht völlig linear zum Alter verlaufen und eine erhebliche interindividuelle Varianz zu verzeichnen ist. Außerdem ist bekannt, dass sich das kindliche Denken bereichsspezifisch und in Abhängigkeit der Erfahrungen des Kindes entwickelt. Ein Kind kann also gleichzeitig für einen bestimmten Lebensbereich das konkret-operationale Stadium erreicht haben, während es sich in Bezug auf einen anderen Lebensbereich bereits auf der formal-operationalen Entwicklungsstufe befindet. Auch das Verständnis von Schmerz entwickelt sich nicht notwendigerweise einheitlich für alle Arten von Schmerz, ebenso kann sich das Denken bzgl. der einzelnen Facetten des Schmerzkonzepts (Schmerzbeschreibung, Schmerzursache, Bewältigung und Folgen) heterogen entwickeln. Ein Kind, das an chronischen Kopfschmerzen leidet, kann diesen speziellen Schmerz auf formal-operationaler Entwicklungsstufe beschreiben, hingegen kann die Beschreibung von Gelenkschmerzen konkret-operationalem Denken zuzuordnen sein [25]. Nichtsdestotrotz ist das Modell der kognitiven Entwicklungsstufen von Piaget geeignet, die Veränderungen des Schmerzkonzepts und der verfügbaren Schmerzbewältigungsstrategien im Laufe der kindlichen Entwicklung zu beschreiben. Auf dieser Grundlage lassen sich wichtige Hinweise ableiten, wie die Durchführung von medizinischen Prozeduren entwicklungsgerecht gestaltet werden sollte, und wie Kinder optimal vorbereitet und begleitet werden können, um die Schmerzbelastung des Kindes zu minimieren. Dies trifft gleichermaßen für die Konzeption von Behandlungsprogrammen für chronische Schmerzen zu.

2.4 Rolle von Lernen und Gedächtnis

Bereits ab der Geburt hinterlassen Schmerzerfahrungen Spuren und beeinflussen dadurch, wie weitere Schmerzerfahrungen erlebt werden und welche Reaktionen auftreten. Grundlage sind Lern- und Gedächtnisprozesse, die sowohl auf organisch-physiologischer wie auch auf psychologischer Ebene stattfinden. Eine besondere Rolle spielt der psychosoziale Kontext, da speziell bei Kindern das familiäre Umfeld beeinflusst, was über Schmerz und den Umgang damit gelernt wird.

2.4.1 Schmerzerfahrungen und Schmerzsensitivierung

> **Merke**
> Ebenso wie andere Sinnessysteme unterliegt das nozizeptive System aktivitätsabhängigen Veränderungsprozessen, denen neuronale Plastizität, d. h. die Ausbildung von Gedächtnisspuren auf neuronaler Ebene, zugrunde liegt.

Grundsätzlich lassen sich zwei Mechanismen unterscheiden, wie ein Organismus auf wiederholte Reize reagiert. Bei der *Habituation* kommt es zu einer verminderten neuronalen Antwort, bei der *Sensitivierung* zu einer gesteigerten Antwort. Dies bedeutet, dass ein nozizeptiver Input langfristig die Verarbeitung eines erneuten nozizeptiven Reizeinströmens verändert. Im Unterschied zu den anderen Sinnessystemen dominiert bei noxischen und anderen aversiven Reizen die Sensitivierung, insbesondere dann, wenn diese vergleichsweise häufig auftreten.

Die Sensitivierung, die bei stark noxischen Reizen, Entzündungen oder Gewebe- und Nervenschädigungen auftritt, ist zunächst adaptiv, da die ausgelöste Fluchtreaktion und das Schonverhalten den Heilungsprozess fördern. Sensitivierung kann jedoch auch maladaptiv sein, wenn Schmerzzustände wiederholt auftreten. In diesem Fall besteht die Sensitivierung über die eigentliche Ursache hinaus. So lässt sich beispielsweise erklären, warum chronischer Schmerz oft kaum noch mit den physiologischen Faktoren zusammen hängt, die ihn ursprünglich auslösten, sondern überwiegend von Lernprozessen wie der Sensitivierung und den psychosozialen Konsequenzen (S. 32) determiniert ist.

Sensitivierung findet peripher an Nozizeptoren (periphere Sensitivierung), aber auch spinal und supraspinal im Zentralnervensystem (zentrale Sensitivierung) statt. Dabei lassen sich erregungsabhängige, funktionelle (Modulation) und strukturelle Veränderungen (Modifikation) unterscheiden. Eine pathologisch relevante Sensitivierung äußert sich in einer erhöhten Schmerzempfindlichkeit, die durch dauerhaft erniedrige Schmerzschwellen (Hyperalgesie) und eine erhöhte Empfindlichkeit für nicht noxische Stimuli (Allodynie) charakterisiert ist. Beim Menschen lässt sich experimentell als ein weiteres Verhaltenskorrelat der zentralen Sensitivierung eine besonders deutliche Zunahme der subjektiv erlebten Schmerzintensität beobachten, wenn Schmerzreize repetitiv oder tonisch erfolgen. Es ist wichtig, festzuhalten, dass Sensitivierungsprozesse implizit ablaufen und damit dem Bewusstsein nicht zwangsläufig zugänglich sind. Entsprechend schwierig ist es, diese durch psychologische (aber auch pharmakologische) Interventionen zu verändern.

Wenn Kinder wiederholt schmerzhaften Prozeduren ausgesetzt sind, so lässt sich nur schwer vorhersagen, ob es zu einer Abnahme oder Zunahme der Schmerzreaktion i. S. einer Habituation bzw. Sensitivierung kommt. Häufig lässt sich kein eindeutiges Veränderungsmuster identifizieren [9]. Dies lässt sich zum einen darauf zurückführen, dass Habituation oder Sensitivierung besonders dann zu beobachten sind, wenn ein Ereignis vergleichsweise häufig und regelmäßig auftritt. Zum anderen wird die Reaktion auf ein Schmerzereignis durch eine Vielzahl gelernter Erwartungen (S. 32) und mit zunehmendem Alter auch durch die kognitive Bewertung und die vorhandenen Bewältigungsressourcen moduliert.

Frühe Schmerzerfahrungen und längerfristige Veränderungen der Schmerzempfindlichkeit

Da das schmerzverarbeitende System zum Zeitpunkt der Geburt noch nicht vollständig gereift ist, könnte die Neonatalzeit eine besonders kritische Phase für neuronale Plastizität infolge noxischen Inputs sein. Zahlreiche tierexperimentelle Studien liegen vor, die dies bestätigt haben. Inzwischen ist auch beim Menschen gezeigt worden, dass Schmerzerfahrungen im frühen Kindesalter die Schmerzverarbeitung längerfristig verändern können. Bei Kindern und Jugendlichen, die frühgeboren waren, wurde einerseits eine verminderte sensorische Sensibilität insbesondere für thermische Stimuli beobachtet. In einer eigenen Studie untersuchten wir 10–14 Jahre alte früh- und reifgeborene Kinder, die unmittelbar nach der Geburt intensivmedizinisch und daran anschließend stationär behandelt worden waren. Hier zeigte sich ein komplexes Muster aus Hypo- und Hyperalgesie, ganz ähnlich zu entsprechenden tierexperimentellen Befunden. Während die Kinder erhöhte Hitzeschmerzschwellen hatten, zeigten sie mehr Sensibilisierung auf einen länger anhaltenden Hitzereiz [27]. Auch konnten wir nachweisen, dass reifgeborene Kinder und Jugendliche, die im Alter zwischen 6 und 24 Monaten eine Verbrennungsverletzung erlitten und infolgedessen intensivmedizinisch behandelt werden mussten, eine veränderte Schmerzempfindlichkeit aufweisen [28]. Allerdings betraffen die Veränderungen nicht alle Schmerzmodalitäten gleichermaßen und variierten in Abhängigkeit von der Schwere der Verbrennung und dem dadurch bedingten Umfang und der Dauer der erforderlichen medizinischen Behandlungsmaßnahmen. Die beobachteten Veränderungen sind insbesondere auch deshalb beachtenswert, weil die Kinder während ihrer Behandlung im Säuglings- bzw. Kleinkindalter durchaus mit Analgetika versorgt worden waren, wenngleich in geringerem Ausmaß als wünschenswert gewesen wäre.

Eine aufgrund früher Schmerzerfahrungen veränderte Schmerzempfindlichkeit könnte i. S. einer erworbenen Vulnerabilität auch das Risiko für die spätere Entwicklung eines chronischen Schmerzproblems erhöhen, eine Annahme wie sie vom psychobiologischen Modell chronischer Schmerzen postuliert wird. Entsprechend dieser Annahme konnte in einer ersten Studie gezeigt werden, dass Jugendliche, die ehemals auf einer neonatologischen Intensivstation behandelt worden waren, in jüngerem Alter an Migräne erkrankten und stärkere Medikamente zur Behandlung benötigten als Kinder, die keine frühen Schmerzerfahrungen hatten [29].

Sensitivierung und rezidivierende Schmerzen im Kindesalter

Die Sensitivierung für Schmerzreize gilt als ein zentraler Mechanismus chronischen Schmerzes. Gut dokumentiert sind bei erwachsenen Schmerzpatienten verringerte Schmerzschwellen und eine verminderte Schmerztoleranz, Allodynie und eine stärker ausgeprägte Sensibilisierung bei tonischer oder repetitiver schmerzhafter Stimulation. Auch bei Kindern, die an rezidivierenden Schmerzepisoden leiden, lässt sich die Ausbildung eines Schmerzgedächtnisses beobachten. Wir konnten beispielsweise zeigen, dass speziell Mädchen, weniger die Jungen, die an Migräne leiden, eine stärkere Sensitivierung an der Hand bzw. eine verminderte Habituation am Schmerzort (Wangenregion) bei tonischer Hitzestimulation aufweisen als Kontrollkinder (Abb. 2.2). Diesen Befund konnten wir zwischenzeitlich in einer größeren Stichprobe replizieren.

Sensitivierungsprozesse zeichnen sich durch eine gewisse Spezifität aus. So ist eine Sensitivierung nicht zwangsläufig für alle Reizmodalitäten zu beobachten, außerdem variiert sie in Abhängigkeit von der Art des Schmerzproblems. Bei Kindern mit rezidivierenden Bauchschmerzen ist eine viszerale Hyperalgesie gut belegt. So haben diese Kinder eine erniedrigte Schmerzschwelle für Dehnungsreize im Magen und im Rektum. Interessanterweise korrelierte die viszerale Schmerzschwelle nicht mit der Ängstlichkeit der Kinder, d. h. die erniedrigte Schmerzschwelle lässt sich nicht auf Antworten aufgrund größerer Ängstlichkeit zurückführen. Diese erhöhte Schmerzempfindlichkeit scheint jedoch auf viszerale Stimuli beschränkt zu sein, da sie sich nicht für somatische Schmerzstimuli, die auf der Haut appliziert werden, nachweisen lässt.

Zwar sind bislang nur wenige empirische Befunde verfügbar, dennoch sind die beobachteten Veränderungen der Schmerzempfindlichkeit bei Kindern mit rezidivierenden Schmerzen bemerkenswert, wenn man berücksichtigt, dass die Kinder in diesen Studien eine vergleichsweise geringe Erkrankungsdauer aufwiesen. Ob das Ausmaß der Schmerzsensitivierung möglicherweise das Chronifizierungsrisiko erhöht und damit die Wahrscheinlichkeit, auch im Erwachsenenalter unter chronischen Schmerzen zu leiden, ist nicht untersucht.

> **Merke**
> Sensitivierung ist ein wichtiger impliziter Lernmechanismus, der erklärt, warum wiederholte Schmerzerfahrungen die Schmerzempfindlichkeit erhöhen können. Die Entwicklung chronischen Schmerzes beruht u. a. auf Sensitivierungsprozessen.

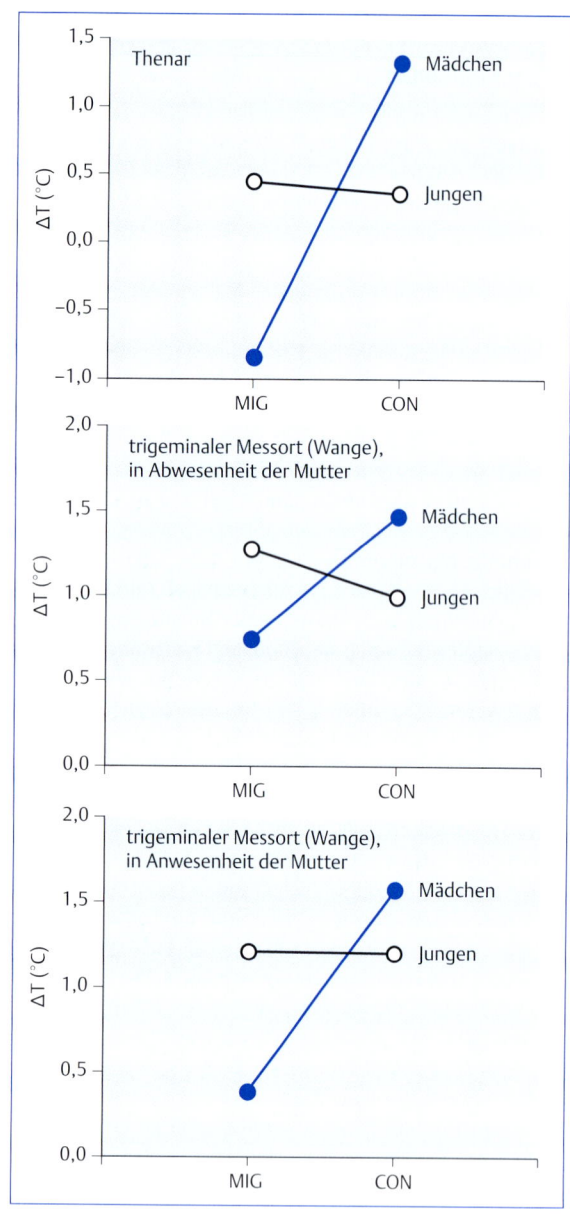

2 Biopsychologie der Schmerzwahrnehmung und ihre Entwicklung

Abb. 2.2 Differenz in der Temperatur (ΔT), die zu Beginn und am Ende einer 30-sekündigen Stimulation mit einem schmerzhaften Hitzereiz an der Hand (Thenar) bzw. am Schmerzort (Wange) von Kindern mit Migräne bzw. Kontrollkindern als gerade schmerzhaft eingestellt wird. Die Messung am Schmerzort erfolgte sowohl in An- wie auch in Abwesenheit der Mutter. Negative Werte entspechen einer Sensitivierung, positive Werte einer Habituation (MIG = Migränekinder, CON = Kontrollkinder) [30].

2.4.2 Schmerzerinnerung, Schmerzerwartung und Angst vor Schmerz

Welche Erwartungen bevorstehende Schmerzereignisse (z. B. schmerzhafte medizinische Behandlungsmaßnahme) oder wiederholt auftretende Schmerzepisoden (z. B. Bauch-, Rückenschmerzen) auslösen, hängt maßgeblich auch von der Erinnerung an vorangegangene Schmerzereignisse. Mit zunehmender kognitiver Reife können Kinder und Jugendliche ihre Erfahrungen in Schmerzsituationen im episodischen Gedächtnis enkodieren und explizit abrufen. Schmerzhafte Prozeduren werden auch über einen Zeitraum von mehreren Wochen bis Jahren gut erinnert, wobei ältere Kinder mehr Einzelheiten erinnern und einmalige oder besonders ungewöhnliche Erfahrungen besser erinnert werden als bestimmte Episoden sich mehrmals wiederholter Prozeduren [9]. In einer prospektiven Studie konnten sich ca. 75–80 % einer Gruppe von stationär behandelten Kindern und Jugendlichen im Alter von 5–16 Jahren genau an die stärkste und die durchschnittliche Schmerzintensität erinnern, die sie eine Woche zuvor mittels Tagebuch aufgezeichnet hatten. Wenn Abweichungen vorlagen, so wurde die stärkste Schmerzintensität eher unterschätzt, die durchschnittliche Schmerzintensität eher überschätzt [31]. Aus anderen Studien ist allerdings auch bekannt, dass die Genauigkeit solcher Erinnerungen je nach zeitlichem Abstand zwischen Befragung und dem Schmerzereignis und in Abhängigkeit von der Art des schmerzhaften Ereignisses (z. B. medizinische Prozedur versus wiederholte Bauchschmerzepisoden) und der Art der Befragung (z. B. Ratingskalen, Interviews, Ja/Nein- versus offene Fragen) variiert. Insbesondere Kinder im Vorschulalter neigen dazu, Ja/Nein-Fragen zu bejahen, wodurch Fehler wahrscheinlicher werden [9].

Erinnerungen an Schmerzereignisse modulieren das Erleben nachfolgender Schmerzereignisse allerdings unabhängig von ihrer Genauigkeit, entscheidend ist, was erinnert wird. Beispielsweise wurde bei Kindern und Jugendlichen im Alter von 3–18 Jahren ein signifikanter Zusammenhang zwischen erinnertem Schmerz und Angst vor einer Lumbalpunktion in der vorigen Woche und der Schmerzreaktion auf die erneute Lumbalpunktion beobachtet [32].

Um späteres Erleben und Verhalten zu beeinflussen, müssen Erinnerungen und damit verbundene Erwartungen keinesfalls bewusst und explizit verbalisierbar sein, implizite (unbewusste) Erinnerungen sind ganz besonders wirkungsvoll.

> **Merke**
> Erwartungen und antizipatorische Reaktionen auf Schmerzereignisse können durch klassische Konditionierung gelernt werden. Schmerz ist ein unkonditionierter Stimulus, der unmittelbar zu einer unkonditionierten Anspannungsreaktion einhergehend mit Angst führt.

Schmerz kann mit ursprünglich neutralen Stimuli (z. B. Anblick einer Spritze, Ausführen einer bestimmten Bewegung) assoziiert werden. Diese neutralen Stimuli reichen dann aus, um als konditionierte Reaktion Angst, sympathische Aktivierung und erhöhte Muskelanspannung hervorzurufen. Je nach Frequenz, Dauer und Intensität kann diese konditionierte Reaktion allein schon zu Schmerzen führen. Wie bereits beschrieben, sind bereits Neugeborene in der Lage, solche auf Erinnerungen basierende Schmerzerwartungen zu lernen, d. h. sie zeigen in Antizipation eines Nadeleinstichs bereits eine Angst- und Stressreaktion. Ähnlich lassen sich Befunde erklären, dass Kinder ängstlicher bei bevorstehenden Zahnbehandlungen oder anderen medizinischen Prozeduren reagieren, wenn sie vorher schmerzhafte Erfahrungen gemacht haben [9]. Solchermaßen gelernte Schmerzhinweisreize können auch entsprechendes Vermeidungsverhalten auslösen. Bei erwachsenen chronischen Schmerzpatienten ist gut dokumentiert, dass schmerzbezogene Ängste und Erwartungen mit Schon- und Vermeidungsverhalten und sozialem Rückzug einhergehen, wodurch wiederum schmerzbedingte Beeinträchtigungen und depressive Verstimmungen zunehmen. Solches Vermeidungsverhalten aufgrund gelernter Schmerzerwartungen dürfte insbesondere für die Entwicklung chronischen Schmerzes von Bedeutung sein.

> **Merke**
> Bereits Neugeborene können schmerzbezogene Erwartungen implizit durch klassische Konditionierung erlernen.

2.4.3 Der modulierende Einfluss des psychosozialen Kontexts

Kinder erleben Schmerz zunächst im familiären Umfeld. Grundsätzlich lassen sich zwei Arten von Lernprozessen unterschieden, wie elterliches Verhalten Schmerzerleben und Schmerzverhalten des Kindes beeinflussen und langfristig verändern kann.

Modelllernen

> **Merke**
> Durch das Beobachten von Modellen können Personen neue Verhaltensmuster erlernen, ohne dabei auf eigene Handlungen und Erfahrungen zurückgreifen.

Bezüglich des Umgangs mit Schmerzen können Kinder z. B. ihre Eltern dabei beobachten, wie diese sich bei Schmerzen oder anderen körperlichen Beschwerden verhalten. Daraus lässt sich ableiten, wie solche körperlichen Symptome zu interpretieren sind und welches Verhalten angemessen ist. Kinder, deren Eltern sich bei Krankheit üblicherweise schonen und von alltäglichen Verpflichtungen zurückziehen, lernen dadurch, ähnlich vermeidende Verhaltensweisen anzuwenden, wenn sie sich nicht gut fühlen. Experimentell konnte nachgewiesen werden, dass die Schmerzempfindlichkeit von Kindern veränderbar ist, indem das Kind die Mutter beobachtete, die zuvor instruiert worden, wenig oder viel Schmerzverhalten zu zeigen [33].

Es erscheint naheliegend, dass Eltern, die ein ausgeprägtes Schonverhalten bei Schmerzen zeigen, eine katastrophisierende Schmerzbewältigung aufweisen. Durch ihr Verhalten vermitteln sie ihrem Kind, dass körperliche Beschwerden ernst zu nehmen sind und man sich schonen muss, um sie nicht zu verschlimmern. Möglicherweise lernen Kinder so von ihren Eltern einen katastrophisierenden Umgang mit körperlichen Symptomen und Schmerzen. Andererseits kann auch die Tendenz der Eltern, aktiv mit Schmerzen umzugehen und alltäglichen Pflichten trotzdem nachzukommen, bei Kindern eine aktive Schmerzbewältigung fördern [33]. Zwar gibt es bislang nur wenige empirische Studien, diese legen jedoch einen Zusammenhang zwischen den Schmerzbewältigungsstrategien von Kindern und ihren Eltern nahe. Möglicherweise sind Eltern, insbesondere Mütter, die selbst unter chronischen Schmerzen leiden, ein besonders salientes Modell, da die Kinder mehr Gelegenheit haben, den Umgang mit chronischen Schmerzen sowie die Konsequenzen der funktionellen Beeinträchtigung, Stimmung und Lebensqualität zu beobachten.

Operantes Lernen

Non-verbales Schmerzverhalten (z. B. Stöhnen, Grimassieren, Halten oder Reiben eines Körperteils) und verbale Schmerzäußerungen haben für Eltern einen hohen Aufforderungscharakter. Vor allem bei jüngeren Kindern ist das Schmerzverhalten eine wichtige Informationsquelle für Eltern, die dann entscheiden müssen, ob Handlungsbedarf besteht. Im Regelfall reagieren Eltern mit Zuwendung, Aufmerksamkeit und Rücksicht. Möglicherweise wird das Kind von unangenehmen Pflichten, z. B. Schulbesuch, Hausaufgaben, im Haushalt helfen etc. befreit. Schmerz- wie Krankheitsverhalten kann also vom sozialen Umfeld positiv oder durch den Wegfall unangenehmer Aktivitäten negativ verstärkt werden. Kindern ist dieser Zusammenhang durchaus bewusst. So berichteten ca. 30 % der in der Studie von [19] befragten Kinder zwischen 5 und 12 Jahren von positiven Konsequenzen auf ihre Schmerzäußerungen. Außerdem gaben ähnlich viele Kinder an, bewusst Schmerzverhalten einzusetzen, um aversive Ereignisse (z. B. eine Klassenarbeit) zu vermeiden. Durch operante Lernprozesse lässt sich erklären, dass die subjektive Schmerzintensität und das gezeigte Schmerzverhalten nicht zwangsläufig übereinstimmen müssen.

Die Reaktion von Eltern auf Schmerzäußerungen ihres Kindes wird maßgeblich von ihrer eigenen Empathie bestimmt, die wiederum von den wahrgenommenen Schmerzäußerungen des Kindes, aber auch den eigenen schmerzbezogenen Kognitionen und Befürchtungen (z. B. Katastrophisieren) und eigenen Schmerzerfahrungen determiniert wird [34]. So ließe sich erklären, warum Mütter von Schulkindern mit Schmerzerfahrungen in der Neonatalzeit besonders viel zuwendendes Verhalten in Schmerzsituationen ihres Kindes zeigen (Abb. 2.3).

Wie vorher bereits beschrieben, beeinflusst das Verhalten von Eltern insbesondere bei jüngeren Kindern die Schmerzreaktion in akuten Schmerzsituationen. Setzen Eltern ablenkendes oder humorvolles Verhalten ein, geht dies mit einer geringeren Schmerzempfindung und allgemeinen Belastung des Kindes einher. Verhalten sie sich jedoch zuwendend, d. h. empathisch und beruhigend („alles ist in Ordnung, du hast es schon fast geschafft"), ist die Belastung des Kindes größer. Zum einen lässt sich dies mit

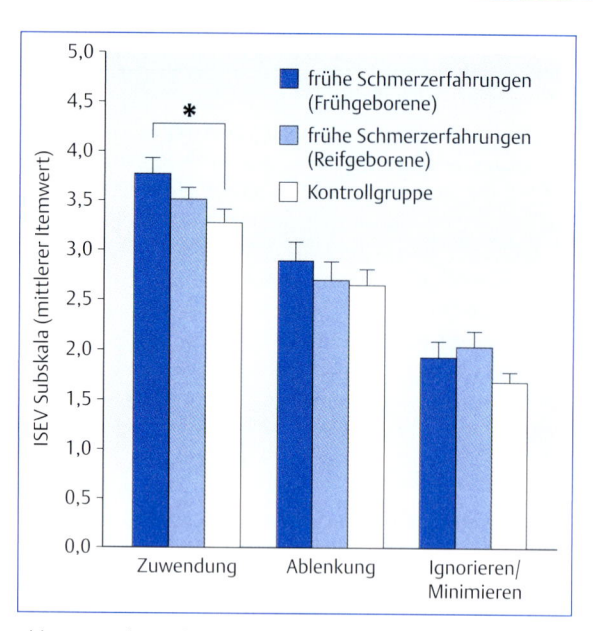

Abb. 2.3 Schmerzbezogenes Elternverhalten aus Sicht der Mütter bei früh- und reifgeborenen Kindern mit intensivmedizinischer und stationärer Behandlung in der Neonatalzeit im Vergleich zu Kontrollkindern (ISEV = Inventar für schmerzbezogenes Elternverhalten; *p<.05) [27].

positiver Verstärkung von Schmerzverhalten erklären. Zum anderen könnte ein rückversicherndes und empathisches Elternverhalten auch die Aufmerksamkeit des Kindes auf körperliche Vorgänge richten und vom Kind als Signal für die Bedrohlichkeit der Situation angesehen werden. Experimentell konnte gezeigt werden, dass Kinder in einem Eiswasserschmerztest eine höhere Schmerzintensität angaben, wenn ihre Mütter zuvor trainiert worden waren, sich besonders einfühlend und rückversichernd zu verhalten [35]. Allerdings trat dieser Effekt in der Studie nur bei den Mädchen, nicht aber den Jungen auf.

Bei erwachsenen Schmerzpatienten ist gut dokumentiert, dass zuwendendes Partnerverhalten langfristig zur Chronifizierung eines Schmerzproblems beiträgt. Ebenso wurde bei Kindern mit chronischen Schmerzen, insbesondere solchen ohne eindeutige organische Ursache wie rezidivierende Bauchschmerzen, in verschiedenen Studien gezeigt, dass Kinder und Eltern eine erhöhte Häufigkeit von zuwendendem Elternverhalten in Schmerzsituationen des Kindes angeben. Auch schätzten Kinder ihre Schmerzen als ernsteres Problem ein und fehlten häufiger in der Schule, wenn ihre Eltern mit viel Zuwendung und Aufmerksamkeit auf die Schmerzen reagierten [36]. Therapieprogramme, die ein spezielles Elterntraining für einen adäquaten Umgang mit den Schmerzen des Kindes beinhalten, haben sich ebenfalls als sehr wirksam erwiesen. In Laborstudien konnte allerdings nicht konsistent bestätigt werden, dass Eltern von Kindern mit einem chronischen Schmerzproblem in einer experimentellen Schmerzsituation mehr zuwendendes Verhalten zeigen.

Allerdings ist zu berücksichtigen, dass die Laborsituation selbst einen erheblichen Aufforderungscharakter aufweist, so dass Gruppenunterschiede möglicherweise überdeckt werden. Entscheidend ist jedoch, dass sich die maladaptiven Konsequenzen übermäßig zuwendenden Elternverhaltens aus der höheren Auftretensrate von Schmerzäußerungen des Kindes in Kontingenz mit der elterlichen Reaktion ergeben. Nicht untersucht ist bislang, wie sich das dynamische Wechselspiel zwischen Elternverhalten, dem Schmerzverhalten des Kindes und seiner Neigung zu schmerzbezogenem Katastrophisieren über die Zeit entwickelt.

> **Merke**
>
> Das soziale Umfeld beeinflusst das Schmerzerleben und insbesondere das Ausmaß, in dem Schmerzverhalten gezeigt wird. Kinder können Schmerzbewältigungsstrategien durch Lernen am Modell (z. B. Eltern) erwerben. Das Verhalten der Eltern kann Schmerzverhalten von Kindern positiv oder negativ verstärken und damit dessen Häufigkeit erhöhen.

2.5 Zusammenfassung

In der Säuglingszeit sind physiologische Reifungsprozesse maßgeblich für Veränderungen der Schmerzwahrnehmung und der Schmerzreaktion verantwortlich. In der weiteren Entwicklung verändert sich das Schmerzerleben parallel zur kognitiven Entwicklung und der damit verbundenen Zunahme an kognitiven Fähigkeiten. Im Kontext von Schmerz ist die Entwicklung vom Säugling bis zum jungen Erwachsenen vor allem mit dem Erwerb eines (mehr oder weniger) flexibel einsetzbaren Repertoires an Schmerzbewältigungsstrategien verbunden, die entscheidend die Schmerzwahrnehmung und das Schmerzverhalten bestimmen. In allen Entwicklungsphasen wirken sich Schmerzerfahrungen vermittelt über verschiedene Lern- und Gedächtnisprozesse modulierend aus und können so u. U. zur Entstehung einer Vulnerabilität für die spätere Entwicklung eines chronischen Schmerzproblems beitragen.

Literatur

[1] Sandkühler J, Benrath J. Das nozizeptive System von Früh- und Neugeborenen. In: Zernikow B, Hrsg. Schmerztherapie bei Kindern, Jugendlichen und jungen Erwachsenen. 4. Aufl. Heidelberg: Springer; 2009; 17–29
[2] McGrath PA, Hillier LM. Modifying the Psychologic Factors That Intensify Childrens Pain and Prolog Diability. In: Schechter NL, Berde CB, Yaster M, Hrsg. Pain in Infants, Children and Adolescents. Philadelphia: Lippincott Williams & Wilkins; 2003; 85–104
[3] Taddio A, Shah V, Gilbert-MacLeod C, Katz J. Conditioning and hyperalgesia in newborns exposed to repeated heel lances. JAMA. 2002; 288: 857–861
[4] Walker LS, Smith CA, Garber J, Van Slyke DA. Development and validation of the pain response inventory for children. Psychol Assess. 1997; 9: 392–405
[5] Hermann C, Hohmeister J, Zohsel K, Ebinger F, Flor H. The assessment of pain coping and pain-related cognitions in

children and adolescents. Current methods and further development. J Pain. 2007; 8: 802–813
[6] Walker LS, Baber KF, Garber J, Smith CA. A typology of pain coping strategies in pediatric patients with chronic abdominal pain. Pain. 2008; 137: 266–275
[7] Crombez G, Van Damme S, Eccleston C. Hypervigilance to pain. An experimental and clinical analysis. Pain. 2005; 116: 4–7
[8] Hermann C, Zohsel K, Hohmeister J, Flor H. Cortical correlates of an attentional bias to painful and innocuous somatic stimuli in children with recurrent abdominal pain. 2008; 136: 397–406
[9] Von Baeyer CL, Marche TA, Rocha EM, Salmon K. Children's memory for pain. Overview and implications for practice. J Pain. 2004; 5: 241–249
[10] Chen E, Craske MG, Katz ER, Schwartz E, Zeltzer LK. Pain-sensitive temperament. Does it predict procedural distress and response to psychological treatment among children with cancer? J Pediatr Psychol. 2000; 25: 269–278
[11] Mühlig S. Schmerz und Schmerzbehandlung bei Kindern und Jugendlichen. Weinheim: PVU; 1997
[12] Von Baeyer C, Spragrud LJ. Social development and pain in children. In: McGrath PJ, Finley GA, Hrsg. Pediatric pain. Biological and social context, Progress in Pain Research and Management. Vol. 26. Seattle, WA: IASP Press; 2003; 81–99
[13] Walsh TM, Symons DK, McGrath PJ. Relations between young children's responses to the depiction of separation and pain experiences. Attach Hum Dev. 2004; 6: 53–71
[14] Kozlowska K. Attachment Relationships Shape Pain-Signaling Behavior. J Pain. 2009; 1–9
[15] Stinson J, Yamada J, Dickson A, Lamba J, Stevens B. Review of systematic reviews on acute procedural pain in children in the hospital setting. Pain Res Manag. 2008; 13: 51–57
[16] Tsao JC, Evans S, Meldrum M, Altman T, Zeltzer LK. A Review of CAM for Procedural Pain in Infancy. Part I. Sucrose and Non-nutritive Sucking. Evid Based Complement Alternat Med. 2008; 5: 371–381
[17] Tsao JC, Evans S, Meldrum M, Altman T, Zeltzer LK. A Review of CAM for Procedural Pain in Infancy. Part II. Other Interventions. Evid Based Complement Alternat Med. 2008; 5: 399–407
[18] Maxin D, Smith B. Der Schmerz im Denken und Erleben von Kindern. Eine entwicklungspsychologische Untersuchung In: Seiffge-Krenke I, Hrsg. Krankheitsverarbeitung bei Kindern und Jugendlichen. NY: Springer; 1990; 39–55
[19] Ross DM, Ross SA. Childhood pain. The school-aged child's viewpoint. Pain. 1984; 20: 179–191
[20] Gaffney AA, Dunn EA. Children's understanding of the causality of pain. Pain. 1987; 29: 91–104
[21] Ross DM, Ross SA. Assessment of pediatric pain. An overview. Issues Compr Pediatr Nurs. 1988; 11: 73–91
[22] Lumley MA, Abeles LA, Melamed BG, Pistone LM, Johnson JH. Coping outcomes in children undergoing stressful medical procedures. The role of child-environment variables. Behav Assess. 1990; 12: 223–238
[23] Frank NC, Blount RL, Smith AJ, Manimala MR, Martin JK. Parent and staff behavior, previous child medical experience, and maternal anxiety as they relate to child procedural distress and coping. J Pediatr Psychol. 1995; 20: 277–289
[24] Piira T, Sugiura T, Champion GD, Donnelly N, Cole AS. The role of parental presence in the context of children's medical procedures: a systematic review. Child Care Health Dev. 2005; 31: 233–243
[25] arbeck C, Peterson L. Elephants are dancing in my head. A developmental approach to children's concepts of specific pains. Child Dev. 1992; 63: 138–149
[26] Massey EK, Garnefski N, Gebhardt WA. Goal frustration, coping and well-being in the context of adolescent headache. A self-regulation approach. Eur J Pain. 2009; 977–984
[27] Hohmeister J, Demirakca S, Zohsel K, Flor H, Hermann C. Responses to pain in school-aged children with experience in a neonatal intensive care unit. Cognitive aspects and maternal influences. Eur J Pain. 2009; 13: 94–101
[28] Wollgarten Hadamek I, Hohmeister J, Demirakca S, Zohsel K, Flor H, Hermann C. Do burn injuries during infancy affect pain and sensory sensitivity in later childhood? Pain. 2009; 141: 165–172
[29] Maneyapanda SB, Venkatasubramanian A. Relationship between significant perinatal events and migraine severity. Pediatrics. 2005; 116: e555–e558
[30] Zohsel K, Hohmeister J, Oelkers-Ax R, Flor H, Hermann C. Quantitative sensory testing in children with migraine. Preliminary evidence for enhanced sensitivity to painful stimuli especially in girls. Pain. 2006; 123: 10–18
[31] Zonneveld LN, McGrath PJ, Reid GJ, Sorbi MJ. Accuracy of children's pain memories. Pain. 1997; 71: 297–302
[32] Chen E, Zeltzer LK, Craske MG, Katz ER. Children's memories for painful cancer treatment procedures. Implications for distress. Child Devel. 2000; 71: 933–947
[33] Hermann C. Modeling. Social Learning in Pain In: Schmid RF, Willis WD, Hrsg. Encyclopedia of Pain. Heidelberg: Springer; 2007; 1168–1170
[34] Goubert L, Craig KD, Vervoort T, Morley S, Sullivan MJ, de CWA, Cano A, Crombez G. Facing others in pain. The effects of empathy. Pain. 2005; 118: 285–288
[35] Chambers CT, Craig KD, Bennett SM. The impact of maternal behavior on children's pain experiences. An experimental analysis. J Pediatr Psychol. 2002; 27: 293–301
[36] Levy RL, Whitehead WE, Walker LS, Von Korff M, Feld AD, Garner M, Christie D. Increased somatic complaints and health-care utilization in children. Effects of parent IBS status and parent response to gastrointestinal symptoms. Am J Gastroenterol. 2004; 99: 2442–2451

3 Verbreitung von Schmerzen bei Kindern und Jugendlichen

Angela Roth-Isigkeit

3.1 Einleitung

Schmerzen bei Kindern und Jugendlichen werden in der internationalen Literatur als ein bedeutendes gesundheitspolitisches Problem eingeschätzt. Es wird angenommen, dass etwa 15–25 % der Kinder und Jugendlichen von anhaltenden und/oder wiederkehrenden Schmerzen betroffen sind. Beeinträchtigungen in der Ausübung von Alltagsaktivitäten, vermehrte Schulfehlzeiten und eine erhöhte Inanspruchnahme von Medikamenteneinnahmen und Gesundheitsdienstleistungen sind Folgen von anhaltenden und wiederkehrenden Schmerzerfahrungen bei Kindern und Jugendlichen.

Mit den folgenden Ausführungen soll ein Überblick über den Kenntnisstand über Schmerzen bei Kindern und Jugendlichen gegeben werden.

Definition „Schmerz". Durch die International Association for the Study of Pain (IASP) wurde Schmerz definiert als „an unpleasant sensory and emotional experience associated with actual or potential tissue damage, or described in terms of such damage" [1]. In der deutschen Übersetzung nach [2] lautet diese Definition: „Schmerz ist ein unangenehmes Sinnes- und Gefühlserlebnis, das mit aktuellen oder potentiellen Gewebeschädigungen verknüpft ist oder mit Begriffen solcher Schädigungen beschrieben wird". In dieser Definition wird Schmerz als subjektive Erfahrung erfasst. Entsprechend basieren epidemiologische Studien zu Merkmalen und Charakteristika von Schmerzen (z. B. bzgl. Lokalisation, Dauer, Frequenz, Intensität, Eigenschaften) auf Selbsteinschätzungen der Betroffenen und/oder ihrer Angehörigen.

Definition „chronischer Schmerz". Das Subkommitee für Taxonomie der „International Association for the Study of Pain" definierte chronischen Schmerz als Schmerz, „which persists past the normal time of healing [3]. In practice this may be less than 1 month or more often, more than 6 months, we have taken 3 months as the most convenient point of division between acute and chronic pain" [1]. Diese Taxonomie findet gegenwärtig Anwendung bei Schmerzbeschwerden Erwachsener und Kinder. Die Entwicklung einer spezifischen Klassifikation für chronische Schmerzbeschwerden von Kindern und Jugendlichen steht bislang noch aus. Chronische Schmerzen bei Kindern wurden durch McGrath [4] definiert als jeglicher prolongierter Schmerz, der mindestens 3 Monate andauert oder jeglicher wiederkehrender Schmerz, der innerhalb eines Zeitraums von mindestens 3 Monaten wieder auftritt. Die bei spezifischen Schmerzsyndromen im Kindes- und Jugendalter gegenwärtig häufig eingesetzten Diagnosekriterien entsprechen meist denen, die bei Schmerzbeschwerden im Erwachsenenalter Anwendung finden. Eine Überprüfung der Angemessenheit gegenwärtiger Diagnosekriterien für das Kindes- und Jugendalter und ggf. die Entwicklung alters- und kindgerechter Schmerzdefinitionen könnte helfen, um Besonderheiten von Schmerzen im Kindes- und Jugendalter angemessen zu berücksichtigen.

3.2 Verlauf von Schmerzbeschwerden

Das Symptom „Schmerz" wird oft charakterisiert durch Beginn, zeitlichen Verlauf und Schweregrad. Die valide und reliable Erhebung des Verlaufs von Schmerzbeschwerden stellt dabei häufig ein methodisches Problem dar. Insbesondere bei chronischen Schmerzen kann es schwierig sein, den ursprünglichen Beginn einer Schmerzsymptomatik reliabel zu bestimmen, neue Episoden von Schmerzbeschwerden von wieder auftretenden zu differenzieren und klinisch bedeutsame Schmerzen von nicht bedeutsamen zu unterscheiden. Zur Untersuchung der Entwicklung und des Verlaufs von Schmerzbeschwerden sowie der Zusammenhänge zur Schmerzintensität, Beeinträchtigungen, körperlichen und psychologischen Variablen sind longitudinale Forschungsansätze besonders geeignet. Durch den Einsatz longitudinaler Designs bei epidemiologischen Schmerzstudien können sowohl der wechselnde Verlauf von Schmerzbeschwerden als auch das Ausmaß, in dem Remissionen, Wiederauftreten oder Fortschreiten der Beschwerden bei Schmerzsyndromen sowie prognostische Faktoren, untersucht werden [5].

> **Merke**
>
> Der Falldefinition kommt in epidemiologischen Studien eine besondere Bedeutung zu, da Schmerzbeschwerden eine hohe Prävalenz haben. Falldefinitionen zur Prävalenz von Schmerzbeschwerden können sich zum einen auf Kinder und Jugendliche mit schweren Beschwerden und entsprechenden Beeinträchtigungen beziehen, als auch auf solche, die im Untersuchungszeitraum irgendeine Schmerzbeschwerde erfahren haben. Um Studienergebnisse adäquat einordnen zu können, sollte daher beachtet werden, ob das gesamte Spektrum

3.3 Verbreitung von Schmerzen bei Kindern und Jugendlichen

Nach den Erhebungen einer repräsentativen Untersuchung des Kinder- und Jugendgesundheitssurveys (KiGGS) für in Deutschland lebende Kinder und Jugendliche, werden Schmerzbeschwerden bei Kindern und Jugendlichen in Deutschland alters- und geschlechtsabhängig mit einer Prävalenz zwischen 60 % und 90 % berichtet (Abb. 3.1). In der Gruppe der 11- bis 17-jährigen Kinder und Jugendlichen werden Kopfschmerzen in allen Altersstufen am häufigsten als Schmerzbeschwerde genannt, gefolgt von Bauch- und Rückenschmerzen. Kinder unter 10 Jahren berichten nach Angaben der Eltern am häufigsten Bauchschmerzen (69 %), am zweithäufigsten Kopfschmerzen (56 %, Abb. 3.2).

In einer schwedischen Studie wurde bei 1155 Schulkindern im Alter von 6–13 Jahren die Häufigkeit von wiederkehrenden Schmerzbeschwerden untersucht [7]. 6 % der Kinder gaben an, jeden Tag Schmerzen zu haben, ⅓ mindestens einmal pro Woche und ⅔ mindestens einmal jeden Monat. Jedes zweite Kind mit wiederkehrenden Schmerzen berichtete gleichzeitig Schmerzsymptome an verschiedenen Körperlokalisationen. Zwei von drei Kindern mit wöchentlichen Schmerzbeschwerden berichteten multiple Schmerzlokalisationen. Die Prävalenz multipler Schmerzbeschwerden nahm mit dem Alter der Kinder und Jugendlichen zu. 30,6 % der in der KiGGS-Studie befragten Eltern von 3- bis 10-jährigen Kindern berichteten von wiederkehrenden Schmerzen ihrer Kinder in den letzten 3 Monaten. Einmal pro Woche oder häufiger traten die Schmerzen bei 9,9 % der 3- bis 10-jährigen Kinder auf (Abb. 3.3, a). Mehr als die Hälfte (52,9 %) der befragten 11-bis 17-jährigen Kinder und Jugendlichen berichteten wiederkehrende Schmerzen. 24,3 % der Kinder und Jugendlichen im Alter von 11–17 Jahren gaben an, dass ihre Schmerzen einmal pro Woche oder häufiger aufgetreten seien (Abb. 3.3, a). Mit zunehmendem Alter der Kinder und Jugendlichen traten die Schmerzen vermehrt wiederkehrend auf. Mädchen berichteten in allen Altersstufen signifikant häufiger wiederkehrende Schmerzen als gleichaltrige Jungen [6]. Bei 43 % der 3- bis 10-jährigen Kinder traten die Hauptschmerzen schon vor mehr als einem Jahr erstmalig auf. Nur 12 % der Eltern gaben an, dass die Schmerzen ihrer Kinder im Alter von 3–10 Jahren erst seit einem Monat aufgetreten wären. Insgesamt war auch in der Gruppe der 11- bis 17-jährigen Kinder und Jugendlichen ein hoher Prozentsatz (45 %), der angab, das erstmalige Auftreten ihrer Schmerzen läge mehr als ein Jahr zurück.

In der Gruppe der 11- bis 17-Jährigen ist diesbezüglich ein starker Altersgang zu verzeichnen: Je älter die Kinder und Jugendlichen werden, desto häufiger berichten sie, das erstmalige Auftreten ihrer Schmerzen läge schon länger als ein Jahr zurück. Gleichzeitig nahm der Anteil der 11- bis 17-Jährigen, die ihren Schmerz erst vor einem Monat erstmalig feststellten, mit höherem Alter ab (Abb. 3.3, b).

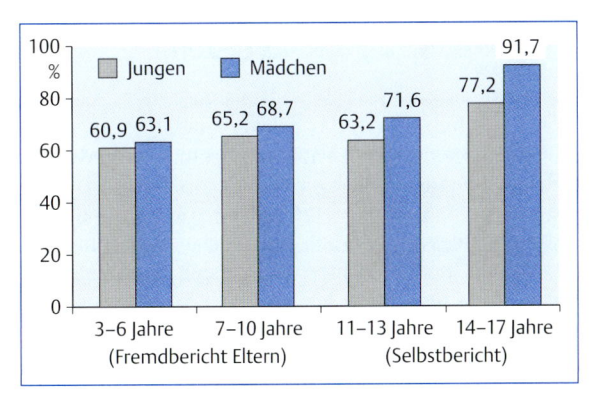

Abb. 3.1 Geschlechtsspezifische 3-Monats-Prävalenz von Schmerzen bei Kindern und Jugendlichen [6].

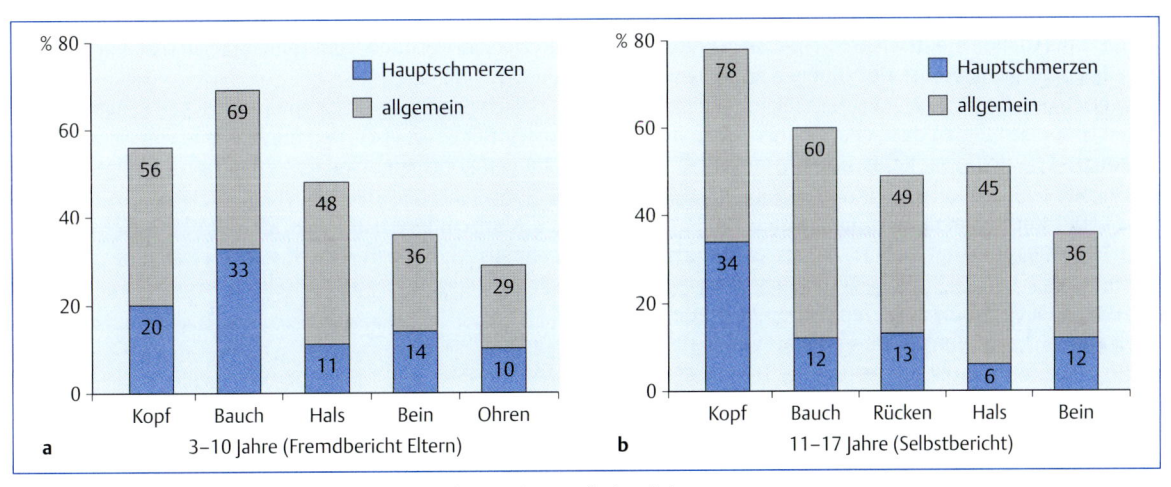

Abb. 3.2 Häufigste Schmerzlokalisationen bei Kindern und Jugendlichen [6].
a Fremdbericht Eltern. b Selbstbericht.

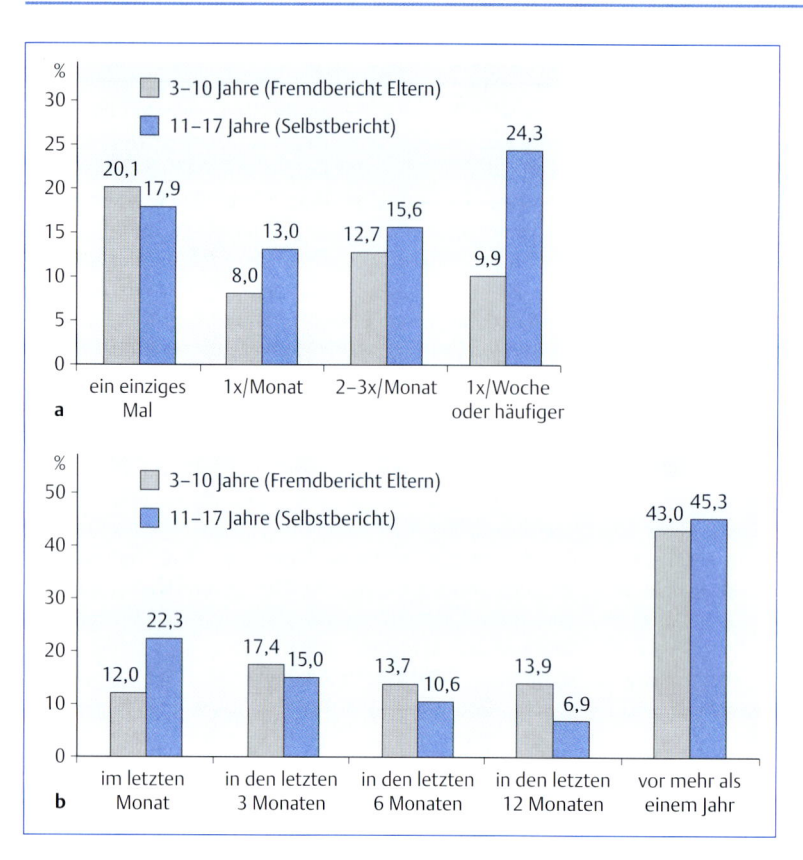

Abb. 3.3 Auftreten von Hauptschmerzen bei Kindern und Jugendlichen [6].
a Häufigkeit.
b Zeitraum des erstmaligen Auftretens von wiederkehrenden Hauptschmerzen.

3.3.1 Kopfschmerzen

Kopfschmerzen wurden von den spezifischen Schmerzsyndromen bei Kindern und Jugendlichen am häufigsten untersucht. In verschiedenen Studien wurden unterschiedliche Prävalenzraten für primäre Kopfschmerzen (Migräne und Spannungskopfschmerzen) ermittelt. Diese Differenzen resultieren aus Unterschieden in der Studienmethodik, der Klassifikation und der gewählten Bevölkerungsstichprobe. Durch die Kriterien der International Headache Society (IHS) können standardisierte Definitionen in diesem Bereich eingesetzt werden, wobei zu beachten ist, dass die Anwendung der IHS-Kriterien in pädiatrischen Populationen mehrfach problematisiert wurde [8, 9, 10, 11] und Modifikationsempfehlungen gegeben wurden [10]. Nach den Ergebnissen einer aktuellen epidemiologischen Untersuchung an deutschen Schulkindern liegt die 3-Monats-Prävalenz von Kopfschmerzen im Alter von 12 Jahren bei 65,9 % und steigt im Alter von 15 Jahren auf 71,1 %. Der Kopfschmerz der untersuchten Kinder wurde nach IHS-Klassifikation bei 15,7 % als Spannungskopfschmerz und bei 2,6 % als Migräne diagnostiziert [12]. Die Intensität der Kopfschmerzen stuften 15,6 % der Mädchen und 11,1 % der Jungen als stark ein (VAS 8-10) [12].

In einer weiteren Studie betrug die 6-Monats-Prävalenz von Kopfschmerzen 53,2 % (39 % im Alter von 7 Jahren; 63 % im Alter von 14 Jahren) [13]. Hier wurden 5,4–7,5 % der Kopfschmerzen nach IHS-Kriterien als Migräne, 18,5 % als Spannungskopfschmerz und 27 % als nicht klassifizierbar eingestuft. Die durchschnittliche Schmerzintensität der Kopfschmerzen allgemein betrug 4,0, für Migräne 5,9 und für Spannungskopfschmerzen 2,91 (VAS 0-10). 2,6 % der 7- bis 8-Jährigen und 9,8 % der 13- bis 14-Jährigen hatten mindestens einmal pro Woche Kopfschmerzen. 31,1 % der Kinder suchten wegen der Kopfschmerzen einen Arzt auf, 14,5 % konsultierten mindestens zwei Ärzte. 54,5 % der untersuchten Kinder nahmen Analgetika oder Migränemittel aufgrund der Schmerzen ein, 38,7 % der 7- bis 8-Jährigen und 70,2 % der 13- bis 14-Jährigen. Die Kopfschmerzen führten bei den Kindern und Jugendlichen vermehrt zu Schulfehltagen, beeinträchtigten die Erledigung von Hausaufgaben oder Hausarbeiten und führten zu einer verminderten Teilnahme an sozialen Aktivitäten [13].

Nach den Ergebnissen einer finnischen Langzeitstudie von Antilla et al. [14] stieg die Inzidenz von Migräne und häufigen Kopfschmerzen im Verlauf von 28 Jahren sowohl bei Jungen als auch bei Mädchen an. Das Risiko für häufigen Kopfschmerz hatte sich 2002 im Vergleich zu 1974 mehr als verdoppelt. Das Risiko für Migräne mit Aura war 2002 gegenüber 1974 dreifach erhöht [14].

> **Merke**
>
> Eine Zunahme der Prävalenz von Kopfschmerzen mit steigendem Alter der Kinder und Jugendlichen [15, 16, 18] sowie höhere Prävalenzraten bei über 10-jährigen Mädchen im Vergleich zu gleichaltrigen Jungen [16, 18, 19, 20, 21, 22, 23] wurden übereinstimmend in vielen Untersuchungen beschrieben.

3.3.2 Rückenschmerzen

Die geschätzten Prävalenzraten von Rückenschmerzen bei Kindern variieren in Abhängigkeit von methodischen Unterschieden und dem Alter der Studienteilnehmer in weiten Bereichen zwischen verschiedenen Studien. Zur Prävalenz von Rückenschmerzen bei europäischen Schulkindern liegen Ergebnisse epidemiologischer Untersuchungen vor [17, 24, 25, 26, 27, 28, 29, 30, 31, 32, 33, 34]. Die 1-Jahres-Prävalenz für aktivitätsbeeinträchtigende Rückenschmerzen bei 14-jährigen finnischen Kindern betrug 17,6 % [35]. Taimela et al. [32] ermittelten in Übereinstimmung mit diesem Ergebnis ebenfalls bei finnischen Kindern unter Anwendung der gleichen Rückenschmerzdefinition eine 1-Jahres-Prävalenz von beeinträchtigenden Rückenschmerzen von 18 % [32]. Bei 12- bis 17-jährigen Schülern in der Schweiz betrug die 1-Jahres-Prävalenz von Rückenschmerzen 26 % [24]. Bei englischen 11- bis 14-jährigen Schülern wurde eine 1-Monats-Prävalenz von Rückenschmerzen von 24 % ermittelt [33]. Höhere Prävalenzraten wurden weitgehend übereinstimmend bei Mädchen im Vergleich zu gleichaltrigen Jungen ermittelt [24, 25, 26, 27, 28, 33, 35, 36]. Die Prävalenz von Rückenschmerzen steigt mit dem Alter der untersuchten Kinder und Jugendlichen [17, 25, 26, 27, 28, 32, 33, 37, 38].

Die 3-Monats-Prävalenz für Rückenschmerzen betrug in einer Studie an 2368 deutschen Schülern im Alter von 13–18 Jahren 45,4 % [30]. Bei 18 % zeigten sich im Rahmen einer schulärztlichen Untersuchung pathologische Befunde, bei 34,5 % erfolgte eine Einstufung der Beschwerden als funktionelle Rückenschmerzen. Schwere Beeinträchtigungen und Hospitalisationen waren selten, aber mindestens ein Drittel der betroffenen Kinder mit Rückenschmerzen berichtete in mehreren Studien ein wiederholtes Auftreten von Rückenschmerzepisoden [32, 35, 36].

3.3.3 Bauchschmerzen

Chronisch rezidivierende Bauchschmerzen sind im Kindesalter die häufigste Beschwerde im Magen-Darm-Trakt, die Arztkonsultationen auslöst. In der Literatur werden sie auch mit dem Begriff „rezidivierende idiopathische Bauchschmerzen (RIB)" bzw. mit „recurrent abdominal pain" (RAP) bezeichnet. Apley und Naish [39] geben hierfür als Kriterien mindestens 3 Schmerzepisoden in einem Zeitraum von 3 Monaten an, die den normalen Tagesablauf der betroffenen Kinder beeinträchtigen. Obwohl mehrfach Kritik geäußert wurde, dass die Definition von Apley und Naish zu allgemein und Überschneidungen mit verschiedenen gastrointestinalen Störungen vorhanden seien [40, 41, 42], wird diese Definition für unerklärte, chronisch abdominelle Schmerzen bei Kindern weiterhin eingesetzt [43]. Helicobacter pylori-Infektionen scheinen nicht im Zusammenhang mit Symptomen von chronischen Bauchschmerzen bei Kindern zu stehen [44, 45, 46, 47]. Die in der Literatur berichteten 1-Jahres-Prävalenzen chronischer Bauchschmerzen bei Kindern variieren im Bereich von 0,3–19 % [39, 40, 44, 48, 49, 50, 51, 52, 53, 54] mit einem Median der Prävalenzschätzungen von 8,4 % [43]. Eine bimodale Häufigkeitsverteilung chronischer Bauchschmerzen bei Kindern wurde mehrfach berichtet: Bei Kindern im Alter von 4–6 Jahren [48, 54] und 7–12 Jahren [50] werden die höchsten Prävalenzen berichtet. Häufig ist wiederkehrender Bauchschmerz bei Kindern mit Kopf-, Rücken- und Gliederschmerzen assoziiert [40, 51, 52, 54]. Eine Persistenz der Symptome über Jahre hinweg wurde beschrieben [49, 53]. In mehreren Studien wurden geschlechtsspezifische Unterschiede in der Häufigkeit des Auftretens von Bauchschmerzen berichtet. In Studien mit Kindern bis zum Alter von 8 Jahren wurden keine geschlechtsspezifischen Unterschiede in der Häufigkeit des Auftretens von chronischen Bauchschmerzen zwischen Jungen und Mädchen ermittelt [44, 52]. Es wird angenommen, dass sich erst im Verlauf der Pubertät geschlechtsspezifische Unterschiede von chronischen Bauchschmerzen bei Mädchen manifestieren [43]. Mädchen sind häufiger betroffen als Jungen [43, 55, 56, 57], wobei das Verhältnis von Mädchen zu Jungen mit chronischen Bauchschmerzen etwa 1,4:1 beträgt [39, 50, 54, 58].

3.4 Beeinträchtigungen durch Schmerzen

Beeinträchtigungen aufgrund von Schmerzbeschwerden im Kontext Schulbesuch, Schulabwesenheit und/oder Probleme bei der Bewältigung schulischer Anforderungen wurden häufig untersucht. Vermehrte Schulabwesenheit zeigte sich bei Kindern mit muskuloskelettalen Schmerzen [29], juveniler chronischer Arthritis [59], Migräne [60] und abdominellen Schmerzen [61]. Die durch Schmerzbeschwerden bedingte Schulabwesenheit scheint mit der durch andere chronische Erkrankungen hervorgerufenen Schulabwesenheit vergleichbar zu sein [62]. Bei Kindern mit Kopfschmerzen und Arthritis ermittelten Newachek und Taylor [63] die höchsten Abwesenheitsraten im Vergleich zu anderen chronischen Erkrankungen mit durchschnittlich 3 verpassten Schultagen pro Jahr. Veränderungen im Schlafverhalten können weitere Bereiche des täglichen sozialen Lebens (z. B. Schulbesuch, Schulleistungen, emotionale Verfassung, Beziehungen zu Familienangehörigen und Freunden) in bedeutsamer Weise beeinflussen [64]. Bei Kindern und Jugendlichen mit Kopfschmerzen oder Migräne [65] und juveniler rheumatoider Arthritis [66] wurden vermehrt Schlafstörungen, nächtliches Erwachen, Schläfrigkeit und Müdigkeit am Tag beobachtet. Ein hoher Anteil von Kindern und Jugendlichen mit anhaltenden und/oder wiederkehrenden Schmerzbeschwerden von mehr als 3 Monaten Dauer berichtete in eigenen Untersuchungen, in der Ausübung von Alltagsaktivitäten beeinträchtigt zu sein [67]:

- Hobbys (Mädchen 59,6 %, Jungen 56,5 %)
- Schlaf (Mädchen 60,5 %, Jungen 45,6 %)
- Schulanwesenheit (Mädchen 37,2 %, Jungen 32,4 %)
- Treffen von Freunden (Mädchen 47,9 %, Jungen 36,5 %)
- Appetit (Mädchen 47,8 %, Jungen 29,6 %)

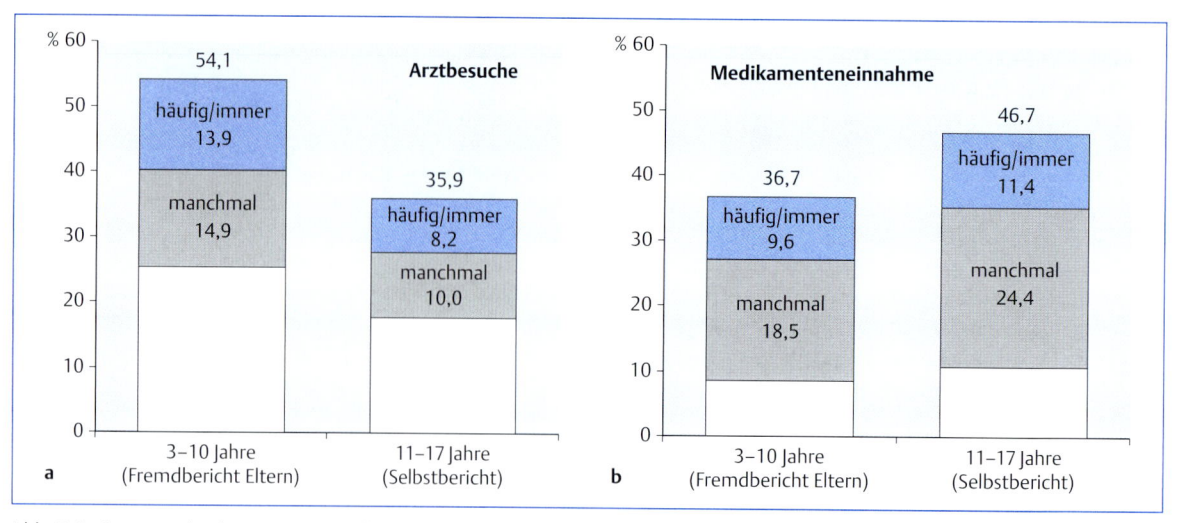

Abb. 3.4 Inanspruchnahme von Gesundheitsdienstleistungen bei wiederkehrenden Hauptschmerzen von Kindern und Jugendlichen [6]. **a** Arztbesuche. **b** Medikamenteneinnahme.

3.5 Inanspruchnahme von Gesundheitsdienstleistungen

Annähernd 50 % der Kinder mit anhaltenden und/oder wiederkehrenden Kopfschmerzen gaben in einer US-amerikanischen Untersuchung an, Medikamente eingenommen zu haben [63]. Bei Jugendlichen mit abdominellen Schmerzen war die Inanspruchnahme von Gesundheitsdienstleistungen im Vergleich zu Patienten mit akuten Erkrankungen oder Verletzungen erhöht [61]. 54,1 % der in der KiGGS-Studie [6] befragten Eltern berichteten, dass sie wegen Schmerzen mit ihren 3- bis 10-jährigen Kindern einen Arzt aufgesucht hätten (13,9 % häufig/immer), 36,7 % gaben an, dass ihre Kinder wegen Schmerzen Medikamente eingenommen hätten (9,6 % häufig/immer). 35,9 % der 11- bis 17-jährigen Kinder und Jugendlichen berichteten Arztbesuche aufgrund von Schmerzen (8,2 % häufig/immer), 46,7 % der 11- bis 17-Jährigen gaben an, Medikamente aufgrund der Schmerzen eingenommen zu haben (11,4 % häufig/immer; Abb. 3.4).

3.6 Prognose: Langzeituntersuchungen

Anhaltende und/oder wiederkehrende abdominelle Schmerzbeschwerden bei Kindern können Auswirkungen auf die allgemeine gesundheitliche Verfassung haben und für die Entwicklung chronischer abdomineller Schmerzerkrankungen im Erwachsenenalter prädisponieren [68, 69]. Nach den Ergebnissen von Schmidt et al. [70] hatten 73 % der Kinder, die mit 8 Jahren über Kopfschmerzen berichteten, diese auch noch mit 13 Jahren. 56 % der befragten 18-jährigen Jugendlichen mit Kopfschmerzen gaben an, ihre Beschwerden bereits mit 13 Jahren gehabt zu haben. Die 10-Jahres-Stabilität für Kopfschmerzen vom 8.–18. Lebensjahr betrug 47 %. In einer 20-Jahres-Verlaufsstudie einer Kohorte kanadischer Kinder wurde die Langzeitprognose von Kopfschmerzen im Kindesalter untersucht [71]. 95 Kinder mit Kopfschmerzen als Anfangsdiagnose wurden 10 (N=77) und 20 (N=60) Jahre später reevaluiert. Bei 33 % (N=20) wurde nach 20 Jahren Spannungskopfschmerzen, bei 17 % (N=10) Migräne und bei 23 % (N=14) Migräne und Spannungskopfschmerzen diagnostiziert. Zum Zeitpunkt der Nachfolgeuntersuchung wurde in der Stichprobe die Diagnose von mehr als einer Art Kopfschmerzen häufiger gestellt als zum Zeitpunkt der Erstdiagnose (p<0.001). Im Verlauf der Zeit änderte sich gleichzeitig häufig die Kopfschmerzklassifikation der Betroffenen. 27 % (N=16) waren 20 Jahre nach der Erstdiagnose ihres pädiatrischen Kopfschmerzes kopfschmerzfrei, 63 % der Betroffenen klagte jedoch immer noch über Kopfschmerzen [71]. Diese Ergebnisse zeigen, dass Kopfschmerzen bei Kindern und Jugendlichen häufig persistieren und begründen den etwaigen Beginn von Chronifizierungsprozessen von Schmerzbeschwerden im Kindes- und Jugendalter.

Das Risiko für Rückenschmerzen im Erwachsenenalter ist bei Kindern mit Rückenschmerzen im Schulalter nach den Ergebnissen einer dänischen Langzeitstudie erhöht [72]. 335 Kinder im Alter von 8, 11 und 14 Jahren wurden in einer schwedischen Longitudinalstudie über 13 Jahre, zuerst 1989 und nachfolgend 1991 sowie 2002 im Alter von 21, 24 und 27 Jahren, untersucht [73]. 59 % der Frauen und 39 % der Männer berichteten 2002 in der Nachuntersuchung Schmerzen. In allen drei Studienabschnitten berichteten 20 % der Untersuchten (N=68; 52 Frauen, 16 Männer) Schmerzsymptome. Folgende drei Prädiktoren für Schmerzen im frühen Erwachsenenalter wurden in dieser Studie ermittelt:

- im Alter von 8 bis 14 Jahren Rückenschmerzen (p<0.0001)

- im Alter von 8 bis 14 Jahren Kopfschmerzen einmal pro Woche oder häufiger (p<0.0001)
- im Alter von 10 bis 16 Jahren eine positive Antwort auf die Frage: „Fühlst du dich häufig unruhig?" (OR=2.1, 95% CI 1.3–3.4)

Nach Adjustierung für Alter, Geschlecht und psychosozialen Risikofaktoren in der multiplen logistischen Regression war eine positive Antwort auf diese Frage ein signifikanter Prädiktor für Schmerzen im frühen Erwachsenenalter. Die Ergebnisse dieser Studie geben ebenfalls Hinweise darauf, dass Schmerzbeschwerden im Kindesalter mit dem Auftreten von Schmerzen im frühen Erwachsenenalter assoziiert sein können.

3.7 Zusammenfassung

Anhaltende und/oder wiederkehrende Schmerzbeschwerden – am häufigsten Kopf-, Bauch-, Rücken- und Gliedmaßenschmerzen – werden von vielen Kindern und Jugendlichen berichtet. Kinder und Jugendliche mit anhaltenden und/oder wiederkehrenden Schmerzen sind häufig bei der Ausübung von Alltagsaktivitäten beeinträchtigt. Schmerzen bei Kindern und Jugendlichen führen darüber hinaus zu einer vermehrten Inanspruchnahme von Gesundheitsdienstleistungen, Medikamenteneinnahmen und Schulfehlzeiten.

Zusammenfassend bieten die Ergebnisse bisheriger Studien Hinweise darauf, dass Prozesse anhaltender und/oder wiederkehrender Schmerzbeschwerden und Schmerzchronifizierungen bereits im Kindes- und Jugendalter beginnen können. Es besteht ein Bedarf an kurativen Strategien, die geeignet sind, Schmerzbeschwerden bei Kindern und Jugendlichen suffizient zu behandeln und damit Chronifizierungen von Schmerzbeschwerden in das Erwachsenenalter zu verhindern.

Literatur

[1] Classification of chronic pain. Descriptions of chronic pain syndromes and definitions of pain terms. Prepared by the International Association for the Study of Pain, Subcommittee on Taxonomy. Pain. 1986; 3: 1–226

[2] Kröner-Herwig B. Chronischer Schmerz. Eine Gegenstandsbeschreibung. In: Bader H D, Franz C, Kröner-Herwig B, Rehfisch H P, Seemann H, Hrsg. Psychologische Schmerztherapie. 4. Aufl. Berlin: Springer; 1999

[3] Bonica J J. The Management of Pain. Philadelphia: Lea & Febiger; 1953

[4] McGrath P A. Chronic pain in children. In: Crombie I K, Croft P R, Linton S J, LeResche L, Von Korf M, Hrsg. Epidemiology of Pain. Seattle: IASP Press; 1999; 81–101

[5] Cook N R, Ware J H. Design and analysis methods for longitudinal research. Annu Rev Public Health. 1983; 4: 1–23

[6] Ellert U, Neuhauser H, Roth-Isigkeit A. Schmerzen bei Kindern und Jugendlichen in Deutschland. Prävalenz und Inanspruchnahme medizinischer Leistungen. Ergebnisse des Kinder- und Jugendgesundheitssurveys (KiGGS). Bundesgesundheitsbl. 2007; 50: 711–717

[7] Petersen S, Brulin C, Bergstrom E. Recurrent pain symptoms in young schoolchildren are often multiple. Pain. 121: 145–150

[8] Lima M M, Padula N A, Santos L C, Oliveira L D, Agapejev S, Padovani C. Critical analysis of the international classification of headache disorders diagnostic criteria (ICHD I-1988) and (ICHD II-2004), for migraine in children and adolescents. Cephalalgia. 2005; 25: 1042–1047

[9] Raieli V, Raimondo D, Gangitano M, D'Amelio M, Cammalleri R, Camarda R. The IHS classification criteria for migraine headaches in adolescents need minor modifications. Headache. 1996; 36: 362–366

[10] Winner P, Martinez W, Mate L, Bello L. Classification of pediatric migraine. Proposed revisions to the IHS criteria. Headache. 1995; 35: 407–410

[11] Zebenholzer K, Wöber C, Kienbacher C., Wöber-Bingöl C. Migrainous disorder and headache of the tension-type not fulfilling the criteria. A follow-up study in children and adolescents. Cephalalgia. 2000; 20: 611–616

[12] Fendrich K, Vennemann M, Pfaffenrath V, Evers S, May A, Berger K, Hoffmann W. Headache prevalence among adolescents. The German DMKG headache study. Cephalalgia. 2007; 27: 347–354

[13] Kröner-Herwig B, Heinrich M, Morris L. Headache in German children and adolescents. A population-based epidemiological study. Cephalalgia. 2007; 27: 519–527

[14] Anttila P, Metsähonkala L, Sillanpää M. Long-term trends in the incidence of headache in Finnisch schoolchildren. Pediatrics. 2006; 117: e1197–1201

[15] Dooley J M, Gordon K E, Wood E P. Self-reported headache frequency in Canadian adolescents. Validation and follow-up. Headache. 2005; 45: 127–131

[16] Fearon P, Hotopf M. Relation between headache in childhood and physical and psychiatric symptoms in adulthood. National birth cohort study. BMJ. 2001; 322: 1–6

[17] Jones M A, Stratton G, Reilly T, Unnithan V B. A school-based survey of recurrent non-specific low-back pain prevalence and consequences in children. Health Educ Res. 2004; 19: 284–289

[18] Laurell K, Larsson B, Eeg-Olofsson O. Prevalence of headache in Swedish schoolchildren, with a focus on tension-type headache. Cephalalgia. 2004; 24: 380–388

[19] Bugdayci R, Ozge A, Sasmaz T, Kurt A O, Kaleagasi H, Karakelle A, Tezcan H, Siva A. Prevalence and factors affecting headache in Turkish schoolchildren. Pediatr Int. 2005; 47: 316–322

[20] Santinello M, Vieno A, De Vogli R. Primary headache in Italien early adolescents: the role of perceived teacher unfairness. Headache 2009; 49: 366–374

[21] Larsson B, Sund A M. One-year incidence, course, and outcome predictors of frequent headaches among early adolescents. Headache. 2005; 45: 684–691

[22] Rhee H, Miles M S, Halpern C T, Holditch-Davis D. Prevalence of recurrent physical symptoms in U.S. adolescents. Pediatr Nurs. 2005; 31: 314–319, 350

[23] Zwart J A, Dyb G, Holmen T L, Stovner L J, Sand T. The prevalence of migraine and tension-type headaches among adolescents in Norway. The Nord-Trondelag Health Study (Head-HUNT-Youth), a large population-based epidemiological study. Cephalalgia. 2004; 24: 373–379

[24] Balagué F, Skovron M L, Nordin M, Dutoit G, Pol L R, Waldburger M. Low back pain in schoolchildren. A study of familial and psychological factors. Spine. 1995; 20: 1265–1270

[25] Hakala P, Rimpelä A, Salminen J J, Virtanen S M, Rimpelä M. Back, neck, and shoulder pain in Finnish adolescents. National cross sectional surveys. BMJ. 2002; 325: 743

[26] Harreby M, Nygaard B, Jessen T, Larsen E, Storr-Paulsen A, Lindahl A, Fisker I, Laegaard E. Risk factors for low back pain in a cohort of 1389 Danish school children. An epidemiologic study. Eur Spine J. 1999; 8: 444–450

[27] Hestbaek L, Leboeuf-Yde C, Kyvik K O, Vach W, Russell M B, Skadhauge L, Svendsen A, Manniche C. Comorbidity with low back pain. A cross-sectional population-based survey of 12- to 22-year-olds. Spine. 2004; 29: 1483–1491

[28] Jones G T, Watson K D, Silman A J, Symmons D P, Macfarlane G J. Predictors of low back pain in British schoolchildren. A population-based prospective cohort study. Pediatrics. 2003; 111: 822–828

[29] Mikkelsson M, Salminen J J, Kautiainen H. Non-specific musculoskeletal pain in preadolescents. Prevalence and 1-year persistence. Pain. 1997; 73: 29–35

[30] Spahn G, Schiele R, Langlotz A, Jung R. Prävalenz funktioneller Beschwerden des Rückens und der Hüft- und Kniegelenke bei Adoleszenten. Ergebnisse einer Querschnittuntersuchung. Dtsch Med Wochenschr. 2004; 129: 2285–2290

[31] Staes F, Stappaerts K, Lesaffre E, Vertommen H. Low back pain in Flemish adolescents and the role of perceived social support and effect on the perception of back pain. Acta Paediatr. 2003; 92: 444–451

[32] Taimela S, Kujala U M, Salminen J J, Viljanen T. The prevalence of low back pain among children and adolescents. A nationwide, cohort-based questionnaire survey in Finland. Spine. 1997; 22: 1132–1136

[33] Watson K D, Papageorgiou A C, Jones G T, Taylor S, Symmons D P, Silman A J, Macfarlane G J. Low back pain in schoolchildren. Occurrence and characteristics. Pain. 2002; 97: 87–92

[34] Wedderkopp N, Leboeuf-Yde C, Bo Andersen L, Froberg K, Steen Hansen H. Back pain in children. No association with objectively measured level of physical activity. Spine. 2003; 28: 2019–2024

[35] Salminen J J, Pentti J, Terho P. Low back pain and disability in 14-year-old schoolchildren. Acta Paediatr. 1992; 81: 1035–1039

[36] Viry P, Creveuil C, Marcelli C. Nonspecific back pain in children. A search for associated factors in 14-year-old schoolchildren. Rev Rhum Engl Ed. 1999; 66: 381–388

[37] Kristjansdottir G, Rhee H. Risk factors of back pain frequency in schoolchildren. A search for explanations to a public health problem. Acta Paediatr. 2002; 91: 849–854

[38] Wedderkopp N, Andersen L B, Froberg K, Leboeuf-Yde C. Back pain reporting in young girls appears to be puberty-related. BMC Musculoskelet Disord. 2005; 6: 52

[39] Apley J, Naish N. Recurrent abdominal pains. A field survey of 1,000 school children. Arch Dis Child. 1958; 33: 165–170

[40] Hyams J S, Treem W R, Justinich C J, Davis P, Shoup M, Burke G. Characterization of symptoms in children with recurrent abdominal pain. Resemblance to irritable bowel syndrome. J Pediatr Gastroenterol Nutr. 1995; 20: 209–214

[41] Rasquin-Weber A, Hyman P E, Cucchiara S, Fleisher D R, Hyams J S, Milla P J, Staiano A. Childhood functional gastrointestinal disorders. Gut. 1999; 45(2): II60–68

[42] Walker L S, Lipani T A, Greene J W, Caines K, Stutts J, Polk D B, Caplan A, Rasquin-Weber A. Recurrent abdominal pain. Symptom subtypes based on the Rome II Criteria for pediatric functional gastrointestinal disorders. J Pediatr Gastroenterol Nutr. 2004; 38: 187–191

[43] Chitkara D K, Rawat D J, Talley N J. The epidemiology of childhood recurrent abdominal pain in Western countries: a systematic review. Am J Gastroenterol. 2005; 100: 1868–1875

[44] Bode G, Brenner H, Adler G, Rothenbacher D. Recurrent abdominal pain in children. Evidence from a population-based study that social and familial factors play a major role but not Helicobacter pylori infection. J Psychosom Res. 2003; 54: 417–421

[45] De Giacomo C, Valdambrini V, Lizzoli F, Gissi A, Palestra M, Tinelli C, Zagari M, Bazzoli F. A population-based survey on gastrointestinal tract symptoms and Helicobacter pylori infection in children and adolescents. Helicobacter. 2002; 7: 356–363

[46] Kokkonen J, Haapalahti M, Tikkanen S, Karttunen R, Savilahti E. Gastrointestinal complaints and diagnosis in children. A population-based study. Acta Paediatr. 2004; 93: 880–886

[47] Spee L A, Madderom M B, Pijpers M, van Leeuwen Y, Berger M Y. Association between heliobacter pylori and gastrointestinal symptoms in children. Pediatrics 2010; 125: e651–669

[48] Alfven G. The covariation of common psychosomatic symptoms among children from socio-economically differing residential areas. An epidemiological study. Acta Paediatr. 1993; 82: 484–487

[49] Borge A I, Nordhagen R, Moe B, Botten G, Bakketeig L S. Prevalence and persistence of stomach ache and headache among children. Follow-up of a cohort of Norwegian children from 4 to 10 years of age. Acta Paediatr. 1994; 83: 433–437

[50] Groholt E K, Stigum H, Nordhagen R, Köhler L. Recurrent pain in children, socio-economic factors and accumulation in families. Eur J Epidemiol. 2003; 18: 965–975

[51] Hotopf M, Carr S, Mayou R, Wadsworth M, Wessely S. Why do children have chronic abdominal pain, and what happens to them when they grow up? Population based cohort study. BMJ. 1998; 316: 1196–1200

[52] Linna S L, Moilanen I, Keistinen H, Ernvall M L, Karppinen M M. Prevalence of psychosomatic symptoms in children. Psychother Psychosom. 1991; 56: 85–87

[53] Perquin C W, Hunfeld J A, Hazebroek-Kampschreur A A, van Suijlekom-Smit L W, Passchier J, Koes B W, von der Wouden J C. The natural course of chronic benign pain in childhood and adolescence. A two-year population-based follow-up study. Eur J Pain. 2003; 7: 551–559

[54] Petersen S, Bergstrom E, Brulin C. High prevalence of tiredness and pain in young schoolchildren. Scand J Public Health. 2003; 31: 367–374

[55] Borge A I, Nordhagen R. Recurrent pain symptoms in children and parents. Acta Paediatr. 2000; 89: 1479–1483

[56] Ostberg V, Alfven G, Hjern A. Living conditions and psychosomatic complaints in Swedish schoolchildren. Acta Paediatr. 2006; 95: 929–934

[57] Ramchandani P G, Hotopf M, Sandhu B, Stein A. The epidemiology of recurrent abdominal pain from 2 to 6 years of age. Results of a large, population-based study. Pediatrics. 2005; 116: 46–50

[58] Perquin C W, Hazebroek-Kampschreur A A, Hunfeld J A, Bohnen A M, van Suijlekom-Smit L W, Passchier J, van der Wouden J C. Pain in children and adolescents. A common experience. Pain. 2000; 87: 51–58

[59] Sanzo M. The child with arthritis in the school setting. J Sch Nurs 2008; 24: 190–196

[60] Mack K J. An approach to children with chronic daily headache. Dev Med Child Neurol 2006; 48: 997–1000

[61] Stordal K, Nygaard E A, Bentsen B S. Recurrent abdominal pain: a five-year dollow-up study. Acta Paediatr 2005; 94: 234–236

[62] Palermo T M. Impact of recurrent and chronic pain on child and family daily functioning: a critical review of the literature. J Dev Behav Pediatr. 2000; 21: 58–69

[63] Newacheck P W, Taylor W R. Childhood chronic illness. Prevalence, severity, and impact. Am J Public Health. 1992; 82: 364–371

[64] Wolfson A R, Carskadon M A. Sleep schedules and daytime functioning in adolescents. Child Dev. 1998; 69: 875–887

[65] Gilman D K, Palermo T M, Kabbouche M A, Hershey A D, Powers S W. Primary headache and sleep disturbances in adolescents. Headache 2007; 47: 1189–1194

[66] Bloom B J, Owens J A, McGuinn M, Nobile C, Schaeffer L, Alario A J. Sleep and its relationship to pain, dysfunction, and disease activity in juvenile rheumatoid arthritis. J Rheumatol. 2002; 29: 169–173

[67] Roth-Isigkeit A. Zur Epidemiologie von anhaltenden und/oder wiederkehrenden Schmerzen bei Kindern. Monatsschr Kinderheilkd. 2006; 154: 741–754

[68] Campo J V, Di Lorenzo C, Chiappetta L, Bridge J, Colborn D K, Garnter J C, Jr, Gaffney P, Kocoshis S, Brent D. Adult outcomes

of pediatric recurrent abdominal pain. Do they just grow out of it? Pediatrics. 2001; 108: E1
[69] Jarrett M, Heitkemper M, Czyzewski DI, Shulman R. Recurrent abdominal pain in children: forerunner to adult irritable bowel syndrome? J Spec Pediatr Nurs 2003; 8: 81–89
[70] Schmidt M H, Blanz B, Esser G. Häufigkeit und Bedeutung des Kopfschmerzes im Kindes- und Jugendalter. Kindh Entwickl. 1992; 1: 31–35
[71] Brna P, Dooley J, Gordon K, Dewan T. The prognosis of childhood headache. A 20-year follow-up. Arch Pediatr Adolesc Med. 2005; 159: 1157–1160
[72] Harreby M, Neergaard K, Hesselsoe G, Kjer J. Are radiologic changes in the thoracic and lumbar spine of adolescents risk factors for low back pain in adults? A 25-year prospective cohort study of 640 school children. Spine. 1995; 20: 2298–2302
[73] Brattberg G. Do pain problems in young school children persist into early adulthood? A 13-year follow-up. Eur J Pain. 2004; 8: 187–199

Allgemeine Schmerzdiagnostik

- *Schmerzanamnese, -messung und -dokumentation* 46
- *Allgemeine körperliche und neurologische Untersuchung* 53
- *Funktionelle Diagnostik des Bewegungssystems* 60
- *Psychologische Schmerzdiagnostik* 76

4 Schmerzanamnese, -messung und -dokumentation

Friedrich Ebinger und Peter Kropp

4.1 Einleitung

Schmerz ist ein subjektives Erlebnis, das prinzipiell zwar schon im zweiten Schwangerschaftsdrittel erkennbar ist, dessen Charakter sich aber erst im Laufe der kindlichen Entwicklung endgültig herausbildet. Dieses subjektive Schmerzerlebnis ist einem anderen Menschen nicht unmittelbar zugänglich. Der Schmerz eines Menschen ist vielmehr nur durch seine willkürlichen Äußerungen erfassbar. Diese Mitteilung von Schmerz ist eine Form der Kommunikation zwischen demjenigen, der Schmerzen erleidet, und dessen Umgebung. Und diese Kommunikation verändert wieder das Erleben des Schmerzes. Wie andere Wahrnehmungsleistungen und andere Formen der Kommunikation unterliegen das Erleben und die Kommunikation von Schmerz Lernprozessen (S. 20).

Im Gegensatz zur Darstellung von Schmerzzuständen bei erwachsenen Patienten lassen sich daher insbesondere bei Säuglingen, Kleinkindern und oft auch bei Jugendlichen Schmerzzustände nur unvollkommen und inadäquat interpretieren. Dies liegt einerseits an den bei Säuglingen und Kleinkindern noch nicht ausgebildeten bzw. unreifen schmerzhemmenden Bahnen (S. 2), aber auch an der unzureichenden Fähigkeit des Kindes, Schmerzen adäquat auszudrücken und umzugehen. So fehlen insbesondere bei Frühgeborenen adäquate „reflexhafte" Verbindungen zur mimischen Muskulatur. Akute Schmerzen werden dann fälschlicherweise als weniger intensiv eingeschätzt, was die Gefahr größerer Schmerzeinwirkung und damit einer Schmerzsensitivierung erhöht [1]. Außerdem reifen schmerzhemmende Strukturen später und Analgetika vom Opioidtyp sind zunächst weniger wirksam als bei älteren Kleinkindern [2]. Erst ab einem Alter von 8 Jahren kann beim Kind davon ausgegangen werden, das seine Schmerzwahrnehmung derjenigen eines Erwachsenen entspricht [3].

Aufgrund der begrenzten Kommunikationsfunktionen muss generell bei Kindern unter 2½ Jahren davon ausgegangen werden, dass Schmerzen nur durch Beobachtung und somit durch Fremdeinschätzung erfasst werden können. Erst ab dem 3. Lebensjahr kann ein Kind einigermaßen valide und zuverlässige Schmerzaussagen machen. Tab. 4.1 stellt das kindliche Verständnis von Schmerzen unter Berücksichtigung des jeweiligen Alters zusammen.

4.2 Beobachtung und Fremdeinschätzung

Eine adäquate Schmerzerfassung wird bei Kleinkindern zunächst aus der genauen Verhaltensbeobachtung bestehen müssen. Dazu sollten mehrere verfügbare Beobachtungsebenen eingesetzt werden, wie sie in Tab. 4.2 beschrieben sind. Die Einschätzung der Schmerzzustände erfolgt über Fremdbeobachtungs- und Fremdbeurteilungs-

Tabelle 4.1 Übersicht des kindlichen Verständnisses von Schmerz unter Berücksichtigung des Alters [4].

Alter	Beobachtung
0–3 Monate	kein Schmerzverständnis, Reaktionen reflexhaft und wahrnehmungsbezogen
3–6 Monate	Schmerzreaktionen werden durch Traurigkeit und Ärgerreaktionen ergänzt
6–18 Monate	Gebrauch des Wortes „schmerzen" (im Sinne von „wehtun") zur Schmerzbeschreibung Beginn des Gebrauchs nichtkognitiver Schmerzbewältigungsstrategien
3–5 Jahre	beginnende grobe Angabe der Schmerzintensität beginnende emotionale Beschreibung des Schmerzes (z. B. „schlimm", „wahnsinnig")
5–7 Jahre	besseres Differenzierungsvermögen der Schmerzintensität Beginn des Gebrauchs kognitiver Schmerzbewältigungsstrategien
7–10 Jahre	Kind kann erklären, warum ein Schmerz „weh tut", weil es erste Zusammenhänge im Körper verstehen kann, erste Konzeptbildung
ab 11 Jahren	Kind kann Schmerzintensität differenziert bewerten

Tabelle 4.2 Verhaltensebenen des Schmerzausdrucks am Beispiel von Schmerzen beim Zahnen [4].

Ebene	Beobachtung
physiologisch	Kiefer und Wange gerötet, vermehrter Speichelfluss
motorisch	vermehrte Kaubewegungen, reduziertes Schlaf-, Ess-, Trink- und Spielverhalten ans Ohr fassen allgemeine Unruhe und Gereiztheit
subjektiv/verbal	schreien, wenig koordinierte Reaktionen

Tabelle 4.3 Übersicht über Fremdbeobachtungsverfahren zur Einschätzung von Schmerzen bei Kleinkindern unter 2½ Jahren.

Alter	Kurzform	Langform	Autoren	Indikatoren	Anwendung
24. SSW	PIPP	Premature Infant Pain Profile	[11]	7	allgemein
32. SSW	CRIES	Crying, Requires (=2, increased vital signs, expression, sleeplessness)	[12]	5	postoperativ
Neugeborene	NIPS	Neonatal Infant Pain Score	[13]	6	allgemein
0–3 Jahre	COMFORT		[14]	9	postoperativ
0–5 Jahre	CHEOPS	Childrens Hospital of Eastern Ontario Pain Scale	[15]	6	postoperativ
0–5 Jahre	KUSS	Kindliche Unbehagens- und Schmerzskala	[6]	5	postoperativ
0–7 Jahre	FLACC	Face, legs, Activity, Cry, Consolability	[5]	5	postoperativ
2–11 Jahre	MOPS	Modified Objective Pain Scale	[16]	5	postoperativ

Tabelle 4.4 FLACC-Skala [5].

Kategorien	0	1	2
Gesicht (Face)	keine Besonderheiten,	gelegentliches Grimassieren oder gefroren, zurückgezogen, desinteressiert	häufiges oder konstantes Zittern des Kinns, zusammengebissene Zähne
Beine (Legs)	normale Position oder entspannt	angespannt, unruhig	stoßend-kickend oder angezogen
Aktivität (Activity)	ruhiges Liegen, normale Position, unauffällige Bewegungen	hin und her bewegen, angespannt	angespannt, überstreckt, wirft sich hin und her
Schreien, Weinen (Cry)	keines	Stöhnen oder Wimmern; gelegentliche Beschwerden	ständiges Schreien/Weinen, schrille Schreie
Beruhigbarkeit (Consolability)	zufrieden, entspannt	durch Berührung oder Ansprache zu beruhigen, ablenkbar	schwer zu trösten oder zu beruhigen

Tabelle 4.5 Kindliche Unbehagens- und Schmerzskala zur postoperativen Schmerzerfassung bei Säuglingen und Kleinkindern (KUSS). Das Kind wird 15 Sekunden beobachtet und danach werden Punkte vergeben: Ab 2 Punkten ist eine Intervention nötig, ab 4 Punkten dringend [6].

Kategorien	0	1	2
Weinen	gar nicht	stöhnen, jammern, wimmern	schreien
Gesichtsausdruck	entspannt, lächelnd	Mund verzerrt	Mund und Augen grimassieren
Rumpfhaltung	neutral	unstet	aufbäumen, krümmen
Beinhaltung	neutral	strampelnd, tretend	Beine an den Körper gezogen
motorische Unruhe	nicht vorhanden	mäßig	hoch

verfahren. Hierfür werden eine ganze testpsychologische Reihe sehr zuverlässige und gültige Verfahren beschrieben. Diese Verfahren basieren grundsätzlich auf beobachtbaren Komponenten des Ausdrucks und zugleich auch auf messbaren physiologischen Parametern, die die Aktiviertheit des Säuglings oder Kleinkinds beschreiben (z. B. Herzfrequenz und Sauerstoffsättigung). Eine Übersicht über Fremdbeurteilungsverfahren liefert Tab. 4.3, detaillierte Beispiele finden sich in Tab. 4.4 und Tab. 4.5. Diese Verfahren sind für den – meist postoperativen – Akutschmerz validiert aber auch anderweitig einsetzbar. Sie haben den Vorteil, dass sie sowohl von geschulten Ärzten als auch vom Pflegepersonal oder den Eltern (z. B. MOPS-Skala) angewandt werden können und damit sehr universell einsetzbar sind.

4.3 Methoden der Selbsteinschätzung

Ab dem Entwicklungsstand eines 2½- bis 3-jährigen Kindes kann auch eine Selbsteinschätzung der Schmerzzustände erfolgen. Das Kind hat dann das „vorbegriffliche Stadium" nach Piaget [17] erreicht und ist jetzt in der Lage, anhand vorgegebener Schemen die Schmerzintensi-

4 Schmerzanamnese, -messung und -dokumentation

tät valide und reliabel einzuschätzen (s. Kap. 2). Art und Differenzierung der Schemata müssen natürlich dem Alter des Kindes angepasst werden. Dabei gilt, dass mit zunehmendem Alter die Selbsteinschätzung auch differenzierter erfolgen kann. Neben der Smiley-Analog-Skala, der Farbskala und der visuellen Analogskala (VAS) bieten sich die numerische oder verbale Ratingskala (VRS), eine taktile Skala und das Führen von Schmerztagebüchern an.

4.3.1 Smiley-Analogskala/Gesichter-Skala

Die Smiley-Analogskala ist eine mehrstufige Einschätzskala, bei der jedes Gesicht eine definierte Schmerzintensität repräsentiert. Das Kind bekommt in der Regel 5–7 Gesichter vorgelegt und soll dann die aktuell erlebte Schmerzstärke einem Gesicht zuordnen (Abb. 4.1). Das Kind muss zunächst die beiden Endkategorien (geringster oder kein Schmerz vs. stärkster Schmerz) anhand der Gesichter benannt bekommen. Es kann danach mit großer Zuverlässigkeit Auskunft über seine Schmerzen erteilen [8]. Eine differenziertere Abwandlung ist die Gesichter-Skala nach Bieri, die in ihrer revidierten Version (Abb. 4.2) gut validiert und etabliert ist [7]. Für sie stehen Anleitungen in vielen verschiedenen Sprachen zur Verfügung: *Wählen Sie die Formulierung „weh tun" oder „Schmerzen", je nachdem was zu dem jeweiligen Kind am besten zu passen scheint. „Diese Gesichter zeigen, wie weh etwas tun kann (wie sehr etwas schmerzen kann). Dieses Gesicht hier" (auf das Gesicht ganz links zeigen) „zeigt, dass es gar nicht weh tut (schmerzt). Die anderen Gesichter zeigen, dass es mehr und mehr weh tut (schmerzt)" (auf die Gesichter der Reihe nach zeigen) „bis hin zu diesem Gesicht, das zeigt, dass es ganz stark weh tut (schmerzt). Zeig mir mal das Gesicht, das am besten zeigt, wie sehr es Dir (gerade) weh tut (wie stark deine Schmerzen gerade sind)." Vergeben Sie die Punkte 0, 2, 4, 6, 8 oder 10 für die Gesichter von links nach rechts, so dass „0" = „kein Schmerz" und „10" = „sehr starker Schmerz" bedeutet. Vermeiden Sie Worte wie „glücklich" und „traurig". Ziel dieser Skala ist es, zu messen, wie die Kinder sich innerlich fühlen und nicht wie ihr Gesichtsausdruck ist* (http://www.usask.ca/childpain/fpsr/).

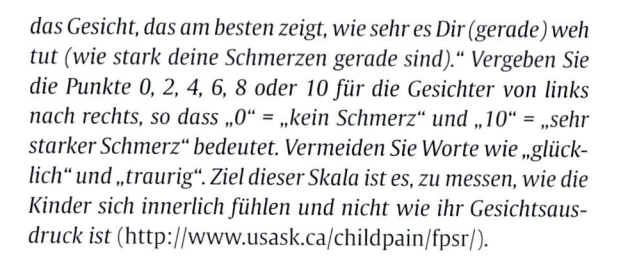

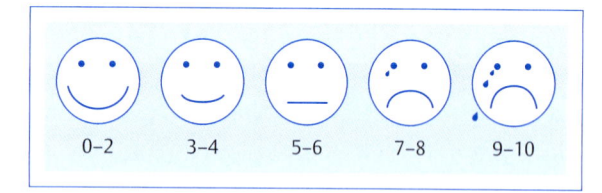

4.3.2 Farbskala

Mit der Farbskala wird eine bestimmte Schmerzstärke mit einer Farbe assoziiert (dies kann vorgegeben oder auch dem Kind überlassen werden). Üblicherweise wird schwacher Schmerz eher mit orange, starker Schmerz mit schwarz assoziiert.

4.3.3 Visuelle Analogskala

Die Visuelle Analogskala (VAS) ist eine horizontale Linie mit den Endpunkten „kein Schmerz" und „stärkster vorstellbarer Schmerz". Das Kind soll auf dieser Linie die aktuelle Schmerzintensität bestimmen. Mit einem auf die Linie angepassten Lineal kann dann die entsprechende Schmerzintensität in einen numerischen Wert überführt werden. Kinder ab einem Alter von ca. 6 Jahren können mit dieser Skala sehr zuverlässig ihre Schmerzen angeben (Abb. 4.3).

4.3.4 Numerische Ratingskala

Mit etwas Übung kann das Kind auch selbst die numerische Intensität der Schmerzen angeben. Auch hier ist wichtig, zunächst die Endpunkte (z. B. 0 und 10) gemeinsam mit dem Kind zu definieren. Wenn das Kind diesen Zahlenraum beherrscht (etwa ab der ersten Grundschulklasse), kann es die aktuelle Schmerzintensität sehr exakt mit einer Zahl aus der Skala in Verbindung bringen.

4.3.5 Verbale Ratingskala

Die verbale Ratingskala kann ab dem Schulalter eingesetzt werden. Ihr Vorteil ist, dass neben evaluativen Beschreibungen der Schmerzintensität auch affektive Komponen-

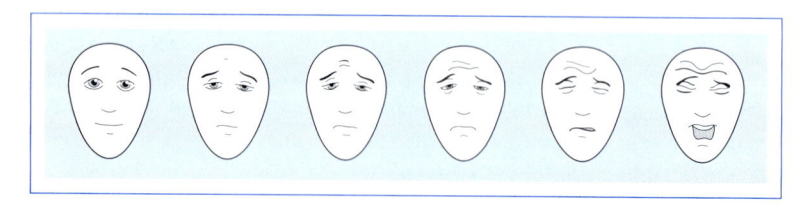

Abb. 4.1 Smiley-Analogskala.

Abb. 4.2 Gesichter-Skala (Abbildung mit freundlicher Genehmigung der International Association for the Study of Pain [IASP]: Die Abbildung darf ohne Genehmigung durch die IASP nicht reproduziert werden. Stand 2010).

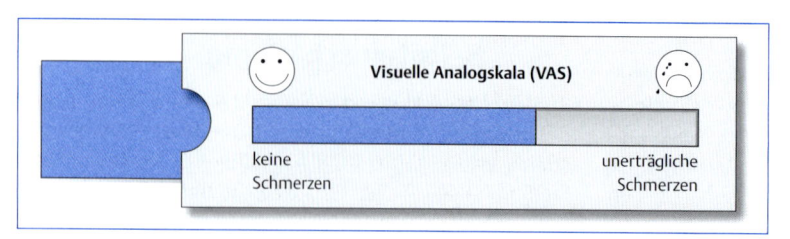

Abb. 4.3 Visuelle Analogskala. Je nach Intensität der Kopfschmerzen wird der rote Reiter mehr oder weniger nach rechts verschoben. Auf der Rückseite der Skala lässt sich der numerische Wert ablesen.

ten vorgegeben werden können. Dies ist jedoch erst ab dem Schulalter möglich.

4.3.6 Taktile Skala

Die taktile Skala kann bei visuell beeinträchtigten Kindern im Alter zwischen 4 und 12 Jahren eine angemessene Schmerzdiagnose ermöglichen. Die Skala wird insbesondere nach Augenoperationen eingesetzt, wenn keine visuelle Umsetzung der empfundenen Schmerzen erfolgen kann. Die Kinder lernen zunächst, die Schmerzintensität anhand des erfühlten Vergleichs zwischen Holzbällen in zunehmender Größe einzuschätzen, wobei der größte Ball den stärksten vorstellbaren Schmerz repräsentiert. Eine hohe Testgüte kann dann erreicht werden, wenn die Kinder die Bälle bereits präoperativ, also auch visuell untersuchen konnten [9].

4.4 Zur Anamnese kindlicher Schmerzzustände

Bei der Anamnese kindlicher Schmerzzustände ermöglicht die Unterscheidung zwischen akuten und chronisch-progredienten oder chronisch-rekurrierenden Schmerzen eine erste differenzialdiagnostische Einordnung. Die Lokalisation der Schmerzen durch Eltern und Kind kann irreführend sein.

4.4.1 Akute Schmerzen

Bei akuten Schmerzen ist nach deren Beginn und Dynamik nach vermuteten Auslösern, nach Begleitsymptomen, wie z. B. Fieber, Apathie, Anorexie, Erbrechen, Stuhlunregelmäßigkeiten, Miktionsproblemen oder neurologischen Ausfällen, zu fragen. Vorerkrankungen sind ebenso in Erfahrung zu bringen wie eine Medikamenteneinnahme, ein Auslandsaufenthalt, Infektionen in der Umgebung, Tierkontakt oder ein Zeckenstich. Anhand solcher Informationen und der körperlichen Untersuchung ist über die Notwendigkeit einer akuten Intervention zu entscheiden.

4.4.2 Chronische Schmerzen

Bei chronischen Schmerzen sind dieselben Fragen in zeitlichem Bezug zur Dynamik der Schmerzerkrankung wichtig. An deren Anfang kann eine eigentlich banale Erkrankung, ein Bagatelltrauma oder aber ein psychisch einschneidendes Erlebnis stehen. Während des Verlaufs einer Schmerzerkrankung kann der Patient andere Veränderungen zeigen; diese können Folge der Schmerzerkrankung oder Folge einer gemeinsamen organischen oder nicht-organischen Grundproblematik sein.

4.4.3 Verlauf

Zum Verlauf ist zu erfragen, wie oft die Schmerzen auftreten, ob die Schmerzen an Häufigkeit und/oder Intensität zunehmen oder konstant sind, ob sie typischerweise an bestimmten Wochentagen, nur während der Schulzeit oder auch in den Ferien auftreten, ob bestimmte Auslöser zu erkennen sind. Immer sollten die sensorischen (Stärke,

Ort) und die affektiven „Qualitäten" (vernichtend, quälend) des Schmerzes erfasst werden:
- Wie lange dauern Schmerzattacken?
- Wodurch werden sie verstärkt?
- Wodurch werden sie gebessert (Analgetika, Ruhe, Aktivität)?

4.4.4 Fremdeinschätzung

Die Bezugspersonen müssen gefragt werden, wie sich die erlebten Schmerzen beim Kind auswirken (beispielsweise indem das Kind nicht mehr mit Interesse spielt) und wie das Kind unter Schmerzen isst und schläft. Auftretende Begleitsymptome können eventuell wichtige Hinweise auf die Ätiologie der Schmerzen geben. Daneben sollte auf psychische Auffälligkeiten und auf die Reaktion des Umfelds auf die Schmerzen geachtet werden. Als psychische Auffälligkeiten zählen Angst oder depressive Zustände beim Kind. Die Reaktion des Umfelds kann in Form eines SORKC-Modells (SORKC = Stimulus, Organismus, Reaktion, Kontingenz, Konsequenz) beschrieben werden, in welchem aufrechterhaltende Faktoren im Sinne einer Verstärkung bestimmt werden können.

4.4.5 Erweiterte Anamnese

Schließlich darf eine systematische Anamnese eventueller Vorerkrankungen bis hin zu Fragen nach Schwangerschaft und Geburt nicht vergessen werden. Auch der Impfstatus und eventuelle Medikamenteneinnahmen können relevant sein. Schließlich können sich aus der Familienanamnese Anhalte für eine hereditäre Belastung für schmerzverursachende organische Erkrankungen (Polyarthritis, Hypertonus) oder eine Sensibilität des schmerzverarbeitenden Systems sowie auch Hinweise auf ein Lernen am Modell geben.

4.4.6 Fragebögen

Eine Zusammenstellung wichtiger Fragefelder für die Anamnese bei kindlichen Schmerzzuständen gibt Tab. 4.6. Für einen Teil dieser Fragen liegen auch verschiedene Fragebögen vor, die durch die Bezugspersonen ausgefüllt werden. Dabei muss jedoch immer von einer Unschärfe ausgegangen werden, weil Erwachsene die Schmerzzustände des Kindes nicht vollkommen exakt darstellen können. Für ältere Kinder liegen Schmerzfragebögen vor, die jedoch schnell wegen ihrer Komplexität das Kind überfordern und somit die Zuverlässigkeit drastisch reduzieren.

4.5 Schmerztagebuch

Gelegentlich ist eine systematische Verlaufsbeobachtung der Schmerzen notwendig. Dies kann durch das Ausfüllen eines Tagebuchs auf der Basis täglicher Beobachtungen erfolgen. Dabei sollte beachtet werden, dass in vielen Fällen die tägliche Schmerzeinschätzung nötig ist, auch in Tagen, bei denen keine Schmerzen aufgetreten sind. Erst dann ergeben sich beispielsweise im Kopfschmerzbereich differenzialdiagnostisch wertvolle Erkenntnisse über die

Tabelle 4.6 Zusammenstellung der wichtigsten Fragefelder für die Anamnese bei kindlichen Schmerzzuständen.

1. Schmerz	sensorisch	Intensität (gleichbleibend – anfallsförmig – abwechselnd – unklar) Dauer (langandauernd - kurzfristig – gelegentlich) Häufigkeit (einmal – mehrmals pro Woche/Monat/Tag – immer) Lokalisation (lokalisierbar – diffus – häufig wechselnde Orte) Erkrankungsdauer seit Beginn der Schmerzerkrankung
	affektiv	Umschreibung mit Adjektiven (quälend – schlimm – vernichtend) Besserung: Angabe von Aktivitäten, die den Schmerz verlässlich bessern (z. B. Ruhe, Zuwendung) Verschlimmerung: Angabe von Aktivitäten, die den Schmerz verlässlich verschlimmern (z. B. Belastung, Lärm) Aktivitäten zur Schmerzbewältigung: Angabe von selbstausprobierten Möglichkeiten Beurteilung deren Wirksamkeit Angabe der eingenommenen Medikamente (Dosierung, Zeitraum)
2. Begleiterscheinungen		Übelkeit, Erbrechen Lärm- und/oder Lichtempfindlichkeit Schmerzen an anderer Körperstelle (z. B. Bauch) Unruhe, Agitiertheit Müdigkeit neurologische Symptome Veränderungen im Appetit
3. Psychische Symptome		depressive Verstimmung (im Vorfeld oder während oder nach den Schmerzen) Angst (im Vorfeld oder während oder nach den Schmerzen) Aggressivität (im Vorfeld oder während oder nach den Schmerzen) Leistungsmotivation (Hoffnung auf Erfolg – Furcht vor Misserfolg) Verhaltensauffälligkeiten (Essstörungen, Aufmerksamkeitsprobleme, oppositionelles Verhalten)
4. Umfeld	Familie	Schmerzen in der Familie Umgang mit Schmerzen Reaktion auf die Schmerzen des Patienten „unruhige" Familie (Trennungssituation, weitere Krankheitsfälle, Todesfälle) sonstige Vorerkrankungen
	Kindergarten	Spielverhalten Integration mit anderen Reaktion auf die Schmerzen
	Schule	Aufmerksamkeit Leistungsbereitschaft Stressreagibilität Reaktion auf die Schmerzen
5. Interessen	Hobbies	individuelle Vorlieben (TV-, PC-Spielkonsole) Verhalten in der Schmerzsituation
6. allgemeinpädiatrische Anamnese		Entwicklung Vorerkrankungen Impfungen Auslandsaufenthalte Haustiere Zeckenbisse etc.

Häufigkeit der Schmerzzustände. Unter Berücksichtigung der kognitiven Entwicklung des Kindes können Tagebücher mehr oder weniger differenziert ausfallen. Ein hochdifferenziertes Tagebuch für Kopfschmerzen zeigt Abb. 4.4. Hier ist zu beachten, dass das Kind eine ausführliche Anleitung zum selbstständigen Ausfüllen des Tagebuchs erhält, so dass es auch ohne Hilfe seiner Eltern eine tägliche Schmerzeinschätzung durchführen kann.

Abb. 4.4 Seiten eines Schmerztagebuchs ▶ (aus Pothmann et al. Migränetagebuch für Kinder. Arcis Verlag, München 1991 [10]).

Schmerztagebuch

Migränetagebuch für Kinder

Name _____ **Woche vom** _____ **bis** _____

1. Was hattest Du heute für einen Tag? Gib ihm ein Gesicht!
☺ 1   🙂 2   😐 3   🙁 4   ☹ 5

	Montag	Dienstag	Mittwoch	Donnerstag	Freitag	Samstag	Sonntag
1.	1 2 3 4 5 ☐	1 2 3 4 5 ☐	1 2 3 4 5 ☐	1 2 3 4 5 ☐	1 2 3 4 5 ☐	1 2 3 4 5 ☐	1 2 3 4 5 ☐
2. Hattest Du heute ganz, eine oder ein paar Stunden in der Schule gefehlt?	ja ☐ nein ☐	ja ☐ nein ☐	ja ☐ nein ☐	ja ☐ nein ☐	ja ☐ nein ☐	ja ☐ nein ☐	ja ☐ nein ☐
3. Hast Du heute etwas Besonderes erlebt? a) etwas Tolles, Schönes ... b) etwas Unangenehmes, Ärgerliches ... wenn ja, was?	ja ☐ nein ☐	ja ☐ nein ☐	ja ☐ nein ☐	ja ☐ nein ☐	ja ☐ nein ☐	ja ☐ nein ☐	ja ☐ nein ☐
4. Hattest Du heute Kopfschmerzen?	ja ☐ ⇨ nein ☐ Stop!	ja ☐ ⇨ nein ☐ Stop!	ja ☐ ⇨ nein ☐ Stop!	ja ☐ ⇨ nein ☐ Stop!	ja ☐ ⇨ nein ☐ Stop!	ja ☐ ⇨ nein ☐ Stop!	ja ☐ ⇨ nein ☐ Stop!
5. Wie stark waren Deine Kopfschmerzen? (1 = sehr leicht, 10 = am stärksten) Bitte die Zahl auf dem Maßband einkreisen.	1 3 5 7 9 / 2 4 6 8 10	1 3 5 7 9 / 2 4 6 8 10	1 3 5 7 9 / 2 4 6 8 10	1 3 5 7 9 / 2 4 6 8 10	1 3 5 7 9 / 2 4 6 8 10	1 3 5 7 9 / 2 4 6 8 10	1 3 5 7 9 / 2 4 6 8 10
6. Wann hattest Du Kopfschmerzen? Kreuze **alle** Stundenkästchen an, in denen Du Kopfschmerzen hattest.	6 7 8 9 10 11 12 13 / 14 15 16 17 18 19 20 21 / 22 23 24 1 2 3 4 5	6 7 8 9 10 11 12 13 / 14 15 16 17 18 19 20 21 / 22 23 24 1 2 3 4 5	6 7 8 9 10 11 12 13 / 14 15 16 17 18 19 20 21 / 22 23 24 1 2 3 4 5	6 7 8 9 10 11 12 13 / 14 15 16 17 18 19 20 21 / 22 23 24 1 2 3 4 5	6 7 8 9 10 11 12 13 / 14 15 16 17 18 19 20 21 / 22 23 24 1 2 3 4 5	6 7 8 9 10 11 12 13 / 14 15 16 17 18 19 20 21 / 22 23 24 1 2 3 4 5	6 7 8 9 10 11 12 13 / 14 15 16 17 18 19 20 21 / 22 23 24 1 2 3 4 5
7. Was hast Du heute wegen Deiner Kopfschmerzen unterbrochen oder ausgelassen? a) Schule b) Hausaufgaben c) Spielen, Freizeit (alleine) d) Fernsehen, Computer, Kassetten, Musik hören e) Spielen, Freizeit (mit anderen) f) Sport	ja ☐ nein ☐ ☐☐☐☐☐☐	ja ☐ nein ☐ ☐☐☐☐☐☐	ja ☐ nein ☐ ☐☐☐☐☐☐	ja ☐ nein ☐ ☐☐☐☐☐☐	ja ☐ nein ☐ ☐☐☐☐☐☐	ja ☐ nein ☐ ☐☐☐☐☐☐	ja ☐ nein ☐ ☐☐☐☐☐☐
8. Wo tat es weh? Zeichne möglichst genau ein, wo Deine Kopfschmerzen waren!	links / rechts	links / rechts	links / rechts	links / rechts	links / rechts	links / rechts	links / rechts
9. War Dir bei den Kopfschmerzen a) übel/schlecht b) schwindelig c) Musstest Du erbrechen? d) Konntest Du nur schwer sprechen? e) Konntest Du Arme und Beine schlecht bewegen? f) Hattest Du ein komisches Gefühl in der Haut?	ja ☐ nein ☐	ja ☐ nein ☐	ja ☐ nein ☐	ja ☐ nein ☐	ja ☐ nein ☐	ja ☐ nein ☐	ja ☐ nein ☐
10. Hast Du heute ein Medikament gegen Deine Kopfschmerzen genommen?	ja ☐ nein ☐	ja ☐ nein ☐	ja ☐ nein ☐	ja ☐ nein ☐	ja ☐ nein ☐	ja ☐ nein ☐	ja ☐ nein ☐

4.6 Zusammenfassung

Bei der Erfassung kindlicher Schmerzzustände oder Schmerzerkrankungen muss die Entwicklung der kindlichen Begriffsbildung beachtet werden. Bei Kleinkindern ist man auf die Angaben der Umgebung angewiesen. Dies gilt für die Anamnese, für die Schmerzmessung auf der Basis von Beobachtungsskalen und für die Dokumentation der Schmerzen. Bei älteren Kindern können zunehmend die differenzierter werdenden Angaben der Betroffenen verwendet werden. Dabei sind anamnestische Fragen und insbesondere die Wahl der geeigneten Schmerzskalen auf der Basis der Selbsteinschätzung der jeweiligen Beurteilungskompetenz anzupassen. Wichtig ist es, immer zu versuchen, auch von den Betroffenen Aussagen zu bekommen und nicht nur von den Bezugspersonen.

Literatur

[1] Fitzgerald M, Beggs S. The neurobiology of pain. Developmental aspects. Neuroscientist Jun. 2001; 7(3): 246–257
[2] Rahman W, Dashwood MR, Fitzgerald M, Aynsley-Green A, Dickenson AH. Postnatal development of multiple opioid receptors in the spinal cord and development of spinal morphine analgesia. Brain Research. Developmental Brain Research. 1998: 108: 239–254
[3] Lafreniere L, Laureau E, Vanasse M, Forest L, Ptito M. Maturation of short latency somatosensory evoked potentials by median nerve stimulation. A cross-sectional study in a large group of children. Electroencephalography and Clinical Neurophysiology. 1990; 41: 236–242
[4] Kropp P. Psychologische Schmerzdiagnostik bei Kindern. Monatsschrift Kinderheilkunde. 2003; 151: 1075–1089
[5] Merkel SI, Voepel-Lewis T, Shayevitz JR, Malviya S. The FLACC. A behavioral scale for scoring postoperative pain in young children. Pediatric Nursing. 1997; 23: 293–297
[6] Büttner W, Finke W, Hilleke M, Reckert S, Vsianska L, Brambrink A. Entwicklung eines Fremdbeobachtungsbogens zur Beurteilung des postoperativen Schmerzes bei Säuglingen. AINS Anästhesiol Intensivmed Notfallmed Schmerzther. 1998; 33: 353–361
[7] Bieri D, Reeve R, Champion GD, Addicoat L, Ziegler J. The Faces Pain Scale for the self-assessment of the severity of pain experienced by children. Development, initial validation and preliminary investigation for ratio scale properties. Pain. 1990; 41: 139–150
[8] Pothmann R, von Frankenberg S, Müller B, Sartory G, Hellmeier W. Epidemiology of headache in children and adolescents. Evidence of high prevalence of migraine among girls under ten. International Journal of Behavioral Medicine. 1994; 1: 76–89
[9] Westerling D. Postoperative recovery evaluated with a new, tactile scale (TaS) in children undergoing ophthalmic surgery. Pain. 83: 297–301
[10] Pothmann R, Plump U, Maibach G, Besken E, von Frankenberg S. Migränetagebuch für Kinder. München: Arcis-Verlag; 1991
[11] Stevens B, Johnston C, Petryshen P, Taddio A. Premature Infant Pain Profile. Development and initial validation. Clin J Pain. 1996; 12: 13–22
[12] Krechel SW, Bildner J. CRIES. A new neonatal postoperative pain measurement score. Initial testing of validity and reliability. Paediatr Anaesth. 1995; 5: 53–61
[13] Lawrence J, Alcock D, McGrath P, Kay J, MacMurray SB, Dulberg C. The development of a tool to assess neonatal pain. Neonatal Netw. 1993; 12: 59–66
[14] Ambuel B, Hamlett KW, Marx CM, Blumer JL. Assessing distress in pediatric intensive care environments. The COMFORT scale. J Pediat Psychol. 1992; 17: 95–109
[15] McGrath PJ, Johnson G, Goodman JT, Schillinger J, Dunn J, Chapman JA. CHEOPS. A behavioral scale for rating postoperative pain in children. Adv Pain Res Ther. 1985; 9: 395–402
[16] Wilson GA, Doyle E. Validation of three paediatric pain scores for use by parents. Anaesthesia. 1999; 51: 1005–1007
[17] Piaget J. Das Erwachen der Intelligenz beim Kinde. Klett: Stuttgart; 1969
[18] Hicks CL, von Baeyer CL, Spafford P, van Korlaar I, Goodenough B. The Faces Pain Scale Revised. Toward a common metric in pediatric pain measurement. Pain. 2001; 93: 173–183

5 Allgemeine körperliche und neurologische Untersuchung

Friedrich Ebinger

5.1 Einleitung

Anamnese und körperliche Untersuchung sind die entscheidenden Schlüssel zur Einordnung kindlicher Schmerzzustände. Dabei gilt es – wie immer in der Medizin – mit dem Häufigen zu rechnen, aber auch an das Seltene zu denken. Die Anamneseerhebung umfasst nicht nur die abzufragenden Fakten (S. 46), sondern hat beim Bericht von Eltern und Patient auch auf Zwischentöne und Nebensätze zu achten, um hier gegebenfalls gezielt nachzufragen. Je nach beschriebenen Beschwerden wird die körperliche Untersuchung unterschiedliche Schwerpunkte haben; zumindest bei nicht eindeutig einzuordnenden Schmerzen muss aber immer eine gesamte körperliche Untersuchung erfolgen [1, 2, 3].

5.2 Körperliche Untersuchung

5.2.1 Inspektion

Der erste Schritt der Untersuchung ist die Inspektion. Während der Unterhaltung mit der Bezugsperson besteht bereits Gelegenheit, den Patienten zu beobachten. Hier sind oft schon entscheidende Informationen zu erwerben. Zunächst ist das allgemeine Verhalten des Kindes wahrzunehmen:
- Wirkt es fröhlich oder ernst und verdrießlich?
- Wie ist der Allgemeinzustand?
- Wirkt das Kind gepflegt?
- Wirkt es krank?
- Ist der Gesichtsausdruck gequält oder ängstlich [4]?
- Ist die Körperhaltung ängstlich bzw. in sich gekehrt?
- Sind die Augen haloniert? Liegen Lidödeme vor?
- Wie ist der Ernährungszustand?
- Wirken Größe und Gewicht altersgemäß?
- Zeigt der Patient Haltungsanomalien oder Asymmetrien (Kniestellung, Beckenschiefstand, Skoliose, Schiefhals)?
- Fallen Schonhaltungen auf?
- Zeigen sich bei der Spontamotorik Unruhe oder Adynamie und Bewegungsstarre?
- Sind die Bewegungen symmetrisch und geschmeidig?
- Wie sind Augenstellung, Augenmotilität und Motorik der Gesichtsmuskeln?
- Wirkt die Atmung ruhig und regelmäßig? Zeigt sich Nasenflügeln?

Beim schreienden, weinenden oder klagenden Kind kann der Charakter des Schreiens oder der Klage eingeschätzt werden:
- Lässt er an Schmerzen, Wut oder Langeweile denken?
- Wie reagieren die Bezugspersonen?
- Wie werden Schreien und Klage durch Zuwendung, Trösten, Auf- oder In-den-Arm-Nehmen beeinflusst [5]?

Nach dem Entkleiden lassen sich die genannten Punkte der Inspektion wesentlich besser beurteilen. Nun lassen sich auch das Abdomen und die Atemexkursionen direkt beurteilen. Die Gesamtform des Abdomens und lokale Vorwölbungen sind ebenso wie alte Operationsnarben zu beachten. Reine Thoraxatmung beim Kleinkind und angezogene Beine können auf eine peritoneale Reizung hinweisen. Schwierigkeiten, sich ohne Hilfe der Arme aufzusetzen, können sich ebenfalls bei peritonealen Schmerzen oder bei meningealer Reizung finden. Zusätzlich ist die Haut hinsichtlich Blässe, Zyanose, Exantheme, Angiokeratome (M. Fabry), Naevi (Café-au-lait-Flecken bei Neurofibromatose Typ 1, white spots bei Tuberöser Sklerose etc.) aber auch Einblutungen sowie Nadelstichverletzungen oder Ritzspuren zu untersuchen.

> ■ **Fehler und Gefahren**
> Bei der Inspektion muss besonders bei größeren Kindern das Schamgefühl beachtet und wenigstens ein Teil der Wäsche anbehalten werden.

5.2.2 Auskultation

Meist ist es sinnvoll, die Auskultation vor der eventuell schmerzhaften Palpation durchzuführen. Die Darmgeräusche sind ebenso wie die Lungen (Atemfrequenz, Dämpfung, Rasselgeräusche) und das Herz (Herzfrequenz, -töne, -geräusche) zu beurteilen. Dabei sollte bei Bauchschmerzen nicht mit dem Abdomen begonnen werden. Eventuell sollte nach arteriellen Strömungsgeräuschen gefahndet werden.

5.2.3 Palpation

Je kleiner das Kind ist, umso spielerischer sollte die Untersuchung sein. Die Hände müssen warm sein. Die Palpation beginnt nicht in der primär als Schmerzquelle vermuteten Region, sondern nähert sich dieser tastend.

5 Allgemeine körperliche und neurologische Untersuchung

> **Merke**
> Eine Berührungsempfindlichkeit ist von Abwehr der Untersuchung aus Wut oder Ängstlichkeit zu differenzieren.

Der *Hautturgor* ist zu überprüfen. Das *Abdomen* ist hinsichtlich Abwehrspannung, (umschriebener) Resistenzen (Tumor, Skyballa) oder Vergrößerung der Oberbauchorgane abzutasten. Der Versuch, einen Loslassschmerz auszulösen, sollte mit Vorsicht erfolgen. Gegebenenfalls ist für die Palpation eine Schreipause auszunutzen.

Beim vorsichtigen Abtasten der *Bauchdecken* und der *Nierenlager* ist darauf zu achten, ob das Kind Schmerzreaktionen zeigt, z. B. Verziehen des Gesichts oder Zusammenkneifen der Augen. Auch hier ist zunächst in den nichtschmerzhaften Regionen zu beginnen. Klassisch sind die Druckpunkte Lanz und McBurney im rechten Unterbauch für eine Appendizitis, wobei die Appendix auch atypisch liegen kann. Ähnlich lokalisiert kann auch der Druckschmerz bei M. Crohn sein.

Druckschmerz im Epigastrium lässt an eine Gastritis denken, der rechte Rippenbogen an die Gallenblase, der linke und mittlere Unterbauch insbesondere an eine Obstipation aber auch an eine Zystitis. Gegebenenfalls sind auch die Bruchpforten zu untersuchen.

Palpationsschmerz der Nierenlager ist von druckschmerzhafter paraspinaler Muskulatur zu differenzieren. Muskuläre Verspannungen können auch in den rechten Unterbauch projiziert werden. Umgekehrt können sich Erkrankungen innerer Organe in Spontan- oder Berührungsschmerzen in entfernten Hautarealen (Head-Zonen) zeigen (Abb. 5.1). Hintergrund für beide Richtungen der Projektion ist die gemeinsame Innervation von Abdominalorgan, Haut und/oder Muskulatur aus demselben Rückenmarksegment.

Beim Säugling ist die *Fontanelle* zu beurteilen: Ist sie eingefallen oder vorgewölbt und eventuell pulsierend als Zeichen für eine Druckerhöhung?

Meningeale Reizzeichen (Nackensteife, Brudzinski, Kernig) sind zu überprüfen und zwar – besonders bei Kindern im Kindergarten- und Grundschulalter – auch dann, wenn die Anamnese zunächst nicht auf eine Meningitis hindeutet. An die Palpation der trigeminalen Nervenaustrittspunkte und der Muskulatur im Kopfbereich ist gegebenenfalls zu denken.

Die weitere Untersuchung des Bewegungssystems wird in Kapitel 6 (S. 60) besprochen.

5.2.4 Perkussion

Bei der Perkussion lässt sich Luft von Gewebe oder Flüssigkeit unterscheiden: So hilft die Perkussion des Thorax, Erguss oder Infiltrat zu identifizieren; die Perkussion des Abdomens erlaubt, Meteorismus oder Blasenhochstand zu diagnostizieren. Die Perkussion ist auch eine Provokationsmethode von lokalen Schmerzen, sei es im Nierenlager, an der Harnblase oder über den Nasennebenhöhlen.

5.2.5 „Invasivere" Untersuchungen

Inspektion von *Gehörgängen*, *Mundraum* und *Rachen* erfolgen immer zum Ende der Untersuchung. Meist ist es beim Kleinkind notwendig, daß dieses von Vater oder Mutter in geeigneter Weise fixiert wird (Abb. 5.2). Die *rektal-digitale Untersuchung* auf der Suche nach eingedicktem Stuhl bei Obstipation, nach Schleim oder Blut bei Invaginationsverdacht oder mit der Frage nach Douglasschmerz bei Verdacht auf Appendizitis, hat ebenfalls zum Ende der Untersuchung zu erfolgen. Auch das rektale *Fiebermessen* ist eine notwendige, aber oft unangenehme Untersuchung. Es muss individuell entschieden werden, ob es sinnvollerweise ganz am Anfang oder am Ende der Untersuchung steht.

Für die *Messung des Blutdrucks* muss eine Ruhephase ausgewählt werden; oft ist die erste Messung verfälscht.

5.2.6 Körperliche Entwicklung

Zur Untersuchung von Kindern und Jugendlichen gehört immer auch die Beurteilung von *Körperlänge*, *Gewicht* und *Kopfumfang*. Diese Messwerte sind nicht nur aktuell auf ihre Lage innerhalb der Perzentilen der Altersnorm zu überprüfen (Abb. 5.3 und 5.4), sondern auch im Verlauf zu beurteilen. Ein Wachstumsstillstand kann ein wichtiger Hinweis auf eine endokrinologische Problematik sein, z. B. bei Kopfschmerzen auf ein Kraniopharyngeom; ein perzentilenschneidendes Kopfwachstum kann ein Hinweis auf einen dekompensierten Hydrocephalus sein.

Immer ist auch die *Pubertätsentwicklung* zu beurteilen. Dies geschieht gemäß der Stadieneinteilung nach Tanner (Abb. 5.5).

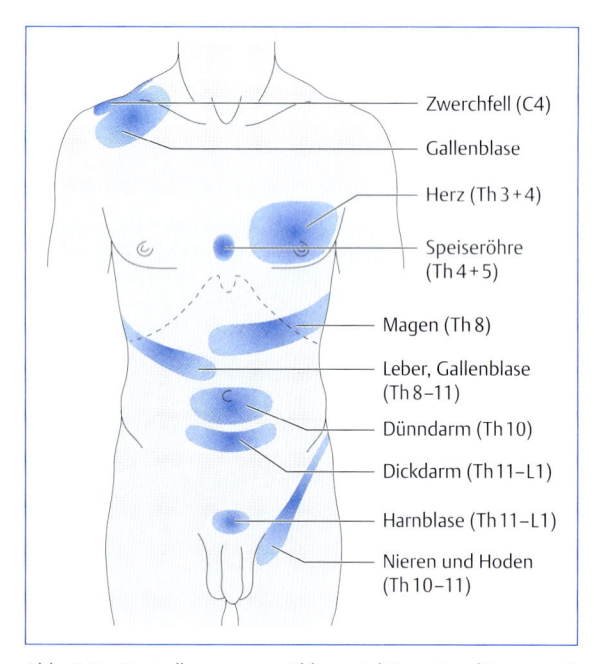

Abb. 5.1 Darstellung ausgewählter wichtiger Head-Zonen mit Spontan- und Berührungsempfindlichkeit der Haut bei Erkrankungen innerer Organe aufgrund gemeinsamer Innervation von Dermatom und innerem Organ [1].

Zwerchfell (C4)
Gallenblase
Herz (Th 3+4)
Speiseröhre (Th 4+5)
Magen (Th 8)
Leber, Gallenblase (Th 8–11)
Dünndarm (Th 10)
Dickdarm (Th 11–L1)
Harnblase (Th 11–L1)
Nieren und Hoden (Th 10–11)

Körperliche Untersuchung

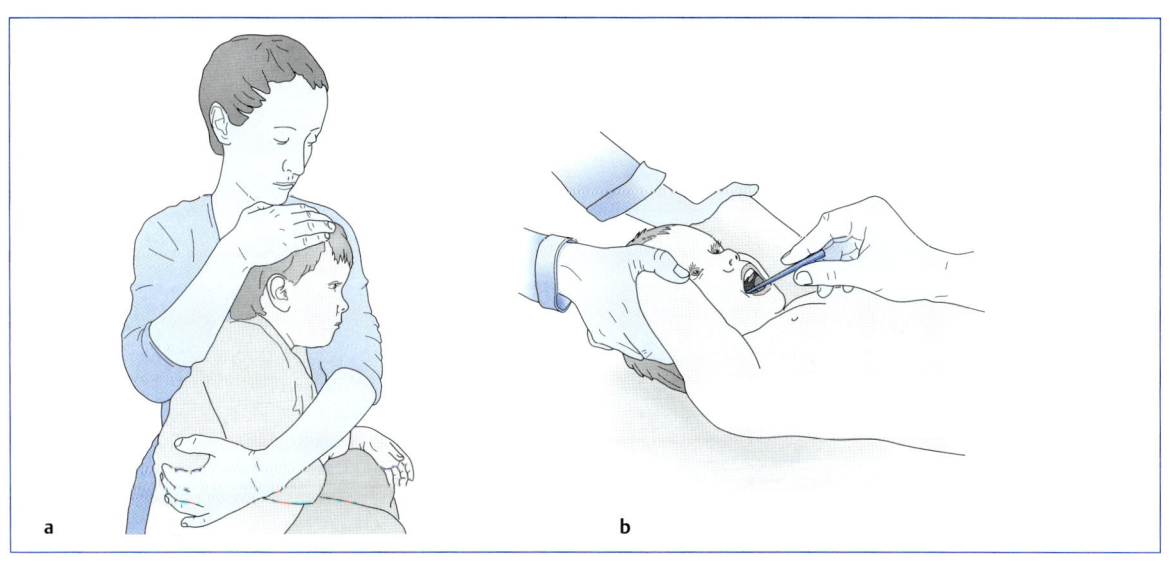

Abb. 5.**2** Fixieren des Kopfes eine Kleinkindes für die Untersuchung, **a** der Ohren, **b** von Mund und Rachen [1].

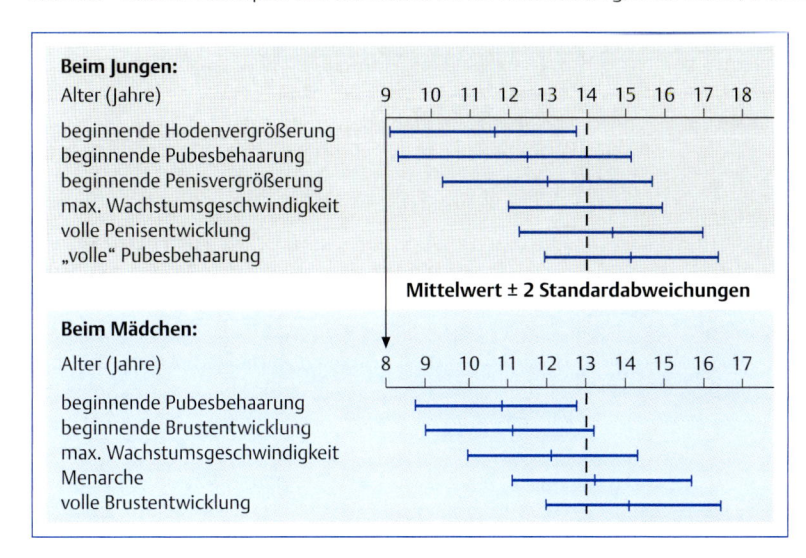

Abb. 5.**3** Zeitliches Auftreten wichtiger Pubertätsmerkmale (Mittelwert und Standardabweichung) [1].

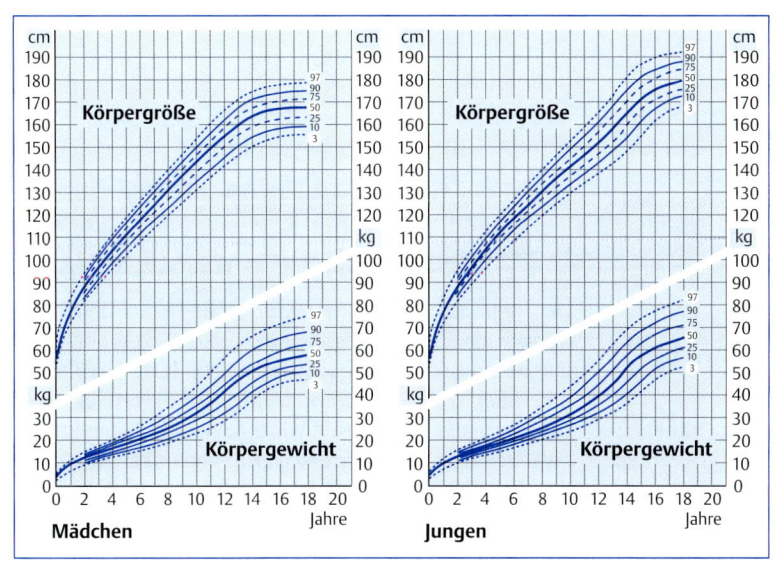

Abb. 5.**4** Perzentilenkurven für Körpergröße und -gewicht bei Mädchen und Jungen [1].

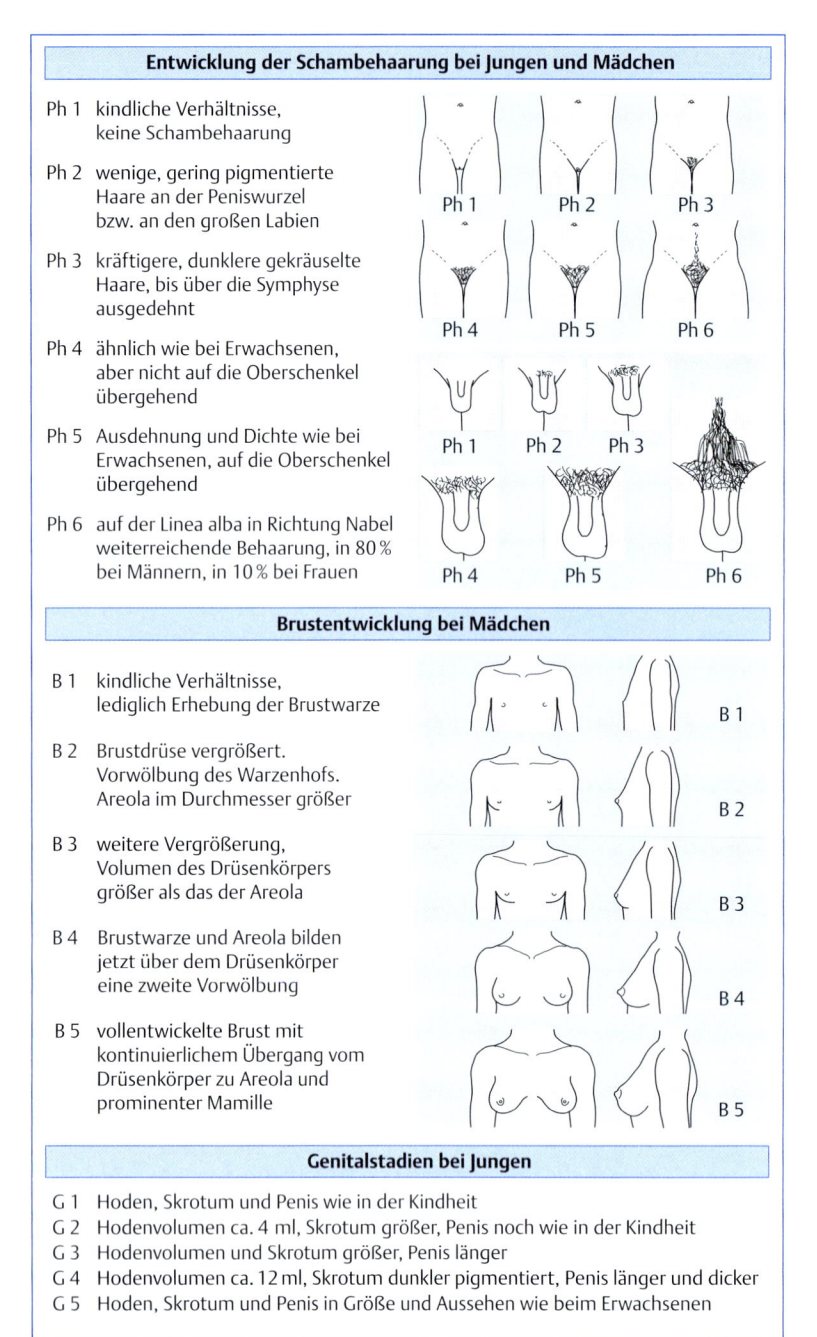

Abb. 5.5 Pubertätsstadien nach Tanner [1].

Entwicklung der Schambehaarung bei Jungen und Mädchen

- Ph 1 kindliche Verhältnisse, keine Schambehaarung
- Ph 2 wenige, gering pigmentierte Haare an der Peniswurzel bzw. an den großen Labien
- Ph 3 kräftigere, dunklere gekräuselte Haare, bis über die Symphyse ausgedehnt
- Ph 4 ähnlich wie bei Erwachsenen, aber nicht auf die Oberschenkel übergehend
- Ph 5 Ausdehnung und Dichte wie bei Erwachsenen, auf die Oberschenkel übergehend
- Ph 6 auf der Linea alba in Richtung Nabel weiterreichende Behaarung, in 80 % bei Männern, in 10 % bei Frauen

Brustentwicklung bei Mädchen

- B 1 kindliche Verhältnisse, lediglich Erhebung der Brustwarze
- B 2 Brustdrüse vergrößert. Vorwölbung des Warzenhofs. Areola im Durchmesser größer
- B 3 weitere Vergrößerung, Volumen des Drüsenkörpers größer als das der Areola
- B 4 Brustwarze und Areola bilden jetzt über dem Drüsenkörper eine zweite Vorwölbung
- B 5 vollentwickelte Brust mit kontinuierlichem Übergang vom Drüsenkörper zu Areola und prominenter Mamille

Genitalstadien bei Jungen

- G 1 Hoden, Skrotum und Penis wie in der Kindheit
- G 2 Hodenvolumen ca. 4 ml, Skrotum größer, Penis noch wie in der Kindheit
- G 3 Hodenvolumen und Skrotum größer, Penis länger
- G 4 Hodenvolumen ca. 12 ml, Skrotum dunkler pigmentiert, Penis länger und dicker
- G 5 Hoden, Skrotum und Penis in Größe und Aussehen wie beim Erwachsenen

Bei Mädchen beginnt die Pubertät mit der Brustentwicklung (Thelarche) und dem Auftreten der Schambehaarung (Pubarche) im Alter zwischen 8 und 13 Jahren. Die Menarche (Beginn der Regelblutung) liegt im Alter zwischen 11 und 16 Jahren. Der pubertäre Wachstumsschub beginnt im Mittel um 12 Jahre.

Bei Jungen beginnt die Pubertät mit einer Größenzunahme der Hoden im Alter zwischen 9 und 14 Jahren, Schambehaarung und Peniswachstum beginnen bald danach. Der Wachstumsschub tritt mit im Mittel 14 Jahren auf und ist vom Stimmbruch begleitet.

5.3 Neurologische Untersuchung

Die neurologische Untersuchung im Kindesalter hat immer die entwicklungsneurologische Beurteilung mit der formal-neurologischen Untersuchung zu verbinden. Einerseits ist zu überprüfen, ob die erworbenen statomotorischen und psychomentalen Fähigkeiten insgesamt altersgemäß sind. Hierfür wurden verschiedene Skalen und Tests entwickelt. Als Beispiel sei die zur orientierenden Untersuchung geeignete Denver-Entwicklungsskala genannt (Abb. 5.6). Andererseits ist zu untersuchen, ob

Neurologische Untersuchung

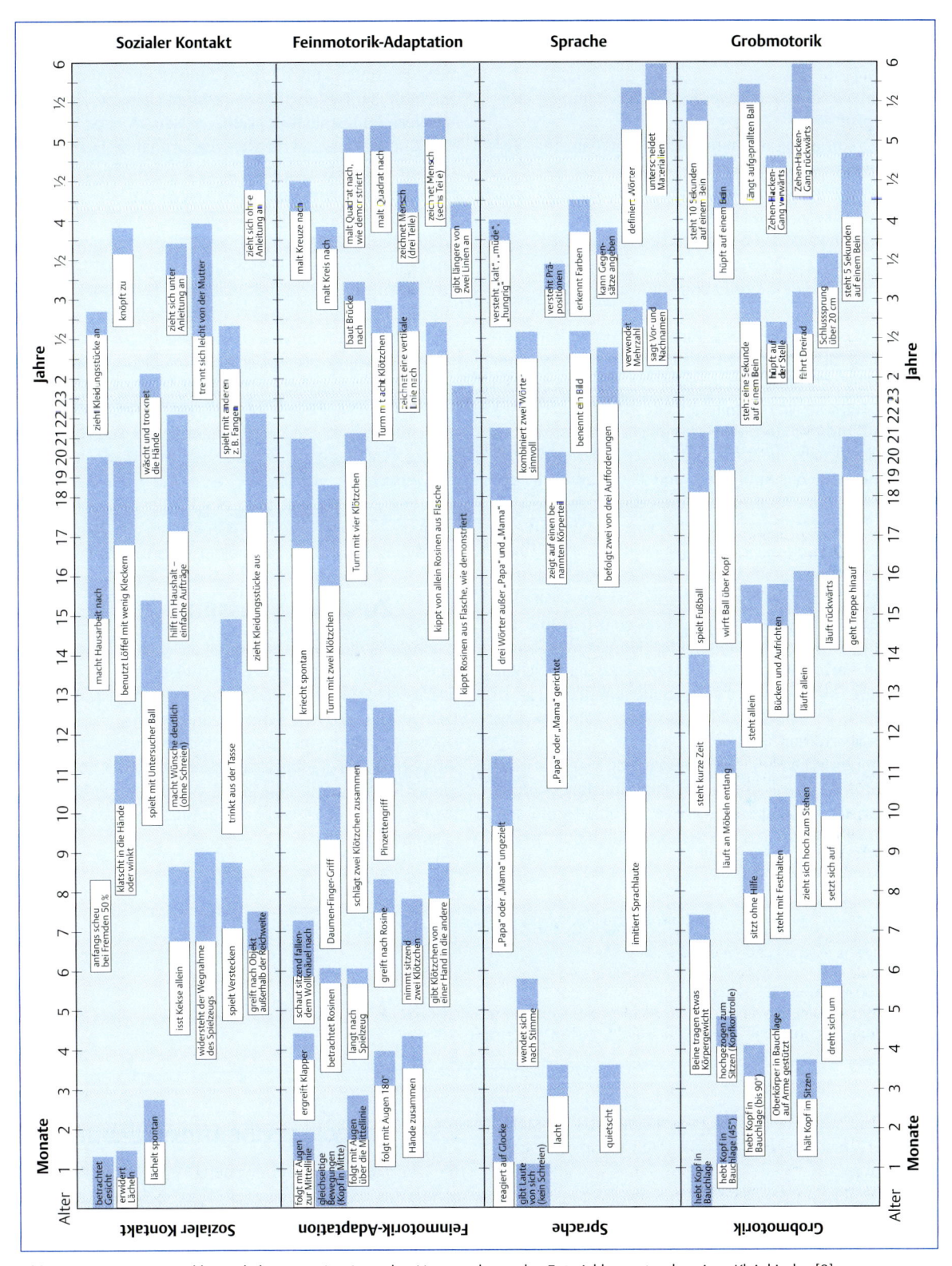

Abb. 5.6 Denver-Entwicklungsskalen zur orientierenden Untersuchung des Entwicklungsstandes eines Kleinkindes [8].

die einzelnen Funktionen des zentralen und peripheren Nervensystems regelrecht sind oder ob definierte Ausfälle vorliegen [1, 6, 7].

Die Mentalfunktionen werden bei der Anamneseerhebung geprüft:
- Sind Orientierung in Raum und Zeit, Vigilanz und Verhalten normal?
- Antwortet der Patient adäquat?
- Ist die Artikulation gestört?
- Gibt es Schwankungen der Funktion?

Auch Störungen der Koordination oder Paresen lassen sich oft bereits auf den ersten Blick erfassen.

Des Weiteren erfolgt eine formale neurologische Untersuchung, deren Ausführlichkeit wird je nach Symptomatik unterschiedlich sein können. Die Hirnnerven sind bei kleineren Kindern oft nur durch Beobachtung zu erfassen, bei älteren Kindern und Jugendlichen lassen sie sich formal überprüfen. Hierzu gehören unter anderem die Untersuchung der Augenmotilität und Pupillomotorik, die Überprüfung von Motorik und Sensibilität im Gesicht, die Funktion der Zunge und die Position der Uvuala sowie die Funktion der Dreher des Kopfes. Auf die Überprüfung meningealer Reizzeichen wurde schon hingewiesen. Die Muskeleigenreflexe (Bizeps-, Trizeps-, Patellar- und Achillessehnenreflex) sind zu untersuchen und auf Seitendifferenz, Abschwächung oder (kloniforme) Steigerung bzw. Verbreiterung der Auslösezone zu untersuchen. Als weitere Hinweise auf eine Pyramidenbahnläsion ist zu überprüfen, ob ein Babinski-Reflex oder Patellar- bzw. Fußkloni auszulösen sind.

Die motorische Funktion ist durch eine systematische Muskelprüfung sowie durch eine Funktionsüberprüfung bei motorischen Aufgaben (aufstehen, auf einen Stuhl steigen etc.) zu untersuchen. Bei Reflexausfällen oder motorischen Schwächen ist zu vesuchen, diese topografisch einzuordnen: Peripherer Nerv, Wurzel bzw. Rückenmarkssegment, zentrale Bahnen? Diese Zuordnung wird eventuell durch die Beurteilung der Sensibilität sicherer: Hier können Verteilungsmuster peripherer Nerven oder Wurzeln bzw. Rückenmarkssegmenten zuzuordnende Dermatome differenziert werden (Abb. 5.7). Die bei Kindern seltenen erworbenen Polyneuropathien zeigen oft eine strumpf- oder handschuhförmige Beteiligung. Eine zentralere Symptomatik stellt sich demgegenüber als (unvollständige) Querschnitts- oder Halbseitensymptomatik dar. Bei der Überprüfung der Sensibilität sind ggf. nicht nur die Berührungsempfindung zu untersuchen und damit auch die Frage nach einer Allodynie zu beantworten, auch die Überprüfung von Spitz-Stumpf-Diskrimination als Form der Algesie, von Thermästhesie und Pallästhesie sowie des Lagesinns können wichtige Informationen liefern.

Schließlich ist die Koordination der Motorik zu überprüfen. Nach einer Untersuchung von Diadochokinese und Ausschluss von Dysmetrie sowie Ruhe-, Aktions- oder Intentionstremor, folgt abschließend die Überprüfung von Romberg- und Unterberger-Versuch, monopedalem Stehen und Hüpfen sowie des Seiltänzergangs.

5.4 Zusammenfassung

Neben der Anamneseerhebung ist die ausführliche körperliche Untersuchung meist der Schlüssel zur Einordnung kindlicher Schmerzen. Die Untersuchung ist dabei je nach Alter und nach Symptomatik unterschiedlich; sie sollte aber immer einen Überblick über den gesamten körperlichen Status ergeben. Dabei sollte auch der neurologischen Untersuchung eine hohe Wichtigkeit zugewiesen werden, um weitere körperliche Auffälligkeiten eruieren zu können.

Zusammenfassung

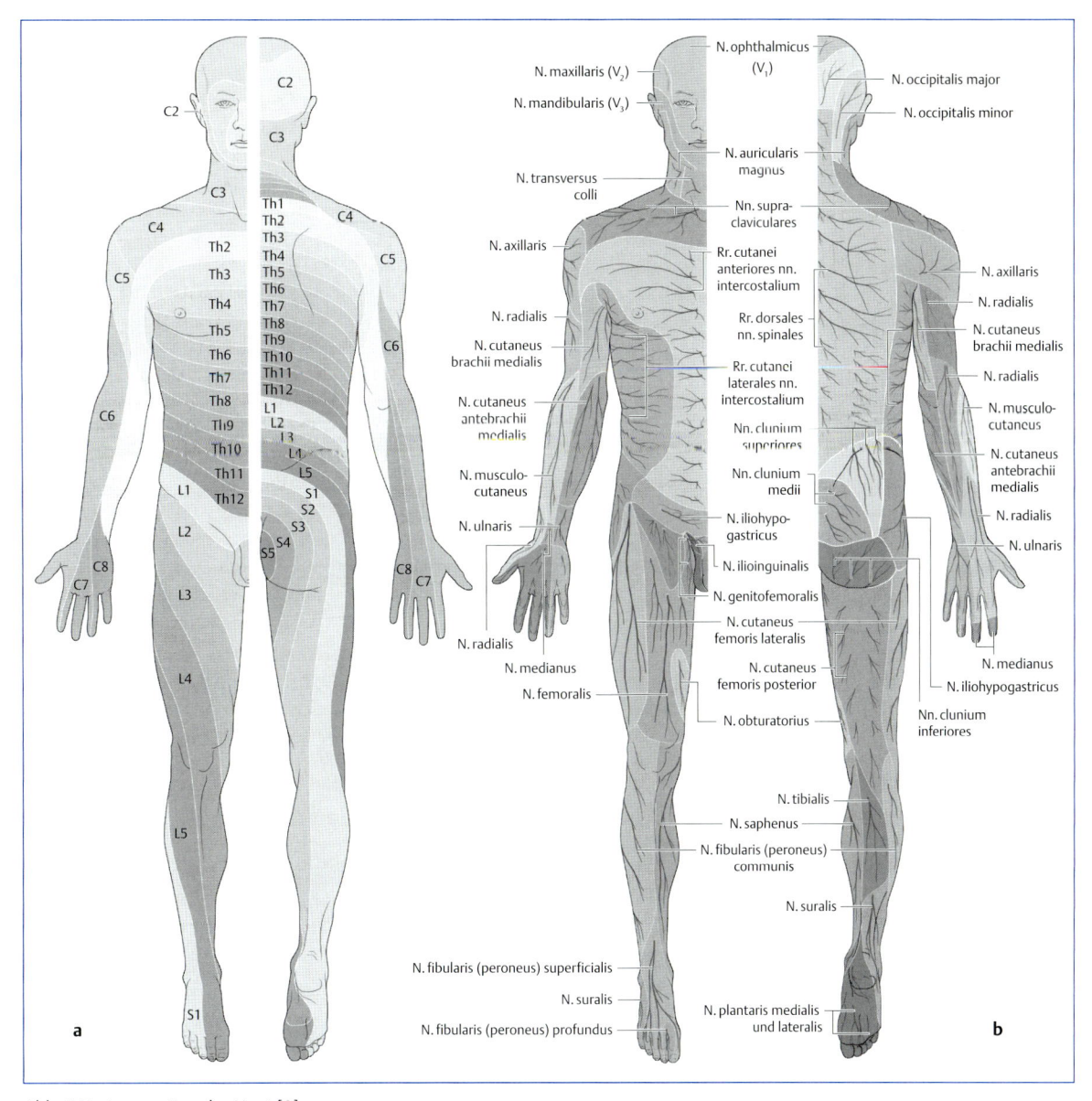

Abb. 5.7 Innervation der Haut [9].
a Dermatome, die von jeweils einem Rückenmarkssegment bzw. einer Hinterwurzel innerviert werden.
b Versorgungsgebiete peripherer Nerven.

Literatur

[1] Füeßl HS, Middeke M. Duale Reihe. Anamnese und Klinische Untersuchung. 3. Aufl; Stuttgart: Georg Thieme Verlag; 2005
[2] Rosenecker J, Schmidt H, Hrsg. Pädiatrische Anamnese, Untersuchung, Diagnose. Heidelberg: Springer; 2008
[3] Segerer H. Pädiatrische Untersuchungstechniken. In: Grüne S, Schölmerich J, Hrsg. Anamnese, Untersuchung, Diagnostik. Heidelberg: Springer; 2007; 280–316
[4] Hertl M. Das Gesicht des kranken Kindes. München, Berlin: Urban & Schwarzenberg; 1962
[5] Hertl M. Pädiatrische Differentialdiagnose. 2. Aufl. Stuttgart: Georg Thieme Verlag; 1986
[6] Schalcke B. Neurologische Untersuchungstechniken. In: Grüne S, Schölmerich J, Hrsg. Anamnese, Untersuchung, Diagnostik. Heidelberg: Springer; 2007; 426–460
[7] Kornhuber ME, Zierz S. Die neurologische Untersuchung. Darmstadt: Steinkopff Verlag; 2005
[8] Sitzmann FC. Duale Reihe Pädiatrie. 3. Aufl. Stuttgart: Georg Thieme Verlag; 2006
[9] Wurzinger LJ et al. Duale Reihe Anatomie. Stuttgart; Georg Thieme Verlag; 2007

6 Funktionelle Diagnostik des Bewegungssystems

Henning Lohse-Busch

6.1 Einleitung

Die funktionelle Diagnostik des Bewegungssystems bei schmerzgeplagten Kindern erfordert außer Maßband, Winkelmesser und Unterlegbrettchen zum Ausgleich einer Beinlängendifferenz vor allen Dingen den Einsatz der Sinne des Arztes. Dabei werden zwei Ziele verfolgt: Einerseits sollen Schmerzzustände ätiologisch oder doch wenigstens pathogenetisch erkannt und der Therapie zugeführt werden, andererseits ist der präventive Charakter der Diagnostik am wachsenden Körper besonders wichtig.

Wie alle Sinnesqualitäten müssen auch die haptischen Fähigkeiten des Untersuchers geschult werden, bevor das Untersuchungsergebnis korrekt interpretiert werden kann. Ein erhöhter muskulärer Tonus muss bei der passiven Bewegung und der Palpation von der Hypotonie unterschieden werden können. Muskuläre Hypertonie kann einer schmerzhaften Verspannung, die Hypotonie einer Schmerzparese entsprechen. Die muskulären Agonisten und deren Antagonisten müssen bekannt sein. So ist die vordere Bauchmuskulatur aber auch der M. iliopsoas Antagonist des Rückenaufrichtesystems. Die vordere Halsmuskulatur aber auch die Kaumuskulatur sind Antagonisten der hinteren Nackenmuskeln. Die Tonizität der Muskulatur muss also nicht nur auf eine eventuelle Asymmetrie rechts/links, sondern auch auf die der Strecker zu den Beugern untersucht und beurteilt werden.

In diesem Kapitel soll keine vollständige funktionelle Diagnostik des Bewegungssystems, wie sie von Orthopäden [1] durchgeführt wird, beschrieben werden. Es erfolgt eine Beschränkung auf die Phänomene, die Quelle von Schmerzen sind.

6.2 Funktionelle Störung und strukturelle Veränderung

Die funktionelle Diagnostik sucht definitionsgemäß keine strukturellen Veränderungen, wie sie beispielsweise durch deletäre, entzündlich-rheumatische Erkrankungen, durch genetische Faktoren oder Verletzungen hervorgerufen werden. Sie müssen durch andere Untersuchungsmethoden differenzialdiagnostisch ausgeschlossen werden.

6.2.1 Definition „Funktionsstörung"

Funktionsstörung bedeutet, dass Anteile des Bewegungssystems nicht störungsfrei funktionieren, obwohl sie es – unter rein anatomischen Gesichtspunkten betrachtet – sollten. Die biomechanische Funktionsstörung ist keine Eigenleistung des anatomisch definierten Bewegungsapparates, sondern das Ergebnis von Steuerungsprozessen des zentralen Nervensystems auf das physiologisch arbeitende Bewegungssystem.

6.2.2 Symptome

Von der biomechanischen Dysfunktion sind vor allen Dingen die Muskulatur und dann erst die Gelenke betroffen. Dabei wird sowohl der Grundtonus des Bewegungssystems als auch die durch Sherringtons altbekanntes Gesetz der reziproken Antagonisteninhibition vorgegebene Tonizität einzelner Muskeln gestört. Vorwiegend tonisch arbeitende Muskeln neigen dann zu Verkürzung und eher phasisch arbeitende Muskeln zur Abschwächung. Das Ergebnis ist eine muskuläre Dysbalance [2], die für sich genommen bereits schmerzauslösend wirken kann.

> **Merke**
>
> Bestehen biomechanische Funktionsstörungen über längere Zeit, können sie zur Strukturveränderung führen. Auch hier gilt der fundamentale Satz: Die Form folgt der Funktion. Dies gilt besonders am wachsenden Skelett. Jede Skoliose, jede harte Kontraktur der Muskulatur und jede fixierte Fußdeformität beginnt theoretisch betrachtet als Funktionsstörung. Dies gilt selbst dann, wenn beispielsweise die Vermeidungshaltung bei einem Tumor Ursache einer Seitneige oder Skoliose ist.

6.2.3 Therapieansatz

Nach der Definition ist eine biomechanische Funktionsstörung im Gegensatz zur Veränderung der Struktur grundsätzlich reversibel. Der durch eine Funktionsstörung hervorgerufene nozizeptive Schmerz ist deswegen auch reversibel. Im Chronifizierungsprozess aber entsteht eine Art Software, die mit der Zeit durch neuroplastische Vorgänge immer mehr verfestigt wird und damit zu einem strukturellen, hirnorganischen Problem mutiert. Die biomechanische Funktionsdiagnostik und der daraus folgende Therapieansatz befinden sich deswegen regelmäßig in einem Wettlauf mit der Zeit.

6.3 Interaktionen im Bewegungssystem

Merke

Das gesamte Bewegungssystem mit seinen Gelenken, Muskeln und Faszien ist vom Untersucher stets als Funktionseinheit zu betrachten, das bei allen Haltungen und Bewegungen immer gemeinschaftlich mit allen seinen Anteilen, „von Kopf bis Fuß" [3] gesteuert wird. Jede funktionelle Störung der Biomechanik eines Anteils des Gesamtsystems erfordert deswegen eine kompensatorische Reaktion der Steuerung aller anderen Bestandteile.

6.3.1 Nozizeption

Biomechanische Funktionsstörungen können über Monate und Jahre, möglicherweise auch lebenslang fortbestehen. Je nach Kapazität des Steuerungssystems können sie aber auch nach kurzer Zeit oder im Rahmen späterer Entwicklungsprozesse spurlos verschwinden. Sind die Störgrößen überschwellig, müssen sie adaptiert werden. Die inhibitorische Adaptation biomechanischer Funktionen ist besonders bei Kindern sehr weitreichend.

Ein Problem stellt das so genannte Gedächtnis des Gewebes dar. Kneift man z. B. ein Textilgewebe nur gründlich genug, ist es schwierig, die Falte wieder zum Verschwinden zu bringen. Analog dazu hinterlassen Traumata des Gewebes wie Distorsionen möglicherweise lebenslang Spuren im myofaszialen Gewebe. Sie können die Quelle von nozizeptiven Afferenzen sein, die dauerhaft adaptiert werden müssen. Besonders während des Wachstums können diese Spuren aber auch vollständig wieder verschwinden und mit ihnen die biomechanischen Funktionsstörungen. Die Adaptation verhindert aber die Nozizeption nicht. Sie inhibiert nur die Schmerzentstehung. Schmerzfreiheit bedeutet deswegen nicht Abwesenheit von Funktionsstörungen. Die lange andauernde Funktionsstörung wird programmatischer Bestandteil der Steuerung des gesamten Bewegungssystems. Vergleichsweise geringe Irritationen wie Zugluft, minimale Traumata oder auch nur ungewohnte Bewegungen stören die Adaptation und lösen einen Schmerz aus, der auf den ersten Blick nicht durch die relativ banale, frische Irritation entstanden sein kann. Hier hilft das Beispiel des letzten Tropfens, der ein fast volles Fass zum überlaufen bringt. Nach langjährigen Erfahrungen gehört ein Bewegungssystem, das frei von biomechanischen Funktionsstörungen ist, auch bei Kindern zu den absoluten Raritäten.

6.3.2 Psychosomatische Einflüsse

Die selbstverständlich auch vorhandenen psychosomatischen Einflüsse verändern die Interaktionen im Bewegungssystem der Kinder ebenso wie bei den Erwachsenen. Genauso wichtig aber ist die Berücksichtigung somatopsychischer Einflüsse. Ursprünglich vorwiegend somatische Beschwerden haben erhebliche Einflüsse auf die psychische Reaktionslage. Es gilt für Kinder und Erwachsene, dass Schmerzen nicht fröhlich machen.

Merke

Die funktionelle Diagnostik des Bewegungssystems erfordert vom Untersucher die schwierige Entscheidung, ob die Befunde tatsächlich mit dem aktuell geklagten Schmerz in einem relevanten Zusammenhang stehen. Da im Bewegungssystem alles mit allem interagiert, muss das für den Einzelfall Wichtige vom weniger Wichtigen unterschieden werden. Nur so können adäquate therapeutische Maßnahmen eingeleitet werden.

6.3.3 Therapeutische Zugänge

Einer optimalen Behandlung geht deswegen die Auswahl der synergetisch am schnellsten zum Erfolg führenden therapeutischen Fenster voraus. Nachdem das Kind schmerzfrei oder schmerzgelindert geworden ist, muss entschieden werden, ob möglicherweise aus Gründen der Sekundärprävention noch andere therapeutische Zugänge benutzt werden müssen. Die funktionelle Untersuchung des Bewegungssystems hat außerdem Befunde zu suchen, die zwar aktuell noch nicht wirksam sind, erfahrungsgemäß aber besonders am wachsenden Organismus krankmachende Folgen haben. Hier wären besonders die progredient verlaufenden Skelettdeformitäten der Füße, Hüften und der Wirbelsäule zu nennen. Leider wird die Funktion des größten Organs des Menschen, das Bewegungssystem, nur sehr unzureichend verstanden. Neben bekannten Gesetzmäßigkeiten spielen unbekannte Beziehungen der Systemanteile eine große Rolle. Sehr oft muss mangelndes Wissen durch Erfahrung ersetzt werden.

6.4 Kausale und koinzidente Symptome

Im Einzelfall mögen Schmerzen am Bewegungssystem beispielsweise durch Traumata am Schmerzort selbst entstanden sein. Die Möglichkeiten, sich bei Sport und Spiel zu überlasten oder zu verletzen, sind bekanntermaßen vielfältig.

6.4.1 Risiken

Tückisch aber ist es, wenn zeitlich weit zurückliegende Traumata oder chronisch einwirkende Überlastungsschäden Ursache aktueller Schmerzen sind. Das Steuerungssystem hat die dadurch entstandenen Funktionsstörungen möglicherweise über lange Zeit und erfolgreich adaptiert. Es gibt immer wieder Befunde, die nach der ärztlichen Erfahrung keine Aktualität für das vorliegende Schmerzbild haben. Es handelt sich dann um eine bloße Koinzidenz ohne unmittelbare klinische Wirkung. Solche koinzidenten Funktionsstörungen können im Rahmen der vergleichsweise schnell ablaufenden kindlichen Entwicklung der Haltung- und Bewegungsmuster jederzeit spontan und weitgehend spurlos verschwinden. Sie können aber auch kausale Wirkungen auf die Entstehung neuer

Schmerzen haben. Es bedarf dann im Sinne der Summation von Noxen eines nur vergleichsweise geringen Reizes, der an einem ganz anderen Ort einwirkt, um zur schmerzhaften Dekompensation zu führen. Erst eine vertiefte Anamnese des erfahrenen Untersuchers stellt die Zusammenhänge dar.

6.4.2 Diagnostische Schwierigkeiten

Wegen der umfassenden Interaktionen im Bewegungssystem mag sich auch bei Kindern eine Störung der Kiefergelenke als Nackenschmerz und oder sogar als Schmerz im Bereich der Lendenwirbelsäule manifestieren, ohne dass eine Störung des Kiefergelenkes bewusst geworden wäre. Die schmerzhafte Funktionsstörung im Bereich der Lendenwirbelsäule hat dann ihre Ursache in den Kiefergelenken. Eine Behandlung der Lendenwirbelsäule wäre demnach nur kurzfristig erfolgreich. Das Rezidiv ist im Wortsinn vorprogrammiert. Zielführend wäre die Behandlung der Kiefergelenke. Leider gilt auch das umgekehrte. Eine Störung der Statik auf der Beckenebene kann z.B. eine überlastende Fehlsteuerung der hinteren Muskulatur der Halswirbelsäule hervorrufen, deren Antagonisten die Muskeln der Kiefergelenke sind. Der Schmerz mag in diesem Beispiel in den Kiefergelenken apparent werden. Behandelt werden muss aber die Fehlstatik des Beckens. Bereits die Anamnese wird entsprechende Hinweise geben. Fortgeleitete Schmerzen sind nicht selten. Störungen der Hüften können beispielsweise als einziges Symptom Beschwerden im Bereich der Kniegelenke hervorrufen. Nicht nur Triggerpunkte haben Fernwirkungen. Deswegen muss sowohl bei der Anamnese als auch bei der Untersuchung auf das überall im Körper vorkommende Phänomen der projizierten Schmerzen Rücksicht genommen werden.

> **Merke**
>
> Die Beispiele verdeutlichen Schwierigkeiten, auf die bei der Diagnostik geachtet werden muss. Es erfordert aber ein besonderes Gespür des Untersuchers, wenn das Bewegungssystem monosymptomatisches Erfolgsorgan innerer Erkrankungen ist. So äußern sich beispielsweise nicht selten Erkrankungen im Bereich der Nieren ausschließlich durch Schmerzen im Bereich der oberen Lendenwirbelsäule.

6.5 Koinzidenz und Kausalität bei der Schmerzentstehung

Wer Schmerzen in einem Kniegelenk hat, denen eine Distorsion kausal zuzuordnen ist, wird hinken. Die gesetzmäßig auftretende begleitende Funktionsstörung der Muskulatur ist koinzident und universal. Sie äußert sich in einer Vermeidungshaltung, welche nicht nur die asymmetrisch gebrauchten oberen und unteren Gliedmaßen, sondern auch die gesamte Wirbelsäule betrifft, wie am Pendeln des Rumpfes zu erkennen ist. Ebenso weisen die meisten sog. idiopathischen Erkrankungen des Bewegungssystems einschließlich des Spannungskopfschmerzes und der Migräne typische koinzidente Funktionsstörungen der Muskulatur im oberen Nacken auf. Es ist fraglich, ob die begleitenden Dysfunktionen der paravertebralen Muskulatur im oberen Nacken dazu berechtigen, von einem zervikogenen Kopfschmerz zu sprechen. Es ist aber für die Schmerztherapie unerheblich, ob die Muskulatur leidendes Erfolgsorgan eines Steuerungsprozesses aus dem zentralen Nervensystem oder Auslöser der Schmerzen ist.

Es ist lohnenswert, die durch funktionelle Diagnostik gefundenen Muskelungleichgewichte als therapeutischen Zugang zur Schmerzbekämpfung zu nutzen. Gelingt es, durch entsprechende physiotherapeutische, physikalischmedizinische, psychotherapeutische, medikamentöse oder manualmedizinische Maßnahmen die Funktionsstörungen der Normalität näher zu bringen, kann im Einzelfall das gesamte System wieder zur Kompensation gebracht werden.

Die weiterführende Literatur zur Physiologie und Therapie des Schmerzes ist unübersehbar. An dieser Stelle sei das Buch von Gralow et al. [4] genannt.

6.6 Palpationsqualitäten der Muskulatur

Die funktionelle Diagnostik des Bewegungssystems bezieht ihre Informationen einerseits aus den willkürlichen und unwillkürlichen Widerständen bei den passiven und aktiven Bewegungen von Gelenken. Darüber hinaus wird die Struktur des Muskels selbst palpiert.

6.6.1 Intramuskuläre Kontraktur

In der Schmerzdiagnostik verspricht die traditionelle Palpation quer zu den Muskelfasern einen besonderen Nutzen. Es werden dabei drei verschiedene Zustände der Muskulatur unterschieden [5]. Der homogene Muskel zeigt in allen Anteilen eine gleichmäßige, „normale" Viskoelastizität, er ist nicht schmerzhaft. Findet man bei der tiefen Querpalpation spindelförmige oder rundliche, verhärtete Strukturen innerhalb eines sonst homogenen Muskels, gibt es zwei Möglichkeiten: Entweder waren diese verhärteten Strukturen bereits spontan schmerzhaft, oder es handelt sich für den Patienten um klinisch stumme, intramuskuläre Kontrakturen, die nur auf Palpationsdruck schmerzhaft sind.

Im Erector-spinae-System können diese intramuskulären Kontrakturen mehr als 10cm lang und mehr als 1cm breit sein. Das Phänomen wurde bisher noch nicht ausreichend untersucht, obwohl es in den vierziger Jahren des vorigen Jahrhunderts erstmals systematisch beschrieben worden ist [5, 6]. Es ist den Ärzten aber sicher seit Jahrhunderten bekannt. Die Terminologie ist uneinheitlich. In früheren Zeiten wurde der Begriff Myogelose verwendet. So wurde aber auch anfänglich der davon ganz und gar verschiedene Triggerpunkt bezeichnet, der ebenso Faszien, Ligamente, Aponeurosen und Gelenkkapseln betrifft.

Die intramuskulären Kontrakturen entsprechen einem stabilen Rigorkomplex. Dieser Rigorkomplex der Physiologen ist nicht mit dem Rigor der Neurologen zu verwech-

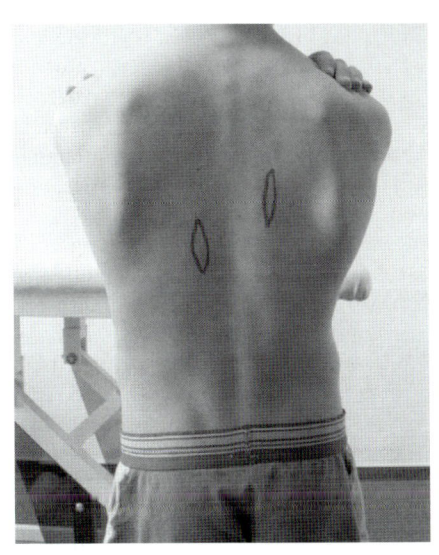

Abb. 6.1 Mit tiefer Querpalpation zu findende intramuskuläre Kontrakturen im Erector-spinae-System.

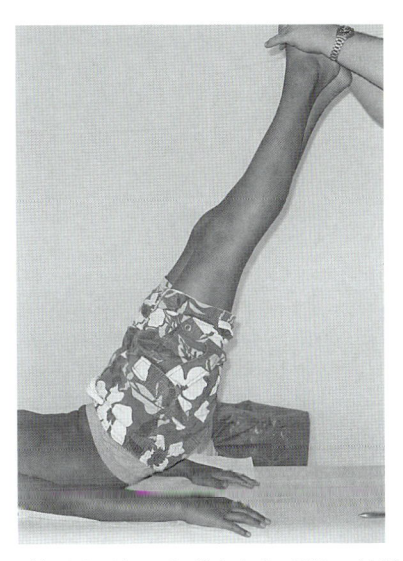

Abb. 6.2 Akute Steifigkeit der LWS und hüftführenden Muskulatur wegen eines Bandscheibenvorfalles L5/S1 bei einem 14-jährigen Jungen.

seln; denn es handelt sich primär nicht um eine durch das motorische Steuerungssystem unterhaltene Dysfunktion. Eine erhebliche Mitwirkung an diesem Prozess hat das sympathische System, das im Rahmen dieser komplexen Funktionsstörung die lokale Durchblutung der betroffenen Muskelfasern nicht gewährleistet. Deswegen löst sich in den betroffenen Muskelfasern die Aktinomyosinbindung nicht mehr. Im EMG ist diese Veränderung stumm. Die Muskelfaserbündel verharren in der Verkürzung und sind nur auf passive Dehnung, beispielsweise bei der Querpalpation schmerzhaft (Abb. 6.1). Der pH-Wert sinkt, und es kommt zur Freisetzung von Schmerzmediatoren. Es ist erstaunlich, dass dieser einfach zu erhebende Befund in den gängigen Lehrbüchern nicht beschrieben wird.

Anfänglich kommt es meist nur zu der palpablen intramuskulären Funktionsstörung, weil der Schmerz weitgehend inhibiert wird. Dehnt sich der betroffene Bezirk aus, wird er zusätzlich traumatisch irritiert, oder besteht der Mangelzustand längere Zeit, wird die Muskelfunktionsstörung schmerzhaft. In jedem Fall aber werden nozizeptive Afferenzen produziert, die im Steuerungssystem verarbeitet werden müssen und meist bereits im frühen Stadium zur Funktionsstörung der Antagonisten führen. Das Steuerungssystem hat darüber hinaus eine beschränkte Kapazität, so dass die Funktionsstörung für den Patienten bei allfälliger Zunahme nozizeptiver Afferenzen klinisch apparent, also schmerzhaft werden kann.

Das Phänomen kann andererseits sehr flüchtig sein und durch Verbesserung der allgemeinen Durchblutung des Muskels wieder verschwinden. Die Aufwärmphase der Sportler und spezielle Methoden der Physiotherapie zielen darauf ab.

6.6.2 Muskulärer Hartspann

Die intramuskuläre Kontraktur ist vom muskulären Hartspann zu unterscheiden. Es handelt sich beim Hartspann primär um eine Leistung des motorischen Systems, das den gesamten Muskel erfasst. Im Sinne einer Vermeidungshaltung wird das betroffene Gelenk ruhig gestellt. Die Reaktion des sympathischen Systems setzt sekundär ein.

Vermieden werden soll ein unmittelbar drohender Strukturschaden. Der Hartspann tritt deshalb hauptsächlich bei strukturell wirksamen Traumata, akuten Entzündungen, Tumoren, Luxationen oder beispielsweise bei einem auch bei Kindern vorkommenden oder drohenden Bandscheibenvorfall auf (Abb. 6.2).

6.6.3 Triggerpunkte

Unterschieden werden hier:
- klinisch unspezifisch empfindlicher Triggerpunkt, zeigt (noch) keine histologischen Veränderungen
- klinisch latenter Triggerpunkt mit feintropfiger Verfettung
- klinisch aktiver Triggerpunkt mit weitergehenden dystrophen Veränderungen
- sehr aktiver Triggerpunkt mit schweren dystrophen Veränderungen und Verlust der Querstreifung

■ *Vorkommen*

Triggerpunkte finden sich in faszialen Strukturen, Ligamenten, Gelenkkapseln, Aponeurosen, dem Periost und in Muskeln. Der Durchmesser beträgt im Unterschied zu den weiter oben beschriebenen intramuskulären Kontrakturen meist nur wenige Millimeter. Auf Palpation kommt es zu einem scharfen lokalen Schmerz, vor allen Dingen aber zu fortgeleiteten Schmerzen. Häufig wird der fortgeleitete Schmerz in dem Gelenk empfunden,

6 Funktionelle Diagnostik des Bewegungssystems

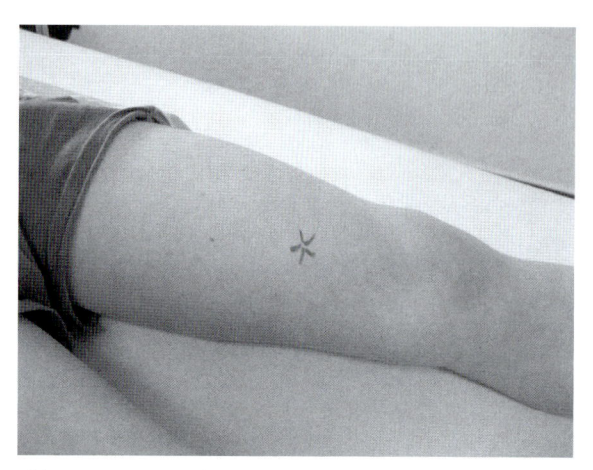

Abb. 6.3 Triggerpunkt im M. sartorius, der belastungsabhängige Knieschmerzen auslösen kann.

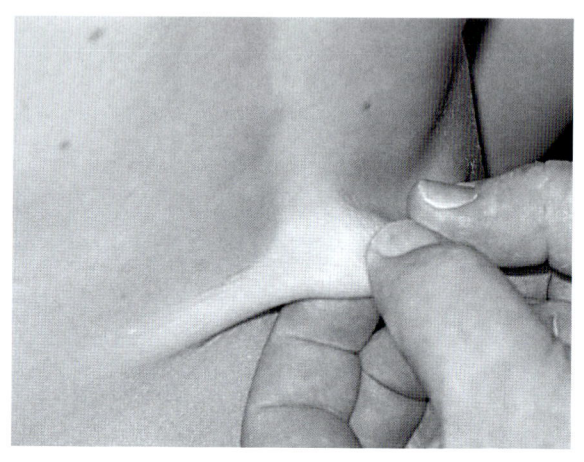

Abb. 6.4 Prüfung des örtlichen Sympathikotonus durch Abrollen der Kiblerfalten.

dass durch den Muskel bewegt wird (Abb. 6.3). Aber auch bei Kopfschmerzen finden sich häufig Triggerpunkte in der Nacken- oder Kaumuskulatur. Leider findet die Schmerzauslösung nicht selten in weit entfernten Körperteilen statt. Zur Vertiefung der Kenntnisse muss deshalb hier auf die Spezialliteratur verwiesen werden [7].

Therapie

Dumpfe, tiefe und bohrende Schmerzen im Bewegungssystem sind immer verdächtig auf auslösende Triggerpunkte, die es bei der Diagnostik zu finden gilt. Sind solche myofaszialen Triggerpunkte einmal gefunden, können sie sehr gut therapiert werden. In der Schmerztherapie der Kinder bietet sich die Vereisung z. B. mit Chloräthan nach der Strain Counterstrain Methode, die Injektionen von einem Tropfen Lokalanästhesie oder das schlichte Trockennadeln an. Die beiden letztgenannten Behandlungstechniken können bei Kindern aber nur nach vorheriger Applikation eines anästhesierenden Hautpflasters durchgeführt werden.

6.7 Palpatorische Untersuchung des sympathischen Systems

Die sympathische Komponente bei der Schmerzentstehung lässt sich durch ein sehr einfaches Screening abschätzen. Man macht sich dabei die segmentale Gliederung der Haut und Unterhautstrukturen zu Nutze. Die faszialen Strukturen sind generell kontraktil und sympathisch innerviert [8] und verändern je nach Tonus im sympathischen System ihre Viskoelastizität. Durch das Abrollen der Kiblerfalten ergeben sich topographische Informationen zur Tonizität des vegetativen Systems (Abb. 6.4). Normalerweise ist dieser Vorgang für den Patienten schmerzlos. Haut und subkutanes Gewebe werden mit sanftem Druck und Zug von der Faszie des Erector spinae abgehoben und von kaudal nach kranial zwischen Daumen und Zeigefinger gerollt. Bei erhöhtem Tonus ist die abgehobene Hautfalte deutlich verdickt und verursacht für das Kind einen charakteristischen Kneifschmerz oder ein unangenehm kitzelndes Gefühl.

Findet man beispielsweise bei Schmerzen im thorakolumbalen Übergangsbereich neben den intramuskulären Kontrakturen verdickte Kiblerfalten, muss in der Differenzialdiagnose an eine Pyelonephritis gedacht werden. Wenn es sich auch um ein sehr grobes Screening handelt, ergeben sich auch für andere innere Erkrankungen Hinweise, denen nachgegangen werden kann.

6.8 Spezielle Funktionsuntersuchung

6.8.1 Anamnese

Wegen der vielfältigen Interaktionen im Bewegungssystem kann sich die Anamnese nicht nur auf den Schmerzort und einen begrenzten Zeitraum beziehen. Gefragt wird nach dem ganzen Bewegungssystem sowie Traumata und Beschwerden, die während des ganzen Lebens eingewirkt haben.

Merke

Ein nozizeptiver Schmerz ohne Auswirkungen auf die Funktion des Bewegungssystems ist nicht denkbar. Neben dem Schmerzort muss auch besonders subtil in Erfahrung gebracht werden, wann Schmerzen auftreten. Es muss gefragt werden, unter welchen Umständen sich der Schmerz verschlimmert, besser wird oder verschwindet. Auch muss eruiert werden, wie lange der Schmerz anhält. Ist der Schmerz abhängig von Belastungen, deutet dies mehr auf Störungen oder Erkrankungen der Gelenke als Ursache des Problems hin. Die Muskulatur ist weitgehend nur koinzident betroffen. Ist er abhängig von Bewegungen ohne größerer Belastungen, stehen Störungen der Muskulatur mutmaßlich im Vordergrund. Wenn die Schmerzen auch nachts auftreten, ist an einen entzündlichen Prozess oder einen Tumor zu denken.

Spezielle Funktionsuntersuchung

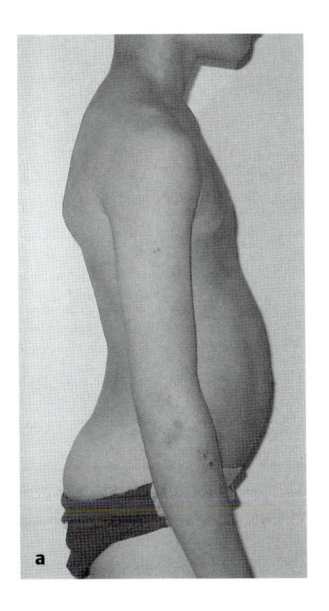

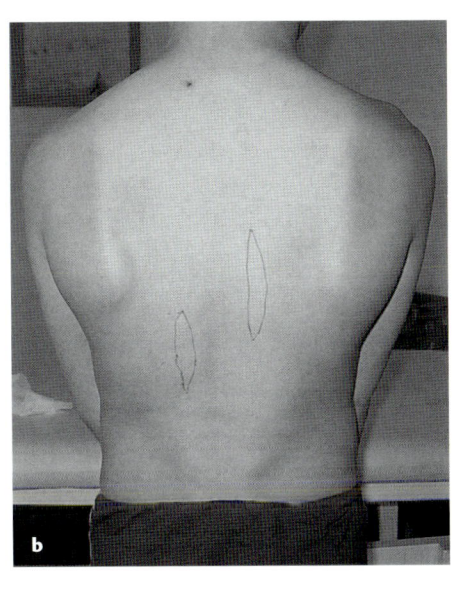

Abb. 6.5 11-jähriger Junge mit Hohl-Rundrücken.
a Seitliche Inspektion.
b Inspektion von hinten.

6.8.2 Funktionelle Diagnostik der Wirbelsäule

Inspektion

Zur Untersuchung des bis auf die Unterhose und gegebenenfalls den Büstenhalter entkleideten Kindes sollte der Untersucher sitzen und das Kind stehen. Nachdem Auffälligkeiten des Ganges (wie Hinken, Unterbrechung des harmonischen Bewegungsflusses durch den Körper und offensichtliche Vermeidungshaltungen) zur Kenntnis genommen sind, wird die Inspektion des Kindes von allen Seiten durchgeführt.

Beurteilung der Haltung

Bei der Untersuchung im Stehen von vorn sollten die Spinae iliacae anteriores auf gleicher Höhe stehen. Der Thorax und der Bauch sollten normal konfiguriert und symmetrisch sein. Eine Vorwölbung des Bauches bei einem ansonsten drahtigen Kind ist ein Zeichen für eine Hyperlordose der Lendenwirbelsäule.

In seitlicher Aufsicht (Abb. 6.5, a) werden die Krümmungen der Wirbelsäule in sagittaler Richtung beurteilt. Ist das Becken zu weit nach vorn gekippt, ist es ein Hinweis auf eine primäre oder sekundäre Verkürzung der Hüftbeugergruppe. Es wird darauf geachtet, ob die Schultern nach vorn fallen. Ein Lot durch den Oberarmkopf sollte mitten durch das obere Sprunggelenk führen.

Bei der Betrachtung von hinten (Abb. 6.5, b) sollte die gesamte Wirbelsäule in der sagittalen Ebene senkrecht und gerade stehen. Die Palpation der beiden Spinae iliacae posteriores mit den Daumen des Untersuchers und gleichzeitiger Auflage der Zeigefinger auf die Cristae iliacae gibt Auskunft über die symmetrische Stellung des Beckens oder den Hinweis auf eine einseitige Beinverkürzung. Schließlich wird geprüft, ob die Spitzen beider Schulterblätter auf gleicher Höhe und in gleichem Abstand zu den Dornfortsätzen der Brustwirbelsäule stehen. Die für eine

Schwäche der Schulterblattstabilisatoren sprechenden Scapulae alatae werden zur Kenntnis genommen. Dabei sind topografische Markierungen außerordentlich hilfreich (Abb. 6.6).

Immer noch von hinten betrachtet wird das Kind aufgefordert, sich mit dem Kopf beginnend in einen Katzbu-

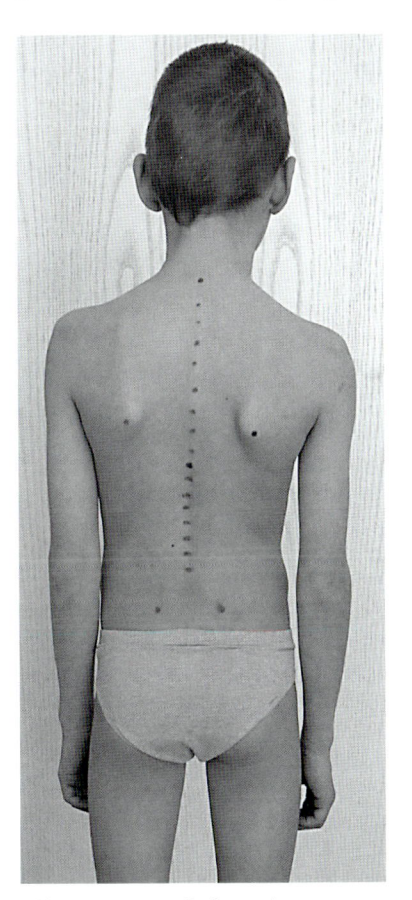

Abb. 6.6 Topografische Markierungen.

ckel übergehend zu bücken. Der Untersucher richtet seinen Blick tangential auf den über den Rücken nach kaudal wandernden Krümmungsscheitel und achtet auf einen etwa vorhandenen Rippenbuckel oder Lendenwulst. Hat sich das Kind vollständig gebückt, wird der Finger-Boden-Abstand beurteilt und gegebenenfalls gemessen. Aus der gebückten Haltung soll das Kind den Kopf heben und die Zimmerdecke anschauen. Bei diesem Manöver sollte sich die Kyphose der Brustwirbelsäule begradigen, wenn vorläufig noch eine nur funktionelle Störung der Haltung vorliegt.

Funktionelle und strukturelle Haltungsvarianten

Mit der Vertikalisierung entwickelt sich die Wirbelsäule aus der kyphotischen Haltung des ersten Lebensjahres allmählich mit der Lordose der Lendenwirbelsäule beginnend in die für Menschen typische Doppel-S-Form. Diese Entwicklung ist erst mit Beginn des Erwachsenenalters abgeschlossen. Sie beginnt mit einer Beckenkippung von ungefähr 20–30° nach ventral. Dadurch kommt es zu einer Hyperlordose der Lendenwirbelsäule, die bis zum Beginn des Schulalters noch keine Entsprechung in der Kyphose der Brustwirbelsäule finden muss. Der funktionelle Hohlflachrücken des Kleinkindes ist als Variante der Haltung physiologisch. Der strukturell fixierte Hohlflachrücken des Schulkindes kann sofort oder im Erwachsenenalter Beschwerden machen.

> **Merke**
> Die Haltung des Heranwachsenden wird durch die habituelle Stellung des Beckens, psychisch beeinflussten Muskeltonus und mit hoher Wahrscheinlichkeit auch durch genetische Faktoren determiniert. Während der Wachstumsschübe erscheint die Muskulatur des Rückenaufrichtesystems auffallend schwach, weil das Skelett in seiner Entwicklung der Muskulatur vorauseilt. Das Phänomen ist physiologisch.

Um den Zustand der Muskulatur zu untersuchen, bietet sich der Haltungstest nach Matthiass an. Dazu wird das aufrecht stehende Kind aufgefordert, beide Arme waagerecht nach vorn zu strecken. Liegt eine Schwäche der Muskulatur vor, akzentuiert sich vor allen Dingen die Lordose der Lendenwirbelsäule, aber auch die Kyphose im Übergangsbereich zwischen Hals- und Brustwirbelsäule (Abb. 6.7). Ist die Muskulatur des Rückenaufrichtesystems besonders schwach ausgebildet, kommt es zu einer mit der Zeit zunehmenden Rückverlagerung des Thorax, um den Winkel zwischen dem Rumpf und den Armen zu verkleinern. Schließlich können auch so die Arme nicht mehr waagerecht gehalten werden. Dieses Phänomen wird als *Haltungsverfall* bezeichnet. Da sich dieser Befund mit fortschreitendem Wachstum und Reifegrad des Bewegungssystems ändert, kommt primär weder der Haltungsschwäche noch dem Haltungsverfall Krankheitswert zu.

Kann das mit hängenden Armen aufrecht stehende Kind nach Aufforderung die physiologischen Krümmungen der Wirbelsäule im Stehen aktiv herstellen, handelt es sich nur um eine Haltungsvariante. Kann das Kind dies nicht oder nicht mehr, muss von einer strukturell fixierten Anomalie ausgegangen werden.

Zur Haltungsschwäche gehört auch die Verkürzung der Faszien der dorsalen Muskulatur der unteren Extremitäten (Abb. 6.8). Die Kinder können in der Regel den Langsitz (Sitzen auf ebener Unterlage mit gestreckten Beinen) nicht ausführen, ohne das Becken nach hinten zu kippen, oder sich gar mit den Händen hinter dem Rücken abstützen zu müssen. Es entsteht dabei eine großbogige Kyphose der gesamten Wirbelsäule. Nimmt das Kind schließlich in dieser Position den Kopf auf die Brust, wird die gesamte

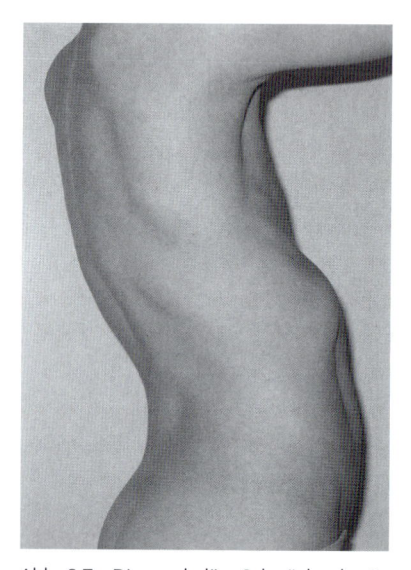

Abb. 6.7 Die muskuläre Schwäche des Rumpfes zeigt sich deutlich durch die Zunahme der Lordose der Lendenwirbelsäule mit Zurückweichen des Schultergürtels. Es handelt sich hier nicht mehr um eine Haltungsschwäche, sondern um einen Haltungsverfall.

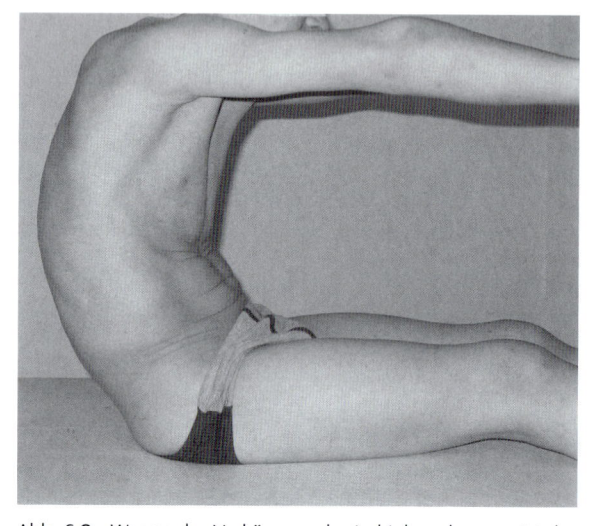

Abb. 6.8 Wegen der Verkürzung der Ischiokruralgruppe ist der Langsitz nicht möglich.

Faszie zusätzlich gespannt und es verspürt einen charakteristisch ziehenden Schmerz in der Kniekehle.

Die Ausbildung und Mobilität der Muskulatur ist einerseits vom Trainingszustand abhängig, unterliegt aber auch in erheblichem Maße psychischen Einflüssen. Bei den meisten Heranwachsenden erzielt die ständige Ermahnung, sich gerade zu halten, meist das Gegenteil.

In früheren Zeiten war die Haltungsschwäche der Heranwachsenden eher selten. Mit der gewachsenen Motorisierung und Verbreitung von Fernsehgeräten und Computern steigt die Inzidenz dieser Störung. Da es die grundsätzliche Lebensweise zu verbessern gilt, sind Physiotherapie und nur stundenweise ausgeübter Sport ohne Wirkung. Eine Verbesserung kann nur erwartet werden, wenn der Jugendliche Freude an der Bewegung und an der körperlichen Leistung hat. Ziel der Motivation soll deswegen nicht eine verbesserte Haltung, sondern die Lust an der Bewegung sein.

Nur sehr selten sind Haltungsschwäche und fixierte Fehlhaltung Ursache von Schmerzen im Kindes- oder Erwachsenenalter. Nur der noch nicht fixierte Hohlflachrücken erfordert erhöhte Aufmerksamkeit, weil er als einzige Formvariante der Wirbelsäule Schmerzen im Bereich der Lendenwirbelsäule verursachen kann.

■ Morbus Scheuermann

Der Morbus Scheuermann ist das Ergebnis einer Wachstumsstörung der Wirbelsäule, die aus einer Störung der Wachstumszonen der Bandscheiben und Wirbelkörpern resultiert. Im vorderen oder seitlichen Bereich der Wirbelkörper bleibt das Wachstum zurück, es kommt zu Einbrüchen der Deckplatten der Wirbelkörper, in die die Bandscheiben hinein gedrückt werden. Die Keilwirbelbildung und die meist im vorderen oder seitlichen Bereich verschmälerten Bandscheiben führen zu einer Kyphose der befallenen Areale der Wirbelsäule. Betroffen ist meist die Brustwirbelsäule, in selteneren Fällen die Lendenwirbelsäule.

In der orthopädischen Fachliteratur ist je nach Definition der Grenzwerte die Häufigkeit zwischen 1 % und 15 % angegeben. Die Erkrankung macht im Bereich der Brustwirbelsäule nur sehr selten Beschwerden.

Wird der thorakolumbale Übergang und die Lendenwirbelsäule von der Erkrankung befallen, kommt es zur Verminderung der Lordose und damit in diesem Bereich zum Flachrücken, der nicht selten Anlass für starke Rückenschmerzen ist [1].

Die funktionelle Untersuchung bedient sich der bekannten Tests nach Schober und Ott, sowie der Reklination des Rumpfes und des Finger-Boden-Abstandes.

■ Skoliosen

Eine Skoliose ist durch die einseitige Wachstumsstörung von Wirbeln definiert, die zu einer Krümmung und Rotation der Wirbelsäule führt. Frontale Krümmungen ohne Rotation der Wirbel sind haltungsbedingt. Beugt sich das Kind im Stehen vor, indem es zuerst den Kopf auf die Brust nimmt und anschließend einen Katzbuckel der Wirbelsäule macht, sollten die Rippen und im Bereich der Lendenwirbelsäule der Erector spinae keine asymmetrische Vorwölbung zeigen. Ist das der Fall, muss das Kind vom Orthopäden untersucht werden (Abb. 6.9 und Abb. 6.10).

Grundsätzlich schmerzt eine kompensierte Skoliose, bei der das Lot von der Mitte der Hinterhauptschuppe durch die Rima ani fällt, nicht. Weicht das Lot rechts oder links von der Rima ani ab, handelt es sich um eine dekompensierte Skoliose, die allein wegen der überanstrengenden Arbeit gegen die Schwerkraft zu erheblichen Beschwerden führen kann.

Schmerzhaft können auch sehr weit fortgeschrittene neurogene Skoliosen sein. Seitneigestörungen, die einer Vermeidungshaltung entsprechen und u. a. durch einen Tumor, eine Spondylolyse, eine Spondylodiszitis, eine

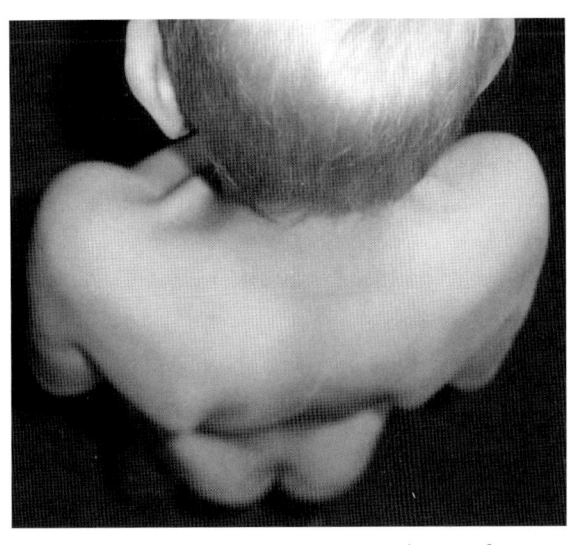

Abb. 6.9 Skoliose beginnt mit einer Rotation des Rumpfes gegen das Becken.

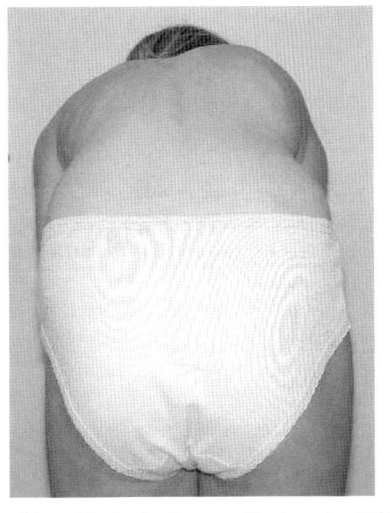

Abb. 6.10 Rechtskonvexe Skoliose der BWS. Deutlicher Rippenbuckel beim Vorbeugen.

Spondylolisthesis und Überlastung hervorgerufen sein können, sind meist die Quelle von ganz erheblichen Rückenschmerzen.

Zur Vertiefung der kinderorthopädischen Kenntnisse sei auf das Standardwerk von Hefti [1] verwiesen.

Spezielle Untersuchungen

> **Merke**
>
> Schmerzen im Bereich der Wirbelsäule sind bei Kindern ebenso häufig und intensiv wie bei Erwachsenen. Die funktionelle Untersuchung der Wirbelsäule orientiert sich an der Schmerzangabe des Kindes, wobei niemals aus den Augen gelassen werden sollte, dass die Wirbelsäule insgesamt eine Funktionseinheit des Bewegungssystems ist. Störungen der Biomechanik des Beckens finden nicht selten ihre Entsprechung in Bewegungsstörungen der oberen Halswirbelsäule.

Im Bereich der Lenden- und Brustwirbelsäule zeigen sich bei der Inspektion Unterbrechungen der physiologischen Schwünge der Lordose oder der Kyphose. Bei der Vorbeugung, Rückbeugung, Seitneige und Rotation des Rumpfes zeigen sich Unterbrechungen des Bewegungsflusses. Das ist ein Hinweis für angespannte Abschnitte des Rückenaufrichtesystems. Diese Störungen der muskulären Balance können durchaus klinisch stumm bleiben, aber auch belastungsabhängig dekompensieren und erhebliche Schmerzen verursachen.

Handelt es sich nicht gleich um einen Hartspann, der eine profunde Diagnostik außerhalb der funktionellen Untersuchung erfordert, findet man bei tiefer Querpalpation des Erector-spinae-Systems innerhalb eutonischer Bereiche der Muskeln mehrere Zentimeter lange spindelförmige, kontrakte Verhärtungen (Abb. 6.1). Aufgrund des Verlaufs der Nerven von kranial nach schräg kaudal befinden sich diese intramuskulären Kontrakturen im Bereich der Lendenwirbelsäule bei einem Schulkind 1 Querfinger und im Bereich der Brustwirbelsäule 1 1/2 Querfinger unterhalb des bewegungsgestörten Wirbelgelenks. Der Diagnostik segmentaler Störungen des Achsenskeletts dienen die nur Millimeter großen sog. *Irritationspunkte*, die den Triggerpunkten sehr ähnlich sind.

Bei Störungen der Beweglichkeit der Ileosakralgelenke finden sich Irritationspunkte im Ansatzgebiet des Glutäus medius oberhalb der Spina iliaca posterior superior, unterhalb der Crista iliaca und im Ansatzgebiet der Muskulatur lateral des Ileosakralgelenks (Abb. 6.11).

Den Schmerzen im unteren Bereich der Lendenwirbelsäule können neben örtlichen Bewegungsstörungen auch Störungen der Hüftgelenke zugrundeliegen. Deshalb müssen die Hüftgelenke stets mit untersucht werden. Die Lenden-Becken-Hüft-Region ist biomechanisch eine Funktionseinheit. Sie ist es deswegen auch bei der Schmerzentstehung von besonderer Bedeutung.

Im Bereich der Halswirbelsäule finden sich die am leichtesten zugänglichen Irritationspunkte auf den Facettengelenken. Für die Untersuchung der oberen und unteren Kopfgelenke bedarf es einer manualmedizinischen Ausbildung. So kann man die begleitende Symptomatik bei Nackenschmerzen, den meisten Kopfschmerzformen und dem Nacken-Schulter-Arm-Syndrom finden.

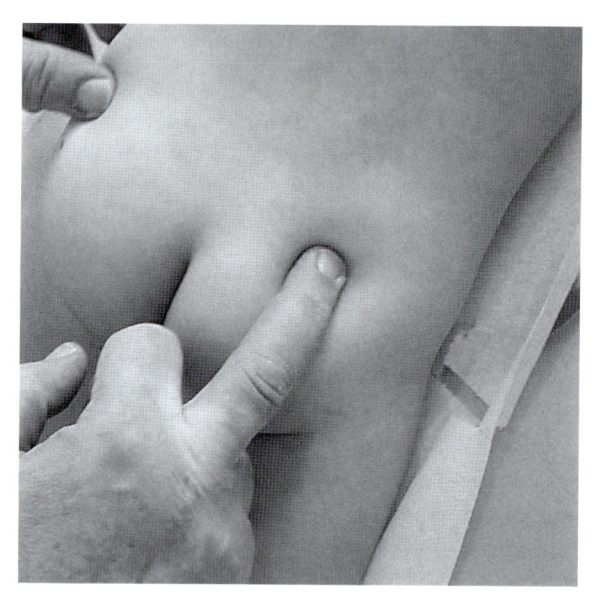

Abb. 6.11 Diagnostik der Irritationspunkte am rechten Ileosakralgelenk.

> **Merke**
>
> Die der Untersuchung so leicht zugängliche Muskulatur kann Ursache von Schmerzen in den Regionen der Wirbelsäule sein. Es ist aber ebenso denkbar, dass sie Erfolgsorgan von Störungen der Bandscheiben, der Wirbelgelenke, aber auch der inneren Organe ist. In diesem Zusammenhang sei an die Kreuzschmerzen bei entzündlichen Erkrankungen der Nieren und Harnwege oder der Nackenschmerzen bei Hirndruck erinnert. Bei diesen und anderen Erkrankungen findet man primär schmerzhafte intramuskuläre Kontrakturen der zugehörigen Wirbelsäulenabschnitte.

Die Irritationspunkte bilden neben der den Manualmedizinern vorbehaltenen, subtilen Bewegungsprüfung der einzelnen Gelenke der Wirbelsäule die diagnostische Grundlage für die manipulative Therapie schmerzhafter Bewegungsstörungen der Wirbelsäule. Wesentlich aufwändiger ist die Behandlung durch Massagen und Physiotherapie.

Der Interessierte kann seine Kenntnisse zur subtilen Untersuchung der biomechanischen Störungen des Bewegungssystems in den Standardwerken von Coenen [9] und Dvorak [10] vertiefen.

Untersuchung bei Schulkopfschmerz

Wenn Schulkinder über Kopfschmerzen klagen, die nur dann auftreten, wenn sie längere Zeit mit einem vorgebeugten Kopf an einem planen Tisch gesessen haben, handelt es sich mit höchster Wahrscheinlichkeit um den von Gutmann [11] beschriebenen Schulkopfschmerz. Er scheint seine Ursache in einem noch sehr weichen Ligamentum transversum atlantis zu haben, welches den Dens axis in seinem Gelenk am Atlas hält. Dieses Band wird beim Vorbeugen des Kopfes überdehnt und verursacht diese Art von Kopfschmerzen. Zur Untersuchung wird das Kind aufgefordert, an einem Schreibtisch Platz zu nehmen. Die Vorbeugung des Kopfes wird durch den Untersucher für ein bis zwei Minuten kräftig verstärkt, wobei das Kind sich nicht muskulär dagegen wehren soll. Stellt sich der Kopfschmerz ein, muss für das Kind ein um 15° geneigtes Brett als Tischauflage angeschafft werden. Dann treten die Schmerzen nicht mehr auf.

6.8.3 Funktionelle Diagnostik der unteren Extremitäten

Die funktionelle Diagnostik der kindlichen Extremitäten beginnt mit der Inspektion beim Gehen und Stehen. Gesucht wird die schmerzbedingte Vermeidungshaltung. Darüber hinaus wird bei der Inspektion jede Asymmetrie des Muskelreliefs und der Bewegungen Anlass für weitergehende Untersuchungen sein. Der Untersucher sollte beim Gehen deshalb sein Augenmerk darauf richten, ob die Bewegungen des Rumpfes und der Extremitäten taktrein und symmetrisch sind.

Für die Schmerzdiagnostik im Bereich der unteren Extremitäten ist es wichtig, das charakteristische Schmerzhinken zu erkennen. Dabei wird die Standbeinphase der schmerzenden Extremität verkürzt. Die Gelenke, einschließlich der oberen Sprunggelenke, werden dabei auf der schmerzhaften Seite nicht ganz gestreckt.

Eine orientierende Untersuchung stellte die Belastung in der Hocke dar. Das Kind wird aufgefordert, mit parallel gestellten Füßen aus aufrechter Haltung im Zehenstand langsam in die Hocke zu gehen. In der Hocke soll der Zehenstand verlassen werden und die Fersen den Boden berühren. Der Untersucher darf bei der Balance helfen. Aus dieser Position soll sich das Kind wieder in den aufrechten Zehenstand begeben. So können Schmerzorte an den Hüftgelenken, Kniegelenken und oberen Sprunggelenken identifiziert werden.

An diese Untersuchung schließt sich der Zehenstand und der Fersenstand an. Der Fersenstand ist bei unbehindertem oberen Sprunggelenk in Dorsalextension, der Zehenstand bei unbehindertem oberen und unteren Sprunggelenk in Plantarflexion und ungestörter Beweglichkeit aller anderen Fußgelenke, einschließlich der Zehengelenke, schmerzfrei.

▪ Hüftgelenk

Das Schmerzhinken ist dabei vom Trendelenburg-Hinken und Duchenne-Hinken, die auch Zeichen einer schmerzlosen Muskelinsuffizienz sein können, zu unterscheiden. Die Unterscheidung gelingt am besten im Einbeinstand. Wird die Hüfte im Stehen um 90° gebeugt, soll das gleichseitige Becken etwas ansteigen. Sinkt es wegen einer Schwäche der Hüftabduktoren, besonders des M. glutäus medius und minimus ab, handelt es sich um das Trendelenburg-

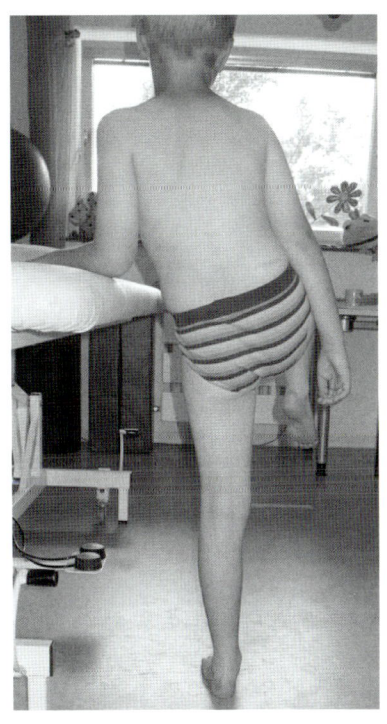

Abb. 6.12 Zeichen nach Duchenne I: Der Junge verlagert bei der Hüftbeugung über 90° den Rumpf zur Gegenseite.

Zeichen I. Muss das Kind die muskuläre Insuffizienz durch Verlagerung des Rumpfes auf die Gegenseite kompensieren, spricht man vom Duchenne-Zeichen I (Abb. 6.12). Beide Phänomene kommen symmetrisch bei muskelschwachen Kindern und besonders bei pubertierenden Jungen physiologisch vor. Bei sehr starker Ausprägung muss an eine neurologische Ursache gedacht werden. Ist diese Schwäche asymmetrisch, ist sie meist ein Zeichen für eine schmerzvermeidende Haltung.

Bei der Messung der Bewegungsumfänge der unteren Extremitäten ist ebenfalls auf die Symmetrie zu achten. In Rückenlage werden bei um 90° gebeugten Hüften die symmetrische Länge der Oberschenkel sowie der Bewegungsumfang der Hüft- und Fußgelenke geprüft.

Eine asymmetrische Länge der um 90° gebeugten Oberschenkel in Rückenlage kann durch eine Hüftdysplasie oder gar Hüftluxation hervorgerufen werden (Abb. 6.13). Es kann sich aber auch um eine funktionelle Verwringung des Beckens handeln, die eine Lumbalgie im Sinne des schmerzhaften Lenden-Becken-Syndroms unterhalten kann. Die Beckenverwringung besteht aber nicht selten, ohne dass sie Symptome hervorruft. Bei einer klinisch wirksamen Beckentorsion wird sich der Schmerz zeigen, wenn der gebeugte Oberschenkel in Richtung der gegenseitigen Schulter geführt wird.

Eine Verwringung des Beckens kann auch aufgrund einer Coxitis verschiedenster Ursachen, eines Morbus Perthes, durch eine Hüftluxation oder eine Epiphyseolysis hervorgerufen werden. Der Schmerz lässt sich dann

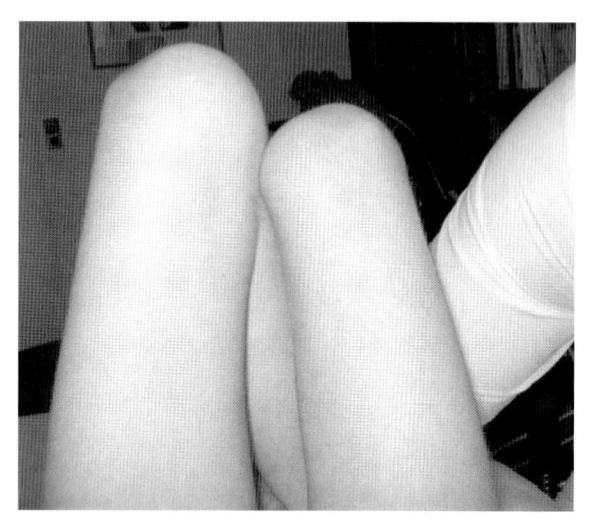

6 Funktionelle Diagnostik des Bewegungssystems

Abb. 6.13 Erheblich verkürzt erscheinender rechter Oberschenkel bei um 90° gebeugten Hüften. Radiologische Diagnose: Hüftluxation rechts.

Abb. 6.14 Prüfung auf Kniegelenkserguss: Schwimmt die Patella? ▶

durch einen Schlag auf das Knie bei um 90° gebeugter Hüfte provozieren.

Kniegelenk

Schmerzen der Kniegelenke sind bei Schulkindern nicht selten. Die Untersuchung wird in Rückenlage des Patienten durchgeführt. Dabei lässt die Inspektion verstrichene Konturen erkennen, die einerseits für eine Distorsion, andererseits für einen entzündlichen Prozess sprechen. Streicht der Untersucher bei einem geschwollenen Kniegelenk mit der einen Hand den oberen Rezessus in Richtung Patella aus, kann der Zeigefinger der anderen Hand gegebenenfalls das Phänomen der tanzenden Patella als Zeichen für einen Erguss ertasten (Abb. 6.14). Auf eine eventuelle Überwärmung als Zeichen einer Entzündung ist zu achten. Schwellungen oder Ergüsse im Bereich von Gelenken gehören in jedem Falle in die Hände eines Spezialisten für Orthopädie oder Rheumatologie.

Bei der weiteren Untersuchung werden der Bewegungsumfang der Gelenke und die eventuelle Schmerzhaftigkeit der Kollateralbänder bei gestrecktem Kniegelenk geprüft (Abb. 6.15). Zeigt sich bei gestrecktem Kniegelenk in der Kniekehle eine runde bis kirschgroße Struktur, sollte das Kind dem Orthopäden vorgestellt werden, weil es sich um eine Bakerzyste handeln könnte, die über ihren Ventilmechanismus erhebliche Beschwerden machen kann.

Kreuzbänder Überlastungen durch Stürze, besonders beim Sport, können zu Läsionen der vorderen Kreuzbänder führen. Deren Festigkeit wird folgendermaßen geprüft: Der Patient liegt in Rückenlage. Hüfte und Kniege-

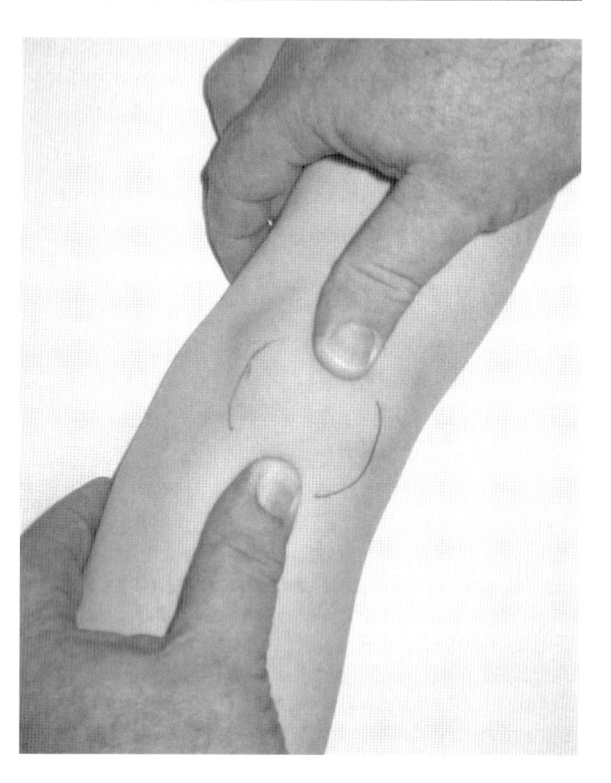

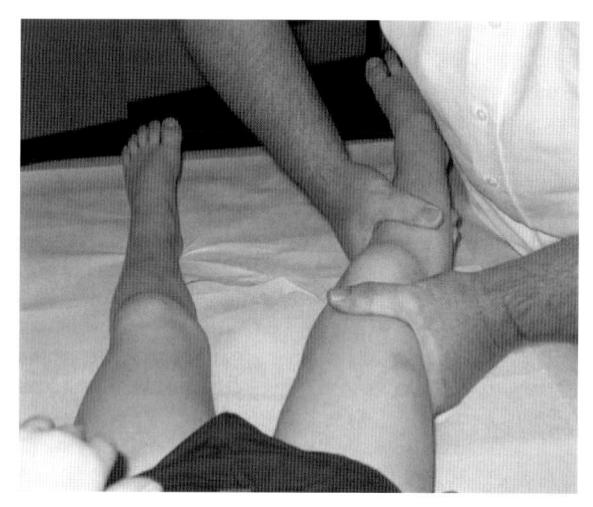

Abb. 6.15 Prüfung der Kollateralbänder durch Aufklappen des medialen Gelenkspalts des Kniegelenks.

lenk sind gebeugt. Der Untersucher setzt sich mit seinem Oberschenkel auf den Fuß des Patienten und fixiert ihn damit auf der Unterlage. Dann umgreift der Untersucher den Tibiakopf unterhalb des Gelenkspaltes und schiebt ihn im Kniegelenk vor und zurück (Abb. 6.16). Wenn das vordere Kreuzband lädiert ist, entsteht das sog. Schubladenphänomen, das in dieser Position durch ein weiteres Vor- und Rückwärtsgleiten der Tibia im Gelenk gekennzeichnet ist. Auch diese Instabilität gehört in die Hand des Orthopäden.

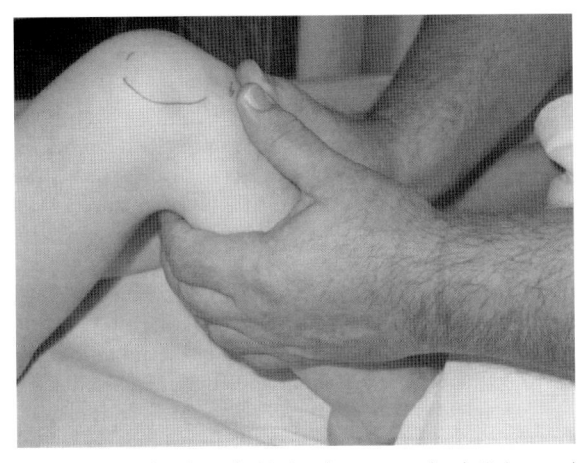

Abb. 6.16 Prüfen des Schubladenphänomens durch Ziehen und Schieben des Tibiakopfes.

Meniskus Besonders Stürze beim Sport führen auch bei Kindern und Jugendlichen zu Läsionen der Menisken im Kniegelenk. Es kommt zu einer Einblutung in das Gelenk, die sich als äußerlich sichtbare und palpable Schwellung manifestiert. Meist ist der Innenmeniskus betroffen. Einriss und Abriss zeigen sich sehr häufig direkt nach dem Trauma als mechanisch bedingte Streckhemmung des betroffenen Gelenks. Wird in Rückenlage des Patienten bei maximal gebeugtem Kniegelenk eine Innenrotation und Adduktion der Tibia durchgeführt, kommt es zu einem stechenden Schmerz im hinteren Bereich des inneren Gelenkspaltes des Kniegelenks (Zeichen nach Steinmann I), wenn die Läsion im hinteren Bereich des Meniskus liegt. Bei einem längs verlaufenden sog. Korbhenkelriss wird der Schmerz eher in der Mitte des Gelenkspalts gespürt. Weitere Untersuchungen sollten durch den Orthopäden durchgeführt werden.

Patella Ein besonderes Problem sind Belastungsschmerzen der Patella, die bei den gängigen Untersuchungsmethoden keine strukturelle Ursache erkennen lassen. Die Terminologie zu diesen Schmerzen ist unklar (z. B. Patellasyndrom) und teilweise irreführend (Chondropathia patellae). Man sollte das Syndrom zurückhaltend und nur beschreibend peripatelläres Schmerzsyndrom nennen. Die Kinder klagen über Schmerzen, wenn die Patella als Angelpunkt belastet wird. Die meist einseitigen Schmerzen treten besonders beim Radfahren, bei Kniebeugen und treppab Gehen auf. Schlanke, sportliche Mädchen sind häufiger betroffen als Jungen. Schmerzort ist meist der mediale Rand der Patella.

Kniestrecker Sehr viele Kinder zeigen eine unregelmäßig geformte Gelenkfläche der Kniescheibe. Nur wenige haben dort aber Beschwerden. Die Schmerzen werden nicht durch eine Veränderung der knorpeligen Gelenkfläche hervorgerufen. Es handelt sich ursächlich mit hoher Wahrscheinlichkeit um eine muskuläre Dysbalance der Kniestrecker. Bei der Untersuchung wird zuerst der M. vastus medialis, dann der Pes anserinus auf Druckschmerzhaftigkeit palpiert. Schließlich fahndet der Untersucher an der Grenze vom ersten zum zweiten Drittel des M. sartorius nach einem charakteristischen Triggerpunkt (Abb. 6.3). Mit den jeweiligen Untersuchungsergebnissen ist der Weg für eine differenzierte Physiotherapie zur Beseitigung der Triggerpunkte oder Wiederherstellung der muskulären Balance frei. Finden sich entsprechende Befunde bei der funktionellen Untersuchung, erübrigen sich radiologische oder gar arthroskopische Verfahren, die dem Kind eher schaden als nützen.

Funktionelle Untersuchung der Fibulasyndesmosen

Sowohl mangelhafte Beweglichkeit („Blockierung") als auch Hypermobilität der oberen und unteren Fibulasyndesmosen führen zu belastungsabhängigen Schmerzen im Kniegelenk oder im oberen Sprunggelenk.

Die orientierende Untersuchung der Syndesmosen wird mit der Hocke, dem Fersenstand und Zehenstand, wie sie oben beschrieben sind, durchgeführt.

Bei der subtileren Untersuchung bei gebeugter Hüfte und gebeugtem Kniegelenk in Rückenlage setzt sich der Untersucher auf den Fuß des Kindes, umfasst mit einer Hand von medial die Tibia unterhalb des Gelenks und prüft mit der anderen Hand durch Schub und Zug am Fibulaköpfchen die relative Festigkeit der Syndesmose (Abb. 6.17). Eine geringe Beweglichkeit muss physiologisch vorhanden sein. Eine Unbeweglichkeit des Fibulaköpfchens kann durch repetitive mobilisierende Bewegungen behoben werden.

Bei der Untersuchung der unteren Fibulasyndesmose umfasst der Untersucher bei dem in Rückenlage liegenden Kind mit jeweils einer Hand den Innen- und Außenknöchel und schiebt die Strukturen der Malleolengabel gegeneinander. Auch hier muss eine geringe Beweglichkeit vorhanden sein. Bei Unbeweglichkeit kann sofort repetitiv mobilisiert werden, bei Hypermobilität der Syndesmosen

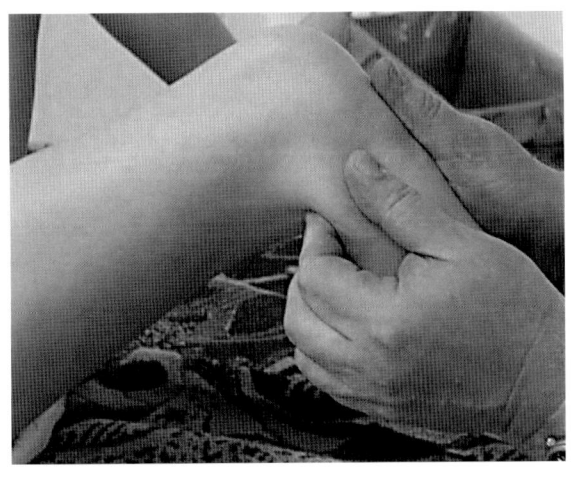

Abb. 6.17 Prüfung der Verschieblichkeit des proximalen Fibulaköpfchens.

muss Physiotherapie durchgeführt werden, wenn eine für mehrere Wochen anzulegende Bandage nicht hilft.

Funktionelle Untersuchung der Fußgelenke

Hier bieten sich die oben beschriebenen Tests zur Hocke, dem Fersenstand und dem Zehenstand an.

Funktionelle Diagnostik bei Verdacht auf aseptische Knochennekrosen

Die aseptischen Knochennekrosen kommen besonders bei Jungen vor. Sie klagen über Schmerzen vor dem Tibiakopf (Morbus Osgood-Schlatter; Abb. 6.18), im Bereich des Os naviculare (Morbus Köhler I) oder der Mittelfußköpfchen (Morbus Köhler II), weniger während sondern besonders nach Anstrengungen und sportlichen Betätigungen. Ein kräftiger Fingerdruck oder leichter Schlag mit dem Reflexhammer auf die betroffenen Knochen lässt den Verdacht auf eine aseptische Knochennekrose aufkommen. Die Diagnose wird durch eine Röntgenaufnahme gesichert.

Wachstumsbeschwerden

Naish [12] definierte bereits 1951 Wachstumsbeschwerden als Schmerzen, die länger als drei Monate auftreten, nicht in den Gelenken gespürt werden, die Kinder nachts wecken oder, wenn sie tagsüber auftreten, die Tagesaktivitäten unterbrechen. Die funktionelle Untersuchung des Bewegungssystems bringt keine zielführenden Befunde. Die Diagnose ergibt sich ausschließlich aus der Anamnese.

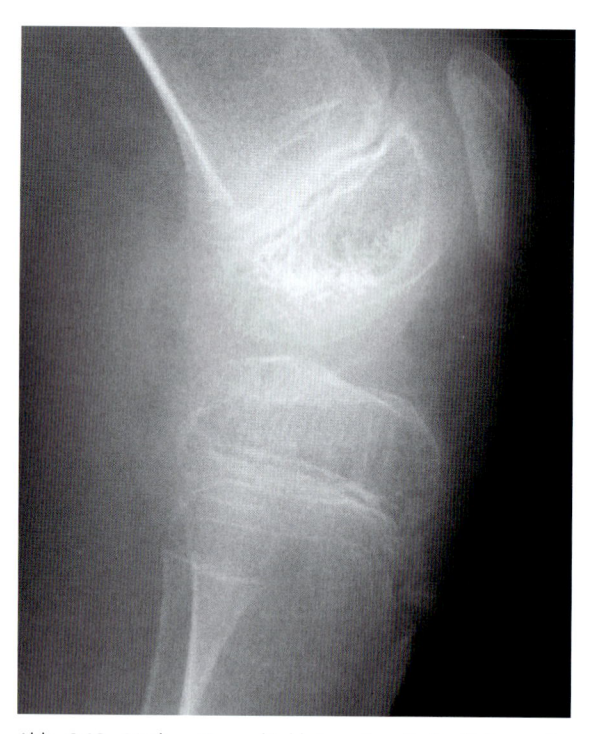

Abb. 6.18 Morbus Osgood-Schlatter: Aseptische Nekrose der Tibiaepiphyse.

Funktionelle Untersuchung der Kiefergelenke

Die Kiefergelenke und deren Muskeln spielen eine herausragende Rolle bei der Schmerzentstehung. Die Versorgung dieser Strukturen durch das Trigeminussystem begründet erhebliche Fernwirkungen, weil das Kerngebiet des Trigeminus an jeglicher Schmerzverarbeitung des Körpers beteiligt ist. Darüber hinaus antagonosiert die Kaumuskulatur die hinteren Nackenmuskeln und ist damit an der Spitze der Bewegungskette an der Verteidigung der aufrechten Haltung gegen die Schwerkraft beteiligt. Der neurophysiologische Input aus dieser Region hat Einfluss auf die Tonizität der gesamten quergestreiften Muskulatur.

Gefragt wird nach Schmerzen und schmerzlosem Kiefergelenkskrachen beim Kauen. Die Inspektion achtet auf abgeschliffene Zähne durch Bruxismus. Als Faustregel gilt, dass der Patient die proximalen gebeugten Gelenke des zweiten und dritten Fingers bei maximal geöffnetem Mund zwischen die Schneidezähne schieben können sollte.

Die Palpation der Kiefergelenke oberhalb der Jochbeine sollte schmerzlos sein, ebenso wie die von vorn auf den Wangen nach hinten geführte Palpation der M. masseter, vor allen Dingen aber eine symmetrische Ruhespannung dieser Muskeln ergeben. Bei allen zweifelhaften Befunden muss der Kieferorthopäde konsultiert werden, dem die Untersuchung des orthognathen Systems auf Bewegungsstörungen und Störungen des Zahnschlusses und die Untersuchung der Mm. pterygoidei vorbehalten bleibt.

Die funktionelle Untersuchung der Zungenbeinmuskulatur

Schmerzen am vorderen Hals, schmerzhafte Schluckstörungen und Globusgefühl sind verdächtig auf eine Funktionsstörung der suprahyalen und infrahyalen Muskulatur. Die kinderärztliche oder allgemeinmedizinische orientierende Untersuchung beschränkt sich auf die vorsichtige und leichte Palpation des hinteren oberen Randes des Zungenbeines. Steht es nicht symmetrisch waagerecht, besteht eine Rechts-Links-Tonusasymmetrie seiner Muskulatur. Auch diese Muskeln antagonisieren die Nackenmuskulatur und können deswegen erhebliche Fernwirkungen auf das gesamte Bewegungssystem entwickeln.

6.8.4 Funktionelle Untersuchung der oberen Extremitäten

Die Anamnese erfragt, ob, wann und wobei eine Verletzung stattgefunden hat. Kommt es zu Luxationen der Schultern? Kommt es zu schmerzhaften oder gar schmerzlosen Bewegungseinschränkungen? Welche Bewegungen sind schmerzhaft? Treten die Schmerzen in Ruhe auf? Es wird auf Asymmetrien, Rötungen und Schwellungen geachtet.

Schultergürtel und Oberarme

Nachdem eine Prüfung der Beweglichkeit in den Schultergelenken durch vollständige Abduktion/Adduktion, Elevation, Rotation und horizontalen Bewegungen des um 90° abduzierten Armes stattgefunden hat, schließt sich die Palpation der Schlüsselbeingelenke an. Dabei folgt man dem Verlauf des Schlüsselbeins, um alte oder frische Frakturen auszuschließen. Anschließend dringt der palpierende Finger etwas in die Gelenkspalte des Sternoklavikulargelenks und Akromioklavikulargelenks ein. Ist die Gelenkkapsel sulzig? Liegt ein Erguss vor? Bei der Palpation wird auch das Ligamentum interclaviculare, das den Boden der Drosselgrube bildet, auf Schmerzhaftigkeit geprüft. Anschließend wird das Akromion sowie das Korakoid und schließlich das Tuberculum majus und die lange Bizepssehne palpiert.

Schulterschmerzen bei oder nach sportlicher Betätigung lassen an eine Verletzung des Bandapparates oder – nach Stürzen auf die ausgestreckte Hand – des Labrum glenoidale denken.

Geprüft wird, ob der Humeruskopf zentriert im Gelenk steht. Eine Hand des Untersuchers fasst dabei von hinten oben das Schlüsselbein und das Schulterblatt, die andere Hand umfasst den Oberarm und prüft durch Vor- und Zurückziehen, durch Ziehen nach unten und Schieben nach oben die Position des Oberarmkopfes und seine Stabilität im Gelenk. Weitergehende Untersuchungen gehören in die Hand des Orthopäden.

Ellbogengelenk

Nach der Bewegungsprüfung wird nach Bewegungsschmerzen, Schwellungen und Rötungen gefahndet, die eine rheumatische aber auch posttraumatische Ursache haben können. Liegt ein Gelenkserguss vor, lässt er sich an der rückwärtigen Seite am Gelenkspalt tasten.

Ist das Radiusköpfchen druckschmerzhaft, kann es sich um eine Fraktur, aber auch um eine Distorsion des Ligamentum anulare handeln. Kommt es bei Supination oder Pronation der Hände zu Schmerzen im Ellenbogen?

Die Stabilität der Bänder wird geprüft, indem der Untersucher mit der einen Hand den Oberarm nahe am gestreckten Ellbogengelenk und mit der anderen Hand den Unterarm nahe am Handgelenk umfasst. Aus dieser Position werden im Seitenvergleich beider Ellbogengelenke Bewegungen in die Valgus- und Varusstellung ausgeführt.

Hände

Nach der Bewegungsprüfung und dem Ausschluss von Schwellungen und Rötungen werden die Handwurzelknochen einzeln palpiert. Es kommt nach Stürzen auf die ausgestreckte Hand zu Distorsionen des Bandapparates des Handgelenks, aber auch zu Prellungen besonders des Naviculare bis hin zur Fraktur. Auch eine Verletzung des Os lunatum muss durch Palpation ausgeschlossen werden.

6.9 Funktionsdiagnostik im Neugeborenen- und Säuglingsalter

Bereits Neugeborene können ganz offensichtlich unter Schmerzen leiden. Neben den auf den ersten Blick unvermittelt einsetzenden Schreiattacken mancher Säuglinge kommt es zu einer charakteristischen Haltung des gesamten Bewegungssystems. Das Phänomen betrifft etwa 10% aller Säuglinge. Die Terminologie dazu ist uneinheitlich und meist spekulativ. Sie reicht vom Begriff der Schräglagedeformität über das 7er-Syndrom nach Mau, der Dreimonatskolik bis zur Kopfgelenksinduzierten Symmetriestörung (KiSS) [13].

Einerseits ist der überwiegende Teil der betroffenen Säuglinge definitionsgemäß nicht strukturell deformiert, andererseits hat nur ein kleiner Teil der Patienten alle sieben von Mau beschriebenen Symptome und drittens werden Gelenke von Muskeln gehalten und bewegt, die ihre efferente Steuerung aus dem Zentralnervensystem erhalten. Rund ⅓ aller betroffenen Säuglinge hat keine biomechanische Störung der Kopfgelenksfunktion. Beim heftigen und stoßweise ausgeführten Schreien saugen manche Säuglinge, wie sehr leicht auskultatorisch festgestellt werden kann, Luft in den Magen. Diese sekundär entstandenen Blähungen stören den Säugling zusätzlich.

Bei allen Betroffenen findet sich aber eine muskuläre Tonusasymmetrie, wobei entweder die Tonizität einer Körperhälfte die andere überwiegt, oder aber das Kräftegleichgewicht des Rückenaufrichtesystems mit der Muskulatur der vorderen Körperwand gestört ist. Es ist vielleicht besser, dieses Leitsymptom zur Benennung des Phänomens heranzuziehen und diesen Komplex von Funktionsstörungen „Muskuläre Tonusasymmetrie" des Säuglings zu nennen. Die reine Funktionsstörung der Tonusasymmetrie ist von der Hemiparese, dem muskulären Schiefhals und anderen neurologischen Defiziten differenzialdiagnostisch zu unterscheiden.

Bei einigen Neugeborenen findet man im Bereich des einseitig stark verkürzten M. sternocleidomastoideus eine bis zu kirschgroße, mit der Zeit solide werdende Auftreibung. Sie ist Ursache des muskulären Torticollis. Histologisch findet sich anfänglich eine Nekrose von Einzelfasern der Muskulatur, die in eine Fibrose übergeht. Das Phänomen wurde früher als Hämatom missdeutet. Die für eine traumatische Zerrung charakteristische Einlagerung von Hämosiderin ist aber nicht vorhanden.

6.9.1 Anamnese und Therapie

Das Ergebnis des letztlich ungeklärten Prozesses ist zuerst nur eine örtliche Verkürzung der betroffenen Anteile des Muskels. Nach Tagen bis Wochen verkürzt sich aber dieser Muskel in seiner Gesamtheit, um schließlich mit einer Plagiozephalie und Wachstumsstörungen der gesamten Wirbelsäule einher zu gehen. Die örtliche muskuläre Nekrose wird also durch eine Funktionsstörung der Steuerung des gesamten Muskels begleitet. Das frühzeitige Erkennen

6 Funktionelle Diagnostik des Bewegungssystems

der Störung ebnet den Weg in die Physiotherapie und/oder Manuelle Therapie, die sofort einzusetzen hat, weil andernfalls das Problem nur durch chirurgische Intervention zu lösen ist.

Die Säuglinge mit „banaler" Tonusasymmetrie zeigen in Rückenlage und Bauchlage eine die ganze Wirbelsäule betreffende Krümmung (Abb. 6.19). Es handelt sich um eine Vorzugshaltung und gleichzeitig um eine Vermeidungshaltung. Zwingt man die Säuglinge, die Vermeidungshaltung zu verlassen, äußern sie heftigen Protest, nicht etwa weil sie die Vorzugshaltung gern haben, sondern weil sie Schmerzen bekommen. Bei Erwachsenen mit Wirbelsäulenbeschwerden ist dies genauso.

Vor diesem Hintergrund ist es nötig, die Tonusasymmetrie im Rahmen zwingend gebotener Schmerztherapie zu behandeln. Als Methoden der Diagnostik bieten sich die Beobachtung der General Movements nach Prechtl ebenso wie die Kinesiologie nach Vojta an. Aber auch ohne Fortbildung in diesen Methoden ist eine recht einfache funktionelle Untersuchung möglich.

In den ersten vier Lebenswochen ändern sich die Haltungsschablonen noch sehr häufig. Nur wenn das Kind offensichtlich Schmerzen hat, wird eine gezielte orientierende Fahndung auf Funktionsstörungen nötig. Jenseits des ersten Lebensmonats aber ist jede Tonusasymmetrie ernst zu nehmen.

Die Vermeidungshaltung führt zu einem asymmetrischen Haarabrieb am Hinterkopf (Abb. 6.20). Häufig findet sich auch eine sog. *Windschlagdeformität*, die in der Mehrzahl der Fälle Folge einer rein muskulär bedingten Außenrotation der einen Hüfte und Innenrotation der anderen Hüfte ist. Es handelt sich nicht um eine Störung der Hüftgelenke selbst. Etwa 15 % der betroffenen Säuglinge hat die Tendenz zur Überstreckung der gesamten Wirbelsäule. Es liegt also nicht oder nicht nur eine muskuläre Rechts-Links-Tonusasymmetrie, sondern auch eine Asymmetrie der Tonizität der vorderen und hinteren Muskelsysteme

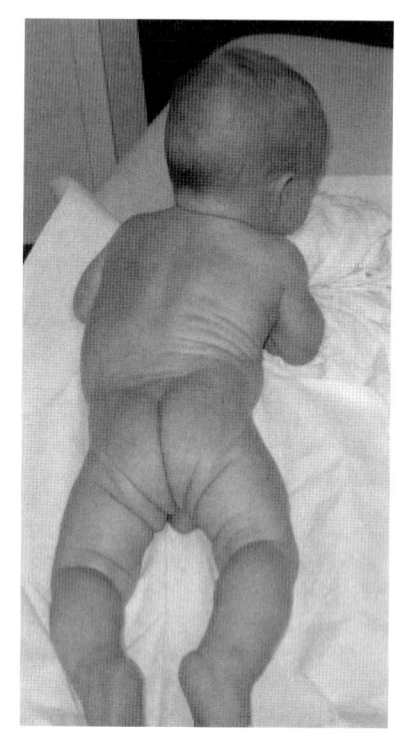

Abb. 6.**19** Tonusasymmetrie eines Säuglings.

vor. Diese Kinder scheinen gemessen an ihren Äußerungen besonders starke Schmerzen zu haben.

Bei der Untersuchung in Rückenlage findet man bei dem rechts-links-tonusasymmetrischen Säuglingen regelhaft eine einseitige Abspreizhemmung der um 90° gebeugten Hüften, der einer biomechanische Funktionsstörung des gleichseitigen Ileosakralgelenks entspricht (Abb. 6.21).

Die passive Drehung des Kopfes gegen die Vermeidungshaltung bringt den Säugling dazu, den gesamten

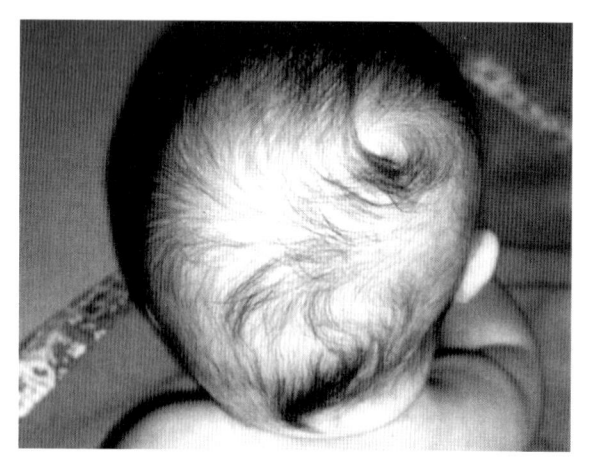

Abb. 6.**20** Plagiozephalie mit Abflachung des rechten Hinterhauptes.

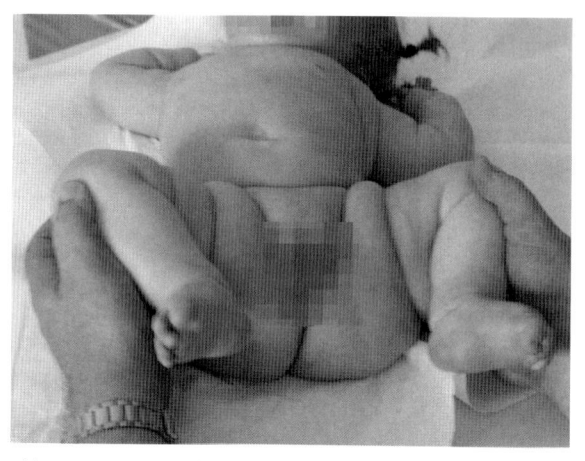

Abb. 6.**21** Rein muskulär und damit funktionell bedingte Hüftabspreizhemmung rechts bei normaler Hüftreifung.

Rumpf en bloc mitzudrehen, während die entgegengesetzte Rotation toleriert wird. Bei einer erzwungenen Seitneige in den Kopfgelenken gegen die Vorzugshaltung versucht der Patient in Rückenlage, mit dem gesamten Rumpf dieser Bewegung auszuweichen. Die Kinder lassen sich nur ungern im Bereich der oberen Halswirbelsäule palpatorisch untersuchen. Die Bauchlage wird meist, wenn überhaupt, nur für kurze Zeit toleriert.

Eine weitergehende Funktionsdiagnostik wird von manualmedizinisch tätigen Ärzten durchgeführt, die auf die Behandlung von Säuglingen und Kindern spezialisiert sind. Es sei abermals auf das Standardwerk von Coenen [9] verwiesen.

6.10 Zusammenfassung

Man kann davon ausgehen, dass sich rund ⅔ der tonusasymmetrischen Säuglinge nach der ersten Behandlung durch einen erfahrenen Manualmediziner in wenigen Tagen symmetrisieren. ⅙ muss zweimal behandelt werden. Nur wenige Säuglinge bedürfen häufigerer Behandlungen, die dann aber nur unter erhöhter diagnostischer Wachsamkeit durchgeführt werden sollten.

Literatur

[1] Hefti F. Kinderorthopädie in der Praxis. Heidelberg: Springer; 2006
[2] Janda V. Muscle weakness and inhibition (pseudoparesis) in back pain syndromes. In: Grieve GP, Hrsg. Modern manual therapy of the vertebral column. London, Melbourne, New York: Churchill Livingstone; 1986; 197–201
[3] Traccis S, Rosati G, Patraskakis S, Bissakou M, Sau GF, Aiello I. Influences of neck receptors on soleus motoneuron excitability in man. Experiment Neurol. 1987; 95: 76–844 Gralow I, Hustedt W, Bothe H W, Evers S, Hürter A, Schilgen M. Schmerztherapie interdisziplinär. Stuttgart: Schattauer Verlag; 2002
[4] Denslow JS. Palpation oft the musculoskeletal system. J Am Osteopath Assoc. 1964; 63: 1107–1115
[5] Protopapas MG, Cymet TC. Musculoskeletal examination. A complete review. Compr Ther. 2005; 31(1): 12–20
[6] Travell J, Simons DG. Myofascial pain and dysfunction. The trigger point manual. Vol. 1+2. Baltimore: Williams and Wilkins; 1992
[7] Staubesand J, Li Y. Zum Feinbau der Fascia cruris mit besonderer Berücksichtigung epi- und intrafaszialer Nerven. Manuelle Med. 1996; 34: 169–200
[8] Coenen W. Manuelle Medizin bei Säuglingen und Kindern. Heidelberg: Springer; 2009
[9] Dvorak J, Dovarak V, Gilliar W, Schneider W, Spring H, Tritschler T. Musculoskeletal Manual Medicine, Diagnosis and Treatment. Stuttgart: Georg Thieme Verlag; 2008
[10] Gutmann G, Hrsg. Funktionelle Pathologie und Klinik der Wirbelsäule. Band 1. Die Halswirbelsäule. Teil 2 Klinische Syndrome der Halswirbelsäule. Stuttgart, New York: Gustav Fischer; 1982; 323–324
[11] Naish JM, Apley J. Growing pains: A clinical study of non arthritic limb pains in children. Arch dis Child. 1951; 26: 134–140
[12] Biedermann H. KiSS-Kinder. Ursachen, (Spät-)Folgen und manualtherapeutische Behandlung frühkindlicher Asymmetrien. Stuttgart: Enke; 1996

7 Psychologische Schmerzdiagnostik

Peter Kropp und Britta Müller

7.1 Einleitung

Sowohl beim akuten als auch beim chronischen Schmerz lassen sich Faktoren finden, die das Schmerzgeschehen stark beeinflussen können. So spielen soziokulturelle Aspekte, kognitive Faktoren, die Persönlichkeit und die Lernerfahrung eine wesentliche Rolle, die diagnostisch abgeklärt werden müssen. Das Phänomen der Schmerzen einer Person ist in seiner Gesamtheit weder kommunizierbar noch wissenschaftlich untersuchbar; dies gilt in besonderem Maße beim kindlichen Schmerz. Die wissenschaftliche Erschließung des Schmerzes erfolgt daher stets über die Betrachtung einzelner oder mehrerer Reiz-, Reaktions- und Erlebnisaspekte bzw. der Analyse einzelner oder mehrerer Schmerzkomponenten.

7.2 Grundsätzliche Überlegungen

7.2.1 Psychologische Schmerzdiagnostik auf drei Ebenen

Birbaumer [1] definiert Schmerz als eine Reaktion, die auf drei Ebenen des Organismus ablaufen kann: der subjektiv-psychologischen, motorisch-verhaltensbezogenen und physiologisch-organischen Reaktionsebene. *Subjektiv-psychologisch* äußert sich Schmerz sowohl in offenen (z. B. Klagen, Stöhnen) als auch in verdeckten Reaktionen (Gedanken, Gefühle, Vorstellungen). *Motorisch-verhaltensbezogen* sind z. B. muskuläre Reaktionen als Ausdruck von Schmerzen (Mimik, Fluchtreflexe, muskuläre Verspannung). *Physiologisch-organisch* bestehen Erregungen im nozizeptiven System (Erregung der peripheren Schmerzrezeptoren, Erregung im ZNS und im autonomen Nervensystem). Zwischen den drei Ebenen besteht dabei nicht zwangsläufig ein enger Zusammenhang. Gefordert ist somit eine Analyse der körperlichen, psychologischen und sozialen Faktoren, die Schmerzen auslösen, aufrechterhalten, verstärken bzw. abschwächen [2, 3].

7.2.2 Schmerzwahrnehmung als Lernprozess

Sowohl bei der Chronifizierung von Schmerz als auch im akuten Schmerzzustand spielen Lernvorgänge eine herausragende Rolle. Entsprechend sind diagnostische und Therapieansätze oftmals auf gezieltes Erkennen und Verlernen bzw. eine Veränderung der schmerzauslösenden, -verstärkenden oder -aufrechterhaltenden Bedingungen im Verhalten und Erleben der Patienten gerichtet. Damit sind Lernvorgänge gemeint, die der *Klassischen Konditionierung* unterworfen sind (ein Kind schreit nach schmerzhafter Venenpunktion bereits beim Anblick einer Person mit weißem Kittel). Oft liegen aber auch *operant konditionierte* Lernvorgänge zugrunde (ein Kind erhält bei Schmerzäußerung vermehrt Zuwendung und wird damit positiv „belohnt", wodurch Schmerzäußerungen häufiger werden). Neben diesen Konditionierungsmodellen spielen sozial-kognitive Ansätze im Sinne des *Beobachtungslernens* eine große Rolle. Beobachtungslernen beschreibt, wie durch die Beobachtung des Verhaltens anderer und darauf eintretender Konsequenzen eigenes Verhalten beeinflusst wird [4]. Zeigt sich z. B. ein Elternteil besonders ängstlich bei einer Zahnbehandlung und wird dabei vom Kind beobachtet, so steigt die Wahrscheinlichkeit erheblich, dass das Kind ebenfalls Angstreaktionen bei einer Zahnbehandlung zeigen wird. Dies ist insbesondere der Fall, wenn weitere operante Faktoren mit ins Spiel kommen (z. B. übermäßiges Trösten, „Mitleiden" durch begleitende Eltern).

> **Merke**
> Viele soziokulturelle Rollen sind in ihrer Übernahme und Tradition durch Faktoren des Beobachtungslernens determiniert. In Familien mit auffälliger Häufung von Schmerzproblemen sollte deswegen immer der Aspekt des Beobachtungslernens mit bedacht werden. Dies gilt auch für kulturelle Unterschiede der Schmerzwahrnehmung und -bewältigung. Hierdurch kann ein Mitbehandeln weiterer Familienmitglieder nötig werden.

7.2.3 Schmerzgedächtnis, Schmerzsensitivierung

Lernen und Konditionierungsvorgänge werden heute häufig als Teilaspekte von Gedächtnissystemen aufgefasst. Insbesondere für den chronischen Schmerz wurde das Modell eines „Schmerzgedächtnisses" eingeführt, welches die Fähigkeit des Nervensystems beschreiben soll, bei eingetretenen schmerzhaften Reizungen eine über den Weg der peripheren oder zentralnervösen Sensibilisierung anhaltende Erinnerungsspur zu erzeugen [5]. Dies kann als *periphere* (Sensitivierung von Nozizeptoren – primäre Hyperalgesie) oder als *zentralnervöse Sensitivierung* (Restrukturierung des schmerzverarbeitenden Systems – sekundäre Hyperalgesie) aufgefasst werden [6].

Definition „Sensitivierung"

Die Sensitivierung stellt einen Zustand gesteigerter Erregbarkeit dar, wobei die geänderte Wahrnehmung schmerzhafter und nicht-schmerzhafter Reize auch dann noch aufrechterhalten wird, wenn der ursprüngliche nozizeptive Reiz nicht mehr einwirkt. Mitunter erfolgt hierbei eine

Umstrukturierung des ZNS mit Bildung eines eigenständigen Schmerz-Engramms unter Abkopplung der ursprünglich schmerzauslösenden Reizbedingungen. Infolge dieses „Circulus vitiosus des Schmerzes" können die Folgen des Schmerzgedächtnisses belastender als die ursprünglichen, akuten Schmerzen sein [6]. Hypothetisch kann angenommen werden dass als Grundlage des Schmerzgedächtnisses eine erhöhte neuronale Plastizität vorliegt. Dies konnte in zahlreichen Tierversuchen und beim Menschen mit elektrophysiologischen und funktionell bildgebenden Verfahren gezeigt werden. Hierbei kommt es letztendlich zu funktionellen und strukturellen Veränderungen in zentralen Netzwerken der Schmerzverarbeitung bzw. zur kortikalen Reorganisation [7]. Infolgedessen werden das Schmerzerleben und -verhalten mit sensorischen, affektiven und kognitiven Wahrnehmungskomponenten sowie geänderten Bewertungs- und Reaktionstendenzen gekoppelt, womit ein chronischer Schmerz, einschließlich der entsprechenden Erlebnis- und Verhaltensweisen einhergeht. Als Grund für diese Sensitivierung und erhöhte Schmerzempfindlichkeit konnte ganz allgemein Stress identifiziert werden. Jedoch besteht eine allgemeine Hypersensitivität auch im frühen und frühesten Kindes- und Säuglingsalter [8]. Neueren Untersuchungen zufolge kann bereits die Anwesenheit der Mutter bei einer schmerzhaften Prozedur diese Sensitivierung auslösen [9].

Aufmerksamkeitsprozesse

Psychophysiologische Aktivierungszustände, wie sie bei chronischen Schmerzen auftreten, können Aufmerksamkeitsprozesse ungünstig beeinflussen. Das Schmerzerleben selbst wird hierbei zentraler Gegenstand der selektiven Aufmerksamkeit. Die Umlenkung der Aufmerksamkeit auf nicht-schmerzassoziierte Erlebnisinhalte im Sinne einer Ablenkung kann zu einer höheren Schmerztoleranz und verbesserten Schmerzbewältigung beitragen. Dies machen sich sog. Schmerzbewältigungstrainings und teilweise auch Entspannungstechniken zunutze. Psychophysiologische Forschung erbrachte im Bereich der Migräne anhand der Messung der kontingenten negativen Variation (CNV), einem langsamen aufmerksamkeitskorrelierten Hirnpotential, Hinweise auf erhöhte kortikale Aufmerksamkeitszustände und reduzierte Habituationsneigungen im schmerzfreien Intervall, die sich als Reizverarbeitungsstörung interpretieren lassen [10]. Ein darauf abgestimmtes Reizverarbeitungstraining befindet sich derzeit in der empirischen Entwicklung und Evaluation. Routinemäßig kann die kortikale Aufmerksamkeitsbereitschaft mit Hilfe der CNV-Methode in der psychobiologischen Untersuchung vor allem bei Kopfschmerzpatienten eingesetzt werden [10]. Abb. 7.1 zeigt eine CNV im Vergleich zwischen einer Gruppe Migränekranker und Gesunder.

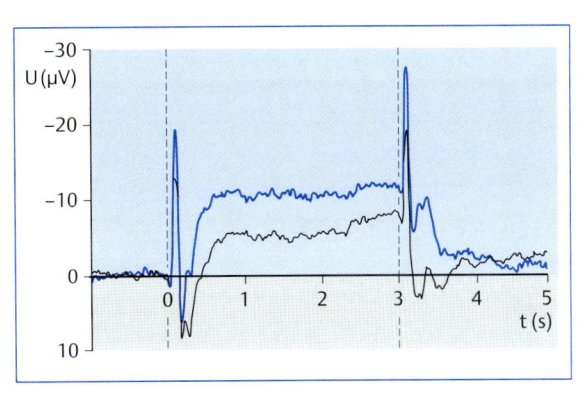

Abb. 7.1 Grand averaged contingent negative variation (CNV) für Migränepatienten (blaue Linie) und Gesunde (schwarze Linie) mit einem Interstimulus-Intervall von t=3s bei 32 Go-Durchgängen [10].

7.3 Psychologische Schmerzdiagnostik bei Kindern

Die schmerzbezogenen Kognitionen des Kindes spielen bei der Diagnostik und bei der Behandlung von Schmerzen eine wichtige Rolle. Hier sind es vor allem die spezifischen Bewältigungsstrategien, die zu aktiven oder passiven schmerzbezogenen Verhaltensweisen führen. Diese Verhaltensweisen wiederum ermöglichen dem Patienten, den Schmerz zu tolerieren oder zu modifizieren. Somit kann ein Verhaltensrepertoire ermittelt werden, welches zu aktiver Schmerzbewältigung führen kann. Sinn einer psychologisch orientierten Behandlung ist es dann, dieses Repertoire im Sinne der Schmerzbewältigung aufzubauen, zu stabilisieren und bei Bedarf einzusetzen [11].

Deswegen ist die Entwicklung entsprechend spezifizierter Fragebogenverfahren wichtig. Seit etwa zehn Jahren werden Messinstrumente vorgestellt, die speziell psychologische Faktoren erheben. Neben der Erfassung des eigentlichen Schmerzzustandes liefern die Fragebögen Informationen zum Bewältigungsstil, zur emotionalen Belastung, zu Vermeidungsstrategien und gelegentlich auch zum Verhalten der Eltern im akuten Schmerzzustand des Kindes. In Tab. 7.1 sind die aktuellen Messinstrumente zusammengestellt. Nachstehend werden die verfügbaren Fragebögen ausführlicher vorgestellt.

7.3.1 Child Version of the Pain Catastrophizing Scale (PCS-C)

Crombez et al. [12] stellten erstmals einen Fragebogen für Kinder vor, der mit dreizehn Fragen die drei Subskalen „rumination" (grübeln), „magnification" (Überbetonung der negativen Kognitionen) und „helplessness" (Hilflosigkeit) erfasst. Insbesondere katastrophisierende Kognitionen konnten als Prädiktor für Schmerzintensität unabhängig von Geschlecht und Alter ermittelt werden.

Tabelle 7.1 Übersicht Fragebögen zum kindlichen Schmerzverhalten
(alphabetisch nach Fragebogenname sortiert, die Unterteilung entspricht der Kapitelgliederung).

Name	Autoren	Inhalt
Child Version of the Pain Catastrophizing Scale (PCS-C)	[12]	13 Fragen 3 Subskalen: rumination magnification helplessness
Coping Strategies Questionnaire (CSQ)	[13]	80 Fragen 13 Subskalen 3 Faktoren: coping attemps negative thinking passive adherence
Dattelner Schmerzfragebogen für Kinder und Jugendliche	[14]	32 Fragekomplexe in unterschiedlichen Versionen für Eltern, Kinder ab 5 Jahren und Kindern ab 9 Jahren
Pediatric Pain Coping Inventory (PPCI)	[15]	5 Skalen: cognitive self-instruction seek social support strive to rest and be alone cognitive refocusing problem-solving self-efficacy
Schmerzbezogene Bewältigungsstrategien (PPCI-revised)	[16]	41 Fragen 5 Faktoren: cognitive self-instruction problem solving distraction seeks social support catastrophizing/helplessness
Pediatric Pain Disability Index (P-PDI)	[17]	12 Fragen 1 Skala: schmerzbezogene Beeinträchtigung
Pain Coping Questionnaire (PCQ)	[18]	39 Fragen 8 Skalen 3 Faktoren: approach problem-focused avoidance emotion-focused avoidance
Pain Experience Questionnaire (PEQ)	[19]	Subskalen Kinder: pain severity pain related interference affective distress perceived social support Subskalen Eltern: severity of child´s pain interference parental affective distress
Pain-related Cognition Questionnaire for Children (PRCQ-C)	[20]	Subskalen: catastrophizing problem-solving positive self-statements
Pain-related Parent Behavior Inventory (PPBI)	[21]	Subskalen (getrennt für Kinder und Eltern): solicitousness distracting behaviors discouraging/ignoring responses

(Fortsetzung: siehe nächste Seite)

Tabelle 7.1 Übersicht Fragebögen zum kindlichen Schmerzverhalten (Fortsetzung).

Name	Autoren	Inhalt
Pain Response Inventory (PRI)	[22]	15 Subskalen 3 Faktoren: active coping passive coping accommodative coping

7.3.2 Coping Strategies Questionnaire (CSQ)

Mit diesem Fragebogen ermöglichen es Gil et al. [13], mit 80 Fragen in 13 Subskalen die drei Faktoren „coping attempts" (Bewältigungsversuche), „negative thinking" (negative Gedanken) und „passive adherence" (passive Anhänglichkeit) zu erfassen. Kinder mit hohen Ausprägungen auf den Faktoren „negative Gedanken" und „passive Anhänglichkeit" waren weniger aktiv, benötigten mehr professionelle Hilfe und waren während der Schmerzzustände belasteter. Dagegen waren Kinder mit hohen Werten auf dem Faktor „Bewältigungsversuche" aktiver und benötigten seltener professionelle Hilfe.

7.3.3 Dattelner Schmerzfragebogen für Kinder und Jugendliche

Dieser gemeinsam von den Vestischen Kinderkliniken Datteln und der Deutschen Gesellschaft zum Studium des Schmerzes (DGSS) entwickelte Schmerzfragebogen für Kinder und Jugendliche umfasst Fragen zu Schmerzgeschehen und zur Stimmung der Kinder [14]. Vorteilhaft ist dabei, dass dieser Fragebogen auch in einer Version zur Verlaufsbeobachtung eingesetzt werden kann (www.dgss.de).

7.3.4 Schmerzbezogene Bewältigungsstrategien

Mit der deutschen Fassung des *Pediatric Pain Coping Inventory* stellen Hechler et al. [16] ein Messverfahren dar, das die Bewältigungsstrategien bei Kindern erfassen kann [15]. Gemessen werden Strategien zur Schmerztolerierung und -minimierung. Durch faktorenanalytische Verfahren wurde die deutsche Fassung des Fragebogens validiert. Als Faktoren wurden folgende Skalen ermittelt: Passive Schmerzbewältigung, Suche nach sozialer Unterstützung und positive Selbstinstruktion. Diese Skalen wiesen überzufällige Beziehungen zur emotionalen Belastung und zu Schmerzcharakteristika auf. Der Fragebogen ist bezogen auf spezifische Schmerzformen veränderungssensitiv, was Verlaufsmessungen zulässt.

7.3.5 Pediatric Pain Disability Index (P-PDI)

Erstmals von Varni et al. [23] erarbeitet, liegt jetzt auch eine deutsche Version dieses Fragebogens vor [17]. Gemessen wird die schmerzbezogene Beeinträchtigung bei Jugendlichen im Alter zwischen 11 und 18 Jahren. Dabei lassen sich auch Zusammenhänge zwischen der schmerzbedingten Beeinträchtigung und Schmerzintensität bzw. den Schulfehltagen aufweisen.

7.3.6 Pain Coping Questionnaire (PCQ)

Der von Reid et al. [18] entwickelte Fragebogen zur Schmerzbewältigung erfasst Bewältigungsmaße bei typischen Injektionsschmerzen, postoperativen und krankheitsbezogenen Schmerzzuständen. Mit 39 Fragen können über 8 Subskalen (Informationssuche, Problemlösung, Suche nach sozialer Unterstützung, positive Selbsteinschätzung, Ablenkung im Verhalten, Ablenkung in der Kognition, Externalisierung, Internalisierung/Katastrophisierung) drei Faktoren (Annäherung, problemorientierte Vermeidung, emotionsorientierte Vermeidung) ermittelt werden. Die Testgütekriterien sind hoch, aber es zeigen sich Unterschiede zwischen der Selbsteinschätzung des Kindes und der Fremdeinschätzung durch die Eltern. Hohe Werte in der emotionsorientierten Vermeidung gehen mit vermehrter emotionaler Belastung, geringerer Bewältigungsmöglichkeit und mit stärkeren Schmerzen einher.

7.3.7 Pain Experience Questionnaire (PEQ)

Mit dem Pain Experience Questionnaire, der in einer Version für Kinder und Eltern vorliegt, haben Hermann et al. [19] eine für Kinder adaptierte Form des Multidimensional Pain Inventory (MPI) [24] entwickelt. Mit diesem Instrument können psychosoziale Faktoren chronischer Schmerzen bei Kindern und Jugendlichen zwischen 7 und 18 Jahren erfasst werden. Die Skalen umfassen in der Version für Kinder die Faktoren „Schmerzstärke", „Schmerzstörung", „affektive Belastung" und „wahrgenommene soziale Unterstützung". Die Version für Eltern enthält die Skalen „Stärke des kindlichen Schmerzes", „schmerzbezogene Störung" und „elterliche affektive Belastung". Mit Hilfe des PEQ lassen sich psychosoziale, durch Schmerzen verursachte Belastungsfaktoren und deren Auswirkung sowohl auf das Kind als auch auf seine Eltern quantifizieren.

7.3.8 Pain-related Cognition Questionnaire for Children (PRCQ-C)

Hermann et al. stellten 2007 [20] den Fragebogen schmerzbezogener Kognitionen für Kinder vor. Mit diesem Fragebogen sollen einerseits Schmerzbewältigungsstrategien und andererseits schmerzbezogene Kognitionen erfasst werden. Mit 13 Fragen zu schmerzbezogenen Kognitionen und drei Einschätzungen zu spezifischen Schmerzzuständen konnten die drei Subskalen „Katastrophisieren", „Problemlösen" und „positive Selbsteinschätzung" bestimmt werden. Das Ausmaß an Katastrophisieren korrelierte mit dysphorischer Stimmung, Angst als überdauernde Eigenschaft und aktueller Schmerzaktivität.

7.3.9 Pain-related Parent Behavior Inventory (PPBI)

Von derselben Arbeitsgruppe stammt der Fragebogen zur Erfassung elterlichen schmerzbezogenen Verhaltens (deutsch: ISEV-E und ISEV-K) [21]. Dieses Testverfahren kann Unterschiede in der mütterlichen Reaktion auf verschiedene kindliche Schmerzzustände darstellen und ist somit ein wichtiger Baustein in der Erfassung der sozialen Umgebung des Kindes.

7.3.10 Pain Response Inventory (PRI)

Mit dem Pain response inventory [22] werden mittels 60 Fragen 13 Bereiche abgedeckt (Problemlösen, soziale Unterstützung, Ruhe, Massage, Bedingungsspezifität, Katastrophisieren, Selbstisolation, Ungebundenheit, Gelassenheit, Akzeptanz, Schmerzreduktion, Selbstermunterung, Ignorieren). Daraus werden drei Faktoren gebildet (aktive, passive, angepasste Bewältigung).

7.4 Zusammenfassung

Mittlerweile liegen auch bei Kindern reliable und valide psychologische Verfahren zur Messung von Schmerzen und den sie begleitenden Kognitionen und Reaktionen vor. Eine exakte Schmerz- und Befindlichkeitsmessung des Kindes ist zur Behandlungsplanung nötig, außerdem liegt der psychologische Fokus jetzt auch auf der elterlichen Reaktion bei schmerzgeplagten Kindern. Mit diesen psychologischen Verfahren kann der Erfolg schmerztherapeutischer Strategien vorhergesagt und beurteilt werden.

Literatur

[1] Birbaumer, N. Schmerz. In: Miltner W, Birbaumer N, Gerber W D, Hrsg. Verhaltensmedizin. Berlin: Springer. 1986; 113–134
[2] Turk D C, Meichenbaum D H, Genest M. Pain and behavioral medicine. A cognitive-behavioral perspective. New York: Guilford Press; 1983
[3] Gatchel R J, Peng Y B, Peters M L, Fuchs P N, Turk D C. The biopsychosocial approach to chronic pain. Scientific advances and future directions. Psychological Bulletin. 2007; 133 (4): 581–624
[4] Olsson A, Phelps E S. Social learning of fear. Nature Neuroscience. 2007; 10(9): 1095–1102
[5] Azad S C, Zieglgänsberger W. What do we know about the state of chronic pain? Der Schmerz. 2003; 17(6): 441–444
[6] Tölle T R, Berthele A. Das Schmerzgedächtnis. In: Zenz M, Jurna I, Hrsg. Lehrbuch der Schmerztherapie. 2. Aufl. Stuttgart: Wissenschaftliche Verlagsgesellschaft; 2001; 89–108
[7] Flor H, Birbaumer N. Phantom limb pain. Cortical plasticity and novel therapeutic approaches. Current Opinions in Anaesthesiology. 2000; 13(5): 561–564
[8] Kropp P. Psychologische Schmerzdiagnostik bei Kindern. Monatsschrift Kinderheilkunde. 2003; 151: 1075–1089
[9] Hohmeister J, Demirakca S, Zohsel K, Flor H, Hermann C. Responses to pain in school-aged children with experience in a neonatal intensive care unit. Cognitive aspects and maternal influences. European Journal of Pain. 2009; 23: 94–101
[10] Kropp P, Gerber WD. Slow cortical potentials and migraine. Predictive value and possible novel therapeutic strategies to prevent an attack. Funct Neur. 2005; 20(4): 193–197
[11] Eccleston C, Morley S, Williams A C. Systematic review of randomised controlled trials of psychological therapy for chronic pain children and adolescents, with a subset of meta-analysis of pain relief. Pain. 2002; 99: 157–165
[12] Crombez G, Bijttebier P, Eccleston C, Mascagni T, Mertens G, Goubert L, Verstraeten K. The child version of the pain catastrophizing scale (PCS-C). A preliminary validation. Pain. 2003; 104(3): 639–646
[13] Gil K M, Williams D A, Thompson R J jr., Kinney T R. Sickle cell disease in children and adolescents. The relation of child and parent pain coping strategies to adjustment. J Pediatr Psychol. 1991; 16(5): 643–663
[14] Zernikow B, Damschen U. Der Dattelner Schmerzfragebogen für Kinder und Jugendliche. Datteln: Universität Witten-Herdecke; 1999
[15] Varni J W, Waldron S A, Gragg R A. Development of the Waldron/Varni pediatric pain coping inventory. Pain. 1996; 67: 141–150
[16] Hechler T, Kosfelder J, Denecke H, Dobe H, Hübner B, Martin A, Menke A, Schroeder S, Marbach S, Zernikow B. Schmerzbezogene Copingstrategien von Kindern und Jugendlichen mit chronischen Schmerzen. Schmerz. 2008; 22: 442–457
[17] Hübner B, Hechler T, Dobe M, Damschen U, Kosfelder J, Denecke H, Schroeder S, Zernikow B. Schmerzbezogene Beeinträchtigung bei Jugendlichen mit chronischen Schmerzen. Schmerz. 2009; 23: 20–32
[18] Reid G J, Gilbert C A, McGrath P J. The Pain Coping Questionnaire. Preliminary validation. Pain. 1998; 76: 83–96
[19] Hermann C, Hohmeister J, Zohsel K, Tuttas M L, Flor H. The impact of chronic pain in children and adolescents. Development and initial validation of a child and parent version of the Pain Experience Questionnaire. Pain. 1998; 135(3): 251–261
[20] Hermann C, Hohmeister J, Zohsel K, Ebinger F, Flor H. The assessment of pain coping and pain-related cognitions in children and adolescents. Current methods and further development. J. Pain. 2007; 8(1): 802–813
[21] Hermann C, Zohsel K, Hohmeister J, Flor H. Dimensions of pain-related parent behaviour. Development and psychometric evaluation of a new measure for children and their parents. Pain. 2008; 137(3): 689–699
[22] Walker L S, Smith C A, Garber J, Van Slyke D A. Development and validation of the pain response inventory for children. Psychol Assess. 2009; 9: 392–405
[23] Varni J W, Thompson K L, Hanson V. The Varni/Thompson Pediatric Pain questionnaire. I. Chronic musculoskeletal pain in juvenile rheumatoid arthritis. Pain. 1997; 28: 27–38
[24] Kerns R D, Turk D C, Rudy T E. The west haven-yale multidimensional pain inventory (WHYMPI). Pain. 1985; 23: 345–356

Allgemeine Schmerztherapie

- *Medikamentöse Schmerztherapie* 82
- *Psychologische Schmerztherapie* 91
- *Physikalische Medizin und Physiotherapie* 98
- *Komplementäre Verfahren* 105

8 Medikamentöse Schmerztherapie

Raymund Pothmann

8.1 Einleitung

Aufgrund der verschiedenen Wachstumsphasen ist es besonders schwierig, Schmerzen bei Kindern medikamentös zu behandeln. Im Säuglings- und Kleinkindalter muss überdies der psychische und geistige Entwicklungsstand bei der Auswahl der Schmerzmittel besonders berücksichtigt werden. Außerdem sind zum Teil über 50 % der Analgetika im Kindesalter, insbesondere bei Säuglingen, aufgrund fehlender Studien nicht zugelassen. Die gute empirische Kenntnis einiger Analgetika mit ihrem pharmakologischen Profil muss deshalb oft ausreichen, um auch im Kindesalter starke Schmerzen wirksam zu behandeln.

In der Neugeborenenperiode ist der unreife Lebermetabolismus zu kalkulieren. Hieraus ergeben sich z. T. deutlich verlängerte Halbwertzeiten und Indikationseinschränkungen: Beispielsweise sollte in den ersten 12 Lebensjahren Acetylsalicylsäure (ASS) wegen der potenziellen Gefahr einer mitochondrialen Entgleisung (Reye-ähnliches Syndrom) vermieden werden, auch wenn dieser Zusammenhang in letzter Zeit kritisch diskutiert wird [1].

8.2 Grundlagen

Im Wesentlichen muss zwischen der Behandlung von akuten und chronischen Schmerzen unterschieden werden. Bei akuten Schmerzen gelten folgende Kriterien:
- effektive Therapie mit *rascher Wirkung*
- Therapie *nach Bedarf*
- *invasive* Therapie zum Teil erforderlich
- *Sedierung* u. U. erwünscht

Die Schmerztherapie bei chronischen Schmerzen unterscheidet sich deutlich und muss nach folgenden Gesichtspunkten konzipiert werden:
- Einnahme retardierter Präparate
- Therapie nach festem Stundenplan
- möglichst orale Medikation
- Sedierung unerwünscht

Die Auswahl des Analgetikums richtet sich nach der primären Schmerzstärke bzw. -art (stratifiziert) und weniger nach hierarchischen Prinzipien. Somit macht es keinen Sinn, erst alle Stufen der WHO-Leiter (Abb. 8.1) zu durchlaufen und wertvolle Zeit zur Schmerzlinderung zu versäumen, wenn die Schmerzen von vornherein sehr stark sind [2].

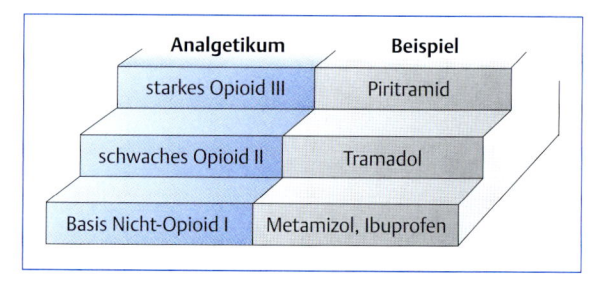

Abb. 8.1 WHO-Stufenleiter der Schmerztherapie: Basis-Analgetika können auch auf Stufe 2 und 3 additiv wirksam sein, schwache und starke Opioide sollten nicht kombiniert werden.

8.3 Einfache Analgetika

Einfache Analgetika haben je nach Typ primär eine antientzündliche Wirkung (Typ NSAR, z. B. Ibuprofen) oder einen alleinigen zentralnervösen Mechanismus (z. B. Paracetamol, Metamizol). Die Fiebersenkung ist allen einfachen Analgetika gemeinsam. Aus den verschiedenen Wirkmechanismen ergeben sich deshalb grundlegende Aspekte in der Differenzialtherapie. Bei entzündlicher Genese der Schmerzen sind die nicht-steroidalen Antiphlogistika primär zu erwägen. Andererseits können beide Typen bei Therapieresistenz miteinander kombiniert werden. Weiter bestimmt die Verträglichkeit die Auswahl des Analgetikums, so ist ein bekanntes Asthma eine Kontraindikation für die NSAR.

Die wichtigsten Analgetika dieser Wirkstärke sind Paracetamol, Ibuprofen, Metamizol und Diclofenac (Tab. 8.1). Von diesen Präparaten ist nur Paracetamol oral ab Geburt zugelassen, Ibuprofen und Metamizol ab dem 3. Lebensmonat, Diclofenac sogar erst ab dem 14. Lebensjahr (Tab. 8.2). Von letzterer Substanz liegen vor allem klinische („off-label"-)Erfahrungen aus dem postoperativen Bereich vor [3].

> **Merke**
> Analgetika werden bei Kindern im Wesentlichen oberflächenbezogen dosiert. Säuglinge erhalten als mittlere Gebrauchsdosis danach ein ⅙–⅕, Kleinkinder ¼–⅓ und Schulkinder mit dem 12. Lebensjahr ⅔ der Erwachsenendosis.

Ausschlaggebend für den Einsatz der Analgetika ist zum einen das Zulassungsalter und zum anderen Eigenschaften wie Antipyrese, Verträglichkeit und Applikationsform. Außerdem müssen die Tagesmaximaldosis (TMD) und Dosierungsintervalle berücksichtigt werden (Tab. 8.2). Bei Paracetamol kann in den ersten zwei Tagen sogar

Tabelle 8.1 Dosierung einfacher Analgetika.

Freiname Handelsname (Beispiele)	Paracetamol Ben-u-ron, Perfalgan	Ibuprofen Nurofen	Diclofenac Voltaren	Metamizol Novalgin
Formen	Saft 5 ml = 200 mg Supp. 125/250/500	Saft 5 ml = 100 mg ab 3 Monate Brause ab 6 Jahren 125 mg Supp. ab 2 Jahren	25 mg Tablette 25 mg Supp.	20 Tropfen = 500 mg Supp. 300 mg Injektionslösung 5 ml = 1000 mg
oral	10–20 mg/kg	10 mg/kg	0,5–1 mg/kg	15 mg/kg
rektal	20–30 mg/kg (effektiver PS n. 2 h)	10 mg/kg	1 mg/kg(Sgl.) 1–2 mg/kg(KK)	NG: 10 mg/kg 15–20 mg/kg
i. v.	15 mg/kg, >10 kg keine Aufsättigung nötig			10 mg/kg als Kurzinfusion
Nebenwirkungen	bei Überdosis >100 mg/kg/d >2 d: Leberfunktion gestört, Antagonist: Acetylcystein	Gastritis, Duodenalulkus, Asthmaverstärkung	Gastritis, Magenblutung, Duodenalulkus, Asthmaverstärkung	Schock bei schneller Injektion, Granulopenie (selten)

PS: Plasma-Spiegel

Tabelle 8.2 Tageshöchstdosen, Dosisintervalle und Zulassungsalter.

Freiname Handelsname	Paracetamol Ben-u-ron	Ibuprofen Nurofen	Diclofenac Voltaren	Metamizol Novalgin
TMD	60 mg/kg/d	40 mg/kg/d	3 mg/kg/d	100 mg/kg/Tag
Intervall	4 h	6 h	4–6 h	4–6 h, i.v.: 4 h
Zulassung	ab Geburt	ab 3 Monate	ab 1 Jahr	ab 3 Monate

90–100 mg/kg/d als TMD speziell im postoperativen Bereich gelten. Bei Hochdosis über 72 Stunden hinaus bzw. achtfacher Überdosierung droht eine hepatotoxische Reaktion, die mit intravenöser Applikation von Acetylcystein abgefangen werden muss [4, 5].

> **Merke**
> Schmerzen, bei denen *Entzündungen* wesentlich beteiligt sind, sprechen gut auf nonsteroidale Antirheumatika an, z. B. Ibuprofen, Diclofenac oder Proxen. Letztere Substanz kann vorteilhafterweise in einer Dosis von 10–15 mg/kg/d in zwei Tagesdosen eingenommen werden und hat sich deshalb in der Rheumatherapie besonders zu Beginn der Behandlung bewährt.
> Stehen *kolikartige* Beschwerden oder *viszerale* Schmerzen im Vordergrund, empfiehlt sich, Metamizol wegen seiner spasmolytischen Wirksamkeit einzusetzen. Dieses Medikament ist ebenfalls eine gute Wahl bei Patienten mit Gerinnungsstörung.
> Kombinationspräparate bringen keine Vorteile.
> Besser ist es, wenige Substanzen gut zu kennen.

8.3.1 Paracetamol – Besonderheiten bei Früh- und Neugeborenen

Die Wirksamkeit von Paracetamol (PCM) zur Schmerztherapie während invasiver Maßnahmen bei Früh- und Neugeborenen ist unabhängig vom Serumspiegel und nicht effektiver als unter Placebo zu erwarten (keine Reduktion des Schmerz-Scores (NFCS), keine Verkürzung der Schreidauer). Die Pharmakokinetik von Paracetamol ist unter anderem stark abhängig vom Gestationsalter. Die Elimination ist bei Frühgeborenen unterhalb der 32. Schwangerschaftswoche (SSW) deutlich verlängert, was eine Verlängerung des Dosierungsintervalls verlangt.

8.3.2 Flupirtin

Bei dieser Substanz handelt es sich um einen NMDA-Antagonisten, der Einfluss auf den Kaliumeinstrom in die Zelle nimmt. Neben der zentralen Analgesie vermittelt die Substanz auch muskelrelaxierende Effekte in mäßiger Ausprägung.

Für das Kindesalter gibt es nur eine vergleichende Untersuchung mit Paracetamol bei Kopfschmerzen vom Spannungstyp, die keinen signifikanten Unterschied erbrachte. Als Vorteil bleibt die größere therapeutische Breite und damit Sicherheit bei akzidenteller Überdosierung. Die Dosis liegt bei 2–3 mg/kg, verteilt auf zwei Tagesdosen. An Nebenwirkungen ist im Wesentlichen nur mit Müdigkeit bei Überdosierung zu rechnen [9].

8.4 Schwache Opioide

Opioide wirken über diverse Opiat-Rezeptoren, die sich in verschiedenen Bereichen des ZNS finden, konzentriert z. B. im spinalen Hinterhorn oder dem Periaquäduktalen Grau des Hirnstamms (PAG). Am effektivsten binden die μ-Rezeptoren. Bei längerer Anwendung kann es zu einer nachlassenden Wirkung kommen, sodass eine höhere Dosis

Tabelle 8.3   Schwache Opioide.

Freiname	Tramadol	Tilidin/Naloxon
Handelsname	z. B. Tramal	z. B. Valoron N
Einzeldosis	oral: 1–1,5 mg/kg i. v.: 1 mg/kg	oral: 2,5–3 mg/Lebensjahr bzw. 0,5–0,7 mg/kg KG
TMD	oral: 8 mg/kg i. v.: 6 mg/kg	oral: 4 x ED
Dosisintervall	4 h	6 h
Kontinuierliche i. v.-Injektion	0,25–0,3 mg/kg/h	–
PCA-i. v. Applikation	–	–
Zulassung	Alter > 1 Jahr	Alter > 2 Jahre
Differential-Indikation	mäßige Schmerzen, kont. i. v.-Applikation, auch auf peripherer Station möglich	mäßiger, nicht postoperativer Schmerz
Nebenwirkungen	Dosis abhängig: Übelkeit, Absenkung der Krampfschwelle (≥ 8 mg/kg)	bei hoher Dosis Übelkeit, Sedierung; der Naloxon-Anteil kann stärkere Opiate blockieren

oder sogar der Wechsel auf ein stärker wirksames Opioid erforderlich wird. Einzelne Opioide und Mischpräparate aus Agonisten und Antagonisten zeigen einen Ceiling-Effekt, d. h. ab einer bestimmten Dosis führt eine weitere Dosiserhöhung zu keiner Wirkungszunahme.

In Deutschland stehen für mittelstarke Schmerzen im Wesentlichen zwei Substanzen zur Verfügung: Tramadol und Tilidin, letztere in Kombination mit dem Antagonisten Naloxon (Valoron N) zur Vermeidung einer Suchtentwicklung. Beide Präparate sind ohne BTM-Rezept zu beziehen. Die meisten Erfahrungen im Kindesalter liegen für Tramadol vor, wegen des breiteren Applikationsspektrums soll hierauf bevorzugt eingegangen werden (Tab. 8.3). Wesentliche Nebenwirkungen bei Hochdosisregime sind häufig Übelkeit und Erbrechen, selten Auslösung von Zerebralanfällen bei entsprechender Disposition.

Die von der WHO geführte Referenzsubstanz *Codein* hat selbst nur geringe Affinität zum Opiat-Rezeptor. Codein wird vor allem in der Leber auf verschiedenen Wegen umgebaut. Das hauptsächlich analgetisch wirksame Stoffwechselprodukt ist dabei Morphin. Für das Cytochrom-Enzym, das für den Umbau zu Morphin verantwortlich ist, gibt es verschiedene genetische Varianten. Bei den häufigsten „extensive metabolizers" wird ca. 10 % des Codein zu Morphin metabolisiert. Bei den „poor metabolizers" (etwa 10 % der mitteleuropäischen Bevölkerung) entsteht kein Morphin. Codein ist bei diesen Personen somit kaum analgetisch wirksam, kann aber dennoch deutliche Nebenwirkungen haben. Bei den „ultrarapid metabolizers" (in Europa 3 %, im Nahen Osten 12 %, in Nordafrika 40 %) entsteht demgegenüber Morphin wesentlich rascher und in größerem Umfang. Diese Personen sind stark gefährdet, nach Codein-Einnahme ausgeprägte Opioid-Nebenwirkungen (bis hin zu einer Ateminsuffizienz) zu erleiden. Bei posttraumatischen oder postoperativen Schmerzen zeigten verschiedene Studien, dass die Kombination von Codein und Paracetamol der Monotherapie mit Ibuprofen nicht überlegen war. Insgesamt muss der Einsatz von Codein kritisch erfolgen. Trotzdem kann jenseits von evidenzbasierten Aussagen die Kombination von Codein und Paracetamol (Talvosilen) in Einzelfällen und unter Beachtung der oben genannten Probleme – z. B. bei hartnäckigen kindlichen Kopfschmerzen und fehlendem Ansprechen auf Paracetamol (oder Ibuprofen) allein – hilfreich sein.

8.5   Starke Opioide

Die Leitsubstanz hier ist Morphin.

> **Merke**
> Morphin ist eine der wenigen Substanzen, die in jedem Lebensalter zugelassen ist.

Im Wesentlichen kommen Opioide bei akuten und starken traumatischen Schmerzen oder postoperativ in Frage (z. B. Piritramid). Darüber hinaus sind sie bei allen starken Schmerzen angezeigt, insbesondere bei Kindern mit inkurablen Tumorerkrankungen (Morphin, Hydromorphon, Tab. 8.4). Retardierte Zubereitungen, die über 24 Stunden die Substanz Morphin osmotisch freisetzen, sind für das Kindesalter weder geeignet noch zugelassen.

Aus Unsicherheit, Angst vor Abhängigkeit und Überdosierungserscheinungen, wie Atemdepression, wird Kindern noch immer häufig eine adäquate Analgesie vorenthalten. Dabei ist es faktisch durch einschleichende Aufdosierung in unproblematischen Einstiegsdosierungen allein schon durch den noch verbliebenen Schmerz kaum möglich, eine Atemdepression (flache und verlangsamte Atmung) zu provozieren. Morphin kann sogar in einem ⅙ der analgetischen Dosis Atemnot lindern [7].

8.5.1   Besonderheiten bei Früh- und Neugeborenen

Morphin alleine ist bei Frühgeborenen zur Anlage eines peripher eingeführten Venenkatheters genauso wirksam wie die Kombination von Morphin und einem Lokalanästhetikum (Tetracain). Als Nebenwirkungen sind eine längere Beatmungsdauer bei der Anwendung von Morphin und Hautrötung nach der topischen Tetracain-Anwendung zu kalkulieren.

Eine Morphin-Dauerinfusion hat im Vergleich zu einer Ladedosis von 0,1 mg/kg keinen zusätzlichen Nutzen bei Reduktion des prozeduralen Schmerzes erbracht.

> ■ **Fehler und Gefahren**
> Bei Säuglingen ist außerdem unter Morphin zu beachten, dass eine Neigung zur Atemdepression bei gleichzeitig hohem Opioid-Bedarf besteht.

Tabelle 8.4 Starke Opioide.

Freiname	Morphin	Hydromorphon	Piritramid
Handelsname Beispiele	Merck Tropfen 0,5 % (0,5 % Lsg.: 1ml = 5 mg) Oramorph 10 mg/5 ml Morphin-Injektionslösung Retard. Morphin-Tabletten	Palladon retard.: 4/8/16 mg unret.: 1,3/2,6 mg	Dipidolor
Einzeldosis	oral: 0,25 mg/kg i. v.: 0,05–0,1 mg/kg	oral: 0,1 mg/kg i. v.: 0,02 mg/kg	i. v.: 0,05–0,1 mg/kg
TMD	oral: 1–1,5 mg/kg i. v.: entspr. Titration	oral: 0,16–0,24 mg/kg i. v.: 0,12–0,16 mg/kg	i. v.: entspr. Titration
Dosisintervall	oral: 4–6 h	i. v.: 2–4 h oral: 8–12 h	6 h
kontinuierliche i. v.-Injektion	0,02 mg/kg/h evtl. titrierend höher	0,005 mg/kg/h	0,02 mg/kg/h evtl. titrierend höher
PCA-i. v.-Applikation	Bolus: 0,02 mg/kg Sperrzeit: 10 min 4h max.: 0,025 mg/kg	0,003 mg/kg Sperrzeit: 10 min 4 h max.: 0,015 mg/kg	Bolus: 0,02 mg/kg Sperrzeit: 10 min 4 h max.: 0,25 mg/kg
Zulassung	Alter > 1 Jahr Vorsicht bei Neugeborenen	Alter > 12 Jahre	Alter >1 Jahr Vorsicht bei Neugeborenen
Differenzial-Indikation	starker/stärkster Schmerz kontinuierliche i. v.-Applikation nur unter adäquater Überwachung	starker/stärkster Schmerz kontinuierliche i. v.-Applikation nur unter adäquater Überwachung	starker/stärkster Schmerz kontinuierliche i. v.-Applikation nur unter adäquater Überwachung
Nebenwirkung (häufiger)	Obstipation, Übelkeit, Pruritus	Obstipation	Atemdepression

8.5.2 Applikation

Die primäre Applikation von starken Opiaten ist peroral. Je nach Alter und Schluckfähigkeit entscheidet sich, ob die Tropflösung oder Tabletten möglich sind. Letztere erschließen die Verwendung von retardierten Präparaten mit selteneren Dosierungszeitpunkten. Bei der Mehrzahl der bedürftigen jüngeren und psychomotorisch behinderten Kinder ist jedoch die Tropflösung Mittel der Wahl. Bei Applikation über eine PEG-Sonde sollte ausreichend nachgespült werden.

Patientenkontrollierte Analgesie – PCA-Pumpen

Alle intravenösen Zubereitungen der starken Opiate (Tab. 8.4) eignen sich grundsätzlich auch für eine am individuellen Bedarf orientierte Anwendung durch die Eltern bzw. kindkontrollierte Analgesie-Pumpe. Die häufigsten Indikationen finden sich postoperativ und im kinderonkologischen Bereich. Entsprechende Bedarfsdosen und Sperrzeiten sind in Abhängigkeit von der Halbwertzeit der verwendeten Substanz einzustellen. Die Verordnung und Einweisung in den Gebrauch der Pumpe kann u. U. in Zusammenarbeit mit der Lieferfirma vereinbart werden. In der palliativen Situation ist eine PCA-Pumpe auch zuhause anwendbar.

Transdermale Opiate

Wenn es sich um weitgehend kontinuierliche chronische Schmerzen handelt, eine orale Medikation nicht möglich ist bzw. Nebenwirkungen einer enteralen Applikation eingespart werden sollen, ist eine transkutane Pflastertherapie sinnvoll. In der Regel wird eine orale Therapie mit einem Opiat (Tramadol, Buprenorphin, Morphin) vorausgegangen sein. Die angestrebte Pflasterdosis wird umgerechnet und mit dem kleinsten Pflaster begonnen. Das Pflaster kann nach etwa 12 Stunden an den aktuellen Bedarf angepasst werden (Tab. 8.5) [8].

8.5.3 Durchbruchschmerzen

In erster Linie kann bei Durchbruchschmerzen eine höherprozentige Morphinlösung sublingual angewendet werden. Die Dosisstärke und -intervalle richten sich nach Alter und Bedarf. Gerade in den letzten zwei prä-finalen Tagen kann sich die Applikation deutlich häufen.

Fentanyl-Bukkaltabletten und Lollies eignen sich – abgesehen von der fehlenden Zulassung – wenig für Kinder. Daneben ist ein Fentanyl-Nasenspray verfügbar. Es wirkt sehr rasch, und ist somit gut einsetzbar, um akuten Durchbruchschmerzen entgegenzuwirken. Das Fentanyl-Nasenspray ist auch als Fertigpräparat erhältlich, kann jedoch auch preisgünstiger in einer Apotheke hergestellt werden (Tab. 8.6).

Tabelle 8.5 Transdermale Schmerztherapie.

Name	Indikation	Applikation	Einzeldosis (mg/kg)	Dosisintervall (h)	Interaktion/Nebenwirkung Bemerkungen
Burprenorphin Transdermal Norspan-/Transtec- (5;10;20/35;52,5;70)Pflaster	Starker Dauerschmerz	Perkutan	Start: Norspan 5–10 µg/h Transtec 35 µg/h ab 18 Jahren	48–72 h Pflasterwechsel	BTM! Wirkung erst *nach* 12 h! akut: Temgesic s. l. 0,2–0,4
Fentanyl-Matrix-Pflaster	Stärkster Dauerschmerz	Perkutan	Start: 12,5 µg/h ab 2 Jahren 25 µg/h ab 12 Jahren	48–72 h Pflasterwechsel	BTM! ab 2. Lebensjahr Wirkung erst *nach* 12 h

Tabelle 8.6 Pharmakotherapie von Durchbruchschmerzen.

Name	Indikation	Applikation	Einzeldosis	Dosisintervall	Interaktion/Nebenwirkung Bemerkungen
Morphin Lösung 2 %(Oramorph)	Durchbruchschmerz	s. l.	0,3 mg/kg	½–1 h	BTM! Obstipation, Pruritus
Fentanyl-Spray	Durchbruchschmerz	nasal	100–200 µg/Hub	¼–½ h	BTM! Apothekenanfertigung

8.5.4 Opiat-Nebenwirkungen

Unerwünschte Begleiterscheinungen starker Opiate vom Typ Morphin sind insbesondere Übelkeit, Verstopfung und seltener auch Juckreiz. Aus diesem Grund sind schon frühzeitig Gegenmaßnahmen zu treffen (wie der Einsatz von Makrogol, ggf. zusätzlich Na-Picosulfat sowie gegen Übelkeit Antiemetika wie Dimenhydrinat, Domperidon oder Odansetron und bei fehlendem Ansprechen auch kurzzeitig Prednison/Dexamethason, Tab. 8.7). Neurocil kann darüber hinaus den Pruritus dämpfen (Tab. 8.9). Weiterentwicklungen, wie eine starre orale Kombination von Morphin mit dem Antagonisten Naloxon (Targin), scheinen die Obstipation bei Erwachsenen einzudämmen, sind jedoch bei Kindern nicht untersucht worden. Möglicherweise ist primär auch die Vermeidung eines Missbrauchspotenzials des Opiats beabsichtigt gewesen.

8.5.5 Opioid-Rotation

Bei ausgeprägten Nebenwirkungen oder mangelnder Analgesie kann ein Opiat-Wechsel erforderlich sein. Hierbei ist zu beachten, dass sich alle (halb)synthetischen Weiterentwicklungen wie Hydromorphin oder Fentanyl in ihrer analgetischen Potenz auf Morphin beziehen und entsprechend ihrer Äquivalenzdosen umgerechnet werden müssen (Tab. 8.8).

8.5.6 Cannabinoide

Eine Sonderstellung nimmt das Cannabinoid *Dronabinol* ein. Die Indikation ist bei therapieresistenten Schmerzen im Zusammenhang z. B. mit einer Spastik und nicht beherrschbarer Übelkeit – meist in einer Palliativsituation – gegeben. Es gibt noch keine Fertigarznei, weshalb die Kostenübernahme durch die Krankenkassen nicht gewährleistet ist. Die meisten Erfahrungen bei Kindern und Jugendlichen liegen in der Behandlung der Spastik bei Neuronaler Ceroid-Lipofuszinose (NCL) vor.

Tabelle 8.7 Nebenwirkungsmanagement bei starken Opiaten.

Name	Indikation	Applikation	Einzeldosis	Dosisintervall	Interaktion/Nebenwirkung Bemerkungen
Dimenhydrinat (Vomex (Supp.))	Übelkeit, Erbrechen	rektal	5 mg/kg	6–18 h	
Ondansetron (Zofran)	Übelkeit	i. v./p. o.	5 mg/qm	12 h	max. 8 mg/d
Domperidon (Motilium (Susp.))	Übelkeit	p. o./S.	1 mg/1 Tr.	6–8 h	max. 1 ml = 33 Tr.
Macrogol (Movicol)	Obstipation	p. o./S.	5–15 ml	24 h	morgens als Einmalgabe
Prednison (Rectodelt)	Dyspnoe	rektal	100	12–24 h	1–5 Tage

S: Sonde (Magensonde, PEG/PEJ)

Tabelle 8.8 Umrechnung Opioide – Tagesdosierung.

Substanz	Dosis				
Tramadol oral	100–150 mg	200 mg	400 mg	600 mg	–
Morphin oral	30 mg	40 mg	80 mg	120 mg	160 mg
Hydromorphon oral	4 mg	6 mg	12 mg	16 mg	24 mg
Buprenorphin s. l.	0,3 mg	0,4 mg	0,8 mg	1,2 mg	1,6 mg
Burprenorphin Transdermal	10 µg/h	17,5 µg/h	35 µg/h	52,5 µg/h	70 µg/h
Fentanyl-Pflaster	12 µg/h	12-25 µg/h	37 µg/h	50 µg/h	75 µg/h

Opiodwechsel: Dosisreduktion um ca. ⅓ (z. B. Fentanyl 50µg/h auf Buprenorphin 35µg/h) Bedarfsmedikation: ¹⁄₁₀–⅙ der Tagesdosis

8.5.7 Betäubungsmittelrezept (BtM-Rezept)

Die Verordnung starker Opioide (und von Dronabinol) erfordert die Rezeptur auf speziellen BtM-Durchschlagsätzen, die bei der Bundesopiumstelle am Bundesinstitut für Arzneimittel und Medizinprodukte (www.bfarm.de) angefordert werden können. Wichtig ist dabei, die Mengenangabe in Worten in Klammern zu wiederholen. Das mittlere Blatt dient der eigenen Absicherung und Dokumentation und ist für Kontrollen aufzubewahren. Jedes der drei Blätter muss mit dem Stempel der Einrichtung bzw. der Praxis versehen und mit vollem Namen unterschrieben werden.

Wenn kein Btm-Rezept zur Hand ist, kann auch für die ersten 24 Stunden provisorisch ein einfaches Rezept verwendet und gefaxt werden. Das Original (Blatt 1 und 3) ist postwendend an die liefernde Apotheke zu versenden.

8.6 Koanalgetika

Unter Koanalgetika werden solche Substanzen verstanden, die additiv schmerzlindernd durch ihre spezifische Wirksamkeit sind. Hierzu gehören so unterschiedliche Stoffgruppen wie Korticosteroide, Neuroleptika, Antidepressiva, Antikonvulsiva und Muskelrelaxantien. Die Auswahl der Substanzen richtet sich neben der Verstärkung der Analgesie und Einsparung von Nebenwirkungen gezielt nach der Charakteristik des Schmerzes bzw. der Begleitsymptomatik (Tab. 8.9).

8.6.1 Trizyklische Antidepressiva

■ *Indikation neuropathische/chronische Schmerzen*

Trizyklika haben den enormen Vorteil, dass sie bereits in sehr niedriger Dosis schmerzschwellenanhebend wirken. Allerdings tritt der Effekt oft erst nach ein bis zwei Wochen auf. Ein wichtiges zweites Ziel ist es, die oft begleitende

Tabelle 8.9 Koanalgetika.

Name	Indikation	Applikation	Einzeldosis (mg/kg)	Dosisintervall	Interaktion/Nebenwirkung Bemerkungen
Levomepromazin (Neurocil) (Tr., Amp.)	Sedierung, Pruritus, Übelkeit	p. o./S., i. v.	1 Tr. = 1 mg	4–6 h	verstärkt Analgetika
Chloralhydrat	Sedierung	p. o./S.	10 1 ml = 100 mg	4–6 h	verstärkt Hypnotika
Lorazepam (Tavor 1.0 expidet)	Unruhe, Zerebralanfall	s. l.	1 Tbl. à 1 mg	evtl. ½–1 h	alternative zu Diazepam-Rektiole 5/10 mg ab 15 kg
Phenobarbital (Tabl. 15, Amp. 200)	Sedierung, Epileptischer Status	p. o./S. i. v./i. m.	5–10	8–12 h	verstärkt Tranquilizer
Tetrazepam (Musaril 50 mg)	Muskelspastik	p. o./S.	3–4	12 h	einschleichend, Müdigkeit
Baclofen (Lioresal 5/10 mg)	Muskelspastik	p. o./S.	2	6–8 h	Erbrechen
Amitriptylin	Schmerz inhibierend, antidepressiv	p. o./S.	2–20 mg abends (1 Tr. = 2 mg)	24 h	Mundtrockenheit, Müdigkeit
Dexamethason (Tbl./Amp.)	Hirnödem, (allerg.) Schock	p. o./S.	0,15–0,3 mg/kg	8 h	max. 5–7 Tage effektiv

S. = Sonde

Schlafstörung zu beheben. Dies gelingt am besten durch eine einmalige abendliche Einnahme, wobei das Mittel in Tropfenform tageweise auftitriert wird, bis die gewünschte Wirkung eintritt. Als orientierende Dosis kann 1 mg/kg gelten, oft ist aber schon im Einzelfall eine niedrigere Dosis ausreichend. Hintergrund ist, dass der pharmakologische Effekt die trizyklischen Antidepressiva u. a. die Serotoninkonzentration anzuheben hilft. Bei auftretender Tagesmüdigkeit muss die individuelle Dosis reduziert werden [6].

Amitriptylin

Trotz mangelnder Studienevidenz hat sich Amitriptylin analog zur Wirksamkeit bei erwachsenen Schmerzpatienten in der klinischen Anwendung bei chronifizierten Schmerzen von Kindern und Jugendlichen bewährt. Etwa eine Stunde vor dem geplanten Einschlafzeitpunkt sollte täglich in einem Schluck Wasser um einen Tropfen Amitriptylin (2 mg) gesteigert werden, bis die gewünschte Müdigkeit eintritt. Diese Dosis sollte dann beibehalten werden, um einen „overhang" mit Müdigkeit am folgenden Tag zu vermeiden. Die analgetische Wirksamkeit tritt zeitverzögert auf, worauf die Betroffenen hingewiesen werden müssen. Die individuelle Dosis ist unterschiedlich und wird am besten durch das beschriebene Titrieren festgestellt. Eine Dosis von weniger als 20 mg/d ist in der Regel auch bei Jugendlichen ausreichend. Die meisten bekannten Nebenwirkungen treten in dieser Dosierung nicht auf.

Doxepin

Das trizyklische Antidepressivum Doxepin hat eine Amitriptylin vergleichbare analgetische Wirksamkeit, die schlafinduzierende Wirkung ist allerdings ausgeprägter, weshalb es sich oft lohnt umzustellen, wenn unter Amitriptylin die Schlafstörung persistiert.

8.6.2 Neuroleptika

Niederpotente Neuroleptika sind als Koanalgetika besonders geeignet, um eine begleitende Unruhe, Schlafstörung aber auch morphininduzierten Juckreiz zu lindern. Levopromethazin (Neurocil) hat sich in der klinischen Empirie als besonders gut geeignet erwiesen, am besten hat sich jedoch die Tropfenzubereitung bewährt (1 Tropfen = 1 mg; Dosierung 1 mg/kg Körpergewicht). Eine einschleichende Dosierung bzw. eine wiederholte Anwendung mit einer anfänglich niedrigeren Dosis ist empfehlenswert. Als Hauptnebenwirkung ist neben Müdigkeit die für Neuroleptika typische Provokation von zerebralen Anfällen bei entsprechender Disposition zu beachten.

8.6.3 Tranquilizer

Insbesondere werden hierunter Benzodiazepine verstanden. Am häufigsten kommt Diazepam in einer Dosis von 5 mg (bis 10 kg Körpergewicht) bzw. 10 mg (über 10 kg Körpergewicht) in Rektiolenform zum Einsatz. Alternativ eignet sich 0,5–1 mg Lorazepam insbesondere in buccaler Anwendung, um eine möglichst rasche Wirkung zu erreichen. Indikation sind schmerzassoziierte, agitierte Zustände bzw. analgetisch akut nicht ausreichend schnell zu beherrschende Schmerzen. Diese Substanzgruppe ist wegen des Abhängigkeitspotenzials nicht für einen längerfristigen Einsatz geeignet.

8.6.4 Kortikoide

Schmerzassoziierte, insbesondere intrakranielle Ödeme und eine entzündliche Genese der Schmerzen machen manchmal den Einsatz von Kortikoiden nötig. Schwerpunkt liegt auf einer kurzzeitigen Anwendung über wenige Tage. Gleichzeitig bessert sich oft auch die begleitende Übelkeit. Dexamethason (in einer Dosis von 3–4 x 0,15–0,3 mg/kg p. o.) scheint am wirksamsten zu sein. Zu Beginn kann die Dosis je nach Akuität auch höher sein und intravenös erfolgen.

> **Merke**
> Die Behandlung sollte nicht länger als eine Woche dauern, da die Wirkung dann nachlässt bzw. Nebenwirkungen zunehmen.

8.6.5 Muskelrelaxanzien

Indikation für den Einsatz von Muskelrelaxanzien ist insbesondere bei einer zugrundeliegenden Spastik gegeben. Die Kombination von Schmerz und Spastik spielt sich dabei vor allem im Bereich der Extremitäten ab. Der Rumpf ist speziell bei der perinatal erworbenen Spastik oft eher hypoton. Eine systemische Muskelrelaxation macht deshalb dann Sinn, wenn das Kind im Wesentlichen liegt, weil ansonsten durch eine Rumpfhypotonie statische Nachteile entstehen können.

Tetrazepam

Tetrazepam eignet sich aufgrund seiner Verträglichkeit für den primären Einsatz. Da es sich bei der Substanz um ein Benzodiazepin handelt, erfolgt die Aufdosierung wegen der potenziell begleitenden Müdigkeit langsam mit 1–2 mg/kg in einer Abendverabreichung. Im nächsten Schritt wird nach ca. drei Tagen die gleiche Dosis am Morgen ergänzt. Eine Steigerung über eine Enddosis von 5 mg/kg bringt in der Regel keine Vorteile mehr. Wenn eine weitere Muskelrelaxation erforderlich ist, sollte mit Baclofen kombiniert werden.

Baclofen

Baclofen eignet sich sowohl als Einzelsubstanz wie auch in Kombination mit Tetrazepam, wegen der kürzeren Halbwertzeit auf drei Tagesgaben verteilt. Die Aufdosierung muss zur besseren Verträglichkeit langsam erfolgen, d. h. alle drei Tage 5 mg bis zu einer Tagesenddosis von in der Regel 2 mg/kg, je nach Effekt auch höher.

8.6.6 Antikonvulsiva

Bei einschießenden neurogenen Schmerzen eignen sich Antikonvulsiva mit membranstabilisierendem Charakter, die auch bei fokaler Epilepsie eingesetzt werden. Na- und

Ca-Kanalblocker vom Typ Carbamazepin bzw. Gabapentin oder Pregabalin sind die Hauptvertreter, wobei Carbamazepin bzw. Oxcarbazepin vornehmlich bei der im Kindesalter praktisch unbekannten Trigeminusneuralgie angewandt wird und deshalb hier nicht weiter behandelt werden soll.

Gabapentin, Pregabalin

Gabapentin und Pregabalin unterscheiden sich hinsichtlich ihrer Wirkung nach den bisherigen klinischen Erfahrungen nur unwesentlich. Aus historischen Gründen wird Gabapentin oft primär angewendet. Die Eindosierung erfolgt abends in der kleinsten Einheit (100 mg Gabapentin), gefolgt von einer morgendlichen Folgedosis. Die weitere Dosissteigerung erfolgt tageweise, verteilt auf drei Gaben in 24 Stunden, die Enddosis ist individuell unterschiedlich und richtet sich nach Verträglichkeit und Wirkeintritt. Die Effektivität der Substanz kann durch eine Kombination mit einem starken Opioid noch gesteigert werden.

Pregabalin ist bei Kindern und Jugendlichen noch nicht zugelassen und kommt deshalb erst in nachgeordneter Hinsicht in Frage. Die Eindosierung beginnt mit 25 mg abends und kann je nach Verträglichkeit und Wirkung gestuft bis 300 mg/d in zwei bis drei Einzeldosen gesteigert werden.

8.7 Lokale und regionale Pharmakotherapie

8.7.1 Topische Schmerzprävention

Xylocain

Vor Einführung von Sonden und Kathetern lassen sich Xylocain-Gel 2% oder Xylocain Spray 10% zur Schleimhautanalgesie einsetzen. Wegen der guten Absorption ist die Höchstdosierung zu beachten: 2 mg/kg, Einwirkzeit 2–5 Minuten.

EMLA-Creme

EMLA-Creme (*Eutectic mixture of local anesthetics*, Lidocain 2,5% und Prilocain 2,5%) ist zugelassen zur äußerlichen Anwendung auf der Haut zur Lokalanästhesie bei Venenpunktion, Venenkatheteranlage und chirurgischen Eingriffen an der Hautoberfläche. EMLA-Creme sollte bei Frühgeborenen vor der 37. SSW offiziell nicht angewendet werden. Bedenken gegen die Anwendung bei Frühgeborenen bestehen vor allem aufgrund der Nebenwirkung einer Met-Hämoglobinbildung durch den Metaboliten ortho-Toluidin. Zudem kann die Creme durch den basischen pH-Wert zu lokaler Hautreizung führen. Kardiale Rhythmusstörungen und ZNS-Exzitationen sind Nebenwirkungen der Lokalanästhetika, die durch systemische Resorption bedingt sind. Die unreife, dünne, wenig verhornte Haut frühgeborener Kinder ermöglicht eine schnelle transkutane Resorption. Die Sicherheit bei Frühgeborenen ist ohne Bedenken gewährleistet, wenn die Einwirkdauer verkürzt wird (5 Minuten bei Frühgeborenen ≤26. SSW), nur eine Stelle verwendet wird und die maximale Menge 0,5g beträgt.

EMLA ist auch bei Klein- und Schulkindern vor allem zur Schmerzprophylaxe bei Venenpunktionen bedeutsam. Auch lässt sich EMLA für Kinder mit einer Spritzenphobie therapeutisch nutzen. Lumbalpunktionen sollten in Kombination mit einer Analgosedierung (z. B. Midazolam) durchgeführt werden, weil die Lokalanästhesie von EMLA nicht ausreichend tief wirksam ist.

Venöse Punktion. Diese schmerzprophylaktische Anwendung ist die Domäne von EMLA. Auch bei der venösen Punktion von gesunden Neugeborenen im Gegensatz zu Frühgeborenen ist EMLA-Creme im Vergleich zu Placebo signifikant schmerzreduzierend wirksam (Neonatal Facial Coding System, NFCS; Herzfrequenzanstieg, Schreidauer). Glucose 30% und Saccharose 24% ist bei reifen Neugeborenen der EMLA-Creme überlegen (PIPP-Scores).

Kapilläre Punktion. Die Schmerzreduktion von EMLA-Creme bei der kapillären Punktion ist nicht effektiv. Die Ursache ist wahrscheinlich darin zu sehen, dass der Wirkstoff im gut durchbluteten Kapillarnetz rasch abtransportiert wird und nicht in ausreichendem Maße an den Wirkungsort, die subkutanen Nerven, gelangt.

Subkutane Injektion. Bei subkutanen Injektionen von Frühgeborenen erreicht man den besten Effekt mit einer Kombination von oraler Gucose 20% und EMLA-Creme.

Lumbalpunktion. EMLA-Creme reduziert die Schmerzäußerung (NFCS) bei der Lumbalpunktion von Neugeborenen signifikant. Insgesamt scheint die Wirksamkeit von EMLA-Creme jedoch eher schwach zu sein im Vergleich zur oralen Gabe von Glucoselösung. Eine Kombination beider Strategien verstärkt die schmerzreduzierende Wirkung der Einzelmaßnahmen.

Lidocain

Lidocain-Creme steht ebenfalls als topisches Schmerzprophylaktikum zur Verfügung. In Pflaster-Form (z. B. Versatis) lassen sich umschriebene lokale Schmerzen auch therapeutisch beeinflussen. Typische Indikationen bei Erwachsenen (wie postherpetische Neuralgien) sind allerdings bei Kindern rar. Nur selten kommen bei Kindern eine „therapeutische Lokalanästhesie" mit subkutanen Injektionen von Lidocain (0,5–2%) oder anderen Vertretern dieser Substanzgruppe in Frage. Die bei Kindern geringere Ausprägung von umschriebenen Schmerzen (wie bei Narben oder Triggerpunkt-Phänomenen) sowie die weit verbreitete Nadelphobie schränken den Einsatz deutlich ein.

Zur Schmerzprophylaxe bei tiefen Injektionen wie z. B. Knochenmarkpunktionen kann jedoch die oberflächliche Wirkung von EMLA ergänzt werden.

8.7.2 Botulinumtoxin

Bei stark ausgeprägter Spastik treten oft schubweise Schmerzen auf. In der Regel sind die betroffenen Kinder körperlich so stark behindert, dass keine Funktionsziele wie die Aufrichtung mehr verfolgt werden. Regionale spastikbedingte Schmerzen lassen sich typischerweise auch nicht mehr durch systemisch wirkende muskelrelaxierende Medikamente wie Baclofen ausreichend beeinflussen. Im palliativen (lindernden) Sinn kann dann die intramuskuläre Injektion von Botulinumtoxin (Dysport, Botox) eingesetzt werden. Die Wirkung tritt oft erst nach ca. einer Woche ein und hält durchschnittlich drei Monate an. In der Regel ist Botulinumtoxin bei Einhaltung der empfohlenen Dosis und streng intramuskulärer Injektion gut verträglich.

> **Merke**
> Die Dosis von Botulinumtoxin ist je nach Subtyp unterschiedlich.

Typische Applikationsstellen sind die Adduktoren im Zusammenhang mit einer Hüftluxation oder die Suralismuskulatur. Hierfür liegen die meisten Erfahrungen in der Spastiktherapie von Kindern vor. Bei fehlendem Ansprechen auf die Substanz ist der Versuch mit einem anderen Botulinum-Subtyp möglich.

8.8 Zusammenfassung

Medikamentöse Schmerztherapie bei Kindern stellt nach wie vor eine Herausforderung dar. Dabei ist die Kenntnis einiger weniger Präparate mit ihren pharmakokinetischen Daten bereits ausreichend. Entscheidend ist in der Praxis die Umsetzung der erforderlichen Dosis. Sonst müssen Kinder weiterhin unnötig leiden. Wichtig ist auch ein stratifiziertes Vorgehen, d. h. die Analgetika nach der Schmerzstärke schon primär einzusetzen. Mit diesen Erfordernissen kann es absehbar gelingen, einen erheblichen und klinisch bedeutsamen, für die Kinder und Eltern spürbaren Fortschritt in der Schmerztherapie von Kindern zu erreichen.

Literatur

[1] Brune K, Beyer A, Schäfer M. Schmerz. Berlin, Heidelberg, New York: Springer; 2001
[2] IASP Subcommittee on Taxonomy. Pain.1979; 6: 248–252
[3] Jage J. Schmerz nach Operationen. Stuttgart: Wissenschaftliche Verlagsgesellschaft; 1997
[4] Mutschler E. Arzneimittelwirkungen. 8. Aufl. Stuttgart: Wissenschaftliche Verlagsgesellschaft; 2001
[5] Neugebauer E. Arbeitskreis Akutschmerztherapie der DGSS. Empfehlungen zur Akutschmerztherapie. 2003
[6] Wörz R. Differenzierte medikamentöse Schmerztherapie. 2. Aufl. Stuttgart, Jena, New York: G. Fischer; 2000
[7] Zenz M, Jurna I. Lehrbuch der Schmerztherapie. 2. Aufl. Stuttgart: Wissenschaftliche Verlagsgesellschaft; 2001
[8] Zernikow B. Schmerztherapie bei Kindern. 4. Aufl. Berlin, Heidelberg, New York: Springer; 2009
[9] Pothmann, R., Lobisch, M. Akutbehandlung des episodischen kindlichen Spannungskopfschmerzes mit Flupirtin und Paracetamol. Gekreuzte Doppelblindstudie. Der Schmerz 14 (2000) 1–4

9 Psychologische Schmerztherapie

Peter Kropp und Britta Müller

9.1 Einleitung

Schmerzen sind primär subjektive Erfahrungen im Verhaltens- und Erlebensbereich des Menschen, deswegen müssen vor einer psychologischen Schmerztherapie jeweils psychologische und somatische Komponenten erhoben und in der Behandlung berücksichtigt werden [1, 2]. Somit ist das grundsätzliche Ziel psychologischer Intervention, den Prozess der Schmerzverarbeitung im Sinne einer Schmerzreduktion zu modulieren. Entsprechend sind Therapieansätze auf ein gezieltes Verlernen bzw. auf eine Veränderung der schmerzauslösenden, schmerzverstärkenden oder schmerzaufrechterhaltenden Bedingungen im Verhalten und Erleben des Patienten gerichtet. In Familien mit einer Häufung von Schmerzproblemen sollte immer das Beobachtungslernen mitberücksichtigt werden. Aus diesem Grund kann ein Mitbehandeln weiterer Familienmitglieder nötig werden.

9.2 Grundsätzliches

Periphere oder zentrale Sensitivierungsprozesse sind verantwortlich dafür, dass durch einen Zustand gesteigerter Erregung die Wahrnehmung schmerzhafter und nichtschmerzhafter Reize auch dann noch aufrechterhalten werden kann, wenn der ursprüngliche nozizeptive Reiz nicht mehr einwirkt. Hier spielt die emotionale Belastung eine wichtige Rolle [3]. Ein zentraler Angriffspunkt gegen Schmerzzustände ist damit das Erlernen von geeigneten Entspannungsstrategien [4].

Ein weiterer Aspekt ist das subjektive Erleben von Unvorhersagbarkeit und Unkontrollierbarkeit von Schmerzzuständen. Das unerwartete Auftreten von Schmerzattacken kann zum Erleben von Angst führen, die wiederum verstärkend auf den Schmerz wirkt. Unkontrollierbarkeit liegt dann vor, wenn trotz unterschiedlichster Bewältigungsversuche der Schmerz nicht beeinflusst werden kann. Dies führt letztendlich zu gelernter Hilflosigkeit, Inaktivität und vermehrter Neigung zur Depression. Depressive Zustände sind wiederum per se schmerzverstärkend [5].

9.3 Therapieverfahren

Wissenschaftlich fundierte Verfahren zur Behandlung von Schmerzzuständen sind in den letzten Jahren sowohl inhaltlich als auch bezüglich der Anwendbarkeit intensiv weiterentwickelt worden und entstammen überwiegend dem methodischen Fundus der Verhaltenstherapie [4]. Aktuellen Metaanalysen zufolge sind die standardisierten Verfahren effektiv und werden in einschlägigen Leitlinien auch als Alternativen zur medikamentösen Behandlung bewertet [6].

Am Beispiel von Überlegungen zur Migräne und zum Kopfschmerz vom Spannungstyp sollen die wichtigsten leitlinienbasierten Verfahren vorgestellt werden. Diese Verfahren haben auch ihre Gültigkeit bei der Behandlung anderer Schmerzzustände (Bauchschmerzen, Rückenschmerz, neuropathischer Schmerz) sowohl bei Kindern als auch bei Erwachsenen.

Nicht-medikamentöse, verhaltensorientierte Ansätze zur Behandlung von Kopfschmerzen können dabei in sieben Kategorien eingeteilt werden, die im folgenden näher beschrieben werden (Tab. 9.1).

9.3.1 Beratung und Führung des Patienten

Jede Form erfolgreicher Behandlung (auch der medikamentösen) setzt eine eingehende Beratung und Führung des Schmerzpatienten voraus. Besonderen Wert sollte hierbei auf die Vermittlung eines verhaltenstherapeutischen („bio-psycho-sozialen") Krankheitsmodells gelegt werden. Ein Beispiel zur Modellvermittlung findet sich

Tabelle 9.1 Übersicht der psychologischen Schmerztherapie.

Verfahren	Kurzbeschreibung
Beratung und Führung des Kindes	niederschwelliges Coaching zur einfachen Änderung von Lebensgewohnheiten
Entspannungsverfahren	Progressive Muskelentspannung nach Jacobsen, Autogenes Training, Fantasiereisen
Biofeedback	Rückmeldung von Körperfunktionen zum Zweck der willentlichen Änderung derselben
operante Schmerztherapie	schmerztherapeutische Verfahren, bei denen insbesondere die Wirkung verstärkender oder bestrafender Faktoren berücksichtigt werden
Schmerzbewältigungsverfahren	spezifisch auf die Bewältigung akuter Schmerzzustände ausgerichtete Verfahren, Einsatz von Ablenkungs- und Imaginationsstrategien
kognitive Therapieverfahren	Verfahren zur Veränderung spezifischer stress- und schmerzauslösender Gedanken

bei Denecke und Kröner-Herwig [5], wobei insbesondere auf eine altersgerechte Sprache Wert gelegt wird. Dem Krankheitsmodell folgt eine Verhaltensanalyse, bei der die Auslöser der Schmerzen genau untersucht werden. So müssen evtl. belastende Lebensereignisse und Alltagsbelastungen hinsichtlich ihrer möglichen Schmerzauslösung bewertet werden. Außerdem ist eine genaue Analyse des Medikamentenverhaltens auch bei Kindern (Schmerzmittelübergebrauch) wichtig, zumal sich herausgestellt hat, dass nahezu alle wirksamen Schmerzpräparate bei Übergebrauch eine schmerzinduzierende Wirkung haben (beispielsweise bei Kopfschmerzen; [7]). Weiterhin müssen die Auswirkungen der Beschwerden z. B. auf Familie, Beruf und Sozialkontakte bedacht werden. Obligatorisch sind die Führung eines Schmerztagebuchs sowie ggf. auch die zeitweilige Führung eines Aktivitätstagebuchs, aus dem die Tagesplanung des Kindes hervorgeht und durch welches sich Hinweise auf Überforderungen ergeben können. Im Beratungsgespräch sollte auch auf allgemeine Aspekte der Lebensführung (Tagesplanung, Diät, Sport, Umweltfaktoren, Überreizung, Umgang mit Stressbelastungen etc.) eingegangen werden. Hier muss spezifisch auf Schlafschwierigkeiten und auf Einhaltung der Schlafhygiene geachtet werden, zumal diese einen wesentlichen Anteil bei der Kopfschmerzentstehung beisteuern [8]. Ergeben sich aus der Verhaltensanalyse entsprechende Indikationsstellungen, werden weitere verhaltenstherapeutische Behandlungsformen (Tab. 9.1) eingesetzt. Allein durch Beratung und Führung kann ein Schmerzleiden effektiv gelindert werden. Wirksam ist hier insbesondere das Führen eines Tagebuchs und die Vermittlung eines Krankheitsmodells, das der Patient im Alltag erproben kann [9].

9.3.2 Entspannungsverfahren

Bei vielen Erkrankungen und Störungen wurde der bedeutende Einfluss stressbedingter Spannungs- und Erregungszustände auf die Entstehung und insbesondere Aufrechterhaltung von Krankheitsprozessen zunehmend erkannt. Entspannungsverfahren sind die am häufigsten verwendeten und wohl auch wirksamsten Techniken der psychologischen Schmerzbehandlung, zumal sie in hohem Maße eigenverantwortlich vom Patienten angewandt werden können. Die Wirksamkeit von Entspannungstechniken wie das Autogene Training (AT) nach Schultz, die Progressive Muskelrelaxation nach Jacobson (PMR) und das „relaxation response training" sind wiederholt in ihrer Wirksamkeit bei chronischen Schmerzzuständen belegt worden. Besonders bei Patienten, bei denen ein *Angst-Spannungs-Schmerzzyklus* vorliegt, können solche Verfahren indiziert sein. Insbesondere die Wirkung der PMR ist dabei empirisch gut belegt. Sie ist insgesamt ein bedeutsames Verfahren der nichtmedikamentösen, selbstverantwortlichen Behandlung, und leistet einen wichtigen Beitrag zur Vermeidung der Chronifizierung von Schmerz- und Stresserkrankungen. Sie ist inzwischen fester und grundlegender Bestandteil (Basistherapie) vieler ambulanter und stationärer Schmerz- und Stressbewältigungsprogramme (nicht nur) für chronische Schmerzpatienten.

Die Bedeutsamkeit von Entspannungsverfahren leitet sich dabei aus nachfolgenden Beobachtungen ab:
- Schmerz wirkt psychophysiologisch als Stressor, führt zu einer generellen Erregung und kann langfristig psychosomatische Beschwerden verursachen. Gut gelernte Entspannungsübungen wirken sowohl einer kurzfristigen physiologischen Erregung als auch den langfristigen Auswirkungen von Schmerzen entgegen, da die Effekte der Entspannung physiologisch die Stressreaktion des Körpers antagonisieren.
- Andererseits dienen zahlreiche Stressoren auf dem Boden einer angeborenen und/oder erworbenen Vulnerabilität als Auslöser von Schmerzzuständen (Diathese-Stress-Modell chronischer Krankheit). Hier kann mit der Entspannungsreaktion die Auslöseschwelle von Schmerzen günstig beeinflusst werden. Die Entspannungstherapie bei Schmerzpatienten wird sowohl zur Schmerzbewältigung als auch im Vorfeld der Schmerzentstehung eingesetzt.
- Gedanklich und im subjektiven Erleben stellt sich in Entspannungszuständen ein Gefühl von Ruhe und Wohlbefinden ein, welches dem Schmerzerleben entgegenwirkt. Der in der Entspannung erreichte Bewusstseinszustand wirkt dabei schmerzablenkend und kann Schmerzen ganz oder teilweise ausblenden.
- Durch die Wirkung der selbstinduzierten Entspannung erfährt der Patient, dass er seinen Schmerzen nicht hilflos ausgeliefert ist, sondern selbst aktiv etwas dagegen unternehmen kann. Die Bewertung seiner Selbsteffizienz steigt, was wiederum einen positiven therapeutischen Effekt nach sich zieht.
- Durch die Technik der PMR entsteht ein besseres Körperempfinden insbesondere für Verspannungen der Muskulatur. Der Patient kann lernen, diese Anspannung zu unterbrechen und von vornherein zu vermeiden. Auch auf der psychischen Ebene wird innerliche Anspannung besser wahrgenommen und eine mentale Entspannung eingeleitet. Persönliche Stresssituationen, durch die Schmerzen ausgelöst bzw. verstärkt werden, können durch Entspannung bewusster wahrgenommen werden. Der Einsatz von Entspannung in Alltagssituationen führt zu einem veränderten Umgang mit Belastungen.
- Physiologisch wird durch Entspannungstechniken eine trophotrope Umschaltung des Aktivierungsniveaus des Organismus erreicht, die sich global komplementär zu der Stressreaktion (Ergotrophisierung) verhält.

■ Zweck

Durch Entspannungsverfahren soll das allgemeine Aktivierungsniveau reduziert werden. Neben einer allgemeinen entspannenden Wirkung wird dadurch auch eine zentrale Dämpfung der Informationsverarbeitung erreicht [10]. Entspannung bewirkt durch die Anwendung effektiver Ablenkungsstrategien jedoch nicht nur eine Verminderung von Hypervigilanz und Aufmerksamkeit. In neueren experimentellen Studien mit funktioneller Magnetresonanztomografie (fMRT) konnte nachgewiesen werden, dass Ablenkung bei akuter schmerzhafter Stimulation nicht nur zu reduzierten Schmerzäußerungen führt, sondern auch zu einer signifikanten Zunahme der Aktivierung im periaquaeduktalen Grau, einer Region, die eng mit der kortikalen Schmerzkontrolle in Zusammenhang steht [11]. Außerdem werden durch Entspannung Angstzustände reduziert, was wiederum die Schmerztoleranz erhöht und zumindest den subjektiven Schmerzbericht reduziert. Den Entspannungsverfahren wird häufig eine präventive Funktion zur Verhinderung von Schmerzen zugesprochen, Patienten berichten jedoch auch über positive Eigenschaften der Entspannung im akuten Schmerzzustand.

Progressive Muskelentspannung

Die progressive Muskelentspannung wird heute sehr häufig nach einer von Bernstein und Borkovec [12] vorgeschlagenen Form durchgeführt und besteht in einer schrittweisen einfachen An- und Entspannung verschiedener Muskelgruppen. Die zu entspannende Muskelgruppe wird zunächst angespannt, wobei sich der Patient auf die Gefühle der Anspannung konzentriert. Nach ca. 5–15 Sekunden Anspannung wird die Muskelgruppe langsam gelockert. In der nun folgenden Phase der Entspannung bleibt die Muskulatur im gelockerten Zustand, und der Patient konzentriert sich jetzt auf das Gefühl der Entspannung. Sehr wesentlich ist die Wahrnehmung des Unterschiedes zwischen Anspannung und Entspannung durch den Patienten. Nach ca. 30 Sekunden wird dann zur nächsten Muskelgruppe übergegangen. In dieser Weise werden nachfolgende Muskelgruppen durchgegangen: Rechte Faust, linke Faust, rechter Oberarm, linker Oberarm, Stirn, obere Wangenpartie und Nase, untere Wangenpartie, Zunge, Kiefer und Lippen, Nacken und Hals, Brust, Schulter und obere Rückenpartie, Atemmuskulatur, Bauchmuskulatur, rechter Oberschenkel, rechte Wade, linker Oberschenkel und linke Wade. Bei einer regelmäßigen (zumindest einmaligen) täglichen Übung von ca. 15–20 Minuten gelingt es dem Patienten, einzelne Muskelgruppen zunehmend tiefer zu entspannen. Oft wird das muskuläre Verfahren dabei auch mit suggestiven Elementen gekoppelt. In einem fortgeschrittenen Übungsstadium werden einzelne Muskelgruppen zusammengefasst und die Übungen zeitlich gerafft (Kurzform, Durchführungszeit ca. 5–10 Minuten). Zuletzt sollte der Patient in der Lage sein, sich durch eine rasche Ganzkörperanspannung innerhalb von Sekunden zu entspannen und dies auch in Alltagssituationen einsetzen zu können.

Anwendung

Als schmerzspezifisches Vorgehen empfiehlt es sich, in den Anspannungsphasen eine eher leichte Anspannung zu verwenden, da sonst die Gefahr einer reflektorischen Verspannung und somit eine Zunahme der Schmerzempfindungen entstehen kann. Aktuelle starke Schmerzen behindern das Erlernen der Entspannungsreaktion. Auch müssen unbedingt die Compliance und Motivation der Patienten beachtet und unrealistische Erwartungen korrigiert werden (z. B. Beschwerdefreiheit nach nur wenigen Übungen). Das größte Anwendungsproblem der PMR besteht nach unseren Erfahrungen darin, dass die Methode über einen längeren Zeitraum (Wochen bis Monate) intensiv möglichst täglich geübt werden muss, um einen guten Erfolg zu erzielen. Die Akzeptanz der PMR ist zwar erfahrungsgemäß zunächst sehr hoch, es sollte aber unbedingt darauf geachtet werden, dass regelmäßig und nicht etwa nur schmerzkontingent geübt wird. Weitere Anwendungsprobleme können sich aus dem Alltagstransfer ergeben. Die PMR ist eben gerade nicht nur eine Methode des „stillen Kämmerleins", vielmehr müssen Patienten angehalten werden, sich in ihren jeweiligen, mehr oder weniger belastenden Alltagssituationen (z. B. in der Schule) aktiv zu entspannen. Es liegt eine Vielzahl von Entspannungsinstruktionen für Kinder vor. Zu beachten ist dabei, dass die Thematik in der Entspannungsinstruktion altersgerecht vorliegt. Bei jüngeren Kindern (bis zum Alter von 10 Jahren) werden eher „Fantasiereisen" durchgeführt, für ältere Kinder dann gezielte Entspannungsinstruktionen [13].

Kontraindikationen

Es existieren keine absoluten Kontraindikationen für die Anwendung der PMR. Vorsicht ist jedoch geboten bei ausgeprägter Hypotonie, sowie paranoiden und affektiven Psychosen. Hierbei ist stets eine fachärztliche Abklärung und Überwachung ratsam.

Effektivität

Entspannende Verfahren wirken dann besonders effektiv, wenn sie dem Alter entsprechend angewendet werden. So kann bei Kindern ihre lebhafte Vorstellungskraft bei der Entspannungsinstruktion besonders intensiv genutzt werden. Es ist bekannt, dass Kinder im Alter von sieben bis zwölf Jahren ausgesprochen suggestibel und damit für Imaginationstechniken besonders zugänglich sind. [14]. Die Verbindung aus Entspannungsverfahren mit visuellen Vorstellungsbildern wird auch „Hypnotherapie" genannt. Seemann stellte ein Behandlungsprogramm vor für Kinder mit Migräne und Kopfschmerz vom Spannungstyp [15]. Durch die Kombination hypnotherapeutischer mit systemischen Elementen konnten Dauer, Häufigkeit und Intensität der Kopfschmerzsymptomatik hochsignifikant gebessert werden. Zudem zeigte sich eine Besserung in der Child-Behavior-Checklist.

9.3.3 Biofeedback

Bei der Biofeedback-Methode werden körperliche Prozesse gemessen und dem Patienten kontinuierlich über ein gut wahrnehmbares Signal zurückgemeldet [16]. Biofeedback ist somit ein objektives Verfahren zur Messung, Verstärkung und Rückmeldung physiologischer Signale.

Der Patient wendet diese Signale an, um Kontrolle über die Zielgröße (z. B. Muskelspannung oder Erregungsniveau) zu erhalten und diese in die gewünschte Richtung zu verändern. Das Biofeedbacktraining hat sich als ein wesentlicher und wirkungsvoller Baustein verhaltenstherapeutischer Schmerzbehandlung erwiesen. Dabei handelt es sich um eine Form des Lernens mit verbesserter Autoregulation. Ungeklärt ist bislang, ob es sich dabei um eine apparativ unterstützte Entspannungsmethode oder ein Körperwahrnehmungstraining mit dadurch induzierter kognitiver Umstrukturierung handelt [17].

Es gibt keine absoluten Kontraindikationen. Von Fall zu Fall sollte entschieden werden, ob z. B. der Einsatz von Biofeedback-Methoden bei psychotischen Patienten oder bei Patienten, die unter Medikamenteneinfluss stehen, sinnvoll ist und inwieweit Patienten mit einer Aphasie (insbesondere sensorisch) mit den therapeutischen Instruktionen umgehen können.

Zweck

Am Beispiel von Kopfschmerzzuständen soll die Anwendung von Biofeedback bei Kindern näher erläutert werden. Bewährt hat sich insbesondere beim Spannungskopfschmerz aber auch bei der Migräne die Anwendung von EMG-Biofeedback bezogen auf den musculus frontalis, die musculi trapezii sowie die Temporalismuskulatur. Es erfolgt hierbei eine akustische und/oder optische Rückmeldung mit dem Ziel der Verminderung des aktuellen muskulären Erregungsniveaus unter verschiedenen situativen Bedingungen, auch unter Einbezug von Entspannung sowie von Belastungs- und Stresssituationen. Außerdem soll die Wahrnehmung der Anspannung in der Muskulatur gefördert werden.

Vasokonstriktionstraining

Auf die Bewältigung des akuten Migräneanfalls zielt das Vasokonstriktionstraining durch willentliche Verengung der Temporalisarterie. Dies erfolgt durch eine kontinuierliche Infrarotmessung, die über den Blutvolumenpuls ein Maß für die Gefäßweite liefert. Durch unmittelbare Rückmeldung dieser Gefäßweite können Strategien des Kindes zur Gefäßverengung erfasst und trainiert werden [18]. Dabei wird im schmerzfreien Intervall die Gefäßverengung eingeübt, während bei ersten Anzeichen eines Migräneanfalls diese Strategien zur Gefäßverengung abgerufen werden müssen.

Handerwärmungstraining

In einigen Studien, vor allem bei kindlicher Migräne, hat sich das Handerwärmungstraining (thermales Feedback) als wirkungsvoll erwiesen. Das Kind lernt dabei, die Hauttemperatur an den Händen durch Rückmeldung der Temperatur willentlich zu erhöhen, was physiologisch durch eine willentlich gesteuerte Blutumverteilung gelingen kann [19].

Neuere Ansätze

Neuere Ansätze zur Rückmeldung hirnelektrischer Potenziale, insbesondere die der *contingent negative variation* (CNV), sind bei Kindern erfolgversprechend. Bei dieser Rückmeldeform lernen Migränepatienten, die zunächst höheren negativen kortikalen Amplituden zu reduzieren, was ihnen durch Erlernen von Habituationsstrategien gelingt. Das erfolgreiche Anwenden dieser Strategien wirkt sich auch auf die klinische Symptomatik in Form einer Verminderung der Anfallsfrequenz aus [20]. Metaanalysen kommen übereinstimmend zu der Einschätzung, dass sowohl Entspannungsverfahren (meist die Progressive Muskelrelaxation nach Jacobson) als auch die verschiedenen Biofeedback-Verfahren im Mittel eine Reduktion der Migränehäufigkeit von 35–45 % erreichen [21]. Die Effektstärke dieser Verfahren liegt damit in dem Bereich, der für das Prophylaktikum Propranolol angegeben wird [22]. Insgesamt ist die Biofeedbacktherapie als schmerztherapeutische Anwendung unter evidenzbasierten Gesichtspunkten effektiv und wirkungsvoll [16].

9.3.4 Operante Schmerztherapie

Der Begriff „operante Schmertherapie" leitet sich vom Lernmechanismus des operanten Konditionierens ab und wurde von Fordyce in die psychologische Schmerztherapie eingeführt. Man versteht darunter Verfahren, die vorwiegend auf die Veränderung der Bedingungen, die die Schmerzen aufrechterhalten bzw. begünstigen (Verstärker), gerichtet sind. Es wird dabei davon ausgegangen, dass Patienten mit chronisch rezidivierenden Schmerzen auf instrumentellem oder operantem Weg lernen, ihr Leben auf das Schmerzproblem auszurichten. Schonhaltung, Reduktion der körperlichen und sozialen Aktivitäten, erhöhter Schmerzmittelgebrauch sowie erhöhte Aufmerksamkeitslenkung auf den Schmerz (Klagen) sind Folgen dieses Lernprozesses. Die operante Therapie ist daher auf folgende Therapieziele bezogen:

- Erhöhung des allgemeinen Aktivitätsniveaus im Alltag des Patienten, Aufgabe von Schonhaltungen
- Reduktion der übermäßigen Inanspruchnahme von Einrichtungen zur Diagnose und Behandlung des Schmerzproblems
- Verminderung des Schmerzverhaltens und die Reduzierung von Schmerzmitteln sowie Förderung von gesundem Verhalten
- Änderung der Verstärkungsbedingungen der unmittelbaren sozialen Umgebung des Patienten (z. B. Änderung der Reaktionen von Bezugspersonen auf Schmerzäußerungen des Patienten)

Die *Änderung des Aktivitätsniveaus* erfolgt unter Zuhilfenahme von Bewegungsprogrammen und Sport, die eine andauernde schmerzhemmende Wirkung und die Abnahme des Vermeidungs- und Schonungsverhaltens haben und gleichzeitig zur Ablenkung von Schmerzreizen führen.

Das Ausmaß der *Verminderung der schmerzkontingenten Medikation* ist weitgehend von der Organdiagnose abhängig. Fordyce führte bei der Behandlung chronischer Rückenschmerzen den „pain cocktail" ein, mit dem die Kontingenz zwischen Schmerz und Schmerzmitteleinnahme mit zunehmender Therapiedauer gelöscht werden soll. Der Patient erhält seine Medikation stets zur gleichen Zeit (also zeit- und nicht schmerzkontingent) sowie in einer stets gleich aussehenden und gleich schmeckenden Flüssigkeit (z. B. Orangensaft), wobei eine zunehmende Reduktion der Schmerzmitteldosis angestrebt wird.

Die *Verminderung der offenen und verdeckten Schmerzäußerung* des Patienten erfolgt durch Selbstkontrollverfahren (z. B. ablenkende Instruktionen, positive Vorstellungen). Zentrale Bewältigungsstrategien sind dabei die Veränderung der Selbstverbalisation und die spezifische Ablenkung von Schmerzreizen durch den Patienten.

Im besonderen Maße wird in der Behandlung auf die *Veränderung der Einflussnahme durch Bezugspersonen* (Pflegepersonal, Familienangehörige) im Hinblick auf das Schmerzverhalten geachtet. So werden etwa die Bezugspersonen ermuntert, Schmerzäußerungen (Klagen, Stöhnen) zu ignorieren, auf positive und aktivitätsfördernde Äußerungen des Patienten gezielt einzugehen und diese positiv zu bekräftigen.

9.3.5 Schmerzbewältigungsverfahren

Schmerzbewältigungsverfahren bauen zumeist direkt an Entspannungstechniken auf und erweitern diese verhaltenstherapeutisch.

Das Ziel der Schmerzbewältigungs- bzw. Schmerzimmunisierungstechniken ist das Erlernen einer aktiven Schmerzkontrolle und Schmerzregulation im Alltag bei akuten und chronischen Schmerzzuständen. Das auf die Arbeit von Bullinger und Turk [23] zurückgehende Verfahren besteht aus folgenden Elementen:

- zur Vorbereitung auf akute Schmerzen sollen alternative neue Bewältigungsstrategien erlernt werden
- kognitive Prozesse werden zur Konfrontation mit dem realen oder imaginativen Schmerz eingeführt
- schmerzinkompatible Verhaltensweisen im Alltag sollen erlernt werden
- Selbstbekräftigung soll systematisch für erfolgreiche Schmerzbewältigung eingeführt werden

Das Training selbst beinhaltet drei Phasen:

Edukative Phase

Die *edukative Phase* bezieht eine ausführliche Information des Patienten über neuronale, biochemische und psychologische Mechanismen seiner Schmerzerkrankung mit ein (z. B. Diathese-Stress-Modell, Gate-Control-Theorie). Er soll dabei für eine multidimensionale Therapie, die vorwiegend auf eine Selbstregulation bzw. -kontrolle der Schmerzen gerichtet ist, motiviert werden. Obwohl dieser Ansatz zur Behandlung Erwachsener konzipiert ist, kann diese Informationsphase auch bei Kindern durchgeführt werden. Es muss dann abhängig vom Alter ein entsprechendes kindgerechtes Modell vorgestellt werden. Dies ist beispielsweise bei den Arbeiten von Denecke und Kröner-Herwig [5] realisiert worden.

Übungsphase

In der *Übungsphase* lernt der Patient zunächst, sich systematisch zu entspannen (PMR nach Jacobson). Aufmerksamkeitsfokussierung, Ablenkung und Vorstellung sind die wichtigsten Bewältigungsstrategien des Schmerzimmunisierungstrainings. Unter Einbeziehung spezifischer Imaginations- und Suggestionsübungen soll der Patient üben, seine Aufmerksamkeit nicht mehr auf das Schmerzsymptom selbst zu lenken, sondern auf schmerzlindernde Ereignisse. Dies kann bei Kindern dadurch ermöglicht werden, dass in der Exploration gezielt nach entspannungsfördernden Vorstellungen gefragt wird. Diese Vorstellungen werden dann als Fantasiereise oder bei älteren Kindern als direkte Entspannungsinstruktion eingesetzt.

Aufmerksamkeitsverschiebung

Die Aufmerksamkeitsverschiebung kann sowohl imaginativ (Vorstellungsbilder) als auch nicht-imaginativ (Aufmerksamkeitslenkung auf Gegenstände, Objekte) erfolgen. Die Technik der kognitiven Umstrukturierung ist auf die Änderung von ungünstigen belastenden Gedanken und Selbstverbalisationen (Schmerzempfinden) gerichtet. Das Kind soll sich dabei auf den Schmerz einlassen und eigene erfolgreiche Schmerzbewältigungstechniken (z. B. PMR) sowie entlastende Selbstverbalisationen anzuwenden versuchen. Die in der Therapie gelernten Schmerzbewältigungsmechanismen sollen dann systematisch in der *Anwendungsphase* im Alltag, beispielsweise in der Schule, eingesetzt werden.

9.3.6 Kognitive Therapieverfahren

Die kognitive Therapie zielt auf die Veränderung ungünstiger Einstellungen, Haltungen und Gedanken sowie dem damit verbundenen Körpererleben. Der Patient soll lernen, die durch Schmerzen hervorgerufene Belastung und die psychischen Begleiterscheinungen effektiver zu bewältigen [24]. Kognitive Ansätze bieten einen direkten, symptombezogenen Zugang zum Patienten und verhelfen ihm, flexibler und effektiver mit den Schmerzen umzugehen. Dazu gehört insbesondere der Umgang mit negativen Affekten wie Angst und Depression [25, 26].

Anwendung

Eine kognitive Verhaltenstherapie ist insbesondere bei Patienten mit überzogener Leistungsorientierung indiziert. In entsprechenden kognitiv-behavioralen Therapieprogrammen werden als Schwerpunkte das Erlernen von Körperwahrnehmungen in Belastungssituationen, das Erkennen des Zusammenhangs zwischen Gedanken und Körperprozessen, das Erlernen von Verhaltensstrategien zur Beeinflussung der Körperprozesse sowie die aktive

Änderung ungünstiger Einstellungen und Gewohnheiten angestrebt.

■ Komorbidität

Ein weiterer Aspekt der Anwendung kognitiver Verhaltenstherapie stellt die häufig zu beobachtende Komorbidität von chronischen Schmerzen sowie Depressionen dar. So steht das Eingehen auf das emotionale Wohlbefinden bei der Behandlung von kindlichen Kopfschmerzen im Vordergrund [27]. Zur Anwendung kommt hier z.B. die kognitive Verhaltenstherapie der Depression nach Beck. Insgesamt wird das Kind bei Anwendung kognitiver Behandlungsformen zu seinem eigenen Kopfschmerzexperten, der je nach Situation unterschiedliche Bewältigungsstrategien einzusetzen lernt.

9.3.7 Multimodale Therapieprogramme

Die bisher aufgeführten Basisansätze der psychologischen Schmerztherapie werden oft unter Verwendung weiterer Psychotherapiebausteine zu multimodalen Gruppen- und Einzeltherapieprogrammen zusammengefügt und liegen als Therapiemanuale vor, in denen themenzentriert die einzelnen Therapiesitzungen beschrieben sind, so z.B. die *Konkordanztherapie* für Migränepatienten [28], das *Psychologische Trainingsprogramm für Kopf- und Rückenschmerzen* [29] oder das *Trainingsprogramm zur Kopfschmerztherapie mit Kindern und Jugendlichen*. Dieses Therapieprogramm („Stopp den Kopfschmerz") für Kinder und Jugendliche mit Migräne und Spannungskopfschmerzen im Alter ab 8 Jahren liegt mit empirischer Evaluation als Manual vor [5]. Vorzugsweise sollte das Programm als Gruppentherapie mit 4–6 Teilnehmern durchgeführt werden (Einzeltherapie ist möglich). Dabei sind 8 themenzentrierte Sitzungen im wöchentlichen Abstand sowie ein Abschlussgespräch mit den Eltern beschrieben. Es werden kindgerechte Edukationsmodelle verwendet (Kopfschmerzdrache Drak, Schmerztor, schwarze Gedanken und bunte Gedanken, Aufmerksamkeitsscheinwerfer). Aus motivationalen Gründen werden Urkunden bei den jeweiligen Sitzungen verteilt und zum Schluss der Titel „Kopfschmerzexperte" vergeben. Ein speziell auf Kinder abgestimmtes Kopfschmerztagebuch findet sich in der Materialiensammlung. In der empirischen Evaluation hat sich das Training als signifikant überlegen gegenüber einer Wartekontrollgruppe sowie einer Selbstlerngruppe erwiesen, wobei nicht nur eine Reduktion der Kopfschmerzsymptomatik, sondern auch Anzeichen einer besseren Stressbewältigung und eines verbesserten Selbstwertgefühls bei den Kindern und Jugendlichen zu beobachten waren.

9.4 Zur Effektivität psychologischer Schmerztherapie

Es liegen zahlreiche empirische Studien zur Effektivität der Verhaltenstherapie bei chronischen Schmerzen vor, die in diversen Übersichten und Metaanalysen gewichtet und zusammengefasst werden. Im Bereich der Kopfschmerzen werden als Effektivitätsmaße dabei überwiegend die Veränderung der „Migränetage pro Monat" bestimmt [30] oder komplexe Erfolgsmaße berechnet, die eine adäquatere Beurteilung der einzelnen Studien ermöglichen [31]. In einigen Studien erweisen sich Gruppenverfahren im Vergleich zu Einzeltherapieverfahren als effektiver [32].

In einer ausführlichen Metaanalyse über psychologische Behandlungsverfahren bei Kindern mit Kopfschmerzen kommen Trautmann et al. [33] auf der Basis von 23 Studien zu der Schlussfolgerung, dass sich Entspannungsverfahren, Biofeedback-Behandlungen und kognitive Verhaltenstherapie bei der Behandlung kindlicher Kopfschmerzzustände als hocheffektiv und evident erweisen.

Generell kann als gesichert gelten, dass alle genannten verhaltenstherapeutischen Verfahren in ihrer kurz- und langfristigen Effektivität bei Migräne und Kopfschmerzen vom Spannungstyp eindeutig gegenüber einer Nichtbehandlung (Wartekontrollgruppe) sowie einer Placebobehandlung (Pseudotherapie) überlegen sind. Unter alleiniger Anwendung von Entspannung oder Biofeedback werden in entsprechenden Metaanalysen bei Migräne Besserungsraten von 50% mitgeteilt, unter Kombination der Verfahren nähern sich die Resultate der 60%-Marke. Analoges gilt für das Stressbewältigungstraining und die kognitive Therapie. Wird neben einer medikamentösen Migräne-Prophylaxe zusätzlich Biofeedback durchgeführt, so steigt die therapeutische Effektivität bei der Migräne und beim Kombinationskopfschmerz auf 75% [34].

Nur wenige Studien vergleichen nicht-medikamentöse mit medikamentösen Verfahren direkt. Der Grund hierfür liegt in der schnelleren Wirkung medikamentöser Interventionen im Vergleich zu nicht-medikamentösen Verfahren. Mit den Behandlungsmonaten holt die Verhaltenstherapie jedoch in ihrer Wirksamkeit auf, so dass nach der Behandlung die Effektgrößen in etwa vergleichbar sind. So haben Grazzi et al. [30] bei der Behandlung von Migränepatienten mit einem Medikamentenübergebrauchs-Kopfschmerz zeigen können, dass die Kombination von medikamentöser Therapie und durch Biofeedback gestützte Entspannung am effektivsten ist. Außerdem ist die Anzahl der Patienten mit einem Rückfall bei einer Kombination aus medikamentöser und Biofeedback-Therapie geringer.

9.5 Zusammenfassung

Die verhaltensorientierte, nichtmedikamentöse Schmerztherapie bei Kindern ist effektiv und nachhaltig. Am Beispiel der psychologischen Behandlung von Kindern mit Kopfschmerzen kann gezeigt werden, dass standardisierbare Verfahren effektiv und evident und somit in ihrer Wirksamkeit mit der von medikamentös-prophylaktischen Verfahren vergleichbar sind.

Literatur

[1] Flor H, Birbaumer N. Verhaltensmedizinische Grundlagen. In: Zenz M, Jurna I, Hrsg. Lehrbuch der Schmerztherapie. 2. Aufl. Stuttgart: Wissenschaftliche Verlagsgesellschaft; 2001; 197–208

[2] Gatchel R J, Peng Y B, Peters M L, Fuchs P N, Turk D C. The biopsychosocial approach to chronic pain. Scientific advances and future directions. Psychological Bulletin. 2007; 133 (4): 581–624

[3] Tölle T R, Berthele A. Das Schmerzgedächtnis. In: Zenz M, Jurna I, Hrsg. Lehrbuch der Schmerztherapie. 2. Aufl. Stuttgart: Wissenschaftliche Verlagsgesellschaft; 2001; 89–108

[4] Basler H D, Franz C, Kröner-Herwig B, Rehfisch H P, Hrsg. Psychologische Schmerztherapie. Berlin: Springer; 2004

[5] Denecke H, Kröner-Herwig B. Kopfschmerztherapie mit Kindern und Jugendlichen. Ein Trainingsprogramm. Göttingen: Hogrefe; 2000

[6] Straube A, May A, Kropp P, Katsarava Z, Haag G, Lampl C, Sandor P, Diener H C, Evers S. Therapy of primary chronic headache. Chronic migraine, chronic tension type headache and other forms of daily chronic headache. Der Schmerz. 2008; 22(5): 531–543

[7] Katsarava Z, Schneeweiss S, Kurth T, Kroener U, Fritsche G, Eikermann A, Diener H C, Limmroth V. Incidence and predictors for chronicity of headache in patients with episodic migraine. Neurology. 2004; 62(5): 788–790

[8] Long A C, Krishnamurthy V, Palermo T M. Sleep disturbances in school-age children with chronic pain. J Pediatr Psychol. 2008; 33(3): 258–268

[9] Bischoff C, Traue H C. Kopfschmerzen. Göttingen: Hogrefe; 2004

[10] Andrasik F. The essence of biofeedback, relaxation and hypnosis. In: Dworkin R H, Breitbard W S, Hrsg. Psychosocial aspects of pain. A Handbook for Healthcare Providers. Progress in Pain Research and Management. Seattle: IASP Press. 2004; 27: 285–305

[11] Tracey I, Ploghaus A, Gati J S, Clare S, Smith S, Menon R S, Matthews P M. Imaging attentional modulation of pain in the periaqueductal gray in humans. J Neurosc. 2002; 22(7): 2748–2752

[12] Bernstein D A, Borkovec T D. Entspannungs-Training. Handbuch der Progressiven Muskelentspannung. München: Pfeiffer; 1975

[13] Kropp P, Ebinger F, Evers S. Wenn Kindern der Kopf wehtut. Rat und Hilfe bei Kopfschmerzen und Migräne. Stuttgart: Urania; 2008

[14] Olness K, Kohen D P. Lehrbuch der Kinderhypnose und -hypnotherapie. Heidelberg: Carl-Auer; 2001

[15] Seemann H, Franck G, Ochs M, Verres R. Chronifizierungsprävention primärer Kopfschmerzen bei Kindern und Jugendlichen. Evaluation einer lösungsorientierten Gruppentherapie in der ambulanten Versorgung. Kindheit und Entwicklung. 2002; 11(3): 185–197

[16] Martin A, Rief W. Wie wirksam ist Biofeedback? Eine therapeutische Methode. Bern: Huber; 2009

[17] Kropp P, Niederberger U. Theoretische Konzepte und Wirkmechanismen. In: Martin A, Rief W, Hrsg. Wie wirksam ist Biofeedback? Eine therapeutische Methode. Bern: Huber; 2009

[18] Kropp P, Gerber W D, Keinath-Specht A, Kopal T, Niederberger U. Behavioral treatment in migraine. Cognitive behavioral therapy and blood-volume-pulse biofeedback. A cross-over study with a two-year follow-up. Funct Neur. 1997; 12: 17–24

[19] Hermann C, Blanchard E B. Biofeedback in the treatment of headache and other childhood pain. Applied Psychophysiology and Biofeedback. 2002; 27: 143–162

[20] Kropp P, Siniatchkin M, Gerber WD. On the pathophysiology of migraine. Links for „empirically based treatment" with neurofeedback. Applied Psychophysiology and Biofeedback. 2002; 27: 203–213

[21] Nestoriuc Y, Martin A. Efficacy of biofeedback for migraine. A meta-analysis. Pain. 2007; 128(1-2): 111–127

[22] Penzien D B, Andrasik F, Freidenberg B M, Houle T T, Lake A E, Lipchik G L, Holroyd K A, Lipton R B, McCrory D C, Nash J M, Nicholson R A, Powers S W, Rains J C, Wittrock, D A. Guidelines for trials of behavioral treatments for recurrent headache. American Headache Society Behavioral Clinical Trials Workgroup. Headache. 2005; 45(2): 110–132

[23] Bullinger M, Turk D. Selbstkontrolle. Strategien zur Selbstbekämpfung. In: Keeser W, Pöppel E, Mitterhusen P, Hrsg. Schmerz. München: Urban & Schwarzenberg; 1982

[24] Holroyd K A, Andrasik F. A cognitive-behavioral approach to recurrent tension and migraine headache. In: Kendall P C, Hrsg. Advances in cognitive-behavioral Research and Therapy. Vol. 1. New York: Academic Press; 1982; 275–320

[25] Fernandez E, Boyle G J. Affective and evaluative descriptors of pain in the McGill pain questionnaire. Reduction and reorganization. J Pain. 2002; 3(1): 70–77

[26] Kröner-Herwig B, Morris L, Heinrich M, Gassmann J, Vath N. Agreement of parents and children on characteristics of pediatric headache, other pains, somatic symptoms, and depressive symptoms in an epidemiologic study. Clin J Pain. 2009; 25(1): 58–64

[27] Vannatta K, Getzoff E A, Powers S W, Noll R B, Gerhardt C A, Hershey A D. Multiple perspectives on the psychological functioning of children with and without migraine. Headache. 2008; 28(7): 994–1004

[28] Gerber W D, Miltner W, Birbaumer N, Haag G. Konkordanztherapie. München: Röttger; 1989

[29] Basler H D. Chronische Kopf- und Rückenschmerzen. Psychologisches Trainingsprogramm. Trainerhandbuch und Therapiematerialien. Göttingen: Vandenhoeck & Ruprecht; 2001

[30] Grazzi L, Andrasik F, Dámico D, Leone M, Usai S, Kass S J, Bussone G. Behavioral and pharmacological treatment of transformed migraine with analgesic overuse. Outcome at 3 years. Headache. 2002; 42: 483–490

[31] Hermann C, Kim M, Blanchard E B. Behavioral and prophylactic pharmacological intervention studies of pediatric migraine. An exploratory metaanalysis. Pain. 1995; 60: 239–256

[32] Kröner-Herwig B, Denecke H. Cognitive-behavioral therapy of pediatric headache. Are there differences in efficacy between a therapist-administered group training and a self-help format? J Psych Res. 2002; 53(6): 1107–1114

[33] Trautmann E, Lackschewitz H, Kröner-Herwig B. Psychological treatment of recurrent headache in children and adolescents. A meta-analysis. Cephalalgia. 2006; 26: 1411–1426

[34] Andrasik F. Behavioral management of migraine. Biomedicine and Pharmacotherapy. 1996; 50: 52–57

10 Physikalische Medizin und Physiotherapie

Henning Lohse-Busch

10.1 Einleitung

Die Physikalische Therapie und die zu ihr gehörende Physiotherapie gehören sicher zu den ältesten schmerztherapeutischen Techniken der Menschheit. Die schmerzlindernden Wirkungen von Wärme und Kälte, Peloiden, Lagerungen, Massagen, Hydrotherapie und Bewegungsübungen sind seit tausenden von Jahren bekannt. In der vorgeschichtlichen Zeit waren Religion und Medizin eine untrennbare Einheit. Dies änderte sich erst ganz allmählich in der Spätantike, als der Beruf des Arztes von dem des Priesters getrennt wurde. Erst mit der Aufklärung löste sich die wissenschaftliche Medizin zunehmend von magisch-religiösen Vorstellungen. Aber auch heute noch ist der psychotherapeutische Aspekt, der durchaus den Placeboeffekt einschließt, eine in der Physikalischen Medizin nicht zu vernachlässigende Größe.

Die Physikalische Medizin arbeitet mit stimulierenden oder inhibierenden Reizen (Abb. 10.1 und Abb. 10.2), um die systemische Steuerung der Motorik, des Vegetativums und der Psyche zu verändern. Die problembezogene Diagnostik fußt auf den physiologischen Gegebenheiten und Möglichkeiten des Individuums.

10.2 Wirkung der Physikalischen Medizin in der Schmerztherapie

In der Physikalischen Medizin ist geradezu regelhaft die Gesamtwirkung größer als die Wirksamkeit der einzelnen miteinander kombinierten Therapieverfahren [2, 4]. Deswegen sind Untersuchungen zur Wirksamkeit der Einzelkomponenten in der Schmerztherapie problematisch.

Die Fülle der miteinander kombinierbaren therapeutischen Möglichkeiten muss sich auf profunde Kenntnisse der Physiologie und Pathophysiologie stützen. Die individuellen Ursachen der Schmerzentstehung durch verschiedenartigste Unfallmechanismen, Erkrankungen, somatische und psychosomatische Störungen, die ihrerseits nicht ausreichend verstanden werden (z. B. Spannungskopfschmerz, Lumbalgie etc.), erfordert eine große Erfahrung bei der Erstellung eines Therapieplans. Bekannte, auf das System einwirkende Reize, lösen eingefahrene Prozesse aus, die einer drohenden Änderung des Status quo entgegenwirken. Überschwellige Reize aber können nicht mehr kompensiert werden und verlangen veränderte Steuerungsprozesse. Neben dem unmittelbar wirksamen Reiz-Reaktions-Prinzip, bei dem es zwar kurzfristig zu Gegenregulationen, langfristig aber zu Adaptationen kommt, werden bei Kindern mit chronischen Schmerzen durch physikalisch medizinische Behandlungen neuroplastische Veränderungen der zentralen Steuerung angestrebt. Diese sind bei Kindern leichter und schneller zu beeinflussen als bei Erwachsenen, deren Neuronenpool mit zuneh-

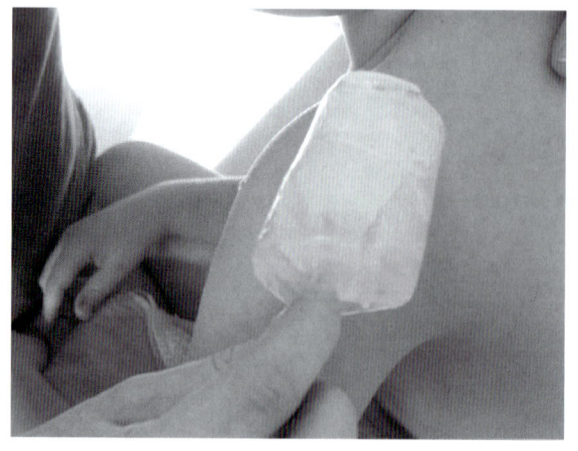

Abb. 10.1 Analgesierende Kältetherapie als inhibierendes Verfahren.

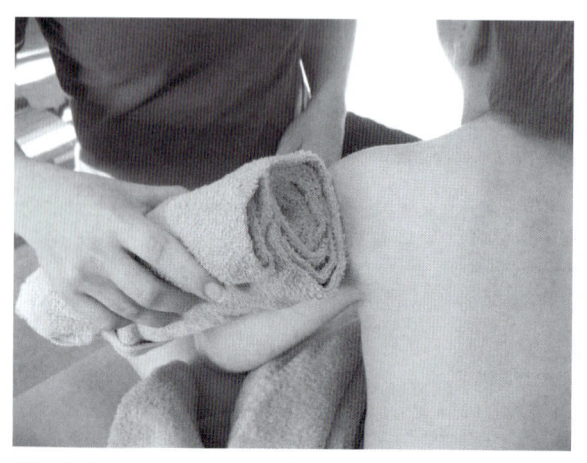

Abb. 10.2 Den muskulären und sympathischen Tonus absenkende heiße Rolle als stimulierendes Verfahren.

mendem Alter abnimmt. Damit sind die Möglichkeiten, auf Reize zu reagieren, oder gar die neuroplastische Programmierung der Steuerung zu verändern, bei den Erwachsenen eingeschränkt.

10.2.1 Akutschmerz

Die häufigste Form des akuten Schmerzes bei Kindern und Jugendlichen ist Folge von Verletzungen bei Spiel, Sport und anderen Unfällen. Unter physiologischen Gesichtspunkten betrachtet fällt auch der postoperative Schmerz in diese Kategorie.

Die Physikalische Medizin kann einen Beitrag leisten, indem die unmittelbaren Folgen des schädigenden Agens behandelt werden, bevor der Schmerz gegebenenfalls in ein chronisches Stadium übergeht. Ziel der Behandlung sind beispielsweise Entzündungshemmung und Schmerzlinderung durch milde Formen der Anästhesie wie mit Kryotherapie, der Drainage von Ödemen und Blutergüssen. Das Behandlungsziel der Normalisierung des gestörten vegetativen und motorischen Tonus kann durch bestimmte Massagetechniken und Manuelle Therapie erreicht werden. Wichtiges Ziel ist die Vermeidung der Chronifizierung pathologischer Bewegungsmuster, die schließlich in ein chronisches Schmerzsyndrom münden könnten.

10.2.2 Chronische Schmerzen

Wer unter chronischen Schmerzen leidet, beweist, dass er in seinem zentralen Nervensystem ein neuroplastisch verfestigtes Programm zur Steuerung dieser immer wieder gleichförmig auftretenden pathologischen Prozesse hat. Der Patient kennt seinen Schmerz. Bei definierten Krankheitsbildern wie entzündlich-rheumatischen Erkrankungen, raumfordernden Prozessen etc. ist die Ursache der Schmerzen bekannt. Bei diesen Prozessen dienen Maßnahmen der Lagerungstherapie, der Thermo- oder Kryotherapie, der Lymphdrainage, der muskulär detonisierenden Massagetechniken, verschiedener Formen der Physiotherapie und Ergotherapie sowie der Medikomechanik als Adjuvans zur medikamentösen Therapie.

Sehr oft aber treten gerade die sehr häufigen chronischen Schmerzen, wie Kopfschmerzen, Migräne und Schmerzen am Bewegungssystem, ohne erkannte oder erkennbare Regel auf. Solche im Einzelfall unbekannten, spezifischen Regeln zur Schmerzauslösung gibt es aber in jedem Fall. Es ist dabei unerheblich, ob eher psychische oder eher somatische Ursachen im Vordergrund stehen. Aufgabe der Physikalischen Medizin ist es, Steuerungsprozesse der Motorik und des Vegetativum soweit zu verändern, dass es möglichst nicht mehr zur Auslösung der nach wie vor vorhandenen Schmerzprogramme kommt. Dazu stehen verschiedene Behandlungstechniken zur Verfügung, die als therapeutisches Fenster dienen können.

10.3 Therapeutische Fenster und Behandlungstechniken

Schmerztherapie muss möglichst schnell zu einer Schmerzlinderung oder nachhaltigen Beseitigung der Schmerzen führen. Die Auswahl der verschiedenen Verfahren wird also unter dem Gesichtspunkt der Wirksamkeit in der Zeit vorgenommen. Dabei spielt auch die Behandlungsökonomie im Hinblick auf die körperliche und zeitliche Belastung des Patienten eine Rolle. Bei leichten Akutschmerzen banaler Ursache kann die Physikalische Medizin relativ kontraindiziert sein, wenn die kurzfristige Gabe eines Analgetikums schnelle und dauerhafte Abhilfe schaffen kann. Ist zu erwarten, dass die Schmerzen lange andauern werden, kann die Physikalische Medizin wertvolle Beiträge leisten [2].

Wenn auch in der Physikalischen Medizin die allermeisten Behandlungstechniken nur in der Kombination verschiedener Verfahren ihre optimale Wirksamkeit entfalten, werden einzelne kindgerechte Techniken aus didaktischen Gründen trotzdem jeweils gesondert dargestellt.

10.3.1 Physiotherapie und Krankengymnastik

Die Krankengymnastik ist eine therapeutische Technik der Physiotherapie, der darüber hinaus eine Fülle von Behandlungstechniken aus dem Gebiet der Physikalischen Medizin zur Verfügung steht. Krankengymnastik gehört zum Arbeitsfeld der Bewegungstherapie. Nach der ärztlichen Diagnostik und Indikationsstellung wird durch den Physiotherapeuten der spezifische pathologische Befund am Bewegungssystem erhoben, um ihn dann durch die verschiedenen physiotherapeutischen Verfahren möglichst zur Normalität zu bringen [2, 3, 5].

■ *Wirkung*

Auch wenn die Krankengymnastik auf den ersten Blick hauptsächliche Wirkungen auf die Motorik hat, ist ihre Wirkung untrennbar mit einer Beeinflussung der Trophik und damit des Vegetativums verbunden. Auch psychische Wirkungen sind zu berücksichtigen.

■ *Ziel*

Erstes Ziel der Krankengymnastik ist eine möglichst schnell eintretende Schmerzlinderung durch die Kombination verschiedener physiotherapeutischer Verfahren. Neben der Bewegungstherapie wären beispielsweise zu nennen: Lagerungstherapie, die Gelenke entlastende Traktionen, Manuelle Therapie, osteopathische Techniken, Kälte- und Wärmetherapie, Taping. Therapiekonzepte mit diesen Verfahren erzielen einen sofortigen Effekt, der abhängig von der Indikation langzeitige Wirkung haben soll, oder bei Schmerzen aus dem Bereich der entzündlich-rheumatischen Erkrankungen als wertvolles schmerzlinderndes und entzündungshemmendes Adjuvans eingesetzt wird (Abb. 10.3). Die Therapie chronischer

10 Physikalische Medizin und Physiotherapie

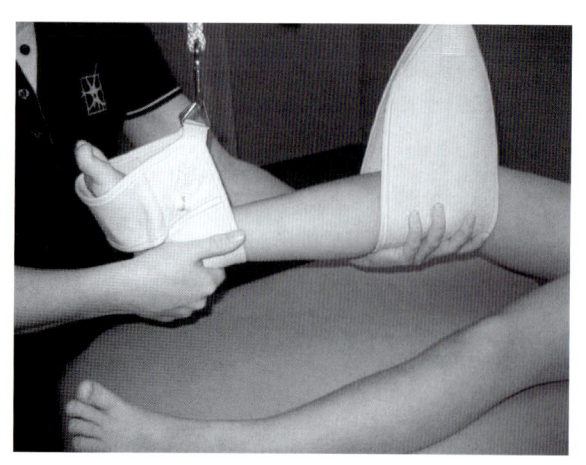

Abb. 10.3 Durch die Schlingentischbehandlung wird eine schmerzfreie Lagerung erzielt. Damit wird die physiotherapeutische Behandlung der schmerzhaften Gliedmaße durch milde Traktionen möglich.

oder rezidivierender Schmerzen am Bewegungssystem, viele Kopfschmerzformen und die Migräne erfordern aber die *nachhaltige* Veränderung von Haltungs- und Bewegungsmustern. Ziel ist es, die Steuerungsprozesse des Bewegungssystems soweit zu verändern, dass diese Schmerzprogramme möglichst nicht mehr ausgelöst werden.

> **Merke**
> Haltungen sind unterbrochene Bewegungen. Eine Bewegung kann nur auf der Basis der aktuellen Haltung des gesamten Körpers und seiner Einzelteile ausgeführt werden. Alle Anteile des Bewegungssystems müssen stets gemeinschaftlich gesteuert werden. Zur Behandlung von Schmerzen am Bewegungssystem muss also eine umfassende Untersuchung aller Anteile und ihrer Beziehung zueinander durchgeführt werden.

Beispiel

Dies mag ein Beispiel verdeutlichen: Eine lege artis durchgeführte Untersuchung eines Kindes mit chronisch rezidivierenden Nackenschmerzen mag folgende Befunde ergeben: Die oberflächliche Schicht der Nackenmuskulatur ist druckschmerzhaft und verspannt. Der Bewegungsumfang der Lisfranc'schen Gelenklinie eines oder beider Füße ist in der Extension eingeschränkt. Zum Ausgleich dieser vom Patienten gar nicht bemerkten Bewegungsstörung kommt es zu einer verstärkten Beugung in den Hüftgelenken. Der Körperschwerpunkt liegt nicht mehr im kleinen Becken sondern wandert nach vorn und befindet sich damit außerhalb des Körpers. Zur Vermeidung des Sturzes nach vorn im Stehen muss das gesamte Rückenaufrichtesystem ständig aktiviert werden. Dadurch kommt es auch zur Überlastung der Nackenextensoren. Das richtige Behandlungskonzept für die Nackenschmerzen umfasst also neben der örtlichen Behandlung des Nackens die Wiederherstellung des Bewegungssystems in seiner Gesamtheit.

> **Merke**
> In Deutschland sind knapp 20 krankengymnastische Methoden zur Schmerztherapie im Einsatz. Zwar sind Befunderhebung und Behandlungstechnik verschieden, nicht aber die Zielsetzung. Angestrebt wird jeweils die Normalisierung von Bewegungsabläufen.

10.3.2 Manuelle Therapie

> **Merke**
> Die Manuelle Therapie wendet sich an funktionell verspannte oder verkürzte Strukturen der Muskulatur und funktionelle Bewegungshindernisse im Gelenk selbst. Definitionsgemäß ist eine Funktionsstörung reversibel. Eine strukturelle Veränderung entspricht einer pathoanatomisch nachweisbaren Läsion. Sie ist nicht Gegenstand der Manuellen Medizin.

Die Manuelle Therapie der Physiotherapeuten ist von der Manuellen Therapie der Ärzte zu unterscheiden. Im Rahmen der Physiotherapie werden nach adäquater Befunderhebung sanfte, repetitiv mobilisierende Dehnungstechniken angewandt, deren Ziel es ist, den eingeschränkten Bewegungsumfang eines Gelenkes in den Normalbereich zu erweitern (Abb. 10.4 und 10.5). Es handelt sich definitionsgemäß um eine Mobilisation mit manuellen Techniken.

Bei der Manuellen Therapie handelt es sich um eine durch den Arzt delegierte Ausübung der Heilkunde durch Physiotherapeuten, wobei der Verordner die zu behandelnden Körperteile und die anzuwendenden Techniken auf dem Rezept anzugeben hat.

Ärzte, die eine Weiterbildung in Manueller Medizin (Synonym „Chirotherapie") absolviert haben, können darüber hinaus Gelenkmanipulationen ausführen und die reflextherapeutischen Möglichkeiten dieser Methode nutzen. Nach adäquater klinischer und speziell manualmedizinischer Diagnostik, die gegebenenfalls die Röntgenuntersuchung zum Ausschluss von Kontraindikationen

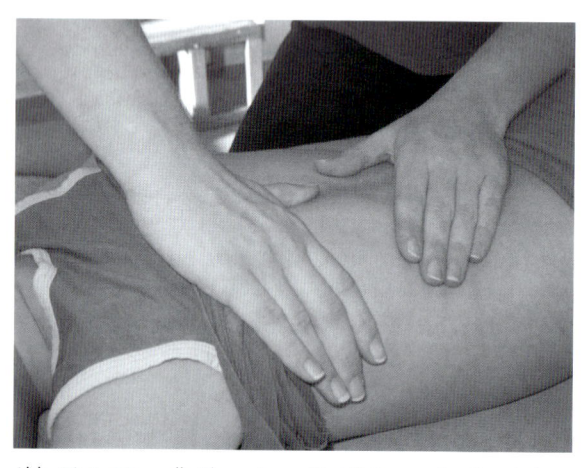

Abb. 10.4 Manuelle Therapie zur Mobilisierung des thorakolumbalen Übergangs und der 12. Rippe wegen schmerzhafter Verspannungen.

Therapeutische Fenster und Behandlungstechniken

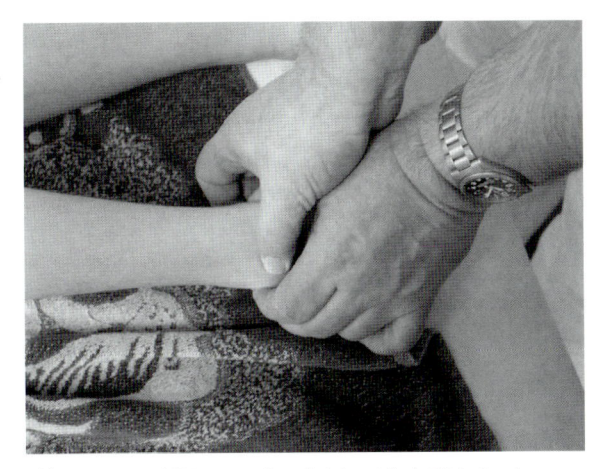

Abb. 10.5 Mobilisierung der distalen Fibula-Tibia-Syndesmose nach einer Distorsion des oberen Sprunggelenks.

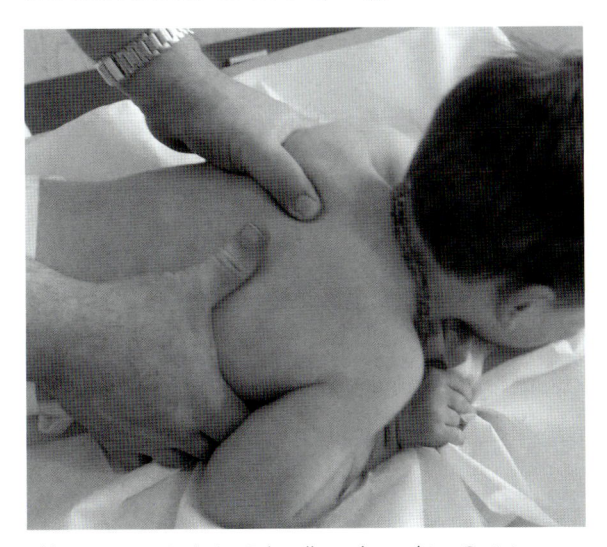

Abb. 10.6 Manipulative Behandlung des rechten Costotransversalgelenks wegen einer sog. schmerzhaften Hustenblockierung mit Hartspann des örtlichen Erector spinae.

einschließt, werden die bewegungsgestörten Gelenke mit spezieller Handgrifftechnik behandelt. Die ärztliche Manipulation an den Gelenken wird mit einem ultrakurzen Impuls mit kleiner Amplitude und geringer Kraft ausgeführt (Abb. 10.6) [1].

Behandlung

Das behandelte Gelenk soll dabei kurzfristig und minimal klaffen. Die Gelenkflächen sollen sich während der Manipulation aber nicht im Sinne einer Mobilisation gegeneinander bewegen. An den kleinen Gelenken der Wirbelsäule kommt es dabei meist zu einem knackenden Geräusch, das einem Vakuumknacken entspricht. Dieses Geräusch hat selbstverständlich keinerlei therapeutische Wirkung auf die Nozizeption oder Biomechanik. Die Patienten aber sind durch dieses Erlebnis regelmäßig recht beeindruckt, so dass eine psychische Beeinflussung zu erwarten ist. Wenn der Patient nicht ordnungsgemäß aufgeklärt worden ist, gewinnt er den ganz und gar falschen Eindruck, der Arzt habe ihm ein Gelenk „eingerenkt" oder „ausgerenkt".

Wirkung

Das kurzfristige Klaffen selbst aber hat erhebliche reflextherapeutische Wirkung auf der segmentalen Ebene. Gelenkkapseln enthalten Mechanorezeptoren und Nozizeptoren. Die Manipulation eines Gelenkes führt zu speziellen Afferenzen in die segmentale Reflexebene des Rückenmarks, deren Verarbeitung zu einem augenblicklichen Nachlassen des aus diesem Wirbelsäulensegment gesteuerten muskulären Tonus und gleichzeitig zur Verminderung der Nozizeption aus der Gelenkkapsel führt. So sind einerseits die Wiederherstellung des Bewegungsumfangs des behandelten Gelenkes und andererseits der schmerztherapeutische Effekt zu erklären [1].

Funktionsstörungen

Nozizeptive Schmerzen im Bereich des Achsenorgans aber auch der Extremitäten sind mit Störungen der muskulären Tonizität vergesellschaftet. Besteht eine anfänglich rein tonische, schmerzhafte Muskelverspannung über längere Zeit, kann es zu strukturellen Muskelverkürzungen kommen. Die Funktionsstörung ist durch Manuelle Therapie in der Regel recht schnell zu beheben. Die strukturelle Verkürzung erfordert wesentlich mehr Mühe. Sie ist nicht selten von Verklebungen der Muskelfaszien begleitet, die durch Exsudate von Fibrin oder anderer ödembedingter Eiweißkörper entstehen. Die Manuelle Therapie wird nur im Anfangsstadium struktureller Muskelverkürzungen wirksam sein können. Die genannten Verklebungen sind ebenso wie Störungen der Mechanik der Faszien durch klassische Physiotherapie oder durch myofasziale Lösetechniken (eine Behandlungsmethode aus dem Bereich der osteopathischen Medizin) zu behandeln.

Kindgerechte Anwendung

Für alle manualmedizinischen Techniken gilt, dass sie absolut schmerzfrei auszuführen sind. Sie sind damit grundsätzlich kindgerecht. Seit einigen Jahren werden in Deutschland manualmedizinische Behandlungstechniken gelehrt, die in besonderem Maße auf die kindliche Anatomie Rücksicht nehmen [6]. Besonders bei akuten nozizeptiven Schmerzen reicht meist die Anwendung der Manuellen Medizin in wenigen Sitzungen aus. Wegen ihres Wirkprinzips als reflextherapeutische Maßnahmen ist sie jedoch mit anderen Behandlungsmethoden aus dem Bereich der Physikalischen Medizin, aber auch der medikamentösen Behandlung, indikationsgerecht bei Bedarf frei zu kombinieren.

10.3.3 Massage

Die Massage stellt eine manuelle Einflussnahme auf den Körper dar, die besonders in der Schmerztherapie ausgenutzt werden kann. Es gibt eine Fülle von Massagetechniken, die sich befundorientiert durch Druck, Zug, Bewegungsrichtung, Rhythmus der Bewegungen und Zielset-

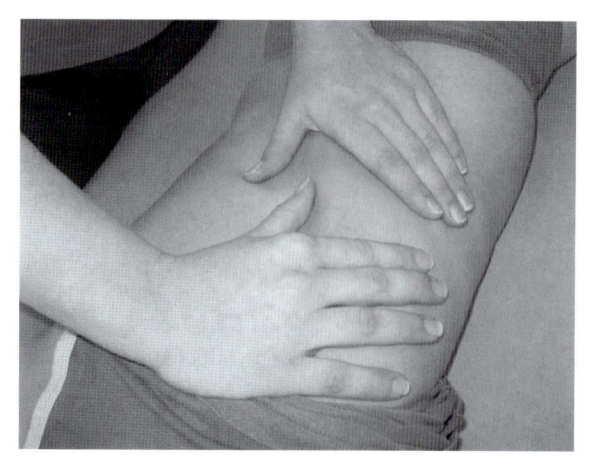

Abb. 10.7 Streichmassage zur Tonusminderung der Muskulatur.

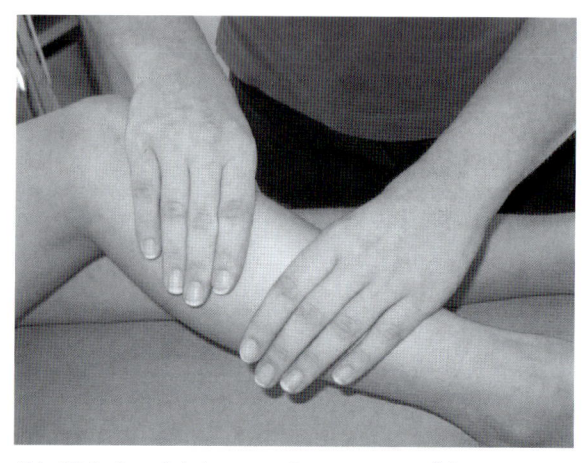

Abb. 10.8 Lymphdrainage zur Entstauung von Ödemen.

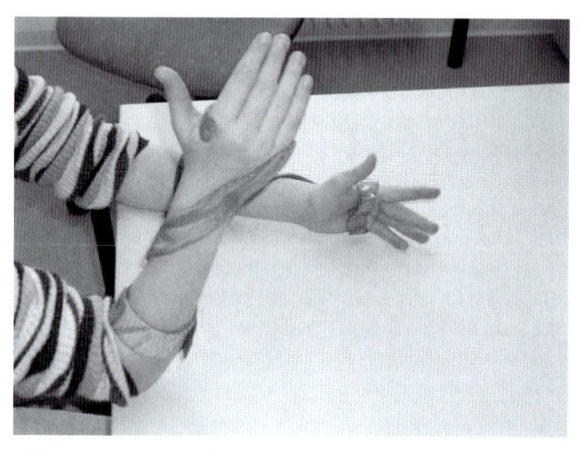

Abb. 10.9 Paquin-Orthese zur schmerzlindernden Bewegungseinschränkung des rheumatischen Handgelenks.

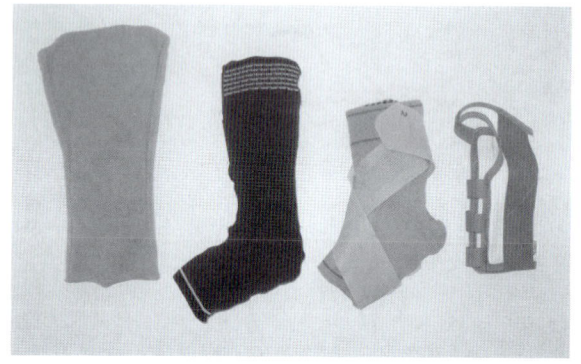

Abb. 10.10 Ruhigstellende Bandagen für die Extremitäten. Von links nach rechts: Kniekappe mit Stabilisierung der Kollateralbänder, bewegungseinschränkende und entstauende Sprunggelenksbandage, primär stützende Sprunggelenksbandage, Handgelenksschiene.

zung unterscheiden [2]. Für die Schmerztherapie eignet sich am ehesten die sog. Klassische Massage mit ihren Streichungen, Reibungen, Knetungen, Rollungen und Vibrationen (Abb. 10.7). Diese Massageform wird entsprechend angepasst auch bei der Behandlung von Triggerpunkten durchgeführt.

Bei den verschiedenen Massagetechniken wird der Einfluss auf die Tonizität der Muskulatur in Verbindung mit Durchblutungsförderung und Entstauung angestrebt (Abb. 10.8). Behandelt wird die hypertone, schmerzhafte Muskulatur. Aktive oder passive Bewegungen werden dabei nicht ausgeführt. Damit ist diese Behandlungsmethode zur Schmerzlinderung nicht als Monotherapie, sondern immer in Verbindung mit anderen Maßnahmen aus dem Bereich der Physiotherapie oder der Physikalischen Medizin anzuwenden. Massagen machen bisweilen eine krankengymnastische Behandlung erst möglich. Eine schmerzhafte Massage kann nicht zur Detonisierung der Muskulatur führen.

10.3.4 Medikomechanik und Hilfsmittel

Auch bei der Behandlung von Schmerzen bei Kindern und Jugendlichen spielt die Anwendung medikomechanischer Methoden eine Rolle. Sie dienen der Schmerzlinderung oder Schmerzvermeidung (Abb. 10.9).

Zu nennen sind verschiedene Formen der Bandagen, die über einen propriozeptiven Input sowohl schmerzlindernd als auch schmerzvermeidend wirken. Beispiele hierfür sind die Kniekappe oder die Sprunggelenksbandage nach Sportverletzungen (Abb. 10.10).

Die physiotherapeutische Behandlung im Schlingentisch (Abb. 10.3) oder der Einsatz von Lagerungsschienen haben sich besonders bei den entzündlich-rheumatischen Erkrankungen bewährt, weil sie eine schmerzfreie Lagerung ermöglichen.

> **Merke**
> Besonderes Augenmerk ist auf die Versorgung mit Einlagen, Orthesen, Schuhwerk, Rollstühlen und anderen Hilfsmitteln zu richten. Sie werden auch zur Linderung von Schmerzen, die durch eventuelle Skelettdeformitäten hervorgerufen werden, eingesetzt. Behinderte und/oder wahrnehmungsgestörte Kinder können aber eventuelle Schmerzen, die ihnen diese Hilfsmittel bei mangelhafter Indikation oder Passgenauigkeit bereiten, oft nicht verständlich äußern.

10.3.5 Lokale Wärme- und Kälteträgertherapie

> **Merke**
> Die Wärme- und Kälteträgertherapie kommt sowohl bei akuten als auch bei chronischen nozizeptiven Schmerzen zum Einsatz. Sie ist als Monotherapie ungeeignet und muss in ein multimodales Behandlungskonzept eingebaut werden.

Wärmetherapie

Behandlung. Die Behandlungen mit Wärmeträgern (wie heiße Rolle), im Handel erhältliche wiederverwendbare warme Packungen, verschiedenste Peloide oder der hausgemachte Beutel mit warmem Kartoffelbrei, müssen immer als angenehm empfunden werden. Bei zu hoher, als unangenehm oder gar schmerzhaft empfundener Temperatur kommt es zur unerwünschten Tonuserhöhung der Muskulatur oder gar zu Verbrennungen der Haut.

Einsatz. Lokal einwirkende Wärme lässt sich zur kurzfristigen Steigerung der Durchblutung, zur reflektorischen Muskelentspannung, zur Linderung nozizeptiver Schmerzen und zur Entspannung der glatten Muskulatur der Eingeweide einsetzen. Dies gilt bei Kindern besonders, wenn unspezifische Bauchschmerzen gelindert werden müssen. Zur Vorbereitung der Krankengymnastik kommt häufig die heiße Rolle zum Einsatz. (Abb. 10.1 und Abb. 10.2)

Kältetherapie

Behandlung. Im Handel findet man wiederverwendbare Kältepackungen. Ein hausgemachter Eisbeutel kann ebenfalls verwendet werden. Wegen der analgesierenden Wirkung ist darauf zu achten, dass der Kunststoffbeutel, der das wärmeentziehende Medium enthält, nicht direkt mit der Haut in Berührung kommt, weil sonst lokale Erfrierungen unvermeidlich sind.

Einsatz. Auch die lokale Kryotherapie ist zur Schmerztherapie bei Kindern gut geeignet. Die Wirkung ist unmittelbar analgetisch und entzündungshemmend. Über eine anfängliche Vasokonstriktion kommt es zur Verminderung von Ödemen. Erwärmt sich der behandelte Körperteil wieder, kommt es zu einer Steigerung der Durchblutung und zu einer begrenzten reflektorischen Muskelentspannung.

10.3.6 Sport und Medizinische Trainingstherapie

Sportliche Betätigung kann in der Schmerztherapie für Kinder recht wirksam sein. Voraussetzung ist, dass der Patient Spaß an den sportlichen Übungen hat und sie freiwillig ausführt. Sport unterscheidet sich von der allgemeinen Bewegungstherapie vor allen Dingen durch den Aspekt der Leistung. Besonders wenn der Leistungsgedanke im Vordergrund steht, ist besonders bei Kindern die Gefahr der Sportverletzung sehr groß. Andererseits kann aber neben der Harmonisierung der Bewegungsabläufe der psychohygienische Effekt der Freude an der Leistung schmerztherapeutisch genutzt werden.

Bei der Auswahl der Sportart unter schmerztherapeutischen Gesichtspunkten sollten solche mit möglichst symmetrischen, das Bewegungssystem gleichmäßig beanspruchenden Bewegungsabläufen und relativ geringem Verletzungsrisiko bevorzugt werden. Mannschaftssportarten, bei denen der gruppendynamische Zwang zur Leistung im Vordergrund steht, sind weniger geeignet. Kann das Kind motorische Ausdauerleistungen erbringen, kann durch intensive körperliche Betätigung die Freisetzung opioider Peptide provoziert und damit die Schmerzschwelle angehoben werden.

Zur Beseitigung von bereits chronifizierten, schmerzhaften Muskeldysbalancen wird die Medizinische Trainingstherapie eingesetzt. An Übungsgeräten werden bestimmte Muskelgruppen durchaus im sportlichen Sinn trainiert.

10.3.7 Elektrotherapie

Der Vollständigkeit halber soll hier die klassische Elektrotherapie erwähnt werden. Sie bedient sich verschiedener Stromformen, Frequenzen und Anwendungstechniken. Behandlungsziele in der Schmerztherapie sind je nach Stromform eine lokale Erwärmung und/oder eine Analgesie durch überschwellige Stimulation von Nozizeptoren oder die Inhibition der Schmerzleitung. Diese Methoden werden zur Schmerztherapie bei Kindern sehr selten eingesetzt. Auch dürfte die Behandlung mit Mikrowellen, Kurzwellen etc. inzwischen weitgehend obsolet sein.

10.4 Zusammenfassung

Grundsätzlich werden in der Physikalischen Medizin synergetische Effekte verschiedener Therapieverfahren, auch solcher, die nicht zur Physikalischen Medizin zählen, angestrebt. Wird in der medikamentösen Schmerzbehandlung das Ideal in einer möglichst wirksamen Monotherapie gesehen, um unerwünschte Interaktionen der chemischen Substanzen möglichst gering zu halten, ist in der Physikalischen Medizin die synergetische Interaktion in einem multimodalen Konzept ein wichtiges Behandlungsziel.

So ist beispielsweise der Einsatz von Kälte zur Behandlung schmerzhafter Sportverletzungen zeitlich nur sehr begrenzt wirksam. Andererseits mag es sein, dass erst durch die analgesierende Wirkung der Kälte eine Physiotherapie möglich wird. Es ist auch denkbar, dass erst das Zusammenwirken eines nichtstereoidalen Antirheumatikums mit der Kryotherapie die Physiotherapie möglich und damit wirksam macht. Ein anderer Behandlungsansatz wäre der Einsatz der manuellen Lymphdrainage in Verbindung mit Manueller Therapie und dem Taping. Es stehen also in der Physikalischen Medizin wesentlich mehr miteinander kombinierbare therapeutische Fenster zur Verfügung, als es in der medikamentösen Therapie der Fall ist.

Literatur

[1] Dvorak J, Dvorak V. Musculoskeletal Manual Medicine, Diagnosis and Treatment. Stuttgart: Georg Thieme Verlag; 2008
[2] Gutenbrunner C, Glaesner J J, Hrsg. Rehabilitation, Physikalische Medizin und Naturheilverfahren. Heidelberg: Springer; 2007
[3] Hüter-Becker A, Dölken M. Physiotherapie in der Orthopädie. Stuttgart: Georg Thieme Verlag; 2005
[4] Schmidt K L, Drexel H, Jochheim K A. Lehrbuch der Physikalischen Medizin und Rehabilitation. Stuttgart, Jena, New York: Gustav Fischer; 1995
[5] Soyka M, Meholm D. Physiotherapie bei Wirbelsäulenerkrankungen, München, Jena: Urban & Fischer; 2000
[6] Coenen W. Manuelle Medizin bei Säuglingen und Kindern. Heidelberg: Springer Verlag; 2009

11 Komplementäre Verfahren

Raymund Pothmann

11.1 Einleitung

Komplementäre Verfahren erfreuen sich in der Schmerztherapie bei Kindern zunehmender Beliebtheit. Das Spektrum reicht je nach weltanschaulichem oder empirischem Hintergrund von der Homöopathie über die Osteopathie und Naturheilverfahren bis zur Traditionellen Chinesischen Medizin. Die Verteilung der verschiedenen Methoden unterliegt je nach Land nur untergeordneten Nuancen.

Oft wird der Nutzen einer Beratung in den alltäglichen Lebensabläufen als gering eingeschätzt bzw. aus Zeitgründen zu kurz gehalten. Unter Experten besteht der Konsens, dass Allgemeinmaßnahmen, wie die Aufklärung über die grundsätzliche Ungefährlichkeit der funktionellen Schmerz-Erkankungen sowie die Beratung über Ausgleichssport, ausreichende Flüssigkeitszufuhr, Berücksichtigung ungeplanter Zeit bzw. Entspannung, ausreichendem und regelmäßigem Schlaf und Begrenzung der Zeit vor dem TV-/PC-Monitor, vorrangig sind. Hierzu liegen jedoch für Kinder und Jugendliche kaum Studien vor. Unter kontrollierten Bedingungen ist erwiesen, dass eine kopfschmerzprophylaktische Wirksamkeit von schlafhygienischen Maßnahmen (ausreichender Schlaf ohne Tagesmüdigkeit, geregelte Einschlafzeiten und Weckzeiten inkl. Wochenende, keine koffeinhaltigen Getränke am Nachmittag) bei Kindern erwiesen ist.

11.1.1 Definition

Komplementäre Verfahren lassen sich verstehen als Behandlungsformen außerhalb des pädiatrischen evidenzbasierten pharmakologischen Lehr- und Leitlinienrahmens. Angesichts der oft unsicheren Datenlage durch zu wenige kontrollierte Untersuchungen handelt es sich typischerweise um solche Verfahren, die aufgrund von nicht-pharmakologischem Ansatz oder manueller Methodik weniger für placebokontrollierte Studien in Frage kommen. Der Einsatz durch nicht-ärztliche Therapeuten und die damit verbundene hohe Heilerwartung bei Eltern und Kindern erschwert die Evaluation darüber hinaus.

11.1.2 Gründe für Komplementäre Verfahren

Die Motivationen, sich für alternative Verfahren zur Hochschulmedizin zu entscheiden, sind vielfältig und individuell unterschiedlich. Man kann unterscheiden nach:
- Abneigung gegen Medikamente
- Nebenwirkungen von Medikamenten
- Kontraindikationen
- Medikamentenmissbrauch
- geringes Ansprechen auf konventionelle Pharmaka

11.2 Methoden

Die wichtigsten zur Anwendung kommenden Verfahren sind:
- Akupunktur, Soft-Laser
- Transkutane Elektrische Nervenstimulation (TENS)
- Manualtherapie, Osteopathie
- Diätetik
- Nahrungsergänzungsmittel
- Phytotherapie
- Homöopathie

11.2.1 Akupunktur

Akupunktur bei Kindern hat sowohl im Mutterland der Traditionellen Chinesischen Medizin (TCM) China als auch im chinesischen Ausland über Jahrzehnte ein Nischendasein geführt. Dies ist angesichts der weit verbreiteten Nadelaversion bei Kindern, aber auch aufgrund des vergleichsweise kleinen Indikationsspektrums und des geringen Chronifizierungsgrades bei Kindern zunächst nicht weiter verwunderlich. Schwerpunkt der kleinen Akupunkturabteilungen an chinesischen Kinderkliniken liegt demnach auf dem Gebiet von Mikromassage (Tuina, Anmo etc.), Diätetik und Kräutertherapie. Nadeln werden oft nur in der sekundenlangen Sofortnadeltechnik verwendet. „Kinderhämmerchen" zum Beklopfen der Punkte und Areale dienen ebenfalls dem schonenden Einsatz von Akupunktur [1, 3, 4, 5].

▪ Ansehen

Das Interesse an wissenschaftlichen Untersuchungen von Akupunktur bei Kindern blieb ebenfalls lange hinter dem von Erwachsenen zurück. Besonders deutlich wurde das mangelnde öffentliche Interesse, als Kinder und Jugendliche bei der großen deutschen Krankenkassen-Akupunkturstudie ausgeschlossen wurden und es bis heute auch bei der Finanzierung von Akupunktur sind. Nichtsdestotrotz hielt die TCM langsam Eingang in Kinderheilkunde und erfreut sich gerade im Bereich der wenig invasiven Verfahren zunehmender Beliebtheit. Kontrollierte Akupunkturstudien bei Kindern finden sich in beschränktem Umfang in den letzten 15 Jahren [6, 7]. Die meisten aussagefähigen Untersuchungen beschäftigen sich allerdings mit Themen wie Enuresis, allergische Rhinitis, Asthma, ADHS oder Nikotinentzug. Die besten positiven evidenzbasierten Aussagen zur Dämpfung des postoperativen Erbrechens mit Akupunktur/Softlaser/TENS lassen sich möglicherweise analog im therapeutischen Alltag nutzen [8, 9]. Die Aussagen zur Kopfschmerztherapie selbst stützen sich immerhin auf erste ermutigende kontrollierte Akupunkturstudien.

Studie

In einer Nadelakupunkturstudie bei 50 Jugendlichen mit Kopfschmerzen und Migräne wurden 8 Behandlungen durchgeführt. Die Nachbefragung ergab, dass 70% der Jugendlichen die Akupunktur als hilfreich einschätzten, 67% als angenehm. Bei 22 Kindern mit Kopfschmerzen im Alter von 7 bis 15 Jahren wurde die Verumnadel subkutan, die „Placebo-Nadel" oberflächlich (intrakutan) appliziert. Unter der traditionell eingesetzten Akupunktur fand sich eine signifikante Besserung von Kopfschmerzfrequenz und -intensität, sowie ein signifikanter Endorphinanstieg im Serum [10].

Bedeutung

Der pragmatische Einsatz von Akupunktur kann sich aufgrund der bisherigen Studien und der bekannten tierexperimentellen analgetischen und antiemetischen Evidenz auf einige wichtige Punkte beschränken, die symmetrisch stimuliert werden sollten:

- Di4 (Hegu: M. adductor pollicis), auch für die Selbstanwendung im Sinne einer Akupressur (Abb. 11.1)
- Le3 (Taichong: M. interosseus zwischen den Metacarpalia I und II)
- Pe6 (Neiguan: M. pronator/N. medianus; Abb. 11.2)
- Ma36 (Zusanli: M. tibialis ant., proximaler Ursprung; Abb. Abb. 11.3)
- Ex-HN5 (Taiyang: M. temporalis, Vorderrand). Bei Akupressur kann der Effekt durch gleichzeitige Applikation von Pfefferminzöl verstärkt werden. Die beidseitige Akupunktur an diesem Punkt kann selbst in der akuten Kopfschmerz- bzw. Migräneattacke eine signifikante Intensitätsminderung bewirken, die bei Erwachsenen einer intravenösen Injektion von 500 mg Acetylsalicylsäure entspricht (Abb. 11.4) [11].

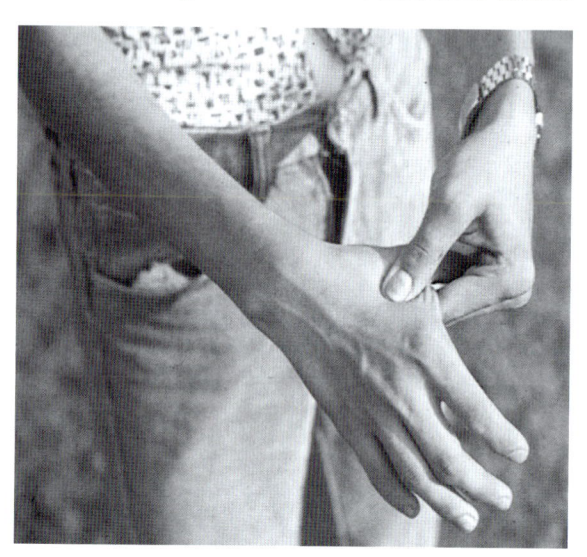

Abb. 11.1 Akupressur am Punkt Di4 (Hegu: M. adductor pollicis) als Selbstanwendung bei (Kopf-)Schmerzen u. a. im Sinne einer verbesserten Schmerzbewältigung.

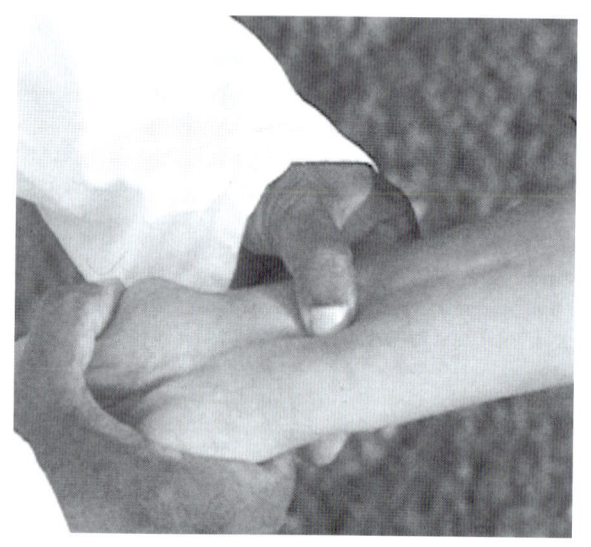

Abb. 11.2 Akupressur am distalen N. medianus (Pe6: Neiguan) zur Linderung von Übelkeit, Oberbauch- und Brustschmerzen.

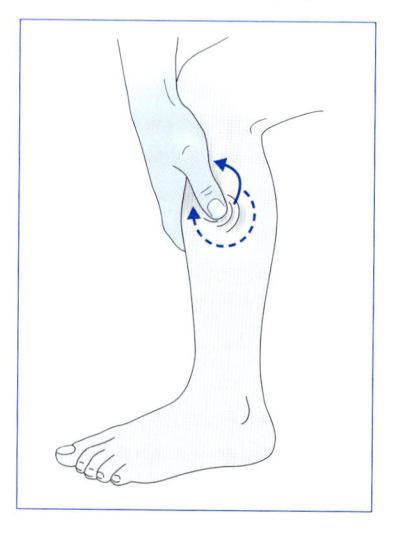

Abb. 11.3 Dekonditionierende Akupressur am proximalen M. tibialis ant. (Ma36-Zusanli) zur Linderung bei Bauchschmerzen und Übelkeit an Stelle von Bauchmassage [1].

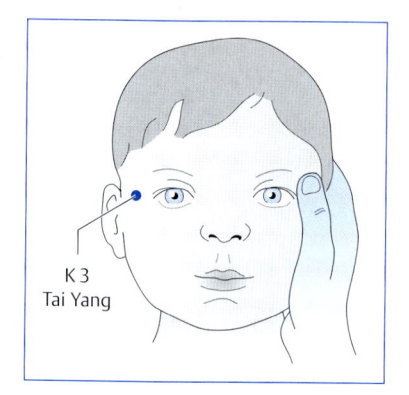

Abb. 11.4 Akupressur an den Schläfen (Ex HN-5: Taiyang) bei Spannungskopfschmerzen, durch (kühlendes) Pfefferminzöl unterstützt [1].

11.2.2 Softlaser-Akupunktur

Definition

Laser ist ein Akronym (Light Amplification of Stimulated Emission Radiation) und bedeutet die reinste Lichtform. Sie ist durch folgende Kriterien definiert:
- exakte Wellenlänge
- Schwingen in Phase (synchronisierte Lichtausbreitung)
- Lichtbündelung (beim Akupunktur-Softlaser relativiert durch die Aufweitung des Strahls: Sicherheitsklasse 3B)

Laser ist durch das Medium definiert, aus dem er produziert wird: Gas (HeNe) bzw. inzwischen fast flächendeckend Dauerstrich-Dioden-Laser (continous wave; cw), die meistens als leichte Handlaser existieren. Die Ausgangsleistung liegt zwischen 5 und 50mW für den Anwendungsbereich bei Kindern und Jugendlichen [12].

Grundsätzlich muss zwischen der topischen Anwendung des Softlasers und der akupunkturbezogenen Stimulation unterschieden werden. Während die topische Applikation z. B. an einem Triggerpunkt mindestens 1–2J (Ws) am Zielort erfordert, wird am Akupunkt lediglich etwa 100–200mJ, als ca. $^1/_{10}$ der Energie benötigt. Allerdings werden bei der Stimulation von Akupunkten etwa 10–15 Stellen bestrahlt, sodass die Gesamtkörperladungsdosis dann auch die gleiche Größenordnung wie bei der Triggerpunktlaserung erreicht.

Die Rechnung, die zur Festlegung der erforderlichen *Bestrahlungsdosis* vorgenommen wird, lässt sich auf folgende einfache Formel reduzieren:

```
Bestrahlungsdosis E (mW) =
Leistung (mWs) × Bestrahlungsdauer (sec)
```

Häufig zu findende scheinbar differenzierte Frequenzangaben entbehren in der Regel jeder überprüfbaren Basis. Allgemein gilt, dass die Dosiswirkungsbeziehung bei der Softlasertherapie letztlich eine Frage der Bestrahlungszeit bei bekannter Leistungsfähigkeit des benutzten Gerätes ist. Hierauf aufbauend existieren wissenschaftlich fundierte Studien, die mit Hilfe der Druck-Algesimetrie in der Lage sind, z. B. eine Anhebung der Schmerzschwelle zu belegen.

Methode

Für den Einsatz bei Kindern reicht ein einfaches Handlasergerät z. B. mit einer Rotlicht-Diode. Die Ausgangsleistung sollte 20–30mWs betragen. Eine höhere Geräteleistung wäre finanziell unnötig belastend. Weitere Ausstattungsmerkmale wie eine Frequenzmodulation oder ein Timer sind therapeutisch nicht bedeutsam. Für ein Basisgerät sollte der Preis € 1500,- nicht unnötig überschreiten.

Die Laserschutzvorschrift sieht nur für den Therapeuten eine wellenlängenkonforme Laserbrille vor. Für den Patienten reicht eine einfache Brille mit einem nicht transparenten Plastikeinsatz.

Indikationen für Softlaserbehandlung in der Pädiatrie

Die Schmerzindikationen für die Softlaseranwendung bei Kindern gehen aus der folgenden Auflistung hervor:
- Migräne, Spannungskopfschmerz
- Sinusitis
- Tortikollis
- idiopathische Bauchschmerzen
- Sportverletzungen
- Triggerpunkttherapie

Praktisches Vorgehen

Die Entscheidung für eine Laser-Akupunktur sollte eindeutig mit den zu behandelnden Kindern abgestimmt sein. Typischerweise eignet sich der Softlaseransatz für den Therapiebeginn. Je nach Verlauf kann manchmal im zweiten Anlauf auf die Nadelakupunktur übergegangen werden. Pro Sitzung werden 8–10 Akupunkte für je 20–30 Sekunden in Abhängigkeit von der Ausgangsenergie des Lasergeräts bestrahlt. Der Aufwand ist allerdings mit durchschnittlich zwei Terminen pro Woche über einen Monat relativ dicht zu kalkulieren. Im Vergleich zur Akupunktur ist von einer langsameren Besserungsdynamik auszugehen.

Klinische Erfahrung

Die Studienlage für die Laserakupunktur bei Schmerzindikationen von Kindern ist noch mager. Dies liegt möglicherweise an dem noch jungen Verfahren. Immerhin gibt es in einem der renommiertesten Schmerz-Journals eine ermutigende deutsche Studie: 43 deutsche Kinder im Alter von ca. 12 Jahren mit Migräne und Spannungskopfschmerzen weisen nach vier Laser- bzw. Placebobehandlungen innerhalb eines Monats eine signifikante Reduktion der Kopfschmerzfrequenz pro Monat in der Verumgruppe auf. Es handelt sich um eine Reduktion um sechs Attacken im Vergleich zu einem Ereignis pro Monat unter Placebo. Bestätigt sich das Ergebnis, bedeutet dies aufgrund der erhöhten Akzeptanz einen erheblichen Schub in der lasergestützten Akupunktur von kindlichen Kopfschmerzen [13].

Infrarotstimulation (IRS) – Pseudomoxibustion

Dem Laser steht die Infrarotstimulation nahe. Hierbei ist das Wellenspektrum des Lichts allerdings nicht fixiert. Es kommt vielmehr auf die geruchlose und damit auch allergisch risikofreie Pseudomoxibustion von Akupunkten an. Primär ist die Indikation auf Yang-Mangel-Zustände (Kälte und Energiemangelzustand) fokussiert, um die Akupunkturwirkung zu verbessern. Die Vorteile gegenüber einer Moxa-Zigarre aus getrocknetem Beifuß sind in der Ungefährlichkeit und der Schnelligkeit der Anwendung zu sehen, Nachteil ist die fehlende Anwendungsmöglichkeit zuhause.

11.2.3 Transkutane Elektrische Nervenstimulation (TENS)

Definition

Transkutane elektrische Nervenstimulation (TENS, TNS) bedeutet die Applikation elektrischer Impulse, die durch die Haut auf die Nerven einwirken, um Schmerzen zu vermeiden oder zu lindern [14].

Neurophysiologische Voraussetzungen

Schmerzen entstehen in der Körperperipherie durch mechanische, chemische oder thermisch schädigende Einflüsse. Nach einer initial sehr schnellen Impulsleitung entlang den myelinisierten A-delta- oder A-beta-Fasern breitet sich der chronisch gewordene Schmerz nur noch langsam über die nicht-myelinisierten, dünnen C-Fasern aus [15]. Im Tierexperiment führt die elektrische Nervenstimulation zu einer signifikanten Reduktion von Schmerzimpulsen durch Hitzereizung der Haut.

Wichtiger als die segmental vermittelte Schmerzhemmung nach dem Verständnis der Gate-Control-Theorie dürfte die heute allgemein akzeptierte zentrale deszendierende Schmerzhemmung sein. Auf dem Umweg über das periaquäduktale Grau und dortige Endorphinfreisetzung wirken sich serotoninerge absteigende Bahnen inhibierend auf das spinale Eintrittsniveau aus. Dieser Kontrollmechanismus ist jedoch vorwiegend auf die niederfrequente (1,5 Hz) Elektrostimulation beschränkt und lässt sich placebo kontrolliert durch Gabe von Naloxon antagonisieren.

Methode

In aller Regel ist die Kooperation ab dem späten Kindergartenalter, d. h. mit 5–6 Jahren beginnend möglich. Dabei muss auf einen kindgerechten Bezug unter Berücksichtigung der entwicklungsspezifischen Altersbedingungen geachtet werden.

Die technischen Voraussetzungen sind Ministimulator (Abb. 11.5), Elektrodenkabel und Selbstklebeelektroden von ca. 10 cm² Größe zur mehrfachen Verwendung.

Geräte. Die auf dem Markt befindlichen TENS-Geräte unterscheiden sich im Wesentlichen durch ihre Ausstattung, Handlichkeit und den Preis. Grundsätzlich sind Geräte, die einfach zu handhaben und gegen unfreiwillige Verstellung der Stromstärke ausreichend abgesichert sind, besonders gut für den Einsatz bei Kindern geeignet. Wichtige Voraussetzung ist weiter, dass die Apparate mit konventioneller und niederfrequenter Burst-Frequenzmodulation arbeiten. Gelegentlich ist auch eine Zweikanalversion erforderlich. Eine Liste von kindgerechten Geräten ist zur besseren Orientierung aufgeführt (Tab. 11.1).

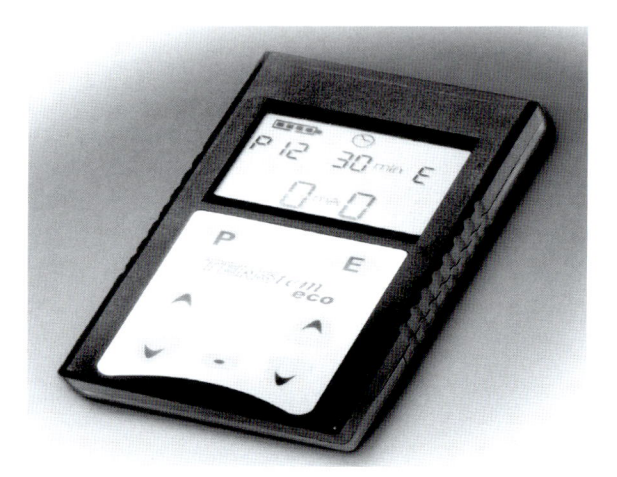

Abb. 11.5 Typisches digitales 2-Kanal-TENS-Gerät (Fa. Schwa-Medico).

Stimulationsparameter. Der sog. konventionelle TENS mit einem Frequenzspektrum von ca. 30–100 Hz werden primär bei akuten Schmerzen gewählt. Eine niederfrequente (akupunkturähnliche) Stimulation mit 1–3(–10) Hz sollte bei chronischen Schmerzen unter Ausnutzung der provozierten Endorphinausschüttung verwendet werden. Ein überlagerter bzw. interner hochfrequenter Impulszug („Burst") ermöglicht darüber hinaus die subjektiv besser tolerierte Applikation höherer Stromstärken, die auch die Nerven in tieferen Gewebeschichten erreichen. Unabhängig von der prinzipiellen Auswahl der Therapiefrequenzen sollte jedoch im Zweifelsfall als oberstes Kriterium die optimale Verträglichkeit der subjektiv bevorzugten Frequenz gelten. TENS sollte jedoch nicht ohne die Ausnutzung der niedrigen Frequenzen als behandlungsunwirksam eingestuft und als therapeutische Möglichkeit verlassen werden. Die Stimulation erfolgt immer *unterhalb* der Schmerzschwelle. Dies gelingt durch den geringeren longitudinalen Widerstand der erregten myelinisierten Nervenfasern.

Elektrodenlage. Diese richtet sich im Wesentlichen nach der Lokalisation des Schmerzes, der segmentalen Ausprägung des Schmerzes, den betroffenen Nerven sowie Triggerpunkten. Die Elektroden müssen individuell angeordnet und verändert werden, so dass eine ausreichend intensive, nicht schmerzhafte Stimulationssensation verspürt wird. Als Erinnerung hat es sich bewährt, die Elektrodenlage in ein Körperschema einzutragen (Abb. 11.6).

Tabelle 11.1 Kindergerechte TENS-Geräte.

Gerätename	Firma	n-Kanäle	Konv./Burst TENS	
Epix VT	Ormed, Freiburg	2	+	+
Bentro TENS	Bentronic, München	2	+	+
Logistim	Biomedica, Halstenbek	2	+	+
TENStem	Schwa-Medico, Frankfurt/M.	2	+	+

Methoden

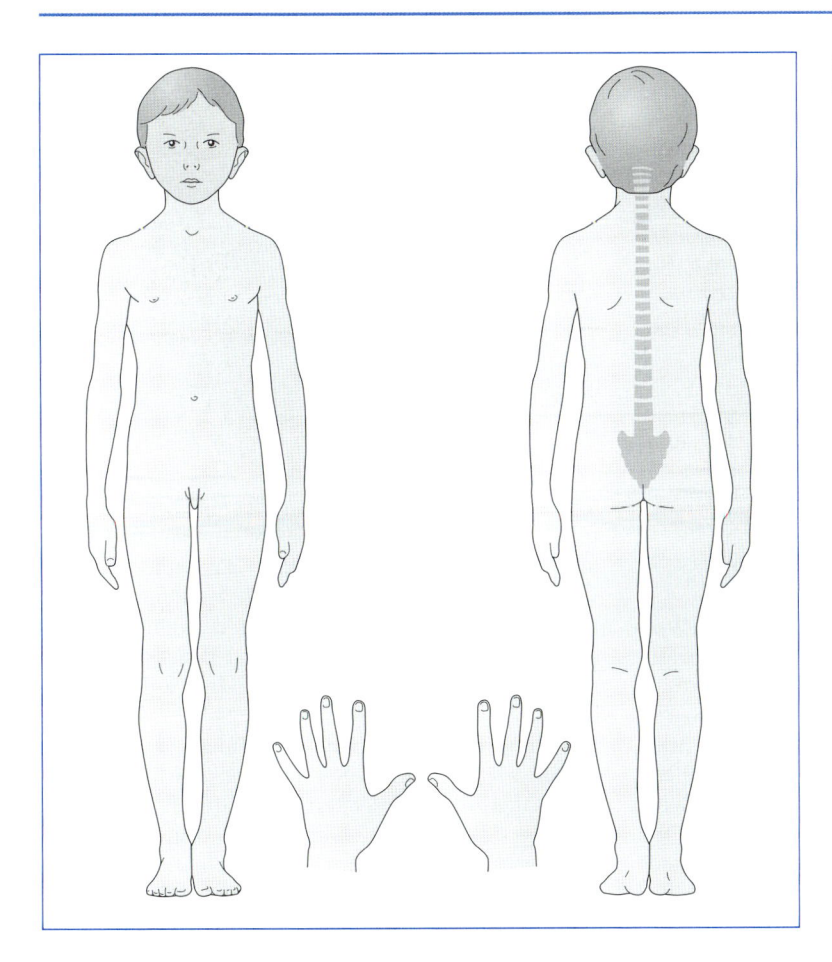

Abb. 11.6 Körperschema für den Eintrag der TENS-Elektrodenlage.

Behandlungsdauer. Nach erfolgreichem Ausprobieren in der Klinik oder Praxis liegt die durchschnittliche Behandlungsdauer zwischen 30 und 45 Minuten, ein- bis dreimal pro Tag. Die Elektrodenplättchen können u. U. einen Tag lang fixiert bleiben. Über Nacht empfiehlt es sich, die Plättchen routinemäßig zu entfernen, damit sich die Haut erholen kann.

Indikationen

Die Indikationen für transkutane elektrische Nervenstimulation lassen sich in wenige Hauptkategorien unterteilen (Tab. 11.2).

Praktisches Vorgehen

Die praktische Unterweisung erfolgt in der Regel in Anwesenheit der Eltern. Sie beinhaltet eine genaue Geräteinstruktion und die praktische TENS-Applikation mit den verschiedenen Stimulationsmöglichkeiten. In jedem Fall muss das Kind selbst die Einstellung der Stromparameter unter Aufsicht sicher erlernen. Eine versierte Schwester oder Praxishelferin kann innerhalb des Routinebetriebs zunehmend in die Einweisung und Kontrollen integriert werden.

Verschreibung. Als reibungsloses Rezeptierverfahren hat sich das Mietmodell für die Pädiatrie bewährt, dies

Tabelle 11.2　TENS-Indikationen im Kindesalter.

Haupt-indikationen	Schmerzen des Bewegungsapparates Nervenschmerzen gefäßbedingte Schmerzen
Klinische Einzel-indikationen	Gelenkschmerzen Schulterarmsyndrom Epiconylitis Tendovaginitis Tunnelsyndrome Cervikalsyndrom Lumbo-Ischialgie Spannungskopfschmerzen, Migräne Narbenschmerzen Phantom-/Stumpfschmerzen Kausalgie Trigeminusneuralgie Sudeck-Atrophie postoperative Schmerzen
Spezielle Indikationen bei Kindern	Lumbalpunktionen, postpunktionelle Schmerzen cervicogener Torticollis, HWS-Schleudertrauma Gelenkschmerzen, symptomatisch bei juveniler rheumatoider Arthritis Chondropathia patellae Wachstumsschmerzen

umso mehr, da im Gegensatz zum Erwachsenen ein größerer Anteil der Kinder z. B. mit Spannungskopfschmerzen auch nach Stimulationsende schmerzfrei bleibt. In der Regel wird man das Gerät verschreiben, in dessen Umgang eingewiesen worden ist. Eine andere Möglichkeit besteht darin, den verschriebenen Apparat nach der Zusendung durch die Firma an den Patienten während eines folgenden Termins anzupassen. Die Abrechnung nach EBM kann fünfmal im Behandlungsfall erfolgen (Nr. 30712), was in der Regel ausreicht. Die privatärztliche Honorierung kann analog nach Nr. 555 durchgeführt werden.

Dokumentation. Die Dokumentation der Schmerzen in einem Kalender oder Tagebuch muss folgende Parameter enthalten:
- Schmerzstärke
- Schmerzdauer
- Häufigkeit

Die Eintragung in ein Schmerztagebuch erfolgt bei jüngeren Kindern mit Hilfe der Eltern, ansonsten durch die Kinder selbst. Der dokumentierte Verlauf stellt das wichtigste Instrumentarium für die Beurteilung des Behandlungserfolgs oder -misserfolgs dar. Aber auch gegenüber den Krankenkassen ist dieses Vorgehen als Beleg für eine gesicherte Indikation erforderlich. Bei Kopfschmerzen eignet sich das Migränetagebuch für Kinder des Arcis-Verlag, München, zu beziehen über die Deutsche Schmerzhilfe, Sietwende 20, 21720 Grünendeich.

Kontrolluntersuchungen. Diese sind im Abstand von vier Wochen sinnvoll. Die ausgefüllten Tagebücher dienen als Gesprächsgrundlage. Weiter sind Fragen des praktischen Umgangs mit dem TENS-Gerät, sowie des therapeutischen Verlaufs von Belang. Zu jedem Termin ist der eigene Apparat mitzubringen, oft ist nur so ein technisches Problem sicher zu erkennen.

Beendigung. Die Therapiebeendigung ist von verschiedenen Bedingungen abhängig. Selten spielt die Non-Compliance eine Rolle, zumal wenn die Indikation zutreffend und die Betreuung regelmäßig war. Am häufigsten führt im Kindesalter innerhalb von Wochen bis wenigen Monaten eine Linderung der Beschwerden bzw. die gewonnene Schmerzfreiheit zur Beendigung der Behandlung. Bei nicht befriedigendem Ansprechen sollte TENS nach einem angemessenen Behandlungszeitraum von nicht mehr als drei Monaten auf der Basis der Schmerzdokumentation beendet werden.

Klinische Ergebnisse

TENS spricht bei Kopfschmerzen aufgrund der vorliegenden Erfahrungen gegenüber Erwachsenen bei ¾ der Kinder vergleichsweise hoch an. Spannungskopfschmerzen schneiden dabei am besten ab (Tab. 11.3) [2].

Die Behandlung dauert in der Regel wenige Wochen bis Monate, die tägliche Anwendung beträgt ein- bis dreimal 0,5–1 Stunde pro Tag. Stimulationszeit, Schmerzdauer und -stärke werden während der Therapie in einem Schmerzkalender dokumentiert. Gelegentlich werden von Kindern mit längerem Krankheitsverlauf und erniedrigter Schmerzschwelle eine langsame Stimulationsfrequenz von ca. 2Hz favorisiert, was einen Zusammenhang mit einem Endorphinmechanismus im ZNS vermuten lässt.

Spannungskopfschmerzen. Kopfschmerzen dieser Art scheinen derzeit die wichtigste Indikation für TENS im Kindesalter zu sein. In der Regel ist eine hochfrequente Stimulation (30–100Hz) am Trapeziusoberrand für eine eine halbe Stunde Stunde pro Tag ausreichend. Das therapeutische Ansprechen geht oft mit einer befriedigenden Remission innerhalb von wenigen Wochen einher. Die Ausschöpfung auch langsamer Stimulationsfrequenzen (2Hz) ab der 5. Therapiewoche mit subokzipitaler paravertebraler Applikation liegt dabei zugrunde (Abb. 11.7) [16].

Migräne. TENS ist, gemessen am apparativen und zeitlichen Aufwand, eine Reservemethode zur Akuttherapie und Prophylaxe der *Migräne*. Möglicherweise ist das gerin-

Tabelle 11.3 TENS-Ergebnisse bei Kindern (Alter: 5–18 Jahre).

Diagnosen	Prognose
Migräne	++
Spannungskopfschmerzen	++++
HWS-Schleudertrauma	+++
Tortikollis	++++
Lumbalpunktionen	++++
Lumbago	++
Gelenkschmerzen	++
Wachstumsschmerzen	+

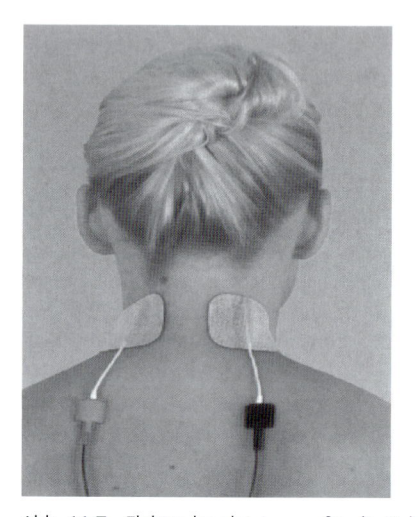

Abb. 11.7 Elektrodenplatzierung für die Behandlung von Spannungskopfschmerzen, Nackenschmerzen inkl. Torticollis und Schleudertrauma der HWS.

gere Ansprechen der Migräne auf ein nicht ausreichend gezieltes Ansprechen der zerebralen Gefäße auf TENS zurückzuführen. Erfahrungen bei Kindern lassen eine kurzfristige klinische Besserung in den ersten Monaten erkennen, die Methode war jedoch längerfristig nur für einzelne gut motivierte Kinder, oft in Kombination mit Spannungskopfschmerzen, geeignet.

Torticollis und HWS-Schleudertrauma. Spielen im Kindesalter eine größere Rolle und sprechen im Vergleich zum Erwachsenen günstiger an. Der eigenverantwortliche Therapieansatz mit TENS über 3–7 Tage ist dabei gegenüber passiven Verfahren wie einer Halskrawatte oder muskelrelaxierenden Medikamenten zu favorisieren.

Lumbalpunktionen. Eine der ersten pädiatrischen Indikationen entstand in der kinderonkologischen Arbeit. Die Problematik z. B. bei Leukämien, durch wiederholte Lumbalpunktionen ein ZNS-Rezidiv ausschließen zu müssen, stößt bei Kindern häufig auf nicht unerheblichen und zunehmenden Widerstand. Der angstbesetzte Schmerzlernprozess spielt dabei die ausschlaggebende Rolle. Hier bietet sich ein Verfahren wie TENS an, das potenziell in der Lage ist, Schmerzkontrolle durch aktive Mitarbeit zu erreichen („Locus of control" nach Rotter). Die Plättchenelektroden werden dabei unmittelbar vor der Injektion paravertebral platziert und subjektiv erträglich mit hoher Frequenz (30–100Hz) stimuliert (Abb. 11.**8**). Nach der lokalen Desinfektion und steriler Abdeckung des Punktionsareals wird die Stimulation unmittelbar vor dem Einstich noch einmal leicht, aber immer noch erträglich gesteigert. Kooperationsfähige Schulkinder können dies selber durchführen. Bei Kindern und Jugendlichen (4–18 Jahre), die routinemäßig einer Lumbalpunktion oder einer intrathekalen Injektion unterzogen werden, wird die Schmerzkontrolle nach eigener und Arzt-/Schwester-Beurteilung allgemein klinisch befriedigend eingeschätzt. Entscheidungskriterium für eine erfolgreiche Stimulation sind keine oder nur geringe Schmerzreaktion von max. 2–3° auf einer fünfteiligen Smiley Analogskala bzw. max. 3–4 einer zehnteiligen Numerischen Ratingskala (NRS). Aufgrund eines intraindividuellen Gruppenvergleichs von TENS mit Lokalanästhesie bzw. fehlender Schmerzprophylaxe ist ein signifikanter Vorteil für das elektrische Stimulationsverfahren zu kalkulieren [2].

Schmerzen des Bewegungsapparates. Zahlenmäßig spielen diese trotz ihrer grundsätzlichen Bedeutung für das Kindesalter keine so große Rolle wie bei Erwachsenen, weil schmerzhafte entzündliche, rheumatische und degenerative Erkrankungen von Muskeln, Sehnen, Bändern und Gelenken noch wesentlich seltener auftreten. Eine symptomatische Schmerztherapie mit TENS bei rheumatoider Arthritis oder hämophiliebedingter Gelenksblutung kann jedoch auch für wenige Patienten eine sinnvolle ergänzende Maßnahme darstellen. Krankheitsbilder wie Lumbo-Ischialgien, akuter Torticollis, HWS-Syndrom nach Schleudertrauma oder Chondropathia patellae sprechen im Vergleich zum Erwachsenen günstiger an und sind sogar überwiegend zu heilen.

Behandlung. Die Behandlung dauert in der Regel wenige Wochen bis Monate, die tägliche Anwendung beträgt optimalerweise dreimal 0,5–1 Stunde. Stimulationszeit, Schmerzdauer und -stärke sollten während der Therapie in einem Schmerzkalender dokumentiert werden. Gelegentlich wird von Kindern mit längerem Krankheitsverlauf und erniedrigter Schmerzschwelle eine langsame Stimulationsfrequenz um 2Hz favorisiert, was einen Zusammenhang mit einer Endorphinverarmung im ZNS vermuten lässt.

Prognose. Allgemein gilt die transkutane elektrische Nervenstimulation als ein symptomatisches Therapieverfahren, soweit man es bei chronischen Schmerzen einsetzt. Durchschnittlich kann mit einem klinisch befriedigenden Ansprechen bei ca. 50–60 % der angegebenen Indikationen während der ersten drei Monate gerechnet werden. Anschließend lässt die ursprüngliche Wirkung im Laufe eines Jahres nur noch bei etwa 5 % der Patienten nach. Insgesamt wird TENS langzeitmäßig von 30–40 % der Patienten weiterverwendet. Therapieabbrüche werden allgemein nicht mit einer Heilung gleichgesetzt. In diesem Punkt sind die bisherigen Erfahrungen bei Kindern und Jugendlichen besser, in der Regel ist eine Langzeitbehandlung über drei Monate eher als Ausnahme anzusehen. Dieser Umstand ist wahrscheinlich auf die grundsätzlich bessere Prognose bei kürzerem Krankheitsverlauf und Schmerzlernprozess bzw. auf den geringeren Chronifizierungsgrad der zugrundeliegenden Erkrankung zurückzuführen. Bei sorgfältiger Auswahl der Indikation ist der Einsatz von TENS im Schulkindalter oft mit Aussicht auf eine anhaltende Schmerzkontrolle verbunden.

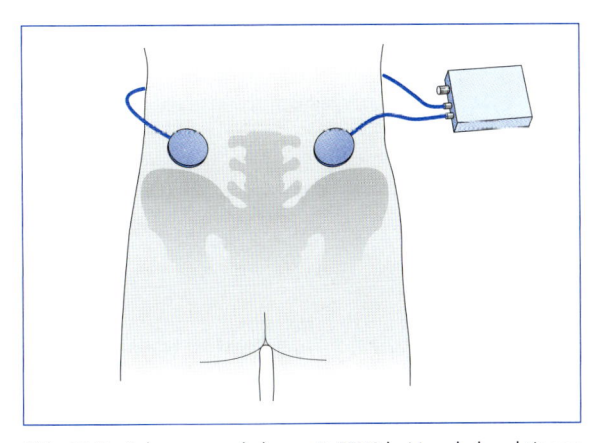

Abb. 11.**8** Schmerzprophylaxe mit TENS bei Lumbalpunktionen [2].

11.2.4 Manualtherapie und Osteopathie

Bei therapieresistenten, in der Regel umschriebenen oder ausstrahlenden Schmerzen insbesondere mit ausgeprägten Myogelosen, kann bei replizierbarem Triggermechanismus eine gezielte Manualtherapie sinnvoll sein. Leider fehlen zu diesem Thema bei Kindern kontrollierte Studien. Auch bei Kopfschmerzen sollte die Indikation für eine Manualtherapie für eindeutig nachvollziehbare Fälle reserviert sein. Auch aus eigenen kontrollierten Untersuchungen ergibt sich kein breit angelegter Therapieansatz. In den meisten Fällen von Kopfschmerzen jedenfalls kann meistens nicht von einem kausalen Therapieansatz ausgegangen werden. Oft ist eine Bewegungseinschränkung der HWS eher Ausdruck einer länger anhaltenden stressbedingten muskulären Verspannung, die einer grundlegenden Entspannungstherapie bzw. Biofeedback bedarf.

11.2.5 Diätetik

Erfahrungswerte und Studien

Es gibt Hinweise, dass eine oligoantigene Ernährung bei Kindern zu einer Senkung der Migränefrequenz und -intensität führen kann, ein ausreichender Nachweis der klinischen Wirksamkeit nach den Kriterien der evidenzbasierten Medizin ist jedoch noch nicht erbracht. In den bisherigen Studien zeigt sich dieses Verfahren insbesondere bei Kindern mit einer hohen Migränefrequenz (wenigstens einmal pro Woche) und weiteren Begleitsymptomen als wirksam. Das Weglassen bestimmter Nahrungsbestandteile hat dabei statistisch einen positiven Einfluss auf Migräne bei Kindern (Tab. 11.4). Hoher täglicher Koffeinkonsum kann zu täglichen Kopfschmerzen führen, die durch ausschleichenden Koffeinentzug erfolgreich reduziert werden können. Für den Ausschluss vasoaktiver Amine in der Ernährung bzw. für deren Anreicherung mit Omega-3-Fettsäuren zeigen randomisierte Studien keinen signifikanten Vorteil. In jedem Fall muss individuell ausgetestet werden, welche Nahrungsbestandteile zu einer Verstärkung der Migräne führen können und inwieweit eine entsprechende Eliminationsdiät tatsächlich den gewünschten Erfolg hat. Am besten schließt sich im Anschluss an eine erfolgreiche vier- bis sechswöchige Karenz der wichtigsten Triggerstoffe eine Belastungsphase an, wobei die gemiedenen Nahrungsbestandteile alle 3–5 Tage unter Dokumentation eventuell auftretender Kopfschmerzen wieder eingeführt werden. Welche Mechanismen die Migräne beeinflussen, ist nicht belegt. Möglicherweise ist hier zusätzlich auf der Verhaltensebene auch die veränderte Familieninteraktion wirksam.

Bei 114 Schulkindern mit Spannungskopfschmerzen und Migräne ließ sich unter einer diätetischen Behandlung innerhalb von drei Monaten eine signifikante Besserung der Kopfschmerzfrequenz bei 58 % der Patienten erzielen. Der Effekt war in der kontrollierten randomisierten Untersuchung unabhängig vom Zuwendungsaufwand [17].

Tabelle 11.4 Vorschlag einer schmerzmindernden Ernährung über 4–6 Wochen.

Abzuraten	Empfohlen
Milch Kakao Quark Fertig-Pudding (Vanillin) süße Sahne mit Carrageen (E407)	Buttermilch Kefir Joghurt Sauerrahm süße Bio-Sahne Sojamilch ohne Geschmackszusätze Bio-Quark
Schmelzkäse Butterkäse Edamer Gouda	Frischkäse (ohne Carrageen E407) Emmentaler Leerdamer Maasdamer Ziegenkäse (auch Gouda) Schafskäse (Feta)
Vollmilchschokolade	Zartbitterschokolade
raffinierter Zucker Aspartam	Honig Ahornsirup Birnendicksaft
Käse-/Sahnetorte	(selbstgebackener) Obstkuchen
Süßigkeiten Milcheis konfektioniertes Eis	Gelegentlich: Wrigley´s Extra-blau-Kaugummi selbstgemachtes Eis
glutamathaltige Speisen (Paprikachips, Fertigsuppen, -soßen)	Salz-, Biopaprika-Chips Bio-Gemüsefond
Limonaden Eistee Zitronentee	Wasser Früchtetees selbstgemachte Saftschorle
Weißbrot (unter der Woche)	Vollkornbrot Sauerteigbrot Roggen-Knäckebrot Hafermüsli Hartweizengrießnudeln Vollkornnudeln Reis Kartoffeln Salat Gemüse
Schweinefleisch (Würste!)	Rind-, Puten-, Enten- oder Lammfleisch Fisch
Leberwurst frischer Aufschnitt Schweinesalami Kochschinken	Roastbeef Rinder-, Putensalami luftgetrockneter Schinken
Margarine	Butter Öl
Nutella Marmelade mit Farbstoff	Honig zusatzstofffreie Marmelade

Aus ökonomischen Gründen und aufgrund mangelnder Verfügbarkeit kommen diese Verfahren im Alltag nur für Kinder mit einer überdurchschnittlich starken Migräne und bei Versagen der anderen Therapiemaßnahmen in Betracht.

Wirksamkeit. Die Wirksamkeit einer triggerarmen Ernährung ist für andere Erkrankungen wie funktionelle Bauchschmerzen nicht sicher belegt, abgesehen von einer spezifischen Karenz bei definierten Malabsorptionen, wie für Laktose oder Fruktose, bekannt. Bei etlichen Kindern, bei denen sich die Schmerzen unter einer laktosearmen Diät nicht bessern, lohnt es sich jedoch, versuchsweise konsequent auch vorübergehend auf laktosefreie Milch zu verzichten und damit auf die bekannten allergieträchtigen Kuhmilcheiweiße wie Casein, Rinderserum oder Alpha-Laktoglobulin [18].

Der Stellenwert einer potenziell schmerzreduzierenden Ernährung (z.B. im Rahmen rheumatischer Erkrankungen) ist noch schwieriger zu umreißen. Die Karenz über eine begrenzte Zeit von 4–6 Wochen sollte sich daher auf ungesäuerte Milchprodukte und potenziell schmerzverstärkende Zusatzstoffe wie E407 (Carrageen), Glutamat, Vanillin und Aspartam beschränken.

11.2.6 Nahrungsergänzungsmittel

Unter pragmatischen Gesichtspunkten zeigt sich für Magnesium eine klimatische bedeutsame Reduktion der Attackenhäufigkeit einer Migräne. Wesentlich scheint eine Dosis nicht unter 400 mg/d zu sein.

Weitere migränebeeinflussende Stoffe sind Vitamin B2 und Coenzym Q10, für die es erste Studienergebnisse gibt, z.T. allerdings aus dem Erwachsenenbereich.

Die genannten Mittel eignen sich am ehesten für leichtere Migräneverläufe von nicht mehr als einer Attacke pro Woche bzw. zum Einstieg in eine Prophylaxe, bei Vorbehalten gegenüber chemisch definierten Präparaten mit höheren Evidenzrängen.

11.2.7 Phytotherapie

Schmerztherapeutische Indikationen für Phytotherapeutika bei Kindern werden faktisch kaum angeboten. Ausnahme ist das Pestwurzextrakt Petasites (Petadolex), das bei Kindern im Einsatz über vier Monate in einer offenen und doppelblinden Studie eine klinisch bedeutsame Reduktion der Attackenhäufigkeit zeigt. Die Verträglichkeit des Präparates ist generell gut. Nebenwirkungen sind auf seltene Phasen mit Schluckauf begrenzt. Aus Sicherheitsgründen wird eine einmalige Kontrolle der Transaminasen nach dem ersten Einnahmemonat empfohlen. Begrenzt wird der Einsatz bei jungen Kindern allerdings durch die erforderliche Anzahl von 2–3 Kapseln (à 50 mg) pro Tag. Das Präparat muss aus dem Ausland bezogen werden und ist von der GKV nicht erstattungsfähig [19].

11.2.8 Homöopathie

Schmerztherapie ist nicht die Domäne der Homöopathie. Studien zur Intervallprophylaxe der Migräne haben im Doppelblind-Modus bislang keine eindeutigen Vorteile der Verum-Zubereitungen gezeigt. Bei Kindern liegen bislang nur klinische Beobachtungsstudien mit einem Komplexmittel (Antimigren) vor, das insbesondere bei Kleinkindern bei fehlender pharmakologischer Evidenz einen individuellen Versuch Wert sein kann.

11.3 Zusammenfassung

Die beschriebenen Optionen geben einen Überblick zum State of the Art Komplementärer Schmerztherapiemethoden aus wissenschaftlicher Sicht. Dabei wird die noch dünne Basis gesicherten Wissens deutlich. Dies verwundert zunächst nicht weiter, da diese Erkenntnis auch allgemein in der Pädiatrie zu beobachten ist. Die Studien aus den letzten Jahren weisen eine zunehmend bessere Studienqualität auf. Vielfach sind die Erkenntnisse allerdings noch nicht in die Praxis eingeflossen.

Erstaunlich ist in diesem Therapieumfeld oft ein enormes Spektrum differenzierter Betrachtungsweisen und Behandlungsarten. Das Geheimnis des optimalen Behandlungserfolgs liegt dabei wahrscheinlich im Zusammenspiel von zueinander passenden Therapieangeboten und Patienten. Allerdings spielt der Faktor Chronizität eine nicht unbeträchtliche Rolle bei individuell unterschiedlichen therapeutischen Ergebnissen.

Die vorliegenden Studienergebnisse machen es aufgrund der vielfältigen Therapieverfahren und Heilserwartungen erforderlich, auch komplementäre Medizinverfahren bei Kindern studienmäßig besser abzusichern. In der Praxis ist die Einbettung in andere Therapiesysteme allerdings oft unerlässlich, um der Komplexität chronischer Schmerzstörungen gerecht zu werden.

Literatur

[1] Pothmann R, Meng C A. Akupunktur in der Kinderheilkunde. 2. Aufl. Stuttgart: Hippokrates; 2002
[2] Pothmann R. Transkutane elektrische Nervenstimulation bei Kindern. In: Pothmann R, Hrsg. Transkutane elektrische Nervenstimulation (TENS). 4. Aufl. Stuttgart: Haug; 2010
[3] Bohlayer R. Chinesische Medizin im Kindes- und Jugendalter. Stuttgart: Hippokrates; 2008
[4] Flaws B. A Handbook of TCM Pediatrics. Boulder: Blue Poppy Press; 2006
[5] Loo M. Pediatric Acupuncture. Philadelphia: Churchill Livingstone; 2005
[6] Pintov S, Lahat E, Alstein M, Vogel Z, Barg J. Acupuncture and the opioid system. Implications in management of migraine. Pediatr Neurol. 1997; 17: 129–133
[7] Tsao J C. Treatment expectations for CAM interventions in pediatric chronic pain patients and their parents. Evid Based Complement Alternat Med. 2005; 2(4): 521–527
[8] Bolton C M. Prophylaxis of postoperative vomiting in children undergoing tonsillectomy. A systematic review and meta-analysis. Br J Anaesth. 2006; 97(5): 593–604

[9] Kabalak A A. Transcutaneous electrical acupoint stimulation vs. Ondansetron in the prevention of postoperative vomiting following pediatric tonsillectomy. J Altern Complement Med. 2005; 11(3): 407–413

[10] Kemper K J. On pins and needles? Pediatric pain patient's experience with acupuncture. Pediatrics. 2000; 105: 941–947

[11] Bollig G, Pothmann R, Thoiss W, Vogtmann T. Behandlung akuter Kopfschmerzen mit Ein-Punkt-Akupunktur. Dt Ztschr Akup. 2000; 43: 172–174

[12] Pöntinen P, Pothmann R. Laser in der Akupunktur. 3. Aufl. Stuttgart: Hippokrates; 2005

[13] Gottschling S, Meyer S, Gribova I, Distler L, Berrang J, Gortner L, Graf N, Shamdeen MG. Laser acupuncture in children with headache. A double-blind, randomized, bicenter, placebo-controlled trial. Pain. 2008; 137: 405–412

[14] Colwell H A. An Essay of the History of Electrotherapy and Diagnosis. London: Heinemann; 1922

[15] Melzack R, Wall P D. Pain mechanisms. A new theory. Science. 1965; 150: 971–979

[16] Pothmann R, Luka-Krausgrill U, Seemann H, Naumann E. Kopfschmerzbehandlung bei Kindern. Empfehlungen für Therapeuten aus dem Arbeitskreis Schmerztherapie bei Kindern der DGSS. Der Schmerz. 2001; 15: 265–271

[17] Pothmann R, Frankenberg V S, Lüdtke R, Thoiss W, Hoicke C, Bollig G. Ernährungs-medizinische Therapie bei Kindern mit Kopfschmerzen. Ein randomisierter Vergleich. Neuropädiatrie. 2005; 3: 86–91

[18] Pothmann R. Was ist möglich mit Akupunktur und verwandten Methoden sowie Diätetik und chinesischer Arzneitherapie bei Kindern? Ergebnisse einer ExpertInnenbefragung. Dte Zeitschr Akup. 2008; 51(1): 32–43

[19] Pothmann R, Danesch U. Migraine prevention in children and adolescents. Results of an open study with a special butterbur root extract. Headache. 2005; 45: 196–203

[20] Scott J, Barlow T, Goeke M, Hendry I. Akupunktur in der Behandlung von Kindern. Kötzting: VGM Verlag; 2003

Schmerzen nach ihrer Lokalisation

- *Kopfschmerzen* 116
- *Augenschmerzen* 130
- *Schmerzen im HNO-Bereich* 136
- *Akute Schmerzen an Zähnen und im Mundbereich* 145
- *Schmerzen im Kausystem* 152
- *Thoraxschmerzen* 158
- *Bauchschmerzen – Abdomen und Flanken* 163
- *Schmerzen in Rücken und Nacken* 189
- *Schmerzen im Bereich der Extremitäten* 199

12 Kopfschmerzen

Friedrich Ebinger

12.1 Einleitung

Kopfschmerzen gehören zu den häufigsten gesundheitlichen Störungen überhaupt. Es wird geschätzt, dass die volkswirtschaftlichen Kosten der Migräne in Deutschland über 3 Milliarden Euro pro Jahr betragen. Migräne und Kopfschmerz vom Spannungstyp beginnen in der Mehrzahl der Patienten bereits in Kindheit oder Adoleszenz. Auch in der Praxis des Kinder- und Jugendarztes gehören Kopfschmerzen zu den häufigsten Beschwerden. Sie veranlassen oft eine – nicht immer notwendige – Diagnostik (EEG, MRT etc.), wohingegen die Therapie nicht selten zu kurz kommt.

Ausführliche Übersichten zu Kopfschmerzen bei Kindern und Jugendlichen finden sich in englischsprachigen Handbüchern [1, 3, 11].

12.2 Epidemiologie und Prognose

Die altersbezogene Inzidenz der Migräne zeigt ein Maximum in der zweiten Lebensdekade. Kasuistisch ist Migräne bereits in der Säuglings- und frühesten Kleinkindzeit gut dokumentiert. Bis zur Einschulung hat ein Großteil der Kinder Erfahrungen mit Kopfschmerzen. Wiederholte, mit identischem Design durchgeführte Untersuchungen zeigten während der letzten Jahrzehnte eine klare Zunahme der Prävalenz von Migräne und anderen Kopfschmerzen bei Erstklässlern (Tab. 12.1). Mit Beginn der Schulzeit und erneut noch deutlicher mit 10–15 Jahren nimmt die Häufigkeit von Kopfschmerzen zu. Im Pubertätsalter liegt die Prävalenz der Migräne bei 10–20 %, diejenige von Kopfschmerzen überhaupt bei über 80 % (je nach Studie). Nun findet sich auch eine klare Mädchenwendigkeit.

12.2.1 Risikofaktoren

Niedriges Familieneinkommen, beengte Wohnverhältnisse, instabile Familienverhältnisse, Schulstress und verplante Freizeit stellen nach verschiedenen Studien Risikofaktoren für häufigere Kopfschmerzen dar. Kopfschmerzen verursachen Schulversäumnis, sozialen Rückzug und Schlafstörungen. Kinder und Jugendliche mit Migräne zeigen sich in ihrer Lebensqualität ähnlich eingeschränkt wie Patienten mit onkologischen oder rheumatischen Erkrankungen.

12.2.2 Verlauf

Der Charakter primärer Kopfschmerzerkrankungen kann sich mit fortschreitendem Alter ändern. Ungefähr die Hälfte der Patienten zeigt in der Pubertät oder im jungen Erwachsenenalter eine spontane Besserung der Symptomatik. Viele Betroffene bleiben jedoch nicht kopfschmerzfrei, sondern entwickeln im weiteren Verlauf erneut rezidivierende Kopfschmerzen: In einer Langzeituntersuchung hatte mehr als die Hälfte derjenigen, die bereits im Grundschulalter unter Migräne litten, nach 40 Jahren noch oder wieder Migräneattacken. Bei frühem Beginn der Kopfschmerzerkrankung, bei häufigen und schweren Attacken, bei Mädchen, Patienten mit Migräne und Kindern mit psychiatrischer Komorbidität ist die Prognose ungünstiger. Erlerntes Fehlverhalten und Medikamentenfehlgebrauch stellen weitere Risikofaktoren für eine Chronifizierung dar [4].

12.3 Kopfschmerzklassifikation

Die Kopfschmerzklassifikation der International Headache Society (IHS) definiert primäre und sekundäre Kopfschmerzentitäten anhand ihrer Charakteristika operational. In ihrer revidierten Fassung von 2003/2004 berücksichtigt die Klassifikation pädiatrische Besonderheiten besser als in der ersten Version [49, 50]. Sie unterscheidet ca. 200 verschiedene Kopfschmerzformen in 14 Gruppen (Tab. 12.2), darunter 45 Formen primärer Kopfschmerzen. Hiervon spielen im Kindesalter in der klinischen Praxis nur wenige eine Rolle.

12.3.1 Primäre Kopfschmerzen

■ *Migräne*

Bei einer *Migräne ohne Aura* (früher: einfache Migräne) sind die paroxysmal auftretenden Kopfschmerzen (Tab. 12.3) in der Regel so heftig, dass sie Aktivitäten behindern. Die Attacken dauern bei Kindern meist kürzer als bei Erwachsenen; auch Attacken unter einer Stunde sind in der Literatur beschrieben. Erwachsene und zum Teil bereits Jugendliche beschreiben die Kopfschmerzen meist als unilateral und pochend-hämmernd, Kinder jedoch meist als bifrontal oder bitemporal und nur selten als pochend oder hämmernd. Oft ist die Kopfhaut berührungsempfindlich und leichte Erschütterungen können die

Tabelle 12.1 Zunahme der 6-Monats-Kopfschmerzprävalenz bei Erstklässlern in Turku [5, 6].

	1974	1992	2002
Kopfschmerzen insgesamt	14 %	52 %	63 %
Kopfschmerzen >1x pro Monat	5 %	12 %	19 %
Migräne	2 %	6 %	9 %

Kopfschmerzklassifikation

Tabelle 12.2 Hauptgruppen der Klassifikation von Kopfschmerzerkrankungen der IHS.

Teil 1: **Primäre Kopfschmerzerkrankungen**	1. Migräne 2. Kopfschmerz vom Spannungstyp 3. Clusterkopfschmerz und andere trigemino-autonome Kopfschmerzerkrankungen 4. andere primäre Kopfschmerzerkrankungen
Teil 2: **Sekundäre Kopfschmerzerkrankungen**	5. Kopfschmerz zurückzuführen auf ein Trauma von Kopf und/oder Halswirbelsäule 6. Kopfschmerz zurückzuführen auf Gefäßstörungen im Bereich von Kopf oder Hals 7. Kopfschmerz zurückzuführen auf nicht-vaskuläre intrakranielle Störungen 8. Kopfschmerz zurückzuführen auf eine Substanz oder deren Entzug 9. Kopfschmerz zurückzuführen auf eine Infektion 10. Kopfschmerz zurückzuführen auf Störungen der Homöostase 11. Kopf- oder Gesichtsschmerzen zurückzuführen auf Erkrankungen des Schädels sowie von Hals, Augen, Ohren, Nase, Nasennebenhöhlen, Zähnen, Mund oder anderen Gesichts- oder Schädelstrukturen 12. Kopfschmerzen zurückzuführen auf psychiatrische Störungen
Teil 3: **Kraniale Neuralgien, zentraler und primärer Gesichtsschmerz und andere Kopfschmerzen**	13. kraniale Neuralgien und zentrale Ursachen von Gesichtsschmerzen 14. andere Kopfschmerzen, kraniale Neuralgien, zentrale oder primäre Gesichtsschmerzen

IHS: International Headache Society

Kopfschmerzen verstärken. Photophobie und Phonophobie werden von Kindern auch auf Nachfrage oft nicht dediziert angegeben, die Betroffenen ziehen sich aber meist in eine dunkle und ruhige Umgebung zurück und beenden auch angenehme Aktivitäten. Nicht selten tritt auch eine Osmophobie auf. Besonders Jugendliche berichten über begleitenden Schwindel, deren Eltern über deutliche Blässe. Die abdominellen Begleitphänomene – neben Übelkeit und Erbrechen auch Bauchschmerzen – sind bei Kindern oft besonders stark ausgeprägt, das Erbrechen wird von vielen Kindern als Erleichterung erlebt. Kinder schlafen im Verlauf einer Migräneattacke oft ein und erwachen nach dem Schlaf weitgehend beschwerdefrei. Häufig aber keineswegs immer liegt bei den Patienten eine familiäre Belastung vor.

Bei 15–30 % der Kinder tritt im Rahmen einer Migräneattacke eine Aura auf (*Migräne mit Aura*, klassische Migräne, „migraine accompagnée"), welche durch Reiz- oder Ausfallerscheinungen des ZNS gekennzeichnet ist (Tab. 12.3). Die Symptome entwickeln sich typischerweise schleichend über Minuten und halten zwischen 20 Minuten und einer Stunde an; auch länger andauernde Auraphasen sind bei Kindern nicht selten. Die Symptomatik ist im Normalfall komplett reversibel. In der Regel folgen der Aura innerhalb einer Stunde – meist migräneartige – Kopfschmerzen. In seltenen Fällen können Kopfschmerzen auch ganz fehlen (isolierte Migräneaura, „migraine sans migraine").

Eine *typische Aura* zeigt sich durch visuelle Störungen wie Flimmerskotome oder Zickzacklinien („Fortifikationsspektren") einer Gesichtsfeldhälfte, durch sensible Symptome wie sich langsam ausbreitende einseitige Kribbelparästhesien einer Körperhälfte und/oder durch dysphasische Sprachstörungen. Bei einseitiger motorischer Schwäche spricht man von einer (*familiären oder sporadischen*) hemiplegischen Migräne. Bei einer *Migräne vom Basilaristyp* werden Vertigo, Tinnitus, Hypakusis, Dysarthrie, Diplopie, Sehstörungen beider Gesichtsfelder, Ata-

Tabelle 12.3 Kriterien der International Headache Society für Migräne ohne Aura und mit Aura (vom Autor zusammengefasst).

Migräne ohne Aura	**Migräne mit Aura**

A. Wenigstens 5 Attacken, welche den Kriterien B–D entsprechen.
B. Dauer der Kopfschmerzen unbehandelt bei Erwachsenen 4–72h, bei Kindern 1–72h (schläft ein Patient ein, zählt die Zeit bis zum Erwachen).
C. Mindestens 2 der folgenden Charakteristika sind erfüllt:
  1. einseitig (bei Kindern meist beidseitig)
  2. pulsierend
  3. mittlere oder starke Intensität, die Aktivitäten behindert
  4. Verstärkung durch körperliche Routineaktivitäten (Gehen, Treppensteigen)
D. Mindestens 1 der folgenden Begleitphänomene ist erfüllt:
  1. Übelkeit und/oder Erbrechen
  2. Photophobie und Phonophobie (bei Kindern entsprechendes Verhalten)
E. Nicht auf eine andere Erkrankung zurückzuführen.
	A. Mindestens 2 Attacken, welche die Kriterien B–D erfüllen.
	B. Die Aura besteht aus mindestens einem vollständig reversiblen Symptom, das einer Funktionsstörung des Kortex oder Hirnstamms entspricht.
	C. Wenigstens 2 der folgenden Punkte sind erfüllt:
	  1. homonyme visuelle Symptome und/oder einseitige sensible Symptome
	  2. wenigstens ein Aurasymptom entwickelt sich allmählich (> 5 Minuten) oder verschiedene Aurasymptome treten nacheinander auf
	  3. jedes Symptom hält >5 Minuten und <60 Minuten an
	D. Kopfschmerzen beginnen während der Aura oder folgen ihr innerhalb von 60 Minuten.
	E. Nicht auf eine andere Erkrankung zurückzuführen.

Tabelle 12.4 Weitere Unterformen der Migräne gemäß der Klassifikation der International Headache Society.

Unterformen der Migräne	
1.1	Migräne ohne Aura
1.2	Migräne mit Aura
1.2.1	Typische Aura mit Migränekopfschmerz
1.2.2	Typische Aura mit Kopfschmerzen, die nicht einer Migräne entsprechen
1.2.3	Typische Aura ohne Kopfschmerz
1.2.4	Familiäre hemiplegische Migräne
1.2.5	Sporadische hemiplegische Migräne
1.2.6	Migräne vom Basilaristyp
1.3	Periodische Syndrome in der Kindheit, die im allgemeinen Vorläufer einer Migräne sind
1.3.1	Zyklisches Erbrechen
1.3.2	Abdominelle Migräne
1.3.3	Gutartiger paroxysmaler Schwindel in der Kindheit
1.4	Retinale Migräne
1.5	Migränekomplikationen
1.5.1	Chronische Migräne
1.5.2	Status migränosus
1.5.3	Persistierende Aura ohne Hirninfarkt
1.5.4	Migränöser Infarkt
1.5.5	Migräne-getriggerte zerebrale Krampfanfälle
1.6	Wahrscheinliche Migräne
1.6.1	Wahrscheinliche Migräne ohne Aura
1.6.2	Wahrscheinliche Migräne mit Aura
1.6.3	Wahrscheinliche chronische Migräne

xie, Bewusstseinsstörung oder bilaterale sensible Störungen berichtet. Spezielle Formen der Basilarismigräne sind das „Alice-in-Wonderland-Syndrom" mit seinen halluzinatorischen Verkennungen und die konfusionelle Migräne, bei welcher migräneartige Kopfschmerzen mit Verwirrtheit, Agitiertheit, Aggressivität und Aphasie verbunden sind. Diese charakteristische aber seltene Migräneform tritt vor allem bei Jungen nach einem milden Kopftrauma auf, was ihr auch den Namen „footballer's migraine" einbrachte. Natürlich sind hier andere Ursachen wie eine intrakranielle Blutung sorgfältig auszuschließen.

Weitere Migränevarianten sind in Tab. 12.4 aufgelistet. Die periodischen Syndrome in der Kindheit sind Erkrankungen mit paroxysmalen Attacken von Erbrechen, Bauchschmerzen oder Schwindel, zwischen denen Beschwerdefreiheit besteht. Die erwähnten Migränekomplikationen sind – bis auf die bereits bei Jugendlichen auftretende chronische Migräne – extrem selten.

Vor einer Migräneattacke können Migräneprodromi auftreten. Gereiztheit oder Hochstimmung, Müdigkeit oder Tatendrang, Appetitlosigkeit oder Heißhunger, Wasserretention oder Harndrang, Verschwommensehen, Licht- oder Lärmempfindlichkeit sowie Gähnen oder Blässe werden berichtet.

Kopfschmerz vom Spannungstyp

Der Kopfschmerz vom Spannungstyp ist von leichter bis mittelstarker Intensität und beeinträchtigt das Allgemeinbefinden deutlich geringer als eine Migräne. Die begonnene Aktivität kann meist fortgeführt werden und Ablenkung kann zu einer Besserung führen. Ähnlich wie bei Erwachsenen hat er auch bei Kindern und Jugendlichen drückenden Charakter und wird meist frontal oder holozephal lokalisiert. Eine sporadische (<12x/Jahr), eine häufige (1–15 Tage/Monat) und eine chronische (≥15 Tage/Monat) Form wird unterschieden (Tab. 12.5) [5].

Im Kindergarten- und Grundschulalter ist die Differenzierung zwischen Migräne und episodischen Kopfschmerzen vom Spannungstyp nicht immer eindeutig möglich. Auch bei älteren Kindern findet sich häufig eine Kombination von gelegentlichen Migräneattacken und häufigen Kopfschmerzen vom Spannungstyp. Chronische, nahezu täglich auftretende Kopfschmerzen nehmen bei Kindern und Jugendlichen an Häufigkeit zu [7]. Betroffen sind typischerweise jugendliche Mädchen. Oft schwankt

Tabelle 12.5 Kriterien der International Headache Society für Kopfschmerz vom Spannungstyp.

Kriterien für Kopfschmerz vom Spannungstyp
A. Wenigstens 10 Episoden, welche den Kriterien B–D entsprechen.
B. Dauer der Kopfschmerzen zwischen 30 Minuten und 7 Tagen.
C. Mindestens 2 der folgenden Charakteristika müssen erfüllt sein: 1. beidseitig 2. drückend oder beengend, nicht pulsierend 3. leichte bis mittlere Intensität 4. keine Verstärkung durch körperliche Routineaktivitäten (Gehen, Treppensteigen)
D. Beide der folgenden Punkte sind erfüllt: 1. keine Übelkeit oder Erbrechen 2. Photophobie oder Phonophobie können vorhanden sein (nicht jedoch beides zusammen)
E. Nicht auf eine andere Erkrankung zurückzuführen.

die Symptomatik zwischen migräneartigen Kopfschmerzen und solchen vom Spannungstyp. Zum Teil sind mit der Symptomatik hohe Fehlzeiten in der Schule verbunden. Nicht ungewöhnlich ist es, dass fröhlich lächelnd und unbeeinträchtigt erscheinend hohe Schmerzintensitäten berichtet werden („belle indifférence"). Manchmal kann der Betroffene exakt angeben, an welchem Tag er seine im weiteren Verlauf täglich auftretenden Kopfschmerzen erstmals wahrnahm („neu aufgetretener täglicher Kopfschmerz") [8].

Trigeminoautonome Kopfschmerzen

Alle trigeminoautonomen Kopfschmerzformen sind selten auch bei Kindern und Jugendlichen beschrieben [9]. Der *Clusterkopfschmerz* [10] hat spezielle therapeutische Konsequenzen. Das männliche Geschlecht ist bevorzugt betroffen. Die Schmerzen werden als extrem stark angegeben, dauern meist nur einige Minuten an und sind fast immer im Bereich eines Auges lokalisiert. Die typischen trigeminoautonomen Begleitsymptome sind in Tab. 12.6 aufgelistet. Weitere Kopfschmerzerkrankungen mit trigeminoautonomen Symptomen sind die *episodische* oder *chronische paroxysmale Hemikranie* [48], die *Hemicrania continua*, das *SUNCT-Syndrom* (short-lasting unilateral neuraliform headache with conjunctival injection and tearing) und das *SUNA-Syndrom* (Short-lasting unilateral neuraliform headache attacks with cranial autonomic symptoms) [3, 9, 11].

Weitere primäre Kopfschmerzen

Nicht ungewöhnlich bei Kindern und Jugendlichen ist der *primäre stechende Kopfschmerz*, auch „Eispickelkopfschmerz" genannt, mit einzeln oder in Serien auftretenden, nur wenige Sekunden dauernden heftig stechenden Kopfschmerzen [12]. Nur kurz erwähnt seien der *primäre Kopfschmerz bei körperlicher Anstrengung*, der *primäre Hustenkopfschmerz*, der *primäre Kopfschmerz bei sexueller Aktivität* oder der *primäre Donnerschlagkopfschmerz* [9]. Nicht ungewöhnlich bei Kindern ist der Kopfschmerz auf Einnahme oder Inhalation eines *Kältereizes* (früher Eiscremekopfschmerz) [9].

12.3.2 Sekundäre Kopfschmerzen

Sekundäre Kopfschmerzen können durch Erkrankungen im Schädelinneren oder im Bereich anderer Schädelstrukturen oder durch Systemerkrankungen verursacht werden (Kopfschmerzklassifikationskomitee). Häufigste Ursache sekundärer Kopfschmerzen im Kindesalter ist ein grippa-

Tabelle 12.6 Kriterien der International Headache Society für Clusterkopfschmerz. Die Attacken treten üblicherweise in Clustern von Wochen bis Monaten auf.

Kriterien für Clusterkopfschmerz
A. Wenigstens 5 Attacken, welche den Kriterien B–D entsprechen.
B. Starke oder sehr starke einseitig orbital, supraorbital und/oder temporal lokalisierte Schmerzattacken, die unbehandelt 15–180 Minuten anhalten.
C. Mindestens 1 der folgenden Charakteristika sind erfüllt: 1. ipsilaterale konjunktivale Injektion und/oder Lakrimation 2. ipsilaterale nasale Kongestion und/oder Rhinorrhoe 3. ipsilaterales Lidödem 4. ipsilaterales Schwitzen im Bereich der Stirn oder des Gesichts 5. ipsilaterale Miosis und/oder Ptosis 6. körperliche Unruhe oder Agitiertheit
D. Attackenfrequenz zwischen 1x jeden 2. Tag und 8x/Tag
E. Nicht auf eine andere Erkrankung zurückzuführen.

Tabelle 12.7 Ätiologie sekundärer Kopfschmerzen.

intrakranielle Ursachen	Meningitis, Enzephalitis, Meningiosis Trauma (akut, „posttraumatischer Kopfschmerz") Tumor, Hydrocephalus, Pseudotumor cerebri Raumforderung (z. B. Zyste) in der Sella Schlitzventrikel-Syndrom, postpunktioneller Kopfschmerz Arnold-Chiari-Malformation zerebraler Krampfanfall Infarkt, intrakranielle Blutungen Sinusvenenthrombose Gefäßmissbildungen, Vaskulitis
„kranielle" Ursachen	Augen (Hyperopie, Myopie, Strabismus, Glaukom) HNO (Sinusitis, Otitis) ZMK (Kiefergelenk, Karies, odontogener Abszess) zervikogener Kopfschmerz Neuralgien (Trigeminus-Neuralgie, Okzipitalis-Neuralgie)
extrakranielle Ursachen	Allgemeininfektion, Fieber Hypertonus, Kreislaufregulationsstörung Anämie, Hypoxie, Hyperkapnie, Hypoglykämie, Elektrolytstörungen, Dialyse Drogen, Koffein Medikamente (Analgetika, Ergotamin, orale Kontrazeptiva)

ler Infekt. Tab. 12.7 differenziert sekundäre Kopfschmerzen nach topografischen Gesichtspunkten.

Sekundäre Kopfschmerzen können akut oder chronisch auftreten und sie können von unterschiedlicher Charakteristik und Intensität sein. Auf differenzialdiagnostische Überlegungen anhand von Verlauf und Symptomatik wird unten eingegangen.

Beim seltenen „*zervikogenen Kopfschmerz*" ist der Kopfschmerz nach sehr strikten Kriterien auf eine Läsion der Halswirbelsäule zurückzuführen [13]. Häufiger finden sich nuchale Myogelosen und Triggerpunkte, die den Kopfschmerz verstärken, aber wie dieser Symptome der Verspannungssituation sind.

12.3.3 Neuralgien im Kopf- und Gesichtsbereich und idiopathische Gesichtsschmerzen

Neuralgien im Kopf- und Gesichtsbereich sind durch meist blitzartig einschießende, extrem heftige, z. T. elektrisierende, Sekunden bis Minuten dauernde Schmerzattacken in den vom entsprechenden Nerven versorgten Dermatomen gekennzeichnet.

Auslöser können Berührungen in einem manchmal kleinen Triggerareal aber auch kalte Luft oder Stress sein. Zwischen diesen Attacken können im entsprechenden Gebiet Dauerschmerzen auftreten. Sensible Ausfälle sind selten und meist milde. Neben der *Trigeminusneuralgie* (Schmerzen im Versorgungsgebiet eines oder mehrere Trigeminusäste) sind vor allem die *Glossopharyngeusneuralgie* (Schmerzen im Rachen oder Ohr) und die *Okzipitalisneuralgie* (Schmerzen im Bereich der Hinterhauptsschuppe) zu nennen. Alles diese Neuralgien sind in wenigen Kasuistiken auch bei Kindern und Jugendlichen beschrieben, treten hier jedoch extrem selten auf. Sie sind in dieser Altersgruppe meist symptomatisch. Daher ist immer sorgfältig nach einer Ursache (Tumor, vaskuläre Fehlbildung, Entzündung, etc.) zu fanden [9].

Als *anhaltende idiopathische Gesichtsschmerzen* (früher: atypische Gesichtsschmerzen) werden Schmerzen im Gesichtsbereich bezeichnet, die weder auf eine Neuralgie noch auf eine Ursache im Bereich lokaler Strukturen (vgl. die Kapitel Augen S. 130, HNO S. 136, Zähne S. 145, Kieferapparat S. 152) zurückzuführen sind. Sie sind typischerweise „ständig" vorhanden, sind oft schwer lokalisierbar und werden meist als dumpf beschrieben. Bei Kindern und Jugendlichen werden sie höchst selten berichtet. Ebenfalls selten können auch Läsionen in zentralen schmerzverarbeitenden Strukturen (Hirnstamm, Thalamus, Kortex) durch Infarkt, Tumor oder Entzündung zu Gesichtsschmerzen führen („*zentrale Schmerzen*").

12.4 Pathophysiologie von Kopfschmerzen

Das Gehirnparenchym ist schmerzunempfindlich. Schmerzempfindlich sind hingegen Meningen und Tentorium und speziell deren Gefäße. Deren sensible Innervation erfolgt durch Fasern des ersten Trigeminus-Astes („*trigeminovaskuläres System*") bzw. in der hinteren Schädelgrube durch solche des 2. Halsnervs. Diese Nerven enden im „trigeminozervikalen Komplex", der aus trigeminalem Nucleus caudalis und Hinterhorn von C1 und C2 besteht. Dort können supratentorielle und infratentorielle sensorische Afferenzen sowie solche des Gesichtsschädels auf ein Neuron konvergieren, was die Übertragung von Schmerzen auf andere Regionen des Kopfes erklärt. Vom trigeminozervikalen Komplex erfolgt die Weiterleitung an supratentorielle Strukturen (Thalamus, autonome und limbische Zentren, Kortex). Diese Weitergabe wird durch den Einfluss endogener Schmerzkontrollsysteme (z. B. Raphekerne, periaquäduktales Grau) modifiziert. In den letzten Jahren wurden auch für Kopfschmerzen Sensibilisierungsprozesse mit den Folgen von Hyperalgesie und Allodynie auf allen Ebenen der Schmerzverarbeitung nachgewiesen.

12.4.1 Primäre und sekundäre Kopfschmerzen

Bei *sekundären Kopfschmerzen* liegen der Nozizeptorreizung erkennbare Erkrankungen oder Ereignisse zugrunde. Allerdings sind die genauen pathophysiologischen Zusammenhänge oft unklar. Bei rezidivierenden *primären Kopfschmerzen* findet die Nozizeptoraktivierung ohne zugrundeliegende Erkrankung statt. Beim Kopfschmerz vom Spannungstyp, der häufigsten Form primärer Kopfschmerzen, sind Ätiologie und Pathophysiologie weitgehend unklar. Hinsichtlich der Migräne ergaben jedoch die letzten Jahre deutliche Forschritte in den pathophysiologischen Vorstellungen [14, 15, 16, 17]. Die vaskuläre Migränetheorie, welche Aura und Kopfschmerzen durch primäre Kaliberschwankungen hirnversorgender Arterien erklärte, ist heute von der gut fundierten Vorstellung abgelöst, dass die Migräne eine primäre Hirnerkrankung ist, die in der Attacke sekundär zu vaskulären Änderungen führt.

12.4.2 Cortical Spreading Depression

Aktuelle Modelvorstellungen basieren auf der sog. *Cortical Spreading Depression* (CSD), die Leão 1944 am Kaninchenhirn beschrieb: Eine fokale Stimulation des Kortex führt zu einer sich mit 2–6mm/min kortikal ausbreitenden Welle kurzer neuronaler Erregung, welcher eine einminütige kortikale Suppression folgt [18]. Dies erinnerte an die visuelle Aura, wie sie Lashley 1941 [19] beschrieben hatte: Ein Skotom mit funkelndem Rand bewegt sich allmählich vergrößernd langsam über das Gesichtsfeld. Die funkelnde Randzone ließe sich durch erhöhte, das Skotom durch supprimierte Aktivität im visuellen Kortex erklären. Später fand man während einer Aura oder zu Beginn einer Migräneattacke ohne Aura eine „cortical spreading oligemia". Verschiedene Befunde weisen darauf hin, dass die CSD bei einer Migräne mit Aura und wahrscheinlich – dies ist noch umstritten – auch bei einer Migräne ohne Aura am Anfang einer Attacke steht. Während der CSD findet sich eine starke Verschiebung des kortikalen Gleichspannungspotentials, eine lokale Freisetzung von Ionen und anderen Metaboliten sowie ein kurzzeitiger Anstieg und eine anschließende Reduktion des kortikalen Blutflusses.

Verschiedene elektrophysiologische Untersuchungen geben Hinweise darauf, dass der CSD als Initialvorgang einer Migräneattacke wahrscheinlich eine veränderte kortikale Erregbarkeit insbesondere eine gestörte Habituation zu Grunde liegt. Für einige Auffälligkeiten wurde gezeigt, dass sie kurz vor der Migräneattacke ihr Maximum erreichen, um sich mit der Attacke zu normalisieren.

Die während der CSD freigesetzten Metabolite aktivieren leptomeningeale trigeminovaskuläre Afferenzen. Diese Aktivierung wird nach zentral weitergeleitet, und sie führt an pialen und – via Axonkollateralen – auch an duralen Nervenendigungen zur Freisetzung vasoaktiver Peptide wie das Calcitonin gene-related peptide. Diese Peptide verursachen eine perivaskuläre Entzündung, die wiederum zu einer verstärkten Aktivierung nozizeptiver Afferenzen führt [20]. Die Gefäßveränderungen werden im Weiteren auch durch reflektorisch aktivierte parasympathische Fasern des Nucleus salivatorius superior aufrechterhalten (Abb. 12.1).

Die andauernde Stimulation führt zu einer Sensibilisierung der nozizeptiven Afferenzen, welche erklärt, dass während der Migräneattacke eine Erschütterung des Kopfes oder eine Berührung der Kopfhaut zu Schmerzen führt. Zentrale Sensibilisierung und zentrale Weiterleitung der nozizeptiven Reize stehen unter dem modulierenden Einfluss endogener Schmerzkontrollsysteme. Deren wichtige Rolle in der Pathophysiologie der Migräne wird durch klinische Beobachtungen, MRT- und PET-Befunde sowie durch elektrophysiologische Untersuchungen untermauert [22, 23]. Ob diese Strukturen einen Migränegenerator darstellen oder ob sie eine permissive Rolle spielen, wird diskutiert. Abb. 12.2 fasst die Vorstellungen zur Pathophysiologie der Migräne zusammen. Unter „Anlage und Umwelt" sind hier all die Einflussgrößen zusammengefasst, die in einem biopsychosozialen Modell der Schmerzen zu Genese einer Migräne beitragen.

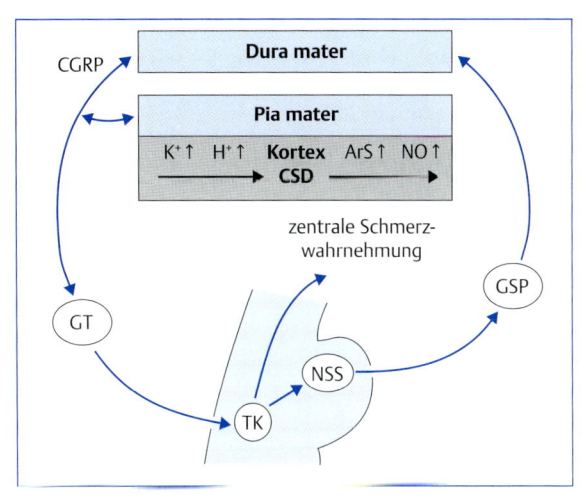

Abb. 12.1 Zusammenhang von Cortical Spreading Depression, neurogener perivaskulärer Entzündung und Migräne-Kopfschmerz in Anlehnung an Iadecola [21] (ArS: Arachidonsäure; GT: Ganglion trigeminale; TK: Trigeminozervikaler Komplex; NSS: Nucleus salivatorius superior; GSP: Ganglion sphenopalatinum). CGRP: Calcitonin Gene-Related Peptide.

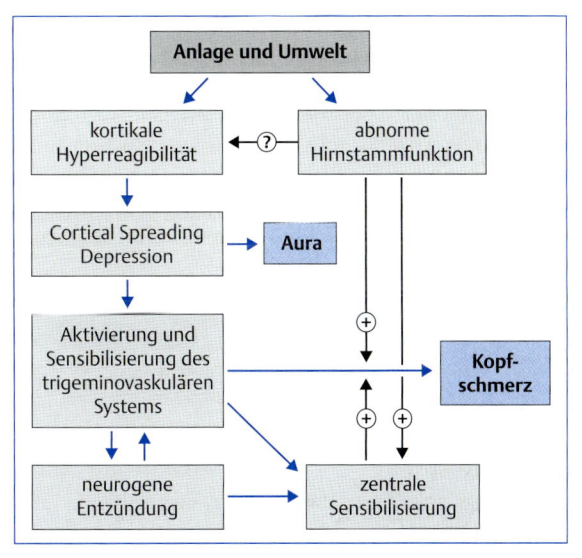

Abb. 12.2 Biopsychosoziale Einflussgrößen von Kopfschmerzen und Migräne.

Bei chronischen Kopfschmerzen ist ebenso wie bei den seltenen idiopathischen Gesichtsschmerzen davon auszugehen, dass hier die Störung der zentralen Schmerzverarbeitung eine zentrale Rolle spielt.

12.5 Diagnosestellung

> **Merke**
> Schmerz ist immer subjektiv, anderen nicht unmittelbar zugänglich und nur durch beabsichtigte oder unwillkürliche Mitteilungen zu erfassen. Darüber hinaus gibt es keinen Laborparameter und keine sonstige Untersuchung, die beweisen würden, dass ein Patient unter primären Kopfschmerzen leidet.

Die Diagnose gründet sich daher auf eine genaue Anamnese, bei der auch die typischen Charakteristika der verschiedenen Kopfschmerzformen erfasst werden, und auf die gründliche körperliche Untersuchung. Es ist zu klären, ob es sich um primäre oder sekundäre Kopfschmerzen handelt: Handelt es sich um primäre Kopfschmerzen, sind diese einer der verschiedenen nosologischen Entitäten zuzuordnen. Schließlich sind beim Patienten und in der Umgebung Faktoren zu erfassen, die das Auftreten primärer Kopfschmerzen begünstigen, womit bereits wichtige Hinweise für therapeutische Empfehlungen gegeben sind [24, 25, 26].

12.5.1 Anamnese

Bei der detaillierten Anamnese wird der Patient sowie seine Eltern – idealerweise separat – befragt. Der unterschiedliche zeitliche Verlauf (Abb. 12.3; Tab. 12.8) verschiedener Kopfschmerzen erlaubt dabei eine erste Einordnung. Bei heftigen akuten Kopfschmerzen muss – auch bei Migräne in der Familienanamnese – gegebenenfalls an eine intrakranielle Blutung, eine Meningitis oder einen Abszess gedacht werden. Wie erwähnt ist die häufigste Ursache ein grippaler Infekt.

Bei Kopfschmerzen, die immer im selben Muster wiederkehren, liegt wahrscheinlich eine primäre Kopfschmerzerkrankung vor; aber auch ein arterieller Hypertonus (Kopfschmerzen oft bei oder nach körperlicher Belastung) oder Kopfschmerzen im Rahmen epileptischer Anfälle (benigne Epilepsie mit okzipitalen Spitzen, Temporallappenepilepsie) sind zu erwägen. Episoden eines MELAS-Syndroms (mitochondriale Enzephalopathie mit Laktatazidose und schlaganfallähnlichen Episoden) können einer Migräne mit Aura ähneln. Hinter chronischen Kopfschmerzen können chronische Formen primärer Kopfschmerzen, aber auch intrakranielle Veränderungen, Medikamenteneffekte oder okuläre Ursachen stecken. Insbesondere bei chronisch-progredienten Kopfschmerzen sind organische Ursachen sorgfältig zu erwägen.

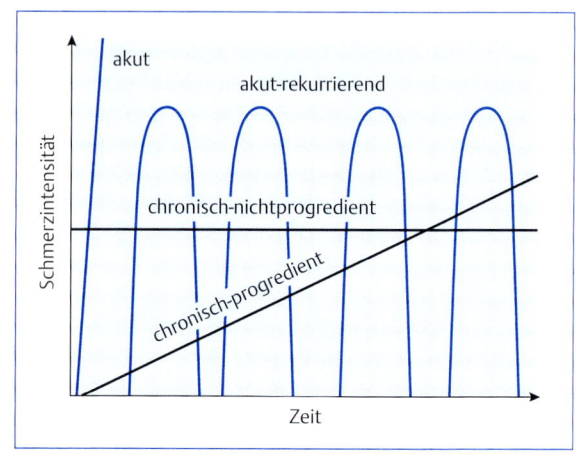

Abb. 12.3 Unterschiedlicher zeitlicher Verlauf verschiedener Kopfschmerzen.

Nach dieser ersten Orientierung über den zeitlichen Verlauf sollte man sich den Kopfschmerz genau *beschreiben* lassen: Lokalisation (eine stets okzipitale Lokalisation ist bei primären Kopfschmerzen ungewöhnlich), Charakter (drückend, stechend, brennend, hämmernd etc.), Stärke (Gesichterskala z.B. nach Bieri, Smiley-Skala), Dauer. Eventuelle Begleitphänomene der Kopfschmerzen wie Übelkeit, Erbrechen, Photophobie, Phonophobie, Osmophobie, trigemino-autonome Symptome sowie visuelle oder sensible Aurasymptome sind gezielt zu erfragen. Das Verhalten des Patienten während der Kopfschmerzattacke ist oft diagnostisch hilfreich: Beendet er seine Aktivität und zieht sich zurück oder kann er sich durch eine angenehme Aktivität von den Schmerzen ablenken? Schließlich ist zu erfragen, wodurch der Schmerz verstärkt (Bewegung, Lärm?) oder gemildert (Ruhe, Medikamente?) wird. Bei Kindern kann es äußerst informativ sein, sie aufzufordern, ihre Kopfschmerzen zu zeichnen oder zu malen.

Tabelle 12.8 Kopfschmerzverlauf und typische Diagnosen.

akut	akut-rekurrierend	chronisch- progredient	chronisch-nichtprogredient
grippaler Infekt	Migräne ohne Aura	Tumor	chronic daily headache
Sinusitis, Otitis	Migräne mit Aura	Pseudotumor cerebri	chronischer Kopfschmerz vom Spannungstyp
Meningitis	Kopfschmerz vom Spannungstyp	Hirnabszess	transformierte Migräne
Hirnabszess	Clusterkopfschmerz	Subduralblutung	posttraumatischer Kopfschmerz
intrakranielle Blutung	Neuralgien	Sinusvenenthrombose	zervikogener Kopfschmerz
Hypertonus	epileptischer Anfall	Hydrocephalus	stomatognath verursachter Kopfschmerz
Substanzabusus	Hypertonus	Chiari-Malformation	okulär verursachter Kopfschmerz
Migräne	Substanzabusus (z. B. Kokain)	Medikamente	
	MELAS-Syndrom	somatoforme Störung	

Die *Häufigkeit* der Attacken und ihr Auftreten zu bestimmten Tageszeiten oder an bestimmten Wochentagen sowie während der Ferien sind ebenso zu erfragen wie eventuelle *Triggerfaktoren* (unregelmäßiger Schlaf, körperliche Anstrengung, Stress, Fehlhaltung am Schreibtisch, Hitze, Lärm, Flüssigkeitsmangel, unregelmäßige Mahlzeiten, übermäßige Koffeinzufuhr, bestimmte Nahrungsmittel etc.). Während der Schulzeit und bei Hausaufgaben auftretende Kopfschmerzen können durch Fehlhaltung („Schulkopfschmerz" nach Gutmann [27]) aber auch durch Überforderung und Stress verursacht sein. Treten Kopfschmerzen häufig unter Umständen auf, die mit einer Steigerung des intrakraniellen Drucks einhergehen (Liegen in der Horizontale, Defäkation, Husten, Valsalva), sollte ein Prozess mit intrakranieller Druckerhöhung oder eine Veränderung am kraniozervikalen Übergang ausgeschlossen werden.

> **Merke**
> Höchst hilfreich ist ein kindgerechter Kopfschmerzkalender [28], in dem Auslöser, Dauer, Intensität, Begleitsymptome, Medikation und Auswirkungen von Kopfschmerzen über einen Zeitraum von 4–6 Wochen durch den Patienten eingetragen werden.

Der Beginn der Kopfschmerzerkrankung (auslösendes Ereignis?) und die Entwicklung der Symptomatik sowie eventuelle begleitende Veränderungen wie eine sich entwickelnde Ataxie, Störungen der Feinmotorik oder Wesensveränderungen sind ebenso wie die genaue Medikamentenanamnese (Analgetika, orale Kontrazeptiva etc.) zu erfragen.

Neben der schmerzspezifischen Anamnese sind die allgemeine medizinische *Anamnese des Patienten* (Perinatalanamnese, frühkindliche Entwicklung) sowie eine genaue *Familienanamnese* (Kopfschmerzen, andere Schmerzen, neurokutane Syndrome, arterielle Hypertonie, Epilepsie etc.) zu erheben. Nicht zuletzt sollten familiäre Situation (Trennung der Eltern, Tod einer Bezugsperson?), schulische Belastung (Leistungen, Mobbing?), Freizeitverhalten (Sport, Termindichte, Fernseher/Computer, Haustier?) und persönliches Leistungsbewusstsein erfragt werden.

12.5.2 Körperliche Untersuchung

Die körperliche Untersuchung umfasst einen vollständigen internistischen und neurologischen Status. Bei der neurologischen Untersuchung ist auf fokale Ausfälle, auf Zeichen einer intrakraniellen Drucksteigerung und auf meningeale Reizzeichen zu achten. Die Untersuchung von Hirnnerven und Muskeleigenreflexen sowie die Überprüfung pathologischer Reflexe (Babinski-Zeichen) werden um die gezielte Beurteilung von Koordination, Gangbild und Feinmotorik ergänzt. Obligat sind die Messung des Blutdrucks, die Inspektion der Haut (Phakomatose?) sowie die orientierende Untersuchung des HNO-Bereichs und des Kauapparats. Ein besonderes Augenmerk gilt dem Bewegungssystem (Skoliose, Fehlhaltungen, Beckenschiefstand, eingeschränkte Beweglichkeit, Myogelosen bzw. Triggerpunkte insbesondere im Bereich von Nacken und Halswirbelsäule?). Der Verlauf von Kopfumfang (sekundär dekompensierender Hydrozephalus bei Aquäduktstenose?) und von Größe und Gewicht (Kraniopharyngeom?) sind zu erfassen. Essentiell wichtig ist immer eine gezielte ophthalmologische Untersuchung, die Organbefund mit Fundoskopie sowie Prüfung von Visus, Refraktion in medikamentöser Zykloplegie sowie Binokularfunktion umfassen sollte.

12.5.3 Ergänzende Diagnostik

> **Merke**
> Finden sich bei der Anamnese oder der körperlichen Untersuchung Auffälligkeiten, ist eine weiterführende Diagnostik sinnvoll. Sie ist nicht indiziert, wenn keine Zweifel an einer primären Kopfschmerzerkrankung bestehen.

Ein *EEG* hilft nicht bei der Einordnung der Kopfschmerzen als Migräne, Kopfschmerzen vom Spannungstyp oder sekundäre Kopfschmerzen und auch nicht bei der Indikationsstellung zur kraniellen Bildgebung. Es macht natürlich Sinn bei Verdacht auf Kopfschmerzattacken im Rahmen epileptischer Anfälle [17].

Eltern juveniler Kopfschmerzpatienten fragen oft frühzeitig nach einer *kraniellen Schichtbildgebung*. Auch von vielen Ärzten wird diese oft routinemäßig durchgeführt. In mehreren Studien konnte gezeigt werden, dass eine *MRT* bei rezidivierenden Kopfschmerzen ohne weitere Auffälligkeiten in Anamnese oder körperlicher Untersuchung nicht indiziert ist. Indikationen für eine kranielle Schichtbildgebung sind:

- plötzlicher, akuter starker Schmerz
- Exazerbation, d. h. völlig ungewöhnliche Intensität
- lang andauernde, nahezu kontinuierliche Schmerzen
- progredient zunehmende Schmerzen
- ausschließlich okzipitale Schmerzen
- Kopfschmerzen, die nachts oder bei Drucksteigerung (Valsalva, Defäkation, Husten) beginnen oder sich deutlich verstärken
- nicht-visuelle Aura
- Nüchternerbrechen
- epileptische Anfälle
- Persönlichkeitsveränderungen, Probleme der Kognition
- Auffälligkeiten bei der neurologischen Untersuchung
- Stauungspapille
- Verdacht auf Phakomatose
- Verdacht auf MELAS-Syndrom (Mitochondriale Enzephalopathie, Laktatacidose und schlaganfallähnliche Ereignisse)
- anthropometrische Auffälligkeiten
- perzentilenschneidendes Kopfumfangswachstum
- Vorhandensein eines Liquor-Shunts
- evtl. bei Sinusitis (z. B. Sinusitis ethmoidalis)
- evtl. bei posttraumatischen Kopfschmerzen

- Beruhigung der Familie, falls Angst vor einem intrakraniellen Prozess einen adäquaten Umgang mit den Kopfschmerzen verhindert

In der Regel sollte dies eine MRT sein. Nur bei einer akuten Notfallindikation ist z. B. zum Ausschluss einer intrakraniellen Blutung eine Computertomografie sinnvoll. Findet sich eine solche oder besteht Verdacht auf eine Sinusvenenthrombose, muss eine *MR-Angiographie* ergänzt werden.

Eine *Lumbalpunktion* ist sinnvoll, wenn sich anamnestisch oder bei der körperlichen Untersuchung der Verdacht z. B. auf eine Meningitis oder Neuroborreliose, auf einen Pseudotumor cerebri oder auf eine sich der Bildgebung entziehende Subarachnoidalblutung ergibt. Der Verdacht auf ein MELAS-Syndrom erfordert weitere Laboruntersuchungen.

Weitere Untersuchungen sind z. B. bei nicht-visueller Aura eine *Doppler-Sonografie* der hirnversorgenden Arterien, bei Hinweisen auf eine Kreislaufregulationsstörung ein *Schellong-Test*, bei umschriebener Druckschmerzhaftigkeit der Halswirbelsäule entsprechende *Röntgenaufnahmen*. Gegebenenfalls sind weitere Fachdisziplinen einzubeziehen (Orthopäde, Zahnarzt, HNO-Arzt, Kinder- und Jugendpsychiater).

Stress, Überforderung oder Konflikte stellen häufig Ursache oder Auslöser von Kopfschmerzen dar. Daher ist immer zu überprüfen, ob eine *psychologische Diagnostik* hinsichtlich Konzentrationsfähigkeit und schulischer Leistungsfähigkeit, insbesondere auch im Hinblick auf mögliche Konflikte und deren Bewältigung, durchgeführt werden sollte.

12.6 Therapie

Verschiedene Überblicksarbeiten befassen sich mit der medikamentösen [2, 29, 30, 31, 32, 33, 34] und nicht-medikamentösen Therapie von Kopfschmerzen bei Kindern [2, 32, 33, 34, 35, 36, 37, 38, 39, 40, 41].

Bei sekundären Kopfschmerzen ist die Grunderkrankung zu behandeln, die begleitende Analgetikatherapie richtet sich nach denselben Prinzipien wie beim Kopfschmerz vom Spannungstyp.

12.6.1 Basismaßnahmen

Eine wichtige erste therapeutische Maßnahme ist es, sich für ein Anamnesegespräch ausreichend Zeit zu nehmen. Gerade Kinder sind dezidiert darüber aufzuklären, dass die Kopfschmerzen zwar unangenehm, aber letztendlich nicht lebensbedrohlich sind. Verschiedene Untersuchungen zeigten, dass Kinder mit heftigen Kopfschmerzattacken genau dies häufig befürchten.

Im Weiteren ist hinsichtlich Basismaßnahmen zur Reduktion der Attackenhäufigkeit zu beraten: Regelmäßige körperliche Aktivität im Sinne von Spielen und Toben bzw. Ausgleichssport – und dies gilt auch, wenn intensive leistungsorientierte sportliche Aktivität im Verein stattfindet, ausreichende Flüssigkeitszufuhr, ausreichender und regelmäßiger Schlaf, Stressabbau, Begrenzung der Zeit am Monitor und Tagesstrukturierung mit klarer Trennung zwischen Aufgaben und wirklicher Freizeit. Auch das Führen eines Kopfschmerztagebuchs hat therapeutischen Effekt: Es hilft, Triggerfaktoren und Prodromi zu erkennen, die möglicherweise zu vermeiden sind bzw. auf die frühzeitig reagiert werden kann. Oft lohnt sich ein Versuch, auch eine unbedeutend erscheinende Fehlsichtigkeit zu korrigieren. Beim Verdacht auf „Schulkopfschmerz" ist es sinnvoll, den Effekt einer geneigten Arbeitsfläche, wie sie früher an Schulpulten üblich war, zu überprüfen [27].

12.6.2 Akuttherapie

Auch bei der Attackenbehandlung sind zunächst *nicht-medikamentöse Maßnahmen* zu bevorzugen. Bei leichteren Kopfschmerzen vom Spannungstyp ist es oft möglich, sich von den Schmerzen abzulenken. Das Einmassieren ätherischer Öle kann hilfreich sein. Bei einer Migräneattacke ist dagegen die Unterbrechung der ursprünglichen Aktivität, Reizabschirmung in einem ruhigen abgedunkelten Raum und der Einschlafversuch entscheidend.

Bei einer *Migräneattacke* ist in aller Regel eine *medikamentöse Behandlung* notwendig (Tab. 12.9).

Fehler und Gefahren

Die Medikamentengabe sollte frühzeitig und ausreichend hoch dosiert erfolgen; keinesfalls sollte bei jeder Attacke die Medikation langsam „nach Wirkung" titriert werden. Bei zu spätem Einsatz ist die Therapie wegen der in Gang gesetzten Sensibilisierungsvorgänge häufig nicht mehr wirksam.

Der Patient sollte möglichst frühzeitig lernen, rechtzeitig selbst zu erkennen, ob er ein Medikament benötigt und gegebenenfalls welches. Mittel erster Wahl ist Ibuprofen (10–15 mg/kg KG), welches als einzige Substanz in mehreren validen Studien eine Wirksamkeit zeigte. Etwas weniger potent, aber ebenfalls vielfach erfolgreich eingesetzt, ist Paracetamol (15 mg/kg KG). Hier ist die geringere therapeutische Breite zu berücksichtigen. Auch Metamizol oder – bei Jugendlichen – Acetylsalicylsäure können im Einzelfall eingesetzt werden.

Für die meisten Kinder und Jugendlichen sind bei einer Migräneattacke verhaltensmedizinische Maßnahmen und konventionelle Analgetika ausreichend wirksam. Anderenfalls sind *Triptane* sinnvoll. Triptane blockieren die Freisetzung der vasoaktiven Mediatoren und damit die neurogene Entzündung, und sie hemmen trigeminale Afferenzen und die Aktivität des trigeminozervikalen Komplexes. Das in Studien und im Alltag bei Kindern und Jugendlichen bewährteste Triptan ist Sumatriptan Nasenspray, was in Deutschland in einer Dosis von 10 mg ab dem 12. Lebensjahr zugelassen ist; bei einem Körpergewicht von über 30 kg scheinen jedoch 20 mg besser wirksam. Und auch im jüngeren Alter kann Sumatriptan erfolgreich eingesetzt werden.

Tabelle 12.9 Medikamentöse Therapie akuter Migräneattacken bei Kindern und Jugendlichen (auf Basis der Studienlage).

	Name (Applikationsart)	Dosis	Akute Nebenwirkungen
Substanz der ersten Wahl	Ibuprofen (oral)	10(–15) mg/kg	Magenschmerzen Tinnitus Gerinnungsstörungen
Substanzen der zweiten Wahl	Paracetamol (oral)	15 mg/kg (max. 60 mg/kg/die)	Lebertoxizität
	Sumatriptan* (nasal)	10–20 mg	Geschmacksstörungen Parästhesien Thorakales Engegefühl
Substanzen der dritten Wahl	Acetylsalicylsäure (oral)	15 mg/kg	Magenschmerzen Tinnitus Gerinnungsstörungen (bei Jugendlichen)
	Metamizol (oral)	10 mg/kg	Allergie Nierenfunktion
	Zolmitriptan †	2,5 mg (oral) 5 mg (nasal)	vgl. Sumatriptan
	Rizatriptan †‡ (oral)	5–10 mg	vgl. Sumatriptan
	Almotriptan †‡ (oral)	12,5 mg	vgl. Sumatriptan
	Dihydroergotamin § (oral)	20–40 µg/kg	Übelkeit Kältegefühl Crampi

Absolute Dosisangaben verstehen sich ab dem Grundschulalter
ED = Einzeldosis
* ab dem 12. Lebensjahr zugelassen
† nicht für Kinder und Jugendliche zugelassen
‡ nur für Jugendliche ab dem 12. Lebensjahr nachgewiesen
§ oral unter 8 Jahren und intravenös unter 12 Jahren nicht zugelassen

Auch für einige andere Triptane liegt ein Wirksamkeitsnachweis vor: Bei Kindern und Jugendlichen für Zolmitriptan Schmerztablette 2,5 mg und Rizatriptan 5–10 mg, bei Jugendlichen für Zolmitriptan Nasenspray 5 mg und Almotriptan 12,5–25 mg.

Nebenwirkungen der Triptane sind Geschmacksstörungen, leichte Übelkeit, leichtes Schwächegefühl, Schwindel, Kribbeln sowie ein Wärme- oder Hitzegefühl. In den ersten Jahren nach Einführung der Triptane galten diese wegen ihrer auch gefäßverengenden Wirkung bei einer Migräne mit Aura als kontraindiziert. Diese Einschätzung erwies sich als nicht begründet. Gelegentlich auftretendes thorakales Engegefühl ist wahrscheinlich nicht kardial bedingt sondern durch Motilitätsstörungen des Ösophagus bedingt. Die Triptane haben zu Recht das früher häufig eingesetzte orale Dihydroergotamin verdrängt, das wegen seiner Nebenwirkungen allenfalls bei Wirkungslosigkeit der Triptane eingesetzt werden sollte.

Sind diese Maßnahmen nicht ausreichend effektiv, sind im Einzelfall intravenöses Paracetamol oder Metamizol (10 mg/kg) oder als spezifischeres Migränetherapeutikum subkutanes Sumatriptan (0,05–0,2 mg/kg, max. 6 mg) angezeigt. Zur Behandlung eines länger als 48–72 Stunden dauernden Status migränosus werden gegebenenfalls Kortikoide (Prednisolon 1–2 mg/kg) und Diuretika (Furosemid 0,5–1 mg/kg) eingesetzt.

Antiemetika gelten bei der Migräneattacke des *Erwachsenen* als Standard. Bei Kindern und Jugendlichen sind sie dann notwendig und sinnvoll, wenn starke Übelkeit das Bild der Attacke entscheidend prägt. Dimenhydrinat (1–2 mg/kg KG), Domperidon (1 mg/kg KG), Metoclopramid (0,1–0,2 mg/kg KG), im Einzelfall eventuell auch Ondansetron (0,1–0,15 mg/kg KG) oder Granisetron (0,01–0,05 mg/kg KG) können versucht werden. Domperidon und insbesondere Metoclopramid haben jedoch bei Kindern und Jugendlichen häufiger extrapyramidale Nebenwirkungen als bei Erwachsenen.

Falls beim akuten *Kopfschmerz vom Spannungstyp* ein Analgetikum notwendig ist, stehen wie bei der Therapie der akuten Migräneattacke Ibuprofen und Paracetamol an erster Stelle. Triptane oder ergotaminhaltige Präparate sind nicht indiziert. Dagegen hat Flupirtin, ein selektiver Öffner neuronaler Kalium-Kanäle mit analgetischem und muskelrelaxierendem Effekt, seine Berechtigung (2–3 mg/kg).

Bei der medikamentösen Behandlung von Kopfschmerzen ist es wichtig, dass *an nicht mehr als 10 Tagen im Monat* Analgetika oder Triptane eingenommen werden dürfen, weil sonst die Gefahr medikamenteninduzierter Kopfschmerzen steigt. Wie häufig in der Pädiatrie sind etliche der empfohlenen Medikamente für diese Altersgruppe oder für diese Indikation nicht offiziell zugelassen. Hierüber ist gegebenenfalls aufzuklären.

12.6.3 Intervalltherapie

Verhaltensmedizinische Verfahren

Verhaltensmedizinische Maßnahmen haben in der Intervallbehandlung von Kopfschmerzen hohe Erfolgsraten, die denjenigen einer medikamentösen Prophylaxe mindestens ebenbürtig sind; wahrscheinlich haben sie eine bessere Langzeitwirkung.

An erster Stelle sind *Entspannungsverfahren* zu nennen. Bei der *progressiven Muskelrelaxation nach Jacobson* werden verschiedene Muskeln bewusst angespannt und anschließend entspannt. Diese Methode ist gegenüber anderen – grundsätzlich ebenfalls sinnvollen – Entspannungsverfahren wie *autogenes Training, Qigong* oder *Yoga* leichter erlernbar. Auch *Biofeedback*-Verfahren sind in der Kopfschmerzprophylaxe hocheffektiv. Meist wird die EMG-Aktivität des M. frontalis oder des M. temporalis, die Durchblutung der Arteria temporalis oder die Hauttemperatur an einem Finger aufgezeichnet, und den Probanden akustisch oder optisch zurückgemeldet. Auch die Regulation der Atemfrequenz hat sich bewährt.

Kognitiv-verhaltenstherapeutische oder hypnotherapeutische „*Multikomponentenprogramme*" stellen die Autonomie und Selbstwahrnehmung des Kopfschmerzpatienten sowie seinen Umgang mit Stress, Reizüberflutung und Schmerz in den Mittelpunkt. Themen sind:
- Information über Kopfschmerzen
- Entwicklung eines einfachen Schmerzmodells
- Zusammenhang zwischen Stress, Reizüberflutung und anderen Auslösern mit körperlichen Reaktionen
- Wahrnehmung des eigenen Körpers, der eigenen Emotionen und Bedürfnisse
- Herstellung eines inneren Gleichgewichts (z. B. durch das Erlernen von Stressbewältigung bzw. veränderter Reizverarbeitung)
- Selbstvertrauenstraining
- gedankliche Schmerzkontrolle (wie z. B. Aufmerksamkeitsumlenkung)
- Erlernen eines Entspannungsverfahrens
- Informationen für Eltern

Einige dieser Programme wurden auch ausführlich evaluiert [41, 42, 43].

Medikamentöse Prophylaxe

Im Einzelfall ergibt sich auch im Kindes- und Jugendalter die Indikation für eine medikamentöse Prophylaxe der Migräne. Die Indikation dafür wird bei mangelndem Effekt der nicht-medikamentösen Maßnahmen, bei hoher Frequenz (mehr als drei pro Monat), extremer Intensität oder langer Dauer (>48h) der Attacken, bei sehr ausgeprägten Aurasymptomen und bei fehlender Wirksamkeit der Akutbehandlung gestellt.

Es ist sinnvoll, langsam einschleichend zu dosieren. Am Anfang können die Nebenwirkungen überwiegen, während sich der prophylaktische Effekt oft erst später einstellt. Nach acht Wochen wird über die Wirksamkeit entschieden, ggf. muss ein anderes Prophylaktikum versucht werden. Nach einem halben Jahr ist ein ausschleichender Auslassversuch sinnvoll.

Die medikamentösen Migräneprophylaktika (Tab. 12.10) gehören völlig verschiedenen Substanzgruppen an. Für verschiedene Medikamente wurde im Tierversuch gezeigt, dass sie die Auslösewahrscheinlichkeit für die CSD reduzieren konnten. Die primäre Wahl des Medikaments hängt meist von den zu vermeidenden Nebenwirkungen ab. Diese sind beim oft hilfreichen Magnesium harmlos. Bei Flunarizin, für den es den klarsten Wirksamkeitsnachweis gibt, treten häufiger unangenehme Nebenwirkungen auf (Müdigkeit, Gewichtszunahme). Für β-Blocker gibt es nur bei Erwachsenen eindeutige Studienergebnisse, aber breite klinische Erfahrungen machen sie auch im Kindesalter – bei Beachtung der Kontraindikationen – zu einem bevorzugt einzusetzenden Medikament. Auch Pestwurzextrakt war in einer offenen Studie bei juveniler Migräne wirksam.

Aufgrund einer Änderung der Extraktionstechnologie verlor Petadolex in Deutschland die Zulassung, ist aber über die internationale Apotheke als Petasites von Petadolex limited in Großbritannien zu beziehen. Wegen möglicher Transaminasenerhöhungen sind die Leberwerte zu kontrollieren. Bei Amitriptylin hat sich ein sehr langsames Einschleichen mit Tropfen bewährt. Antikonvulsiva werden bei Erwachsenen zunehmend zur Migräneprophylaxe eingesetzt. Für Topiramat liegen auch bei Kindern und Jugendlichen positive kontrollierte Studien vor; es kann bei Jugendlichen mit schwerer Aura – eventuell zusätzlicher Adipositas – seinen Platz haben. Für Valproat existieren offene Studien oder Fallserien; es dürfte als Migräneprophylaktikum im Kindesalter nur selten eingesetzt werden.

Beim chronischen Kopfschmerz vom Spannungstyp ist Amitriptylin Mittel erster Wahl. Auch mit Topiramat oder mit einem Einsatz von 3x 100–200 mg Flupirtin über 1–4 Wochen gibt es positive Erfahrungen.

Komplementäre Verfahren

Trotz einzelner Studien, in denen ein positiver Einfluss oligoantigener *Ernährung* bei Kindern auf Kopfschmerzfrequenz und -intensität gezeigt wurde, ist deren Wirksamkeit bislang nicht ausreichend gesichert. Empfohlen wurde das Weglassen von Kuhmilch, Lebensmittelfarbstoffen, Konservierungsstoffen, Schokolade, Weizenmehl, Schweinefleisch etc., ein weiterer möglicher Auslöser kann z. B. Glutamat sein [44]. Welche Mechanismen dabei die Kopfschmerzen beeinflussen, ist nicht belegt. Möglicherweise ist hier auch die durch die Diätumstellung veränderte Familieninteraktion entscheidend wirksam. Hoher täglicher Koffeinkonsum (Cola) kann zu täglichen Kopfschmerzen führen, die durch ausschleichenden *Koffeinentzug* erfolgreich bekämpft werden können.

Tabelle 12.**10** Medikamentöse Migräneprophylaxe bei Kindern und Jugendlichen auf Basis der Studienlage.

	Name	Dosis	Nebenwirkungen
Substanzen der ersten Wahl	Flunarizin*	5–10 mg/die	Müdigkeit Gewichtszunahme Depression extrapyramidale Bewegungsstörungen
	Propranolol	1–2 mg/kg/die	Müdigkeit Schlafstörungen Hypoglykämie bronchiale Obstruktion Bradykardie
	Metoprolol	1,5 mg/kg/die	vgl. Propranolol
Substanzen der zweiten Wahl	Magnesium †‡	300–600 mg/die	Diarrhoe
	Topiramat §	1–3 mg/kg/die	Gewichtsabnahme kognitive Störungen
	Pestwurz-Extrakt ||	2× 1 Kapsel (50 mg)/die	evtl. Transaminasenerhöhung
	ASS ‡	2–3 mg/kg/die	Gastritis Gerinnungsstörungen Asthma
	Amitriptylin s	bis 1 mg/kg/die einschleichend	Müdigkeit kardiale Arrhythmien
Substanzen der dritten Wahl	Pizotifen**	1,5 mg/die abends	Müdigkeit Gewichtszunahme Obstipation
	Valproinsäure ‡	20–30 mg/kg/die	Müdigkeit Gewichtszunahme Schwindel Haarausfall Thrombopenie Hepatopathie polycystisches Ovarialsyndrom

* nicht für Kinder und Jugendliche zugelassen
† wegen geringer Nebenwirkungen trotz unklarer Studienlage ein Mittel zweiter Wahl
‡ in Deutschland nicht zur Migräneprophylaxe zugelassen
§ trotz guter Wirksamkeit wegen Nebenwirkungsprofil nicht 1. Wahl
\|\| in Deutschland wegen geänderter Produktion nicht mehr zugelassen; über die internationale Apotheke aus Großbritannien als Petasites zu beziehen
s bei Kindern unter 12 Jahren besondere Abwägung
** in Deutschland nicht erhältlich

Für die *Akupunktur* liegen für das Kindesalter kaum Studien vor; einzelne Publikationen legen eine Wirksamkeit nahe [45]. Bei der *Transkutanen Elektrischen Nervenstimulation* (TENS) stimuliert das Kind selbst ein- bis zweimal täglich für 30–40 Minuten mit selbstklebenden Elektroden den Nackenbereich über ein batteriebetriebenes Taschengerät.

Zur Wirksamkeit von *Physiotherapie* oder *manueller Therapie* von Kopfschmerzen liegen für Kinder und Jugendliche keine Studien vor [46]. Solche Therapiemaßnahmen scheinen jedoch nach klinischer Erfahrung bei Fehlhaltungen, Asymmetrien und reproduzierbaren Triggerpunkten sehr hilfreich.

12.6.4 Therapie spezieller seltener Kopfschmerzformen

Trigeminoautonome Kopfschmerzen und primärer stechender Kopfschmerz

Zur Therapie des Clusterkopfschmerzes bei Kindern und Jugendlichen liegen keine Studien vor. Wie bei Erwachsenen erfolgt die Akuttherapie mit Sauerstoffinhalation (7 l/min reiner Sauerstoff über 15 Minuten in aufrechter Position) oder mit Sumatriptan (wie bei Migräne). Zur Prophylaxe sind Verapamil oral (2–5 mg/kg KG pro Tag) oder ein Kortisonstoß (Prednison oder Prednisolon über 3 Tage mit 2 mg/kg KG, dann ausschleichend über 10 Tage) geeignet [47]. Die Paroxysmale Hemikranie sollte mit

Indometacin (durchschnittlich 1-3 mg/kg KG pro Tag) behandelt werden [48].

Auch der primäre stechende Kopfschmerz und die Hemicrania continua werden mit Indometacin (1–3 mg/kg KG pro Tag) behandelt.

Kopfschmerz bei Medikamentenübergebrauch

Nimmt man akute Kopfschmerzmedikamente wie Analgetika, Triptane oder Mutterkornalkaloide zu oft ein (>10 Tage im Monat), steigt die Gefahr von chronischen Kopfschmerzen bei Medikamentenübergebrauch. Sie werden auch im Jugendalter zunehmend beobachtet. Zwingend ist der konsequente Medikamentenentzug. Dieser sollte mit einer anschließenden prophylaktischen Therapie der zugrundeliegenden primären Kopfschmerzen kombiniert werden. Die Studienlage ist hinsichtlich einer Begleitmedikation (z. B. in Form von Amitriptylin oder Korticoiden) nicht eindeutig.

Kopf- und Gesichtsneuralgien, idiopathische Gesichtsschmerzen

Wie erwähnt sind die seltenen Gesichtsneuralgien im Kindes- und Jugendalter zumeist symptomatisch bedingt. Bei entsprechender Konstellation sollte eine entsprechende operative Therapie erwogen werden. So ist die mikrovaskuläre Dekompression nach Jannetta als erfolgreich beschrieben worden. Die medikamentöse Therapie sollte mit Oxcarbazepin, Carbamazepin oder Gabapentin erfolgen, wobei Gabapentin effektiv zu sein scheint. Auch Amitriptylin kann versucht werden.

Bei anhaltenden idiopathischen Gesichtsschmerzen ist in Ergänzung verhaltensmedizinischer Maßnahmen ebenfalls Amitriptylin sinnvoll.

12.7 Zusammenfassung

Kopfschmerzen stellen eine sehr häufige Schmerzerfahrung bei Kindern und Jugendlichen dar. In der diagnostischen Abklärung sind detaillierte Anamnese und genaue körperliche Untersuchung wesentlich. Hiermit ist meist zu beurteilen, ob an sekundäre Kopfschmerzen zu denken ist oder welche primären Kopfschmerzen vorliegen. Weiterführende technische Untersuchungen sind nur bei speziellen Verdachtsgründen angezeigt.

In der Therapie stehen verhaltensmedizinische Maßnahmen im Vordergrund. Vor allem bei Migräneattacken sind Medikamente sinnvoll. Eine medikamentöse Migräneprophylaxe ist nur selten indiziert. Es gibt keine klaren Daten, die nachwiesen, dass durch die Akut- oder die Intervallbehandlung der Langzeitverlauf wesentlich zu beeinflussen wäre. Pathophysiologische Vorstellungen und epidemiologische Daten lassen jedoch vermuten, dass häufigere und schwerere Attacken eine Chronifizierung befördern. Das Leiden des Kopfschmerzpatienten und seine eingeschränkte Lebensqualität sind allerdings ohnehin Grund genug für eine konsequente Therapie.

Literatur

[1] Abu-Arafeh I, Hrsg. Childhood headache. London: Mac Keith Press; 2002
[2] Hershey A D. Current approaches to the diagnosis and management of paediatric migraine. Lancet Neurol. 2010; 9: 190–204
[3] Winner P, Lewis D W, Rothner A D, Hrsg. Headache in children and adolescents. Hamilton: Decker; 2009
[4] Ebinger F. Der kindliche Kopfschmerz. Besserung in der Pubertät oder ein Erwachsenenschicksal? Pädiatr Praxis. 2003; 64: 23–30
[5] Anttila P, Metsähonkala L, Sillanpää M. Long-term trends in the incidence of headache in Finnish schoolchildren. Pediatrics. 2006; 117: 1197–1201
[6] Anttila P. Tension-type headache in childhood and adolescence. Lancet Neurol. 2006; 5: 268–274
[7] Mack K J. An approach to children with chronic daily headache. Develop Med Child Neurol. 2006; 48: 997–1000
[8] Kung E, Tepper S J, Rapoport A M, Sheftell F D, Bigal M E. New daily persistent headache in the paediatric population. Cephalalgia. 2009; 29: 17–22
[9] Lewis D W, Gozzo Y F, Avner M T. The „other" primary headaches in children and adolescents. Pediatr Neurol. 2005; 33: 303–313
[10] Lampl C. Childhood-onset cluster headache. Pediatr Neurol. 2002; 27: 138–140
[11] Hershey A D, Powers S W, Winner P, Kabbouche M A, Hrsg. Pediatric headaches in clinical practice. Chichester: Wiley-Blackwell; 2009
[12] Fusco C, Pisani F, Faienza C. Idiopathic stabbing headache. Clinical characteristics of children and adolescents. Brain Develop. 2003; 25: 237–240
[13] Pfaffenrath V. Zervikogener Kopfschmerz. Klinik, Differentialdiagnose und Therapie. Manuelle Medizin. 2001; 39: 294–300
[14] Pietrobon D, Striessnig J. Neurobiology of migraine. Nature Rev Neurosci. 2003; 4: 386–398
[15] Welch K M A. Brain hyperexcitability: the basis of antiepileptic drugs in migraine prevention. Headache. 2005; 45(1): 25–32
[16] Ebinger F. Kopfschmerzen bei Kindern und Jugendlichen. Ein Update. Neuropädiatrie in Klinik und Praxis. 2005; 4: 136–144
[17] Ebinger F. Epilepsie und Migräne. Gemeinsamkeiten in Pathophysiologie und Therapie. Neuropädiatrie in Klinik und Praxis. 2007; 6: 56–63
[18] Leão A A P. Spreading depression of activity in the cerebral cortex. J Neurophysiol. 1944; 7: 359–390
[19] Lashley K S. Patterns of cerebral integration indicated by the scotoma of migraine. Arch Neurol Psychiat. 1941; 46: 331–339
[20] Moskowitz M A. The neurobiology of vascular head pain. Ann Neurol. 1984; 16: 158–168
[21] Iadecola C. From CSD to headache. A long and winding road. Nature Med. 2002; 8: 110–112
[22] Ebinger F. Exteroceptive suppression of masseter muscle actvity in juvenile migraineurs. Cephalalgia. 2006; 26: 722–730
[23] Ebinger F, Kruse M, Just U, Rating D. Cardiorespiratory regulation in migraine. Results in children and adolescents and review of the literature. Cephalalgia. 2006; 26: 295–309
[24] Allmendinger A, Ebinger F. Diagnostik bei Kopfschmerzen im Kindesalter. Kinder- und Jugendarzt. 2007; 38: 373–379
[25] Ebinger F. Diagnostik und Differentialdiagnose von Kopfschmerzen bei Kindern und Jugendlichen. Kinderärztl Prax. 2010; 81: 16–25
[26] Lewis D W, Ashwal S, Dahl G, Dorbad D, Hirtz D, Prensky A, Jarjour I. Practice parameter. Evaluation of children and adolescents with recurrent headaches. Report of the quality Standard Subcommittee of the American Academy of Neu-

[27] Gutmann G. Schulkopfschmerz und Kopfhaltung. Ein Beitrag zur Pathogenese des Anteflexions-Kopfschmerzes und zur Mechanik der Kopfgelenke. Z Orthop Grenzgeb. 1968; 105: 497–515

[28] Pothmann R, Plump U, Maibach G, Frankenberg S, Besken E, Kröner-Herwig B. Migränetagebuch für Kinder. München: Arcis-Verlag; 1991

[29] Lewis D, Ashwal S, Hershey A, Hirtz D, Yonker M, Silberstein S. Practice parameter. Pharmacological treatment of migraine headache in children and adolescents. Report of the American Academy of Neurology Quality Standards Subcommittee and the Practice Committee of the Child Neurology Society. Neurology. 2004; 63: 2215–2224

[30] Damen L, Bruijn J K J, Verhagen A P, Berger M Y, Passchier J, Koes B W. Prophylactic treatment of migraine in children. Part 2. A systematic review of pharmacological trials. Cephalalgia. 2006; 26: 497–505

[31] Victor S, Ryan S W. Drugs for preventing migraine headaches in children. Cochrane Database Syst Rev. 2003; 4: CD002761

[32] Ebinger F, Kropp P, Pothmann R, Heinen F, Evers S. Therapie idiopathischer Kopfschmerzen im Kindes- und Jugendalter. Monatsschr Kinderheilk. 2009; 157: 599–610

[33] Ebinger F. Kopfschmerzen. In: Korinthenberg R, Panteliadis C P, Hagel C, Hrsg. Neurologische Therapie im Kindesalter. München: Elsevier, Urban & Fischer; 2009; 165–176

[34] Ebinger F. Medikamentöse Therapie von Kopfschmerzen bei Kindern und Jugendlichen. Kinderärztl Prax. 2010; 81: 30–36

[35] Hermann C, Kim M, Blanchard E B. Behavioral and prophylactic pharmacological intervention studies of pediatric migraine. An exploratory meta-analysis. Pain. 1995; 60: 239–256

[36] Baumann R J. Behavioral treatment of migraine in children and adolescents. Pediatr Drugs. 2002; 4: 555–561

[37] Eccleston C, Morley S, Williams A, Yorke L, Mastroyannopoulou K. Systematic review of randomized controlled trials of psychological therapy for chronic pain in children and adolescents, with a subset meta-analysis of pain relief. Pain. 2002; 99: 157–165

[38] Andrasik F, Schwartz M S. Behavioral assessment and treatment of pediatric headache. Behav Modif. 2006; 30: 93–113

[39] Damen L, Bruijn J, Koes B W, Berger M Y, Passchier J, Verhagen A P. Prophylactic treatment of migraine in children. Part 1. A systematic review of non-pharmacological trials. Cephalalgia. 2006; 26: 373–383

[40] Trautmann E, Lackschewitz H, Kröner-Herwig B. Psychological treatment of recurrent headache in children and adolescents. A meta-analysis. Cephalalgia. 2006; 26: 1411–1426

[41] Schlarb A A, Hautzinger M. Nichtmedikamentöse Therapie bei Kindern mit Migräne oder Spannungskopfschmerz. Kinder- und Jugendarzt. 2007; 38: 435–439

[42] Denecke H, Kröner-Herwig B. Kopfschmerz-Therapie mit Kindern und Jugendlichen. Ein Trainingsprogramm. Göttingen: Hogrefe-Verlag; 2000

[43] Seemann H. Kopfschmerzkinder. Migräne und Spannungskopfschmerz verstehen und behandeln. Stuttgart: Pfeiffer bei Klett-Cotta; 2002

[44] Millichap J G, Yee M M. The diet factor in pediatric and adolescent migraine. Pediatr Neurol. 2003; 28: 9–15

[45] Gottschling S, Meyer S, Gribova I, Distler L, Berrang J, Cortner L, Graf N, Shamdeen M G. Laser acupuncture in children with headache. A double-blind, randomized, bicenter, placebo-controlled trial. Pain. 2008; 137: 405–412

[46] Bronfort G, Nilsson N, Haas M, Evans R, Goldsmith C H, Assendelft W J, Bouter L M. Non-invasive physical treatment for chronic/recurrent headache. Coch Datab Syst Rev. 2004; 3: CD001878

[47] May A. Kopfschmerzattacken und autonome Symptome. Schmerz. 2004; 18: 370–377

[48] Blankenburg M, Hechler T, Dubbel G, Wamsler C, Zernikow B. Paroxysmal hemicrania in children. Symptoms, diagnostic criteria, therapy and outcome. Cephalalgia. 2009; 29: 873–882

[49] Headache Classification Committee of the International Headache Society. The international classification of headache disorders. Cephalalgia. 2004; 24(1): 1–160

[50] Kopfschmerzklassifikationskomitee der International Headache Society (IHS). Die Internationale Klassifikation von Kopfschmerzerkrankungen. 2. Aufl. Nervenheilkunde. 2003; 22: 531–670

13 Augenschmerzen

Annelie Burk

13.1 Einleitung

Akute oder chronische Augenschmerzen (Ophthalmalgia, Oculodynia) sind ein unangenehmes Sinnes- und Gefühlserlebnis im und/oder um das Auge. Sie werden häufig als Fremdkörpergefühl, Brennen, Pochen oder Stechen beschrieben. Typische Begleitsymptome von Augenschmerzen sind Tränenträufeln (Epiphora), Lichtempfindlichkeit (Photophobie), Blendempfindlichkeit, Berührungsempfindlichkeit, Blepharospasmus (Lidkrampf) und Juckreiz. Mögliche Befunde sind gerötete Lider, gerötete Bindehaut („rotes Auge"), Lidschwellung, Chemosis (Bindehautödem), Sehverlust und Diplopie (Doppeltsehen). Als Allgemeinsymptome können Übelkeit und Erbrechen auftreten.

13.2 Neuroanatomie und -physiologie

> **Merke**
> Die afferenten nozizeptiven Neurone im Augenbereich entstammen alle dem ersten und zweiten Hauptast des N. trigeminus.

13.2.1 N. trigeminus

Der N. trigeminus enthält Afferenzen aus dem Auge, der Orbita, von den meningealen Arterien, den Zerebralarterien und den venösen Sinus. Die meisten Fasern der großen sensorischen Wurzel des N. trigeminus haben ihren Ursprung in den Zellen des Ganglion trigeminale (Gasseri), das den Ganglien der hinteren Spinalwurzeln entspricht. Die sensorische Wurzel (es gibt daneben noch eine kleine motorische Wurzel und eine mesenzephalische Wurzel des Trigeminus) verlässt das Ganglion trigeminale an dessen Rückseite. In der Brücke teilt sie sich in kurze, aufsteigende Fasern, die in den Nucleus principalis nervi trigemini eintreten, und in absteigende Fasern, die den Tractus spinalis nervi trigemini bilden. Dieses Nervenfaserbündel reicht bis zum 2. Halssegment des Rückenmarks. Der sensorische Trigeminuskern erstreckt sich vom rostralen Ende des Mesenzephalons bis zum 2. Halssegment des Rückenmarks und lässt sich in drei Abschnitte unterteilen, von denen der Nucleus tractus spinalis nervi trigemini in erster Linie mit der Schmerz- und Temperaturempfindung assoziiert ist. Der für den Schmerz zuständige Teil dieses Kerns scheint ein relativ kleines Areal im kaudalen Teil der Medulla oblongata und der oberen Halssegmente zu sein. Histologisch gleicht er sehr dem Hinterhorn des Rückenmarks. Die Fasern des N. ophthalmicus, des 1. Trigeminus-astes, gehen zum am weitesten kaudal gelegenen Teil des Nukleus, was die Häufigkeit von subokzipitalen Kopfschmerzen bei Augenerkrankungen erklärt, da der N. occipitalis major dasselbe Niveau im Rückenmark erreicht. Über den Tractus spinothalamicus erreichen die Fasern, die Schmerzempfindungen leiten, den Thalamus. Unter den komplexen Verbindungen, die der Trigeminus im Mittelhirn eingeht, ist die Verbindung mit dem N. vagus wahrscheinlich für die kardialen und abdominalen Störungen, wie Übelkeit und Erbrechen, verantwortlich, die den akuten Winkelblock (früher auch als akutes Glaukom bezeichnet) begleiten, eine Augenerkrankung, die fast ausschließlich bei Erwachsenen beobachtet wird und mit sehr hohem Augeninnendruck einhergeht, der sehr schmerzhaft ist.

Das höhere sensorische System ist sehr komplex und stellt nicht nur aszendierende Verbindungen zum Kortex her, sondern auch kortikofugale Bahnen, die z. B. die Aktivitäten der Großhirnrinde, des Thalamus und der Formatio reticularis sowohl erregend als auch hemmend modulieren. Dies gilt insbesondere auch für den N. ophthalmicus.

Drei sensorische Hauptäste gehen von der Vorderseite des Ganglion trigeminale ab:
- 1. Ast = N. ophthalmicus
- 2. Ast = N. maxillaris
- 3. Ast = N. mandibularis

Nur der 1. und 2. Ast führen Schmerzfasern aus dem Augenbereich. Der N. maxillaris versorgt das Unterlid sensorisch, während der N. ophthalmicus komplexere Aufgaben in und um das Auge hat.

N. ophthalmicus

Der N. ophthalmicus verläuft in der lateralen Wand des S. cavernosus und verzweigt sich direkt hinter der Fissura orbitalis in
- N. lacrimalis für die sensorische Versorgung von Tränendrüse, seitlichem Ober- und Unterlid und darunter befindlicher Konjunktiva,
- N. frontalis mit seinen Ästen für die sensorische Versorgung von Stirn- und Kopfhaut bis zum Os occipitale, Oberlid mit darunter befindlicher Konjunktiva, Sinus frontalis und Haut der Nasenwurzel,
- N. nasociliaris für die alleinige sensorische Versorgung der äußeren (Sklera und Cornea) und mittleren Augenhaut (Choroidea, Ziliarkörper und Iris), außerdem ist der N. nasociliaris mit seinen Ästen zuständig für die sensorische Versorgung der Haut des Oberlids und die Konjunktiva sowie für die Dura mater der vorderen Schädelgrube mit Tentorium cerebelli, für die Haut

von Stirn, Nasenrücken, Siebbeinzellen, Keilbein-, Stirnbein- und Nasenhöhle [1, 2, 4].

> **Merke**
>
> Die meisten Schmerzfaserendungen im Augenbereich befinden sich in der Kornea (Hornhaut). Weniger schmerzempfindlich sind in absteigender Reihenfolge Lider, Karunkel und Bindehaut. Ebenfalls Schmerzen können Erkrankungen der Uvea, Sklera und der Optikusscheiden auslösen. Die innere Augenhaut, d. h. die Retina (Netzhaut) und der N. opticus (Sehnerv) enthalten keine Schmerzfasern.

13.3 Diagnose von Augenschmerzen bei Kindern

13.3.1 Anamnese

Bei Kindern, die noch nicht sprechen können, lässt sich nur indirekt auf Augenschmerzen schließen, wenn sie die Augen reiben, lichtempfindlich sind, sehr häufig blinzeln, das Auge stark tränt, gerötet ist und/oder das Kind bei Berührungen im Augenbereich zurückweicht oder anfängt zu weinen (Abb. 13.1).

Die Klage über Augenschmerzen bei älteren Kindern muss immer sehr ernst genommen werden und psychologische Ursachen, wie der Wunsch nach Aufmerksamkeit, können erst in Erwägung gezogen werden, wenn alle anderen möglichen Ursachen sicher ausgeschlossen wurden, denn auch ein äußerlich völlig unauffälliges Auge kann mit schweren Erkrankungen des Augeninneren verbunden sein, wie dies z. B. bei einer Sehnervenentzündung (Optikusneuritis) mit Schmerzen bei Augenbewegungen der Fall ist.

> **Merke**
>
> Eine besondere Bedeutung hat bei Kindern mit Augenschmerzen die Klärung der Situation vor dem Auftreten der Augenschmerzen.

Für eine mögliche oberflächliche Hornhautverletzung (Erosio corneae) oder einen Fremdkörper auf der Hornhaut sprechen beispielsweise folgende Situationen:
- Sturz auf den Fahrradlenker, Spielen mit einem Haustier, Spielen mit Stöcken, Bewerfen mit Sand, Zusehen beim Heimwerken mit Hammer und Nägeln oder Schleifmaschinen oder eigenhändiges Einschlagen von Nägeln (Abb. 13.2)

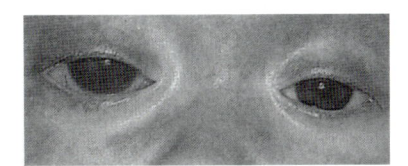

Abb. 13.1 Kongenitales Glaukom (Buphthalmus): Die Hornhaut ist beiderseits (rechts ausgeprägter als links) stark vergrößert und ödematös, der Säugling fällt durch Tränenträufeln und Lichtempfindlichkeit auf.

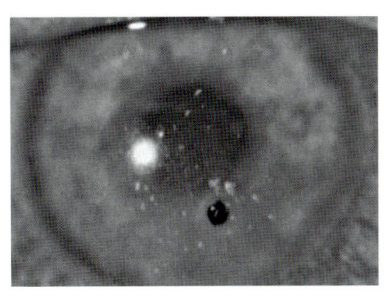

Abb. 13.2 Metallischer Fremdkörper auf der Hornhaut: Bei jedem Lidschlag reibt die Lidinnenfläche über den Fremdkörper und führt zu einer Schmerzempfindung. Nach der Entfernung des Fremdkörpers bleibt ein oberflächlicher Hornhautdefekt zurück in dem die zahlreichen Schmerzfaserenden frei liegen. Deshalb hat das Kind bis zur Reepithelisierung der Hornhaut auch weiterhin bei jedem Lidschlag Schmerzen.

- Skifahren ohne Sonnenbrille mit UV-Schutz kann zu zahlreichen punktförmigen Hornhautdefekten (Keratitis superficialis, „Verblitzung") führen
- Strahlentherapie im Kopfbereich bei einer Tumorerkrankung des Kindes kann mit einer Verminderung der Tränenflüssigkeit und damit zu einem trockenen Auge mit Unbehagen und Schmerzen durch die Austrocknung der Hornhaut verbunden sein
- auf eine Hornhaut- und Bindehautverätzung weist der Kontakt mit Haushaltschemikalien, giftigen Zimmer- oder Gartenpflanzen und Medikamenten hin
- schwere Augapfelprellungen mit schmerzhaften Schürfwunden entstehen durch das Spielen mit Schnee-, Tennis- und Squash-Bällen
- rheumatische Erkrankungen im Kindesalter können auch bei äußerlich reizfreiem Auge mit einer schweren Uveitis anterior verbunden sein
- bei Kontaktlinsenträgern kann sich die Kontaktlinse unter das Oberlid verlagern und zu einem Fremdkörpergefühl führen

Art der Augenschmerzen

Die Art der Augenschmerzen kann einen Hinweis auf die Ursache geben. Ein Fremdkörpergefühl, wie „Sand in den Augen" oder „das Auge kratzt" spricht sehr für eine Hornhautverletzung. Ein Juckreiz wird am ehesten bei einer Allergie beobachtet. Augenbrennen ist typisch für eine Verätzung oder „Verblitzung". Die Kombination von Juckreiz, leichtem Brennen und Augendruck sowie „müden Augen" kann auf eine Bindehautentzündung hinweisen oder eine Asthenopie (subjektive Augenbeschwerden infolge Überanstrengung) bei z. B. nicht korrigierter oder unzureichend ausgeglichener Hyperopie. Wenn Licht als schmerzhaft empfunden wird, ist dies meistens mit Hornhautveränderungen verbunden, die zu einer erheblichen Lichtstreuung führen. Dies ist z. B. auch bei einem Glaukom im Säuglingsalter mit hohem Augeninnendruck und einem Hornhautödem der Fall. Dumpfe Augenschmerzen, die eher in den Augenbrauen und dem Kopf lokalisiert werden, sprechen für eine Asthenopie.

Ort der Augenschmerzen

Einen Hinweis auf die Ursache von Augenschmerzen kann ihre Lokalisation geben. Einen Überblick gibt Tab. 13.1 [5].

Tabelle 13.1 Schmerzlokalisation und mögliche Ursachen.

Ort des Schmerzes	Ursachen
Augenbraue	Asthenopie Verletzungen selten: Zoster ophthalmicus
auf oder im Ober- oder Unterlid	Hordeolum (Gerstenkorn) Chalazion (Hagelkorn) Kontaktekzem allergische Hautreaktion Verletzung selten: Zoster ophthalmicus
unter dem Oberlid	Fremdkörper (einschließlich Kontaktlinse) Hornhauterkrankungen, wie eine Hornhautabschürfung (Erosio corneae) oder Keratitis superficialis („Verblitzung", „Schneeblindheit")
im Bereich der Tränendrüse (temporal oben außen)	selten: Dakryoadenitis (Tränendrüsenentzündung) bei Virämie (z. B. Mumps, Mononukleose, Zoster)
im äußeren Lidwinkel	Fremdkörper (z. B. Wimper)
im inneren Lidwinkel	Fremdkörper (z. B. Wimper, Insekt) akute Dakryozystitis (Tränensackentzündung) bei Stenosen der ableitenden Tränenwege mit akuten Entzündungszeichen und Schwellung bei z. B. kongenitaler Tränenwegstenose, Sinusitis, systemischen Erkrankungen wie Windpocken
im Bereich der Bindehaut/Sklera	Fremdkörper Fadenrest nach einer Schieloperation selten: Episkleritis/Skleritis (Lederhautentzündung), Zoster ophthalmicus
auf der Hornhaut	Fremdkörper Hornhautabschürfung (Erosio corneae) oder Keratitis superficialis („Verblitzung"; „Schneeblindheit") selten: Hornhautentzündung (Keratitis), Ulcus corneae
im Augeninneren	Iritis/Iridozyklitis
hinter dem Auge (retrobulbär)	intrakranielle Prozesse mit Einbeziehung der Dura
in der Orbita	Asthenopie Raumforderung in der Orbita, Pseudotumor orbitae, Orbitaphlegmone (Ursachen z. B. Lidinfektion oder -trauma, Infektion des oberen Respirationstraktes, Sinusitis) fortgeleiteter Duraschmerz Entzündungen im Sinus cavernosus (z. B. das bei Kindern sehr seltene Tolosa-Hunt-Syndrom) Hirnstammgliom mit episodischen Schmerzen

Tabelle 13.1 Schmerzlokalisation und mögliche Ursachen (Fortsetzung).

Ort des Schmerzes	Ursachen
Augenbewegungsschmerz	Optikusneuritis (am stärksten bei Bewegungen der Augen von einer Seite zur anderen)
schmerzhafte Augenmuskelparesen	schmerzhafte Abduzensparese bei Orbitaerkrankungen oder retroorbitalen Erkrankungen selten: schmerzhafte Okulomotoriusparese bei einem Aneurysma der A. communicans posterior und bei Osteitis in der Felsenbeinspitze (Gradenigo-Syndrom)

13.3.2 Untersuchungen bei Augenschmerzen

Da Augenschmerzen am häufigsten auf Hornhautprobleme zurückzuführen sind und auch bei äußerlich völlig unauffälligem Auge eine sehr ernste Ursache haben können, ist in der Regel eine augenärztliche Untersuchung an der Spaltlampe zur genauen Beurteilung von Hornhaut, Bindehaut, Augenvorderkammer, Linse und Augenhinterabschnitt erforderlich. Zur Inspektion der Lider und um z. B. einen Fremdkörper wie eine verrutschte Kontaktlinse auffinden und entfernen zu können, muss ggf. auch ektropioniert werden (Abb. 13.3). Auch die Pupillenreaktionen, die Augenstellung und -motilität müssen überprüft werden. Neben der Beurteilung der Papille kann auch die Netzhautbeurteilung in Mydriasis (bei weiter Pupille) erforderlich sein. Augeninnendruckmessungen und Gesichtsfelduntersuchungen können z. B. bei Verdacht auf ein kongenitales Glaukom oder einen Tumor im Bereich der Sehbahn indiziert sein, und bildgebende Verfahren z. B. bei Verdacht auf intraokulare Fremdkörper, Orbitafrakturen oder Tumoren. Bei kleinen Kindern ist eine umfassende Untersuchung eventuell nur in Narkose möglich.

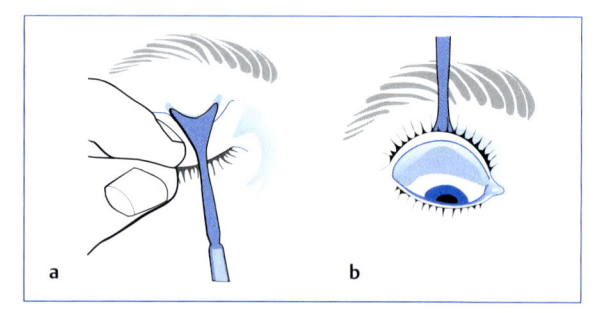

Abb. 13.3 Ektropionieren des Oberlids zur Lidinspektion.
a Während der Patient nach unten blickt, werden die Oberlidwimpern vorsichtig gefasst und mit der anderen Hand ein Stieltupfer (o. ä.) für einfaches Ektropionieren oder – wie hier gezeigt – ein Desmarres-Lidhaken für doppeltes Ektropionieren am Tarsusoberrand medial des äußeren Liddrittels vorsichtig eingedrückt und die Lidkante herumgezogen.
b Die Lidinnenseite lässt sich jetzt inspizieren.

13.4 Therapie bei Augenschmerzen

Augenschmerzen werden meistens mit der Beseitigung der Ursache therapiert. Eine „innere Ruhigstellung" des Auges, die auch zu einer Schmerzlinderung führt, ist durch die vorübergehende Mydriasis und Akkommodationslähmung mit einem Zykloplegikum wie Cyclopentolat- oder Atropin-Augentropfen möglich. Sie ist z. B. bei einer Uveitis anterior indiziert. Eine Hornhautabschürfung (auch nach der Entfernung eines Fremdkörpers) wird mit Augensalben behandelt, die als Gleitmittel wirken und die Reibung des Lids auf der defekten Hornhaut reduzieren. In Abhängigkeit von der Beschaffenheit des Fremdkörpers kann ein Breitbandantibiotikum indiziert sein. Eine Uveitis anterior wird meistens neben der „inneren Ruhigstellung" mit kortikosteroidhaltigen Augentropfen und -salben therapiert, eine Keratitis mit intensiver antibiotischer Medikation. Eine Asthenopie kann häufig durch die Verordnung und das konsequente Tragen der optimalen Brille beseitigt werden.

13.5 Beispiele für Augenerkrankungen mit Augenschmerzen

13.5.1 Hornhauterkrankungen und -verletzungen

Flächige oder strichförmige Hornhautabschürfungen (Erosio corneae) sind sehr schmerzhaft, weil die Endigungen der Schmerzfasern frei liegen und das Lid bei jedem Lidschlag auf der Hornhautoberfläche reibt. Sie entstehen beispielsweise unabsichtlich durch Fingernägel der Erwachsenen, wenn das Kind plötzlich den Kopf dreht oder auch absichtlich bei Kindesmisshandlungen z. B. durch brennende Zigaretten. Weitere Ursachen sind Verletzungen durch Hunde- oder Katzenpfoten oder zerbrochenes Spielzeug. Ein Fremdkörper, wie Metallsplitter, Plastikteil, Pflanzenteil, der auf die Hornhaut gelangt, schmerzt ebenfalls und hinterlässt nach seiner Entfernung außerdem häufig eine Erosio.

Neben den Augenschmerzen sind Lichtempfindlichkeit, Augentränen, ein Lidkrampf und Augenrötung typische Begleitsymptome. Wird die Hornhautabschürfung nicht therapiert, kann sich die offene Hornhaut infizieren. Die Folge ist eine Keratitis (Hornhautentzündung), die durch eine starke gemischte (konjunktivale und ziliare) Gefäßinjektion und ein Hornhautinfiltrat, das als weißliche Trübung imponiert, gekennzeichnet ist und aus der sich ein Hornhautulkus entwickeln kann (Abb. 13.4). Normalerweise ist die Hornhautoberfläche aber nach ca. 24 Stunden wieder verschlossen, wenn Augenreiben durch die Applikation einer Augensalbe verhindert wird. Eine Keratitis muss massiv antibiotisch behandelt werden und kann die stationäre Aufnahme erforderlich machen.

Weitere Ursachen für eine schmerzhafte Keratitis sind z. B. kraniofaziale Anomalien mit flachen Orbitae oder ein unzureichender Lidschluss im Schlaf bei Down-Syndrom, denn die exponierte Hornhaut trocknet aus und ist vermehrt infektionsgefährdet. Die Gefahr der Austrocknung der Hornhaut besteht auch bei Chemotherapien im Kindesalter.

Herpesviren sind im Kindesalter selten die Ursache für eine Keratitis. Ein Zoster ophthalmicus kann insbesondere bei Kindern mit Leukämie oder Immunstörung beobachtet werden und ist sehr schmerzhaft. Eine postherpetische Neuralgie ist sehr selten.

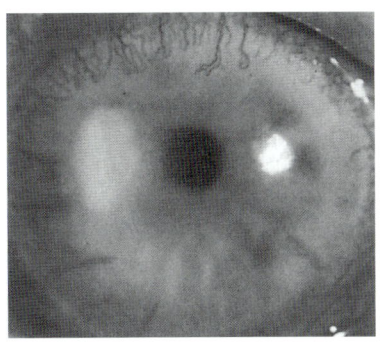

Abb. 13.4 Hornhautulkus: Eine nicht therapierte Hornhautabschürfung hat sich infiziert, die Folge ist eine Keratitis mit ausgeprägter konjunktivaler und ziliarer Gefäßinjektion. Links von der Pupille ist als weißliche Trübung ein Hornhautinfiltrat mit einem Hornhautulkus zu erkennen.

13.5.2 Asthenopie

Als Asthenopie (Sehschwäche, Hebetudo visus, Hebetudo = Stumpfheit der Sinne) werden subjektive Augenbeschwerden infolge einer Überanstrengung der Augen bezeichnet. Sie können sehr stark variieren von leicht, ziehend, drückend, dumpf bis schwer und akut. Typischerweise nehmen sie im Tagesverlauf zu oder treten nach längerem Lesen auf. Charakteristisch sind Schmerzen im Augenbrauenbereich, um die Augen herum und frontal, manchmal aber auch okzipital, selten temporal und parietal. Die Augen brennen, tränen, sind lichtempfindlich, müde und wund und neigen zu Entzündungen, die besonders bei Kindern durch Augenreiben verstärkt und aufrechterhalten werden. Die Ursache ist häufig eine Überbeanspruchung des Ziliarmuskels und der Augenmuskeln, da vermehrte Anforderungen an die Akkommodation und Konvergenz gestellt werden. Bei Müdigkeit kann der Patient in der Nähe nicht mehr richtig scharf sehen und nur mit Anstrengung kann er Unschärfe und Verschwommensehen ausgleichen. Dies ist bei unkorrigierten Ametropien (z. B. Hyperopien), Akkommodationsstörungen mit Leseschwierigkeiten, Konvergenz- und Fusionsproblemen der Augen der Fall. Eine Asthenopie wird auch durch schwächende Krankheiten, Erschöpfung, schlechte Ernährung, zu wenig Schlaf und Stress begünstigt. Latentes Schielen führt zur Asthenopie, wenn die Abweichung der Augen nur mit großer Anstrengung verhindert werden kann. Akkommodationsstörungen sind häufig psychogen, können aber auch durch ein Parinaud-Syndrom verursacht werden [3].

13.5.3 Konjunktivitis

Eine Konjunktivitis (Bindehautentzündung) allergischer, bakterieller oder viraler Ursache ist eine sehr häufige Augenerkrankung bei Kindern, die durch ein gerötetes Auge charakterisiert ist, aber ohne die Beteiligung von Hornhaut oder Sklera weder im akuten noch im chronischen Stadium zu Augenschmerzen führt, sondern zu Juckreiz, leichtem Brennen und Augendruck sowie „müden Augen".

13.5.4 Kongenitales Glaukom und akuter Winkelblock

Ein kongenitales Glaukom wird bereits im Säuglingsalter klinisch manifest. Durch den hohen Augeninnendruck wird der Augapfel des Säuglings gedehnt und sehr lang (Buphthalmus). Der Hornhautdurchmesser nimmt ebenfalls erheblich zu und es entwickelt sich ein Hornhautödem mit vermehrter Lichtempfindlichkeit, Augenschmerzen und starkem Augentränen (Abb. 13.1).

Ein akuter Verschluss des Kammerwinkels (akuter Winkelblock, „akutes Glaukom") mit sehr starken Augenschmerzen und Allgemeinsymptomen wie Übelkeit und Erbrechen ist in der Regel eine Augenerkrankung älterer Menschen. Bei Kindern wird gelegentlich ein schmerzhaft sekundärer akuter Winkelblock beobachtet, wenn bei Netzhautgefäßerkrankungen Neovaskularisationen den Kammerwinkel verschließen und zu einem hohen Augeninnendruck führen (Rubeosis iridis mit Neovaskularisationsglaukom).

13.5.5 Uveitis anterior

Eine Uveitis anterior ist eine meistens schmerzhafte Entzündung der Iris (Iritis) und häufig auch des Ziliarkörpers (Iridozyklitis). Ein Spasmus des Ziliarkörpers vermehrt die Schmerzen und die assoziierte Lichtempfindlichkeit ist ebenfalls sehr unangenehm (Abb. 13.5). Eine intensive Hyperämie der Gefäße lässt das Auge stark gerötet erscheinen. Ursachen können z. B. Masern, Mumps, Windpocken, Mononukleose, Herpes-simplex-Viren, Kawasaki-Syndrom oder selten eine Einblutung in die Vorderkammer (Hyphäma) bei Trauma, Leukämie oder juvenilem Xanthogranulom sein.

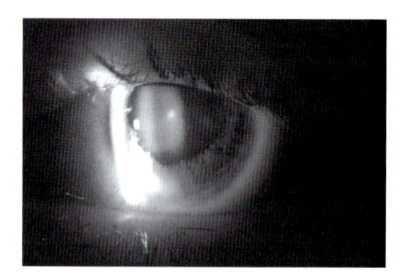

Abb. 13.5 Uveitis anterior: Neben der konjunktivalen und ziliaren Gefäßinjektion sind zahlreiche Verklebungen zwischen Irisrückfläche und Linsenvorderfläche (hintere Synechien) zu erkennen, das Auge ist sehr lichtempfindlich und der Spasmus des Ziliarkörpers ist schmerzhaft.

Fehler und Gefahren

Eine Iritis/Iridozyklitis bei juveniler rheumatoider Arthritis ist nur selten schmerzhaft und das Auge ist auch äußerlich reizfrei, weshalb prophylaktische regelmäßige Augenuntersuchungen erforderlich sind, um Spätfolgen, wie Verklebungen zwischen Iris und Linse und bandförmige Hornhauttrübungen zu vermeiden.

13.5.6 Optikusneuritis

Eine Entzündung des N. opticus (Optikusneuritis, Neuritis nervi optici) bei Kindern ist selten, aber meistens bilateral. Die Augen sind äußerlich reizfrei, die Sehschärfe ist meistens deutlich reduziert, das Farbensehen erheblich eingeschränkt und eine Papillenschwellung ist in der Mehrzahl der Fälle vorhanden, kann aber auch fehlen. Typisch ist ein Zentralskotom im Gesichtsfeld, es können aber auch diffuse Einschränkungen bestehen. Außerdem ist ein afferenter Pupillendefekt vorhanden. Das VEP (visuelle evozierte Potenziale) ist im akuten Stadium pathologisch. Augenschmerzen treten bei Bewegungen der Augen, insbesondere von einer Seite zur anderen auf. Die Visusprognose ist in der Regel ausgezeichnet. Ursachen der Optikusneuritis bei Kindern sind z. B. Windpocken, Röteln, Masern, Mumps, Impfungen und selten eine multiple Sklerose [5].

Fehler und Gefahren

Ein Optikusgliom als Differenzialdiagnose der Papillenschwellung bei Optikusneuritis führt zu einer langsamen Dehnung der Optikusscheiden und löst in der Regel keine Schmerzempfindung aus.

13.6 Zusammenfassung

Nur der erste und zweite Ast des N. trigeminus führen Schmerzfasern aus dem Augenbereich. Die meisten Schmerzfaserendungen befinden sich in der Hornhaut. Bei Kindern, die noch nicht sprechen können, lässt sich häufig nur indirekt, z. B. durch Augenreiben und/oder häufiges Blinzeln auf Augenschmerzen schließen. Die Anamnese kurz vor dem Auftreten der Augenschmerzen gibt hier häufig einen Hinweis auf die Ursache, z. B. Erosio corneae nach Spielen mit der Katze. Die Art der Augenschmerzen, z. B. heftiger Juckreiz bei einer Allergie oder die Lokalisation der Augenschmerzen, z. B. unter dem Oberlid bei einem Fremdkörper, geben wichtige diagnostische Hinweise. Da Augenschmerzen am häufigsten auf Hornhautprobleme zurückzuführen sind und auch bei äußerlich völlig unauffälligem Auge eine sehr ernste Ursache haben können, ist in der Regel eine augenärztliche Untersuchung erforderlich, bei kleinen Kindern ggf. in Narkose. Augenschmerzen werden meistens mit der Beseitigung der Ursache therapiert, z. B. Entfernung eines Fremdkörpers unter dem Oberlid nach Ektropionieren. Beispiele für Augenerkrankungen mit Augenschmerzen sind Hornhauterkrankungen und -verletzungen, Asthenopie (subjektive Augenbeschwerden infolge Überanstrengung) kongenitales Glaukom, Uveitis anterior und Optikus neuritis.

Literatur

[1] Duke-Elder S, Wybar K C. System of Ophthalmology. Vol. II. The Anatomy of the Visual System. London: Kimpton; 1961
[2] Duke-Elder S, Abrams D. System of Ophthalmology. Vol. IV. Ophthalmic Optics and Refraction. London: Kimpton; 1970
[3] Kaufmann H. Strabismus. Stuttgart: Georg Thieme Verlag; 2004
[4] Schmidt R F, Lang F L. Physiologie des Menschen mit Pathophysiologie. Heidelberg: Springer; 2007
[5] Taylor D, Hoyt C S. Pediatric Ophthalmology and Strabismus. Edinburgh: Elsevier Saunders; 2005

14 Schmerzen im HNO-Bereich

Peter K. Plinkert und Philipp S. van de Weyer

14.1 Einleitung

Der Arzt, der Kinder und Jugendliche mit Schmerzen behandelt, ist oft mit Erkrankungen aus dem Gebiet der Hals-Nasen-Ohrenheilkunde konfrontiert. In den folgenden Kapiteln werden die häufigsten HNO-Erkrankungen nach anatomischer Lokalisation und entsprechend ihrer Pathogenese aufgeführt.

14.2 Ohr

Das Ohr ist immer wieder vor allem von bakteriellen Entzündungen betroffen. Besteht eine Anfälligkeit bei Kindern und Jugendlichen, treten die Schmerzen immer wieder auf. Die Befunde können dabei vielfältig sein (Tab. 14.1).

14.2.1 Therapie einzelner Krankheitsbilder

Erysipel

Gegen ß-hämolysierende Streptokokken ist hochdosiertes Penicillin G i. v. Mittel der ersten Wahl. Bei Penicillinallergie können alternativ Clindamycin oder Makrolide verabreicht werden. Analgetisch und gleichzeitig antiseptisch wirken kühlende Umschläge z. B. mit Dequaliniumchlorid.

Tabelle 14.1 Übersicht Ohrenschmerzen.

Krankheitsbild	Klinik/Befund
Erysipel	Durch β-hämolysierende Streptokokken ausgelöste Infektion mit flammender scharf begrenzter Rötung.
Perichondritis	Meist posttraumatisch durch Pseudomonas aeruginosa oder Staphylokokkus aureus ausgelöste Rötung und Schwellung der Ohrmuschel mit Aussparung des Ohrläppchens.
Gehörgangsentzündung	*Circumscripta:* meist durch Staphylokokken ausgelöste schmerzhafte Pustel mit Rötung und Überwärmung. *Diffusa:* Schwellung und Rötung des äußeren Gehörgangs meist durch Staphylokokkus aureus ausgelöst, bei Kleinkindern z. T. durch in den Gehörgang eingebrachte Fremdkörper verursacht.
Myringitis	Rötung und ggf. granulierende Entzündung des Trommelfells, oft in Kombination mit Otitis externa diffusa.
Tubenventilationsstörung	Oft infektassoziiertes Druckgefühl im Ohr verbunden mit Schwerhörigkeit, gelegentlich Schmerzen und Rauschen.

Tabelle 14.1 Übersicht Ohrenschmerzen (Fortsetzung).

Krankheitsbild	Klinik/Befund
akute Mittelohrentzündung	Meist über die Tube aufsteigende Infektion durch ß-hämolysierende Streptokokken oder Pneumokokken mit stechenden Ohrenschmerzen, Schallleitungsschwerhörigkeit sowie Fieber, klinisch imponieren zunächst Rötung und Vorwölbung des Trommelfells, oft gefolgt von einer Spontanperforation.
Mastoiditis	Häufigste Komplikation der Otitis media acuta mit Einschmelzung der knöchernen Strukturen des Mastoids. Bei beginnender oder Minderpneumatisation ist eine Zygomatizitis mit präaurikulärer Vorwölbung (DD: Parotitis) möglich, bei fortgeschrittener Entzündung Labyrinthitis (u. a. Schwindel, Hörverlust, Fazialislähmung). Klinisch imponieren zunehmende Ohrenschmerzen, Mastoidklopfschmerz, hohes Fieber, retroaurikuläre Rötung und Schwellung mit abstehender Ohrmuschel.
chronische Schleimhauteiterung	Durch anhaltende Tubenventilationsstörung und persistierende Paukenergüsse ausgelöste Atrophie des Trommelfells mit daraus resultierender Perforation; es liegt meist ein reizloser und trockener zentraler Trommelfelldefekt der Pars tensa vor. Meist sind die Patienten beschwerdefrei. Bei gelegentlich auftretender Entzündung imponiert die Schleimhaut gerötet und es kommt zu einer eitrigen Sekretion.
Cholesteatom des Mittelohrs	Bei der chronischen Knocheneiterung kommt es zu einer Bildung von Plattenepithelmassen im Mittelohr mit einer entzündlichen Perimatrix. Unbehandelt kann es zu einer Destruktion der Gehörknöchelchen, des Labyrinths, des Fazialiskanals oder zu einem Einbruch nach intrakraniell kommen. Mit Ausnahme des kongenitalen Cholesteatoms besteht meist ein randständiger Trommelfelldefekt. Charakteristisch ist eine fötide Eiterung und Schallleitungsschwerhörigkeit. In fortgeschrittenen Stadien können Schwindel, Ertaubung oder eine Fazialisparese hinzukommen.
sekundäre Otalgie	In die Ohrregion ausstrahlende Schmerzen ausgelöst durch Erkrankungen im Innervationsbereich des Nervus trigeminus (z. B. bei Zahnerkrankungen), Nervus glossopharyngeus (Erkrankungen des Zungengrundes, der Tonsillen und Nasopharynx) oder Nervus vagus (Hypopharynx und Larynx-Erkrankungen).

Perichondritis

Neben einer antibiotischen Therapie mit Ceftazidim ggf. mit Isoxazolyl-Penicillinen ist eine desinfizierende Lokalbehandlung z. B. mit Alkohol- oder Octenisept-Umschlägen durchzuführen. Alternativ kann als Antibiose ein Carbapenem zur Anwendung kommen. Bei Persistenz und schweren Formen der Perichondritis hat eine frühzeitige operative Entfernung der nekrotischen Knorpelanteile zu erfolgen.

Gehörgangsfurunkel (Otitis externa circumscripta)

Bei leichter, begrenzter Entzündung des äußeren Gehörgangs ist eine Lokaltherapie mit H_2O_2 3 % oder antibiotische Lokaltherapie mit z. B. Jellin-Neomycin-Salbe ausreichend. Vor Anwendung aminoglykosidhaltiger Salben wie Jellin-Neomycin-Salbe ist eine Trommelfellperforation sicher auszuschließen. Alternativ können Zugsalbe oder Ichtholan 20 % zur Anwendung kommen und eine Spontanöffnung abgewartet werden. Bei Abszessbildung oder ausbleibender Besserung ist eine Inzision indiziert. In ausgeprägten Fällen ist eine systemische Antibiose mit Flucloxacillin oder Cephalosporinen zu beginnen. Bei Penicillinallergie kann alternativ Clindamycin verabreicht werden. Als analgetische Therapie haben sich Paracetamol oder Ibuprofen bewährt. Bei Fremdkörpern im äußeren Gehörgang ist eine Entfernung unter mikroskopischer Kontrolle durch den HNO-Arzt zu veranlassen.

Myringitis (Otitis externa diffusa)

Essentiell ist die Reinigung des Gehörgangs unter dem Mikroskop. Neben der Gehörgangsreinigung kann sowohl eine Therapie mit alkoholhaltigen Ohrentropfen oder Salbenstreifen erfolgen:
- Alkoholhaltige Ohrentropfen:
  - Rp. 1: Dequalinium-Cl 0,02; Glycerol wasserfrei; Äthanol 90 % aa ad 10,0
  - Rp. 2.: Dequalinium-Cl 0,2; in wasserfreiem Glycerol ad 40,0 (falls Rp. 1 schmerzhaft)
- Salbenstreifen:
  - bei sicherem Ausschluss eines Trommelfelldefektes: kortikoid- und aminoglykosidhaltige Salben wie z. B. Jellin-Neomycin-Salbe
  - bei bekannter Perforation und vollendetem 9 Lebensjahr: „Messerklinger"-Salbe (Rp.: Hydrocortisonacetat 1g, Tetracyclinhydrochlorid 1g, dickflüssiges Paraffin 30g, weiße Vaseline ad 100g)

Tubenventilationsstörung

Zur Verbesserung der Tubenventilation sind abschwellende Nasentropfen für Kinder anzuwenden. Unterstützend wirken das Aufblasen eines Luftballons mit der Nase (Otobar), die Durchführung von Valsalva-Manövern und Politzer-Verfahren. Bei akutem Infekt sind diese unterstützenden Maßnahmen jedoch wegen der Gefahr der Keimverschleppung in das Mittelohr kontraindiziert.

Akute Mittelohrentzündung und Mastoiditis

Bei schwerer Otitis media acuta werden abschwellende Nasentropfen für Kinder und Aminopenicilline oral eingesetzt. Bei Penicillinallergie sind alternativ Makrolide gut wirksam. Schmerzlindernd wirkt oft ein mit warmem Wasser getränktes Tuch auf dem Ohr sowie Paracetamol oder Ibuprofen. Eine Paracentese sollte frühzeitig erwogen werden, um Schmerzen zu lindern und potenzielle Komplikationen (z. B. Fortleitung auf das Innenohr) zu verhindern. Eine potenzielle Komplikation stellt die Mastoiditis dar (Abb. 14.1, Abb. 14.2). Obligate Therapie ist die operative Ausräumung des Warzenfortsatzes, die Paracentese sowie ggf. Einlage eines Drainageröhrchen in gleicher Sitzung. Auf eine ausreichende Antibiose mit Aminopenicillin plus Betalaktamaseinhibitor oder alternativ mit Cephalosporinen darf nicht verzichtet werden.

Chronische Knocheneiterung (Cholesteatom)

Bei einem Cholesteatom ist eine mikrochirurgische Sanierung obligat, um lebensgefährliche Komplikationen (Fazialisparese, Labyrinthitis, Meningitis, Hirnabszess, Sinus sigmoideus-Thrombose mit Sepsis) zu verhindern. Neben der vollständigen Entfernung des Cholesteatoms wird in gleicher Sitzung die funktionelle Wiederherstellung von Trommelfell und Gehörknöchelchenkette durchgeführt (Abb. 14.3). Bei fortgeschrittener Entzündung erfolgt die Rekonstruktion im Intervall nach 6–12 Monaten. Postoperativ sind regelmäßige und lebenslange HNO-fachärztliche Verlaufskontrollen essentiell, um Rezidive frühzeitig erkennen und behandeln zu können. Mehrfachoperationen sind möglich. Bei einem ausgedehnten Cholesteatom ist eine perioperative Abschirmung mit einem pseudomonas-wirksamen Antibiotikum erforderlich.

Chronische Schleimhauteiterung (Otitis media chronica mesotympanalis)

Zentraler Trommelfelldefekt (Abb. 14.4), zunehmende Schallleitungsschwerhörigkeit, gelegentlich auftretende Infektionen und damit einhergehende Schmerzen stellen die Indikation zur mikrochirurgischen Wiederherstellung des Schallleitungsapparates dar. Im Gegensatz zum Cholesteatom ist die operative Versorgung anzuraten, aber nicht zwingend. Die mikrochirurgische Sanierung kann bereits im Vorschulalter erfolgen. Bei beiden Formen der chronischen Mittelohrentzündung ist eine antibiotische

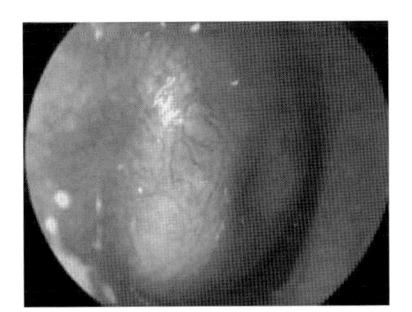

Abb. 14.1 Vorgewölbtes, gerötetes und verdicktes Trommelfell bei akuter Otitis media.

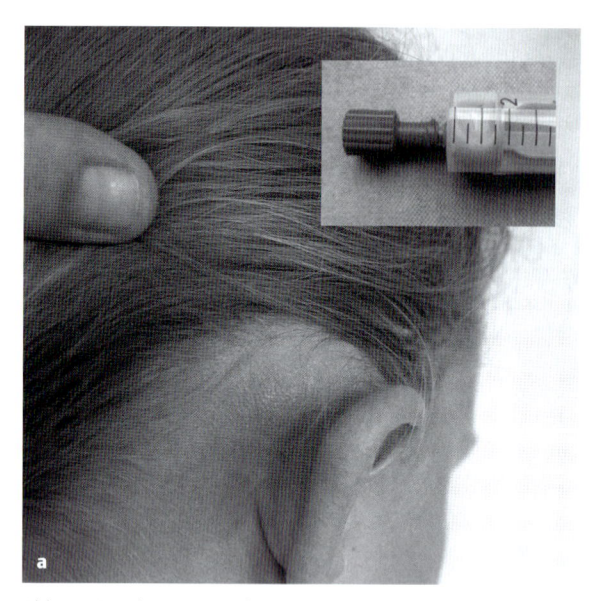

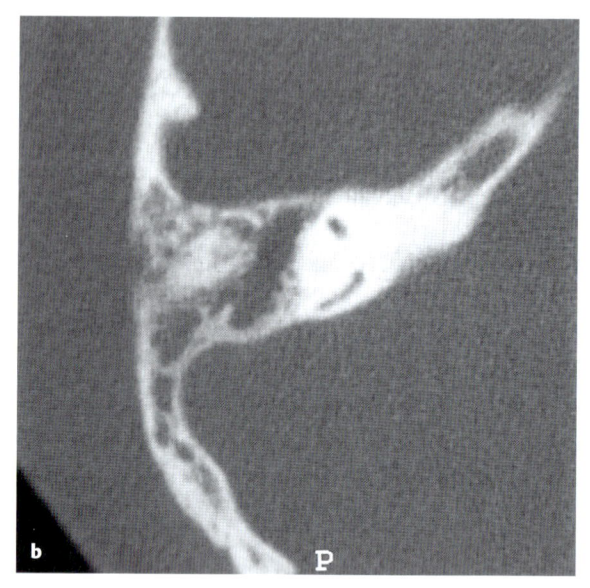

14 Schmerzen im HNO-Bereich

Abb. 14.2 Akute Mastoiditis mit retroaurikulärer Rötung und Schwellung.
a Abstehende Ohrmuschel, bei Punktion des Planum mastoideum lässt sich Pus aspirieren.
b Die CT zeigt eine komplette Verschattung des Mastoidzellsystems mit partieller Destruktion der Knochensepten.

Behandlung zur definitiven Beseitigung zwecklos, auch wenn dies der Begriff „Eiterung" suggeriert. Bei akuten Exazerbationen, beispielsweise durch eindringendes Wasser in die Paukenhöhle, sind die ohrmikroskopische Reinigung des Gehörganges und Mittelohres, die Lokalbehandlung mit 3 %iger H_2O_2-Lösung, sowie antibiotische Behandlung indiziert.

▪ Sekundäre Otalgie (projizierte Schmerzen)

Verschiedenste Erkrankungen im Innervationsbereich des Nervus trigeminus, Nervus glossopharyngeus oder Nervus vagus können zu sekundären Otalgien führen. Aufgrund der vielfältigen Ursachen sekundärer Otalgien ist eine eingehende klinische Untersuchung der gesamten Kopf-Hals-Region unabdingbar. Nur so kann die zugrundeliegende Erkrankung erkannt und die sekundäre Otalgie ursächlich behandelt werden (Abb. 14.5).

14.3 Nase und Nasennebenhöhlensystem

Im Vordergrund stehen akute und chronische Entzündungen der Nasennebenhöhlen. Doch auch posttraumatische Schmerzen sind zu differenzieren.

14.3.1 Therapie einzelner Krankheitsbilder

▪ Akute Nasen- und Nasennebenhöhlenentzündungen sowie deren Komplikationen

Um den Sekretabfluss aus den Nasennebenhöhlen zu verbessern, werden abschwellende Nasentropfen für Kinder und ggf. hohe Einlagen angewandt. Eine zusätzliche Sekretolyse kann bei über 3-jährigen Kindern mittels Acetylcystein erreicht werden, wobei auf eine ausreichende Trinkmenge zu achten ist. Unterstützend wirken Wasserdampf- oder Soleinhalationen zwei- bis dreimal täglich. Bei leich-

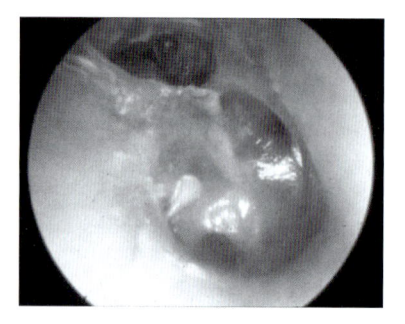

Abb. 14.3 Otitis media chronica epitympanalis mit randständigem Trommelfelldefekt.

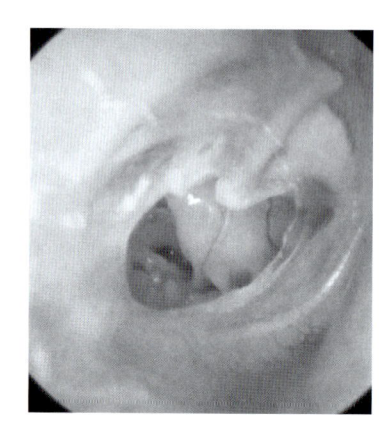

Abb. 14.4 Otitis media chronica mesotympanalis mit reizlosem und trockenem zentralen Trommelfelldefekt der Pars tensa.

Nase und Nasennebenhöhlensystem

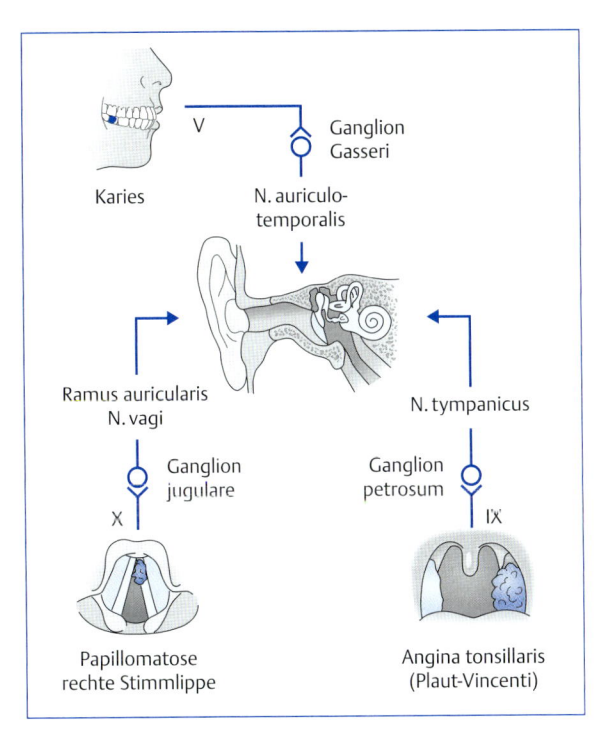

Abb. 14.5 Sekundäre Otalgie.

ter purulenter Sinusitis ist eine antibiotische Therapie mit Amoxicillin, Makroliden oder Clindamycin indiziert, bei schweren Formen Amoxicillin mit Clavulansäure. Prädisponierende Faktoren wie z. B. Adenoide, Nasenmuschelhyperplasie, Choanalatresie und juveniles Nasenrachenfibrom müssen ausgeschlossen und ggf. operativ saniert werden. Bei orbitalen (Abb. 14.6) und endokraniellen Komplikationen sind eine antibiotische Therapie, interdisziplinäre Planung sowie frühzeitige operative Sanierung obligat.

Fremdkörper

Die Fremdkörperentfernung erfolgt endoskopisch mit einem kleinen Häkchen. Bei kleinen oder unruhigen Kindern ist ggf. eine Intubationsnarkose notwendig. Von einem Versuch, den Fremdkörper mit Pinzetten zu entfernen, sollte abgesehen werden, da bei einem Abrutschen die Gefahr des noch tieferen Eindringens besteht.

Chronische Nasennebenhöhlenentzündung

Bei Kindern mit chronischen Nasennebenhöhlenentzündungen sind insbesondere Allergien, Immundefekte, Mukoviszidose und primäre Ziliendyskinesien (Kartagener-Syndrom) auszuschließen. Prädisponierende Faktoren sind z. B. durch Adenotomie, Muschelkaustik oder operative Entfernung eines Nasenrachenfibroms zu beheben. Bei rezidivierenden Sinusitiden ist auch bereits im Kindesalter eine funktionell-endoskopische Nasennebenhöhlenoperation durchzuführen. Absteigende Infektionen und Bronchitiden (z. B. bei Mukoviszidose) können damit in Häufigkeit und Intensität reduziert werden.

Nasenbeinfraktur

Um ein starkes Anschwellen der Nase zu verhindern, sollte die Nase von außen z. B. mit cool-packs gekühlt werden. Zur ergänzenden Analgesie kann bei Bedarf Ibuprofen-Saft für Kinder verordnet werden. Die Nase sollte nicht ge-

Tabelle 14.2 Übersicht Schmerzen der Nase und des Nasennebenhöhlensystems.

Krankheitsbild	Klinik/Befund
akute Sinusitis	Nichtpurulente Entzündung des Nasennebenhöhlensystems durch Viren oder purulente Entzündung überwiegend durch Pneumokokken, Haemophilus influenzae, Streptokokken, Staphylokokken, seltener Anaerobier und Pilze. Meist stark behinderte Nasenatmung, Sekretabfluss, Druckgefühl und Klopfempfindlichkeit über der betroffenen Nebenhöhle, Schmerzverstärkung beim Bücken. Bei insuffizienter Therapie drohen orbitale oder zentrale Komplikationen wie z. B. Orbitaphlegmone oder Meningitis. Aufgrund der altersabhängigen Pneumatisation des Gesichtsschädels können Siebbeinentzündungen bereits im Säuglingsalter, Kieferhöhlenentzündungen ab dem 3. Lebensjahr und Stirnhöhlenentzündungen erst im Alter von ca. 8 Jahren auftreten.
Fremdkörper	Einseitige Nasenatmungsbehinderung oder entzündliche Rhinitiden.
chronische Sinusitiden	Jede länger als 6 Monate bestehende Entzündung der Nasennebenhöhlen mit dumpfem Kopfschmerz, Nasenatmungsbehinderung, Hyposmie und Sekretabfluss, Symptome bei Kindern meist diskret in Form von rezidivierendem Husten, unklarem Fieber, Bauchschmerzen und Konzentrationsschwierigkeiten.
Nasenbeinfraktur	Meist durch stumpfe Gewalteinwirkung ausgelöst. Klinisch imponieren je nach Schweregrad Schwellung, Schiefstand, Nasenbluten und Nasenatmungsbehinderung. Wegen der Gefahr des Septumhämatoms sollte eine HNO-ärztliche Abklärung erfolgen. Unbehandelt besteht die Gefahr eines Septumabszesses mit konsekutiver Ausbildung einer Sattelnase.
Orbitaboden- u. Jochbeinfraktur	Durch Gewalteinwirkung auf den Bulbus oder den Jochbeinkörper bedingte Frakturierung teilweise mit Infraorbitalrandbeteiligung, palpabler Stufenbildung, Motilitätseinschränkung des Bulbus mit Doppelbildern und evtl. Sensibilitätsausfall im Versorgungsgebiet des N. infraorbitalis.

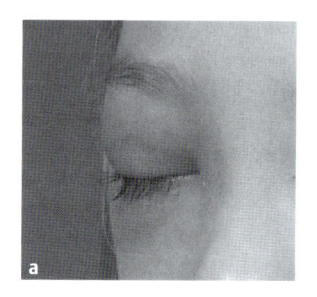

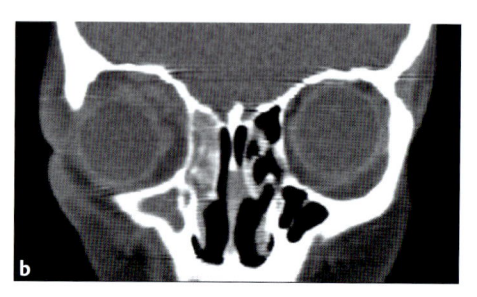

Abb. 14.6 Akute Sinusitis mit orbitaler Komplikation.
a Oberlidödem.
b Komplette Verschattung von Siebbein und Kieferhöhle rechts.

schnäuzt werden. Abschwellende Nasentropfen für Kinder bewirken eine Verbesserung der Nasenatmung. Eine Reposition ist unmittelbar posttraumatisch oder nach Schwellungsrückgang innerhalb einer Woche nach dem Trauma möglich.

> **Merke**
> Septumhämatome müssen frühzeitig entlastet werden und ergänzend antibiotisch mit Sobelin oder Aminopenicillinen plus Betalaktamaseinhibitoren abgedeckt werden.

Orbitaboden- und Jochbeinfraktur

Bei Auftreten von Doppelbildern oder Sensibilitätsausfällen ist eine operative Sanierung innerhalb eines Zeitfensters von einer Woche zwingend erforderlich. Als analgetische Therapie haben sich Ibuprofen-Saft und Kühlung bewährt.

14.4 Mundhöhle und Rachen

Der Hals ist eine der häufigsten Schmerzlokalisationen im Kindes- und Jugendalter.

14.4.1 Therapie einzelner Krankheitsbilder

Angina tonsillaris

Gegen die überwiegend durch β-hämolysierenden Streptokokken ausgelöste Infektion ist Penicillin V über 10 Tage Mittel der ersten Wahl. Bei Penicillin-Allergie können alternativ Makrolide oder Clindamycin verordnet werden. Analgetisch wirksam sind Antipyretika wie z. B. Paracetamol sowie heiße Wickel, Bettruhe und weiche Kost wirken unterstützend.

> **Fehler und Gefahren**
> Ohne eine Antibiotikatherapie über einen Zeitraum von 7–10 Tagen droht die Entwicklung von Peri- oder Retrotonsillarabszessen.

Tabelle 14.3 Übersicht Schmerzen der Mundhöhle und des Rachens.

Krankheitsbild	Klinik/Befund
Angina tonsillaris	Meist durch ß-hämolysierende Streptokokken ausgelöste Entzündung der Gaumenmandeln mit gelben Stippchen, Halsschmerzen, Fieber und Schluckstörungen.
Peritonsillarabszess	Ausdehnung der Entzündung über die Tonsille hinaus: bei Peritonsillarabszess: Vorwölbung des vorderen Gaumenbogens, Uvulaverdrängung zur gesunden Seite bei retrotonsillärem Abszess: nur gelegentlich Vorwölbung der Tonsille, Kieferklemme jedoch für beide Formen charakteristisch Weitere Symptome sind sekundäre Otalgie, kloßige Sprache und erneuter Fieberanstieg.
Mononukleose	Schwellung der Gaumenmandeln mit flächenhaften, grauen Fibrinbelägen, Halsschmerzen, Rhinopharyngitis, reduzierter Allgemeinzustand, hohes Fieber, Gliederschmerzen und Schwellung von Lymphknoten und Milz.
Pharyngitis acuta	Meist virale Infektion der oberen Luftwege, häufig bakterielle Superinfektion, unter Umständen auch hochfieberhaft mit Kratzen und Brennen im Hals, Schluckbeschwerden und Trockenheitsgefühl.
Stomatitis aphthosa	Millimetergroße, sehr schmerzhafte Ulzera in der gesamten Mundhöhle auftretend, Neigung zu Rezidiven.
Verbrühung und Verätzung	Verbrühung durch kochendes Wasser oder Wasserdampf, Heiserkeit und Atemnot bis zu drei Stunden nach Exposition möglich. Verätzungen erfolgen durch Ingestion von Säuren oder Laugen.
Mund- und Pharynxfremdkörper	Schmerzen und Würgereiz durch verschluckte Gräten, Nadeln oder Knochensplitter, die meist in den Gaumenmandeln stecken bleiben, seltener im Zungengrund oder Vallecula epiglottica.

Mundhöhle und Rachen

> **Merke**
> Bei Mononukleose sind Aminopenicilline wegen Exanthemgefahr kontraindiziert.

Peritonsillarabszess

Beim Peritonsillarabszess (Abb. 14.7) ist die sofortige Abszessspaltung und Tonsillektomie durch einen HNO-Facharzt (Tonsillektomie à chaud) erforderlich. Dies verschafft dem Patienten eine sofortige Schmerzlinderung und Beseitigung einer Kieferklemme. Alternativ kann eine alleinige Abszessspaltung und Tonsillektomie im freien Intervall erfolgen. Die Inzision erfolgt am Punkt der maximalen Vorwölbung des vorderen Gaumenbogens. In beiden Fällen ist eine gleichzeitige Gabe von hochdosiertem Penicillin G oder Aminopenicillin plus Clavulansäure indiziert, bei Penicillin Allergie alternativ Makrolide oder Clindamycin. Zusätzlich sind stets Analgetika wie z. B. Ibuprofen zu verabreichen. Postoperativ ist darauf zu achten, dass der Patient weiche Kost zu sich nimmt sowie kohlensäurehaltige Getränke und Fruchtsäfte meidet.

> **Merke**
> Ohne Tonsillektomie drohen ein erneuter Peritonsillarabszess mit potenziellen Komplikationen wie Halsphlegmone, Mediastinitis, Jugularvenenthrombose oder Sepsis.

Oft bleibt der Retrotonsillarabszess zunächst unerkannt, da die typischen Symptome, wie Vorwölbung des vorderen Gaumenbogens und Abweichen der Uvula, fehlen. Vielmehr kann als einziges Symptom eine eingeschränkte Mundöffnung richtungsweisend sein.

Mononukleose

Eine kausale Therapie ist nicht möglich. Zur symptomatischen Behandlung kommt als Antipyretikum beispielsweise Paracetamol zum Einsatz. Bei erheblicher Schluckstörung kann die intravenöse Flüssigkeitssubstitution erforderlich werden. Auf körperliche Schonung ist aufgrund der Gefahr einer Milzruptur zu achten. Zur Beurteilung der Hepatosplenomegalie sind regelmäßige sonographische Kontrollen des Abdomens zu empfehlen. Bei ausgeprägten Ulzera ist eine zusätzliche antibiotische Therapie mit z. B. Penicillin V durchzuführen.

> **Fehler und Gefahren**
> Es sollten keine Aminopenicilline verordnet werden, da Exanthemgefahr besteht.

Pharyngitis acuta

Da es sich bei der Pharyngitis acuta meist um eine virale Infektion handelt, ist keine kausale Therapie möglich. Schmerzlindernd wirken heiße Milch mit Honig, Salbeitee, Halswickel und anästhesierende Lutschtabletten. Bei Vorliegen einer Begleitrhinitis kann die Nasenluftpassage durch Gabe eines α-Sympathomimetikums (wie z. B. Otriven-Nasentropfen für Kinder) verbessert werden. Zur Prävention und Behandlung bakterieller Infektionen eignen sich bei dem zu erwartenden Erregerspektrum Aminopenicilline.

Stomatitis aphthosa

Hier sollten Mundreinigung und Desinfektionsmittel wie z. B. Hexoral (falls das Kind die Mundspülung beherrscht) oder Salbeitee zur Anwendung kommen. Darüber hinaus eignen sich auch H_2O_2-Lösung 3 % oder das Touchieren mit Silbernitrat-Lösung 15 %, bei starken Schmerzen Pyralvex-Lösung 30 Minuten vor dem Essen.

Verbrühung und Verätzung

Als Akutbehandlung sind in schweren Fällen die stationäre Überwachung, bei Atemnot die hochdosierte Gabe von Steroiden oder ggf. die Intubation indiziert. Bei Intubation über zwei Wochen sollte die Anlage eines plastischen Tracheostomas erfolgen, um Sekundärkomplikationen der Langzeitintubation (wie z. B. Tracheomalazie) zu verhindern. Bei Verätzungen ist als Erstmaßnahme ein ausgiebiges Spülen mit Wasser durchzuführen. Eine endoskopische Kontrolle des Oro- und Hypopharynx sowie Ösophagus und Magens ist durch einen erfahrenen Endoskopeur durchzuführen, um die Lokalisation und Tiefenausdehnung der Verätzung zu bestimmen. In gleicher Sitzung muss bei ausgedehnten Schleimhautläsionen eine Magensonde unter endoskopischer Sicht gelegt werden. Eine Gewichts- und stadienadaptierte Steroidtherapie ist sofort einzuleiten, um Narbenstrikturen zu vermeiden. Bei tiefen Verätzungen sollte wegen einer Perforationsgefahr des Magens eine zurückhaltende Steroidtherapie erfolgen. Hochgradige Verätzungen erfordern eine Kontrollendoskopie ca. 3–4 Wochen nach der Ingestion, um beginnende Strikturen frühzeitig zu erkennen und gleichzeitig zu bougieren. Ergänzend empfiehlt sich eine antibiotische Abdeckung mit Amoxicillin sowie Analgetikatherapie mit Ibuprofen und ggf. Pentazocin. Die Dosierung ist an Alter und Gewicht zu adaptieren.

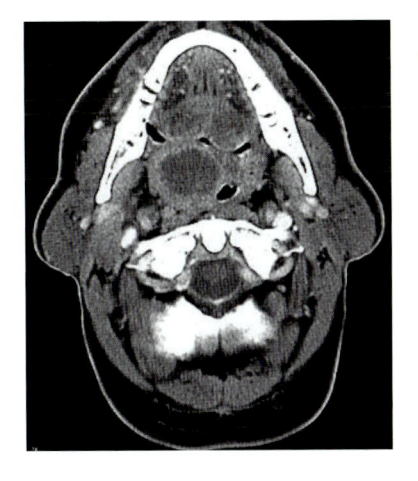

Abb. 14.7 Peritonsillarabszess rechts mit ausgedehnter Verlegung des Oropharynx.

Fremdkörper

Bei harten und scharfkantigen Fremdkörpern im HNO-Bereich (z. B. Fischgräten, Hühnerknochen, Spielzeugteilen) ist eine umgehende endoskopische Entfernung des Fremdkörpers durchzuführen. Dabei muss die Nüchternheitsgrenze des Anästhesisten nicht eingehalten werden. Die transoral-endoskopische Entfernung sollte bevorzugt durch den HNO-Arzt erfolgen, da er über die Expertise der flexiblen und starren Fremdkörperextraktion verfügt und darüber hinaus in Einzelfällen eine Halsöffnung von außen durchführen kann. Bei Perforation oder Entzündung ist eine intravenöse antibiotische Therapie mit Aminopenicillinen und Metronidazol durchzuführen. Zur Schmerztherapie haben sich Ibuprofen und Paracetamol bewährt.

14.5 Speicheldrüsen

Neben der weniger schmerzhaften viralen Parotitis durch das Mumpsvirus ist differentialdiagnostisch auch an bakterielle Speicheldrüsenentzündungen und Steinleiden zu denken.

Tabelle 14.4 Übersicht Schmerzen der Speicheldrüsen.

Krankheitsbild	Klinik/Befund
infektiöse Sialadenitis	*Viral:* Meist durch Mumpsvirus, CMV oder Coxsackie-Virus ausgelöste Entzündung der großen Speicheldrüsen mit schmerzhafter Schwellung und z. T. Fieber, bei Befall der Glandula parotis kommt es zu einem abstehenden Ohrläppchen. *Bakteriell:* Schmerzhafte Schwellung mit eitriger Sekretion aus dem Ausführungsgang, meist duktogene Genese bei entsprechender Prädisposition wie z. B. mangelnde Mundhygiene, reduziertem Allgemeinzustand und eingeschränkter Nahrungszufuhr, Diabetes mellitus oder Sialolithiasis.
Sialolithiasis	Meist in der Glandula submandibularis auftretende, nahrungsabhängige und schmerzhafte Schwellung durch obstruierende Konkremente.

14.5.1 Therapie einzelner Krankheitsbilder

Infektiöse Sialadenitis

Bei viraler Sialadenitis ist eine symptomatische Therapie mit kalten Umschlägen, Paracetamol und Sialogoga (wie z. B. sauren Drops und Kaugummi) durchzuführen. Des Weiteren ist eine konsequente Mundhygiene sowie weiche Kost zu empfehlen. Um eine bakterielle Superinfektion zu verhindern, ist eine frühzeitige Verordnung eines Antibiotikums ratsam. Hat sich bereits eine bakterielle Infektion manifestiert, sind Aminopenicilline mit Betalaktamaseinhibitor Mittel der ersten Wahl.

Kommt es zu einer Einschmelzung, erkennbar an einer fluktuierenden Schwellung, ist nach sonographischer Kontrolle eine sofortige Abszessspaltung indiziert. Intraoperativ empfiehlt sich – neben der Entnahme eines Abstriches zur mikrobiologischen Untersuchung – die Biopsie zur feingeweblichen Untersuchung. Nach Erhalt des Antibiogramms muss ggf. eine Anpassung der Antibiose erfolgen. Die intraoperativ eingelegte Drainage sollte mindestens zweimal täglich mit Wasserstoffperoxid 3 % und anschließend physiologischer Kochsalzlösung gespült werden.

Sialolithiasis

Rezidivierende Schwellungen der großen Speicheldrüsen im Rahmen der Nahrungsaufnahme lenken den Verdacht auf ein Steinleiden. Zur Diagnosesicherung und zum Ausschluss einer Abszedierung eignet sich die sonographische Abklärung. Hierbei ist typischerweise ein Schallschatten nachzuweisen. Bei kleinen Konkrementen sollte zunächst eine konservative Therapie mit Sialogoga (saure Drops, Kaugummi) und Speicheldrüsenmassagen erfolgen. Zur Schmerzbehandlung eignen sich Paracetamol oder Ibuprofen, zur antibiotischen Abschirmung Aminopenicilline mit Betalaktamaseinhibitor oder Cefuroxim. Mündungsnahe Steine lassen sich durch Gangschlitzung und Marsupialisation entfernen. Hingegen lassen sich drüsennahe Konkrementen durch eine endoluminäre Therapie oder eine Submandibulektomie behandeln.

14.6 Gesichts- und Halshaut

Exemplarisch für die zahlreichen schmerzhaften Hautefloreszenzen bei Kindern und Jugendlichen sollen Erysipel und Follikulitis dargestellt werden.

Tabelle 14.5 Übersicht Schmerzen der Gesichts- und Halshaut.

Krankheitsbild	Klinik/Befund
Erysipel	durch β-hämolysierende Streptokokken ausgelöste Infektion mit flammender scharf begrenzter Rötung.
Follikulitis/Furunkel	tiefe, meist durch Staphylokokkus aureus ausgelöste Entzündung der Haarfollikel oder Talgdrüsen der Haut mit Rötung, Schwellung, Fieber und Schmerzen.

14.6.1 Therapie einzelner Krankheitsbilder

Erysipel

Gegen ß-hämolysierende Streptokokken ist hochdosiertes Penicillin G i. v. Mittel der ersten Wahl. Bei Penicillinallergie können alternativ Clindamycin oder Makrolide verabreicht werden. Analgetisch und gleichzeitig antiseptisch wirken kühlende Umschläge beispielsweise mit Dequaliniumchlorid.

Follikulitis/Furunkel

Bei Follikulitis ist eine Lokalbehandlung mit Aureomycin-Salbe und Octenisept-Umschlägen durchzuführen.

Bei umschriebenem Furunkel sind antibiotikahaltige Salben wie z. B. Nebacetin oder Zugsalbe geeignet. Bei ausgedehntem Befund muss zusätzlich eine systemische Antibiose mit Flucloxacillin oder Clindymycin erfolgen.

Liegt ein Nasenfurunkel vor, ist zur Prävention einer Thrombophlebitis der V. angularis eine Heparinisierung und weiche Kost zu verordnen. Ein Übergreifen der Entzündung äußert sich in einer druckschmerzhaften Verhärtung des Gefäßes.

> **Merke**
> Bei Druckschmerzhaftigkeit am medialen Augenwinkel ist die umgehende Unterbindung der V. angularis durch den HNO-Arzt erforderlich, da ansonsten die Gefahr der Kavernosusthrombose mit letalem Ausgang besteht.

14.7 Halsweichteile

Erkrankungen der Halsweichteile können unbehandelt zum Teil zu lebensbedrohlichen Komplikationen wie Erstickung und Mediastinitis führen.

Tabelle 14.6 Übersicht Schmerzen der Halsweichteile.

Krankheitsbild	Klinik/Befund
Epiglottitis	Meist massive Schwellung mit Fremdkörpergefühl, kloßiger Sprache und inspiratorischem Stridor.
Halsabszess und Halsphlegmone	Akute oder chronische tiefe Entzündung nach infektiösen Prozessen in Mundhöhle, Rachen, Nase und Nasennebenhöhlen oder Ohr, bei Abszessen lokalisierte, bei Phlegmonen diffuse Entzündung der Halsweichteile. Letztere kann insbesondere nach diagnostischen und therapeutischen endoskopischen Eingriffen mit Verletzungen des Hypopharynx und Ösophagus auftreten. Das Krankheitsbild ist geprägt durch hohes Fieber, retrosternale Schmerzen und schmerzhafte Bewegungseinschränkungen des Kopfes.
laterale Halsfistel	Unvollständige Rückbildung der Kiemenfurchen mit Fistelöffnung am Vorderrand des Musculus sternocleidomastoideus mit milchiger Absonderung, bei bakterieller Superinfektion auch eitrig. Der Fistelgang verläuft vielfach durch die Carotisgabel bis zum oberen Pol der Gaumenmandel, in seltenen Fällen ist eine Einmündung in den Kehlkopf möglich.
laterale und mediale Halszysten	Prallelastische, fluktuierende Schwellung, bei Entzündung auch mit starken Schmerzen.
Verätzungen und Verbrühungen	Durch kochendes Wasser oder Wasserdampf ausgelöste Läsion der Schleimhaut von Mundhöhle und Pharynx mit Heiserkeit und Atemnot bis zu 3 Stunden nach der Exposition.

14.7.1 Therapie einzelner Krankheitsbilder

Epiglottitis

Umgehende Klinikeinweisung in Intubationsbereitschaft. Eine intravenöse Antibiose mit Cefotaxim oder Ceftriaxon sollte eingeleitet werden. Unterstützend wirken feuchte Kammer und eine systemische Kortisongabe.

> **Fehler und Gefahren**
> Bei Erstickung sollte eine sofortige Intubation erfolgen. Andernfalls kann eine Tracheotomie oder Koniotomie notwendig werden.

Halsabszess und Halsphlegmone

In beiden Fällen werden eine umgehende Abzessspaltung mit Abstrichentnahme und Probebiopsie erforderlich (Abb. 14.8). Eine antibiotische Therapie mit Amoxicillin und Clavulansäure (bei Penicillinallergie Clindamycin) ist sofort einzuleiten und bei Vorliegen des Antibiogramms entsprechend umzustellen. Die intraoperativ eingelegten Drainagen sind mindestens zweimal am Tag mit Wasserstoffperoxid 3 % und NaCl-Lösungen 0,9 % zu spülen.

> **Fehler und Gefahren**
> Bei inadäquater Therapie kann es zu einer Ausbreitung nach kaudal mit der Gefahr einer lebensbedrohlichen eitrigen Mediastinitis kommen.

Laterale Halsfistel

Bei der Entfernung der lateralen Halsfisteln ist auf eine vollständige Exstirpation zu achten. Der Fistelkanal kann von der Fistelöffnung aus mit einer Farbstofflösung markiert werden. Auf diese Weise lässt sich der Kanal durch die Halsweichteile nach kranial verfolgen. Bei Mündung im Oropharynx ist die gleichzeitige Tonsillektomie indiziert. Bei reizlosen Fisteln kann bis zum Schulalter mit der operativen Entfernung gewartet werden (Abb. 14.9a und b).

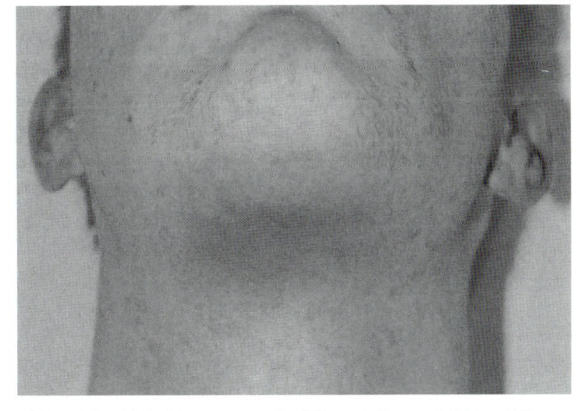

Abb. 14.8 Halsphlegmone mit diffuser Rötung, leichter ödematöser Schwellung und Überwärmung der Submentalregion.

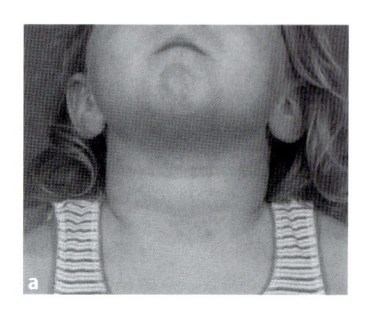

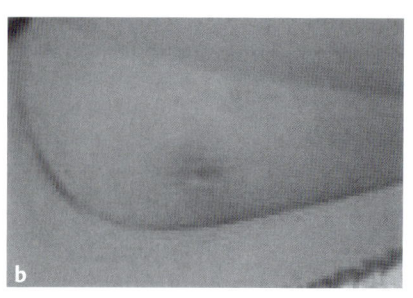

Abb. 14.**9** Laterale Halsfistel mit Mündung am linken Musculus sternocleidomastoideus.
a Gesamtansicht.
b Vergrößerte Darstellung.

Laterale und mediale Halszysten

Vollständige Exstirpation der Zysten. Bei medialer Halszyste muss zwingend der Zungenbeinkörper mit entfernt werden, da sonst eine sehr hohe Rezidivgefahr besteht. Bei Infektion ist eine antibiotische Therapie einzuleiten.

Verätzungen und Verbrühungen

Therapie siehe Kapitel Mundhöhle/Rachen, S. 140.

14.8 Zusammenfassung

Erkrankungen aus dem Fachgebiet der Hals-Nasen-Ohrenheilkunde sind eine der häufigsten Ursachen für Schmerzen im Kindes- und Jugendalter. Im Vordergrund stehen entzündliche Erkrankungen, die mit rechtzeitiger antibiotischer Therapie in der Regel gut behandelbar sind. Unerkannt und unbehandelt kann es jedoch zu dauerhaften organischen Schäden oder lebenbedrohlichen Komplikationen kommen. Insofern sollte nicht nur der Hals-Nasen-Ohrenarzt, sondern jeder praktisch tätige Arzt über die wichtigsten Erkrankungen und erforderlichen Therapien informiert sein.

Literatur

[1] Naumann H, Helms J, Herberhold C, Kastenbauer E. Oto-Rhino-Laryngologie in Klinik und Praxis. Stuttgart: Georg Thieme Verlag; 1996
[2] Beleites E. Wiederherstellende Verfahren bei Funktionsstörungen im Kopf- und Halsbereich. Laryngo-Rhino-Otologie. Stuttgart: Georg Thieme Verlag; 2005
[3] AWMF. Leitlinie HNO; 2008
[4] Zenner H P. Therapie von HNO-Krankheiten. Stuttgart: Schattauer Verlag; 2008
[5] Bluestone C D. Pediatric Otolaryngology. Philadelphia: Saunders; 2002

15 Akute Schmerzen an Zähnen und im Mundbereich

Martin J. Koch

15.1 Einleitung

Sowohl Milchzähne als auch bleibende Zähne sind aufgebaut aus Zahnpulpa sowie den Hartgeweben Schmelz, Dentin und Zement. Der Zahnschmelz bedeckt die Zahnkrone, er ist nicht sensibel innerviert und isoliert das Dentin normalerweise vollständig von der Mundhöhle. Das Dentin liegt unter dem Zahnschmelz, es bildet den Hauptanteil der Zahnhartsubstanzen. Inmitten des Dentins liegt die Pulpa, diese bildet das Dentin und enthält Bindegewebe, undifferenzierte Zellen, Blutgefäße und Nervenfasern. Über Fortsätze der *Odontoblasten* in den Dentinkanälchen ist die Pulpa mit dem Dentin eng verwoben.

Auch sensible Nervenenden reichen bis in die Dentinkanälchen hinein. Aufgrund einer reichhaltigen Innervierung können Zähne trotz der millimeterdicken Abschirmung durch den Zahnschmelz feine Temperaturänderungen und kleinste mechanische Verformungen durch Kaukräfte registrieren. Die Pulpa steht mit der Blutzirkulation in Verbindung durch eine kleine Öffnung des Wurzelkanals an der Wurzelspitze, wo die Blutgefäße (und auch die Nervenbahnen) den *Desmodontalspalt* (das parodontale Ligament) durchqueren. Im Desmodontalspalt befinden sich u. a. Kollagenfasern, die vom Zahnzement (welches die Wurzeloberfläche bedeckt) zum Knochen der Zahnalveole führen und so den Zahn im Knochen verankern, sowie weitere sensible Nervendungen. Auch Saumepithel und Gingiva sind sensibel innerviert.

15.2 Einteilung von Zahnschmerzen und deren Pathogenese

15.2.1 Verlust der protektiven Funktion der Zahnhartsubstanzen

Dentin ist schmerzempfindlich auf thermische aber auch osmotische Reize, wenn es dem Mundmilieu ausgesetzt ist. Bei Kindern und Jugendlichen eher selten ist das Freiliegen des empfindlichen Dentins am Zahnhals. Dort wird die Zahnwurzel normalerweise durch Gingiva und Zahnzement bedeckt, bei Rückgang der Gingiva kann das dünne Zahnzement aber leicht durch Abrasion und oder Erosion abgetragen werden. Die zugrundeliegenden Pathomechanismen vollziehen sich allmählich, in vielen Fällen kommt es zu Abwehrmechanismen der Pulpa (Sklerosierung der Dentinkanälchen oder Tertiärdentinbildung), daher können objektiv vorhandene Abrasionen oder Erosionen völlig asymptomatisch sein.

Dentin kann auch plötzlich durch ein Zahntrauma (s. u.) oder durch das Herausfallen einer Restauration freigelegt werden.

> **Merke**
>
> *Karies* entsteht durch das Einwirken der Stoffwechselprodukte von bakterieller Plaque auf die Zahnoberfläche. Die aus Kohlenhydraten gebildeten Säuren entziehen dem Zahnschmelz aus der Tiefe langsam Mineralien, erst nach einiger Zeit bricht die Oberfläche ein. Auch in späteren Stadien, wenn der Prozess auf das Dentin übergreift, kann Karies lange asymptomatisch bleiben oder – je nach Lokalisation – schwierig zu diagnostizieren sein (Abb. 15.1).

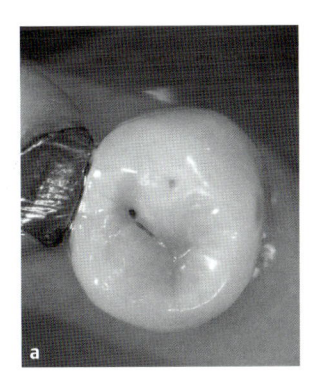

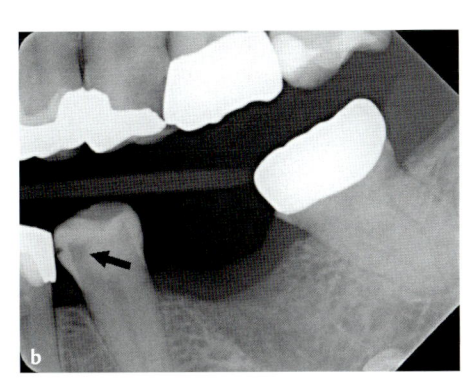

Abb. 15.1 Approximalkaries an einem Unterkiefer-Prämolaren.
a Die Läsion ist nur schwierig zu entdecken, da sie im Zahnzwischenraum lokalisiert ist.
b Röntgenbild des Zahnes aus Abb. a. Man erkennt eine Transluzenz, die auf eine tiefe Karies an diesem Zahn hinweist (Pfeil).

15.2.2 Pulpitis

Es ist klinisch von Bedeutung, ob Zahnschmerzen von einem Zahn mit vitaler oder nekrotischer Pulpa ausgehen (Tab. 15.1). Die akute Entzündung der vitalen Pulpa wird als Pulpitis bezeichnet, die häufigste Ursache der Pulpitis ist Karies. Bakterien bahnen sich meist den Weg durch die kariöse Läsion und lösen dort eine Entzündungsreaktion aus, die häufig irreversibel verläuft und zur Nekrose der Pulpa führt. Auch ein Zahntrauma oder die Freilegung von Pulpagewebe während zahnärztlichen Präparationen an der Zahnhartsubstanz können dazu führen, dass Bakterien in die Pulpa gelangen. Weiterhin können physikalische (z. B. Hitzeentwicklung bei zahnärztlicher Präparation) oder chemische Reize eine Pulpitis verursachen.

15.2.3 Infizierte Pulpanekrose (apikale Parodontitis)

Die Pulpanekrose schafft einen idealen Lebensraum für Bakterien. In vielen Fällen kommt es zu einer Entzündungsreaktion in dem umgebenden (periapikalen) Gewebe. Man spricht dann von *apikaler Parodontitis*.

Ist es zu einer Infektion von nekrotischem Pulpagewebe gekommen, resultiert zunächst meist eine chronische Entzündung. Periapikal, also im Bereich des Kieferknochens an der Wurzelspitze, wird das Knochengewebe aufgelockert durch Entzündungsgewebe, was charakteristische Veränderungen im Röntgenbild bewirkt. Nach einer Latenzzeit kann eine solche Veränderung akut exazerbieren und zu einem *Abszess* führen.

Seltener kommt es direkt zu einem odontogenen Abszess, der sich unmittelbar aus einem akuten entzündlichen Geschehen entwickelt.

Tabelle 15.1 Wichtige Formen von Zahnschmerzen bei vitaler oder nekrotischer Pulpa.

vitale Pulpa	Schmerzen aufgrund von freiliegendem Dentin bei Fehlen von Entzündungszeichen der Pulpa (meist durch Zahnhartsubstanzverlust), Beispiele: Karies im Anfangsstadium, überempfindliche Zahnhälse Schmerzen aufgrund akuter Entzündungszeichen der Pulpa (meist kariesbedingte Pulpitis), Beispiel: Karies im fortgeschrittenen Stadium, Pulpagewebe noch vital, Entzündung hat sich noch nicht auf das periapikale Parodontalgewebe ausgebreitet Schmerzen durch Infektionen oder Verletzungen des marginalen Parodontiums bei Fehlen von Entzündungszeichen der Pulpa
nekrotische Pulpa	Schmerzen aufgrund akuter Entzündungszeichen des periapikalen Parodontiums (meist kariesbedingt), Beispiel: Karies im fortgeschrittenen Stadium, Pulpagewebe nicht mehr vital, Entzündung hat sich auf das periapikale Parodontalgewebe ausgebreitet (apikale Parodontitis), evtl. mit beginnender Abszessbildung

Bei Milchzähnen erscheinen häufig Fisteln oder chronisch rezidivierende kleine Abszesse, die bei Milchmolaren relativ nahe am Zahnfleischrand, auf der befestigten Gingiva im Bereich des Interradikularraums liegen. Vom Aspekt her ist eine Unterscheidung zu einem Parodontalabszess schwierig, dieser ist aber bei Milchzähnen außerordentlich selten.

15.2.4 Zahnverletzungen, Verletzung der Zahnhartsubstanzen

Ist nur Zahnschmelz betroffen und liegt kein Dentin frei, spricht man von einer *Schmelzfraktur*. Die Fläche ist meist nicht überempfindlich. Sind Schmelz und Dentin in der Frakturfläche einbezogen, spricht man von einer Kronenfraktur, bei vitaler Pulpa ist die Wundfläche sehr sensibel (v. a. kälteempfindlich). Eine Kronenfraktur, die auch Pulpa involviert, wird als komplizierte Kronenfraktur bezeichnet.

> **Fehler und Gefahren**
>
> Wurzelfrakturen können schwierig zu diagnostizieren sein: Die Wundfläche liegt von außen nicht sichtbar innerhalb der Zahnalveole, ein Frakturspalt kann aufgrund schräger Verlaufsrichtung auch auf dem Röntgenbild nicht immer leicht erkannt werden.

Pulpitis oder Pulpanekrose (s. o.) können auch als Spätfolgen lange nach Zahntrauma beobachtet werden.

15.2.5 Verletzungen des Zahnhalteapparates

Bei Verletzungen des Zahnhalteapparates unterscheidet man nach Schwere (Kontusion, Luxation = Zerreißen von Desmodontalfasern, Avulsion = völliges Herausschlagen des Zahnes) und ggf. nach Richtung der Verschiebung des Zahnes (Intrusion, Extrusion, Laterotrusion). Wie bei den Verletzungen der Zahnhartsubstanzen sind Pulpakomplikationen, ggf. auch als Spätfolgen, nicht untypisch.

15.3 Diagnosestellung

15.3.1 Notfallanamnese

In der Notfallanamnese von Zahnschmerzen erlauben einige Informationen oft bereits eine weitgehende diagnostische Eingrenzung (Tab. 15.2).

> **Merke**
>
> Berichtet ein Patient eine Störung der Okklusion, also der Zahnkontakte zwischen Ober- und Unterkiefer, kann dies Hinweise geben auf Kiefergelenksluxation, Frakturen oder Zahnluxation.

15.3.2 Klinische Untersuchung

Typische Krankheitszeichen (Begleitsymptome/Befunde) von Zahnschmerzen sind (in Abhängigkeit vom jeweiligen Krankheitsbild) in Tab. 15.3 aufgelistet.

Diagnosestellung

Tabelle 15.2 Notfallanamnese bei Zahnschmerzen im Kindesalter.

Typische Angabe in der Anamnese	Hinweis auf
leichter/mittelstarker Schmerz (ohne vorausgegangene Verletzung); Auslösung des Schmerzes durch osmotischen (süß) oder thermischen Reiz (Kälte oft stärker als Wärme); Schmerz tritt auf äußeren Reiz hin ein und überdauert ihn nicht lange	Dentinfreilegung bei gesunder Pulpa oder reversible Pulpitis (z. B. nach Desintegration einer zahnärztlichen Restauration, überempfindlichem Zahnhals, bei Karies im Anfangsstadium)
mittelstarker bis starker Schmerz ohne vorausgegangene Verletzung; Schmerz tritt auf äußeren Reiz (s. o.) oder auch spontan ein und kann lange andauern	irreversible Pulpitis (z. B. bei progredienter Karies)
Schmerz tritt vorwiegend auf äußeren Reiz (v. a. Aufbissschmerz und Perkussionsempfindlichkeit) ein und kann den Reiz lange überdauern	Trauma des Zahnhalteapparates
starker Schmerz ohne vorausgegangene Verletzung; Spontanschmerz Verschlimmerung des Schmerzes durch äußeren (vorwiegend mechanischen Reiz (Perkussion, Aufbiss-Schmerz) und kann den Reiz lange überdauern; Gelegentlich Angabe über Verschlimmerung der Schmerzen durch Wärme (aber nicht durch Kälte)	akute Apikale Parodontitis bei Pulpanekrose (= beginnender Abszess) (nach infizierter Pulpanekrose, die durch Karies, Zahntrauma usw. verursacht sein kann)
Starker Schmerz mit variabler Schwellung der umgebenden Weichgewebe; Oft zunächst nur geringgradige Schwellung (subperiostale Phase) danach vorübergehend nachlassende Schmerzen, die langsam gemeinsam mit progredienter Schwellung wieder zunehmen (submuköse Phase)	odontogener Abszess (nach infizierter Pulpanekrose, die durch Karies, Zahntrauma usw. verursacht sein kann)
Wechselnde Schmerzanamnese, schwierig lokalisierbarer Schmerz, Loslassschmerz nach Zubeißen	Infraktur

Tabelle 15.3 Wichtige potenzielle Begleitbefunde neben Zahnschmerzen und dazu passende Diagnosen.

Begleitsymptom/Befund	passendes Krankheitsbild
Kavitation („Loch")	Karies
Zahnverfärbung	Pulpanekrose
Klopfempfindlichkeit	apikale Parodontitis Zahntrauma
Druckschmerz des Weichgewebes, Schwellung, Rötung, lokale Überwärmung	odontogener Abszess
Schmerz mit Bewegungseinschränkung des Kiefergelenks und/oder Okklusionsstörung	Kiefergelenkluxation Kieferfraktur
Zahnlockerung	Zahntrauma (Luxation, Wurzelfraktur) infektionsbedingte Wurzelresorption

Es gibt einige einfache Untersuchungen, die vom Arzt durchgeführt werden können:
- Inspektion: Ist eine Kavität oder Frakturlinie am Zahn erkennbar? Schwellung?
- Palpation: Druckdolenz im Vestibulum? Zahnlockerung? Fluktuation in der Schwellung?
- Perkussion: Ist ein Zahn empfindlich, wenn man mit einem geeigneten Instrument leicht daran klopft? Wichtig hierbei die vergleichende Untersuchung von mehreren Zähnen und die Wiederholung des Procedere.
- Kältetest zur Vitalitätsprüfung: Chloräthyl (auf einem Schaumstoff- oder Watteträger) wird auf die Zahnoberfläche gehalten, um die Kälteempfindlichkeit zu testen. Nicht selten falsch positiv/falsch negativ! Die Verwendung von Kohlendioxidschnee statt Chloräthyl erfordert spezielle Hilfsmittel zur Applikation. Bei Kindern kann man zunächst den Watteträger ohne Kältemittel an den Zahn halten und dann mit der Reaktion mit Kältemittel vergleichen.
- Testung der Aufbissempfindlichkeit: Man lässt den Patienten auf eine Watterolle beißen, nach und nach lässt man das an allen antagonisierenden Zahnpaaren wiederholen. Dabei kann der Patient manchmal den betroffenen Zahn besser lokalisieren als bei der Perkussion.
- Testung der Okklusion: Eine objektive Testung der Okklusion wird anhand von eingefärbten Folien vorgenommen, die beim Zubeißen zwischen Ober- und Unterkieferzähne gehalten werden und je nach Kontaktstärke die betreffenden Punkte einfärben.

Merke
Perkussions- und Kältetest sind nicht leicht zu interpretieren. Für alle Untersuchungsmethoden, die eine Mitbeurteilung durch den Patienten erfordern (z. B. Kältetest, Beurteilung der Aufbissempfindlichkeit) gilt, dass man gleichermaßen mit falsch positiven wie falsch negativen Ergebnissen rechnen muss. Es empfiehlt sich, verschiedene Zähne zu untersuchen und die Befunde zu vergleichen.

15.3.3 Weiterführende Untersuchungen
Röntgenaufnahmen können in vielen Fällen wertvolle Hinweise bieten. Dabei können beispielsweise Frakturlinien oder versteckte kariöse Läsionen identifiziert werden.

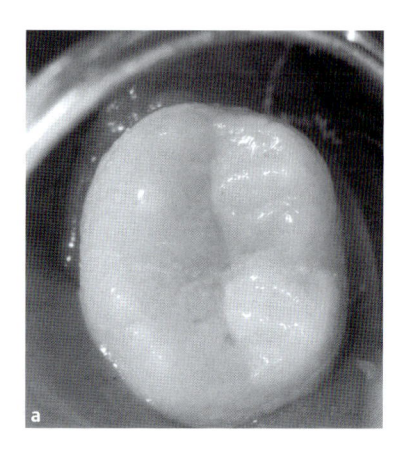

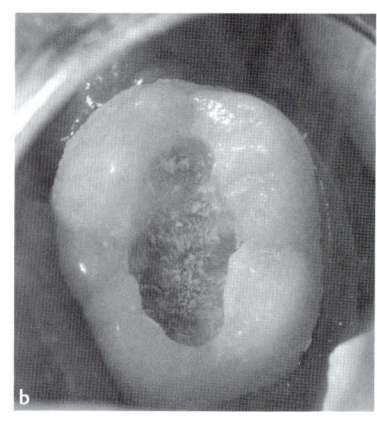

Abb. 15.2 Unterkiefermolar eines Jugendlichen mit Zahnschmerzen.
a Man erkennt keine Kavität.
b Zahn aus Abb. a nach Abtragen des okklusalen Schmelzes. Es zeigt sich eine tiefe Karies.

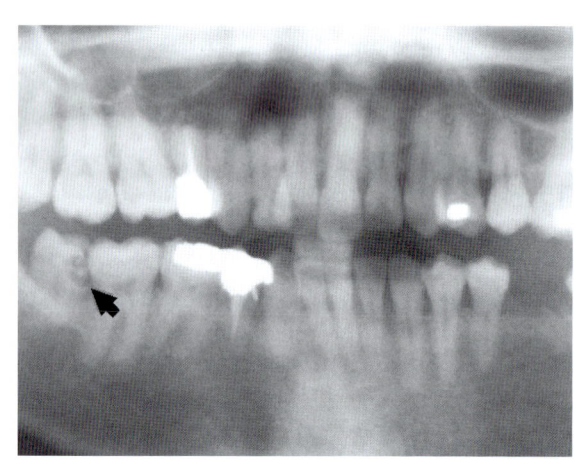

Abb. 15.3 Röntgenbild einer ausgedehnten Karies bei einem Erwachsenen (Pfeil). Klinisch war der Befund unbemerkt geblieben.

Bei kleineren Kindern (Kleinkind- und Vorschulalter) ist die Röntgendiagnostik nicht immer einfach, gerade wenn starke Zahnschmerzen bestehen. Mit zunehmendem Alter wird es zunehmend schwieriger, eine dentogene Ursache für Zahnschmerzen ohne Röntgenbilder auszuschließen. Abb. 15.2 zeigen eine Fissurenkaries, die klinisch nur schwer erkennbar war. Neben den Fissuren sind auch die Zahnzwischenräume nur schwer klinisch einsehbar und können kariöse Läsionen beherbergen, für deren Diagnose Röntgenaufnahmen erforderlich werden. Selbst teilretinierte Zähne können versteckte Karies aufweisen (Abb. 15.3).

15.4 Wichtige Differenzialdiagnosen

15.4.1 Zahnschmerzen

- Otitis media ist die vermutlich häufigste Differenzialdiagnose zu Zahnschmerzen im Kindesalter
- Entzündungen der Nasennebenhöhlen
- Schmerzen der Mundschleimhaut oder (selten) des Parodontiums
- Erkrankungen des Kiefergelenks (z. B. Arthritis, Diskusverlagerung), Myoarthropathien
- Zahnschmerzen, die sich in einen anderen Zahn projizieren (schwierig zu diagnostizieren!)
- Schmerzen durch forcierte kieferorthopädische Zahnbewegung (Anamnese)
- Druckstellen durch Prothesen oder kieferorthopädische Apparaturen (Lokalbefund, Prothese oder kieferorthopädische Apparatur herausnehmen!)
- lokale Irritationen durch scharfe Kanten, gelockerte kieferorthopädische Bögen, Ligaturen etc.
- impaktierte Speisereste, z. B. in approximalen (d. h. zwischen zwei Zähnen lokalisierten) kariösen Defekten, die trichterartig über der empfindlichen Gingiva liegen und diese ungeschützt der Kaukraft aussetzen, dies ist vorwiegend bei Milchmolaren zu beobachten

15.4.2 Odontogener Abszess (Schmerz und Schwellung)

- Erkrankungen der Speicheldrüsen (Mumps, bakterielle Sialadenitis, Speichelstein), typischerweise werden die Beschwerden nach dem Essen stärker, da sich dann das Speicheldrüsensekret in den ableitenden Gängen anstaut
- Emphysem oraler Weichteile (gelegentlich nach Zahnbehandlung)
- Tumore (Schmerzen sind untypisch, eher Hypästhesie)
- Schwellungen durch Hypertrophie blutbildenden Knochenmarks (v. a. Thalassämie), auch hier sind Schmerzen eher nicht zu erwarten, es können bereits Kleinkinder betroffen sein, typisch sind die symmetrische Beidseitigkeit und die Härte der Schwellung
- Kieferfrakturen (v. a. Unterkiefer, typisch sind Bewegungseinschränkung und Okklusionsstörung nach vorangegangener Gewalteinwirkung)

15.4.3 Seltene Differenzialdiagnosen

- bei der Arteriitis temporalis finden sich oft schwierig einzugrenzende Schmerzen, sie wird jedoch meist erst jenseits der sechsten Lebensdekade beobachtet
- idiopathischer/atypischer Gesichtsschmerz einschließlich neuropathischer Schmerzen

- Herpes zoster
- Cluster-Kopfschmerz
- Trigeminusneuralgie (einschießender Schmerz, zum Teil salvenartig)
- Glossopharyngeusneuralgie (einschießender Schmerz); sind Differenzialdiagnosen zur Pulpitis, manchmal ist es schwierig, die Beschwerden klinisch zu unterscheiden

15.5 Therapie

15.5.1 Vermeiden von Triggerreizen

Da Zahnschmerzen je nach Genese durch verschiedene Reize verschlimmert werden können, sollten für die kurzfristige Überbrückung entsprechende Reize identifiziert und vermieden werden, bis eine zahnärztliche Versorgung möglich ist. Dies kann etwa kalte (oder heiße) Getränke betreffen. Generell sollten warme Umschläge oder Infrarotbestrahlungen vermieden werden.

15.5.2 Orale Schmerzmedikation

Die rein medikamentöse Behandlung akuter Zahnschmerzen ist häufig nur wenig wirksam. Dennoch kann sie sinnvoll sein, wenn eine Vorstellung bei einem Zahnarzt nicht kurzfristig möglich ist. Hierfür sind Paracetamol oder Ibuprofen geeignet.

15.5.3 Antibiotika

Bakterien sind bei zahlreichen zahnmedizinischen Krankheitsbildern wie z. B. Karies hauptsächlich beteiligt. Für die Gepflogenheit mancher Zahnärzte, bei den verschiedensten Schmerzzuständen Antibiotika zu verordnen, gibt es allerdings keine ausreichende wissenschaftliche Begründung [1]. Nur wenn sich eine Infektion nicht auf den Zahn und seine unmittelbare Umgebung beschränkt, werden Antibiotika zusätzlich zu den zahnärztlichen und/oder kieferchirurgischen Lokalmaßnahmen empfohlen. Zum Einsatz kommen dann meist Breitspektrumpenicilline oder Clindamycin.

Zahnärztliche *restaurative Maßnahmen* (Füllungen, Überkronungen) von Defekten, die durch Karies oder Zahntrauma bedingt sind, können in vielen Fällen Zahnschmerzen wesentlich wirksamer behandeln, als dies mit symptomatischer Schmerztherapie möglich ist. Bei einer irreversiblen Pulpitis ist eine Entfernung des Pulpagewebes durch eine *Wurzelkanalbehandlung* erforderlich. Die Molaren im Milchgebiss werden häufig auch mit einer Pulpotomie behandelt, dabei wird der Hauptteil der Pulpa im Bereich der Zahnkrone und der Wurzelkanaleingänge entfernt.

Ist die Pulpa nekrotisch, geht von ihr zwar keine direkte Schmerzempfindung mehr aus, die Entfernung des nekrotischen Gewebes mittels Wurzelkanalbehandlung ist dennoch nötig, da es einen Nährboden und Rückzugsraum für Bakterien darstellt. Früher wurde – gerade bei Kindern – die Pulpa mit Arsen- oder Paraformaldehydpräparaten intentionell nekrotisiert, um Zahnschmerzen oder die Zahnsensibilität vor der Weiterbehandlung auszuschalten. Dieses Vorgehen wird unter den zeitgemäßen Therapiestrategien nicht mehr aufgeführt [2].

15.5.4 Abfluss von Eiter ermöglichen

Bei Vorliegen eines submukösen Abszesses ist die Inzision (unter Lokalanästhesie) indiziert. Geht die Eiteransammlung von einer infizierten Zahnfleischtasche aus, kann der Abfluss häufig bereits durch das Sondieren dieser Tasche mit einer stumpfen Sonde hervorgerufen werden. Geht die Entzündung von einer Pulpanekrose aus, sollte die *Trepanation* des betroffenen Zahns als Notfallmaßnahme in Erwägung gezogen werden.

15.5.5 Zahnextraktion

Nicht immer ist die konservierende Behandlung eines Zahns möglich oder erfolgreich, trotz großer Fortschritte zahnerhaltender Therapiemöglichkeiten müssen auch heute noch Zähne nicht selten extrahiert werden.

15.6 Ausgehende Schmerzen von Parodont und Mundschleimhaut

15.6.1 Artefakte

Durch ungeeignete Mundhygienemaßnahmen oder spielerisches Manipulieren mit Schreibgeräten etc. kommt es nicht selten zu Verletzungen bei Schulkindern, typisch ist das isolierte plötzliche Auftreten. Eine Therapie ist in der Regel nicht erforderlich, bei Fortbestehen über einen Zeitraum von einer Woche oder mehr sollte daran gedacht werden, in Lokalanästhesie nach Fremdkörpermaterial (z. B. Bleistiftspitze) zu suchen.

15.6.2 Aphthen

Aphthen sind rund oder polygonal begrenzte Ulcera der Mundschleimhaut mit einem Durchmesser von bis zu 5 mm, einem geröteten Randbezirk und einem meist gelblich erscheinenden fibrinbelegten Zentrum (Abb. 15.4). Lokalisiert sind Aphthen normalerweise an der freien Gingiva, der Wangenschleimhaut, dem weichen Gaumen und an der Zungenunterseite. Die Ätiologie ist unbekannt. Alle Altersstufen können betroffen sein, die Lebenszeitprävalenz vereinzelter Episoden ist sehr hoch, die Prognose dieser isolierten Aphthen ist sehr gut.

Differenzialdiagnostisch ist an Verletzungen durch scharfe Kanten an Zähnen oder an Artefakte (s. o.) zu denken. Grundsätzlich sollten vereinzelte Ulcera der Mundschleimhaut, die länger als zwei Wochen bestehen, histologisch abgeklärt werden. Morphe und Schmerzsymptomatik der Aphthe sind allerdings so charakteristisch, dass eine Beunruhigung des Patienten oder seiner Eltern nicht geboten ist.

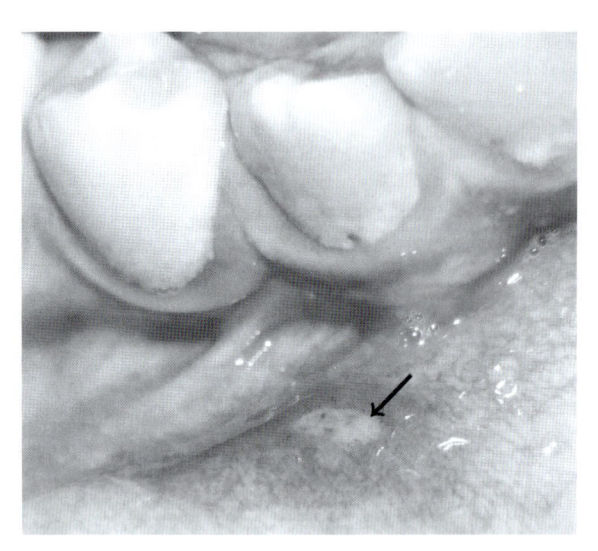

Abb. 15.4 Aphthe an der Innenseite der Unterlippe.

15.6.3 Chronisch rezidivierende Aphthose

Diese ist charakterisiert durch das regelmäßige Wiederkehren von Aphthen. Die Häufigkeit der Episoden schwankt, manche Patienten haben Intervalle von mehreren Wochen, bei anderen entstehen neue Aphthen, bevor die vorangegangene Aphthe abgeheilt ist.

Die Differenzialdiagnose beinhaltet den Morbus Behçet, eine multisystemische wiederkehrende entzündliche Erkrankung unklarer Ätiologie.

Therapeutisch wurde eine Vielzahl an Maßnahmen vorgeschlagen. Lokal verschorfende Präparate (z. B. Eisensulfat-Lösung) sollen die Empfindlichkeit der einzelnen Läsion herabsetzen, sind aber unangenehm und bezüglich der Akzeptanz gerade bei pädiatrischen Patienten vorsichtig einzuschätzen.

Sofern die Beschwerden durch lokale Faktoren wie scharfe Zahnkanten etc. begünstigt werden, sollten diese beseitigt werden.

Die Verwendung von Zahnpasta mit dem Zusatz der Enzyme Amyloglucosidase and Glucoseoxidase ist eine wenig invasive Behandlungsmethode. Glutenfreie Diät oder Eradikation von Helicobacter pylori sind aufwändig und daher nur bei positivem Nachweis von Anti-Gliadin-Antikörpern bzw. Helicobacter in Erwägung zu ziehen.

> **Fehler und Gefahren**
>
> Korticosteroide, Dapson, Thalidomid, Methotrexat, Ciclosporin A sind immunsupprimierende/immunmodulierende Medikamente, die für eine längerfristige Behandlung nur bei schweren Formen in Frage kommen. Ihre Indikationsstellung und Anwendung sollte unter Überwachung von darauf spezialisierten Ärzten erfolgen. Es kommt hinzu, dass Daten zur Anwendung dieser Medikamente für diese Indikation bei Kindern und Jugendlichen weitgehend fehlen.

15.6.4 Gingivostomatitis herpetica

Diese Infektion mit Herpes-Viren (Stomatitis aphthosa) geht einher mit Fieber, schmerzhafter Lymphknotenschwellung und beeinträchtigtem Allgemeinbefinden. Auf der Mundschleimhaut finden sich zahlreiche polyzyklisch konfluierte Ulcera. Die vorausgehenden Bläschen sind nur kurzeitig vorhanden und können daher bei der klinischen Untersuchung oft nicht mehr festgestellt werden. Die Läsionen sind schmerzhaft, können Nahrungsaufnahme und sogar Flüssigkeitszufuhr beeinträchtigen. Es sind vorwiegend Kleinkinder betroffen, eine intravenöse Flüssigkeitssubstitution kann erforderlich werden, um ein Exsikkieren des betroffenen Patienten zu verhindern. Bei frühzeitigem Therapiebeginn kann Aciclovir in einer Dosierung von 15 mg/kg, fünfmal täglich für eine Woche, den Verlauf bessern (Evidenzstufe 1). Es liegen keine Daten vor, die einen Nutzen von lokalen Maßnahmen wie topische Lokalanästhesie oder Steroidanwendung eindeutig belegen würden.

Als Differenzialdiagnose ist an eine ANUG zu denken, außerdem kommt eine Gürtelrose im Trigeminusbereich in Frage (dann einseitige Ausprägung, meist auf einen einzelnen Ast des Trigeminus beschränkt).

15.6.5 Akut nekrotisierende ulzerierende Gingivitis (ANUG)

Die ANUG tritt häufig bei Kindern und Jugendlichen in Afrika südlich der Sahara auf, gelegentlich aber auch in Mitteleuropa. Diese ist geprägt durch schmerzhafte Ulcera der befestigten Gingiva, vor allem im Bereich der Zahnfleischpapillen, deutlichem Fötor und druckdolenten Lymphknoten und Fieber. Dabei handelt es sich um eine Mischinfektion mit Beteiligung von Spirochäten. Ein direkter Spirochäten-Nachweis im Abstrich mit Dunkelfeldmikroskopie kann möglich sein, eine serologische Diagnostik existiert nicht. Die Diagnose einer ANUG sollte eine weitere Abklärung auf das Vorliegen immunsupprimierender Krankheiten, z. B. AIDS/HIV-Infektion, nach sich ziehen. Die Therapie mit antiseptischer Lokalbehandlung (z. B. mit Chlorhexidinlösung 0,2 %) sowie systemisch mit Antibiotika (Metronidazol oder ggf. auch Beitspektrumpenicilline) erfolgt empirisch ohne ausreichende wissenschaftliche Daten [3]. Jedoch spricht die ANUG normalerweise rasch auf die Behandlung an, selten können aber Defekte der Papillenspitzen als Residuum zurückbleiben. Sehr selten wurde ein Übergang zum *Cancrum oris* beschrieben, einer lokalen Destruktion angrenzender Gewebe, die den Kieferknochen bis in Nasen- und Nasennebenhöhlen vordringen und auch die Gesichtsweichteile bis zur Oberfläche perforieren kann.

Die *Gingivostomatitis herpetica* kann differenzialdiagnostisch normalerweise bereits klinisch durch den charakteristischen Aspekt der Papillenspitzen abgegrenzt werden.

Der Morbus Wegener (*Wegener-Granulomatose*) äußert sich meist nicht zuerst im Mundbereich. Pathognomonisch sind Autoantikörper gegen neutrophile Granulozyten (speziell pANCA).

15.6.6 Parodontalabszess

Chronisch entzündliche Parodontalerkrankungen können auch bei Kindern und Jugendlichen vorkommen. Die *Gingivitis* ist durch Rötung und Schwellung der Gingiva leicht zu diagnostizieren, sie ist aber in der Regel nicht mit Schmerzen verbunden. Auch bei *Parodontitis* haben betroffene Patienten häufig keine Beschwerden. Bei Inspektion kann die Gingiva unauffällig erscheinen, manchmal zeigt sich der Stützgewebeverlust nur bei gezielter Sondierung oder im Röntgenbild.

Unter einem Parodontalabszess versteht man die Ansammlung von Eiter in einer akut infizierten parodontalen Tasche. Kennzeichnend sind Rötung, Schwellung und Druckschmerzhaftigkeit der Gingiva eines parodontal erkrankten Zahnes, Zahnlockerung sowie Pusentleerung aus dem Gingivasulcus.

15.7 Zahneruption

15.7.1 Eruption von Milchzähnen

Verschiedenste systemische Beschwerden (wie Fieber, Durchfall etc.) wurden und werden im Zusammenhang mit Zahneruption gesehen. Wissenschaftliche Belege für solche Zusammenhänge konnten nicht erbracht werden [4].

Im Rahmen des Zahndurchbruchs wölbt sich die Gingiva im Durchbruchsgebiet auf, eine Einblutung in den perikoronalen Raum kann eine livide Verfärbung bewirken (Abb. 15.5). Die Zahneruption verläuft häufig beschwerdefrei, wenn das Areal nicht Kaukräften direkt ausgesetzt ist. Je weiter distal ein Zahn gelegen ist, desto wahrscheinlicher kann Kontakt mit einem Zahn des Gegenkiefers in diesem Stadium akute Beschwerden auslösen. Diese verschwinden oft rasch nach Zahneruption.

15.7.2 Weisheitszähne

Bei teilretinierten Zähnen, die sich nicht regelrecht einstellen, besteht eine perikoronare Entzündung als Dauerzustand. Besonders häufig betroffen sind davon die Weisheitszähne. Es ist aber nicht sinnvoll, Weisheitszähne grundsätzlich zu entfernen. Die immer noch weit verbreitete großzügige Indikationsstellung zur Weisheitszahnentfernung ist nicht durch wissenschaftliche Erkenntnisse abgesichert [5]. Sind Zähne komplett retiniert, also noch vollständig von Knochen umgeben, verursachen sie normalerweise keine Beschwerden.

15.8 Zusammenfassung

Schmerzen im Bereich der Zähne und des Mundes können verschiedene Ursachen haben: Sie können von den Zähnen ausgehen (Karies, Zahntrauma, überempfindliche Zahnflächen, Pulpitis), vom Zahnhalteapparat (Zahntrauma, infizierte Pulpanekrose, Parodontalabszess), von der Mundschleimhaut und den übrigen Weichgeweben (Aphthe, submuköser Abszess) sowie vom Kiefergelenk.

Die eigentlichen Zahnschmerzen sind nicht immer leicht zu diagnostizieren und zu lokalisieren, z. B. aufgrund versteckter kariöser Läsionen im Fissurenrelief oder in den Zahnzwischenräumen. Vergleichende Tests der Kältesensibilität und Zahnröntgenaufnahmen sind in vielen Fällen zur Diagnosestellung nötig.

Therapeutisch sind Zahnschmerzen oft nur durch eine zahnärztliche Intervention in den Griff zu bekommen (z. B. restaurative Therapie, Wurzelkanalbehandlung, Abszessinzision usw.). Die Gabe von Analgetika und/oder Antibiotika ist in der Regel nur wenig wirksam.

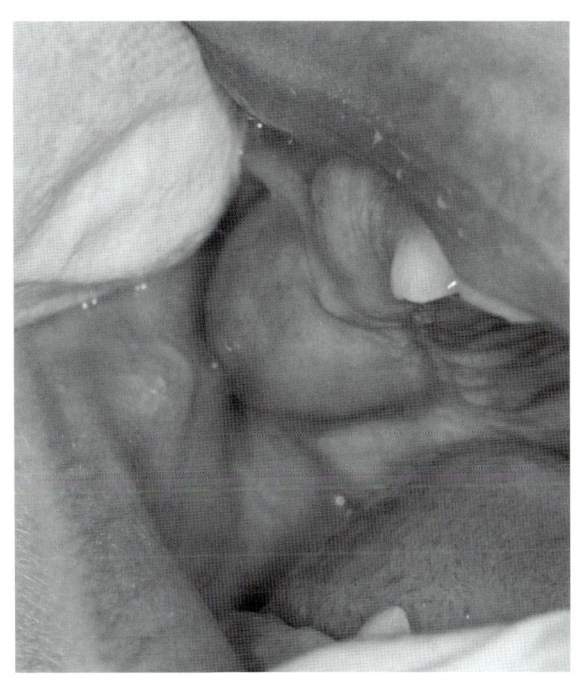

Abb. 15.**5** Eruptionszyste bei einem 14 Monate alten Kind. Die livide Schwellung kann Eltern mitunter erheblich beunruhigen, erfordert aber normalerweise keine Therapie, da sie mit Zahndurchbruch spontan verschwindet.

Literatur

[1] Keenan J V, Farman A G, Fedorowicz Z, Newton T. Antibiotic use for irreversible pulpitis. Cochrane Database Syst Rev. 2005; 18

[2] Fuks A B. Vital pulp therapy with new materials for primary teeth. New directions and Treatment perspectives. Pediatr Dent. 2008; 30: 211–219

[3] Hartnett A C, Shiloah J. The treatment of acute necrotizing ulcerative gingivitis. Quintessence International. 1991; 22: 95–100

[4] Macknin M L, Piedmonte M, Jacobs J, Skibinski C. Symptoms associated with infant teething. A prospective study. Pediatrics. 2000; 105: 747–752

[5] Mettes T G, Nienhuijs M, van der Sanden W, Verdonschot E, Plasschaert A. Interventions for treating asymptomatic impacted wisdom teeth in adolescents and adults. Cochrane Database Syst Rev. 2005; 18

16 Schmerzen im Kausystem

Christian Hirsch

16.1 Einleitung

Muskuloskelettale Beschwerden zählen mit zu den häufigsten chronischen Schmerzzuständen beim Menschen überhaupt. Es überrascht daher nicht sonderlich, dass auch das Kausystem von diesen Beschwerden betroffen ist. Bereits Kinder und Jugendliche geben häufig – d. h. mit einer Prävalenz von über 10 % – Schmerzen im Bereich der Kiefergelenke, der Kaumuskulatur und angrenzender Strukturen an. Für diese Beschwerden hat sich der Begriff *Kraniomandibuläre Dysfunktion* (abgekürzt CMD) durchgesetzt.

Allerdings ist in den üblichen Schmerz-Lehrbüchern diese Art von Schmerzzuständen – obwohl sehr häufig auftretend – eher unterrepräsentiert dargestellt. Das trifft insbesondere für Lehrbücher über das Kindes- und Jugendalter zu. Ein Grund dafür ist, dass sich auch die Fachliteratur recht spät dieses Themas angenommen hat, obwohl dessen Erstbeschreibung als „Costen-Syndrom" vor über 70 Jahren erfolgte [1]. Im Jahre 1989 wurden schließlich zwei Konsenskonferenzen zum Thema „CMD bei Kindern und Jugendlichen" veranstaltet [2]. In deren Ergebnis erfolgte die Publikation von zwei Stellungnahmen zur Diagnostik [3] und Therapie [4] von CMD im Kindes- und Jugendalter. Bis dato war dieses Thema in der wissenschaftlichen Literatur fast ausschließlich im Zusammenhang mit Erwachsenen behandelt worden, bzw. die Berichte über das Kindes- und Jugendalter bezogen sich überwiegend auf die Beschreibung einzelner klinischer Fälle.

16.2 Anatomische und funktionelle Aspekte

Das Kausystem ist sowohl aus anatomischer als auch aus funktioneller Sicht sehr komplex [5]. Auf engstem Raum sind viele funktionell miteinander verknüpfte Strukturen angesiedelt. Neben der Mastikation werden durch das Kausystem Funktionen wie Sprache, Atmung, Schlucken, sensorische Wahrnehmung, mimische und nicht zuletzt auch sexuelle Aktivitäten (Küssen) mit ausgeführt. Dies bedingt u. a. eine sehr dichte nervale Versorgung sowie zahlreiche ineinandergreifende Regelkreise. Der N. trigeminus mit seinen drei Hauptästen (N. ophtalmicus, N. maxillaris, N. mandibularis) ist daher auch der stärkste aller Hirnnerven. Dessen motorische Anteile steuern die Kaumuskulatur, sensorisch versorgt er praktisch den gesamten Kopf, was Zähne, Zahnhalteapparat, Kiefergelenke und Kaumuskulatur einschließt.

Grundsätzlich kann jede einzelne der Strukturen des Kausystems separat erkranken, was aufgrund der topografischen Enge eine klare Diagnostik bzw. Differenzialdiagnostik der Schmerzen erschwert. Bei CMD können die Muskulatur selbst (sog. Triggerpunkte) bzw. Muskelursprungs- und Ansatzpunkte, Sehnen sowie Gelenkkapseln schmerzhaft sein. Die Kiefergelenke selbst weisen noch die anatomische Besonderheit auf, dass zwei an sich getrennte Gelenke durch eine Knochenspange (den Unterkiefer) starr miteinander verbunden sind. Störungen im Bereich eines Gelenks haben somit unmittelbar Auswirkungen auf das kontralaterale Gelenk. Hinzu kommt als weitere Besonderheit des Kausystems, dass im Falle einer schmerzhaften Störung eine „Ruhigstellung" weitgehend unmöglich ist, da originäre Funktionen wie Nahrungsaufnahme und Kommunikation kaum für längere Zeit unterbrochen werden können.

16.3 Klassifizierung und Diagnostik

16.3.1 Definition

Bislang gibt es keine allgemein akzeptierte Definition bzw. Klassifizierung für CMD. Die national wie international gebräuchlichste Taxonomie für CMD stellen derzeit die *Research Diagnostic Criteria for Temporomandibular Disorders* (RDC/TMD) [6] dar. Deren Hauptvorteil besteht darin, dass eine hinreichende Reliabilität und Validität der Befunderhebungen auch für das Kindes- und Jugendalter nachgewiesen worden ist [7]. Außerdem werden in den RDC/TMD neben den physischen Befunden im Rahmen der zahnärztlich-funktionellen Untersuchung auch psychosoziale Auswirkungen von CMD für die Patienten standardisiert erfasst, z. B. die Beeinträchtigung täglicher Aktivitäten infolge der Funktionsstörungen (*jaw disability*) oder der Schwergrad der Beschwerden (*graded chronic pain scale*). Für die RDC/TMD sind auf der Webseite www.rdc-tmdinternational.org neben einem ausführlichen Manual und Videosequenzen, welche die Durchführung der Untersuchung beschreiben, auch der Fragebogen (in Deutsch und 16 weiteren Sprachen) kostenlos erhältlich.

16.3.2 Standarddiagnostik

Die Erfassung von CMD erfolgt beim Zahnarzt immer durch eine anamnestische Befragung sowie eine klinische Untersuchung des Kausystems, wobei insbesondere die Bewegungskapazität des Kausystems sowie Schmerzen im Bereich der Kiefergelenke, Kaumuskeln und angrenzender Strukturen bei Bewegung und/oder Palpation beurteilt werden. Dies ist grundsätzlich in allen Altersgruppen möglich. Das Ausfüllen von Fragebögen bzw. die Beantwortung von Fragen nach Schmerzbefunden limitiert allerdings die Anwendung der Untersuchungsinstrumente im frühen Kindesalter. Da ein hinreichend zuverlässiger Selbstbericht über körperliche Symptome und Befindlichkeiten frühestens ab dem 8. Lebensjahr möglich ist [8], können die jeweiligen Fragebögen vor dem 10. Lebensjahr nicht sinnvoll angewendet werden. Bis zu diesem Alter ist zwar eine zahnärztlich-klinische Untersuchung auf CMD-Symptome hin möglich [9], allerdings stützt sich diese (bis auf die Erfassung von Gelenkgeräuschen) auch auf den Selbstbericht der Patienten. Daher ist eine Reproduzierbarkeit der Untersuchung bei unter 10-Jährigen kaum gegeben.

16.3.3 Weitergehende Diagnostik

Was neben der anamnestischen Befragung und klinischen Untersuchung hinaus an Diagnostik notwendig erscheint, ist umstritten. Als Standard für die *bildgebende Diagnostik* wird das zahnärztliche Panoramaröntgen empfohlen [10], da hierauf die knöchernen Strukturen gut dargestellt werden (Abb. 16.1). Eine größere Detailgenauigkeit liefert die neuartige Volumentomografie (Abb. 16.2). Ob eine detailliertere Diagnostik zur Beurteilung der Weichteile (MRT) sinnvoll ist, muss im Einzelfall entschieden werden, eine generelle Empfehlung dafür wird nicht gegeben. Umstritten ist ebenfalls der Sinn instrumenteller Diagnostik des Kausystems im Kindes- und Jugendalter (Arthrografie, Okklusionsdiagnostik), insbesondere im Hinblick auf die Wechselgebisssituation, die sich ja per se durch permanente Veränderungen der Morphologie auszeichnet.

Folgende *anamnestische* bzw. *klinische CMD-Symptome* werden als bedeutsam angesehen:
- Schmerzen in den Kiefergelenken und der Kaumuskulatur bei Bewegung und/oder Palpation der Strukturen
- Kiefergelenkgeräusche (Knacken, Krepitation)
- Seitabweichungen bei der Kieferöffnung
- Limitationen der Kieferöffnung bzw. von Unterkieferexkursionen

Aus diesen Symptomen lassen sich nach den RDC/TMD *drei Diagnosegruppen* unterscheiden:
- Gruppe I: myofasziale Schmerzen (mit/ohne Limitationen der Kieferöffnung)

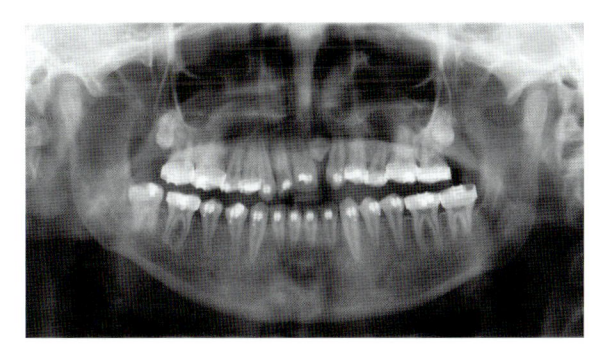

Abb. 16.1 Panoramaröntgenaufnahme eines 16-jährigen Patienten (auf den Zähnen sind kieferorthopädische Verankerungselemente aufgeklebt).

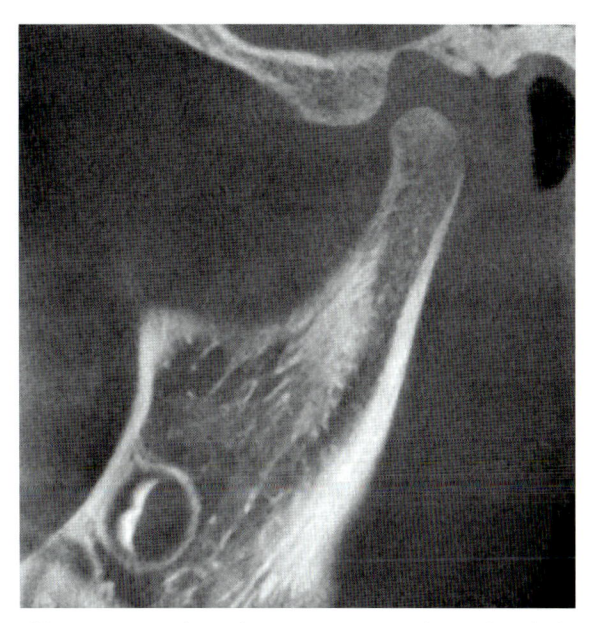

Abb. 16.2 Digitales Volumentomogramm des Kiefergelenks einer 15-jährigen Patientin (das Bild zeigt eine normale Konfiguration der knöchernen Gelenkstrukturen).

- Gruppe II: Diskusverlagerungen im Kiefergelenk (mit/ohne Reposition bzw. Limitationen der Kieferöffnung)
- Gruppe III: Kiefergelenkerkrankungen (Arthralgie, Arthritis, Arthrose)

Ein Patient kann mehrere Diagnosen aufweisen (bis zu 5). Die häufigste CMD-Diagnose bei Kindern und Jugendlichen in der Allgemeinbevölkerung ist die Diskusverlagerung (Gruppe II), die häufigste Diagnose in klinischen Populationen dieser Altersgruppe stellen jedoch myofasziale Schmerzen (Gruppe I) dar.

16.4 Ätiologie

Es besteht prinzipiell Übereinstimmung darin, dass CMD infolge des Einflusses von lokalen und allgemeinen Faktoren entsteht [11], wobei lokalen (morphologischen) Faktoren von vielen Zahnärzten traditionell eine große Bedeutung beigemessen wird. Unklarheiten bestehen hauptsächlich darüber, wie die allgemeinen und lokalen Faktoren in der Ätiopathogenese von CMD zusammenwirken. Viele der Faktoren entfalten ihre Wirkung bereits im Kindes- und Jugendalter bzw. sind überhaupt nur in diesem Lebensabschnitt von Bedeutung (Wachstum, Gebiss- und Sprachentwicklung, kieferorthopädische Interventionen, Entstehung von Habits u. a.).

In der Tat ist es zunächst so, dass die überwiegende Mehrheit der CMD-Patienten – gleich welchen Alters – im Kausystem mehr oder weniger ausgeprägte morphologische Abweichungen von der Norm aufweisen. Daraus wurde vielfach die biologisch plausibel erscheinende Hypothese abgeleitet, dass Normabweichungen im Kausystem CMD verursachen [12]. Allerdings zeigt der Blick in die Allgemeinbevölkerung, dass morphologische Abweichungen vom Idealzustand im Kausystem die Regel sind. Mittlerweile gibt es auch hinreichende Evidenz dafür, dass morphologische Faktoren nur eine untergeordnete Rolle in der Ätiopathogenese von CMD spielen [13]. Selbst extreme Normabweichungen im Kausystem oder die Morphologie verändernde kieferorthopädische Interventionen stellen offenbar kein erhöhtes Risiko für CMD dar. Gleiches gilt für skelettale Asymmetrien im Wirbelsäulen- oder Beckenbereich [14]. Die Tasache, dass solche Assoziationen beobachtet wurden, sagt zunächst nichts über die tatsächliche Ursache-Wirkungs-Beziehung aus.

16.4.1 Risikofaktoren

Zentrale Einflussfaktoren für CMD sind Alter und Geschlecht. Die Tatsache, dass hauptsächlich Frauen im Reproduktionsalter eine Behandlung für CMD suchen, ist klinische Realität. Daher resultiert die Empfehlung, bei der CMD-Forschung solche ätiologische Faktoren zu betrachten, die für diese Alters- und Geschlechtsverteilung maßgeblich sind [13]. Dies sind Faktoren, die mit Schmerzwahrnehmung, Körperbewusstsein oder Rollenverhalten zu tun haben und gerade während des Jugendalters (Pubertät) wirksam werden [15]. Darüber hinaus stellt die Tatsache, dass CMD-Schmerzen bei Kindern und Jugendlichen praktisch nicht isoliert auftreten, sondern mit Schmerzen in anderen Körperregionen vergesellschaftet sind, einen ätiopathogenetisch bedeutsamen Fakt dar [16]. Insofern folgt die Genese schmerzhafter CMD dem Muster anderer chronischer muskuloskeletaler Schmerzzustände.

Daneben gibt es allgemeine Faktoren, die das Risiko für CMD erhöhen. Allerdings betreffen diese primär den gesamten Organismus und haben quasi nur sekundär Auswirkungen auf das Kausystem. Hier sind zu nennen: Allgemeine Gelenküberbeweglichkeit [17], allgemeine Gelenkerkrankungen [18], Unfallverletzungen (am Kopf) [19], aber auch physische und psychische Gewalt [20]. Allerdings sind die Zusammenhänge zwischen diesen Faktoren und CMD im Kindes- und Jugendalter bislang nur zum geringen Teil untersucht.

16.5 Prävalenz

In Deutschland ist eine Standortbestimmung zur Prävalenz von CMD mittlerweile für einen weiten Altersbereich (10–74 Jahre) möglich, für Kinder und Jugendliche wurden Studien u. a. in Halle [21, 22] und Hamburg [23] durchgeführt, wobei weitgehend ähnliche Befundhäufigkeiten anzutreffen waren. Tab. 16.1 gibt die Prävalenz der einzelnen anamnestischen und klinischen CMD-Symptome in der Hallenser Stichprobe (N=1011) wieder. Es zeigt sich, dass ca. jeder siebte Jugendliche zwischen 10 und 18 Jahren schmerzhafte CMD-Symptome aufweist. Nicht-schmerzhafte Symptome wie Kiefergelenkgeräusche als Zeichen für temporäre und rückführbare Diskusverlagerungen sind mit bis zu 25 % noch deutlich prävalenter.

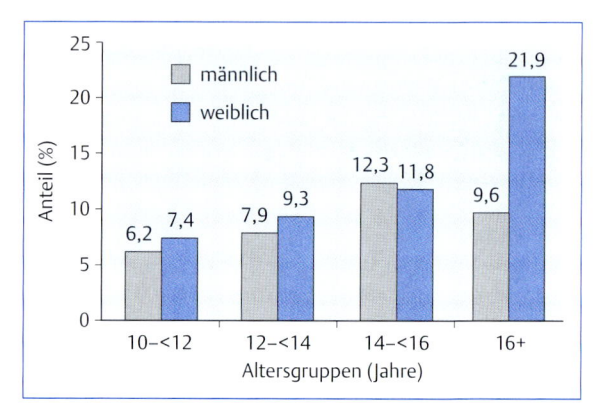

Abb. 16.3 Prävalenz von RDC/TMD-Diagnosen bei 10- bis 18-Jährigen.

Die für CMD im Erwachsenenalter charakteristische *weibliche Dominanz* etabliert sich bereits während des Kindes- und Jugendalters. Mädchen weisen sowohl mehr subjektive (z. B. Palpationsschmerzen) als auch mehr objektive CMD-Symptome (z. B. Kiefergelenkgeräusche) auf als Jungen (Tab. 16.1). Mit zunehmendem Alter verstärkt sich dieser Unterschied offenbar, was aus der Darstellung von RDC-Diagnosen im Verlauf zwischen 10 und 18 Jahren bei der Hallenser Stichprobe sichtbar wird (Abb. 16.3).

16.5.1 Beeinträchtigungen

Ein typisches Charakteristikum für CMD ist, dass die Befunde – obwohl meistens banal und nicht lebensbedrohlich – durch ihre Lokalisation am Kopf und die zahlreichen Beeinträchtigungen sozialer Funktionen (Essen, Sprache, orales Wohlbefinden) mit erheblichen Einschränkungen der Lebensqualität einhergehen und damit von ihrer Schwere her mit anderen Schmerzzuständen vergleichbar sind [24]. Für das Kindes- und Jugendalter trifft dies gleichfalls zu, immerhin berichtete jeder zehnte mit CMD-Schmerzen in dieser Altersgruppe über „starke" und „sehr starke" Beeinträchtigungen, und jeder fünfte Betroffene nimmt regelmäßig Schmerzmittel dagegen ein [16].

16.5.2 Behandlungsbedarf

Für die Behandlungssuche bei Erwachsenen stellen chronische Schmerzen im Gesichtsbereich das Leitsymptom dar [25]. Dies ist im Kindes- und Jugendalter ganz ähnlich. Eine Behandlungsnotwendigkeit in dieser Altersgruppe wird von Experten auf 2–5 % geschätzt [26], subjektiv äußern ca. 2–3 % der Jugendlichen einen Behandlungswunsch bzw. suchen aktiv eine Behandlung. Sicher bekannt ist auch, dass bereits im Jugendalter Mädchen häufiger eine Behandlung suchen als Jungen [27]. Darüber hinaus können neben CMD-Schmerzen auch störende Kiefergelenkgeräusche oder Kieferöffnungsbehinderungen Ursache für einen Behandlungswunsch sein. Die meisten der Betroffenen suchen Hilfe primär beim Zahnarzt [28], an diesen sollte im Bedarfsfall auch überwiesen werden.

Tabelle 16.1 Gewichtete Prävalenz von CMD-Schmerzen, Kiefergelenkgeräuschen und Einschränkungen der Kieferöffnung bei 10- bis 18-Jährigen [27].

	Gesamt (N=1011) % (N)	Männlich (N=486) % (N)	Weiblich (N=525) % (N)	P* (X2-Test)
Anamnese				
Schmerzen in Kiefergelenken/Kaumuskulatur im letzten Monat	14,9 (156)	13,8 (61)	15,9 (95)	0,49
Kiefergelenkgeräusche im letzten Monat	12,6 (149)	11,3 (61)	13,8 (88)	0,48
Kieferöffnungsbehinderungen im letzten Monat	3,6 (37)	3,4 (15)	3,7 (22)	0,59
Klinische Untersuchung				
Schmerzen in der Kaumuskulatur bei Palpation/Bewegung	13,9 (156)	11,5 (60)	16,1 (96)	0,01
Schmerzen in den Kiefergelenken bei Palpation/Bewegung	8,3 (86)	8,7 (38)	7,9 (48)	0,45
Reproduzierbares Knacken bei vertikalen/ horizontalen Bewegungen	22,6 (248)	19,6 (107)	25,5 (141)	0,07
Krepitation bei vertikalen/horizontalen Bewegungen	2,9 (34)	2,9 (18)	3,0 (16)	0,56
Kieferöffnungsbehinderungen	3,0 (31)	3,3 (16)	2,8 (15)	0,65

* Chi-Quadrat-Test für Geschlechtsunterschied

16.6 Therapie

Eine Therapie ist insbesondere dann angezeigt, wenn die von den Kindern und Jugendlichen geschilderten Beschwerden mit starken psychosozialen Beeinträchtigungen einhergehen, d. h. wenn originäre Funktionen des Kausystems (Nahrungsaufnahme, Kommunikation) und damit tägliche soziale Aktivitäten (Schule, Familienleben, Freizeit mit Freunden) beeinträchtigt sind. Bekannt ist auch, dass CMD-Schmerzen bereits in diesem Lebensabschnitt mit erhöhten Angst- und Depressionswerten assoziiert sind [29]. Obwohl hier die Ursache-Wirkungs-Beziehungen nicht völlig klar sind, müssen diese Umstände bei der Therapie dennoch berücksichtigt werden, da die Misserfolgsquote bei manifesten psychosozialen Veränderungen steigt. Zunächst gilt es natürlich, andere Ursachen für die bestehenden Beschwerden (Erkrankungen der Zähne oder des Zahnhalteapparates bzw. Erkrankungen im HNO-Bereich) auszuschließen und diese ggf. zu behandeln.

Die CMD-Therapie im Kindes- und Jugendalter folgt einem Stufenplan:
- Selbstbeobachtung und Aufklärung
- Schienentherapie
- medikamentöse Therapie
- physikalische Therapie

16.6.1 Selbstbeobachtung und Aufklärung

Diese dienen dazu, die Patienten zu befähigen, mit dem an sich ungefährlichen Befund zu leben. Obwohl CMD langwierig verlaufen kann, ist die Prognose dennoch gut. Bei hochbetagten Menschen ist das Kiefergelenk oft das einzige am Bewegungsapparat, welches noch funktioniert. Da CMD-Schmerzen typischerweise intermittierend verlaufen, kommt es oft zu spontanen Zustandsbesserungen. Bei erstmals während des Wachstums auftretenden Diskusverlagerungen mit Reposition, die sich unvermittelt als z. T. extrem laute Knackgeräusche darstellen, ist die Information an die Betroffenen hilfreich, dass es sich dabei nicht um Gelenkluxationen handelt, sondern um kurzzeitige und rückführbare Verlagerungen des Gelenkknorpels. Insbesondere wenn die Diskusverlagerungen erstmalig auftreten, machen sich Patienten und Eltern Sorgen um diese neuartigen Befunde. Manche Patienten vermeiden sogar gezielt Kieferöffnungen, um die vermeintliche „Ausrenkung" des Kiefergelenks zu vermeiden. Da es keine Evidenz dafür gibt, dass aus Diskusverlagerungen langfristig ernsthafte Gelenkerkrankungen (Gelenkblockaden) werden [30], genügt in den meisten Fällen die Aufklärung über das Phänomen zur Beruhigung der Patienten.

16.6.2 Schienentherapie

Bei *mäßigen und stärkeren Beschwerden* im Bereich der Kiefergelenke und der Kaumuskulatur (visuelle Analogskala >5) – insbesondere, wenn diese als akutes Phänomen beschrieben werden – ist die *Schienentherapie* hilfreich (Abb. 16.4). Diese stellt eine rein symptomatische Therapie dar, deren genaue Wirkmechanismen nicht vollständig be-

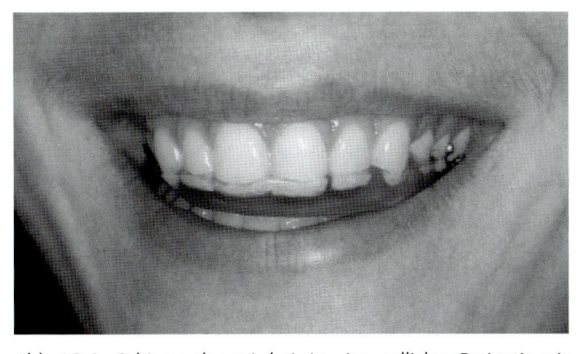

Abb. 16.4 Schienentherapie bei einer jugendlichen Patientin mit akuten CMD-Schmerzen (Aufbiss-Schiene).

kannt sind. Da die Schienentherapie jedoch klinisch gut funktioniert und reversibel ist, wird sie nach Abschluss der Gebissentwicklung (ab dem 12. Lebensjahr) als häufigste CMD-Therapie eingesetzt [31].

16.6.3 Medikamentöse Therapie

Neben der Schienentherapie werden bei CMD-Schmerzen insbesondere Nichtopioid-Analgetika verordnet, in erster Linie NSAR und Paracetamol [32]. Die medikamentöse Therapie richtet sich primär auf die Schmerzreduktion, sekundär jedoch auch darauf, eine Chronifizierung der Schmerzen zu verhindern. Wegen der gastrointestinalen Probleme langwieriger Analgetikaanwendung können die Mittel auch topisch verabreicht werden (z. B. Ibuprofen-Creme), wobei durch die Verabreichungsform gleichzeitig positive physikalische Effekte wirksam werden.

16.6.4 Physikalische Therapie

Zusätzlich – oder bei Medikamentenunverträglichkeiten als alleinige Alternative – helfen physikalische Verfahren (Ultraschall, Massagen, Bewegungsübungen) zur Reduktion oder Beseitigung der Schmerzen.

Für weitere invasive Diagnose- und Therapiemaßnahmen (z. B. chirurgische Eingriffe am Kiefergelenk) besteht im Kindes- und Jugendalter praktisch keine Indikation. Bestimmte CMD-Diagnosen mit schwerwiegenderer Symptomatik (wie z. B. Diskusverlagerungen ohne Reposition mit Einschränkungen der Kieferöffnung oder Gelenkarthrosen im Kiefergelenk) sind darüber hinaus im Kindes- und Jugendalter so selten, so dass man hier kaum vor der Frage nach der adäquaten Therapie steht.

16.7 Zusammenfassung

Dem Kindes- und Jugendalter kommt in der Ätiopathogenese von CMD eine Schlüsselrolle zu, da hier offenbar wichtige Weichenstellungen erfolgen. Aus klinischer Sicht ist CMD im Kindes- und Jugendalter kein seltener Zustand. Eine Indikation zur Therapie besteht insbesondere bei Schmerzen, allerdings sollten die Therapiemaßnahmen reversibel sein, weil damit den meisten Patienten wirksam geholfen werden kann [33]. Von wissenschaftlichem Interesse ist zukünftig die Frage nach der Prävalenz von CMD in der Altersgruppe unter 10 Jahren. Zwar gibt es auch hierzu bereits Angaben aus der Literatur, die eine Prävalenz von etwa 3–6 % ausweisen [34, 35], allerdings fehlen diesen Studien Angaben zur Zuverlässigkeit der erhobenen CMD-Befunde. Die methodischen Probleme dürften bei den unter 10-jährigen Schulkindern oder gar Vorschulkindern weitaus größer sein als bei Jugendlichen oder Erwachsenen.

Literatur

[1] Costen J B. Syndrom of ear and sinus symptoms dependent upon disturbed function of the temporomandibular joint. Ann Otol Rhinol Laryngol. 1934; 43: 1
[2] Mintz S S. Craniomandibular dysfunction in children and adolescents. A review. Cranio. 1993; 11: 224–231
[3] Okeson J P, O'Donnell J P. Standards for temporomandibular evaluation in the pediatric patient. Pediatr Dent. 1989; 11: 329–330
[4] Currier G F, Hertzberg J L. Standards for long-term management of the pediatric patient who manifests temporomandibular joint or masticatory muscle pain and dysfunction. Pediatr Dent. 1989; 11: 332–333
[5] Troest T. Form und Funktion des stomatognathen Systems. In: Koeck B, Hrsg. Funktionsstörungen des Kauorgans. München: Urban & Schwarzenberg; 1995; 13–26
[6] Dworkin S F, LeResche L. Research diagnostic criteria for temporomandibular disorders. Review, criteria, examinations and specifications, critique. J Craniomandib Disord. 1992; 6: 301–355
[7] Wahlund K, List T, Dworkin S F. Temporomandibular disorders in children and adolescents. Reliability of a questionnaire, clinical examination and diagnosis. J Orofac Pain. 1998; 12: 42–51
[8] Ravens-Sieberer U, Bullinger M. Assessing health-related quality of life in chronically ill children with the German KINDL. First psychometric and content analytical results. Qual Life Res. 1998; 7: 399–407
[9] Agerberg G. Maximal mandibular movements in children. Acta Odontol Scand. 1974; 32: 147–159
[10] Türp J, John M, Nilges P, Jürgens J. Schmerzen im Bereich der Kaumuskulatur und Kiefergelenke. Schmerz. 2000; 6: 416–428
[11] Drangsholt M, LeResche L. Temporomandibular disorder pain. In: Crombie I, Croft P, Linton S, LeResche L, Von Korff M, Hrsg. Epidemiology of Pain. Seattle: IASP press; 1999; 203–233
[12] Goddard G. Controversies in TMD. J Calif Dent Assoc. 1998; 26: 827–832
[13] LeResche L. Epidemiology of temporomandibular disorders. Implications for the investigation of etiologic factors. Crit Rev Oral Biol Med. 1997; 8: 291–305
[14] Hanke B A, Motschsall E, Türp J C. Association between orthopedic and dental findings. What level of evidence is available? J Orofac Orthop. 2007; 68: 91–107
[15] Fillingim R, Ness T. The influence of menstrual cycle and sex hormones on pain response in humans. In: Fillingim R, Hrsg. Sex, gender and pain. Seattle: IASP press; 2000; 191–207
[16] Hirsch C, John M T, Schaller H G, Türp J C. Pain-related impairment and health care utilization in children and adolescents. A comparison of orofacial pain with abdominal pain, back pain, and headache. Quintessenz Int. 2006; 37: 381–390
[17] Dijkstra P U, Kropmans T J, Stegenga B. The association between generalized joint hypermobility and temporomandibular joint disorders. A systematic review. J Dent Res. 2002; 81: 158–163
[18] Wright E F, Des Rosier K F, Clark M K, Bifano S L. Identifying undiagnosed rheumatic disorders among patients with TMD. J Am Dent Assoc. 1997; 128: 738–744
[19] De Boever J A, Keersmaekers K. Trauma in patients with temporomandibular disorders. Frequency and treatment outcome. J Oral Rehabil. 1996; 23: 91–96
[20] Fillingim R B, Maixner W, Sigurdsson A, Kincaid S. Sexual and physical abuse history in subjects with temporomandibular disorders. Relationship to clinical variables, pain sensitivity, and psychologic factors. J Orofac Pain. 1997; 11: 48–57
[21] Hirsch C, John M. Prävalenz kraniomandibulärer Dysfunktionen (CMD) bei Kindern und Jugendlichen. Teil 1.

Schmerzbefunde. Dtsch Zahnärztl Zeitschr. 2003; 58: 589–592

[22] Hirsch C, John M. Prävalenz kraniomandibulärer Dysfunktionen (CMD) bei Kindern und Jugendlichen. Teil 2. Nichtschmerzhafte Befunde. Dtsch Zahnärztl Zeitschr. 2003; 58: 629–632

[23] Effenberger S, Krizmanic T, Schiffner U. Prävalenz kraniomandibulärer Dysfunktionen bei Hamburger Kindern und Jugendlichen. Dtsch Zahnärztl Z. 2006; 7: 373–376

[24] Von Korff M, Dworkin S F, Le Resche L, Kruger A. An epidemiologic comparison of pain complaints. Pain. 1988; 32: 173–183

[25] Zwijnenburg A, John M, Reiber T. Schmerz als bestimmender Faktor für den subjektiven Behandlungsbedarf kraniomandibulärer Dysfunktionen. In: Lipp M, Raab W, Wahl G, Hrsg. Kiefer- und Gesichtsschmerz. Hannover: Schlüterscher Verlag; 2002; 44–46

[26] Okeson J P. Temporomandibular disorders in children. Pediatr Dent. 1989; 11: 325–9

[27] Hirsch C. Kraniomandibuläre Dysfunktionen bei Kindern und Jugendlichen. Habilitationsschrift. Halle: Martin-Luther-Universität; 2003

[28] John M, Wefers K P. Orale Dysfunktionen bei den Erwachsenen. In: Micheelis W, Reich E, Hrsg. Dritte Deutsche Mundgesundheitsstudie (DMS III). Institut der Deutschen Zahnärzte. Köln: Deutscher Ärzte-Verlag; 1999; 316–329

[29] Mikkelsson M, Sourander A, Piha J, Salminen J J. Psychiatric symptoms in preadolescents with musculoskeletal pain and fibromyalgia. Pediatrics. 1997; 100: 220–227

[30] Könönen M, Waltimo A, Nystrom M. Does clicking in adolescence lead to painful temporomandibular joint locking? Lancet. 1996; 347: 1080 1081

[31] Tegelberg A, List T, Wahlund K, Wenneberg B. Temporomandibular disorders in children and adolescents: a survey of dentists' attitudes, routine and experience. Swed Dent J. 2001; 25: 119–127

[32] Fussenegger M R. Möglichkeiten der pharmakologischen Therapie bei CMD. ZMK. 2007; 23: 314–319

[33] McNeill C. Management of temporomandibular disorders: concepts and controversies. J Prosthet Dent. 1997; 77: 510–522

[34] Bernal M, Tsamtsouris A. Signs and symptoms of temporomandibular joint dysfunction in 3 to 5 year old children. J Pedod. 1986; 10: 127–40

[35] Widmalm S E, Christiansen R L, Gunn S M, Hawley L M. Prevalence of signs and symptoms of craniomandibular disorders and orofacial parafunction in 4–6-year-old African-American and Caucasian children. J Oral Rehabil. 1995; 22: 87–93

17 Thoraxschmerzen

Herbert Ulmer

17.1 Einleitung

Das Auftreten von Schmerzen im Thoraxbereich ist im Kindes- und Jugendalter kein seltenes Beschwerdebild und führt bei etwa 5 % aller Kinder und Jugendlichen bis zum 18. Lebensjahr zu einer medizinischen Untersuchung. Im Gesamtkollektiv einer großen pädiatrischen Klinikambulanz macht die Abklärung dieses Symptomenkomplexes bis zu 1 % aller Fälle aus.

Die Beschwerden betreffen beide Geschlechter etwa gleich häufig mit einem Altersgipfel zwischen dem 12. und 14. Lebensjahr, treten jedoch selten vor dem 5. Lebensjahr auf. Die Kinder klagen überwiegend über akute, jedoch wiederholt auftretende, meist selbstlimitierende Schmerzen in der Regel von kurzer Dauer, meist unter drei, selten länger als zehn Minuten, deren wiederholtes Auftreten einen Zeitrahmen von ein bis zwei Monaten nur in wenigen Fällen überschreitet.

Vom sog. *idiopathischen Thoraxschmerz* (20–45 %) sollte erst dann gesprochen werden, wenn nach sorgfältiger Anamnese, ausführlicher körperlicher Untersuchung und angemessener erweiterter Diagnostik keine Ursache für an sich glaubhafte Beschwerden gefunden werden konnte.

17.2 Ursachen von Thoraxschmerzen

Verschiedene Organsysteme können am Auftreten von Thoraxschmerzen bei Kindern und Jugendlichen ursächlich beteiligt sein, wobei die Angaben über deren relative Häufigkeit in verschiedenen Studien nicht unerheblich voneinander abweichen [1]:
- muskoskelettales System (5–30 %)
- pulmonales System (12–21 %)
- psychosoziales Umfeld (5–17 %)
- gastrointestinales System (4–7 %)
- Herz-Kreislaufsystem (4–6 %)
- extrathorakale Organe (4–21 %)

In Tab. 17.1 sind die häufigsten Ursachen von Thoraxschmerzen bei Kindern und Jugendlichen mit Zuordnung zu den jeweiligen zugrundeliegenden Organsystemen aufgelistet.

Tabelle 17.1 Ursachen von Thoraxschmerzen bei Kindern und Jugendlichen.

muskoskelettales System	präkordiales Thoraxstechen (Precordial Catch Syndrome) thorakale Kontusion (Rippenfraktur, Muskeltrauma) muskuläre Überbeanspruchung (Sport, Training) Wirbelsäulen-Veränderungen (Haltungsstörung, Anomalien) Costeochondritis, Tietze-Syndrom Slipping-Rib-Syndrom (8.–10. Rippe links) Pleurodynie (Coxsackie A), Herpes zoster Kindesmisshandlung (multiple Traumata, Thoraxform)
pulmonales System	Pleuritis, Pleuraerguss (Virusinfektion, postoperativer Status) Pneumothorax (spontan, einseitig, z. B. Marfan-Syndrom) anhaltender Husten (Zwerchfellzerrung) Asthma bronchiale (Husten, Muskelzerrungen) Lungenembolie (Thrombophilie, sekundäre pulmonale Hypertension)
kardiovaskuläres System	Peri-, Myokarditis (Erguss, linke Schulterregion) Mitralklappenprolaps (häufig mit Extrasystolie) Herzrhythmusstörungen (intermittierende Tachy-, Bradykardie, entzündliche Koronarerkrankungen (z. B. Kawasaki-Syndrom) angeborene Koronaranomalien (z. B. fehlortiger Ursprung eines Gefäßes) Kardiomyopathien (HOCM, Koronar-Bridging) primäre pulmonale Hypertension (Höhenbelastung)
gastrointestinales System	Ösophagitis (Reflux, Ulcus ventriculi) peristaltische Störungen (situativ, häufig) anatomische Anomalien (Ösophagusdivertikel) Helicobacter pylori-Infektion
psychoneurales System	Hyperventilations-Syndrom Panikattacken (endogene, exogene Ätiologie) larvierte Depression (familiäres Umfeld) Münchhausen-Syndrom (Krankheitsgewinn) Drogenmissbrauch (Methylphenidat, Appetitzügler, Kokain)

17.3 Anamnese

Bei der Abklärung von Thoraxschmerzen von Kindern und Jugendlichen sollte der Untersucher spezielle anamnestische Fragen stellen und auf folgende Themen eingehen:
- Beginn und Dauer der Schmerzen
- Stärke und Häufigkeit der Schmerzen
- vorausgehende oder auslösende Begleitumstände
- assoziierte Symptome zu den Schmerzen
- vorausgegangenes Trauma oder Extrembelastung
- vorausgegangene oder frühere Erkrankungen
- Einnahme von Medikamenten oder Drogen
- psychosoziales Umfeld
- Familienanamnese
- Alter des betroffenen Kindes oder Jugendlichen

17.3.1 Beginn und Dauer der Schmerzen

Typisch für das sog. *Präkordiale Catch-Syndrom* [2] ist akuter, aus Ruhe auftretender, punktuell stechender, meist präkordialer Schmerz von nur wenigen Sekunden Dauer und mit ebenso akuter spontaner Lösung. Thoraxschmerzen durch myokardiale Ischämien halten in der Regel länger, oft bis zu einer Stunde an und lösen sich nur langsam. Bei inflammatorischen Prozessen an Thoraxorganen und anderen nicht kardiogenen Ursachen persistieren die Schmerzen meist über mehrere Stunden bis Tage. Schmerzen, die mehrere Monate anhalten, in ihrer Intensität zwar wechseln aber nicht wirklich enden, weisen typischerweise auf eine psychogene Ursache hin. Nächtlichem Auftreten thorakaler Schmerzen liegen erfahrungsgemäß häufiger organische Ursachen zugrunde als Schmerzen, die während des Tages auftreten.

17.3.2 Stärke und Häufigkeit der Schmerzattacken

Starke und häufige Schmerzattacken können relativ rasch zu einer verminderten körperlichen Aktivität des Kindes führen, was den Schmerz jedoch meist nicht bessert. Ischämisch bedingte Schmerzen sind in der Regel stark, wobei die Stärke von Thoraxschmerzen nicht zwangsläufig eine kardiale Ursache impliziert.

17.3.3 Vorausgehende oder auslösende Begleitumstände

Pleuritischer Schmerz verstärkt sich häufig bei tiefer Inspiration, Hustenstößen oder Niesen. Zunahme der Schmerzen beim Aufsitzen oder nach vorne Beugen finden sich typischerweise bei Perikarditis. Auftreten thorakaler Schmerzen beim Essen bestimmter oder schlecht gekauter Speisen, die beim Hinlegen intensiver werden, weist auf ösophageale Störungen [3] hin. Schmerzen, die wiederholt unter körperlicher Belastung auftreten oder sich verstärken, sind bis zum Ausschluss eines kardiogenen Ursprungs hierauf verdächtig und daher umgehend ausführlich abzuklären.

17.3.4 Assoziierte Symptome

Husten, vor allem in trockener Form, sollte auch an eine Herzinsuffizienz mit pulmonaler Stauung denken lassen, begleitendes Fieber an eine inflammatorische oder infektiöse Grunderkrankung. Begleitende Blässezustände, Palpitationen oder Synkopen weisen auf eine mögliche kardiale Genese; Verhaltensauffälligkeiten oder Schulprobleme eher auf einen psychischen Hintergrund.

17.3.5 Vorausgegangenes Trauma oder Extrembelastungen

Ein bekanntes vorausgegangenes Trauma (auch extrathorakal) oder eine exzessive körperliche Belastung, häufiger im Training als beim Wettkampf, legen eine muskuloskelettale Ursache thorakaler Schmerzen nahe.

17.3.6 Vorausgegangene oder frühere Erkrankungen

Jede, zumindest in den letzten sechs Monaten vorausgegangene, auch leichtere Erkrankung, insbesondere Infektionen, sollten erfragt werden. Auch die Kenntnis der Wirkung einer vorausgegangenen Medikation kann zur Klärung einer Diagnose beitragen.

17.3.7 Einnahme von Medikamenten oder Drogen

Ebenfalls in Verbindung mit thorakalen Schmerzen sind zu bringen: Einnahme von Methylphenidat und dessen Derivaten, Appetitzügler, Amphetamine oder Kokain. Cannabinoide führen dagegen nicht zu einer derartigen Symptomatik.

> **Fehler und Gefahren**
> In Fällen immer häufiger diagnostizierter familiärer Thrombophilie können erstmals eingesetzte hormonelle Antikonzeptiva zu mehr oder weniger großen Lungenembolien führen.

17.3.8 Psychosoziales Umfeld

Übertragungsphänomene sind nicht selten Ursache von Thoraxschmerzen bei Kindern und Jugendlichen, z.B. bei einem und innerhalb kürzerer Zeit vorausgegangenen Herztod eines nahen Angehörigen, Hyperventilation, Panikattacken oder subjektiver Krankheitsgewinn sowie Depressions-Symptome, die häufig im familiären oder sozialen Umfeld ihre Ursache haben.

17.3.9 Familienanamnese

Einige familiäre Anlagen zu Erkrankungen wie z.B. Asthma, Kreislaufregulationsstörungen oder Sichelzellenanämie, die sich bereits im Kindesalter manifestieren können, aber auch familiär gehäufte Erkrankungen des Herzens wie z.B. Kardiomyopathien stellen eine Ursache für Thoraxschmerzen dar. Eine spätere koronare Herzkrankheit ist dagegen selten schon im Kindesalter Ursache rezidivierender Thoraxschmerzen.

17.3.10 Alter

Allgemein ist anzumerken, dass, je jünger das betroffene Kind ist (z. B. unter 5 Jahren) Thoraxschmerzen um so häufiger eine organische Ursache zugrunde liegt, während psychogene Ursachen dagegen eher bei Jugendlichen zu finden sind.

17.4 Körperliche Untersuchung

Neben der gründlichen Allgemeinuntersuchung sollten Körpergröße, Körpergewicht und arterieller Blutdruck (dessen Abweichungen eher auf eine chronische Entwicklungsstörung hinweisen würden) eruiert werden. Des Weiteren ist auf Körpertemperatur, Atem- u. Herzfrequenz sowie das eventuelle Vorliegen einer zentralen Zyanose als Zeichen bedeutsamer respiratorischer oder kardialer Störungen zu achten. Spezielle körperliche Untersuchungen bei der Abklärung von Thoraxschmerzen im Kindes- und Jugendalter sind:

- Inspektion der Thoraxwand (allseitig), bezüglich Asymmetrien, Formveränderungen oder Traumafolgen
- Palpation der Thoraxwand bezüglich Schmerzen, Auftreibungen oder abnormer Beweglichkeit
- Auskultation des Herzens bezüglich Frequenz, Unregelmäßigkeiten, Herzgeräuschen oder Perikardreiben
- Auskultation der Lungen bezüglich Rasselgeräuschen, Zeichen einer Obstruktion oder regionale Abschwächungen des Atemgeräuschs
- Inspektion und Palpation extrathorakaler Bereiche, z. B. Abdomen, Wirbelsäule, Schultergürtel oder Gefäßstatus bezüglich assoziierter Erkrankungen

17.4.1 Inspektion und Palpation der Thoraxwand

Körperliche Schiefhaltungen und thorakale Asymmetrien weisen mehr auf chronische skelettale Veränderungen hin, während Hämatome, lokale Druckschmerzen oder umschriebene Muskelschwächen eher bei akuten Beeinträchtigungen, aber auch immer häufiger bei sportlicher Überbelastung zu finden sind, deren subjektive Schmerzempfindung auch entferntere Abschnitte des Thorax (z. B. die Präkordialregion) erreichen können. Während schmerzhafte Schwellungen costochondraler oder costosternaler Verbindungen typische Symptome einer Costochondritis sind, ist das sog. *Tietze-Syndrom* [4] durch eine in der Regel einseitige schmerzhafte Bewegungseinschränkung und spindelförmige Schwellung des Sternoclaviculargelenks hiervon abzugrenzen. Beim sog. *Slipping-Rib-Syndrom* [4] fehlt die Verbindung der chondral mit einander konnektierten 8. bis 10. Rippe mit dem Sternum, so dass sich einseitig dieser Knochenbereich gegen den unteren Abschnitt des Sternums eindrücken lässt. Das hiermit verbundene Reiben der gegeneinander verschieblichen Strukturen wird gelegentlich schmerzhaft empfunden.

17.4.2 Auskultation der Lunge und des Herzens

Pleurareiben oder deutliche Abschwächung des Atemgeräuschs, einseitig oder beidseitig, sind die unschwer zuzuordnenden Befunde einer Pleuritis oder eines Pleuraergusses. Einseitig fehlende oder regional nicht auskultierbare Atemgeräusche weisen auf das Vorliegen eines initial häufig nicht bedachten Spontanpneumothorax oder größerer Atelektasen hin. Kleinere bis mittlere Lungenembolien sind zwar in der Regel sehr schmerzhaft, auskultatorisch aber nicht zu erfassen.

Tachykardien oder Bradykardien als hämodynamisch bedeutsame Herzrhythmusstörungen sind zwar eindrucksvoll auskultierbar, aber nur in Ausnahmefällen Ursache von Thoraxschmerzen. Diese finden sich eher bei einer (z. B. durch häufige Extrasystolen bedingten) unregelmäßigen Herzaktion, insbesondere ein in Verbindung mit entsprechenden konstitutionellen Merkmalen wie Hochwuchs oder Untergewicht einhergehenden Mitralklappenprolaps [5]. Ein Perikardreiben mit dem typischen systolischen und diastolischen „Ho- and-Fro"-Reibegeräusch ist nur bei einem echokadiografisch relativ schmalen (ca. 2–3 mm) Perikarderguss zu auskultieren und wird ebenso wie die Perikarditis sicca (ohne Erguss) in der Regel als außerordentlich schmerzhaft empfunden, wobei sich der Schmerz beim Vorbeugen des Oberkörpers noch verstärkt. Ein dagegen verhältnismäßig größerer Perikarderguss (z. B. mehr als 5mm Breite) ist dagegen auskultatorisch nicht wahrnehmbar, kann jedoch außer den hämodynamischen Auswirkungen sehr häufig ein charakteristisches thorakales Schmerzbild hervorrufen, bei dem der Schmerz von präkordial stichartig gezielt unter das linke Schulterblatt zieht und sich in Rücken-, bzw. Linksseitenlage verstärkt.

17.4.3 Extrathorakale Zeichen und Befunde

Nicht selten geben extrathorakal gelegene Befunde Hinweise auf die Ätiologie thorakaler Schmerzen. So ist z. B. bei multiplen Körperhämatomen auch an ein begleitendes Thoraxtrauma mit oft multiplen Rippenfrakturen im Rahmen einer Kindesmisshandlung zu denken. Vaskulitische Hauterscheinungen oder Gelenkschwellungen können Hinweise auf eine Kollagenerkrankung mit Polyserositis und z. B. schmerzhaftem Pleuraerguss sein.

Das *Kawasaki-Syndrom* [4] mit seinen möglichen und letztlich lebensbedrohlichen Koronargefäßaneurysmen geht anfangs zwar mit einem sehr typischen klinischen Bild einher (der sog. Himbeerzunge, Lacklippen, perioralen Blutungen, zervikalen Lymphknotenschwellungen und Desquamationen der Haut der Finger), jedoch selten, wenn überhaupt auch nur durch eine kurze, rasch vorübergehende initiale Perikardaffektion mit Herzschmerzen.

17.5 Assoziierte Befunde

In Anbetracht der Vielzahl der differenzialdiagnostisch zu beachtenden möglichen Ursachen akuter, rezidivierender oder chronischer thorakaler Schmerzen bei Kindern und Jugendlichen (Tab. 17.1) muss bezüglich detaillierterer Besprechung der einzelnen Krankheitsbilder auf weiterführende Spezialliteratur verwiesen werden [1, 4, 6]. Nachfolgend soll jedoch kurz auf einige immer wieder kontrovers diskutierte sowie einige allgemein wenig beachtete Ursachen des besprochenen Symptomenkomplexes eingegangen werden.

17.5.1 Mitralklappenprolaps (MVP)

Der Mitralklappenprolaps (MVP) ist definiert als die systolische Vorwölbung eines oder beider Mitralklappensegel in den linken Vorhof mit oder ohne konsekutiven Rückfluss über die Mitralklappe in Form einer Mitralklappeninsuffizienz [5]. Der MVP stellt die häufigste Form einer Klappenanomalie des Herzens dar und findet sich bei 5–10% der nicht selektierten Gesamtbevölkerung. Neben einem Zufallsbefund bei einer echokardiografischen Untersuchung aus anderen Gründen, sind gelegentlich stechende, Angina pectoris ähnliche Thoraxschmerzen über dem unteren Sternalrand Anlass zur Entdeckung des anomalen Klappenbefunds. Ursache der Symptomatik sind in einem Teil der Fälle ventrikuläre Extrasystolen oder selbstlimitierende kurze supraventrikuläre Tachykardien. Hier kann eine etwa auf 3–6 Monate zeitlich begrenzte Therapie mit einem mild dosierten Beta-Rezeptorenblocker (z. B. Propranolol 0,5 mg/kg/Tag auf zwei Dosen verteilt) hilfreich zur Beseitigung der Symptomatik sein.

17.5.2 Koronaranomalie

Eine angeborene Koronaranomalie, wie z. B. der seltene fehlortige Ursprung der linken Koronararterie (LCA) aus der rechten Koronararterie (RCA), wobei die LCA von ventral kommend zwischen der Pulmonalarterie und der Aorta hindurch ihr dorsal gelegenes Versorgungsgebiet des linken Ventrikels erreicht, führt dagegen eher zu den als typisch anzusehenden ischämischen Herzschmerzen mit Ausstrahlung in den linken Arm unter körperlicher Belastung, wenn die dann prall gefüllten großen Arterien die LCA komprimieren und es zu einer vorübergehenden Myokardischämie kommt. Die diagnostische Abklärung derartiger Fehlbildungen der Koronararterien (z. B. auch von Koronarfisteln mit konsekutiver regionaler myokardialer Minderperfusion) lässt sich nicht mit den beschriebenen einfachen Mitteln bewerkstelligen, sondern bedarf letztlich einer umfangreichen apparativen Diagnostik. Die initiale Zuordnung zum ätiologisch kardiovaskulären Bereich der thorakalen Schmerzen ist jedoch in der Regel auch mit einfachen Mitteln möglich.

17.5.3 Asthma

Eine weitaus häufigere, wenngleich hinsichtlich ihrer Inzidenz weit unterschätzte Ursache thorakaler Schmerzen bei Kindern liegt im pulmonalen Bereich in Form des sog. *Belastungsabhängigen Asthmas* [7]. Die thorakale Schmerzsymptomatik tritt dabei in charakteristischer Weise in 80% während oder kurz nach einer körperlichen Belastung auf. Sie umfasst den Thorax ringförmig und geht im Gegensatz zu kardiogenen Ursachen in fast der Hälfte der Fälle mit einer gleichzeitigen pulmonalen Obstruktion einher. Nicht selten wird auch über begleitenden Schwindel, dagegen so gut wie nie über Muskelschmerzen geklagt. Diese typische Kombination der Symptome sollte zur Durchführung einer Lungenfunktionsprüfung führen, mit deren Hilfe die Diagnose sichergestellt und eine entsprechende Behandlung durchgeführt werden kann.

17.5.4 Thorakales Schmerzsyndrom

Weitaus häufiger ist das in seiner Uniformität des klinischen Beschwerdebilds ebenso herausragende sog. *Thorakale Schmerzsyndron* oder *Precordial Catch-Syndrom* [2]. Sein Anteil an den verschiedenen Ursachen thorakaler Schmerzen bei Kindern und Jugendlichen wird mit 10–20% angegeben. Die Symptomatik besteht in einem meist nur wenige Sekunden anhaltenden nadelartig stechenden präkordialen Schmerz bei einem sich ansonsten völlig unbeeinträchtigt fühlenden Kind, aus völliger Ruhe heraus, und ohne jedwede Begleitsymptomatik. Ein tiefer Atemzug kann die Symptomatik sowohl kurzzeitig verstärken, häufig jedoch auch abrupt beenden. Die Stelle des größten Schmerzes kann typischerweise punktförmig angegeben werden, wobei deren Lokalisation von Attacke zu Attacke unterschiedlich sein kann. Assoziierte psychische Konfliktsituationen sind ausgesprochen selten und eine eher untypische Begleiterscheinung. Bei Vorliegen des typischen Symptomenkomplexes sind spezielle weiterführende Untersuchungen selten notwendig und hilfreich. Auch wenn die Pathogenese der Symptomatik noch nicht als aufgeklärt gelten kann, haben die Kenntnis des klinischen Bilds und die erfahrungsgemäß rasche gute Entwicklung sehr häufig bereits eine beruhigende Wirkung.

17.6 Diagnostik

In der Diagnostik und Differenzialdiagnostik des Thoraxschmerzes im Kindes- und Jugendalter stehen die *ausführliche Anamnese* und die umfassende *körperliche Untersuchung* ganz im Vordergrund. Hiermit gelingt es bereits in den meisten Fällen eine ätiologische Zuordnung vorzunehmen bzw. intensiver abzuklärende Fälle mit potenziell bedrohlicher Symptomatik herauszufiltern, wie:

- unter körperlicher Belastung
- im Zusammenhang mit Synkope oder Präsynkopen
- nach blandem Thoraxtrauma
- im Zusammenhang mit signifikanter Allgemeinbeeinträchtigung

- im Zusammenhang mit bekannter prädisponierender Grunderkrankung

Bei wiederholtem Auftreten sind häufig die Durchführung eines *Elektrokardiogramms*, das *Röntgen des Thorax* und eines *Echokardiogramms* hilfreich. Weitergehende labortechnische oder spezielle apparative Diagnostik sind nur bei gezieltem Verdacht auf eine bestimmte Organerkrankung angezeigt.

17.7 Behandlung

Wenn möglich sollte sich die Behandlung immer an der erkannten zugrundeliegenden Organstörung orientieren, sofern eine solche vorliegt. Das bedeutet z. B. die Durchführung einer *gezielten Analgesiebehandlung* ggf. durch einen Schmerztherapeuten bei den häufigen muskuloskelettalen Ursachen, einer individuell gestalteten broncholytischen Therapie bei belastungsabhängigem Asthma oder der Durchführung einer Psychotherapie in einem entsprechend gelagerten Fall.

In allen Fällen, bei denen es als hinreichend gesichert angesehen werden kann, dass keine organische Ursache für die subjektiv so gut wie immer als bedrohlich empfundene Symptomatik der Thoraxschmerzen bei Kindern gefunden werden konnte, ist die Mitteilung dieses als positiv anzusehenden Ergebnisses in einem *ausführlichen Gespräch* meist ein erfolgreiches therapeutisches Element. Die Feststellung, dass es sich bei der glaubhaften Symptomatik um eine vorübergehende funktionelle Fehlabstimmung von ansonsten stabiler aufeinander abgestimmter Funktionen des Körpers handelt, die vorübergehend hingenommen werden können, und nicht um eine bedrohliche Symptomatik, die zu chronischem Kranksein oder einer Bedrohung des Lebens führt, stellt eine der seltenen Möglichkeiten einer kausalen Therapie durch ein ärztliches Gespräch im Kindes- und Jugendalter dar.

17.8 Zusammenfassung

Eine ätiologische Zuordnung der Symptome lässt sich nach sorgfältiger Anamneseerhebung und gezielter körperlicher Untersuchung bereits bei etwas mehr als der Hälfte aller Fälle vornehmen. Nur etwa 30 % bleiben zwar glaubhaft, aber vorerst ungeklärt, und nur in etwa 5 % liegt den Thoraxschmerzen bei Kindern (im Gegensatz zu Erwachsenen) die von Eltern und Patienten am meisten gefürchtete kardiale Ursache zugrunde.

Literatur

[1] Kocis K C. Chest Pain in Pediatrics. Pediatr Clin N Am. 1999; 46: 189–203
[2] Gumbiner C H. Precordial Catch Syndrome. South Med J. 2003; 96: 38–41
[3] Glassmann M S, Medow M S, Berezin S, Newman L J. Spectrum of Esophageal Disorders in Children with Chest Pain. Digestive Diseases and Sciences. 1992; 37: 663–666
[4] Leung A K C, Robson W L M, Cho H. Chest pain in children. Can Fam Physician. 1996; 42: 1156–1164
[5] Bouknight D P, O'Rourke. Current Management of Mitral Valve Prolapse. Am Fam Physician. 2000; 6: 3343–3350
[6] Cava J R, Sayger P L. Chest pain in children an adolescents. Pediatr Clin N Am. 2004; 51: 1553–1568
[7] Wiens L, Sabath R, Ewing L, Gowdamarajan R, Portnoy J, Scagliotti D. Chest Pain in Otherwise Healthy Children and Adolescents Is Frequently Caused by Exercise-Induced Asthma. Pediatrics. 1992; 90: 350–353

18 Bauchschmerzen – Abdomen und Flanken

Thomas Schneider und Thomas Henne

18.1 Einleitung

Bauchschmerzen bei Kindern sind sehr häufig. Sie betreffen sowohl gesunde als auch Kinder mit ernsten Erkrankungen, die einer spezialisierten Therapie bedürfen. Bauchschmerzen haben Kinder sowohl bei einer Otitis media als auch vor einer Mathematikarbeit. Die Ursachen sind altersabhängig.

Auf dem Gebiet der Diagnostik hat sich Großes getan. Ultraschall und Atemtests gehören heute zur Basisdiagnostik. Auch ökonomisch günstig kann ein weites Spektrum an Erkrankungen erfasst werden.

Die Behandlung von Bauchschmerzen und deren Assoziationen aber ist ein großes Dilemma. Die Empfehlungen von Lehrbüchern haben mit der Realität des Kinder- und Jugendarztes oft nichts mehr zu tun. In vielen Fällen fehlen klinische Studien zu Präparaten, die wir täglich in allen Altersstufen nutzen. Evidenzbasierte, bei Kindern oder Jugendlichen geprüfte Behandlungsmöglichkeiten sind selten. Althergebrachte wirksame Behandlungen werden durch Auslaufen der Präparatezulassungen hinfällig oder kindgerechte Darreichungsformen werden aufgegeben. Risiken beim älteren Erwachsenen führen mangels valider Daten für Kinder zum Ausfall wichtiger Substanzen, manche Präparate sind nur im Ausland verfügbar oder bei Buchauslieferung nicht mehr erhältlich. Jeder Arzt muss die Möglichkeiten kennen und Rechtsvorschriften der Pharmakotherapie im Kindesalter achten.

18.2 Pathophysiologie

18.2.1 Wie entsteht Bauchschmerz?

Bauchschmerzen können zunächst vor Ort, d. h. in den Abdominalorganen entstehen. Periphere sensorische Mechanorezeptoren (z. B. Plexus submucosus Meissner) erkennen die Dehnung des Lumens sowie Zerren am Mesenterium. Nozizeptoren leiten Störungen der Durchblutung oder Reize durch Entzündung als Schmerzreize weiter. Das gilt auch für Chemorezeptoren (z. B. säureassoziiertes Ulkus). Insbesondere das Peritoneum und die glatte Muskulatur der Hohlorgane geben eine ineffektive Peristaltik (Stenose, Fistel oder nach Operation) als Schmerz weiter. Bauchschmerzen können aber auch primär zentral entstehen (Tab. 18.1).

Einfluss nehmen die körpereigene Flora und die zentrale Schmerzverarbeitung (viszerale Hyperalgesie, frühe und vermehrte Schmerzerfahrungen). Hier gibt es Behandlungsansätze wie Probiotika, Defensine und zentral wirksame Pharmaka.

Grundsätzlich muss der sensorische somatische vom vegetativen viszeralen Schmerz getrennt werden:
- *Somatische Schmerzen* (parietal) entstehen durch Reizung von Schmerzrezeptoren in Peritoneum, Pleura oder Haut. Der Ort der nozizeptiven Irritation kann sehr gut zugeordnet werden. Die Schmerzen werden als stechend oder schneidend beschrieben. Eine Abnahme der Reizintensität führt auch zu einer Verringerung der Schmerzintensität und resultiert in einer Schonhaltung.
- *Viszerale Schmerzen* werden durch Erregung vegetativer Fasern der Nn. splanchnici ausgelöst, d. h.
  - Dehnung von Hohlorganen (Distension)
  - Durchblutungsstörung (Ischämie)
  - Kontraktionen der glatten Muskulatur gegen Widerstand (Obstruktion)

Die Afferenzen gelangen über beide Spinalwurzeln zur Umschaltung ins Rückenmark. Die Schmerzlokalisation ist schwierig, der Schmerz wird als dumpf und quälend empfunden, kann nur grob einer Region zugeordnet werden, z. B. werden im Nabel der Dünndarm, die Appendix, das Zökum und Aszendens empfunden, im mittleren Unterbauch spiegeln sich Prozesse aus Kolon und Urogenitalsystem wider.

Der viszerale Schmerz ist i. d. R. mit Übelkeit, Blässe (Kolik) und Kreislaufproblemen (Schweißausbruch) verbunden. Die Entzündung wird als Brennen wahrgenommen.

> **Merke**
> Der viszerale Schmerz kann im Bereich der sensiblen Hinterhörner auf somatische Afferenzen übertragen werden. So kommt es zur Schmerzfortleitung und zu scharf begrenzten Schmerzwahrnehmungen in Hautarealen, die so inneren Organen zugeordnet werden können. Head-Zonen sind z. B. die rechte Schulter (Leber, Galle, rechtes Zwerchfell) oder linke Schulter (Milz, Pankreas, linkes Zwerchfell).

Tabelle 18.1 Ursprung von Bauchschmerzen.

zentral bedingter Bauchschmerz	Migräne abdominale	• <10 % der klassischen Migränekinder • ohne klassische Symptome kaum zu diagnostizieren
	zentral modulierte viszerale Hyperalgesie	• frühe und vermehrte Schmerzerfahrung • Abhängigkeit von Opioiden • Syndrom der chronischen Müdigkeit, Fibromyalgie
	ZNS-Erkrankungen mit Bauchschmerzen	• „Stress"-Menschen (Rumpeln, Knurren, schneller Transport bei Aufregung) • unklare abdominelle Probleme bei behinderten Kindern (ZNS-Schaden) • Summation: Pharmakotherapie, Ernährungsmängl, Grunderkrankung
peripher sensorisch bedingter Bauchschmerz	Mechanorezeptoren (Dehnen des Lumens, Zerren am Mesenterium)	• Meteorismus (immer bakteriell, Kolonflora) • Wandschwellung (Allergie, Histaminintoleranz, C1-Esterase-Inhibitormangel) • Obstipation, Koprostase, slow transit
	Nozizeption (Durchblutung und Entzündung)	• Angina abdominale durch Verschluss/Kompression von Gefäßen • Schmerz bei Kolitis (Tenesmen) • Schmerz bei lokaler Entzündung (Appendizitis, M. Crohn)
	Chemorezeptoren	• Ulcus duodeni/ventriculi (Helicobacter pylori) • Meckel-Divertikel
Peritonitis	ineffektive Peristaltik	• mechanischer Ileus oft mit Ischämie (Volvulus, Invagination) • Kompression auf den Darm durch Briden, Gefäße (AMS) oder Tumor
	Stenose, Fistel, Operation (Plexus submucosus Meissner)	• angeborene Malformation und Divertikel • transmurale Entzündungen (Parasiten, Fremdkörper) • postoperative Schwellung bis Kompartmentsyndrom

18.3 Definition

> **Merke**
>
> Nach gültiger AWMF-Leitlinie (Stand April 2002) sind Bauchschmerzen Schmerzempfindungen im Bereich des Bauches, die von älteren Kindern direkt benannt werden, oder auf die indirekt aufgrund von Schmerzreaktionen bei der Palpation, Anspannen der Bauchdecken oder im Säuglingsalter bei Anziehen der Beine, berührungsempfindlich gespanntem Bauch geschlossen werden kann.
> Akute Bauchschmerzen sind gekennzeichnet durch den plötzlichen Beginn ohne Bauchschmerzenvorgeschichte.
> Chronische Bauchschmerzen sind definiert als 3 oder mehr beeinträchtigende Schmerzepisoden in einem Zeitraum von 3 Monaten.

Bauchschmerzen gehören zu den ältesten Wahrnehmungen unserer individuellen Erinnerung. Sie werden im Bereich des Abdomens empfunden oder haben dort ihren Ursprung. Die Intensität und Dauer machen aus der Empfindung die Beschwerde. Spezielle Formen sind die *Kolik* (wellenförmig) und die *Tenesmen* (Stiche mit Stuhldrang).

Bauchschmerzen werden eingeteilt in *akut* und *chronisch*:
- Der akute Bauchschmerz kann ein Notfall sein oder eines der häufigsten Symptome überhaupt. Die Diagnostik soll dies unterscheiden und die Therapie kann dementsprechend dringlich und ggf. chirurgisch sein.
- Chronische Bauchschmerzen sind anhaltende oder immer wiederkehrende Bauchschmerzen, die länger als 3 Monate andauern und so stark sind, dass sie den Tagesablauf und die Aktivitäten bestimmen [1].

Der Begriff „chronisch" wurde zunehmend durch „chronisch-rezidivierend" ersetzt. Seit den Rom-III-Kriterien für funktionelle abdominelle Beschwerden wurde die definierte Dauer für Chronizität auf 2 Monate verkürzt [2], d. h. akute Bauchschmerzen sind kürzer als 4 Wochen, chronisch-rezidivierende Bauchschmerzen dauern länger als 8 Wochen.

Dauer und Art der Bauchschmerzen spiegeln in hohem Maße deren Ursache wieder. Akute Bauchschmerzen ohne klinische Alarmzeichen sind häufig. Sie sind oft Begleitsymptom vieler Krankheiten, meist von Infektionen. Chronische Bauchschmerzen sind in der Praxis meist chronisch-rezidivierend, da sie nur selten über eine längere Zeit anhaltend bestehen. Oft sind diese auch chronisch-rekurrierend, wenn der gleiche Schmerz regelmäßig wiederkehrt, oder chronisch-intermittierend, wenn der Schmerz plötzlich wie aus heiterem Himmel wiederkehrt.

Weitere Differenzierungen erfolgen nach Schmerzqualität, Alter (Säugling/Kind), Geschlecht, Schmerzort (parumbilikal, Ober-/Unterbauch, Quadranten) und Ausstrahlung (Schultern, Rücken) möglich. Wichtig sind zusätzliche Symptome wie Fieber, Ikterus, Durchfall oder Stuhlverhalt, Übelkeit oder Erbrechen, Meteorismus, Singultus, Foetor ex ore, Kopf- und Rückenschmerzen.

Die Schmerzqualität spiegelt neben der Herkunft die Pathogenese wieder und ist wichtig für die rein symptomatische Therapie. Während z. B. die Kolik rein spasmolytisch zu behandeln ist, benötigen Tenesmen eine potente Analgesie. Die Messung der Schmerzintensität ist ein wichtiges Instrument zur Steuerung der Therapie.

18.4 Diagnostik und Therapie der akuten Bauchschmerzen

18.4.1 Akute Bauchschmerzen in der täglichen Praxis

In der kinderärztlichen Praxis müssen bei akuten Bauchschmerzen 3 Fragen beantwortet werden:
1. Gibt es klinische Hinweise für ein akutes Abdomen?
2. Gibt es Hinweise für eine ernste zugrunde liegende Erkrankung (Warnzeichen)?
3. Ist eine Schmerztherapie gefahrlos möglich?

Werden diese Fragen mit 1. nein, 2. nein und 3. ja beantwortet, gibt es folgende therapeutische Optionen:
- abführen und entspannen
- Analgesie (Tab. 18.2)
- Spasmolyse (Tab. 18.3)
- spezifische Kurzzeittherapie

Ziel der Behandlung ist eine kurze Medikamentenanwendung, da eine nicht schwere, zeitlich limitierte Erkrankung angenommen wird.

Klinische Hinweise für ein akutes Abdomen

Hinweise für ein akutes Abdomen im Rahmen akuter Bauchschmerzen sind:
- Schmerzen im rechten Unterbauch mit klinischen Zeichen der Appendizitis
- wellenförmige Schmerzen mit kurzen symptomarmen Intervallen beim Säugling bzw. Kleinkind (Invagination)
- Erbrechen und klinische Zeichen des Ileus
- blutige Stühle (Invagination, hämolytisch-urämisches Syndrom)
- schlechter AZ mit Zeichen der Dehydratation

Eine ernste Ursache, ggf. Appendizitis/Ileus/Ischämie, ist nicht auszuschließen, genauso wie ein kinderchirurgisches akutes Abdomen.

Warnzeichen für eine ernste Erkrankung

Warnzeichen für eine ernste zugrunde liegende Erkrankung, die nicht übersehen werden dürfen und dringlich behandelt werden müssen als pädiatrisches akutes Abdomen:
- Schock, Dehydratation, diffuse Abwehrspannung: schwere Enterokolitis, Coma diabeticum
- blutige Durchfälle mit Tenesmen und distendiertem Abdomen: Kolitis, toxisches Kolon
- Dyspnoe: Pneumonie, Coma diabeticum, Niereninsuffizienz
- reduzierter Allgemeinzustand, hohes Fieber, ggf. Meningismus: Sepsis, Endokarditis, Meningitis
- Stuhlverhalt, distendiertes Abdomen: Koprostase, festsitzender Meteorismus
- Erbrechen, Unruhe, Dysurie/Ikterus: Steinkolik (Harn- oder Gallenwege)

Schmerztherapie

Kriterien für eine ambulante Schmerztherapie bei akuten Bauchschmerzen sind:
- kein akutes Abdomen, weder chirurgisch noch pädiatrisch
- keine Warnzeichen für eine ernste Erkrankung
- Urin und Stuhl abgesetzt (ggf. nach Einlauf), keine Dehydratation
- ambulant: Paracetamol, Ibuprofen oder Butylscopolamin

18.4.2 Ursache und Therapie spezieller Krankheitsbilder

Obstipation

Die Obstipation (Verstopfung) ist neben den Blähungen die häufigste Ursache akuter Bauchschmerzen. Meist handelt es sich um eine sekundär manifestierte habituelle Obstipation nach Defäkationsschmerz (Aniitis, Fissur). Nur selten entwickelt sich eine ernste Koprostase oder ein akutes Abdomen. Die Abgrenzung gegenüber seltenen organisch bedingten Koprostaseformen gelingt meist klinisch und sonografisch. Wichtige Differenzialdiagnosen sind je nach

Tabelle 18.2 Basisanalgesie bei Bauchschmerzen.

Paracetamol	alle 6 Stunden	oral	15 mg/kg	Saft 4% (200 mg/5 ml) Tabletten à 500, 1000 mg
		rektal	20 mg/kg	Supp. à 60, 125, 250, 500, 1000 mg
		i.v.	10–15 mg/kg	10 mg/ml (1000 mg/100 ml)
	Maximaldosis		60 mg/kg/d	
Ibuprofen	alle 6 Stunden	oral	10 mg/kg	Saft 2% o. 4% (100 o. 200 mg/5 ml) Tabletten à 200, 400, 600, retard 800 mg
		rektal	10–15 mg/kg	Supp. à 75, 150, 500, 600 mg
		i.v.	10–15 mg/kg	10 mg/ml (1000 mg/100 ml)
	Maximaldosis		50 mg/kg/d	

Tabelle 18.3 Spasmolytika in der Behandlung gastrointestinaler Spasmen/Koliken.

In Deutschland erhältlich und für Kinder <12 Jahren zugelassen			
Atropinsulfat*	oral	3 x pro Tag	0,01 mg/kg, z. B. Kleinkinder 3 x ½ Tbl. (Dysurgal 0,5 mg Tabletten)
Belladonnae (folii) tinctura normata PhEur = eingestellte Belladonnatinktur PhEur	oral	3–4 x pro Tag	1–2 Tropfen/10 kg auf Traubenzucker
Butylscopolaminbromid	oral, rektal	0,5 mg/kg	Einzeldosis, maximale Tagesdosis 1,5 mg/kg (Buscopan Drg., Supp. à 10 mg)
	i. v. (i. m., s. c.)	0,3–0,6 mg/kg	Einzeldosis, Tagesdosis 1,5 mg/kg
Trospium*	i. v.		(Spasmex i. v. 1,2/–2,0 Injektionslösung)
In Deutschland erhältlich und nicht für Kinder >12 Jahren zugelassen			
Denaverin	rektal	3 x pro Tag	(Spasmalgan-Zäpfchen a 50 mg)
Glycopyrrolate*	oral	3–4 x pro Tag	0,05–0,1 mg/kg (oral nicht in Deutschland)
	i–m.	4–6 x pro Tag	0,005–0,01 mg/kg (nur OP-Vorbereitung) (Robinul pro injection)
Mebeverin	oral	2–3 x pro Tag	1 Tbl. >10 Jahre (Duspatal 135 mg überzogene Tbl., Duspatal 200 mg retard Hartkapseln)
Methantheliniumbromid*	oral	3 x pro Tag	50–100 mg Erwachsene und Jugendliche (Vagantin Dragees à 50 mg)
		4 x pro Tag	12,5–50 mg >1 Jahr
		4 x pro Tag	12,5 mg = 1 Monat–1 Jahr
		2 x pro Tag	12,5 mg <1 Monat
Pipenzolat*	oral	3–4 x pro Tag	1 Tropfen pro kg (ila-med m 4 mg/ml)
		3–4 x pro Tag	20–30 Tropfen Erwachsene (ila-med m forte)
Pirenzepin*	oral	2–3 x pro Tag	50 mg Erwachsene (Gastrozepin Tbl. à 50 mg) Anmerkung: Tropsium wäre hier das ideale Medikament, da es die Blut-Hirnschranke fast nicht überwindet.

*Anticholinergika: Vorsicht bei Glaukom; Achtung: Überdosierung macht Schwindel und trockenen Mund.
Anmerkung: Anticholinergica wirken i. d.R über muskarinerge Rezeptoren. Bis auf Pirenzepin (wirkt besonders auf die gastralen M1-Rezeptoren antisekretorisch) sind die verfügbaren Muskarinrezeptorantagonisten nicht selektiv (M1–5). Unterschiede ergeben sich aber im Nebenwirkungsspektrum durch unterschiedliche ZNS-Gängigkeit.

Alter der Morbus Hirschsprung und Nahrungsmittelunverträglichkeiten (z. B. Kuhmilch).
Die Basisdiagnostik der Obstipation erfolgt durch:
- anale Inspektion, wenn möglich
- Sonogramm des Abdomens und Beckens
- Labor-Blut: AP, Ca, TSH, fT4, (IgA/tTG, Pb)
- pädiatrischer Gastroenterologe

Bei der Therapie müssen verschiedene Faktoren beachtet werden:
1. In der Akutsituation sind Einläufe unabdingbar und bewirken Wunder. Angst vor Schmerz, Intervention und Vorwürfen können ein ernstzunehmendes Hindernis darstellen; ggf. sollte eine manuelle Ausräumung in Analgosedierung durchgeführt werden.
2. Die Behandlung des harten Stuhls erfolgt mit osmotischen Laxantien (Tab. 18.4) oral und muss konsequent durchgeführt werden. Wichtig ist durch genügend hoch dosierte Einzelgaben einen Stuhlabgang zu erreichen und den Defäkationsreflex zu normalisieren. Das Ergebnis muss kontrolliert werden, um eine erneute Koprostase, Rektumausfüllung bis zur Enkopresis zu verhindern. Präparate:
   - Säuglinge und Kleinkinder: Laktulose (süß, Problem: Blähungen)
   - Schulkinder: PEG z. B. in Limonade aufgelöst, alternativ emulgiertes Paraffinöl (Obstinol)
3. Parallel ist die Ursache (Defäkationsschmerz) durch Fissur, Aniitis (Streptokokken, Oxyuren; Tab. 18.5) zu behandeln. Für die Wirkung der osmotischen oralen Laxantien, ist eine ausreichende Trinkmenge nötig. An-

Tabelle 18.4 Laxantien.

oral (Hauptproblem: Blähungen, besonders Laktulose länger als 3 Wochen)		
Lactitol	initial	1 g/kg als Einzelgabe
	andauernd	0,5 g/kg täglich oder Montag, Mittwoch, Freitag (Importal-Pulver)
Laktulose	initial	3–5 ml/kg als Einzelgabe
	andauernd	2–3 ml/kg täglich oder Montag, Mittwoch, Freitag
Paraffinöl	andauernd	2–3 ml/kg täglich oder Montag, Mittwoch, Freitag (ObstinolM Emulsion)
Macrogol 3350/4000	initial	0,5–1 g/kg als Einzelgabe (Movicol 1 Btl. junior 6,5 g)
	andauernd	0,5 g/kg täglich oder Montag, Mittwoch, Freitag
Bisacodyl	nur zur initialen Darmentleerung, sonst Verstärkung der Motilitätsstörung	
Magnesiumsulfat	zur initialen Darmentleerung sehr effektiv, nicht zur Daueranwendung geeignet (Elektrolyte, Nierenfunktion)	(F. X. Passage SL Pulver)
Natriumpicosulfat	nur zur initialen Darmentleerung, sonst Verstärkung der Motilitätsstörung	
rektal (Hauptproblem: Resorption von Phosphat, Toxizität!)		
Glycerol	rektale Entleerung bei Säuglingen	(Glycilax Supp f. Kinder, Erw.)
Lecicarbon	Auslösen des Defäkationsreflexes	jedes Alter (Supp. f. Sgl., Kinder, Erw.) (Natriumhydrogencarbonat, Natriumdihydrogenphosphat)
Mikroklist	rektale Entleerung bei Säuglingen	(Natriumcitrat, Dodecylsulfoacetat, Natriumsalz, Sorbitol)
Sorbitol	rektale Entleerung jedes Alter, besonders wenig Risiken	(Yal-Lösung: 67,5 ml enthält Sorbitol 13,4 g)

Tabelle 18.5 Therapie der Aniitis.

intraanal antibiotische Augensalbe + systemisch Antibiotikum	Infectomycin oral bietet sich an, gleichzeitig prokinetisch
Analsphinkter-Entspannung	Sitzbad (körperwarm) ohne Zusätze Option: Isoket-Salbe intraanal, Botox in den Analsphinkter
chemische Reize entziehen	keine haftenden Salben/Pasten oder parfümierte Externa
Candidose?	Canesten Suspension lokal plus AmphotericinB oral u. U.
Enterobiose?	Oxyuren o. a. Parasiten, Kondylome??

Anmerkung: überwiegend β-hämolysierend, u. a. Streptokokken Gr. A, G

sonsten korreliert die Trinkmenge nicht mit der Stuhlkonsistenz [3].

4. Milchzucker (Laktose) ist kein Abführmittel, sondern bei Säuglingen Hauptkalorienträger.

Akute Gastroenterokolitis

Sowohl die Gastroenteritis (Erbrechen und Durchfall) als auch die Enterokolitis (blutig-schleimiger Durchfall) verlaufen mit behandlungsbedürftigen Bauchschmerzen. Ein hoher Ileus kann wie eine Gastroenteritis beginnen, Invagination oder HUS können wie eine Enterokolitis anfangen. Nach Ausschluss dieser Differenzialdiagnosen (Sonogramm, Urin) ist eine Schmerzbehandlung gefahrlos möglich. Bevorzugt werden Paracetamol oder Ibuprofen (Basisanalgesie) bzw. Analgetika mit spasmolytischer Wirkung (Metamizol). Eine Azetonämie allein kann starke Bauchschmerzen verursachen. Tritt rezidivierendes Erbrechen auf, ist meist eine Elektrolytinfusion mit Glukose 5 % nicht zu umgehen. Ein Versuch mit Antiemetika wie Dimenhydrinat oder Doxylaminsuccinat verbindet eine leichte Sedation mit anticholinerger Wirkung.

Lymphadenitis mesenterialis

Viele Infektionen – nicht nur des Gastrointestinaltrakts – gehen mit einer Vermehrung, Aktivierung und Vergrößerung mesenterialer und intraabdomineller Lymphknoten einher. Zusätzlich führt die Störung der Kolonflora zu vermehrter Kolongasbildung. Die Folge ist eine Kombination aus somatischem und viszeralem Schmerz von erheblicher Bedeutung im subjektiven Empfinden. Die Linderung des

Schmerzes ist das, was Eltern und Kind vom Arzt erwarten. Die Lymphadenitis erfordert eine Basisanalgesie, der Meteorismus eine Spasmolyse. Wärmeanwendung wird meist als sehr angenehm empfunden und nach Spasmolyse erleichtern wechselnde Lagen den Windabgang. Bei prädisponierten Kindern kann das luftgefüllte Sigma abknicken oder torquieren („Sigmavolvulus"), für den geübten im Sonogramm erkennbar. Hier hilft ein voluminöser, sog. „hoher", körperwarmer Schwenkeinlauf mit NaCl 0,9 %. Es sollte überprüft werden, ob der spontane Luftabgang beim zuvor offenen Darmrohr genügt.

Gastroösophagealer Reflux

Insbesondere bei Schulkindern und Jugendlichen ist ein passagerer gastroösophagealer Reflux häufig, die Ursache selten klar zu erkennen. Eine kurze Protonenpumpenhemmer-Therapie (PPI) kann diagnostisch wegweisend sein und ist meist kurativ (Tab. 18.6) [4]. Praktisch wird Therapie mit einem PPI wie Omeprazol über 2 Wochen durchgeführt. Je jünger die Patienten, desto höher die PPI-Dosis/kg Körpergewicht. Bei Kindern mit Komedikation (Antiepileptika) hat sich in gleicher Weise Pantoprazol bewährt.

Jenseits des akuten Bauchschmerzes ist eine Behandlung mit einem Prokinetikum sinnvoll (Tab. 18.7). Wegen des primär säureabhängig dysregulierten unteren Ösophagussphinkters (transitorische Erschlaffungen) und weil der Schmerz säureabhängig ist, bleibt die erste Wahl der PPI-Test.

Tabelle 18.6 Protonenpumpenhemmer (PPI) bei Kindern.

Generikum	Einzeldosis oral	max	x/Tag	Referenz
Omeprazol	1–2 (0,2–3,5) mg/kg	40	2	[5]
Esomeprazol	0,25–1 mg/kg	40	1(–2)	[6]
Lansoprazol	1–1,5 (0,7–1,7) mg/kg	30	1(–2)	[7]
Rabeprazol	0,5–1 mg/kg	20	1–2	[8]
Pantoprazol	0,8–1,6 mg/kg	40	1–2	[9]

PPI können bei längerer Anwendung (>3 Jahre) zu einer Vitamin-B12-Malabsorption und einer Vitamin-D-Mangel-Rachitis führen.

Tabelle 18.7 Prokinetika mit Wirkung auf den unteren Ösophagussphinkter.

zugelassen	Tagesdosis	x/Tag	Referenz
Metoclopramid[x]	0,1–0,5–1 mg/kg	2–3	[10]
Domperidon[x]	0,3–1–2 mg/kg	3	[11]
Baclofen	0,5–1–5 mg/kg	2–3	[12]
Erythromycinestolat	10–20 mg/kg	2	[13]

Theoretisch: Cisapride[y], Tegaserod[y] Anmerkungen:
X wegen EPMS-Nebenwirkungen nur zur Kurzzeitanwendung (< 4 Wochen), Achtung: Komedikation
Y Entzug der Zulassung wegen schwerer Nebenwirkungen bei multimorbiden Patienten oder in hohem Alter

Gastroduodenitis, Ulkus

Die Gastroduodenitis und das Ulkus sind endoskopische Diagnosen und in mehr als ⅔ der Fälle durch Helicobacter pylori verursacht (B-Gastritis). Alternativ kommen Medikamente (vorwiegend NSAI, C-Gastritis) in Betracht.

Vor einer Behandlung des typischen epigastrischen Nüchternschmerzes mit einem PPI („ex juvantibus") sollte eine Helicobacter-pylori-Infektion (Stuhl- oder Atemtest) ausgeschlossen werden (eine Helicobacter-pylori-Eradikation unter PPI kann wegen coccoider Ruheform frustran sein).

Cholezystolithiasis, Cholangitis

Gallensteine sind auch bei Kindern nicht selten, führen aber kaum zu akuten Bauchschmerzen. Die akute Gallensteinkolik betrifft den rechten Oberbauch und strahlt in die Schulter aus (Differenzialdiagnose: rechtsseitiger Thoraxschmerz). Zur Soforttherapie kommen Spasmolytika i. v. in Frage.

Pankreatitis

Gallensteine, Infektionen, Medikamente oder Störungen in der Pankreasenzyminaktivierung können zur akuten Pankreatitis führen. Hier können zur Soforttherapie ebenfalls Spasmolytika i. v. eingesetzt werden.

Flankenschmerz

Harnwegsinfektion und -steine sollten per Urinbefund ausgeschlossen werden. Das essenzielle Sonogramm muss neben der Nierenloge und -umgebung auch den Psoas und die weiblichen Genitale untersuchen, da oft lumboischialgiforme Schmerzen schwer abzugrenzen sind. Ibuprofen oder Metamizol sind die Analgetika der ersten Wahl.

Pneumonie

Die basale Pneumonie oder eine mediastinale Pleuritis können primär als Bauchschmerzen in Erscheinung treten. Der übertragene viszerale Schmerz kann zum paralytischen Ileus führen und zusammen mit einer inadäquaten ADH-Sekretion in die diagnostische Irre führen. Die Diagnose erfolgt durch Auskultation und Röntgen des Thorax (vor Operation). Die Schmerztherapie richtet sich nach der Schwere der Pneumonie, Mittel der Wahl sind die Basisanalgetika.

Suprasymphysärer Schmerz

Es muss vor einer Analgesie immer eine Scrotalfach- oder Hüfterkrankung ausgeschlossen werden (Hodentorsion und inkarzerierte Hernie). Tenesmen bei einer Kolitis infectiosa können erheblich sein und in der Praxis die Kombination aus Spasmolyse und Analgetika erfordern (Buscopan plus). Die Dysurie kann einziges Symptom bei Harnwegsinfekt oder nach Steinabgang sein.

Kolik

Kolikschmerzen werden durch Okklusion der Gallenwege (Gallenkolik) oder der Harnwege (Harnleiterkolik) verursacht, sie bedürfen einer sofortigen Behandlung. Metamizol (10 mg/kg i.v.) und Butylscopamin (0,5 mg/kg i.v.) kombiniert i.v. sind die erste, Tramadol oder Piritramid die zweite Wahl. Dipidolor kann ebenfalls langsam i.v. gegeben werden, dadurch wird ein maximaler analgetischer Effekt erzielt, es wirkt zunehmend sedierend, weniger analgetisch. Ggf. kann KetanestS erforderlich sein, wiederholt 0,5–1 mg/kg i.v.

Migräne Abdominale

Bauchschmerzattacken im Rahmen einer bekannten Migräne sind oft mit starker Übelkeit verbunden. Basisanalgetikum plus Metoclopramid sind erste Mittel der Wahl, als Alternative beim Jugendlichen stehen Acetylsalicylsäure (Aspisol 10 mg/kg i.v.) plus Metoclopramid (0,5 mg/kg i.v.) zur Verfügung.

> **Fehler und Gefahren**
>
> Bei Zweifeln am ambulanten Vorgehen ist die stationäre Einweisung zwingend. Die Invagination beim älteren Säugling, der sowieso häufig schreit und das torquierte Sigma beim Schulkind sind in der Praxis große Probleme, die nur mit Geduld (=Zeit) zu lösen sind. Hier hilft eine stationäre Beobachtung auch zum Ausschluß des Verdachts.

18.4.3 Dreimonatskoliken

Schreibabys oder sog. Dreimonatskoliken testen die Nerven von Eltern und Therapeuten. Offensichtlich scheint das Problem im Abdomen zu liegen. Die Vorstellung erfolgt meist im Notdienst, der Bauch ist angespannt, berührungs- und bewegungsempfindlich, die Beine werden angezogen, das Schreien wird von vegetativen Symptomen begleitet: Schwitzen, Hautrötung, enge Pupillen. Stuhl- und Windabgang scheinen zu lindern, wie auch Wärme und Hautkontakt.

Die Diagnose „Schreibaby" variiert je nach Beobachtungszeit:
- ausgeprägtes Schreien von ≥ 3 Stunden an ≥ 3 Tagen pro Woche über ≥ 3 Wochen
- Schreien oder Irritabilität von ≥ 3 Stunden an ≥ 3 Tagen pro Woche über 1 Woche (G4-Säuglinkskoliken) [14]

Bei normalen klinischen Status, Sonogramm (Ausschluss Invagination) sowie Stuhl und Urin kann ambulant vorgegangen werden. Da die Ursache unklar ist, gibt es keine klare Notfalltherapie. Allein das Mitgeben von Paracetamol kann heilen.

18.4.4 Akutes Abdomen

Das akute Abdomen ist die klinische Diagnose, beschreibt die akute (wenige Stunden) peritoneale Reizung und meint den Verdacht auf eine ernste, lebensbedrohliche Erkrankung (Tab. 18.8). Es ist ein medizinischer Notfall und die ursächliche Klärung hat keinen Aufschub. Die Diagnostik ist i.d.R. stationär, folgt einem straffen Plan und orientiert sich an der möglichen Therapie:

- Akutlabor
  - Blutbild, C-reaktives Protein, Blutsenkungsgeschwindigkeit, Gerinnung (Mini-Prä-OP)
  - Blutgasanalyse und Sofortelektrolyte, Blutzucker, Kreatinin (Schaden abwenden)
  - Bilirubin, Lipase, Urinstatus, pH-Wert, spezifisches Gewicht
- Zusatzuntersuchungen bei gegebener Verdachtsdiagnose, Diagnostik beim akuten Abdomen:
  - Röntgen von Thorax und Abdomen; Pneumonie, Stein, Ileus
  - Oberbauchsonogramm
  - Ausschluss Raumforderung (Zyste etc.)
  - Ausschluss freie Flüssigkeit, Invagination und Ileus
  - Organruptur/Trauma, Peritonitis (z.B. Appendizitis)
  - Chirurg: Jedes akute Abdomen, insbesondere bei Verdacht auf Appendizitis, muss zum Chirurgen

Therapie des akuten Abdomens

Mit der Diagnose „akutes Abdomen" beginnt die Therapie:
1. Elektrolyt-, Flüssigkeits- und Energieersatz: Je nach Blut-Elektrolyten/-Zucker mit NaCl 0,9% oder HG5
2. Einlauf: Sorbitol, ca. 5–10 ml/kg
3. Analgesie: Es ist heute nicht mehr akzeptabel, dass ein Kind Schmerzen ertragen muss, damit eine Diagnose gestellt werden kann

Konservative Therapie. Ist eine operative Therapie nicht angezeigt, richtet sich die Behandlung nach der Ursache. Von Anfang an muss die Schmerzbehandlung konsequent durchgeführt werden, was zu einem kooperativen Patienten und damit weniger Komplikationen führt.

Besonderheit: Akute Pankreatitis. Bei Obstruktion (Stein, Ostiumstenose, P. divisum) erfolgt eine Endosonografie und ggf. ERCP mit Papillotomie und Steinextraktion. Hierbei werden verschiedene Schweregrade unterschieden:
- Leicht: Basisanalgesie und Volumenersatz, orale Ernährung
- Mittelgradig: Potente Analgetika (Opioide) und Spasmolytika, um den Pankreas- und Gallenfluss zu verbessern.
- Schwer (nekrotisierende Pankreatitis): Intensivmedizin, Kindergastroenterologe und Kinderchirurg

Operativ. Bei wahrscheinlicher Operationsindikation ist durch eine frühe Schmerzbehandlung keine Diagnoseverschleierung zu erwarten. Die Analgesie sollte aber immer in Absprache mit den Kinderchirurgen/-anästhesisten erfolgen. Bei der Wahl der Substanzen ist Metamizol als Monotherapie zu bevorzugen, um mögliche Übelkeit durch Opioide (Tramadol) zu vermeiden. Die angstlösende Komponente von Piritramid (Dipiodolor) kann hier aber sehr

Tabelle 18.8 Ursachen des akuten Abdomens (Top 10, altersadaptierte Hierarchie).

	Säugling	ältere Kinder und Jugendliche
häufig	mechanischer Ileus oder Sepsis Invagination Volvulus, Malrotationsileus Enterokolitis, nekrotisierende Enterokolitis, hämolytisch-urämisches Syndrom Gas, Windverhalt Leistenhernie (inkarzeriert) Harnwegsinfekte und Hydronephrose Pneumonie parainfektiös (Meningitis, Otitis etc.) Fehlbildungen (Duplikatur, Zyste) Fremdkörperingestion	Peritonitis, paralytischer Ileus Koprostase bei Obstipation Appendizitis (Differenzialdiagnose Meckel-Divertikel) Meteorismus und Windverhalt, Sigmavolvulus Lymphadenitis mesenterialis (Differenzialdiagnose Morbus Crohn) Hodentorsion, Skrotalfacherkrankungen Ovarialzyste/-ruptur/-torsion und Adnexerkrankungen Harnwegsinfektion Darmwandverdickung Steinkolik (Chole- und Urolithiasis) Pneumonie
nicht häufig	hypertrophe Pylorusstenose Appendizitis Spontanperforation des Darmes	Invagination (Differenzialdiagnose Polyp, Meckel-Divertikel, Duplikatur, Lymphom) Pseudoperitonitis diabetika Pankreatitis (Medikamente?) distales intestinales Obstruktionssyndrom (DIOS) bei Mukoviszidose Omentumnekrose bzw. -Torsion abdominelle Krise bei Sichelzellanämie Spontanperforation (Morbus Crohn, Ehlers-Danlos-Syndrom, Fremdkörper) Bauchtrauma (Milzruptur, Contusio intestini/pancreati, Duodenumperforation, retroperitoneles Hämatom)
selten	Stoffwechselentgleisungen maligne Systemerkrankungen	Coxitis Cholangiohepatitis Purpura abdominalis Henoch Kawasaki-Syndrom chronisch-entzündliche Darmerkrankungen angioneutisches Ödem Ischämie

nützlich sein. Die Dosierungen entsprechen denen der parenteralen postoperativen Schmerztherapie. Die Schmerzursachen sollten immer beseitigt werden (Abszess, Sekretverhalt etc.), insbesondere der Ileus.

18.4.5 Postoperative Schmerztherapie

Die postoperative Schmerztherapie nach abdominellen Eingriffen ist in der Regel parenteral. Die Medikamentenwahl muss mit der Anästhesie abgesprochen sein und die Schmerztherapie im Aufwachraum fortgesetzt werden. Prinzipiell wird eine starke Analgesie und leichte Spasmolyse ohne wesentliche Beeinträchtigung der Motilität gewünscht. Zusätzlich kommen postoperative Organalterationen hinzu (Pankreatitis), die bedacht werden müssen.

Ibuprofen hat keine wesentliche gerinnungshemmende Wirkung und kann eingesetzt werden. Eine pharmakologische Behandlung des paralytischen Ileus (Tab. 18.9), z. B. postoperativ, ist nie ohne Beseitigung der Ursache möglich.

18.5 Diagnostik und Therapie der chronischen Bauchschmerzen

18.5.1 Epidemiologie chronisch-rezidivierender Bauchschmerzen

Etwa 25 % aller Kinder und Jugendlicher klagen über anhaltende oder rezidivierende Schmerzen [15]. Etwa 30 % davon suchen den Hausarzt auf, 10 % benötigen eine Diagnostik durch den Kinder- und Jugendarzt [16] und bei ca. 30 % der Kinder und Jugendlichen mit chronischen Schmerzen lässt sich eine organische Ursache finden.

Aus der Gruppe der Kinder mit chronischen Schmerzen haben etwa 10 % vorwiegend oder wesentlich Bauchschmerzen. Die Gruppe der Schulkinder ist besonders gut untersucht. Hier haben bis zu 50 % der Betroffenen gleichzeitig Kopfschmerzen und 25 % Gelenkbeschwerden [17]. Auch hier ist in etwa 30 % eine organische Ursache festzustellen [18]. Mädchen scheinen häufiger betroffen zu sein, bleiben häufiger der Schule fern und leiden mehr unter ausbleibenden Kontakten zu Freunden [19].

Armut, schlechte soziale Verhältnisse und Missbrauch sind wichtige Faktoren in der Vorgeschichte von Jugendlichen und jungen Erwachsenen mit chronisch-rezidivierenden Bauchschmerzen und „Reizdarm"-Beschwerden.

Tabelle 18.9 Pharmakotherapie des paralytischen Ileus.

Medikament	Dosis
Metoclopramid	0,1 mg/kg, ca. 3–6 x/d i. v.
Erythromycin	3 x 5 mg/kg/d als Kurzinfusion über 20 min i. v.
Neostigmin	0,01–0,05 mg/kg alle 2–4 h, max. 2 mg (>20 kg) s. c., i. m. oder Kurzinfusion über 5 min i. v. Antidot: Atropin 0,025 mg/kg
Pyridostigmin (Kalymin, Mestinon)	0,05 mg/kg, alle 4 h, max. 10 mg s. c., i. m. oder langsam i. v. Kurzinfusion über 5 min i. v., auch Gabe als Dauerinfusion (nach 8 h neu herstellen) Antidot: Atropin 0,025 mg/kg
Distigmin (Ubretid)	0,01 mg/kg Distigminbromid i. m. 1 x/d 24–72 h nach OP
Caerulein (Takus)	= ultima ratio, bei DIOS (Ileus mit akutem Abdomen bei Mukoviszidose) 1–2 mg/kg/h Dauertropf

postoperatives Erbrechen lässt sich zuverlässig mit Kevatril (Ganisetron) Ampullen à 1 mg und 3 mg zur Kurzinfusion über >5 min i. v. behandeln

Aktuelle Belastungen in Schule, Ausbildung und Familie sind wesentliche Gründe für Exazerbationen und Arztbesuche [20]. Kinder aus „Schmerzfamilien" oder von Müttern mit funktionellen abdominellen Beschwerden werden eher und häufiger beim Arzt vorgestellt [21]. Das Kind spiegelt die Beschwerden der Mutter wider, moderiert deren Auffassung von seinen Beschwerden und bildet eine Leidensgemeinschaft.

■ Merke
Unbehandelte chronisch-rezidivierende Bauchschmerzen in der Kindheit führen bei Jugendlichen wiederum vermehrt zu Ängsten und Depressionen. Alltägliche Beschwerden werden als lebensbedrohlich empfunden [22]. Die soziale Zugehörigkeit spielt dabei keine Rolle.

Auf der Basis des biopsychosozialen Modells können Psyche, genetische Disposition und Umweltfaktoren mit somatischen Grunderkrankungen verknüpft werden. Die Behandlung ist multimodal und reicht von der dringlichen Pharmakotherapie (z. B. Morbus Crohn) über die symptomatische Behandlung und Erlernen von Bewältigungsstrategien (kognitive Verhaltenstherapie bei funktionellem Bauchschmerz) bis zur psychiatrischen Krisenintervention. Der Ablauf ist interdisziplinär, benötigt Kinder- und Jugendgastroenterologen sowie Psychiater.

18.5.2 Therapieprinzipien bei Kindern und Jugendlichen

Die Behandlung von chronisch-rezidivierenden Bauchschmerzen bei Kindern und Jugendlichen basiert auf folgenden Prinzipien:
1. Schnelle Wiederherstellung der gastrointestinalen Funktion durch Abstellen des aktuellen Schmerzes, soweit dies ohne negative Auswirkungen möglich ist. Die frühe symptomatische Bauchschmerzbehandlung soll Appetit, Gewichtszunahme und Aktivität wiederherstellen. Soziale Kontakte (Schule) werden wieder aufgenommen.
2. Bei organisch erklärbaren Bauchschmerzen steht die Beseitigung der Schmerzursache im Vordergrund. Die Diagnostik orientiert sich an Behandlungspfaden, die auf klinischen Leitsymptomen aufbauen.
3. Bei nicht organisch erklärbaren Bauchschmerzen wird eine langfristige Behandlungsstrategie angestrebt. Zielgruppe sind die funktionellen gastrointestinalen Beschwerden. Diese werden pathophysiologisch klassifiziert und bieten auf dieser Basis Therapieprinzipien an, die grundsätzlich anwendbar sind.

■ Merke
Grundsätzlich muss vor jeder Behandlung eine ernste organische Ursache ausgeschlossen werden. Die Unterscheidung zwischen sehr wahrscheinlich organisch und unwahrscheinlich wird durch die Beachtung von „Alarmzeichen" erleichtert.

Kontaktpersonen können als Schmerzverstärker und -modulator auftreten. Je jünger das Kind ist, desto gravierender ist die Hauptkontaktperson (meist die Mutter). Väter und Geschwister sollten in der Genese ebenfalls nicht vergessen werden.

Bei Säuglingen ist „Nicht-Gedeihen" zunehmend das entscheidende Krankheitskriterium (Gewicht unter P3 bei normaler Länge bzw. Gewichtszunahme im ersten Halbjahr unter 10–20 g/d). Erbrechen, häufige oder ausbleibende Stühle, Anziehen der Beine und Weinen sind erst bei einer Gedeihstörung ernst zu nehmen.

Alarmsymptome für eine Organerkrankung sind:
- Gewichtsverlust, Gedeihstörung
- Pubertät bleibt aus, Amenorrhoe
- nächtliche Bauchschmerzen
- anhaltender Durchfall
- Blut und Schleim beim Stuhl
- Blutabgang mit dem Stuhl (Hämatochezie)
- Bluterbrechen (Hämatemesis), nächtliches Erbrechen
- BSR-/CRP-Erhöhung, Anämie, auffälliger Urinstatus
- Fieber und oder Gelenkschwellung/-schmerz
- Familienanamnese: Chronisch-entzündliche Darmkrankung, Polypose oder Ulkus
- erhöhtes Stuhl-Calprotectin

Dagegen stehen folgende Hinweise für ein funktionelles Geschehen und damit gegen eine Organerkrankung:
- Bauchschmerzen wechseln stark (Uhrzeit, Lokalisation)
- intermittierend Durchfall oder Wechsel mit Obstipation
- Gewichtszunahme, gutes Gedeihen
- Geschlecht weiblich, Menstruation regelmäßig
- assoziierte Kopfschmerzen und andere Schmerzen
- Gelenkschmerzen ohne Schwellung oder Fieber
- Familienanamnese: funktionelle Beschwerden (Kopfschmerz)
- normale Laborwerte (CRP, BSG, Blutbild)
- normales Stuhl-Calprotectin
- schläft durch und beim Sport belastbar

18.5.3 Diagnostik chronisch-rezidivierender Bauchschmerzen

Die Diagnostik bei chronisch-rezidivierenden Bauchschmerzen zielt auf den Nachweis einer behandelbaren organischen Ursache. Obwohl die heutigen Möglichkeiten nahezu unbeschränkt sind, wird 80 % der Diagnose immer noch durch Anamnese und klinische Untersuchung zusammen mit dem Sonogramm geklärt. Die Laboruntersuchungen unterstützen dies mit einer sinnvollen Basisdiagnostik.

> **Merke**
> Eltern und älteren Jugendlichen ist es wichtig, die Angst vor „Krebs", „Tod" und „Behinderung" zu verlieren.

Spezielle Laboruntersuchungen können nur einen gezielten Verdacht bestätigen oder ausschließen. Während ein gedeihender Säugling eher selten einer Labordiagnostik aus Blut bedarf, kann bei Schulkindern trotz „normalem" klinischen Status eine ernste Erkrankung vorliegen (Tab. 18.10). Ein Ikterus bei Gilbert-Meulengracht-Syndrom oder die dunkle Pigmentation beim Morbus Addison werden sehr häufig übersehen (sog. „gesunde Hautfarbe").

Funktionsdiagnostische Verfahren wie H2-Atemtests sind wenig belastend und können die Kohlenhydratmalabsorption als Bauchschmerzursache schnell ausschließen. Im Positivfall kann die therapeutische Umsetzung schwierig sein, z. B. bei funktionellen Bauchschmerzen.

Die Endoskopie mit Histologie (und Mikrobiologie) wird bei Alarmzeichen früh eingesetzt und hat eine hohe Klärungsrate. Refluxkinetik mittels Impedanz-pH-Metrie, Hydro-MRT, Laparoskopie, Tc-99m-Pertechnetat-Szintigramm und Kapselendoskopie bleiben wie spezielle laborchemische Untersuchungen besonderen Fragestellungen vorbehalten (gastroösophagealer Reflux, chronisch-entzündliche Darmerkrankung, Blutungsquellensuche etc.; Tab. 18.11).

Die Basisdiagnostik bei chronisch-rezidivierenden Bauchschmerzen sieht folgendermaßen aus:
- Anamnese: Ausland, Tiere, Belastbarkeit, Familie (aus Sicht von Eltern und Kind)
- Klinik: Kompletter Status einschließlich Inspektion von Mundhöhle und perianaler Region

Tabelle 18.10 Spezielle Untersuchungen bei klinischem Verdacht. Die Behandlung dieser Erkrankungen richtet sich nach der Ursache und ist oft kurativ.

Erkrankung	Laboruntersuchung
Zöliakie	Serum-IgA, Antikörper gegen gewebsspezifische Transglutaminase, Antikörper gegen deamidiertes Gliadin
Morbus Crohn	Serum, Anti-Saccharamyces cerevisae Antikörper, Stuhl-Calprotectin
Colitis ulcerosa	pANCA, Stuhl-Calprotectin
Gilbert-Meulengracht-Syndrom	Molekulargenetik
hereditäres Angioödem	C1 Esterase-Inhibitor-Protein (Serum) und -Aktivität (Plasma)
Histamin-Intoleranz (HIT)	Plasma-Di-Amino-Oxidase, Urin-Methylhistamin
eosinophile Enterokolitis	histologische Diagnose
kollagene Enterokolitis	histologische Diagnose
Mittelmeerfieber, Hyper-IgD	molekulargenetische Untersuchung, Serum-IgD
systemische Mastozytose	Serum-Tryptase, Stuhl-Hämokkult
Morbus Addison	Serum-Kortisol und -Elektrolyte, Plasma-ACTH,
Morbus Fabry	α-GalaktosidaseA in Plasma, Leukozyten (Serum, Tränen), Molekulargenetik
abdominelle Sichelzell-Krise	Blutausstrich
Porphyrie	Stuhl-Porphyrie
Bleivergiftung	Blutausstrich
bei Immundefizienz	seltene Erreger suchen (CMV, Klebsiellen, Clostridien etc.) Serum-IgG und Subklassen, Granulozytenfunktion
Mukoviszidose	Stuhl-Pankreaselastase, Schweißtest, Molekulargenetik
Shwachman-Diamond-Syndrom	Körperlänge, Stuhl-Pankreaselastase, Molekulargenetik

Diagnostik und Therapie der chronischen Bauchschmerzen

Tabelle 18.11 Organisch bedingte chronisch-rezidivierende Bauchschmerzen jenseits des Säuglingsalters.

epigastrischer Schmerz	• gastroösophagealer Reflux, Hiatushernie, eosinophile Ösophagitis und gestörter Schluckakt • Gastroduodenitis und Ulkuserkrankung (Helicobacter pylori, NSAI etc.) • Pankreatitis, Pankreas-Raumforderungen und -Fehlbildungen • Raumforderungen und Malformationen des oberen Gastrointestinaltrakts • Stenosen des oberen Dünndarms, A. mesenterica superior Syndrom (AMS)
Meteorismus	• Kohlenhydratmalabsorption (Laktose-, Fruktose-Malabsorption etc.) • komplexe Malabsorption (Zöliakie, Giardiasis) • Kolondysbakteriose (chronisch-entzündliche Darmerkrankung, Infektion)
Oberbauch rechts	• Gallenwege (Gallenstein, Cholangitis, Caroli-Syndrom) • Leber (Hepatitis, Hepatomegalie, Leber-Raumforderungen • Niere (Hydronephrose, Steine, Raumforderung)
Oberbauch links	• Milz (Hypersplenismus, Splenomegalie, Raumforderungen) • Roemheld-Syndrom (meteoristisch geblähte linke Kolonflexur) • Niere (Hydronephrose, Steine, Raumforderung)
diffus/parumbilikal	• Obstipation mit Koprostase • Gilbert-Meulengracht-Syndrom, Diabetes mellitus • Lymphadenitis mesenterialis • Nahrungsmittelallergie und -unverträglichkeit • Meckel-Divertikel, Duplikatur, Briden-Subileus
Unterbauch rechts	• Lymphadenitis mesenterialis • chronische Appendizitis, Mukocele • Infektionen (Yersinia, Amöben etc.), Enterobiose • Ileitis, Bauhinitis bei M. Crohn
Unterbauch links	• Kolitis z. B. Colitis ulcerosa, kollagene Kolitis • Parasiten • Divertikulose
suprasymphysär	• Proktitis, Rektumüberfüllung bei Obstipation • Zystitis, weibliche Genitale
wechselnd/ unklassifizierbar	**Leitsymptom, Befallsmuster oder -art:**

wechselnd/unklassifizierbar	Leitsymptom, Befallsmuster oder -art:
• chronisch-entzündliche Darmerkrankung (M. Crohn)	• Entzündungszeichen
• C1-Esterase-Inhibitormangel, Formen des Angioödems	• wechselnd Aszites
• Histamin-Intoleranz (HIT)	• Kopfschmerzen
• Nahrungsmittelallergie, -unverträglichkeit	• nahrungsabhängig
• Vaskulitis mit Enterokolitis (Henoch, Kawasaki)	• Haut und Gelenke
• Mastozytose, Gefäßmalformationen	• Haut
• Migräne abdominale	• Kopfschmerzen
• Mittelmeerfieber, Hyper-IgD-Syndrom	• Fieber, zyklisch
• Immundefekt	• atypische Infektionen
• Porphyrie	• Haut, Leber, HCV
• M. Fabry	• Angiokeratome, Hypohidrose
• Neurofibromatose	• Café-au-lait-Flecken, Gefäßstenosen
• Mastozytose, Addison	• orange Flecke, Pigmentation
• Sichelzellanämie	• Krisen
• Intoxikation (Blei, Arsen, Thallium)	• Raritäten, Blutausstrich
• psychiatrisch	• (ADHS)
• Schwangerschaft, insbesondere Extrauteringravidität	• Übelkeit, Erbrechen

- Sonogramm: Abdomen, Nieren und Harnwege, weibliche Genitale, pararektale Region/Os sacrum
- Basislabor: BSG, Blutbild, Differenzialblutbild, CRP, Ferritin, Gerinnung, Bilirubin, Kreatinin, BZ, HbA1c, ALAT, γGT, AP, Lipase, CK, LDH, Resorptionsmarker (z. B. Vit. D3 und Vit. B12), TSH, FT4, IgE
- Stuhl: Calprotectin, Hämokkult

Es gibt grundsätzliche Leitsymtome, die als Orientierungspunkte für standardisierte Diagnostikabläufe genutzt werden können:
- Oberbauchschmerz (Gastroösophagealer Reflux/Ulkus?)
- Obstipation + Bauchschmerzen (slow transit)
- Blähungen + Bauchschmerzen (Meteorismus)
- Durchfall + Bauchschmerzen (Malabsorption)

18.5.4 Therapie funktioneller Bauchschmerzen

Bei ca. 70 % der Kinder mit chronisch-rezidivierenden Bauchschmerzen fehlt eine somatische Basis für eine gezielte Behandlung oder die Therapie der vermuteten Grunderkrankung schlägt fehl. Die Rom-III-Kriterien ermöglichen eine symptomatische Therapie und liefern die Basis für klinische Therapiestudien bei funktionellen gastrointestinalen Beschwerden (Tab. 18.12). Zur Abgrenzung entwicklungsfunktioneller Unterschiede werden 2 Altersgruppen gebildet:
- Säuglinge und Kleinkinder (0–3 Jahre)
- Schulkinder und Jugendliche (4–18 Jahre)

Pathophysiologisch basieren die funktionellen gastrointestinalen Beschwerden auf einer gestörten Aufnahme, Weiterleitung oder Verarbeitung von Schmerzreizen. Genetik, Umwelt und erlerntes Verhalten spielen eine große Rolle. Die Konsensuskonferenzen von Rom (III: 2006) haben den Besonderheiten bei Kindern und Jugendlichen zunehmende Beachtung geschenkt.

Tabelle 18.12 Rom-III-Kriterien der funktionellen gastrointestinalen Beschwerden [14].

Säuglinge und Kleinkinder (G)	Schulkinder und Jugendliche (H)
G1 Speikind	**H1 Erbrechen und Aerophagie (Refluxtyp)**
G2 habituelles Erbrechen/Ruminieren	H1a Probleme mit Regurgitation
	H2b zyklisches Erbrechen
G3 zyklisches Erbrechen	H2c Aerophagie
G4 Säuglingskoliken	**H2 Bauchschmerzen**
G5 Durchfälle	H2a Magenschmerzen („Dyspepsie")
G6 Defäkationsprobleme/Dyschezie	H2b Reizdarm
	H2c abdominelle Migräne
G7 Verstopfung	H2d Bauchschmerz ohne oder
	H2d1 mit anderen Schmerzen, Schul-/Hobby-Ausfall
	H3 Obstipation und Enkopresis
	H3a funktionelle Obstipation
	H3b funktionelles Einkoten ohne Koprostase

18.5.5 Therapie von Bauchschmerzen bei Säuglingen und Kleinkindern (G)

> **Merke**
> Anhaltspunkte für Bauchschmerzen beim kleinen Kind sind das besondere Schreien mit angespanntem, leidenden Gesicht, der gespannte Bauch mit angezogenen Beinen und weitere Symptome wie spritzend-dünne oder feste Stühle, das gebläht-vorgewölbte Abdomen, wiederholtes Erbrechen und Nahrungsverweigerung. Die Stuhlqualität und -frequenz richtet sich nach der Ernährung (Muttermilch) und Altersspezifika.

Insbesondere bei Speikindern muss eine intestinale Obstruktion (Duodenalmembran, Invagination, Malrotation) immer wieder erwogen und ausgeschlossen werden. Ansonsten können sich die Maßnahmen nach Ausschlussdiagnostik auf Beruhigen, Betreuung der Familie, Stillberatung und Optimierung der Fütterungstechnik beschränken.

Das Andicken der Säuglingsnahrung mit Johannisbrotkernmehl (0,5 %, z. B. Nestargel) oder Reisstärke (5 %) reduziert zwar die Häufigkeit von Erbrechen und Spucken, die Säureexpositionszeit bleibt jedoch unbeeinflusst [23].

Beim zyklischen Erbrechen (G3) kann eine Pharmakotherapie erwogen werden. Für die Attacke liegen positive Berichte für Sumatriptan, für Ondansetron oder für eine 7-tägige Gabe von 20 mg/kg/d Erythromycin vor. In der Prophylaxe waren in kleinen Fallserien 1,5 mg pro Tag Pizotifen, 2 mg/kg/d Phenobarbital, 50 mg/kg/d L-Carnitin oder 5 mg/d Flunarizin wirksam. Auch Amitriptylin wurde erfolgreich eingesetzt. Zusätzlich zur Beratung kann bei Dreimonatskoliken im ersten Trimenon Glukose 40 % als Tropfen und Bewegung (Umhertragen) helfen.

Bei Durchfällen und Koliken lässt sich eine Nahrungsmittelunverträglichkeit (meist weitere Symptome wie blutiger Stuhl, Diarrhoe) ex juvantibus durch einen Versuch mit Hydrolysat-Nahrung klären (Zöliakie?).

In der Regel genügt bei ungestörtem Gedeihen ein Abwarten der Spontanremission und die Gabe Lactobacillus rhamnosus GG (LGG), was auch gut bei Stuhlverhalt und Defäkationsschmerz wirkt. Eine anorektale Malformation und Morbus Hirschsprung bleiben oft lange unentdeckt.

> **Merke**
> Chronisch-rezidivierende Bauchschmerzen bei einem gedeihenden Säugling haben selten eine ernste Ursache. Meistens sind die Beschwerden funktioneller Art, hängen mit Adaptation an die bakterielle Besiedlung, Nahrungsmittelunverträglichkeiten oder Interaktionsproblemen mit dem Umfeld zusammen.

Die akute Schmerzattacke (Bauch?) passiert meist nachts und ist ein psychologischer Notfall. Ist eine dringend behandlungsbedürftige Ursache ausgeschlossen, gehört ein Notfall-Analgetikum in die Hand der Eltern (Paracetamol,

Tabelle 18.13 Verschiedene Medikamente bei funktionellen gastrointestinalen Beschwerden.

funktioneller Oberbauchschmerz				
Ranitidin	oral	2x/d	ED: 2–4 mg/kg	H2-Rezeptorantagonist
	i.v.	2x/d	ED: 1–2 mg/kg	Spasmolyse + Säurehemmung
Montelukast	oral	1x/d	ED: < 5 Jahre 4 mg 6–14 Jahre 5 mg > 15 Jahre 10 mg	
Erbrechen				
Ondansetron	oral	3x/d	ED: < 12 Jahre 4 mg > 12 Jahre 8 mg	5HT3-Rezeptorantagonist
	i.v.		initial 0,4 mg/kg, dann 0,1 mg/kg/4 h	
abdominelle Migräne				
Domperidon	oral	3–4 x/d	ED: 1 Tropfen/kg (1 ml = 15 Tropfen = 10 mg)	max. 33 Tropfen
Flunarizin	oral	1–2 x/d	ED: 20–40 kg 5 mg > 40 kg 10 mg	
Pizotifen	oral	1–2 x/d	ED: 0,5–1,5 mg/kg	
Propranolol	oral	2 x/d	ED: 1–2 mg/kg	ß-Blocker
Meteorismus				
Metronidazol	oral	2 x/d	ED: 10 mg/kg	Imidiazol
Rifaximin	oral	2–3 x/d	ED: 5–10 mg/kg	Rifamycinderivat
Verstopfung				
osmotische Laxantien (Macrogol)	oral	1 x/d	ED: 0,5 g/kg	0,5 g/kg
Prokinetika (Erythromycin)	oral	2 x/d	ED 5–10 mg/kg	Motilinagonist
Durchfall				
Loperamid	oral	2–3 x/d	ED: 0,1–0,2 mg/kg	Opiatrezeptoragonist intestinal
Alosetron[Y]	oral	1 x	ED: 0,5–1 mg (> 16 Jahre)	5HT3-Rezeptorantagonist
Schmerz				
Amitriptylin	oral	1 x/d	0,1 mg/kg steigern 0,5–2 mg/kg	trizyklisches Antidepressivum
Citalopram[X]	oral			optional, über Kinderpsychiatrie SSRI
Fluoxetine	oral	1x/d	ED: < 8 Jahre 5 mg > 8 Jahre 10 mg, ggf. 2 x	SSRI
Gabapentin	oral			optional, über Kinderschmerzambulanz
Paroxetin	oral			optional, über Kinderpsychiatrie SSRI
Pregabalin	oral			optional, über Kinderschmerzambulanz
Spasmolytika				
Mebeverin	oral	2–3 x	2–4 mg/kg	
Pfefferminzöl	oral	2–3 x/d	ED: 30–45 kg 0,2 ml = 187 mg > 45 kg 2 x 0,2 ml = 187 mg	

(Fortsetzung: siehe nächste Seite)

Ibuprofen). Je nach Mentalität kann zunächst auch ein Placebo (homöopatisch) ausprobiert werden. Die Empfehlung sollte vom Arzt kommen (Tab. 18.13). Dem Kind und der Kontaktperson wird so viel Ärger erspart.

Tabelle 18.13 Verschiedene Medikamente bei funktionellen gastrointestinalen Beschwerden (Fortsetzung).

Probiotika			
LGG Infectopharm	oral	< 1 Jahr 1 x/d	
		< 12 Jahre 2 x/d 5^9 CFU	
Mutaflor	oral	< 10 Jahre 1 x 1 ml	
		> 10 Jahre 1 x 5 ml über 25 Tage	
Saccharomyces b.	oral	3 x/d	< 1 Jahr 50 mg	zu den Mahlzeiten
			> 1 Jahr 250 mg	

^{x} Citalopram nur über Schmerzambulanz, Achtung: Suizidrisiko
^{y} Alosetron bleibt schwersten Fällen von Reizdarm mit bevorzugtem Durchfall vorbehalten. Risiko: ischämische Kolitis, schwere Koprostase. Studien bei Kindern sind noch nicht publiziert.

18.5.6 Therapie von Bauchschmerzen bei Schulkindern und Jugendlichen (H)

Im späten Kindergartenalter nehmen funktionelle gastrointestinale Beschwerden stark zu. Der Schmerz ist klarer zu lokalisieren und Therapeutika lassen sich auch diagnostisch einsetzen (ex juvantibus). Zum anderen sind die Spontanbesserungsrate und der Placebo-Effekt erheblich – die Frage nach Wirkung und Spontanverlauf ist schwierig.

Oberbauchschmerzen und Erbrechen („funktionelle Dyspepsie")

Die funktionelle Dyspepsie kommt als „Magenschmerzen" oder „Sodbrennen" daher. Sie ist klinisch schwierig vom gastroösophagealen Reflux und der Gastroduodenitis (Helicobacter pylori) abzugrenzen. Auch der duodenogastrale Gallereflux und die Hiatushernie sind kaum sicher auszuschließen. Wichtig ist es, Hirndruck und metabolische Erkrankungen zu erkennen, die zu Erbrechen und konsekutiv zu Bauchschmerzen führen können. Die Notwendigkeit der Einnahme von NSAI ist zu überdenken.

Die wichtige Abgrenzung zu organischen Erkrankungen ist oft nur endoskopisch zu erreichen. Sinnvoll ist es ex juvantibus mittels PPI-Test eine peptische Genese und besonders den juvenilen gastroösophagealen Reflux unwahrscheinlich zu machen. Die Kurzzeittherapie (2 Wochen) sollte mit Omeprazol oder Esomeprazol 1 mg/kg erfolgen [24], eine Beschwerdefreiheit spricht für einen gastroösophagealen Reflux oder peptische Läsion. Funktionell dyspeptische Beschwerden bleiben oft bestehen. Eine längere Therapie ist nur nach Endoskopie durchzuführen.

Beim größeren Kind ist eine weitere Differenzierung möglich in die Typen:
- gastroösophagealer Reflux
- Ulkus duodeni
- Dysmotilität
- unspezifisch

> **Merke**
> Nicht jedes Medikament ist bei jedem Typ der Magen- und Oberbauchschmerzen gleichermaßen wirksam. Für Kinder lassen sich mangels Daten noch keine typspezifischen Therapieempfehlungen ableiten.

PPI. Bei nicht organischen Oberbauchschmerzen mit oder ohne funktionelles Erbrechen haben sich Protonenpumpenhemmer bewährt. Bei Erwachsenen sind PPI bei Magenschmerzen vom Ulkus- und Refluxtyp wirksam. Für Kinder fehlen Studien zu dieser Fragestellung, deshalb ist der PPI-Test zur Differenzierung peptisch oder funktionell nützlich für die Indikationsstellung zur längeren Therapie.

H2 Blocker. Neben Säure- und Enzymsekretion spielen Nahrungsmittelunverträglichkeiten offensichtlich eine große Rolle, z. B. sind die Mukosa-Mastzellen bei funktioneller Dyspepsie und Reizdarm vermehrt [25]. Friesen [26] wies vermehrt Eosinophile in der gastralen Mukosa bei Kindern und Jugendlichen mit Dyspepsie nach und fand ein Ansprechen der Symptome auf Ranitidin bzw. Cromolyn. Parasiten wie Ascariden sind Differenzialdiagnosen.

Prokinetika. Cisaprode und Tegaserod (Zelmac) waren hoch wirksame Prokinetika, das erste im oberen Gastrointestinaltrakt insbesondere bei gastroösophagealem Reflux, das letztere bei Reizdarm mit Tendenz zu Koprostase. Beide Substanzen wurden wegen schwerer kardialer Nebenwirkungen beim Erwachsenen vom Markt genommen. Metoclopramid und Domperidon haben Ihren Platz bei kurzen Attacken von Bauchschmerzen mit Erbrechen oder Migräne. Die Langzeitanwendung wird durch extrapyramidalmotorische Effekte limitiert. Erythromycin hat einen festen Stellwert in der Behandlung der gestörten Motilität im oberen Gastrointestinaltrakt. Bei Kindern mit Dyspepsie ist die Magenentleerung häufig gestört. Erythromycin kann in niedriger Dosis (2x 5–10 mg/kg KG) hier wirksam sein [27]. Die Bedeutung eines duodenogastralen Gallerefluxes, der Einsatz von Sulcrafat und der Stellenwert neuer Medikamente wie Mosaprid (5HT4-Rezeptoragonist) und Itoprid (Dopamin D2-Antagonist gegen Völlegefühl und Schmerzen) bleiben unklar.

Baclofen. Der GABA-Typ-B-Rezeptoragonist Baclofen ist in der Lage, das Auftreten und die Häufigkeit von transitorischen Sphinkterrelaxationen (TSR) zu reduzieren. Bei neurologisch behinderten Kindern mit gastroösophagealem Reflux konnten eine Abnahme saurer Refluxe und der Häufigkeit des Erbrechens gezeigt werden [12]. Dieser

Effekt ist auch bei neurologisch gesunden Kindern mit gastroösophagealem Reflux zu beobachten. Es kommt seltener zu TSR [28].

Aerophagie

Permanentes Luft-Rülpsen ist nicht selten ein Minorsymptom der juvenilen Depression. Die Sicherung des Luftschluckens gelingt durch Video-Beobachtung oder Impedanzmessung. Eine Verhaltens- und Psychotherapie sollte nicht versäumt werden. Benzodiazepine wie Clonazepam können das Abklingen der Rülps-Attacken unter Psychotherapie beschleunigen [29].

Das zyklische Erbrechen ist eine schwierige Ausschlussdiagnose mit komplizierter Therapie. Aus den therapeutischen Möglichkeiten ist mit Amitriptylin, Onsansetron und ggf. Carbamazepin auch eine Behandlung der abdominellen Beschwerden gegeben.

Helicobacter pylori

Rezidivierendes, besonders nächtliches Erbrechen ist ein Leitsymptom der Infektion mit Helicobacter pylori. Obwohl ausgedehnte Studien beim Menschen einen direkten Zusammenhang zwischen chronisch-rezidivierenden Bauchschmerzen und persistierender Helicobacter pylori-Infektion ablehnen [30], wissen wir aus der Veterinärmedizin [31] um das polymorbide Potenzial der Infektion. Jeder, der selbst infiziert war oder Kinder mit persistierender Helicobacter pylori-Infektion betreut, kann über rezidivierende Bauchschmerzen mit Erbrechen und deren Besserung nach einer Therapie berichten. Deshalb muss bei Bauchschmerzen plus Erbrechen nach Helicobacter pylori gesucht und behandelt werden (Eradikation nach Endoskopie und Antibiogramm mit verlängerter Säurehemmung).

Varia

Eine wichtige Ursache dyspeptischer Beschwerden ist das Gilbert-Meulengracht-Syndrom. Ein ausgeprägter Sklerenikterus am Morgen oder bei Hungern verbunden mit erheblichem Nüchtern-Oberbauchschmerz ist in der Praxis eine relevante Ursache für rezidivierende Bauchschmerzen. Die klinische Kenntnis und der kurative Versuch mit einer choleretischen Reizmahlzeit ersparen lange diagnostische Wege. Oft sind die Patienten gleichzeitig im Wachstumsschub, asthenisch und leiden unter Orthostaseproblemen. Ähnliche Beschwerden zeigen Jugendliche nach Cholezystektomie und profitieren von einer kurzzeitigen Cholestyramin-Behandlung.

Eosinophile Ösophagitis (und Gastroenteritis), Nahrungsmittelallergien und die chronische Pankreatitis verursachen Beschwerden ähnlich der funktionellen Dyspepsie. Die Erkrankungen nehmen zu und Daten über eine optimale symptomatische Therapie werden kommen.

Bei Nahrungsmittelallergie und anhaltenden Bauchschmerzen trotz Auslassdiät-Versuch kann Montelukast versucht werden. Allergien können Trigger funktioneller oder schwerer psychischer Beschwerden sein.

Reizdarmsyndrom

Der Reizdarm ist die häufigste Manifestation funktioneller gastrointestinaler Beschwerden jenseits des Schulkindalters [32]. Der Bauchschmerz ist mit Übelkeit, Blähungen und wechselnden Stühlen verbunden. Das Gedeihen ist nie gestört, sonst wäre eine Zöliakie oder andere chronisch-entzündliche Darmerkrankungen immer zu bedenken. Die Therapie richtet sich gegen das vorwiegende Symptom:
- Durchfall – Antidiarrhoika
- Verstopfung – Laxantien
- Meteorismus – Modulation der Flora

Ist die Symptomatik stark wechselnd, haben sich neben Basisanalgetika und dem Spasmolytikum Mebeverin antidepressive Medikamente sowie Verhaltens- und Psychotherapie bewährt. Pfefferminzöl und Probiotika sind Alternativen.

Meteorismus und Roemheld-Symptomatik

50% aller Reizdarmpatienten klagen über ein aufgetriebenes Abdomen. Eine Dehnung der linken Kolonflexur kann Stenokardien verursachen und zur Fehldiagnose kardialer Thoraxschmerz führen. Die Ursachen der Darmgasüberfüllung sind vielseitig, Kohlenhydrat-Malabsorption (Laktose, Fruktose), vermehrte Biogasproduktion durch bakterielle Fehlbesiedlung, Passageprobleme und Motilitätsstörungen spielen eine Rolle. Im Laktose-H2-Atemtest konnte aber nicht sicher zwischen Gesunden und Reizdarmpatienten unterschieden werden, die methanogene Flora war identisch verteilt [33]. So sind das Weglassen von Milchzucker und andere individuelle Diäten objektiv wenig hilfreich. Es fällt auf, dass Frauen mit Somatisierungsstörungen häufiger unter Blähungen leiden [34]. Somit spielt die Verarbeitung der Darmdehnung eine größere Rolle bei funktionellen Beschwerden als die Dehnung selbst. Bei Fruktose scheint dies ähnlich zu sein. Es sind vorwiegend Schulkinder betroffen, die Kinder mit ausgeprägten Bauchschmerzen weisen häufiger Depressionen auf, hier aber ist eine Fruktoserestriktion kurativ und zu empfehlen.

Zur Reduktion der Kolongasbildung kann eine Keimreduktion durch geeignete Antibiotika oder Modulation durch Probiotika versucht werden. Gut untersucht und wirksam sind Rifaximin und Metronidazol. Metronidazol wirkt zudem spezifisch gegen Amöben, Blastocystis, Clostridien und Giardia lamblia [35]. Probiotika wie E. coli sind bei Meteorismus hoch wirksam.

Chronische Obstipation

Macrogol ist bei Kindern gut untersucht und wirksam bei „slow transit" [36] und habitueller, funktioneller Obstipation [37]. Auch die anderen gelisteten osmotischen Laxantien (S. 165) sind zugelassen und geeignet. In der Langzeitanwendung kommt es oft zu starken Blähungen und Abneigung gegen die Einnahme. Die Lösung hierfür lautet:

Wechsel zwischen Macrogol, Laktulose und Paraffinöl-Emulsion in vierteljährlichem Abstand, Behandlung einer bakteriellen Fehlbesiedlung. Unter der Vorstellung einer gestörten Motilität bietet sich Erythromycin an. Es lässt sich aber keine vermehrte propulsive Peristaltik bei chronischer Obstipation messen. Deshalb muss in der Dauertherapie der funktionellen Defäkationsstörungen bei Kindern noch den osmotischen Laxantien der Vorzug gegeben werden. Bei Bisacodyl und konjugierten Antrachinonen ist die Gefahr der Gewöhnung zu hoch.

Der 5HT4-Rezeptoragonist Tegaserod hatte sich als hoch wirksam bei schwerer Koprostase erwiesen. Wegen schwerer kardialer Nebenwirkungen erfolgte 2007 der Rückruf vom europäischen Markt. Eine neue Substanz (Lubiproston, Chloridkanal-Typ-2-Aktivator) wurde bisher nur bei Erwachsenen genügend untersucht [38]. Neben der funktionellen Defäkationsstörung und Obstipation entwickeln sich hier schnell erweiterte Indikationen (Koloskopievorbereitung). Untersuchungen bei Kindern sind zu erwarten [39].

Diffuse Bauchschmerzen

Die Säulen der bisherigen Behandlung funktioneller Bauchschmerzen sind:
- Arzt/Verhalten
- Ernährung
- Spasmolytika

Spasmolytika sind Placebo bei funktionellen Bauchschmerzen überlegen. Das Papaverinderivat Mebeverin (Wirkung auf die glatte Muskulatur) senkt überzeugend die Schmerzen und ist für die Langzeitanwendung bei Kindern untersucht. In Studien bei Kindern war Pfefferminzöl sicher und wirksam [40].

Antidepressiva zeigen bei Reizdarm insbesondere bei Jugendlichen eine hervorragende Wirkung auf den Gastrointestinaltrakt. Sie senken die viszerale Hypersensitivität durch Anhebung der Schmerzschwelle, lindern depressive Symptome und bessern die Schlafqualität.

Bei Jugendlichen mit Bauchschmerzen nehmen depressive Symptome gegenüber Gesunden von 16 % auf 45 % zu [41]. 80 % der älteren Kinder beschreiben ernste Ängste und bei den Eltern finden sich ähnliche Beschwerden [42]. Es besteht eine enge Beziehung zwischen Psychopathologie und funktionellen gastrointestinalen Beschwerden. Jeder zehnte Reizdarmpatient erhält ein Antidepressivum.

Amitriptylin beeinflusst die Schmerzwahrnehmung sowohl zentral als auch peripher (Nozizeption). Die selektiven Serotonin-Wiederaufnahmehemmer (SSRI) wirken bei depressiven Patienten vorwiegend antidepressiv-anxiolytisch, bei psychisch gesunden gibt es einen direkten Effekt auf die enterale Schmerzwahrnehmung [43] und es wird die Somatisierung reduziert. Die intestinale Transitzeit wird unterschiedlich beeinflusst (Fluoxetin verkürzt, Imipramin verlängert) [44]. Pregabalin kann bei verzweifelten Fällen helfen, gehört jedoch in die Hand des pädiatrischen Schmerztherapeuten. Die Datenlage zu den SSRI bei Kindern mit Bauchschmerzen ist ungenügend.

Abdominelle Migräne

Bauchschmerzen können das erste Symptom einer Migräne sein. Mehr als 50 % der Jugendlichen mit abdomineller Migräne verlieren den Bauchschmerz und wechseln zu Kopfschmerzen. Pizotifen, Flunarizin und Propanolol wurden als wirksam getestet [45].

Diäten

Die hohe Rate positiver H2-Atemteste nach Gabe von Sorbitol, Milch- und Fruchtzucker bei Reizdarm ist u. a. auf die bakterielle Fehlbesiedlung und dadurch höhere Meteorismuspotenz bei geringsten Mengen von malabsorbierten Zuckern zurückzuführen. Zudem wird die Darmdistension stärker wahrgenommen, so sind Auslassdiäten z. B. Fruktose oder Sorbitol bei entsprechend positivem Atemtest angezeigt und wirksam [46]. Letztlich benötigt jedes Kind eine individuelle Diät.

Probiotika

Für Kinder zeigte Gawronska [47] bei Rom-II-definierten funktionellen Beschwerden eine allgemeine Wirksamkeit. Die Erfahrungen bei Säuglingen und Kleinkindern führen zu folgenden therapeutischen Empfehlungen:
- Lactobacillus rhamnosus GG (LGG) ist wirksam bei nicht organischen gastrointestinalen Beschwerden mit wechselnden Stühlen, insbesondere postenteritisch. Bei Schulkindern mit chronisch-rezidivierenden Bauchschmerzen verbesserten 3x 30^9 CFU LGG die Schmerzhäufigkeit, Analgetikabedarf und Schulbesuch. Bei reinem Reizdarm war LGG nicht besser als Placebo [48].
- Bei Schulkindern und Jugendlichen mit habitueller Obstipation konnte Mixtur aus Bifido- und Laktobakterien den Stuhl und Beschwerden normalisieren [49]. LGG mit Laktulose aber war bei einem ähnlichen Kollektiv nicht besser als Laktulose allein [50].
- Mutaflor ist bei der Colitis ulcerosa zur Remissionserhaltung etabliert [51] und ist bei Meteorismus und postinfektiösem Reizdarm hoch wirksam [52].
- Saccharomyces boulardi ist hoch wirksam bei Infektion vom Typ Giardia lamblia und Clostridium difficile und bei Kindern untersucht [53]. Auf dieser Basis wird Hefe bei diarrhoebetontem Reizdarm bei Kindern eingesetzt.

Naturheilkunde, Komplementärmedizin

Etwa die Hälfte der Eltern von Kindern mit funktionellen gastrointestinalen Beschwerden wenden alternative oder komplementärmedizinische Maßnahmen und Heilpraktiken an. Gründe sind anhaltender Schulausfall trotz medizinischer Behandlung, fehlende Evidenz mangels geeigneter Daten für Medikamente bei Kindern und Berichtete über mögliche Nebenwirkungen. Etabliert ist Pfefferminzöl (z. B. Medacalm).

Placebo

Die Wirksamkeit von Placebo (bis 50%) scheint bei funktionellen Bauchschmerzen (und bei chronisch-entzündlichen Darmerkrankungen) höher als bei organisch definierten Erkrankungen des Gastrointestinaltraktes zu sein. Neben methodischen Einflüssen spielen Konditionierung und Suggestion hier eine große Rolle.

Es besteht eine Dosis-Wirkungsbeziehung, d. h. je mehr Placebo-Komponenten eingeführt werden (z. B. klinische Studie avisiert plus Scheinakupunktur), desto stärker die Besserung. Für bestimmte Fragestellungen hat die Arzt-Patienten-Beziehung besondere Bedeutung. Dann sind über 80% Besserung bei Reizdarm möglich [54].

Entspannung und Psychotherapie

Das soziale Umfeld, die Familie und Stress sind Auslöser oder zumindest Verstärker funktioneller gastrointestinaler Beschwerden. Gegen Spannung sind auflösende Behandlungen hoch wirksam bei funktionellen Bauchschmerzen. Somatoforme Störungen sind oft nicht von organischen Befunden zu trennen, z. B. ist eine Zunahme der säureassoziierten Refluxzeit bei gastroösophagealem Reflux durch Stress nachgewiesen [55], d. h. auch bei primär organisch verstärkten Schmerzen spielen psychosoziale Faktoren wie die Schmerzverarbeitung oder die Funktion der Schmerzen im sozialen (Familien-)Leben eine wichtige Rolle.

Bis die verschiedenen pharmakologischen Möglichkeiten praktisch und sicher zur Verfügung stehen, ist die Festigung der Arzt-Patient-Beziehung zur Verbesserung des Umgangs mit den Symptomen der verlässlichste Therapieansatz beim Erwachsenen [56]. Es gibt verschiedene standardisierte verhaltensmedizinische Therapieprogramme [57]. Programme der kognitiven Verhaltenstherapie beziehen in der Regel die Eltern oder die ganze Familie ein. Idealerweise werden sie vor Ort beim Kinderarzt durchgeführt. Ihnen ist gemeinsam, dass Grundbegriffe der Schmerzwahrnehmung und der zentralen Schmerzverarbeitung erklärt werden und damit ein Schmerzmodell entwickelt wird, dass den Patienten Strategien zur Vermeidung und Bewältigung der Schmerzen vermittelt werden und dass den Eltern vermittelt wird, wie sie ihre Kinder durch Verstärkung sinnvollen Verhaltens darin unterstützen [58]. Hypnotherapeutische Therapiekonzepte nutzen die Imaginationskraft des Patienten, manche Multikomponentenprogramme verbinden kognitiv-verhaltenstherapeutische Programme mit Modifikation der Ernährung [59].

18.6 Obere Harntrakterkrankungen als Ursache von Bauchschmerzen

Erkrankungen des Harntrakts sind eine häufige Ursache von Bauchschmerzen bei Kindern. Wie bei anderen Erkrankungen ist auch hier die klinische Präsentation in vielen Fällen anders als beim Erwachsenen. Die erforderliche Diagnostik ist in der Regel übersichtlich und wenig invasiv. Basis bilden Anamnese und körperliche Untersuchung, zusätzlich erforderlich und in fast allen Fällen ausreichend sind ein Ultraschall der ableitenden Harnwege und eine Urinuntersuchung.

18.6.1 Erkrankungen

In fast allen Fällen ist der Schmerz entweder entzündlich mit dem typischen Beispiel der Harnwegsinfektion oder durch Obstruktion des Urinflusses wie bei angeborenen Stenosen oder bei Urolithiasis bedingt. Pathophysiologisch liegt den Schmerzen bei Obstruktion eine Stimulation von Nozizeptoren durch Distension von Nierenkapsel, Nierenbecken oder Harnleiter zugrunde. Entzündungen können zusätzlich zur Distension durch direkte Stimulation von in der Schleimhaut liegenden Nozizeptoren zu Schmerzen führen. Die Schmerzleitung erfolgt mit den sympathischen Fasern und führt zu einem viszeralen Schmerztyp. Bedeutsam für die klinische Präsentation von Harnwegserkrankungen ist die Leitung über das Ganglion celiacum, wo durch Reflexstimulation unspezifische gastrointestinale Symptome wie Übelkeit, Erbrechen und Durchfall ausgelöst werden können.

> **Merke**
>
> Als Faustregel kann gelten, dass Obstruktion zu kolikartigen Schmerzen durch wellenförmige Peristaltik des Ureters mit nachfolgender Druckerhöhung in Nierenbecken und Harnleiter führt, während Entzündungen eher einen Dauerschmerz erzeugen. Zu bedenken ist dabei allerdings, dass Obstruktion und Entzündung nicht selten gemeinsam vorkommen.

Die in Frage kommenden Erkrankungen sind in Tab. 18.14 aufgeführt und sollen im Einzelnen mit ihrer klinischen Symptomatik und diagnostischen Kriterien besprochen werden.

Pyelonephritis (PN)

Hierbei berichten Kinder etwa ab dem Schulalter über den klassischen Flankenschmerz, paravertebral unter der 12. Rippe. Die Schmerzen können in den Oberbauch, in die pa-

Tabelle 18.14 Ätiologie von Schmerzen im oberen Harntrakt.

häufig	selten/sehr selten
• Urolithiasis • Hydronephrose • Harnwegsinfektion • funktionelle Nierenbeckendilatation durch hohen intravesikalen Druck	• nicht infektiöse tubulointerstitielle Nephritis • akute Glomerulonephritis • nephrotische Krise • Zystennieren • Hypercalciurie • Nierenvenenthrombose • Niereninfarkt • Wilmstumor • Loin Pain Hematuria Syndrom • Nutcracker-Syndrom • Koagel bei Makrohämaturie jedweder Genese

raumbilikale Region, bis in die Leisten und Labien oder ins Skrotum ausstrahlen. Im Gegensatz zu obstruktiven Erkrankungen liegt hier meist ein Dauerschmerz vor, der zu einer erheblichen Beeinträchtigung des Allgemeinbefindens führt. Im Gegensatz hierzu ist bei jüngeren Kindern die Schmerzlokalisation meist unspezifisch und das Allgemeinbefinden nicht immer so stark beeinträchtigt.

Anamnestisch wegweisend ist das quasi obligat vorkommende Fieber und – da es sich fast immer um eine aszendierende Infektion handelt – der häufige Beginn der Erkrankung mit zystitischen Beschwerden wie Pollakisurie, Dysurie, sekundärer Harninkontinenz. Bei der klinischen Untersuchung lässt sich in der Regel ein einseitiger Flankenklopfschmerz auslösen. Gerade bei jüngeren Kindern ist dieses schwer objektivierbar, bei genauer Beobachtung des Kindes und Beklopfen der Flanken im Seitenvergleich lässt sich dennoch oft ein reproduzierbarer Seitenunterschied in der Reaktion des Kindes feststellen.

Diagnostisch ist eine Urinuntersuchung erforderlich, hier finden sich dann Leukozyturie und Bakteriurie. Eine isolierte Leukozyturie bei einem fiebernden Kind kann allerdings auch andere Ursachen haben, so dass immer eine Urinkultur zur Diagnosesicherung angefertigt werden muss. Sonografisch müssen eine zugrunde liegende Obstruktion oder eine Urolithiasis, die beide zu einer Infektion prädestinieren, ausgeschlossen werden. Die sonografischen Zeichen der Pyelonephritis sind meist unspezifisch, bis auf die bei entsprechender technischer Ausstattung sichtbaren Perfusionsausfälle im Parenchym im Power-Doppler.

Hypdronephrose infolge einer Ureterabgangstenose (UAS)

Ältere Kinder mit UAS präsentieren sich mit episodisch auftretenden einseitigen kolikartigen Flanken- oder Oberbauchschmerzen, die wie bei der PN ausstrahlen können. Die Koliken sind teilweise assoziiert mit Übelkeit und Erbrechen. Die intermittierende Hydronephrose stellt eine wichtige Differenzialdiagnose des zyklischen Erbrechens dar. Die Symptomatik dauert von wenigen bis zu 48 Stunden und sistiert dann meist spontan. Ausgelöst wird sie gelegentlich durch Aufnahmen großer Flüssigkeitsmengen, oft bleibt der Auslöser unklar. Zugrunde liegt entweder eine intrinsische Stenose des Harnleiters oder eine extrinsische Verengung durch eine atypisch verlaufende Nierenunterpolarterie. Säuglinge und Kleinkinder mit auch hochgradiger UAS sind typischerweise asymptomatisch, wenn nicht gleichzeitig ein Harnwegsinfekt vorliegt.

Bei der klinischen Untersuchung findet sich oft eine Hyperästhesie schon bei Berührung der Flanke. Die Sonografie zeigt den klassischen Befund einer Dilatation des Nierenbeckens mit Kelchdilatationen.

> **Merke**
> Wichtig ist, dass die Sonografie im symptomfreien Intervall in einigen Fällen nur eine diskrete Dilatation zeigt, weshalb die zeitnahe Untersuchung in der Schmerzattacke wichtig ist. Eine Hämaturie wird bei ca. 25 % der Kinder beobachtet und tritt typischerweise nach einem nur leichten Trauma auf. Man geht davon aus, dass diese durch Ruptur von schon vorher distendierten Schleimhautgefäßen im dilatierten Nierenbecken entsteht.

Bei sonografischem Verdacht auf UAS erfolgt weitere bildgebende und Funktions-diagnostik (MAG 3 Szintigrafie, ggf. MR-Urografie).

Hydronephrose bei obstruktivem Megaureter (OMU)

Klinische Präsentation und Symptomatik sind in der Regel kaum von der UAS abzugrenzen, wobei die Patienten häufiger durch einen Harnwegsinfekt symptomatisch werden. Im Unterschied zur UAS sieht man in der Sonografie zusätzlich zur Hydronephrose einen dilatierten bis prävesikal zu verfolgenden Harnleiter.

Urolithiasis und Hypercalciurie

Eine Kolik bei Urolithiasis präsentiert sich anamnestisch und klinisch nicht wesentlich anders als eine solche bei UAS oder OMU. Wegweisend ist eine häufiger vorkommende Makrohämaturie und eine oft positive Familienanamnese für Harnsteinerkrankungen. Ein Konkrement im Harntrakt erzeugt in der Regel solange keinen Schmerz, bis es zu einer Obstruktion führt. Von daher ist verständlich, dass mehrere Zentimeter durchmessende Nierenbeckenausgusssteine asymptomatisch sein können, während ein Konkrement mit 3mm Durchmesser am pyeloureteralen Übergang mit obstruierender Wirkung eine schwere Kolik auslösen kann. Obstruierende Konkremente am pyeloureteralen Übergang sind ebenso wie prävesikal liegende vom geübten Untersucher sonografisch gut darstellbar. Schwierigkeiten bereiten solche, die im mittleren Ureteranteil liegen. Ein Hinweis darauf ist ein nur proximal darstellbarer Megaureter. Auch Konkremente, die nur intermittierend obstruierend wirken, können bei einer ersten Ultraschalluntersuchung übersehen werden, so dass bei rezidivierenden Bauchschmerzen, die an eine Urolithiasis denken lassen, positiver Familienanamnese und/oder Vorliegen einer Hämaturie auch im Verlauf eine Wiederholung der Sonografie empfehlenswert ist. Dabei ist zu berücksichtigen, dass in bis zu 50 % der Kinder mit rezidivierenden Bauchschmerzen und Urolithiasis keine Hämaturie vorkommt. In Zweifelsfällen, bei denen die Diagnose eine klinische Konsequenz hätte, ist weitere Diagnostik mit einer Abdomenübersichtsaufnahme und ggf. CT oder IV-Urogramm indiziert. Das CT hat die größte diagnostische Sensitivität, bedeutet allerdings eine höhere Strahlenbelastung und erfordert bei kleineren Kindern meist eine Sedierung, so dass in vielen Fällen nach wie vor das IV-Urogramm bevorzugt wird.

> **Merke**
>
> Zu bedenken ist, dass bei klinischem Verdacht auf Urolithiasis ein Konkrement, das eine Kolik verursacht hat, sonografisch nicht mehr darstellbar sein kann, weil es im Intervall spontan abgegangen ist. Hier findet sich gelegentlich als sonografischer Residualzustand ein verdicktes Urothel.

Eine *Hypercalciurie* jedweder Ursache liegt bei einem Drittel der Kinder mit Urolithiasis vor. Weniger bekannt ist, dass diese unabhängig von der Steinentstehung eine Ursache von rezidivierenden Bauchschmerzen bei Kindern sein kann. Die Pathophysiologie ist unklar, diskutiert wird die Entstehung von kristallinen Steinvorläufern aus Calciumoxalat, die das Urothel mechanisch irritieren und damit Nozizeptoren reizen. Diese Kinder haben fast immer auch eine Hämaturie. Die Diagnose wird im Sammelurin gestellt, normal ist eine Calciumausscheidung von <0,1mmol/kg/d. Die Bestimmung des Calcium/Kreatininquotienten im Morgenurin ist eine gute Screeninguntersuchung, die Normwerte sind altersabhängig (Tab. 18.15).

Funktionelle Nierenbeckendilatation bei Blasenentleerungsstörung mit und ohne vesicoureterorenalen Reflux (VUR)

Eine im Vergleich zur Häufigkeit wenig bekannte Ursache von Nierenbeckendilatationen mit gleichzeitig bestehenden meist dumpfen Flankenschmerzen ist eine gestörte Blasenentleerung. Tritt in der Harnblase ein Druck von über 40cm Wassersäule auf, so hemmt dieses die Harnleiterperistaltik und führt auch ohne VUR reflektorisch zu einer zum Teil schmerzhaften Nierenbeckendilatation. Ursache hierfür kann eine neurogene Blasenfunktionsstörung wie bei der Myelomeningozele sein. Nicht selten wird dieses aber auch bei nicht neurogenen Blasenfunktionsstörungen beobachtet: Ein Miktionsaufschub bei neurologisch gesunden Kindern kann dieses klinische Bild erzeugen. Viele dieser Kinder leiden zusätzlich unter einer chronischen Obstipation, einige Autoren sprechen hier vom „dysfunktionellen Eliminationssyndrom". Die Behandlung, so einfach sie mit regelmäßigen Entleerungen von Blase und Darm anmutet, ist aufgrund häufiger psychiatrischer Komorbiditäten schwierig.

> **Merke**
>
> Ein vesikoureterorenaler Reflux an sich erzeugt bei normalem Blasendruck keine Schmerzen, solange keine Harnwegsinfektion vorliegt. Von daher ist eine Miktionscysturethrografie (MCU) bei Kindern mit rezidivierenden Bauchschmerzen per se nicht indiziert.

Seltene Ursachen

Akute Glomerulonephritis. Die akute Glomerulonephritis geht – wenn überhaupt – meist nur mit leichten, unspezifischen Bauchschmerzen einher. Anamnese und klinische Untersuchung sind meist ebenso unspezifisch, teilweise liegen ein erhöhter Blutdruck oder Ödeme vor. Diagnostisch wegweisend ist der Urinbefund mit Hämaturie und Proteinurie, die Sonografie zeigt in vielen Fällen beidseitig vergrößerte Nieren mit erhöhter Echogenität.

Nephritis. Ein identisches klinisches und sonografisches Bild findet sich bei der nicht bakteriellen tubulointerstitiellen Nephritis. Im Urin finden sich hierbei fast immer eine sterile Leukozyturie und eine tubuläre Proteinurie. Diagnostisch wegweisend kann auch eine Glucosurie durch eine tubuläre Störung bei normalem Blutzucker sein.

Makrohämaturie. Geht eine Nierenerkrankung jedweder Ursache mit einer Makrohämaturie einher, kann es zur Koagelbildung kommen, diese Koagel können durch Obstruktion des Harnleiters kolikartige Flankenschmerzen wie bei Urolithiasis erzeugen.

Nephrotisches Syndrom. Hier kommt es bei einigen Kindern zu starken, kolikartigen Bauchschmerzen, die pathogenetisch noch nicht erklärt sind, im Rahmen einer nephrotischen Krise. Diese Kinder haben massive Ödeme, eine ausgeprägte Proteinurie und Hypalbuminämie und typischer Weise auch eine gestörte Mikrozirkulation. Eine Albumininfusion ist hier indiziert.

Nierenvenenthrombose. Bei nephrotischem Syndrom und anderen Erkrankungen mit gestörter Hämostaseologie kann es zu einer Nierenvenenthrombose kommen, die einen einseitigen, meist dumpfen Flankenschmerz erzeugt und dopplersonografisch diagnostiziert werden kann. Parallel kann eine Makrohämaturie bestehen.

Niereninfarkt. Ein Niereninfarkt ist im Kindesalter eine Rarität und führt zu starken einseitigen Flankenschmerzen, die Diagnose kann dopplersonografisch vermutet werden und dann durch das klassische Bild eines keilförmigen Perfusionsdefekts im Kontrast CT gestellt werden.

Zystennieren. Bei Zystennieren jedweder Ursache kann es zu einer Ruptur mit Einblutung oder Infektion einer Zyste kommen. Ersteres kann sonografisch diagnostiziert

Tabelle **18.15** Altersbezogene Normwerte für Calcium/Kreatininratio im Morgenurin [60].

Alter	Normwert in mg/mg
< 12 Monate	< 0,8
1–3 Jahre	< 0,53
3–5 Jahre	< 0,4
5–7 Jahre	< 0,3
> 7 Jahre	< 0,21
1 mmol Calcium entspricht 40 mg Calcium	

werden, bezüglich des zweiten wird auf den Abschnitt Pyelonephritis verwiesen.

Zystennierenerkrankung. Üblicherweise erst im Erwachsenenalter kommt es bei der autosomal dominanten Zystennierenerkrankung (ADPKD) zu rezidierenden dumpfen wechselseitigen Flankenschmerzen.

Wilmstumor. Der Ausschluss eines Wilmstumors ist ein Grund bei Kindern mit Bauchschmerzen, immer eine Sonografie als Basisdiagnostik durchzuführen.

Nutcracker-Syndrom. Dieses Syndrom kann bei rezidivierenden linksseitigen Flankenschmerzen mit assoziierter Hämaturie vermutet werden, die Verdachtsdiagnose kann sonografisch gestellt werden, es findet sich eine Dilatation in der linken Nierenvene, die in ihrem Abfluss zwischen Aorta und Arteria mesenterica superior behindert ist.

Loin Pain Hematuria Syndrom. Ebenfalls eine Rarität im Kindesalter stellt das auch bei Erwachsenen seltene „Loin Pain Hematuria Syndrom" dar. Hier treten rezidivierend Flankenschmerzen in Assoziation mit einer Hämaturie auf. Die Diagnosesicherung ist schwierig und kann erst nach Ausschluss anderer Differenzialdiagnosen und aus dem klinischen Verlauf gestellt werden.

18.6.2 Therapie bei Schmerzen mit Ursache im Harntrakt

Es können hier nur Expertenmeinungen wiedergegeben werden, da systematische Untersuchungen im Kindesalter zu diesem Thema nicht vorliegen. Grundsätzlich kann je nach Indikation analgetisch, antiinflammatorisch und spasmolytisch behandelt werden.

Koliken

Bei Koliken durch Urolithiasis oder andere Obstruktionen empfiehlt sich, alle Ansatzpunkte zu wählen und ein nichtsteroidales Antiphlogistikum wie z. B. Ibuprofen mit einem Spasmolytikum (einzig bei Kindern zugelassen ist Butylscopolamin) zu kombinieren. Für Erwachsene liegt eine Cochrane-Analyse vor, dass die Gabe von Opioiden bei Nierenkoliken gegenüber anderen Analgetika keinen Vorteil in der Schmerzbehandlung bietet, sondern eher mit mehr Nebenwirkungen (insbesondere Erbrechen) assoziert ist. Für nichtsteroidale Antiphlogistika spricht auch die nachgewiesene Senkung des intrapelvinen Drucks bei obstruktiven Erkrankungen. Gegebenenfalls muss bei mangelndem Ansprechen auf eine Monotherapie auch eine Kombination eines nichtsteroidalen Antiphlogistikums mit einem Opioid erwogen werden.

> **Merke**
> Nichtsteroidale Antiphlogistika sollten 3 Tage vor einer operativen Intervention aufgrund des erhöhten Blutungsrisikos nicht mehr gegeben werden.

Eine Sonderstellung bei den Nichtopioidanalgetika nimmt Metamizol ein. Vorteil gegenüber den anderen Nichtopioidanalgetika ist bei vergleichbarer Schmerzbekämpfung eine signifikante spasmolytische Aktivität und keine gerinnungshemmende Wirkung, ein Aspekt, der bei einer eventuell im Verlauf zu erwägenden chirurgischen Intervention bedeutsam ist. Nachteil ist die nur geringe antiphlogistische Wirkung und das Nebenwirkungspotential.

Konkremente

Bei kleinen Konkrementen bis 5mm Durchmesser wird versucht, durch adäquate Hydratation einen Spontanabgang zu erleichtern. Im Erwachsenenbereich gibt es Publikationen zur Erleichterung der Steinpassage bei Gabe von alpha-Blockern, Steroiden und Calciumantagonisten, evidenzbasiert sind diese jedoch nicht. Bei Kindern gibt es diesbezüglich nur Kasuistiken. Von urologischer Seite wird bei obstruierenden Konkrementen bei Versagen der konservativen Behandlung üblicherweise zystoskopisch eine Harnleiterschiene bis ins Nierenbecken gelegt, dieses führt durch Beseitigung der Obstruktion meist rasch zur Schmerzfreiheit bis zur definitiven Behandlung des Steinleidens. In seltenen Fällen erfolgt bei symptomatischen Ureterabgangsstenosen eine passagere Nephrostomie. Bei starken Schmerzen in der Harnblase im Rahmen von Konkrementen oder Infektionen kann eine anticholinerge Therapie mit Propiverin oder Oxybutynin sinnvoll und hilfreich sein.

Pyelonephritis

Bei Pyelonephritis ist in der Regel durch Behandlung mit einem Nichtopioidanalgetikum wie Ibuprofen oder Metamizol Schmerzfreiheit zu erreichen.

Niereninsuffizienz

Bei Patienten mit Niereninsuffizienz sollte möglichst auf nichtsteroidale Antiphlogistika verzichtet werden, da deren Anwendung durch weitere Minderung der Nierenperfusion fatale Folgen bis zum akuten Nierenversagen haben kann. Zu bedenken ist hierbei außerdem, dass sich ein vorher nierengesunder Patient, der durch häufiges Erbrechen und mangelnde Flüssigkeitsaufnahme dehydriert ist, bereits nach 12–24h in einem akuten prärenalen Nierenversagen befinden kann!

18.7 Anhang

18.7.1 Diagnose funktionelle gastrointestinale Beschwerden

```
┌─────────────────────────────────────────────────────────────────────────────┐
│                    chronisch-rezidivierende Bauchschmerzen                  │
│     Erstvorstellung: Anamnese, klinische Untersuchung, Sonogramm (Alarmzeichen?) │
└─────────────────────────────────────────────────────────────────────────────┘
```

klinischer Befund Organdiagnose „organisch"	anamnestischer Hinweis Verdacht: organisch? unklar	keine Einordnung keine Alarmsymptome funktionell?
gezielte Diagnostik spezifische Therapie	Basisdiagnostik symptomorientierte Diagnostik	Therapie ex juvantibus Erfolg = Diagnose Verhaltens-/Psychotherapie?

Oberbauchschmerzen	Durchfälle, Meteorismus	Mittel-/Unterbauchschmerz
gastroösophagealer Reflux Heliobacter pylori Duodenitis/Zöliakie	Kohlenhydratmalabsorption Zöliakie/Nahrungsmittelallergie Nahrungsmittelunverträglichkeit?	Meckel-Divertikel Ileo-Kolitis (Erreger) CED (M. Crohn, Colitis ulcerosa)
(Blut-Laborwerte?)		*(Blut-Laborwerte?)*
13C-Urea-Atemtest PPI-Test obere Endoskopie Impedanz/pH-Metrie	H2-Atemtest/Beschwerdetagebuch IgA/tTG- oder Mutaflor®-Test? obere (und untere?) Endoskopie IgE/RAST fx5, DiAminoOxidase	Stuhl-Calprotectin/Blut Hydro-MRT obere und untere Endoskopie Endo-Kapsel

Wenn keine organische Erkrankung festzustellen ist, seltene Ursache überdenken: negativ

Diagnose: funktionelle gastrointestinale Beschwerden

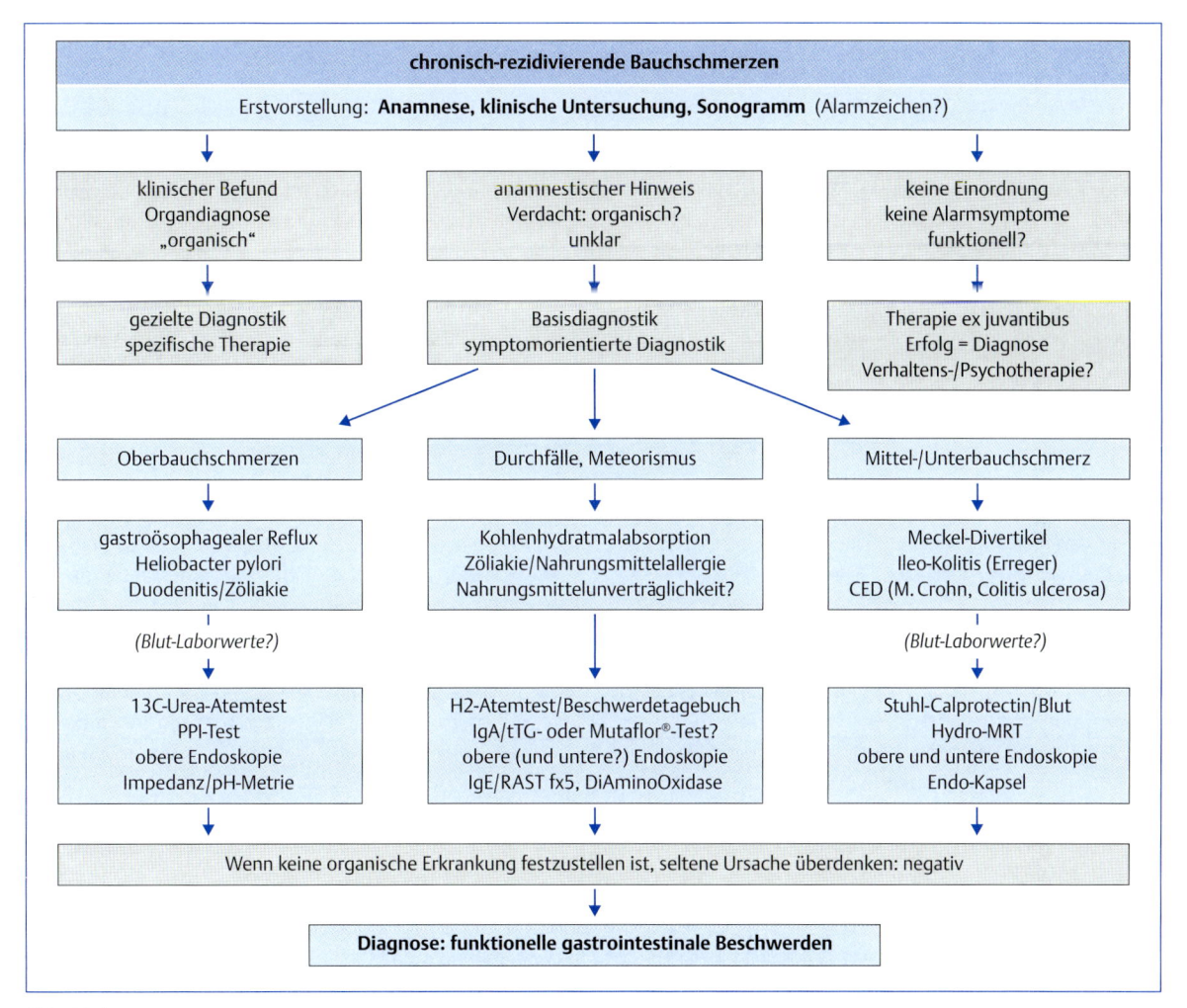

Abb. 18.1

18.7.2 Oberbauchschmerz und Dysphagie/Erbrechen als Leitsymptom

epigastrischer Schmerz, Dysphagie +/− nächtliche Beschwerden

Erstvorstellung: **Anamnese, klinische Untersuchung, Sonogramm:** keine Warnzeichen

↓

13C-Urea-Atemtest/Stuhltest Helicobacter pylori

- positiv → obere Endoskopie → **B-Gastritis** Eradikation + PPI → beschwerdefrei → Ende
- negativ → PPI-Test
  - persistierende Beschwerden → Relaps? → Hiatushernie?
  - beschwerdefrei
  - persistierende Schluckstörung → Achalasie, Stenose, eosinophile Ösophagitis?
  - **juveniler gastroösophagealer Reflux**
- negativ → NSAI beenden PPI-Test → beschwerdefrei NSAI weiter PPI beenden → **C-Gastritis**

↓

obere Endoskopie + Impedanz/pH-Metrie

↓

Normal: **funktionelle gastrointestinale Beschwerden H1 ?**

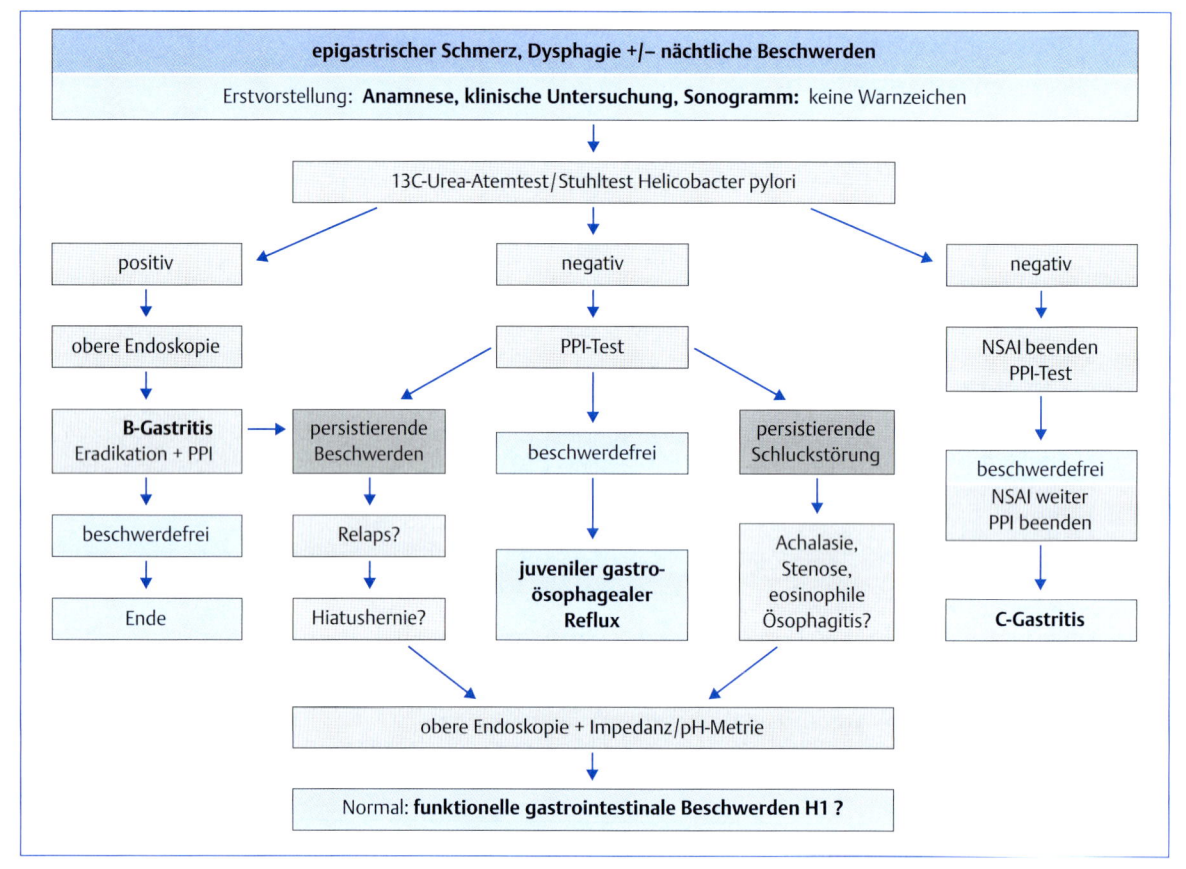

Abb. 18.2

18.7.3 Obstipation als Leitsymptom

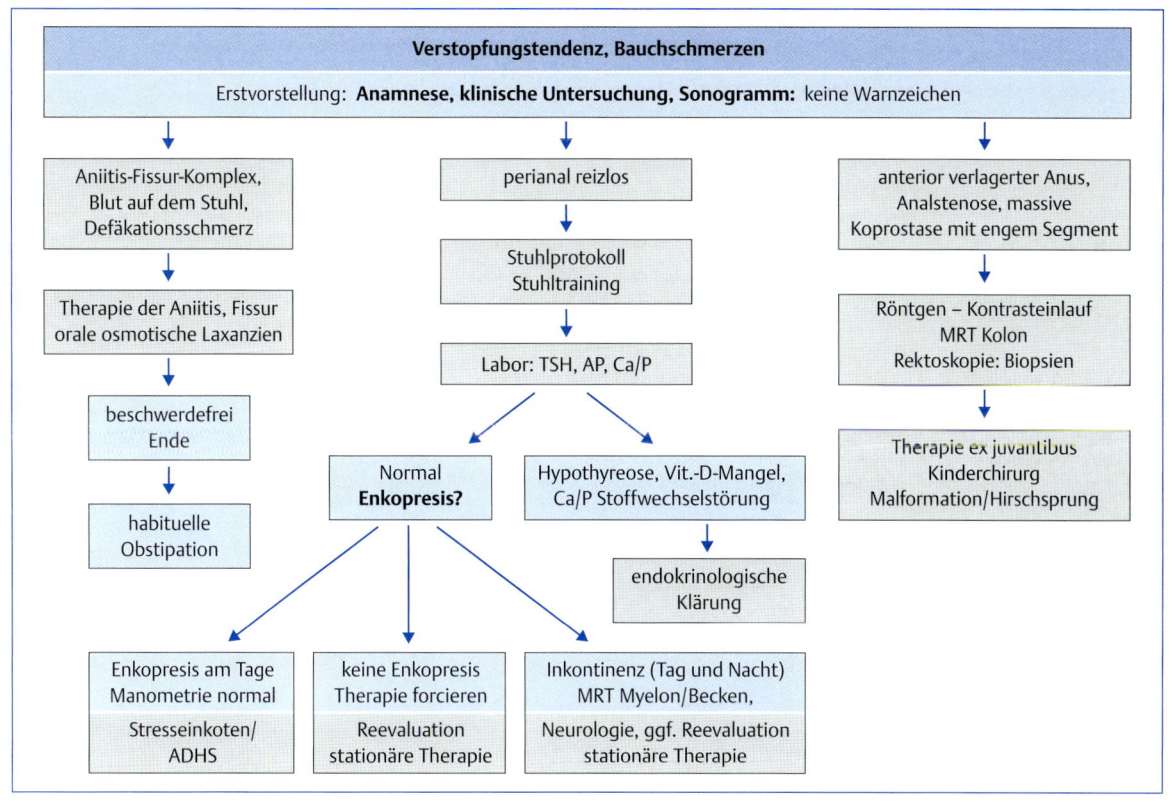

Verstopfungstendenz, Bauchschmerzen
Erstvorstellung: **Anamnese, klinische Untersuchung, Sonogramm:** keine Warnzeichen

- Aniitis-Fissur-Komplex, Blut auf dem Stuhl, Defäkationsschmerz
  → Therapie der Aniitis, Fissur orale osmotische Laxanzien
    → beschwerdefrei Ende
    → habituelle Obstipation

- perianal reizlos
  → Stuhlprotokoll Stuhltraining
  → Labor: TSH, AP, Ca/P
    - Normal **Enkopresis?**
    - Hypothyreose, Vit.-D-Mangel, Ca/P Stoffwechselstörung → endokrinologische Klärung

- anterior verlagerter Anus, Analstenose, massive Koprostase mit engem Segment
  → Röntgen – Kontrasteinlauf MRT Kolon Rektoskopie: Biopsien
  → Therapie ex juvantibus Kinderchirurg Malformation/Hirschsprung

- Enkopresis am Tage Manometrie normal — Stresseinkoten/ADHS
- keine Enkopresis Therapie forcieren — Reevaluation stationäre Therapie
- Inkontinenz (Tag und Nacht) MRT Myelon/Becken, Neurologie, ggf. Reevaluation stationäre Therapie

Abb. 18.**3**

18.7.4 Meteorismus als Leitsymptom

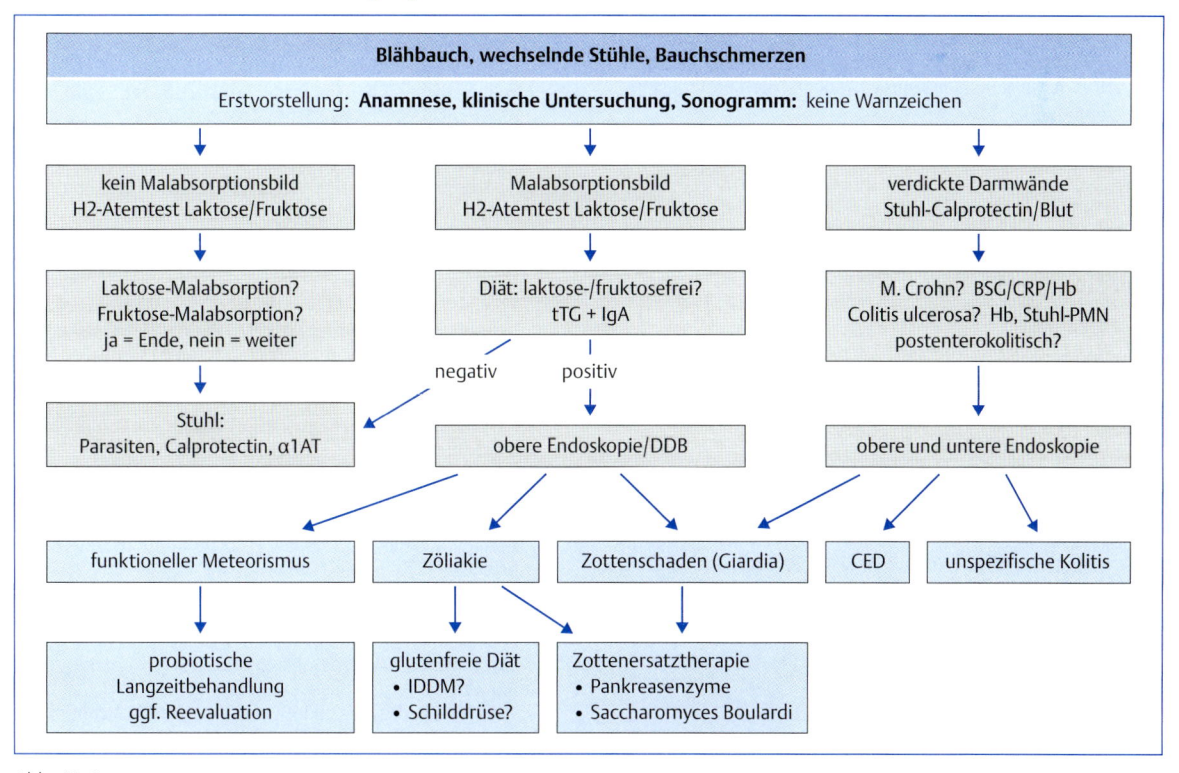

Blähbauch, wechselnde Stühle, Bauchschmerzen
Erstvorstellung: **Anamnese, klinische Untersuchung, Sonogramm:** keine Warnzeichen

- kein Malabsorptionsbild H2-Atemtest Laktose/Fruktose
  → Laktose-Malabsorption? Fruktose-Malabsorption? ja = Ende, nein = weiter
  → Stuhl: Parasiten, Calprotectin, α1AT

- Malabsorptionsbild H2-Atemtest Laktose/Fruktose
  → Diät: laktose-/fruktosefrei? tTG + IgA
    - negativ
    - positiv → obere Endoskopie/DDB

- verdickte Darmwände Stuhl-Calprotectin/Blut
  → M. Crohn? BSG/CRP/Hb Colitis ulcerosa? Hb, Stuhl-PMN postenterokolitisch?
  → obere und untere Endoskopie

- funktioneller Meteorismus → probiotische Langzeitbehandlung ggf. Reevaluation
- Zöliakie → glutenfreie Diät • IDDM? • Schilddrüse?
- Zottenschaden (Giardia) → Zottenersatztherapie • Pankreasenzyme • Saccharomyces Boulardi
- CED
- unspezifische Kolitis

Abb. 18.**4**

18.7.5 Diarrhoe als Leitsymptom

```
rezidivierende Durchfälle, Schwäche und Bauchschmerzen
Erstvorstellung: Anamnese, klinische Untersuchung, Sonogramm: wenige Warnzeichen
```

- normal: Stuhl-Calproctectin/α1AT
  - postenteritisch? Nahrungsmittelallergie? Pankreasinsuffizienz
    - Therapie: Pankreasenzyme
    - Nahrungsmittelallergie? Auslassdiät/ Ernährungsdiagnostik stationär: Immundefekt?
- Blähungen: H2-Atemtest Laktose/Fruktose
  - Kohlenhydrat-Malabsorption? Diätversuch ohne Erfolg
- Malabsorptionsbild: IgA, tTG, Ferritin
  - negativ / positiv
  - Dünndarmbiopsie glutenfreie Diät Zottenersatztherapie
    - Pankreasenzyme
    - Saccharomyces boulardi
  - → Zöliakie

Differenzialdiagnose Blähungen
- chronisch-entzündliche Darmerkrankung?
- kollagene, eosinophile Enterokolitis?

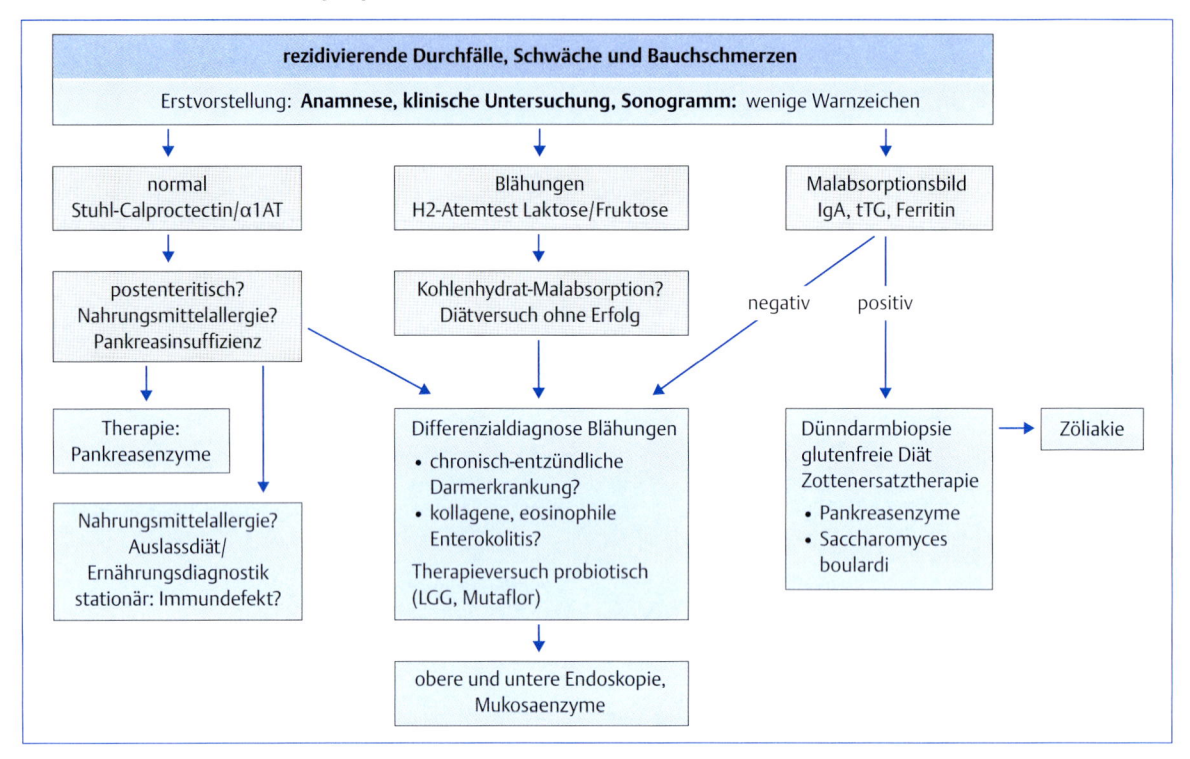

Therapieversuch probiotisch (LGG, Mutaflor)

→ obere und untere Endoskopie, Mukosaenzyme

Abb. 18.**5**

Literatur

[1] Apley J, Naish N. Recurrent abdominal pains. A field survey of 1000 children. Arch Dis Child. 1958; 33: 165–170
[2] Veereman-Wauters G. The Quest for Light in the Misty Frontierland of Pediatric Functional Gastrointestinal Disorders. Act II. Rome III Criteria. J Pediatr Gastroenterol Nutr. 2006; 43(2): 156–157
[3] Chung B D, Parekh U, Sellin J H. Effect of increased fluid intake on stool output in normal healthy volunteers. J Clin Gastroenterol. 1999; 28(1): 29–32
[4] Wang W H, Huang J Q, Zheng G F, Wong W M, Lam S K, Karlberg J, Xia H H, Fass R, Wong B C. Is proton pump inhibitor testing an effective approach to diagnose gastroesophageal reflux disease in patients with noncardiac chest pain? A meta-analysis. Arch Intern Med. 2005; 165(11): 1222–1228
[5] Hassall E, Israel D, Shepherd R, Radke M, Dalväg A, Sköld B, Junghard O, Lundborg P. Omeprazole for treatment of chronic erosive esophagitis in children. A multicenter study of efficacy, safety, tolerability and dose requirements. International Pediatric Omeprazole Study Group. J Pediatr. 2000; 137(6): 800–807
[6] Omari T, Davidson G, Bondarov P, Nauclér E, Nilsson C, Lundborg P. Pharmacokinetics and acid-suppressive effects of esomeprazole in infants 1–24 months old with symptoms of gastroesophageal reflux disease. J Pediatr Gastroenterol Nutr. 2007; 45(5): 530–537
[7] Faure C, Michaud L, Shaghaghi E K, Popon M, Laurence M, Mougenot J F, Hankard R, Navarro J, Jacoz-Aigrain E. Lansoprazole in children. Pharmacokinetics and efficacy in reflux oesophagitis. Aliment Pharmacol Ther. 2001; 15(9): 1397–1402
[8] James L, Walson P, Lomax K, Kao R, Varughese S, Reyes J. Study 119 Pediatric Trial Investigators. Pharmacokinetics and tolerability of rabeprazole sodium in subjects aged 12 to 16 years with gastroesophageal reflux disease: an open-label, single- and multiple-dose study. Clin Ther. 2007; 29 (9): 2082–2092
[9] Tolia V, Bishop P R, Tsou V M, Gremse D, Soffer E F, Comer G M. Members of the 322 Study Group. Multicenter, randomized, double-blind study comparing 10, 20 and 40 mg pantoprazole in children (5–11 years) with symptomatic gastroesophageal reflux disease. J Pediatr Gastroenterol Nutr. 2006; 42(4): 384–391
[10] Hibbs A M, Lorch S A. Metoclopramide for the treatment of gastroesophageal reflux disease in infants. A systematic review. Pediatrics. 2006; 118(2): 746–752
[11] Pritchard D S, Baber N, Stephenson T. Should domperidone be used for the treatment of gastro-oesophageal reflux in children? Systematic review of randomized controlled trials in children aged 1 month to 11 years old. Br J Clin Pharmacol. 2005; 59(6): 725–729
[12] Kawai M, Kawahara H, Hirayama S, Yoshimura N, Ida S. Effect of baclofen on emesis and 24-hour esophageal pH in neurologically impaired children with gastroesophageal reflux disease. J Pediatr Gastroenterol Nutr. 2004; 38(3): 317–323
[13] Chicella M F, Batres L A, Heesters M S, Dice J E. Prokinetic drug therapy in children. A review of current options. Ann Pharmacother. 2005; 39(4): 706–711
[14] Hyman P E, Milla P J, Benninga M A, Davidson G P, Fleisher D F, Taminiau J. Childhood functional gastrointestinal disorders. Neonate/toddler. Gastroenter. 2006; 130: 1519–1526
[15] Perquin C W, Hazebroek-Kampschreur A A, Hunfeld J A, Bohnen A M, van Suijlekom-Smit L W, Passchier J, van der Wouden J C. Pain in children and adolescents. A common experience. Pain. 2000; 87(1): 51–58

[16] Perquin C W, Hunfeld J A, Hazebroek-Kampschreur A A, van Suijlekom-Smit L W, Passchier J, Koes B W, van der Wouden J C. Insights in the use of health care services in chronic benign pain in childhood and adolescence. Pain. 2001; 94(2): 205–213

[17] Ramchandani P G, Hotopf M, Sandhu B, Stein A. ALSPAC Study Team. The epidemiology of recurrent abdominal pain from 2 to 6 years of age. Results of a large, population-based study. Pediatrics. 2005;116(1): 46–50

[18] Alfvén G. One hundred cases of recurrent abdominal pain in children. Diagnostic procedures and criteria for a psychosomatic diagnosis. Acta Paediatr. 2003; 92(5): 641

[19] Roth-Isigkeit A. Zur Epidemiologie von anhaltenden und/oder wiederkehrenden Schmerz bei Kindern. Monatsschr Kinderheilkd. 2006; 154(8): 741–754

[20] Biggs A M, Aziz Q, Tomenson B, Creed F. Effect of childhood adversity on health related quality of life in patients with upper abdominal or chest pain. Gut. 2004; 53(2): 180–186

[21] McGrath P J, Goodman J T, Firestone P, Shipman R, Peters S. Recurrent abdominal pain: a psychogenic disorder? Arch Dis Child. 1983; 58(11): 888–890

[22] Campo J V, Di Lorenzo C, Chiappetta L, Bridge J, Colborn D K, Gartner J C Jr, Gaffney P, Kocoshis S, Brent D. Adult outcomes of pediatric recurrent abdominal pain. Do they just grow out of it? Pediatrics. 2001; 108(1): E1

[23] Vandenplas Y. Reflux esophagitis in infants and children. A report from the Working Group on Gastro-Oesophageal Reflux Disease of the European Society of Paediatric Gastroenterology and Nutrition. J Pediatr Gastroenterol Nutr. 1994; 18(4): 413–422

[24] Hassall E. Step-up and step-down approaches to treatment of gastroesophageal reflux disease in children. Curr Gastroenterol Rep. 2008; 10(3): 324–331

[25] Park J H, Rhee P L, Kim H S, Lee J H, Kim Y H, Kim J J, Rhee J C. Mucosal mast cell counts correlate with visceral hypersensitivity in patients with diarrhea predominant irritable bowel syndrome. J Gastroenterol Hepatol. 2006; 21(1): 71–78

[26] Friesen C A, Sandridge L, Andre L, Roberts C C, Abdel-Rahman S M. Mucosal eosinophilia and response to H1/H2 antagonist and cromolyn therapy in pediatric dyspepsia. Clin Pediatr (Phila). 2006; 45(2): 143–147

[27] Cucchiara S, Minella R, Scoppa A, Emiliano M, Calabrese F, Az-Zeqeh N, Rea B, Salvia G. Antroduodenal motor effects of intravenous erythromycin in children with abnormalities of gastrointestinal motility. J Pediatr Gastroenterol Nutr. 1997; 24(4): 411–418

[28] Omari T I, Benninga M A, Sansom L, Butler R N, Dent J, Davidson G P. Effect of baclofen on esophagogastric motility and gastroesophageal reflux in children with gastroesophageal reflux disease: a randomized controlled trial. J Pediatr. 2006; 149(4): 468–474

[29] Hwang J B, Kim J S, Ahn B H, Jung C H, Lee Y H, Kam S. Clonazepam treatment of pathologic childhood aerophagia with psychological stresses. J Korean Med Sci. 2007; 22(2): 205–208

[30] Talley N J, Vakil N, Ballard E D, Fennerty M B. Absence of benefit of eradicating Helicobacter pylori in patients with nonulcer dyspepsia. N Engl J Med. 1999; 341(15): 1106–1111

[31] Grodzycki M. Die Rolle von Helicobacter-ähnlichen Bakterien für die Entstehung von Gastritiden bei Zoofeliden. Dissertation. Freie Universität Berlin, 1998

[32] El-Matary W, Spray C, Sandhu B. Irritable bowel syndrome: the commonest cause of recurrent abdominal pain in children. Eur J Pediatr. 2004; 163(10): 584–588

[33] Bratten J R, Spanier J, Jones M P. Lactulose breath testing does not discriminate patients with irritable bowel syndrome from healthy controls. Am J Gastroenterol. 2008; 103(4): 958–963

[34] Jiang X, Locke G R 3rd, Choung R S, Zinsmeister A R, Schleck C D, Talley N J. Prevalence and risk factors for abdominal bloating and visible distention. A population-based study. Gut. 2008; 57(6): 756–763

[35] Nayak A K, Karnad D R, Abraham P, Mistry F P. Metronidazole relieves symptoms in irritable bowel syndrome. The confusion with so-called 'chronic amebiasis'. Indian J Gastroenterol. 1997; 16(4): 137–139

[36] Loening-Baucke V, Krishna R, Pashankar D S. Polyethylene glycol 3350 without electrolytes for the treatment of functional constipation in infants and toddlers. J Pediatr Gastroenterol Nutr. 2004; 39(5): 536–539

[37] Nurko S, Youssef N N, Sabri M, Langseder A, McGowan J, Cleveland M, Di Lorenzo C. PEG3350 in the treatment of childhood constipation. A multicenter, double-blinded, placebo-controlled trial. J Pediatr. 2008; 153(2): 254–261

[38] Johanson J F, Drossman D A, Panas R, Wahle A, Ueno R. Clinical trial. Phase 2 study of lubiprostone for irritable bowel syndrome with constipation. Aliment Pharmacol Ther. 2008; 27(8): 685–696

[39] Stengel J Z, Jones D P. Single-dose lubiprostone along with split-dose PEG solution without dietary restrictions for bowel cleansing prior to colonoscopy. A randomized, double-blind, placebo-controlled trial. Am J Gastroenterol. 2008; 103(9): 2224–2230

[40] Kline R M, Kline J J, Di Palma J, Barbero G J. Enteric-coated, pH-dependent peppermint oil capsules for the treatment of irritable bowel syndrome in children. J Pediatr. 2001; 138(1): 125–128

[41] Youssef N N, Atienza K, Langseder A L, Strauss R S. Chronic abdominal pain and depressive symptoms: analysis of the national longitudinal study of adolescent health. Clin Gastroenterol Hepatol. 2008; 6(3): 329–332

[42] Lindley K J, Glaser D, Milla P J. Consumerism in healthcare can be detrimental to child health. Lessons from children with functional abdominal pain. Arch Dis Child. 2005; 90(4): 335–337

[43] Tack J, Broekaert D, Fischler B, Van Oudenhove L, Gevers A M, Janssens J. A controlled crossover study of the selective serotonin reuptake inhibitor citalopram in irritable bowel syndrome. Gut. 2006; 55(8): 1095–1103

[44] Gorard D A, Libby G W, Farthing M J. Influence of antidepressants on whole gut and orocaecal transit times in health and irritable bowel syndrome. Aliment Pharmacol Ther. 1994; 8(2): 159–166

[45] Kothare S V. Efficacy of flunarizine in the prophylaxis of cyclical vomiting syndrome and abdominal migraine. Eur J Paediatr Neurol. 2005; 9(1): 23–26

[46] Bott C, Wächtershäuser A, Schröder O, Reimann C, Krawinkel M, Stein J. Fruktosearme Ernährung in der Behandlung des Reizdarmsyndromes. Ergebnisse einer monozentrischen Studie. Z Gastroenterol. 2006; 838(44): 384

[47] Gawrońska A, Dziechciarz P, Horvath A, Szajewska H. A randomized double-blind placebo-controlled trial of Lactobacillus GG for abdominal pain disorders in children. Aliment Pharmacol Ther. 2007; 25(2): 177–184

[48] Bausserman M, Michail S. The use of Lactobacillus GG in irritable bowel syndrome in children. A double-blind randomized control trial. J Pediatr. 2005; 147(2): 197–201

[49] Bekkali N L, Bongers M E, Van den Berg M M, Liem O, Benninga M A. The role of a probiotics mixture in the treatment of childhood constipation. A pilot study. Nutr J. 2007; 6: 17

[50] Banaszkiewicz A, Szajewska H. Ineffectiveness of Lactobacillus GG as an adjunct to lactulose for the treatment of constipation in children. A double-blind, placebo-controlled randomized trial. J Pediatr. 2005; 146(3): 364–369

[51] Kruis W, Schreiber S. Ulcerative colitis. Maintenance therapy. Z Gastroenterol. 2004; 42(9): 1011–1014

[52] Krammer H J, Kämper H, von Bünau R, Zieseniss E, Stange C, Schlieger F, Clever I, Schulze J. Probiotic drug therapy with E. coli strain Nissle 1917 (EcN). Results of a prospective study of

the records of 3807 patients. Z Gastroenterol. 2006; 44(8): 651–656
[53] Guillot C C, Bacallo E G, Dominguez M S C, Garcia M F, Gutierrez P M. Die Wirkung von Saccharomyces boulardi auf chronische Diarrhöen bei Kindern, insbesondere Giardiasis. Pediatria (Mexicana). 1995; 2(12): 166–170
[54] Kaptchuk T J, Kelley J M, Conboy L A, Davis R B, Kerr C E, Jacobson E E, Kirsch I, Schyner R N, Nam B H, Nguyen L T, Park M, Rivers A L, McManus C, Kokkotou E, Drossman D A, Goldman P, Lembo A J. Components of placebo effect. Randomised controlled trial in patients with irritable bowel syndrome. BMJ. 2008; 336(7651): 999–1003
[55] Fass R, Naliboff B D, Fass S S, Peleg N, Wendel C, Malagon I B, Mayer E A. The effect of auditory stress on perception of intraesophageal acid in patients with gastroesophageal reflux disease. Gastroenter. 2008; 134(3): 696–705
[56] Longstreth G F. Functional dyspepsia. Managing the conundrum. N Engl J Med. 2006; 354(8): 791–793
[57] Banez G A, Gallagher H M. Recurrent abdominal pain. Behav Modific. 2006; 30: 50–71
[58] Duarte M A, Penna F J, Andrade E M, Cancela C S, Neto J C, Barbosa T F. Treatment of nonorganic recurrent abdominal pain. Cognitive-behavioral family intervention. J Pediatr Gastroenterol Nutr. 2006; 43(1): 59–64
[59] Edwards M C, Finney J W, Bonner M. Matching treatment with recurrent abdominal pain symptoms. An evaluation of dietary fiber and relaxation treatments. Behavior Therapy. 1991; 20: 283–291
[60] Hoppe B, Leumann E, Milliner D E. Urolithiasis and Nephrocalcinosis in Childhood. In: Geary D F, Schäfer F (Hg). Compreh Ped Nephr. 2008; 499–526
[61] Cain M P, Rink R C, Thomas A C, Austin P F, Kaefer M, Casale A J. Symtomatic ureteropelvic junction obstruction in children in the era of prenatal sonography. Is there a higher incidence of crossing vessels? Urology. 2001; 57: 338–341
[62] Canning D A. Evaluation of the pediatric urology patient. In: Campbell-Walsh S. Urology. Philadelphia: Mosby Elsevier; 2007; 3198–3216
[63] Edwards J E, Meseguer F, Faura C, Moore R A, McQuay H J. Single dose dipyrone for acute renal colic pain. Cochrane Database Syst Rev. 2002; 4: CD003 867
[64] Gerber G S. Evaluation of the urologic patient. In: Campbell-Walsh S. Urology. Philadelphia: Mosby Elsevier; 2007; 81–88
[65] Halevy R, Smolkin V, Bykov S, Chervinsky L, Sakran W, Koren A. Power Doppler ultrasonography in the diagnosis of acute childhood pyelonephritis. Pediatr Nephrol. 2004; 19: 987–991
[66] Holdgate A, Pollock T. Nonsteroidal anti-inflammatory drugs (NSAIDS) versus opioids for acute renal colic. Cochrane Database of Systematic Reviews. 2004; 1(10)
[67] Huicho L, Campos-Sanchez M, Alamo C. Metaanalysis of urine screening tests for determining the risk of urinary tract infection in children. Pediatr Infect Dis J. 2002; 21: 1–11
[68] Kelalis P P, Culp O S, Stickler G B, Burke E C. Ureteropelvic obstruction in children. Experiences with 109 cases. J Urol. 1971; 106: 418–422
[69] Lendvay T S, Smith J, Stapelton F B. Acute management of nephrolithiasis in children. In: uptodate online Version 18. 1. 2010(2)
[70] Moghal N E, Hegde S, Eastham K M. Ibuprofen and acute renal failure in a toddler. Arch Dis Child. 2004; 89: 276–277
[71] Polito C, La Manna A, Signoriello G, Marte A. Recurrent abdominal pain in childhood urolithiasis. Pediatrics. 2009; 124: 1088–1094
[72] Safdar B, Degutis L C, Landry K, Vedere S R, Moscovitz H C, D'Onofrio G. Intravenous morphine plus ketorolac is superior to either drug alone for treatment of acute renal colic. Ann Emerg Med. 2006; 48: 173–181
[73] Turner G M, Coulthard M G. Fever can cause pyuria in children. BMJ. 1995; 311: 924
[74] Vachvanichsanong P, Malagon M, Moore E S. Recurrent abdominal and flank pain in children with idiopathic hypercalciuria. Acta Paediatr. 2001; 90: 643–648

19 Schmerzen in Rücken und Nacken

Henning Lohse-Busch und Friedrich Ebinger unter Mitwirkung von Günther Dannecker und Toni Hospach

19.1 Einleitung

Die Angaben zur Prävalenz akuter und chronischer Rücken- oder Nackenschmerzen bei Kindern und Jugendlichen schwanken je nach Autor erheblich. Die Prävalenz von Rückenschmerzen liegt bei Kindern zwischen 7 und 10 Jahren bei etwa 6 % [1] und bei Kindern von 12–18 Jahren bis 8 % [2]. Eine Untersuchung von 1994, die Kinder zwischen 8 und 17 Jahren einschließt, findet bei 29 % der Befragten Rückenschmerzen [3]. 2008 berichten 37 % [4] der Kinder von 11–14 Jahren über Rückenschmerzen. Nach einer Untersuchung aus dem Jahr 1996 steigt die Inzidenz für Rückenschmerzen ab dem 12. Lebensjahr von 6 % auf 56–67 % im 41. Lebensjahr [5].

Eine 2004 veröffentlichte Untersuchung an 1756 Schulkindern erbrachte, dass immerhin 71 % fluktuierende und 5 % andauernde Nackenschmerzen hatten [6]. Eine große Untersuchung bei mehr als 11 000 Kindern zwischen 12 und 18 Jahren kommt zu dem Schluss, dass Nackenschmerzen wenigstens einmal pro Woche von 15 % und Beschwerden im Bereich der Lendenwirbelsäule von 8 % gespürt werden. Mädchen waren häufiger betroffen als Jungen [2]. Andere Autoren berichten über eine Inzidenz von Nackenschmerzen bei 11–14 Jahre alten Kindern von 27 %, über Schmerzen im Bereich der Brustwirbelsäule klagten 18 % und über Beschwerden im Bereich der Lendenwirbelsäule 22 % [7].

Die Angaben schwanken etwas, weil nicht in allen Untersuchungen zwischen schwachen und starken Schmerzen, die ärztlicher Behandlung bedürften, unterschieden worden ist. Es ist aber klar, dass sich die Prävalenz von Nackenschmerzen und Schmerzen im Bereich der Lendenwirbelsäule bei den Kindern mit zunehmendem Alter an die Zahlen annähert, die wir bei den Erwachsenen kennen. Bereits 1997 wurde nach 25 Jahren Beobachtungszeit berichtet, dass 84 % der Kinder mit Wirbelsäulenbeschwerden dieselben rezidivierenden Beschwerden auch im Erwachsenenalter hatten [8].

19.2 Diagnosestellung

Rücken- oder Nackenschmerzen haben – ab dem Schulalter – nur selten spezifische Ursachen. Diese müssen aber durch geeignete diagnostische Schritte sorgfältig ausgeschlossen werden, ohne jedoch die Patienten unnötigen Untersuchungen zu unterziehen. Dabei können die Beschwerden unmittelbar den vertebralen und paravertebralen Strukturen der Wirbelsäule zuzuordnen sein oder ihre Ursache in Strukturen haben, die sich fernab der Wirbelsäule finden. Bei unspezifischen Rückenschmerzen können wegen der vielfältigen Möglichkeiten psychosozialer und biomechanischer Einwirkungen auf das Bewegungssystem die Ursachen für die Rückenbeschwerden im Einzelfall oft nicht geklärt werden [9, 10].

Die Basis der Diagnosestellung ist eine *gründliche Anamnese* und eine ebensolche *körperliche Untersuchung*. Die *Lokalisation des Schmerzes* und seine eventuelle Ausstrahlung sind zu erfragen, dabei sind die unterschiedlichen Bilder radikulärer und pseudo-radikulärer Schmerzen zu beachten (vgl. Kapitel Extremitäten, S. 199). Extrem wichtig ist es, den *zeitlichen Verlauf* (akut, chronisch, rekurrierend) und die beeinflussenden Faktoren zu erfassen. Schmerzen nur bei *körperlicher Aktivität* und Verbesserung in Ruhe haben selten organische Ursachen, Schmerzen *in Ruhe* und in Rückenlage lassen an einen inflammatorischen oder neoplastischen Prozess denken, insbesondere nächtliche und progrediente Schmerzen sind oft ein Alarmzeichen. Typisch für *entzündliche Erkrankungen* ist es, dass nach einer Inaktivitätsphase eine initiale Steifigkeit erst allmählich überwunden wird. Auch die Beeinflussbarkeit durch Analgetika oder andere Interventionen ist von Bedeutung. In der weiteren Anamnese ist wichtig:

- nicht nur an ein Trauma denken, auch vorausgegangene Infektionen oder Auslandsaufenthalte sind zu erfragen
- Allgemeinsymptome (Gewichtsabnahme, Fieber, Nachtschweiß) lassen an spezifische Ursachen denken
- Auffälligkeiten der Menstruation oder Fluor vaginalis können auf gynäkologische Schmerzursachen hinweisen
- Dauermedikamente sind zu erfragen
- neurologische Symptome wie Schwächen, Sensibilitätsstörungen aber insbesondere auch Gangauffälligkeiten oder Hinken sind ebenso wie Veränderungen bei Miktion oder Defäkation zu erfassen
- körperliche Belastung im Alltag (Schulranzen, körperliche Aktivität, Leistungssport) hinterfragen, auch Schulversäumnisse oder psychische Veränderungen
- Familienanamnese erfragen; diese kann Hinweise auf organische Risiken oder auf unspezifische Schmerzen geben

Die gründliche Untersuchung des Bewegungssystems, die nicht nur die Inspektion und Palpation der Wirbelsäule umfassen sollte, wird im Kapitel 6 (S. 60) ausführlich dargestellt. Am Anfang steht die Inspektion im aufrechten und gebeugten Stand, im Gehen und im Sitzen. Oft fällt im Sitzen eine gebückte Körperhaltung mit Abstützen

Tabelle 19.1 Auffälligkeiten in Anamnese und körperlicher Untersuchung, die bei Rücken- oder Nackenschmerzen eine weitere Untersuchung veranlassen sollten.

Anamnese	körperliche Untersuchung
• Kleinkindalter • Dauer >4 Wochen • zunehmende oder rekurrierende Schmerzen • nächtliche Schmerzen • verstärkte Schmerzen in Rückenlage • Morgensteifigkeit • Fieber, Gewichtsverlust, Krankheitsgefühl • Veränderungen bei Miktion oder Defäkation • funktionelle Einschränkungen • zunehmende Skoliose oder Kyphose • Hinken, verändertes Gangbild	• Fieber, Tachykardie • Hämatome • Lympadenopathie • abdominelle Raumforderung • Schmerzen bei Untersuchung von Abdomen oder Nierenlagern • veränderte Konfiguration der Wirbelsäule • eingeschränkte Beweglichkeit der Wirbelsäule • Palpationsschmerzen der Wirbelsäule • Hinken, auffälliges Gangbild • Auffälligkeiten bei der neurologischen Untersuchung

Tabelle 19.2 Ursachen kindlicher Rückenschmerzen.

	vertebral	extravertebral
häufig	traumatisch artikuläre und muskuläre Dysfunktion Flachrücken akute Überbelastung thorakolumbaler, lumbaler M. Scheuermann	falsche sportliche Betätigung psychosoziale Faktoren allgemeiner Bewegungsmangel? Gewicht der Schultasche (nur akut)
selten	Spondylolyse/Spondylolisthesis schwerste, dekompensierte lumbale Skoliosen	Erkrankungen der Harnwege oder der Geschlechtsorgane Hüfterkrankungen Spondylarthritiden Osteoporose
sehr selten	Tumor Diskushernie Spondylodiszitis Osteomyelitis Hohl-Rundrücken nur zusammen mit anderen Faktoren	retroperitoneale Prozesse Metastasen
nie	kongenitale knöcherne Anomalien der Wirbelsäule Beinlängendifferenz bis 1,5 cm kompensierte Skoliosen thorakaler M. Scheuermann	

der Arme auf den Oberschenkeln auf, wodurch die lumbale Wirbelsäule entlastet wird. Bei Schmerzen in Rücken und Nacken ist aber auch eine allgemeinpädiatrische Untersuchung selbstverständlich notwendig, diese umfasst:
- Überprüfung von Herzfrequenz und Temperatur
- Inspektion des Integuments (Exanthem, Hämatome)
- Palpation der Lymphknotenregionen und des Abdomens (Hepatosplenomegalie?, Raumforderung?) sowie der Nierenlager
- gründliche neurologische Untersuchung einschließlich Überprüfung meningealer Reizzeichen sowie insbesondere des Lasègue-Zeichens

Technische Untersuchungen sind bei Auffälligkeiten in der Anamnese oder körperlichen Untersuchung angezeigt (Tab. 19.1). Bei Hinweisen auf eine Entzündung sind indiziert:
- Kontrolle der Entzündungsparameter
- mikrobiologische Diagnostik (Blutkultur)
- Tuberkulosetests
- Bildgebung

Bei verschiedenen Erkrankungen ist zunächst ein Röntgenbild hilfreich, meist jedoch eine MR-Tomografie.

19.3 Einzelne Krankheitsbilder bei Rückenschmerzen

Tab. 19.2 gibt einen Überblick über Krankheitsbilder mit Rückenschmerzen.

19.3.1 Spezifische Rückenschmerzen

Trauma

Das Trauma durch Unfälle bereitet als Schmerzursache differenzialdiagnostisch wegen des zeitlichen Zusammenhangs selten Probleme. Es finden sich posttraumatische Hämatome, Ödeme, Frakturen, Instabilitäten nach Distorsionen und multiple biomechanisch bedingte artikuläre und muskuläre Funktionsstörungen im Bereich der Wirbelsäule, wie sie im Kapitel Funktionelle Diagnostik (S. 60) beschrieben werden. Die Therapie richtet sich nach der spezifischen Ursache.

M. Scheuermann

Starke Schmerzen im Lumbalbereich bei Jugendlichen legen den Verdacht auf M. Scheuermann der Lendenwirbelsäule und des thorakolumbalen Übergangs nahe. Es findet sich eine Abflachung der Lendenlordose. Die Ursache der Erkrankung ist unbekannt. Es spielen mechanische, endogene und psychische Faktoren, sowie die Körperhaltung und in einigen Fällen eine Osteoporose bei der Entstehung und im Verlauf der Erkrankung eine Rolle. Im Ergebnis kommt es zu Wachstumsstörungen der Wirbelkörper, deren Strukturen eine mangelhafte Festigkeit aufweisen. Die Keilwirbelbildung führt zur Aufhebung der Lendenlordose und im Bereich der Brustwirbelsäule zur Adoleszentenkyphose. Im Vordergrund der Therapie steht die Physiotherapie, deren Aufgabe es ist, die Muskulatur und Haltung der Heranwachsenden zu verbessern, in schweren Fällen die Korsettbehandlung. Sehr selten ist eine aufrichtende Operation nötig.

> **Merke**
> Immer wieder werden die Adoleszentenkyphosen bei Morbus Scheuermann als Schmerzursache angesehen. Diese Veränderung macht in aller Regel bis zu einem Kyphosewinkel von 50° weder während der Entstehung noch im Erwachsenenalter Beschwerden [11].

Spondylolyse/Spondylolisthesis

Wenn ein Kind Schmerzen beim Überstrecken der Lendenwirbelsäule beklagt, muss an eine Spondylolyse gedacht werden. Die isolierte Druckdolenz und ein Erschütterungsschmerz im Bereich der unteren Lendenwirbelsäule erhärten den Verdacht ebenso wie ein einschießender Schmerz beim Aufrichten aus gebückter Haltung. Es handelt sich dabei um eine durch Traumata verursachte Fraktur der Pars interarticularis am Wirbelbogen, hauptsächlich des 5. Lendenwirbels. Eine genetische Prädisposition kann eine Rolle spielen. Hauptsächlich aber wird diese Verletzung durch Sportarten verursacht, die eine Überstreckung der Lendenwirbelsäule verlangen, z. B. durch Schwimmen, Turnen, Gewichtheben, Balletttanzen sowie Rudern und Reiten.

> **Merke**
> Die Unterbrechung des Wirbelbogens führt zur Instabilität, die durch muskulären Hartspann stabilisiert wird. Diese Muskeldysbalance kann zur Skoliose führen. Es finden sich auch regelmäßig Verkürzungen der ischiocruralen Muskulatur.

Eine Spondylolyse wird bei ungefähr jedem 20. Europäer gefunden [11, 12]. Allerdings wird kaum ein Kind symptomatisch, so dass die Diagnose in den meisten Fällen erst im fortgeschrittenen Lebensalter radiologisch eher zufällig gesichert wird.

Eine Spondylolyse entwickelt sich bei rund einem Viertel der Betroffenen zur Spondylolisthesis. Dabei kommt es wegen einer zunehmenden Instabilität im Segment zum Gleiten eines Wirbels auf der Bandscheibe nach vorn. Auch diese Veränderung bleibt in den meisten Fällen asymptomatisch. Eine Untersuchung berichtet über 31 Schulkinder, die über 28 Jahre beobachtet wurden: 68 % waren beschwerdefrei, 26 % hatten geringe Beschwerden und 6 % mussten operiert werden [11].

Das Mittel der Wahl zur Behandlung von Schmerzen aufgrund einer Spondylolyse oder Spondylolisthesis ist die Vermeidung weiterer mechanischer Irritationen des lumbosakralen Überganges in Verbindung mit Physiotherapie. In schweren Fällen ist eine Korsettbehandlung oder die Operation nötig.

Diskushernien

Bei Kindern und Jugendlichen werden Bandscheibenvorfälle immer wieder einmal beobachtet, sie sind aber sehr selten. Der Rückenschmerz ist dabei nicht sehr ausgeprägt, dafür aber die Ischialgie mit eher seltenen neurologischen Ausfällen. Die Jugendlichen werden meist konservativ erfolgreich behandelt, Operationen sind nur sehr selten durchzuführen.

Kongenitale Anomalien der Wirbelsäule

Die verschiedenen kongenitalen Fehlbildungen der Wirbelsäule verursachen a priori keine Rückenschmerzen.

Entzündliche Erkrankungen

Entzündung der Bandscheibe (Spondylodiszitis) und vertebrale Osteomyelitis sind relativ seltene Erkrankungen im Kindesalter.

Eine *Spondylodiszitis* findet sich vor allem im Kleinkindalter, die Betroffenen haben oft kein oder nur geringes Fieber. Meist ist sie lumbal lokalisiert und betrifft nur eine Bandscheibe – andernfalls ist auch an eine Tuberkulose zu denken. Betroffene Patienten fallen typischerweise dadurch auf, dass sie sich weigern zu sitzen oder zu laufen, oft findet sich ein auffälliges Gangbild. Rückenschmerzen sind oft – aber nicht immer – führend. Während das konventionelle Rötgenbild oft erst spät auffällig wird, ist die Diagnose mit dem MRT frühzeitig zu stellen.

Eine *vertebrale Osteomyelitis* findet sich häufiger beim älteren Kind. Die Patienten haben meist Fieber und klagen über Rücken- oder Nackenschmerzen, die Entzündungsparameter sind oft erhöht. Auch hier ist das MRT am besten in der Lage, die Entzündung des Wirbelkörpers und eine eventuelle Beteiligung der Umgebung frühzeitig zu identifizieren.

> **Merke**
> Spondylodiszitis und vertebrale Osteomyelitis werden durch Besonderheiten der Gefäßversorgung erklärt. Im Kleinkindalter gibt es zahlreiche Anastomosen zwischen Wirbelkörper und noch reichlich vaskularisierter Bandscheiben. Über diese Blutwege können auch Mikroorganismen zur Bandscheibe gelangen.

Die meisten Autoren gehen von einer infektiösen Genese der Spondylodiszitis aus und empfehlen eine antibiotische Therapie. Allerdings sind Kulturen meist negativ, und eine Spondylodiszitis kann auch ohne Antibiotika ausheilen. Eine vertebrale Osteomyelits entsteht demgegenüber dadurch, dass sich Mikroorganismen in den Gefäßen der vertebralen Endplatten absiedeln, die im Laufe der Kindheit Endstromgebiete werden. Die Erregerdiagnostik ist z. T. nur durch eine (Nadel-)Biopsie möglich. Auch an Mykobakterien ist zu denken [13].

Als Prädilektionsort der abakteriellen Osteitis (nonbacterial osteitis) bzw. der chronisch rekurrierenden multifokalen Osteomyelitis gelten die langen Röhrenknochen;

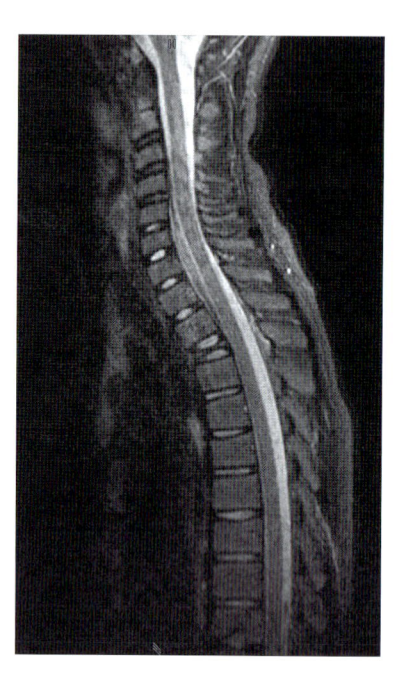

Abb. 19.1 Kompression der Wirbelsäule.

aktuelle Daten deuten darauf hin, dass die Wirbelkörper eventuell häufiger davon betroffen sind (Abb. 19.1) [14, 15].

Auch eine juvenile idiopathische Arthritis kann gelegentlich die Wirbelsäule betreffen, was auch in Form der ankylosierende Spondylitis sein kann. Allerdings ist diese Manifestationsform der meist mit HLA-B27 assoziierten Spondylarthritiden im Kindesalter die Ausnahme. In der Regel präsentieren diese sich als Enthesitis und/oder Arthritis [16].

Tumoren

Spinal lokalisierte Tumore sind zwar selten die Ursache von Rückenschmerzen, andererseits sind jedoch anhaltende oder zunehmende, eventuell nächtlich betonte Rückenschmerzen eine typische Manifestation solcher Raumforderungen. Die Tumore können von unterschiedlichen Strukturen ausgehen. Benigne Knochentumoren wie ein Osteoidosteom (Besserung unter Acetylsalicylsäure) oder aneurysmatische Knochenzysten können ebenso vorkommen wie maligne Knochentumoren (z. B. Ewing-Sarkom). Tumore des Rückenmarks (Astrozytom, Ependymom), der Nervenwurzeln (Neurofibrome) oder der Meningen müssen nicht mit neurologischen Ausfällen einhergehen. Charakteristisch aber selten ist der Sanduhrtumor mit Einwachsen eines Neuroblastoms in den Spinalkanal. Die Therapie richtet sich nach der Tumorentität.

Metabolische Erkrankungen

Eine primäre Osteoporose ist im Kindesalter eine Rarität. Sekundäre Osteoporosen finden sich z. B. bei chronisch entzündlichen Darmerkrankungen, bei Nephropathien oder Arthritiden – nicht nur nach Kortikoideinnahme. Bei Patienten, die in ihrer Mobilität eingeschränkt sind, findet sich häufiger eine Inaktivitätsosteoporose. Wahrscheinlich ist eine Osteoporose durch die bei ihr gehäuften Mikrotraumen schmerzhaft. Die Therapie richtet sich gegebenenfalls nach der Grunderkrankung; symptomatisch hilfreich ist die Gabe von Calcium und Vitamin D sowie von Bisphosphonaten, welche allerdings für Kinder nicht zugelassen sind.

Erkrankungen von Harnwegen oder sonstigen Abdominalorganen

Erkrankungen benachbarter Organe können in den Rücken ausstrahlen, Dies gilt besonders für retroperitoneale Organe. Exemplarisch seien Pyelonephritis oder Nephrolithiasis genannt, aber auch an Erkrankungen des Gastrointestinaltrakts (evtl. Projektion in entsprechende Head-Zonen) oder der Geschlechtsorgane ist zu denken. Selten finden sich retroperitoneale Weichteilentzündungen, z. B. im M. iliopsoas.

19.3.2 Unspezifische Rückenschmerzen

Dynamische Einwirkungen auf den Rücken

Unspezifische Rückenschmerzen haben in der Muskulatur [17] ein biomechanisches Korrelat. Psychosoziale und unphysiologische mechanische Belastungen, gar Überlastungen, implizieren ein multifaktorielles Geschehen, das schließlich nicht mehr physiologisch adaptiert werden kann. Es kommt zur Dysbalance der Muskulatur, wobei Agonisten und Antagonisten eine schmerzhafte Störung des Grundtonus aufweisen und ggf. Triggerpunkte entwickeln (s. Kapitel Funktionelle Diagnostik, S. 60). Schließlich stößt die Afferenz die Efferenz und die Efferenz die Afferenz an, so dass es zu einem circulus vitiosus kommt, der durch geeignete Maßnahmen aus dem Bereich der Physikalischen und der Psychosomatischen Medizin durchbrochen werden muss.

Sport

Eine wichtige Ursache schmerzhafter Funktionsstörungen des Rückens sind falsche Trainingsmethoden beim Sport. Werden bei der physiotherapeutischen Behandlung Dysbalancen der Muskulatur identifiziert und anschließend gezielt behandelt, steht beim Sport die Ausführung leistungsbezogener Bewegungen im Vordergrund. Auf vorbestehende muskuläre Funktionsstörungen wird keine Rücksicht genommen.

Über eine vierjährige Beobachtungszeit nahmen Rückenschmerzen bei Kindern proportional mit der durch Training vermehrten Muskelmasse im Rücken zu [18].

> **Merke**
> Entgegen der weit verbreiteten Meinung, dass Sport im Allgemeinen „gesund" für Kinder und Heranwachsende sei, stehen Untersuchungen, dass Sport eher eine häufige Ursache von Rückenschmerzen bei Kindern ist [19]. Es scheint vielmehr so zu sein, dass bisher nur das Schwimmen und das Fußballspielen als mäßig schmerzlindernde Sportarten identifiziert werden konnten [20]. Alle anderen Sportarten haben nach

> heutigem Wissensstand keinen lindernden Einfluss auf Rückenschmerzen, häufig verstärken oder verursachen sie sogar Schmerzen.

Sportliche Betätigungen müssen also bei der Differenzialdiagnostik der Rückenschmerzursachen erfragt werden.

Bewegungsmangel

Landläufig wird der allgemeine Bewegungsmangel als mögliche Ursache von Rückenschmerzen angesehen, jedoch konnte auch dies durch epidemiologische Untersuchungen nicht bewiesen werden [9]. Allerdings darf angenommen werden, dass über den Tag verteilte Bewegungszyklen der Entwicklung der Muskulatur und deren ausbalancierten Steuerung förderlich sind [11]. So logisch es auch klingen mag, bewiesen ist diese Hypothese jedoch nicht. Möglicherweise geht allgemeiner Bewegungsmangel mit psychosozialen Faktoren einher, die ihrerseits die Entstehung von Rückenschmerzen begünstigen.

Schultaschen

Ein hohes Gewicht einer einseitig getragenen Schultasche führt zu Schmerzen im Rücken, solange die Schultasche getragen wird. Auch durch größere Untersuchungen und Reviews [9] konnte nicht bewiesen werden, dass über die unmittelbare mechanische Überlastung hinaus Schmerzen persistieren [21] oder Deformitäten der Wirbelsäule begünstigt würden [9, 22]. Es gibt aber ältere Untersuchungen, die einem großen Gewicht von Schultaschen die Ätiologie für chronische Rückenschmerzen zuschreiben [22].

> **Merke**
> Die Kinder sollten nicht mehr als 15 % ihres Körpergewichts tragen, damit sie wenigstens während des Schulwegs keine Schmerzen aufgrund des zu hohen Gewichts der Schultasche haben.

19.3.3 Statische Einwirkungen auf den Rücken

Haltungsvarianten

Der im Kapitel 6 beschriebene Hohl-Rundrücken macht keine Schmerzen, wohl aber der gerade Flachrücken. Der Hohl-Rundrücken ist statisch meist gut kompensiert. Das gleiche gilt für den thorakalen M. Scheuermann. Es kommt nicht zu Dysbalancen der Muskulatur oder Störungen der Gelenktätigkeit, weil das Bewegungssystem die Veränderungen in harmonische Steuerungsprozesse einbezieht.

Skoliosen

Auch ausgeprägte thorakale Skoliosen verursachen so gut wie nie Schmerzen, solange sie statisch kompensiert sind. Lumbale Skoliosen aber wirken auf die Beckenmechanik ein, indem sie den Bandapparat der Ileosakralgelenke unter ungleiche Spannung setzen. Auch wenn Kopflot und Beckenlot zur Deckung zu bringen sind, die Skoliose also kompensiert ist, kann es besonders bei kurzbogigen lumbalen Skoliosen zu Rückenschmerzen kommen.

Nur schwer dekompensierte thorakale Skoliosen, die an der konkaven Seite den Rippenbogen auf die Beckenschaufel drücken, können Ursachen von Rückenschmerzen sein. Das Phänomen ist bei nicht behinderten Kindern selten. Diese Pathologie wird im Kapitel Schmerzen bei Behinderten (S. 272) abgehandelt.

Natürliche Beinlängendifferenz

In der belebten Natur gibt es keine Symmetrie. Bei ca. 80 % aller Menschen ist das linke Bein etwas länger als das rechte, bei den restlichen 20 % ist es umgekehrt. Das wachsende Skelett kompensiert diese Asymmetrien perfekt. Die Orthopäden machen sich diesen Umstand zunutze, indem sie durch Erhöhung der Schuhsohlen eine verbessernde Wachstumslenkung bei leichteren Skoliosen erzielen. Diese Wachstumslenkung ist nicht schmerzhaft. Umgekehrt ist die natürliche Beinlängendifferenz bis zu 1,5 cm bei Jugendlichen nie Ursache für Rückenschmerzen. Die sehr kurzfristige Linderung unspezifischer Rückenschmerzen durch Veränderung des Schuhwerks kann nur im Rahmen einer Placebowirkung erzielt werden. Deshalb ist der Höhenausgleich der Schuhe in diesen Fällen obsolet.

Psychosoziale Faktoren und idiopathische Schmerzsyndrome

Bereits bei Kindern und Jugendlichen finden sich mit zunehmender Häufigkeit Rückenschmerzen ohne ausreichende Erklärung durch organische oder biomechanische Ursachen. Bei diesen häufigen idiopathischen „muskuloskelettalen" Schmerzsyndromen steht nicht eine Nozizeptorenreizung im Vordergrund, sondern sie stellen eine Störung der zentralen Schmerzwahrnehmung, Schmerzverarbeitung und Schmerzhemmung dar [23]. Allerdings spielen psychosoziale Faktoren nicht nur bei diesen psychosomatischen Schmerzen eine Rolle: Rückenschmerzen in der Familie, emotionale Faktoren, Stress, Alkohol- und Nikotinkonsum erhöhen das Risiko für das Auftreten von Rückenschmerzen [24].

19.3.4 Therapien der unspezifischen Funktionsstörungen des Rückens

Therapie über die Steuerung der Biomechanik

Bei den unspezifischen Schmerzen sind nozizeptive und psychosomatische Teilursachen ähnlich verteilt wie bei den Erwachsenen [6, 7, 25]. Im Ergebnis wird man aber auch bei Schmerzen mit psychosomatischem Hintergrund Veränderungen der Biomechanik des Rückens finden und in Synergie mit psychosomatischen Behandlungstechniken erfolgreich behandeln können. Behandlungsziel ist für beide Methoden die Wiederherstellung einer störungsfreien Steuerung des Bewegungssystems. Es ergeben sich verschiedene therapeutische Möglichkeiten aus dem Bereich der Physikalischen Medizin, deren Ziel die Wiederherstellung einer ungestörten Biomechanik des Bewegungssystems ist. Umstritten ist, ob es präventiv sinnvoll ist, spezielle Rückenschulungsprogamme einzusetzen, oder ob es nicht zielgerechter ist, Bewegungsfreude insgesamt zu fördern.

Therapie mit verhaltensmedizinischen Verfahren

Wie bei anderen idiopathischen Schmerzsyndromen sind verhaltensmedizinische Verfahren von zentraler Bedeutung. Dabei steht am Anfang die Information über die Genese nicht-organischer Schmerzen und die Edukation. Als spezielle Verfahren sind Entspannungstechniken wie Muskelralaxation nach Jacobson und Biofeedback ebenso zu nennen wie hypnotherapeutische Verfahren und solche der kognitiven Verhaltenstherapie. Häufig ist ein multimodales Vorgehen sinnvoll.

Solche verhaltensmedizinischen Verfahren sind auch bei anderen andauernden Schmerzen mit sekundären Verarbeitungsproblemen hilfreich.

Medikamentöse Therapie

Nur bei perakuten Rückenschmerzen der unspezifischen Form wird man bei Kindern und Jugendlichen sehr kurzfristig Muskelrelaxantien oder NSAR einsetzen.

19.4 Einzelne Krankheitsbilder bei Nackenschmerzen

Das Bewegungssystem ist als Ganzes ein Organ. Es muss jederzeit gemeinschaftlich gesteuert werden. Nacken, Rücken und Extremitäten müssen zusammen arbeiten, damit zielgerichtete Bewegungen unter Überwindung der Schwerkraft möglich sind. Das System kennt Haltungen und Bewegungen, nicht aber seine eigene Anatomie. Deshalb gilt auch für den Nacken, was zu den verschiedenen unspezifischen Funktionsstörungen weiter oben zu den Rückenschmerzen beschrieben wird. Tab. 19.3 gibt einen Überblick über Krankheitsbilder mit Nackenschmerzen.

19.4.1 Spezifische Nackenschmerzen

Trauma

Kinder stürzen häufiger als Erwachsene, da sie unvorsichtiger sind und infolgedessen auch ihre Halswirbelsäule häufiger traumatisieren. Auch hier macht die Differenzialdiagnose schmerzhafter Verletzungen der Halswirbelsäule keine Schwierigkeiten.

Ein Sonderfall stellt die Weichteildistorsion der Halswirbelsäule dar, wie sie bei Erwachsenen speziell nach Auffahrunfällen vorkommt. Diese Verletzung ist bei Kindern wegen der immer besser werdenden Kindersitze selten. Im Vordergrund für diese Verletzung stehen dafür bei Kindern und Jugendlichen die Sportverletzungen, die durch Skifahren, Stürze beim Turnen, Reiten und anderen Unfällen, bei denen es zur Überdehnung der Muskulatur und des Bandapparates kommen kann. Eigene Erfahrungen zeigen jedoch, dass bei Kindern und Jugendlichen

Tabelle 19.3 Ursachen kindlicher Nackenschmerzen.

	vertebral	extravertebral
häufig	artikuläre Dysfunktion muskuläre Funktionsstörung traumatisch Spannungskopfschmerz Bandlaxität (Schulkopfschmerz) schmerzhafte Tonusasymmetrie beim Säugling	psychosoziale Faktoren Störungen des orthognathen Systems Blickstörungen/Störungen des optischen Systems der Augen Schulmöbel Zwangshaltung am Computer falsche sportliche Betätigung allgemeiner Bewegungsmangel
selten	vertebrale Osteomyelitis	Grisel-Syndrom
sehr selten	basiläre Impression/Arnold-Chiari-Malformation Spondylodiszitis Tumore traumatische Weichteilverletzung der HWS („Schleudertrauma")	Dissekation der Arteria vertebralis oder carotis Hydrozephalus Tumore der hinteren Schädelgrube
nie	kongenitale knöcherne Anomalien der HWS Beinlängendifferenz	

diese Verletzungen in aller Regel sehr schnell überwunden werden. Das mag der unterschiedlichen psychischen Ausgangslage geschuldet sein, bei der materielle Entschädigungen, Sorgen um die Arbeitsfähigkeit im Beruf etc. kaum eine Rolle spielen.

Bei diesen Verletzungen ist eine Ruhigstellung der Halswirbelsäule durch eine Zervikalstütze allenfalls für ein bis zwei Tage indiziert. Danach sind natürliche Bewegungen, die gegebenenfalls durch abschwellende und schmerzlindernde NSAR ergänzt werden können, das beste Mittel, den Schmerzzustand zu überwinden. Darüber hinausgehende Maßnahmen leisten einer iatrogenen Chronifizierung Vorschub.

Schulkopfschmerz

Eine Sonderform stellt der Schulkopfschmerz dar. Bereits Anfang der 1980er Jahre wies Gutmann darauf hin, dass bei präpubertären Kindern das Ligamentum transversum atlantis noch sehr weich und dehnbar sei [26]. Wenn die Kinder an einem waagrechten Tisch arbeiten und zudem den Kopf sehr weit nach vorne neigen („mit der Nase schreiben"), kommt es zu Überlastungen dieses reich innervierten Bandes und damit zu Kopfschmerzen. Häufig werden diese Kopfschmerzen als Schulunlust missdeutet, weil sie nur auftreten, wenn die Kinder für die Schule arbeiten müssen. Ein kulturgeschichtlich in Jahrhunderten

Einzelne Krankheitsbilder bei Nackenschmerzen

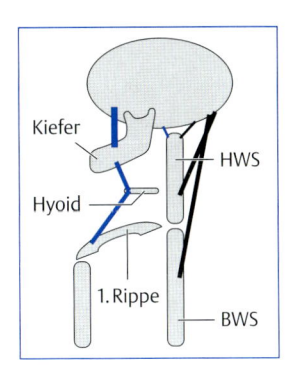

Abb. 19.2 Die vordere Halsmuskulatur und die Kaumuskulatur antagonisieren die hintere Nackenmuskulatur. Können Funktionsstörungen nicht kompensiert werden, ist u. U. die gesamte Muskelkette der Agonisten und Antagonisten „von Kopf bis Fuß" betroffen.

gewachsenes Prinzip der Neigung einer Arbeitsplatte um 15° lässt den Schulkopfschmerz verschwinden. Eine solche aus leichtem Kunststoff hergestellte kleine Platte passt in jeden Schulranzen.

Kieferorthopädische Ursachen

Das orthognathe System umfasst die Zähne, die Kiefer, das Kiefergelenk und die das Kiefergelenk bewegenden Muskeln. Es wird fast ausschließlich vom Trigeminussystem innerviert. Der motorische Anteil des Trigeminussystems steuert die Kaumuskulatur, die ihrerseits Antagonist der Nackenmuskulatur ist (Abb. 19.2). Wird die Biomechanik und Tonizität dieses Systems gestört, sind nicht selten Nackenschmerzen, Nacken-Kopfschmerzen und Nacken-Schulterschmerzen die Folge.

Die Ursachen dieser Störungen sind außerordentlich vielfältig. Sie reichen von der Malocclusion über entzündliche Prozesse der Zähne und ihres Halteapparates bis zu Störungen des Kiefergelenks selbst, das mit Abstand das komplizierteste Gelenk des menschlichen Körpers ist. Besteht der Verdacht auf eine solche Störung, sollte man sich der Hilfe eines Kieferorthopäden (ggf. eines Zahnarztes) sowohl bei der Diagnostik als auch bei der Therapie versichern (vgl. Kapitel Schmerzen im Kausystem, S. 152).

> **Merke**
> Nach eigenen Erfahrungen können auch Kieferorthopäden für Nacken-Kopfschmerzen verantwortlich sein, wenn die Spannung auf den Bracketts bei den kieferorthopädischen Maßnahmen zu hoch ist. In diesem Fall muss man sich für die kieferorthopädische Regulierung mehr Zeit nehmen.

Störungen des optischen Systems der Augen

Menschen schicken jeder Kopfbewegung eine gleichsinnige Augenbewegung voraus. Die Augenbewegungen fazilitieren die Nackenmuskulatur. Blickstörungen, wie z.B. die verschiedenen Formen des Strabismus, die Unfähigkeit den Blick zu fixieren, aber auch Störungen des optischen Systems selbst, wie Kurz- und Weitsichtigkeit oder Astigmatismus, beeinflussen die Steuerung der Nackenmuskulatur, so dass es zu erheblichen Nackenschmerzen oder Kopfschmerzen kommen kann. Das Glaukom ist auch bei Kindern mögliche Ursache von Kopf- und Nackenschmerzen.

Entzündliche Erkrankungen und Tumoren

Eine vertebrale Osteomyelitis der Halswirbelsäule ist eine seltene Ursache von Nackenschmerzen beim älteren Kind. Eine juvenile idiopathische Arthritis kann gelegentlich auch die Halswirbelsäule betreffen. Andere entzündliche Ursachen für Nackenschmerzen sind eine Rarität. Spinale Tumore können im Einzelfall auch im Bereich der Halswirbelsäule vorkommen.

Störungen in der hinteren Schädelgrube und am kraniozervikalen Übergang

Tumore der hinteren Schädelgrube aber auch ein Hydrocephalus mit Druckerhöhung im Bereich des vierten Ventrikels können okzipitale Kopfschmerzen sowie Nackenschmerzen verursachen. Diese Diagnosen sind jedoch in aller Regel mit anderen neurologischen oder anamnestischen Auffälligkeiten verbunden. Auch eine basiläre Impression oder eine Arnold-Chiari-Malformation können Schmerzen im Bereich des Hinterhaupts oder Nacken verursachen, die typischerweise durch Husten, Niesen oder Defäkation verstärkt werden.

Dissektion der Arteria carotis oder vertebralis

Eine Dissektion der Arteria carotis oder Arteria vertebralis kann sich im Einzelfall zu Beginn nur durch – in der Regel konstant einseitige – Nackenschmerzen präsentieren, ohne dass andere Symptome vorhanden sein müssen. Entscheidend für die Veranlassung weiterer Diagnostik können hier Anamnese und konstante Einseitigkeit sein.

Akuter Schiefhals und Grisel-Syndrom

Die Ursachen eines (schmerzhaften) Schiefhalses sind vielfältig:
- intrakranielle Drucksteigerungen
- Tumore
- Frakturen
- Malocclusion der Zähne
- Vertebralisdissekate
- Multiple Sklerose
- Spondylodiszitis
- Tuberkulose
- arteriovenöse Fisteln
- Sandifer Syndrom
- orthoptische Probleme
- spontaner Pneumothorax
- Down Syndrom
- Grisel-Syndrom

Besonders nach Sportunfällen ist der akute Schiefhals eine nicht seltene Verletzungsfolge. Der traumatische Torticollis bedarf aber zu seiner Entstehung einer erheblichen Gewalteinwirkung. Lässt sich eine solche Gewalteinwirkung nicht eruieren und findet sich in der Anamnese der letzten vier Wochen eine entzündliche Erkrankung im HNO- oder zahnärztlichen Bereich, muss an ein Grisel-Syndrom gedacht werden [27]. Die betroffenen Kinder zeigen einen

19 Schmerzen in Rücken und Nacken

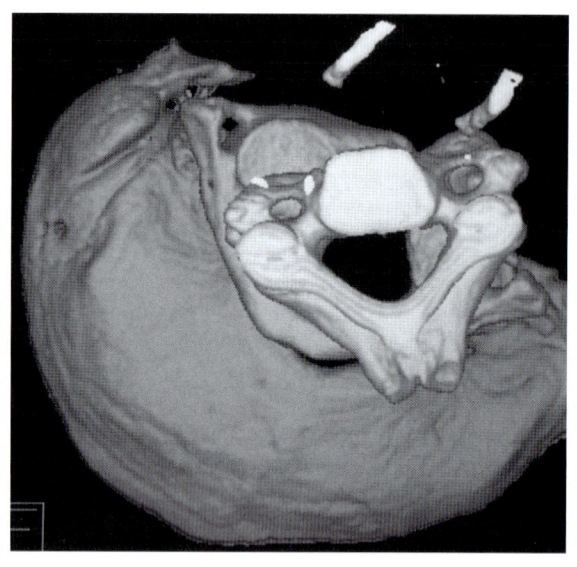

Abb. 19.3 Grisel-Syndrom. Die 3D-Darstellung zeigt die dramatisch anmutende Subluxation und pathologische Rotation in den oberen Kopfgelenken.

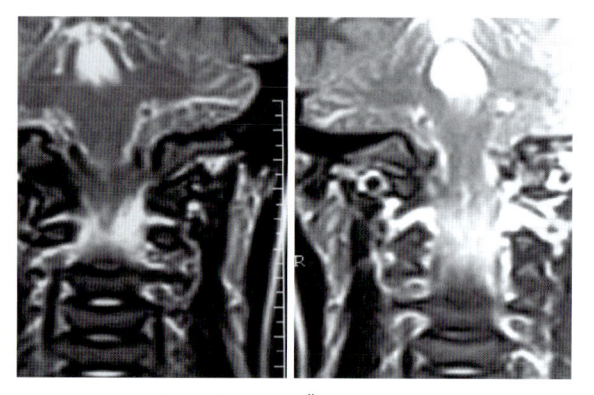

Abb. 19.4 Die Ausbreitung des Ödems entlang der Strukturen im Bereich der oberen Halswirbelsäule wird durch die MRT-Darstellung sichtbar.

bisweilen nur leicht ausgebildeten Schiefhals, der nur sehr mäßige Schmerzen macht, wenn das Kind die eingenommene Vermeidungshaltung verlassen soll. Der Palpationsbefund der oberen Halswirbelsäule lässt den Verdacht eines Grisel-Syndroms aufkommen. Es entwickelt sich bis zu vier Wochen nach Abklingen des ursprünglichen Infekts über Stunden bis einige Tage. Röntgenaufnahmen mit dem Atlas a. p. und seitlicher Halswirbelsäule sichern die Diagnose.

Beim Grisel-Syndrom handelt sich um eine Subluxation der Kopfgelenke (Abb. 19.3) für dessen Genese ein sich ausbreitendes entzündliches Ödem (Abb. 19.4) im oberen Pharynx wesentlich ist, was im Rahmen einer fieberhaften Erkrankung, aber auch nach Operationen im HNO-Bereich auftreten kann.

Fehler und Gefahren
Bei der Diagnose des Grisel-Syndroms ist das Hauptproblem, überhaupt an diese Diagnose zu denken [28].

Die Therapie der ersten Wahl ist das Anlegen einer stabilisierenden Zervikalstütze, die Behandlung mit Antibiotika und NSAR [29] über 7 Tage. Beim überwiegenden Teil der betroffenen Kinder kommt es zur Spontanheilung ohne weitere Maßnahmen, was die vermutlich hohe Dunkelziffer der nicht diagnostizierten Grisel-Syndrome erklärt. Wird ein Grisel-Syndrom nicht binnen Tagen adäquat behandelt, kann es jedoch zu erheblichen und irreversiblen Deformationen der Halswirbelsäule kommen. Darüber hinaus kommt es zu Wachstumsstörungen, die dekompensierte Skoliosen zur Folge haben.

19.4.2 Unspezifische und „idiopathische" Nackenschmerzen

Was über die multifaktoriell bedingten unspezifischen Rückenschmerzen ausgeführt wurde, gilt auch für die Nackenschmerzen.

Muskeldysbalancen und Triggerpunkte [30] sind das biomechanische Korrelat. Auch für die psychosomatischen Aspekte gilt das oben Gesagte. Biomechanische und psychosoziale Faktoren spielen beim Zustandekommen der Pathologie gleichermaßen sowohl allein als auch zusammen eine wichtige Rolle. Beide Ursachen können als therapeutische Fenster benutzt werden. Sie sind in jedem Fall einer medikamentösen Therapie, die allenfalls nur sehr kurzfristig angewandt werden sollte, vorzuziehen.

Spannungskopfschmerz und unspezifische Nackenschmerzen

Auch bei Kindern sind unspezifische Nackenschmerzen und der Spannungskopfschmerz weit verbreitet. Die Ursachen sind im Einzelfall vielfältiger Natur. Muskuläre Dysfunktionen und psychosoziale Gründe sind am Auftreten dieser Schmerzen mit verschiedener Gewichtung beteiligt. Regelmäßig findet sich aber auch eine dysfunktionelle, meist asymmetrische Tonuserhöhung der Muskulatur des oberen Nackens, die das ganze Rückenaufrichtesystem einschließlich der Ileosakralgelenke erfassen kann. Diese Verspannungen können mit den oben genannten Maßnahmen zur Therapie der unspezifischen Rückenschmerzen behandelt werden.

Der Schmerz ist abhängig von den körperlichen oder psychischen Belastungen fluktuierend, meist ziehend, aber auch dumpf bohrend. Die Schmerztopik ändert sich über längere Zeiträume nicht. Das Kind kennt seinen Schmerz. Durch die Position des Kopfes kann eine Entlastungshaltung gefunden werden. Meist hilft kurzfristiges Liegen, weil dann die Halswirbelsäule den Kopf nicht tragen muss. Aber auch leichte Bewegung kann über das dann stattfindende Muskelspiel den Schmerz lindern oder gar zum verschwinden bringen.

> **Merke**
> Über längere Zeit eingehaltene Zwangshaltungen am Computer, die insbesondere bei spannenden Computerspielen den muskulären Tonus des Nackens erhöhen, führen zu Nacken- aber auch zu Kopfschmerzen. Die Begrenzung der am Computer verbrachten Zeit, die durch normale Bewegungszyklen unterbrochen wird, sollte Abhilfe schaffen.

19.4.3 Nackenschmerzen bei Säuglingen

Etwa 10 % aller Säuglinge nehmen eine Vermeidungshaltung ein, indem sie den Kopf nach einer Seite neigen und zur anderen Seite drehen. ⅘ der betroffenen Säuglinge drehen den Kopf nach links und neigen ihn nach rechts, beim restlichen ⅕ ist es umgekehrt. Manche Säuglinge überstrecken auch die gesamte Wirbelsäule, wobei die Halswirbelsäule besonders betroffen ist.

Versucht man, den Säugling passiv aus dieser Haltung zu bewegen, wehrt er sich dagegen. Die dreidimensionale Orientierung im Raum ist gestört, wie u. a. unschwer an den Halsstellreflexen zu erkennen ist. Es handelt sich um eine das ganze Kind beherrschende muskuläre Tonusasymmetrie [17, 31]. Philippi wählt den Begriff posturale Asymmetrie [32]. Die Ursache dieser Störung ist weitgehend unbekannt.

Die Differenzialdiagnose umfasst eine Fülle von Erkrankungen, die spezifische therapeutische Interventionen verlangen, teilweise aber keiner kausalen Therapie zugänglich sind (Tab. 19.4). Die mit großem Abstand häufigste Ursache aber ist die muskuläre Tonusasymmetrie.

Tabelle 19.4 Differenzialdiagnose des Schiefhalses beim Säugling.

primär neurologische und onkologische Ursachen	Hemiparese verschiedenster Ursachen Dystonien verschiedenster Ursachen Tumor intrakraniell, intracanaliculär
traumatische Ursachen	Plexusparese Claviculafraktur, andere Frakturen, Hämatome vernarbter Pseudotumor des Sternocleidomastoideus
infektiologische Ursachen	entzündliche Prozesse im HNO-Bereich Grisel-Syndrom beim Säugling denkbar
genetisch-morphologische Ursachen	Halbwirbel Wirbelassimilationen, Klippel-Feil-Syndrom, Sprengel-Deformität etc. Architekturstörungen des Chromosom 10 mit Synostosen der Schädelnähte (Apert-Syndrom, Courzon-Syndrom etc)
Störung der zentralen Tonussteuerung	Tonusasymmetrie oder posturale Asymmetrie

> **Merke**
> Wenn sich auch die Tonusasymmetrie in der überwiegenden Anzahl der Fälle in Wochen bis wenigen Monaten von selbst normalisiert, kann das Verhalten der Kinder auf passive Bewegung des Kopfes aus der Vermeidungshaltung heraus nur als Schmerzreaktion gedeutet werden. Manche Säuglinge finden die Vorzugshaltung, die den Schmerz vermeidet nicht oder nicht ausreichend, so dass sie zu jeder Tages- und Nachtzeit über mehrere Stunden schreien. Trotz der noch nicht abgeschlossenen Diskussion zur Ursache und zur Notwendigkeit der Behandlung der Tonusasymmetrie des Säuglings ist die Schmerztherapie ein ethisches Gebot.

Um die Schmerzen zu behandeln, stehen verschiedene Verfahren aus dem Bereich der Manuellen Medizin, besonders die Atlastherapie nach Arlen [17, 31] und osteopathische Techniken [32] zur Verfügung. Diese symptomatisch wirksamen Verfahren wenden sich entgegen einer weit verbreiteten Auffassung nicht primär an Dysfunktionen der Gelenke der Wirbelsäule des Säuglings, sondern ausschließlich an die Steuerung des muskulären Tonus, der seinerseits Auswirkungen auf die Beweglichkeit von Gelenken hat. Wie überall in der Medizin darf wegen der wirksamen Einflussnahme durch therapeutische Maßnahmen nicht auf eine eventuelle Kausalität der Symptomatik geschlossen werden.

Lege artis durchgeführt sind die genannten manualmedizinischen Verfahren schmerzlos. Zur symptomatischen Behandlung wird auch sehr häufig symmetrisierende Physiotherapie nach Vojta oder Bobath durchgeführt, die im Unterschied zu den manualmedizinischen Verfahren regelmäßig mehr Zeit braucht, bis die Symptomatik verschwindet.

19.5 Zusammenfassung

Beginnend mit den tonusasymmetrischen Schreibabys leiden Kinder genauso häufig und ebenso heftig unter Rücken- und Nackenschmerzen wie die Erwachsenen. Eine subtile Anamnese lässt erkennen, ob es sich um spezifische Rückenschmerzen aus dem Bereich der entzündlichen oder metabolischen Erkrankungen, der Spondylosen, des lumbalen M. Scheuermann oder gar um einen Tumor handelt. Dazu zählen auch Traumafolgen, der so genannte Schulkopfschmerz als Ausdruck einer Bandlaxität des Bandapparates der oberen Halswirbelsäule, kieferorthopädische, neurologische und ophthalmologische Ursachen und in seltenen Fällen das Grisel- oder Sandifer Syndrom. Die Anamnese und subtile klinische Befunderhebung führt gegebenenfalls zu sehr aufwändigen labortechnischen und radiologischen Untersuchungen. In den meisten Fällen kann die Behandlung nur symptomatisch sein.

Die unspezifischen Rückenschmerzen haben dieselben biochemischen und psychosozialen Ursachen wie bei den Erwachsenen. Besonderes Augenmerk ist auf die richtige Auswahl der Sportart zu richten. Haltungsvarianten und Skoliosen machen in der Regel keine Beschwerden.

Das therapeutische Arsenal findet sich im Bereich der Physikalischen Medizin mit ihren Varianten de Physiotherapie und Manuellen Tlherapie ebenso wie in den verhaltensmedizinischen Verfahren. Medikamente sind bei den unspezifischen Beschwerden meist nur in den akuten Phasen nötig.

Literatur

[1] Taimela S, Kujala U M, Salminen J J, Viljanen T. The prevalence of low back pain among children and adolescents. A nationwide, cohort based questionnaire survey in Finland. Spine. 1997; 22: 1132–1136
[2] Vikat A, Rimpelä M, Salminen J J, Rimpelä A, Savolainen A, Virtanen S M. Neck or shoulder pain and low back pain in Finnish adolescents. Scand J Public Health. 2000; 28: 164–173
[3] Brattberg G. The incidence of back pain and headache among Swedish school children. Qual Life Res. 1994; 3(1): 27–31
[4] Skaggs D L, Early S D, D'Ambra P, Tolo V T, Kay R M. Back pain and backpacks in school children. J Pedroatr Orthop. 2006; 26: 358–363
[5] Leboeuf-Yde C, Kyvik K O. At what age does low back pain become a common problem? A study of 29.424 individuals aged 12–41 years. Spine. 1998; 15(23): 228–234
[6] Ståhl M, Kautiainen H, El-Metwally A, Häkkinen A, Ylinen J, Salminen J J. Non-specific neck pain in schoolchildren. Prognosis and risk factors for occurrence and persistence. A 4-year follow-up study. Pain. 2008; 15(2): 316–322
[7] Murphy S, Buckle P, Stubbs D. A cross-sectional study of self-reported back and neck pain among English schoolchildren and associated physical and psychological risk factors. Appl Ergon. 2007; 38: 797–804
[8] Harreby MS, Neergaard K, Hesselsøe G, Kjer J. Are low back pain and radiological changes during puberty risk factors for low back pain in adult age? A 25 year prospective cohort study of 640 school children. Ugeskr Laeger 1997; 159: 171–4
[9] Kaspiris A, Grivas T B, Zafiropoulou C, Vasiliadis E, Tsadira O. Nonspecific Low Back Pain During Childhood. A Retrospective Epidemiological Study of Risk Factors. J Clin Rheumatol. 2010; 16: 55–60
[10] Watson K D, Papageorgiou A C, Jones G T, Taylor S, Symmons D P M, Silman A J, Macfarlane G J. Low back pain in schoolchildren. The role of mechanical and psychosocial factors. Arch Dis Child. 2003; 88: 12–17
[11] Hefti F. Kinderorthopädie in der Praxis. 2. Aufl. Heidelberg, Berlin, New York: Springer; 2006
[12] Waldron H A. Variations in the prevalence of spondylolysis in early british populations. J Roy Soc Med. 1991; 84: 547–549
[13] Fernandez M, Carrol C L, Baker C J. Discitis and Vertebral Osteomyelitis in Children. An 18-Year Review. Pediatrics. 2000; 105: 1299–1304
[14] Hospach T, Langendoerfer M, von Kalle T, Maier J, Dannecker G E. Spinal involvement in chronic recurrent multifocal osteomyelitis (CRMO) in childhood and effect of pamidronate. Eur J Pediatr. 2010; 3 (im Druck)
[15] Jansson A F, Müller T H, Gliera L, Ankerst D P, Wintergerst U, Belohradsky B H, Jansson V. Clinical score for nonbacterial osteitis in children and adults. Arthritis Rheum. 2009; 60: 1152–1159
[16] Gensler L, Davis J jr. Recognition and treatment of juvenile-onset spondyloarthritis. Curr Opin Rheumatol. 2006; 18: 507–511
[17] Lohse-Busch H. Manuelle Medizin bei kindlichen muskuloskelettalen Schmerzen. Manuelle Med. 2002; 40: 32–40
[18] Newcomer K, Sinaki M. Low back pain and its relationship to back strength and physical activity in children. Acta Paediatr. 1996; 85: 1433–1439
[19] Fritz J M, Clifford S N. Low back pain in adolescents. A comparison of clinical outcomes in sports participants and nonparticipants. J Athl Train. 2010; 45(1): 61–66
[20] Skoffer B, Foldsprang A. Physical activity and low-back pain in schoolchildren. Eur Spine J. 2008; 17(3): 373–379
[21] Lindstrom-Hazel D. The backpack problem is evident but the solution is less obvious. Work. 2009; 32(3): 329–338
[22] Mackenzie W G, Sampath J S, Kruse R W, Sheir-Neiss G J. Backpacks in children. Clin Orthop Relat Res. 2003; 409: 78–84
[23] Sherry D D, Malleson P N. The idiopathic musculoskeletal pain syndromes in childhood. Rheum Dis Clin N Am. 2002; 28: 669–685
[24] Roth-Isigkeit A, Schwarzenberger J, Baumeier W, Meier T, Lindig M, Schmucker P. Risikofaktoren für Rückenschmerzen bei Kindern und Jugendlichen in Industrienationen. Schmerz. 2005; 6: 535–543
[25] El-Metwally A, Salminen J J, Auvinen A, Macfarlane G, Mikkelson M. Risk factors for development of non-specific musculoskeletal pain in preteens and early adolescents. A prospective 1-year follow-up study. BMC Musculoskelet Disord. 2007; 23(8): 46
[26] Gutmann G (Hg). Funktionelle Pathologie und Klinik der Wirbelsäule. Band 1. Die Halswirbelsäule, Teil 2 Klinische Syndrome der Halswirbelsäule. Stuttgart, New York: Gustav Fischer; 1982; 176–179
[27] Grisel P. Énucléation de l'atlas et torticollis naso-pharyngien. Presse Médicale. 1930; 4: 50–53
[28] Lohse-Busch H, Riedel M. Der unbekannte akute kindliche Schiefhals. 3 Fälle von Grisel-Syndrom. Manuelle Med. 2002; 40: 212–219
[29] Subach B R, McLaughlin M R, Albright A L, Pollack I F. Current management of pediatric atlantoaxial rotatory subluxation. Spine. 1998; 23: 2174–2179
[30] Fernandez-de Las Penas C, Simons D, Cuadrado M L, Pareja J. The role of myofascial trigger points in musculoskeletal pain syndromes of the head and neck. Curr Pain Headache Rep. 2007; 11(5): 365–372
[31] Marks V, Kemlein W. Symptomatik und Diagnostik des Tonusasymmetrie-Syndroms. Ergebnisse nach Behandlung mit Atlasimpulstherapie nach Arlen. Pädiat Prax. 2002; 60: 243–253
[32] Philippi H, Faldum A, Schleupen A, Pabst B, Jung T, Bergmann H, Bieber I, Kaemmerer C, Dijs P, Reitter B. Infantile postural asymmetry and osteopathic treatment. A randomized therapeutical trial. Dev Med Child Neurol. 2006; 48(1): 5–9
[33] Bhatia N N, Chow G, Timon S J, Watts H G. Diagnostic modalities for the evaluation of pediatric back pain. J Pediatr Orthop. 2008; 28: 230–233
[34] Davis P J C, Williams H J. The investigation and management of back pain in children. Arch Dis Child Educ Pract Ed. 2008; 93: 73–83
[35] Hülse M, Neuhuber W, Wolff H D. Die obere Halswirbelsäule. Pathophysiologie und Klinik. Heidelberg, Berlin, New York: Springer; 2005
[36] Kristjánsdóttir G. Prevalence of pain combinations and overall pain. A study of headache, stomach pain and back pain among school-children. Scand J Soc Med. 1997; 25: 58–63
[37] Mikkelson M, Salminen J J, Kautiainen H. Non-specific musculoskeletal pain in preadolescents. Prevalence and 1-year persistence. Pain. 1997; 73: 29–35

20 Schmerzen im Bereich der Extremitäten

Toni Hospach, Günther Dannecker, Henning Lohse-Busch und Friedrich Ebinger

20.1 Einleitung

Schmerzen am Bewegungssystem sind ein häufiger Grund für die Vorstellung beim Kinderarzt oder in der kinderrheumatologischen Sprechstunde. Über 30 % aller Schulkinder klagen über Schmerzen im Bereich der Extremitäten [1, 2]. In Verlaufsuntersuchungen persistieren die Schmerzen bei ca. einem Drittel der Betroffenen noch nach vier Jahren [3].

Die Ursachen dieser Schmerzen sind vielfältig: Banale, aber schmerzhafte Überlastungsschmerzen durch zu viel aber auch zu wenig Sport, verkrampfte Zwangshaltungen am Computer oder zu schwere Schultaschen, Wirbelsäulensyndrome mit Ausstrahlung in die Extremitäten, sog. Schmerzverstärkungssyndrome, akute und chronische Arthritiden, Neuropathien, Myositiden aber auch malignommaskierende muskuloskelettale Erkrankungen.

Das folgende Kapitel soll die muskuloskelettalen Schmerzen im Bereich der Extremitäten im Überblick darstellen sowie das Vorgehen für eine rationale Diagnostik aufzeigen.

20.2 Diagnostisches Vorgehen

Der wichtigste diagnostische Schritt ist die Erhebung der Anamnese. Man kann davon ausgehen, dass der größte Teil der Schmerzen am Bewegungssystem über die gezielte gut strukturierte Befragung einer Diagnose zugeführt werden kann [4].

Eine grundsätzliche Differenzierung in *entzündliche* (septische Arthritis, Osteomyelitis, juvenile idiopathische Arthritis u. a.) und *nichtentzündliche Erkrankungen* (Trauma, biomechanische Funktionsstörungen, Neuropathien, Schmerzverstärkungssyndrome etc.) hilft das weitgesteckte Spektrum einzugrenzen. Dabei ist zu berücksichtigen, dass entzündliche Erkrankungen nicht zwangsläufig mit erhöhten Entzündungsparametern einhergehen müssen. Für die juvenile idiopathische Oligoarthritis ist gerade ein weitgehend unauffälliges Labor der Regelfall. Im Weiteren soll versucht werden, eine Eingrenzung zwischen mono- und polytopem Befall vorzunehmen, da dieses Kriterium viele Krankheitsbilder voneinander trennt. Der Nachweis von systemischen Zeichen ist ebenfalls ein weichenstellender Befund (Tab. 20.1).

Bei vielen der schmerzassoziierten Erkrankungen (z. B. juvenile idiopathische Arthritis) gibt es keine beweisenden Befunde, sie sind somit *Ausschlussdiagnosen*. Dabei ist es oft schwierig, zu entscheiden, welche der in Frage kommenden Erkrankungen auszuschließen sind. Hierfür ist spezielle kinderrheumatologische Erfahrung essentiell. Für die juvenile idiopathische Arthritis (JIA) sind Klassifika-

Tabelle 20.1 Krankheitsbilder in Abhängigkeit von systemischer Aktivität.

systemische Zeichen vorhanden		keine systemischen Zeichen vorhanden	
polytop	monotop	polytop	monotop
JIA (M. Still, Polyarthritis) Kollagenosen (SLE) Dermatomyositis Vaskulitis Leukämie CED	septische Arthritis bakterielle Osteomyelitis	konstitutionelle Hypermobilität fortgeleitete Schmerzen im funktionsgestörten Bewegungssystem CRMO Myalgien bei Myopathien generalisiertes idiopathisches muskuloskelettales Schmerzsyndrom (z. B. Fibromyalgie) somatoforme Schmerzstörung	Trauma biomechanische Funktionsstörung JIA (oligoartikulär) Lyme-Arthritis Knochentumor Neuropathie somatoforme Schmerzstörung lokalisiertes idiopathisches muskuloskelettales Schmerzsyndrom (z. B. CRPS)

Systemische Zeichen: reduziertes Allgemeinbefinden, Fieber, erhöhte Entzündungsparameter
JIA – juvenile idiopathische Arthritis
SLE – systemischer Lupus erythematodes
CED – chronisch entzündliche Darmerkrankung
CRPS – Komplexes regionales Schmerzsyndrom
CRMO – chronisch rekurrierende multifokale Osteomyelitis

tionskriterien erarbeitet und aktualisiert worden [5]. Für diagnostische Zwecke sind diese Kriterien weniger gut geeignet, sie helfen allerdings bei der differenzialdiagnostischen Abgrenzung gegenüber anderen rheumatischen Arthritiden. Danach kann eine juvenile idiopathische Arthritis diagnostiziert werden, wenn die Erkrankten maximal 16 Jahre alt sind, seit mindestens 6 Wochen Symptome aufweisen und andere Ursachen ausgeschlossen wurden.

> **Merke**
> In den allermeisten Fällen ist keine notfallmäßige Intervention notwendig, so dass eine akute Diagnosestellung nicht notwendig ist. Wichtigste Ausnahme ist die septische Arthritis (vgl. Therapie). Beim akuten rheumatischen Fieber, bei Vaskulitiden, dem Lupus erythematodes oder der Dermatomyositis sollte es gelingen, innerhalb von Tagen eine Diagnose zu stellen, um eine adäquate Therapie einleiten zu können.

Neben spezifischen, nosologisch einzuordnenden organischen Ursachen werden zunehmend funktionelle Schmerzen beobachtet. Hierunter sind einerseits die biomechanisch-dysfunktionellen Störungen zu verstehen. Es handelt sich um schmerzhafte muskuläre Dysbalancen, Störungen der Gelenkmechanik oder der Viskoelastizität bindegewebsartiger Strukturen, die mithilfe der Muskelfunktionsprüfung und der Palpationsdiagnostik durch den Physiotherapeuten oder den manualmedizinisch weitergebildeten Arzt zu diagnostizieren sind [6, 7, 8].

Diesen biomechanischen Funktionsstörungen stehen die auch *Schmerzverstärkungssyndrome* genannten idiopathischen muskuloskelettalen Schmerzsyndrome (z. B. komplexes regionales Schmerzsyndrom oder Fibromyalgie) sowie dissoziative oder somatoforme Schmerzstörungen gegenüber. Diese als heftig empfundenen Schmerzen beeinträchtigen die betroffenen Kinder und Jugendlichen erheblich, so dass den täglichen Aktivitäten (Schule etc.) nicht mehr nachgegangen werden kann.

Die laborchemischen und radiologischen Befunde sind bei den primär biomechanisch bedingten und bei den anderen funktionell verursachten Schmerzsyndromen unauffällig; allerdings werden diese Patienten deswegen oft unzähligen diagnostischen Prozeduren unterworfen. Bei biomechanisch-dysfunktionellen Schmerzen führt eine adäquate Funktionsdiagnostik des gesamten Bewegungssystems weiter.

> **Merke**
> Bei fehlenden organischen Befunden sollte frühzeitig auch an eine kinderpsychologische Mitbeurteilung gedacht werden, um zu vermeiden, dass sich durch wiederholte „organische" Untersuchungszyklen die Schmerzsymptomatik immer weiter verfestigt.

Nach Ausschluss nosologisch-spezifischer Ursachen sollte der diagnostische Prozess definitiv abgeschlossen und die Patienten einer Therapie zugeführt werden. Warnzeichen, die auf eine organische Ursache hinweisen, sind in

Tabelle 20.2 Warnhinweise für das Vorliegen einer spezifisch somatischen Ursache der Schmerzen [9].

- Morgensteifigkeit
- Hinken
- Schmerz bei Palpation
- Schmerzbesserung bei Aktivität und Präsenz in Ruhe
- Kontraktur
- Schwellung
- muskuläre Schwäche
- Sensibilitätsstörung (Hyp- oder Parästhesien)
- nächtliche Schmerzen im Bereich der Wirbelsäule
- Schmerzen im Bereich der Wirbelsäule und der Extremitäten ohne Besserung auf NSAR
- allgemeine Veränderungen (Blässe, Müdigkeit usw.)
- Hinweise für Systemerkrankung (z. B. Augenrötung, Hautrötung, Magendarmtrakt, Nierenbeteiligung, Lymphknoten, Organomegalie, Schleimhaut)
- Fieber, Gewichtsverlust
- auffällige körperliche oder psychosoziale Entwicklung
- Labor: BSG, CRP, CK, Blutbild auffällig
- radiologische/sonografische Auffälligkeiten

Tab. 20.2 aufgeführt. Nicht selten präsentieren sich bösartige Erkrankungen mit Muskel- und/oder Knochenschmerzen bei bis zu ⅔ aller Leukämiepatienten. Im Kindesalter werden muskuloskelettale Symptome beschrieben, 13 % weisen sogar eine Arthritis auf. Bei unklaren Befunden sollte diese Differenzialdiagnose immer bedacht und eine Knochenmarkspunktion veranlasst werden. Oftmals haben die Eltern und Kinder eine lange Odyssee mit vielen Untersuchungen hinter sich, die zu keiner adäquaten Diagnose geführt haben. In solchen Fällen ist eine sorgfältige Evaluierung aller bislang erhobenen Befunde in einem interdisziplinären Forum bestehend aus pädiatrischen Rheumatologen, Radiologen und Orthopäden und Physiotherapeuten mit guten Kenntnissen der Manuellen Medizin empfehlenswert; ggf. sind weitere Disziplinen einzubeziehen (z. B. Neuropädiatrie, nicht zuletzt Kinderpsychologie oder -psychotherapie).

Regeln zum diagnostischen Vorgehen bei muskuloskelettalen Schmerzen:
1. Die Anamnese ist der diagnostische Goldstandard.
2. Ausschlussdiagnosen sollten nur dann gestellt werden, wenn alle Befunde dazu passen.
3. Symptome maligner Erkrankungen sind vielfältig und sollten in jedem diagnostischen Schritt mitbedacht werden.
4. Spezielle Krankheitsbilder sollten von Spezialisten gesehen werden. Interdisziplinäres Vorgehen verspricht ein Maximum an diagnostischer Treffsicherheit.

> **Merke**
> Eine sorgfältige Anamnese ist der Schlüssel zur Diagnose. Banale biomechanische Funktionsstörungen des Bewegungssystems sind häufig.

> **Fehler und Gefahren**
> Ein unauffälliges Entzündungslabor spricht nicht gegen die Diagnose „juvenile idiopathische Arthritis".

20.3 Anamnese

Nach der anamnestischen Befragung (Tab. 20.3) erfolgt die erste diagnostische Annäherung mit der *topografischen Zuordnung* der Schmerzen (Tab. 20.4). Oft ist es anhand der Anamnese schwierig, den Schmerz einer definierten anatomischen Struktur wie den Gelenken, Knochen, Sehnen, Bändern oder Muskeln zuzuordnen. Weiterhin ist zu bedenken, dass Schmerzen auch fortgeleitet werden können (sog. *Verkettungssyndrome*); gut bekannt ist dies für

Tabelle 20.3 Anamnestische Befragung.

Frage	Angabe	mögliche Erkrankungen
Trauma	ja	Verletzung bei nicht adäquatem Trauma → weitere Diagnostik
Beginn der Symptomatik	< 2 Wochen	akute Erkrankungen: Trauma biomechanische Dysfunktion akute Arthritis/Osteomyelitis infektassoziierte Arthritis neuralgische Schulteramyotrophie Beginn chronische Erkrankung
	> 6 Wochen	JIA chronische Osteomyelitis Malignom chronische biomechanische Dysfunktion CRPS Fibromyalgie mechanische Arthropathie Engpasssyndrom somatoforme Schmerzstörung
Schwellung	ja	Arthritis (sonografisch bestätigt?) Hämatom/Trauma Malignom CRPS
	nein	Arthralgie mechanische Ursache „funktionell" Malignom
tageszeitliche Abhängigkeit der Schmerzen	nachts	sog. Wachstumsschmerz Spondylarthropathie Osteoidosteom konstitutionelle Hypermobilität Malignom
	morgens	JIA infektassoziierte Arthritis
	abends	häufig belastungsabhängig „Wachstumsschmerzen"

(Fortsetzung: siehe nächste Seite)

Tabelle 20.3 Anamnestische Befragung (Fortsetzung).

Frage	Angabe	mögliche Erkrankungen
Belastungsabhängigkeit	ja	Trauma mechanische Ursachen (Meniskus, Osteonekrosen u. a.) biomechanische Dysfunktionen akute Entzündung M. Perthes konstitutionelle Hypermobilität anteriores Patellasyndrom Epiphysiolysis capitis femoris Osteoporose; Rachitis Myopathien
Dauer der Schmerzen	Sekunden bis Minuten	„funktionell"
	Minuten bis Stunden	JIA
	im Tagesverlauf fluktuierend und belastungsabhängig	biomechanische Dysfunktionen
	episodisch, einschießend	M. Fabry Neuropathien
	anhaltend, heftig	akut Arthritis/Osteomyelitis Malignom Trauma Dermatomyositis idiopathisches muskuloskelettales Schmerzsyndrom
Schmerzcharakter	lokalisiert, heftig, AZ reduziert	septische Arthritis, Osteomyelitis
	lokalisiert, AZ gut	JIA CRPS Trauma, mechanische Ursache, biomechanische Dysfunktion Neuropathische Schmerzen M. Fabry biomechanischen Dysfunktionen
	generalisiert heftig	Fibromyalgie Leukämie Dermatomyositis
	generalisiert milde	JIA, polyartikulär Tumor
Zeckenstich	ja	Borreliose
Allgemeinsymptome, Fieber	ja	JIA, systemischer Typ septische Arthritis/Osteomyelits CED Kollagenosen, Vaskulitiden Malignom
Bauchschmerz, Diarrhoe, Hämatochezie, Gewichtsverlust	ja	CED
Generalisierte Muskelschwäche	ja	Dermatomyositis
umschriebene Muskelschwäche und/oder Sensibilitätsstörung	ja	neuropathische Schmerzen (Rückenmark, Wurzeln, Plexus, peripherer Nerv)
familiäre Häufung	ja	Rheuma, Psoriasis, Migräne funktionelle Schmerzsyndrome

Abkürzungen:
CRPS – komplexes regionales Schmerzsyndrom
JIA – juvenile idiopathische Arthritis
CED – chronisch entzündliche Darmerkrankung
SLE – systemischer Lupus erythematodes

Tabelle 20.4 Lokalisation der Schmerzen und mögliche Erkrankungen [10, 11, 12].

Schmerzlokalisation	mögliche Krankheiten
Hüfte	Coxitis fugax septische Arthritis M. Perthes Epiphysiolysis capitis femoris mechanisch-dysfunktionelles Lenden-Becken-Hüft-Syndrom
Knie	Arthritis chronisch, akut Meniskus, Scheibenmeniskus Tumor (Ewing, Osteosarkom) anteriores Patellasyndrom („patellofemoral pain"; s. auch Tab. 21.5) Osteomyelitis acuta Osteochondrosis dissecans Hüfterkrankungen
Sprunggelenke und Umgebung	Osteomyelitis Osteonekrosen (Apophysitis calcanei, M. Köhler) Sprunggelenksarthritis Achillessehnenansatz: Enthesitis Achillessehnenverlauf: Reizung bei Belastung, Tendovaginitis Knicksenkfüße (bis zum 8. Lebensjahr physiologisch!) Zustand nach frischer oder alter Distorsion des Chopart'schen oder Lisfranc'schen Gelenks Tarsaltunnelsyndrom
Ober-/Unterschenkel bilateral	Wachstumsschmerzen Kettentendomyose mit Triggerpunkten Myositis
einzelne Finger/Zehen	Osteomyelitis Daktylitis bei Psoriasis
Handgelenke	Tendovaginitis (z. B. Tendovaginitis de Quervain) Arthritis (Polyarthritis) Osteochondrosen (z. B. Kienböck) Karpaltunnelsyndrom, primär oder sekundär z. B. bei JIA Enthesopathie an den Styli radii und ulnae („Styloiditis") unbehandeltes Trauma (Grünholzfraktur des Radius, Navicularfraktur)
Ellbogen	Arthritis Osteochondrosen (M. Panner) Epikondylalgien verschiedenster Ursachen (Tennis-, Golfer- oder Computerellenbogen) Dysfunktion des proximalen Radioulnargelenks Sulcus ulnaris-Syndrom
Schulter	Arthritis Osteomyelitis Trauma (Bankart-Läsion, SLAP-Läsion) Läsion von Plexus oder Rückenmark neuralgische Schulteramyotrophie
Sternum, Clavikula	CRMO Sternoclavikulararthritis traumatische Dislokation des sternoclavicularen Diskus
distale Extremitäten (oben und unten)	CRPS Raynaud-Syndrom

(Fortsetzung: siehe nächste Seite)

Tabelle 20.**4** Lokalisation der Schmerzen und mögliche Erkrankungen [10, 11, 12] (Fortsetzung).

Schmerzlokalisation	mögliche Krankheiten
alle Lokalisationen	Trauma
	Malignome (Leukämie, Tumore)
	Osteomyelitis
	Osteoidosteom
	Osteoporose, Rachitis
	konstitutionelle Hypermobilität
	Histiozytose
	biomechanisch bedingte Dysfunktionen
	Neuropathie
	Myositis
	Fibromyalgie
	somatoforme Schmerzstörung

Abkürzungen:
CRMO – chronisch rekurrierende multifokale Osteomyelitis
SLAP – Superior Labrum Anterior to Posterior
SLAP-Läsion – Läsion des Labrum glenoidale am oberen Rand der Schulterpfanne

die durch Hüfterkrankungen verursachten Knieschmerzen. Bei neuropathischen Schmerzen kann die Schmerzausdehnung dem Verlauf der betroffenen Nerven entsprechen. Sind mehrere Gelenke betroffen, so ist dies ein Hinweis auf ein polyartikuläres Geschehen. Hierbei steht eher eine Systemerkrankung im Vordergrund (juvenile idiopathische Arthritis; Kollagenose, Vaskulitis); eine septische Arthritis ist – wenngleich nicht ausgeschlossen – eher unwahrscheinlich (Tab. 20.**5**).

20.3.1 Trauma

Eine der häufigsten Ursachen muskuloskelettaler Schmerzen ist das Trauma, häufig finden sich aber auch funktionell-biomechanische Störungen der Wirbelsäule und der Steuerung der Extremitätenmuskulatur oder „aktive" muskuläre Triggerpunkte [13]. Fragen nach einem Trauma sollten zu Beginn einer jeden Anamneseerhebung gestellt werden. Ist ein Zusammenhang zu eruieren, so ist diese kausale Vermutung zunächst naheliegend. Nicht selten wird aber retrospektiv ein koinzidenteller Zusammenhang mit einem nicht-adäquaten Trauma konstruiert. Bei fluktuierenden Schmerzen, die nahe an der Wirbelsäule lokal-

Tabelle 20.**5** Ausgewählte Erkrankungen mit muskuloskelettalen Schmerzen.

Erkrankung	Schmerztyp und klinische Präsentation	klinischer Befund	Untersuchungen	Diagnosesicherung
septische Arthritis	belastungsabhängige Schmerzen, reduzierter AZ, Schonen, Fieber	Rötung, Schwellung, Erguss	Sono: Erguss MRT: Erguss Labor: BSG, CRP erhöht	Punktion mit Erregernachweis Blutkultur
Osteomyelitis bakteriell	belastungsabhängige Schmerzen, heftige Schmerzen, Fieber	metaphysärer Druckschmerz, Rötung lokal	Sono: Periostabhebung Röntgen oft unauffällig MRT: frühester Nachweis Labor: BSG, CRP erhöht	operativer Befund operativer Abstrich Blutkultur
Osteomyelitis abakteriell	belastungsabhängige mäßige Schmerzen	Druckschmerz lokal SAPHO: palmoplantare Pustulose, Akne	Ganzkörper-MRT zum Nachweis weiterer Herde ggf. Szintigrafie oft negative Entzündungsparameter	histologischer Nachweis (Lymphozyten/Granulozyten/Plasmazellen)
juvenile idiopathische Arthritis	Morgensteifigkeit Ruheschmerz oligoartikulär max. 4 Gelenke polyartikulär > 4 Gelenke	Gelenkschwellung Uveitis Fieber Hepatosplenomegalie bei systemischer Form	Sono: Erguss, Synovialmbembran verdickt Röntgen unauffällig	> 6 Wochen Dauer Ausschlussdiagnose
Lupus erythematodes systemisch	polytope Arthralgien Arthritis, Myalgien Ödeme, Exantheme subfebrile Temperatur	Multiorganbeteiligung	Labor: BSG, Blutbild, Nierenwerte, Urinbefund CRP meist nicht erhöht ANA und Subklassen	ACR-Kriterien

Tabelle 20.5 Ausgewählte Erkrankungen mit muskuloskelettalen Schmerzen (Fortsetzung).

Erkrankung	Schmerztyp und klinische Präsentation	klinischer Befund	Untersuchungen	Diagnosesicherung
Dermatomyositis	polytope Myalgien proximal betont, Arthralgie	proximale Muskelschwäche heliotropes Erythem, Gottronsche Papeln, Tortuositas der Nagelfalzkapillaren Calcinosis cutis Vaskulitis Multiorganbeteiligung	Labor: CK, BSG, LDH, Aldolase EMG, F VIII assoziiertes Antigen Sono, MRT: Muskulatur	CK, EMG, Histologie korrelieren am meisten mit der Diagnose [33]
Vaskulitis	lokalisierte Arthralgien Hauteinblutungen, Subfebril	Petechien, Ekchymosen Arthritis meist der großen Gelenke	Labor: BSG, CRP Leukozytose möglich Hämaturie, Proteinurie	klinische Kriterien für Purpura Schönlein-Henoch, Kawasaki Syndrom, bei Unklarheit: Biopsie
Borrelien-Arthritis	rezidivierende Schwellung, relativ schmerzarm, meist Knie, Schulalter	Gonarthritis, massiver Erguss	Sono: Erguss, Synovialmembranverdickung Entzündungslabor unauffällig	Serologie (ELISA, Westernblot) für IgG positiv
akutes rheumatisches Fieber	sehr schmerzhafte Arthritis großer Gelenke, kurz andauernd (Stunden), dann Wechsel, Ruheschmerz, Zunahme bei Bewegung, 2–3 Wochen nach Streptokokkeninfekt	Arthritis migratorisch/additiv neues Herzgeräusch, Erythema marginatum, Chorea minor	Herzecho: Klappeninsuffizienz EKG: PR Verlängerung Labor: BSG, CRP erhöht	Jones-Kriterien Nachweis ß-hämolysierender Streptokokken
poststreptokokkenreaktive Arthritis	Polyarthritis auch kleine Gelenke betroffen	klinische Arthritis	Herzecho, EKG Entzündungslabor kann erhöht sein	nachgewiesene Streptokokkeninfektion Jones-Kriterien nicht erfüllt
reaktive Arthritis	Morgensteifigkeit Ruheschmerz Schwellung im Bereich der unteren Extremität m > w, > 6 Jahre nach (gastrointestinalem) Infekt	klinisch Ergussnachweis z. T. Erythema nodosum Konjunktivitis Schleimhautulcera Urethritis	Sono: Erguss, Synovialmembran verdickt Serologie positiv für (enteropathogenen) Erreger HLA-B 27 positiv	Arthritis nach Infekt, serologischer Nachweis der Infektion HLA-B 27 positiv
Coxitis fugax	Schmerz in Hüfte, Knie oder Oberschenkel, Schonhinken m > w, 3–10 Jahre vorangegangener respiratorischer Infekt subfebril	funktionelle Einschränkung der Hüfte, v. a. Innenrotation	Entzündungslabor normal Sono: Erguss Röntgen: normal	Dauer 6, max. 14 Tage
M. Perthes	Schmerz z. T. schmerzfreies Schonhinken	m > w, Alter 2–12 Jahre Bewegungseinschränkung der Abduktion und Innenrotation	Röntgen: ap und Lauensteinaufnahme, anfangs normal	Röntgen, evtl. MRT
Epiphysiolysis capitis femoris	Bewegungsschmerz in Hüfte, Schonhinken, 20 % isoliert Knieschmerz, Adoleszenz, Adipositas, Großwuchs	Außenrotierter Gang Innenrotations-, Flexions- und Aussenrotationsschmerz	Röntgen ap und Lauenstein bei < 10 Jahre ahormonelle Störung ausschließen	Röntgen

(Fortsetzung: siehe nächste Seite)

Tabelle 20.5 Ausgewählte Erkrankungen mit muskuloskelettalen Schmerzen (Fortsetzung).

Erkrankung	Schmerztyp und klinische Präsentation	klinischer Befund	Untersuchungen	Diagnosesicherung
Hypermobilität	Schmerzen bei Belastung auch nächtliche Schmerzen w > m, 3–10 Jahre familiäre Häufung	Überstreckbarkeit von Ellbogen, Knie > 10° Handgelenke, Finger > 90° Extension Daumen berührt bei Flexion Unterarm Pes planus	Differenzialdiagnose konstitutionell Syndrome (Marfan, Ehlers-Danlos, Down, Stickler, Homozystinurie, Williams)	Beighton Score Molekulargenetik ggf. Hautbiopsie zur Fibroblastenkultur
anteriores Patellasyndrom („patellofemoral pain syndrome")	belastungsabhängige Schmerzen der Knie Zunahme bei Treppenherabsteigen Besserung durch Ausstrecken der Knie w > m, Adoleszenz	Zohlen-Zeichen positiv (Schmerz beim Anspannen des M. vastus medialis) Triggerpunkt im distalen Drittel des M. sartorius, schmerzhafter pes anserinus) z. T. geringer Erguss	Röntgen: Patella tangential: Lateralisierung der Patella?	Klinik, Zohlen-Zeichen Röntgen manualmedizinische Untersuchung physiotherapeutische Befunderhebung
Osteoidosteom	lokalisierte bohrende Schmerzen, in Ruhe oder nachts, v. a. Femur und Tibia m > w Ansprechen auf NSAR	lokalisierte Schmerzhaftigkeit kein Druck- und kein Gelenkschmerz z. T. Schwellung, Erguss, Hinken, Atrophie	Röntgen: Nidus mit sklerotischem Randsaum Szinitigrafie, MRT	Histologie
Leukämie	diffuse muskuloskelettale Schmerzen, z. T. migratorisch, oft nicht gelenkbezogen im Verlauf nächtlich anhaltend, subfebril Müdigkeit Gewichtsverlust	Druckschmerz v. a. der Metaphysen langer Röhrenknochen z. T. Gelenkschwellung, -erguss Blässe Lymphknotenschwellung Hepatosplenomegalie Blutungen	Labor: Blutbild kann normal sein; im Ausstrich oft Blasten BSG, LDH, Harnsäure oft erhöht Röntgen: metaphysäre Bänderung (Aufhellung),	Knochenmarkpunktion
Knochentumor	unilokuläre Schmerzen und Schwellung über betroffener Struktur auch nächtlicher Schmerz Osteosarkom > 10 Jahre Ewingsarkom jünger Rhabdomyosarkom	Schwellung, keine Arthritiszeichen Gewichtsverlust, Fieber, Lymphknotenschwellung, Blässe	Röntgen: Lysen, Periostreaktion MRT AP, LDH	Biopsie
Rückenmarks- oder Plexusprozess	Schmerzen entsprechend RM-Segment oder Trunkus	entsprechende neurologische Ausfälle	Neurographie, SEP, EMG MRT: Rückenmark und Plexus	Elektrophysiologie Bildgebung
Engpasssyndrom	Schmerzen im Verlauf bzw. im Versorgungsgebiet eines einzelnen peripheren Nervs (gelegentlich auch mulitlokulär) typisch (aber nicht immer) einschießend oder brennend ggf. Ausfälle im Versorgungsgebiet	Druckschmerz im Engpassbereich, bei Beklopfen verstärkte einschießende Schmerzen (Hoffmann-Tinel-Zeichen) ggf. Schwächen in der versorgten Muskulatur Hypästhesie oder Parästhesien in der versorgten Haut	Neurografie, SEP, EMG Ggf. Nervensonografie Ggf. MRT: peripher Nerv	Elektrophysiologie Bildgebung
neuralgische Schulteramyotrophie	einseitige Schmerzen und Schwächen im Schultergürtel	einseitige Schmerzen und Schwächen im Schultergürtel Scapula alata verschmächtigtes Schulterrelief	EMG, evtl. SEP Bildgebung: Halsmark und Plexus	Elektrophysiologie Bildgebung

(Fortsetzung: siehe nächste Seite)

Tabelle 20.5 Ausgewählte Erkrankungen mit muskuloskelettalen Schmerzen (Fortsetzung).

Erkrankung	Schmerztyp und klinische Präsentation	klinischer Befund	Untersuchungen	Diagnosesicherung
M. Fabry	akut auftretende, meist brennende Schmerzen, insbesondere an den Akren, aber auch Kopfschmerzen	unklare lanzinierende Schmerzen Akroparästhesien Angiokeratome Dyshidrose Hornhauttrübung Herzrhythmusstörung, Herzinsuffizienz Proteinurie, Niereninsuffizienz apoplektischer Insult	Hautinspektion ophthalmologische Untersuchung EKG Urinstatus, Clearance MRT des Neurokraniums	α-Galaktosidase-A-Aktivität in Leukozyten (nur bei Männern aussagekräftig) molekulargenetische Untersuchung des GLA-Gens
Infektiöse Myositiden	akute belastungsverstärkte Muskelschmerzen mit allgemeinem Krankheitsgefühl	Muskelschmerzen spontan und auf Palpation, ggf. Schwächen	CK, Virusserologie	
schmerzhafte Myopathien	Paroxysmale, meist belastungsabhängige Myalgien, evtl. Krampi	im Intervall oft unauffällig; eventuell Schwäche	CK, Carnitinstatus Acylcarnitinprofil, Laktat Unterarm-Ischämietest EMG	evtl. Biopsie, Molekulargenetik
Wachstumsschmerzen	nächtlich-abendliche Schmerzen bilateral, untere Extremität, am Folgetag unauffällig Alter: 4–12 Jahre Ansprechen auf Massage und NSAR	unauffällig	Röntgen und Labor unauffällig	manualmedizinische Diagnostik physiotherapeutische Befunderhebung und Ausschlussdiagnose
komplexes regionales Schmerzsyndrom (CRPS) Typ I (M. Sudeck) Typ II (Kausalgie)	zunehmender Spontanschmerz im Bereich der distalen Extremitäten, oft nach vorausgehendem Bagatelltrauma	Ödem, Hypo- oder Hyperhydrosis, strumpf-/handschuhförmig angegebene Schmerzen Allodynie, livide Verfärbung oder Blässe	Labor und Bildgebung unauffällig	Ausschlussdiagnose Kriterien für CRPS [28, 29]
Fibromyalgie	diffuse Schmerzen am gesamten Körper oft assoziierte Bauch-, Kopfschmerzen Schlafstörung, chronische Müdigkeit Depression familiäre Häufung Adoleszenz w > m	diffuser Spontanschmerz am gesamten Integument, bei Berührung schmerzhafte „Tender points"	Bildgebung und Labor unauffällig Serotoninantikörper nicht hinweisend	Ausschlussdiagnose Kriterien für juvenile Fibromyalgie [32]

SAPHO: Synovitis, Akne, Pustulosis (der Hände und/oder Füße), Hyperostose (vor allem Sternoclavikulargelenk) und Osteitis

isiert werden und sich bei körperlicher Aktivität eher bessern, muss eine biomechanische Dysfunktion in die Differenzialdiagnose einbezogen werden. Andererseits kann man sich keinesfalls darauf verlassen, dass wegen ihrer Häufigkeit allein biomechanische Funktionsstörungen Ursache des Schmerzbildes sind.

20.3.2 Beginn

Weiteren Aufschluss ergibt die Frage nach dem Beginn der Schmerzsymptomatik. Bei nur wenige Tage dauernden Prozessen kann die geschilderte Symptomatik Ausdruck eines akuten Geschehens (Trauma, akute Arthritis/Osteomyelitis) oder aber der Beginn einer chronischen Erkrankung sein. Nach Ausschluss einer raschen Interventionsbedürftigkeit zeigt sich die weitere Zuordnung erst im Verlauf: Eine Rückbildung innerhalb von zwei Wochen spricht für ein transientes Geschehen (z. B. Coxitis fugax, Lyme-Arthritis), das häufig infektassoziiert ist. Es kann sich aber auch um eine banale biomechanische Funktionsstörung handeln. Bei länger als 6 Wochen dauernden Symptomen ist von einer chronischen Erkrankung auszugehen (juvenile idiopathische Arthritis, chronische Osteomyelitis, Malignom oder aber eine biomechanische Funktionsstörung, die auf dem Wege der Chronifizierung ist), hierbei kann meist ein Trauma und eine transiente Arthritis ausgeschlossen werden.

20.3.3 Schwellung

Eine weitere wichtige Frage zielt auf eine beobachtete Schwellung. Hiermit kann anamnestisch orientierend unterschieden werden zwischen isolierten Schmerzen (Arthralgien) und entzündungsassoziierten Schmerzen (Arthritis). Allerdings ist zu bedenken, dass bei der Arthritis nicht nur eine (sichtbare) Schwellung auftreten kann, sondern auch eine schmerzhafte funktionelle Einschränkung mit Überwärmung und/oder Rötung. Eine Arthritis ist sowohl im Rahmen einer JIA, eines Traumas, Hämatoms als auch eines Malignoms zu beobachten. Arthralgien finden sich häufig periinfektiös oder bei biomechanisch-funktionellen Symptomen. Allerdings sind diese subjektiven Angaben der besorgten Eltern/Patienten nicht immer reproduzierbar. Eine zeitnah durchgeführte Sonografie oder gegebenenfalls eine manualmedizinische Untersuchung können helfen, diese Angaben zu verifizieren.

20.3.4 Tageszeitliche Abhängigkeit

Nächtliche Schmerzen im Rahmen der ätiologisch unklaren benignen nächtlichen Gliederschmerzen (sog. Wachstumsschmerzen) sind häufig. Nicht selten lassen sich hierbei aktive Triggerpunkte im unteren Drittel des Gastrocnemius, im Gracilis und den Adduktoren der Hüften finden. Diese Gliederschmerzen können bis zu 35 % der Kinder zwischen 4 und 6 Jahren betreffen [14, 15]. Sie treten bilateral auf und bessern sich auf physikalische Maßnahmen wie Reiben oft nur kurzfristig. Bestehen sie über längere Zeit, ist es oft hilfreich, dass ein manualmedizinisch versierter Arzt oder ein entsprechend ausgebildeter Physiotherapeut nach Funktionsstörungen der Muskulatur oder des Bindegewebes fahnden, um die Störung zu beheben [16]. Eine weitere Ursache nächtlicher Schmerzen ist die axiale Beteiligung bei der enthesitisassoziierten Arthritis bzw. der Spondylarthropathie oder das Osteoidosteom, welches kontinuierlich lokalisierte Schmerzen verursacht, die in der Regel gut auf Acetylsalicylsäure oder nicht-steroidale Antiphlogistika ansprechen. Auch malignomassoziierte und belastungsbedingte Schmerzen im Rahmen eines konstitutionell bedingten Hypermobilitätssyndroms können nächtliche Symptome verursachen. Die bei Engpasssyndromen im Erwachsenenalter typische nächtliche Verstärkung der Symptomatik findet sich bei betroffenen Kindern und Jugendlichen seltener.

Das Kardinalszeichen der rheumatischen Arthritis ist die Morgensteifigkeit bzw. der *Anlauf- und Bewegungsschmerz* nach längerer Ruhephase.

20.3.5 Belastungsabhängige Schmerzen

Belastungsabhängige Schmerzen sind nicht an Tageszeiten gebunden und oft Zeichen eines Traumas, eines akut entzündlichen Prozesses oder biomechanischer Funktionsstörungen der Wirbelsäule und Extremitätengelenke, aber auch anderer mechanischer Ursachen (Meniskusschaden, Osteonekrosen, konstitutionelle Hypermobilität). Diffuse unter Belastung meist verstärkte Knochenschmerzen finden sich bei einer Osteoporose oder einer Rachitis. Ursächlich können endokrinologische oder nephrologische Erkrankungen, Kortikoidtherapie, unzureichende Vitamin D-Zufuhr oder starke Verschleierung und bei Kindern mit einer Zerebralparese oder einer neuromuskulären Erkrankung die körperliche Inaktivität sein. Bei belastungsabhängigen Myalgien ist an eine Myositis oder eine metabolische Myopathie zu denken.

20.3.6 Schmerzdauer

Mit der Frage nach der Schmerzdauer kann man die Erkrankung weiter eingrenzen. Nicht selten wird über einschießende nur wenige Sekunden bis Minuten dauernde Beschwerden geklagt; diese Schmerzen werden in unregelmäßigen Abständen angegeben. Sie treten meist nicht täglich auf und ansonsten ist das Kind unbeeinträchtigt. Bildgebung und Labor sind unauffällig. Eine solche Konstellation kann unter der Arbeitsdiagnose „funktionelle" Schmerzen beschrieben werden, dabei ist zu beachten, dass dies keine Diagnose im eigentlichen Sinne sondern nur eine Symptombeschreibung ist und der Patient regelmäßig zur Kontrolluntersuchung einbestellt werden sollte, bei der das Ergebnis der symptomatischen Behandlung evaluiert und die Diagnose kritisch überprüft werden muss. Längere – oft Stunden – dauernde Morgensteifigkeit mit reproduzierbarer Symptomatik findet sich bei der juvenilen idiopathischen Arthritis (JIA); anhaltende oft heftige Schmerzen können bei einer akuten Arthritis oder Osteomyelitis und auch bei Malignomen geklagt werden. Episodisch auftretende heftige brennende Schmerzen meist der distalen Extremitäten finden sich beim Morbus Fabry. Diese lysosomale Speichererkrankung beginnt meist in der Adoleszenz und erfasst im Verlauf verschiedene Organsysteme, u. a. die Hirngefäße. Charakteristisch sind sog. Angiokeratome der Haut, die aber nicht vorhanden sein müssen. Kompliziert wird der Verlauf eventuell durch eine Nieren- oder Herzinsuffizienz oder durch einen Schlaganfall. Da eine Enzymersatztherapie möglich ist, ist die frühzeitige Diagnosestellung wichtig [17].

Anhaltend kaum in der Intensität wechselnde Schmerzen werden oftmals von Patienten mit einem idiopathischen muskuloskelettalen Schmerzsyndrom wie z. B. einem Komplexen regionalen Schmerzsyndrom (CRPS) oder einer juvenilen Fibromyalgie angegeben.

20.3.7 Schmerzcharakteristik

Die Schmerzcharakteristik ist bei akut entzündlichen Erkrankungen heftig auf eine Körperregion oder ein Gelenk lokalisiert; der Patient befindet sich dabei in reduziertem Allgemeinzustand. Ebenfalls heftige monolokalisierte Schmerzen werden geäußert beim CRPS. Eher milde Schmerzen oder nur ein Hinken findet man bei JIA. Im Vergleich hierzu treten bei der Leukämie durch die Markverdrängungsprozesse stärkere Schmerzen auf [18]. Nicht selten werden auch verschiedene Schmerzcharakteristika geschildert, so dass zwei verschiedene Diagnosen erwogen werden müssen, z. B. ein Trauma, das eine biomechanische Dysfunktion ausgelöst hat und zusätzlich Beschwerden bei benignen nächtlichen Schmerzen.

Aufgrund der Häufigkeit der Lyme-Arthritis sollte in jedem Anamnesegespräch nach einem *Zeckenstich* gefragt werden. Allerdings erinnern sich viele Patienten nicht mehr an ein solches Ereignis.

20.3.8 Allgemeinsymptome

Allgemeinsymptome wie Fieber, Müdigkeit, fehlende Belastbarkeit sind Warnhinweise auf das Vorliegen einer systemischen Erkrankung (JIA vom systemischen Typ, Kollagenose, Vaskulitis, Dermatomyositis, chronisch entzündliche Darmerkrankung, Leukämie) oder eines akut entzündlichen Prozesses (septische Arthritis/Osteomyelitis, infektiös verursachte Myositis). In solchen Fällen ist eine weiterführende Diagnostik zwingend.

Von den malignen Erkrankungen, die mit muskuloskelettalen Symptomen einhergehen, ist vor allem die akute lymphatische Leukämie (ALL) sowie Knochentumore (Osteosarkom, Ewingsarkom) zu nennen. Lokalisierte oder diffuse Knochenschmerzen, Arthralgien und Arthritiden werden bei bis zu ⅔ aller Leukämiepatienten im Kindesalter beobachtet. An die Möglichkeit eines zugrundeliegenden Malignoms ist zu denken bei nichtgelenkbezogenen Schmerzen, fehlender Morgensteifigkeit, initial intermittierend im Verlauf anhaltender Schmerzen mit nächtlichem Maximum und migratorischer oligoartikulärer Arthritis großer Gelenke [18, 19, 20, 21]. Grundsätzlich ist anzumerken, dass gerade maligne Erkrankungen ein vielfältiges klinisches Bild bieten können und deshalb in jedem diagnostischen Schritt mitberücksichtigt werden sollten. Muskuloskelettale Symptome im Zusammenhang mit Bauchschmerzen, Fieber, Diarrhoe, Hämatochezie und Gewichtsverlust können ursächlich durch eine chronisch entzündliche Darmerkrankung bedingt sein.

20.3.9 Muskelschmerzen

Auch hinter Muskelschmerzen können Skelett- oder Gelenkerkrankungen stecken. Dabei werden ossär verursachte Schmerzen tief in den Muskel lokalisiert und sind oft bei Nacht verstärkt. Eigentliche Myalgien finden sich bei verschiedenen Erkrankungen. Akute Krankheitsbilder sind häufig durch Erreger verursacht. Typisch sind Infektionen mit dem Coxsackie-Virus oder die influenzaassoziierte Myalgia cruris epidemica (Benign acute childhood myositis) [22]. Seltener sind bakterielle Myositiden. Bei progredienten Muskelschmerzen, die mit einer meist proximal betonten *Muskelschwäche* einhergehen, ist an eine Dermatomyositis zu denken. Metabolische Myopathien aber auch Muskeldystrophien können zu rezidivierenden oft belastungsabhängigen Myalgien und Krampi führen. Auch bei der Fibromyalgie finden sich – wie der Name sagt – Muskelschmerzen [23, 24].

20.3.10 Neurogene Schmerzen

Auch neurogene Schmerzen können bereits bei Kindern und Jugendlichen auftreten [25]. Deren Ursachen können an peripheren Nerven, im Bereich des Plexus, der Nervenwurzeln, im Rückenmark oder selten zentral liegen. Die Schmerzen werden dabei nicht durch Nozizeptorreizung verursacht. Sie entstehen vielmehr durch Druck im Verlauf des Nervs oder – vermutlich – durch Deafferenzierung und nachfolgende Sensibilisierung im schmerzverarbeitenden System. In der Regel finden sich begleitende neurologische Ausfälle wie Schwächen oder Parästhesien. Typisch ist auch eine Hyperpathie oder Allodynie. Bei Kindern und Jugendlichen sind ursächliche Erkrankungen im Zentralnervensystem oder im Plexusbereich klinisch oder durch ergänzende Diagnostik auszuschließen. So ist unter anderem an eine Syringomyelie z. B. bei Chiari-Malformation, ein Stiftgliom, eine Radikulitis bei Borreliose oder einen Plexustumor zu denken. *Radikuläre Schmerzen* durch Druck auf die zervikalen oder lumbalen Nervenwurzeln, z. B. durch einen Bandscheibenvorfall, präsentieren sich durch Ziehen oder Brennen entlang eines Nervenverlaufs (Abb. 20.1) und können von sensiblen Ausfällen im entsprechenden Dermatom und motorischen Schwächen in den entsprechenden Muskeln begleitet sein. Sie sind bei Kindern und Jugendlichen selten. Häufiger liegen *pseudoradikuläre Schmerzen* vor. Diese sind eher dumpf und entsprechen nicht genau einem Nervenverlauf (Abb. 20.2). Zum Teil finden sich auch Parästhesien. Sie entstehen biomechanisch; z. B. oft bei Muskelverspannungen, bei Kindern seltener durch Probleme der Wirbelgelenke. Häufig sind Triggerpunkte nachzuweisen. Schmerzen in den Kniekehlen treten oft zu Beginn eines Guillain-Barré-Syndroms auf. Einseitige Schmerzen und Schwächen im Schul-

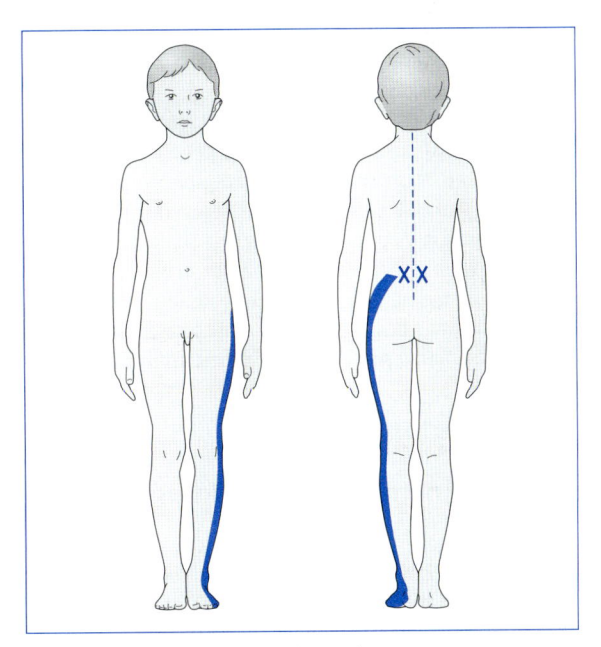

Abb. 20.1 Ausbreitung radikulärer Schmerzen.

20 Schmerzen im Bereich der Extremitäten

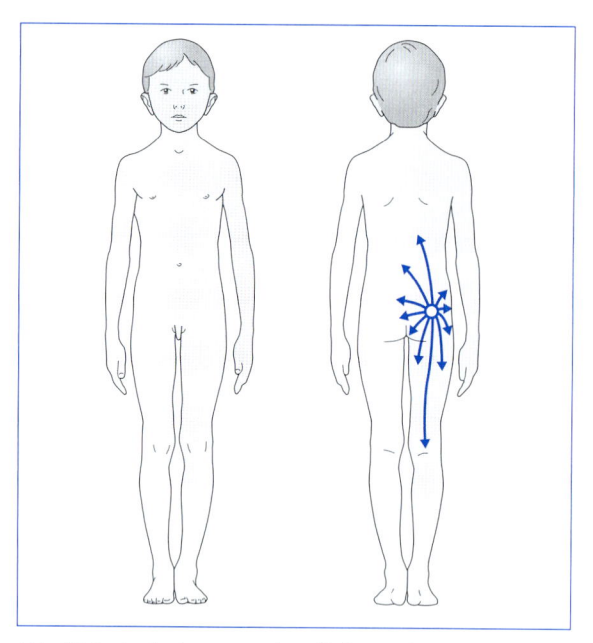

Abb. 20.2 Ausbreitung pseudoradikulärer Schmerzen.

tergürtel finden sich bei der im Kindesalter seltenen neuralgischen Schulteramyotrophie. Sie wird vermutlich durch umschriebene Plexusentzündungen auf der Basis einer genetischen Veranlagung verursacht. Engpasssyndrome verursachen oft ausgedehnte Schmerzen im Verlauf und Versorgungsgebiet des betreffenden Nervs kombiniert mit *Sensibilitätsstörungen* und ggf. auch umschriebenen Schwächen. Sie treten gelegentlich bei jugendlichen Sportlern auf. Auch bei Speichererkrankungen sind sie zu finden.

Neuralgien im Rahmen von hereditären oder erworbenen Neuropathien (z. B. Postzoster-Neuralgie) finden sich bei Kindern und Jugendlichen ungewöhnlich. Bei traumatischen oder operativen – und auch nach kongenitalen – Amputationen können auch Kinder und Jugendliche in hoher Häufigkeit Phantomschmerzen entwickeln. Eine prä-amputative Lokalanalgesie kann gegebenenfalls präventiv wirken. Nach einem Infarkt oder bei entzündlichen Läsionen (Multiple Sklerose, akute demyelinisierende Enzephalomyelitis, Abszess) im Pons, im Thalamus oder im bzw. nahe dem sensiblen Kortex finden sich bei erwachsenen Betroffenen nicht selten – oft quälende – Schmerzen im Bereich der kontralateralen Hemisphäre. Im Kindesalter gibt es hierzu nur einzelne Fallbeschreibungen.

20.4 Störungsursachen

20.4.1 Biomechanisch-dysfunktionelle Störungen

Den biomechanisch-dysfunktionellen Störungen liegen – wie erwähnt – Störungen im Zusammenspiel der verschiedenen Elemente des Bewegungssystems (Muskeln, Knochen und Gelenke, Bindegewebe) zugrunde. Die Ursachen sind auf frische aber auch länger zurückliegende, oftmals ursprünglich nicht sehr heftige Traumata (Sport, Verhebetrauma, einseitige Überanstrengungen) zurückzuführen. In den meisten Fällen aber lässt sich eine einzelne Ursache nicht eruieren, weil die Funktionsstörungen aufgrund einer Summation verschiedenster Noxen, die zu verschiedenen Zeiten eingetreten sind, dekompensieren können. Bei einer Chronifizierung der Schmerzen wirken psychosomatische Faktoren verstärkend [26]. Entscheidend für die Diagnose bleibt hier aber der auffällige manualmedizinische Befund [6, 7, 8].

20.4.2 Schmerzverstärkungssyndrome

Umgekehrt ist es bei den als Schmerzverstärkungssyndrome oder *idiopathische muskuloskelettale Schmerzsyndrome* bezeichneten Störungen. Die uneinheitliche Terminologie dieser Störungen spiegelt die Unsicherheit in der nosologischen und ätiologischen Einordnung wieder. Die Schmerzen werden zwar „muskuloskelettal" lokalisiert, sie sind jedoch im Wesentlichen nicht durch periphere Nozizeptorenreizung zu erklären, sondern stellen eine Störung der zentralen Schmerzwahrnehmung, Schmerzverarbeitung und Schmerzhemmung dar [27]. Zwar wird oft ein geringfügiges Trauma als Auslöser berichtet; dessen Folgen am Bewegungssystem erklärt aber die Schmerzen nicht hinreichend sind. Diese Schmerzsyndrome können lokalisiert oder generalisiert auftreten und führen oft zu deutlichen Einschränkungen der Alltagsaktivität. Die Schmerzen werden oft als sehr stark angegeben. Dabei ist es nicht ungewöhnlich, dass der Patient trotz der berichteten hohen Schmerzintensitäten freundlich lächelt und unbeeinträchtigt und fast unbeteiligt wirkt („Belle indifférence").

20.4.3 CRPS

Eine besonders prägnante Ausprägung der lokalisierten Form des idiopathischen „muskuloskelettalen" Schmerzsyndroms ist das Komplexe regionale Schmerzsyndrom (CRPS), das eine einzelne Extremität betrifft. Beim CRPS steht zu Beginn oft ein Bagatelltrauma. Im Falle des CRPS II (Kausalgie) kam es dabei zu einer Nervenverletzung, beim CRPS I (M. Sudeck) liegt eine solche nicht vor. Im Anschluss zeigen sich zunehmende, immer heftiger werdende Schmerzen, die nicht einem Innervationsgebiet zuzuordnen sind und keine direkte Erklärung durch das Trauma haben. Begleitet werden diese von Symptomen des vegetativen Nervensystems wie Ödem, Temperaturdifferenz zur Gegenseite, livide oder blasse Hautfarbe. Daher auch die alte Bezeichnung *sympathische Reflexdystrophie*. Im weiteren Verlauf kommt es insbesondere durch ausgeprägte Schonung der Extremität zu zunehmenden Fehlhaltungen und schließlich zu trophischen Störungen und Atrophien [28, 29]. Unstritig sind starke psychische Einflüsse zumindest im Verlauf [30]. Eine Differenzierung zu somatoformen oder dissoziativen Störungen ist nicht immer eindeutig möglich.

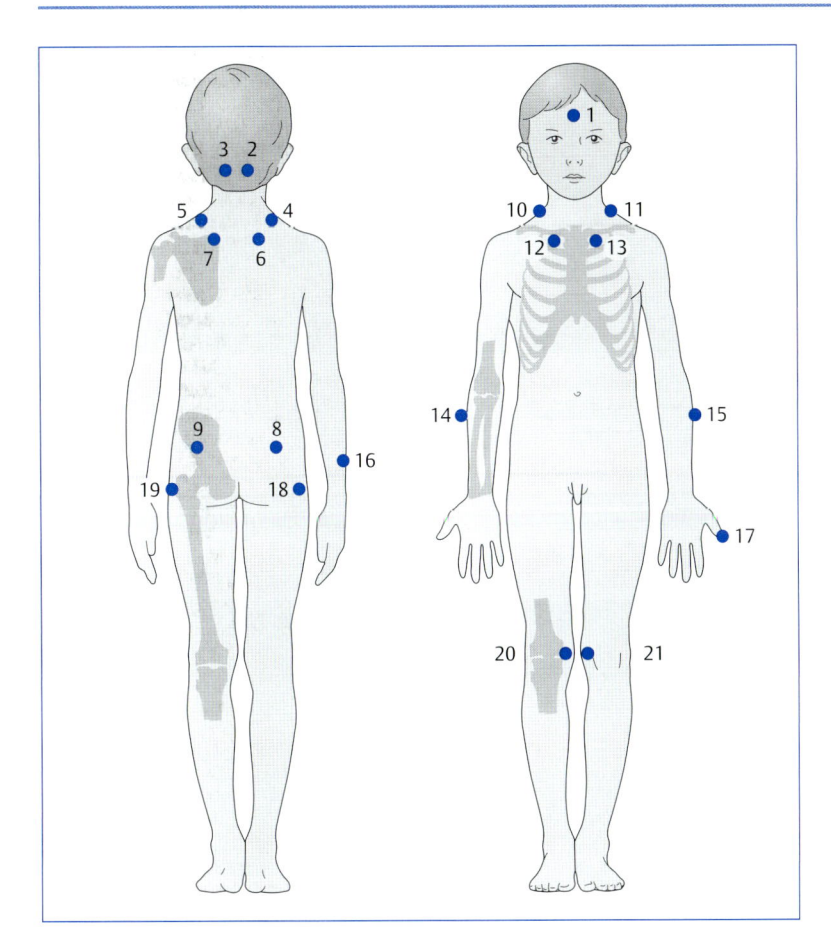

Abb. 20.3 Fibromyalgie: Tender Points.

20.4.4 Juvenile Fibromyalgie

Dies gilt auch für das generalisierte idiopathische „muskuloskelettale" Schmerzsyndrom. Hierbei klagen die Betroffenen über zunehmende in das Bewegungssystem lokalisierte Schmerzen „am ganzen Körper". Die Schmerzintensität wird meist als extrem hoch angegeben. Eine spezielle Ausprägung ist die sog. Fibromyalgie. Gefordert für deren Diagnose sind Schmerzen auf Fingerdruck an 11 von 18 Punkten (tender points): Ansätze der subokzipitalen Muskulatur, Querfortsätze der Halswirbelsäule C5–C7, Mitte des oberen Trapeziusrandes, Ursprung des Supraspinatus, Knorpel-Knochen-Grenze der 2. Rippe, 2 cm distal des Epikondylus radialis, oberer äußerer Quadrant des Glutaeus maximus, Trochanter major, mediales Fettpolster des Kniegelenkes oberhalb der Gelenklinie (Abb. 20.3). Die Schmerzen betreffen sowohl die rechte als auch die linke sowie die obere und die untere Körperhälfte. Zu Beginn können lokalisierte Arthralgien stehen. Neben diesen Schmerzen im Bewegungssystem treten auch Bauch- oder Kopfschmerzen auf. Typisch sind vegetative Begleitsymptome, insbesondere Schlafstörungen sowie chronische Müdigkeit und Erschöpfung. Häufig wird eine morgendliche Steifigkeit beschrieben, die im Unterschied zu den entzündlichen Prozessen aber nie mehr als 15 Minuten andauert. Die Beschwerden sind stark von körperlicher und psychischer Belastung abhängig. Auch hier ist der starke Einfluss psychischer Faktoren unstrittig und eine organische Verursachung des Beschwerdebildes ist umstritten [31, 32].

20.4.5 Familienanamnese

Nicht nur bei diesen Krankheitsbildern ist die Erhebung der Familienanamnese und einer biografischen psychosozialen Anamnese wichtig. Auch bei anderen Ursachen muskuloskelettaler Schmerzen haben individueller und familiärer Umgang mit Schmerz sowie psychosoziale Belastungsfaktoren großen Einfluss auf die Schmerzbewältigung. Die Erfragung von Schmerzen oder Erkrankungen im familiären Umfeld kann aber auch in die Richtung einer familiären Rheumaerkrankung führen.

20.5 Körperliche Untersuchung

Bei der körperlichen Untersuchung sollte versucht werden, den Schmerzort palpatorisch so eng wie möglich einzugrenzen und die zugrundeliegende anatomische Struktur zu verifizieren (Muskeln, Faszien, Sehnen, Sehnenansatz, Gelenkspiel, Gelenkkapsel, Knochen; Tab. 20.4). Auch an die Palpation und Perkussion von Nervensträngen (Sulcus ulnaris, Pronator teres, Karpaltunnel; Tarsaltunnel) ist zu denken. Der Bewegungsschmerz sollte vom Ruheschmerz unterschieden werden. Bei der Untersuchung des Bewe-

20 Schmerzen im Bereich der Extremitäten

Abb. 20.**5** Fingergelenkfehlstellungen bei der juvenilen idiopathischen seronegativen Polyarthritis.

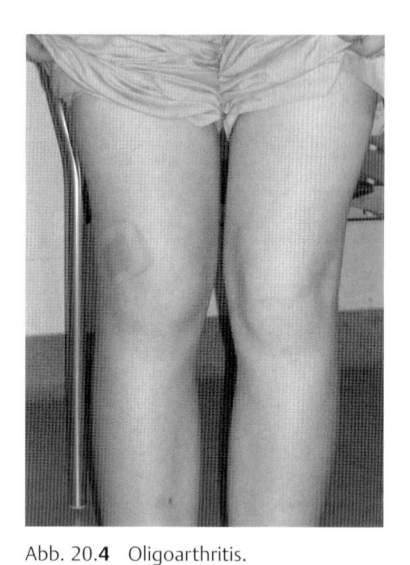

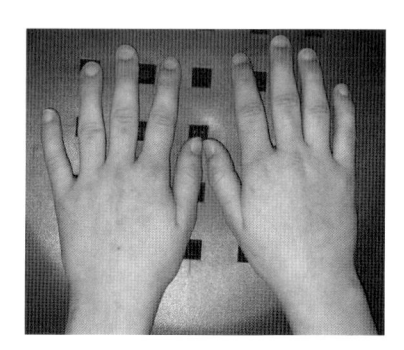

Abb. 20.**6** Regionales Schmerzsyndrom rechte Hand.

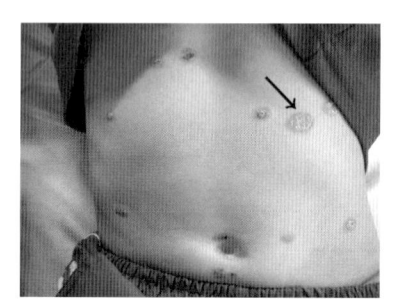

Abb. 20.**4** Oligoarthritis.

Abb. 20.**9** Kutane Herde bei Psoriasarthritis.

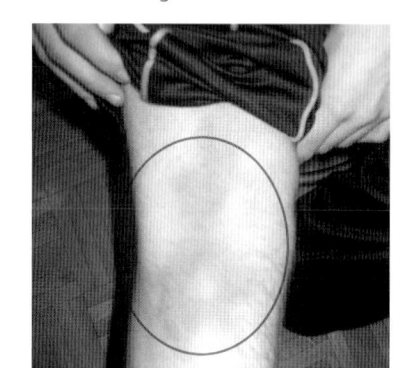

Abb. 20.**7** Septische Arthritis.

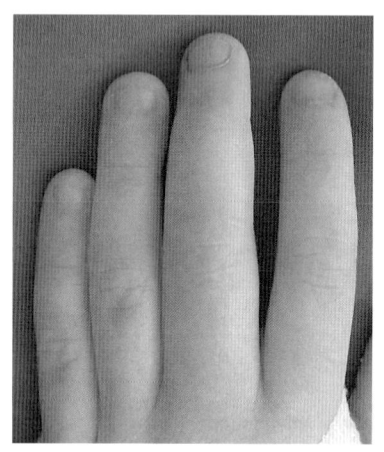

Abb. 20.**8** Daktylitis D3.

gungsschmerzes wird darauf geachtet, wann der Schmerz auftritt: Während der gesamten Bewegung? Nur am Ende des eingeschränkten oder physiologisch freien Bewegungsumfangs des Gelenks? Streng fokale Schmerzen sprechen für das Vorliegen einer strukturellen oder funktionellen mechanischen bzw. ossären Erkrankung. Im Gegensatz hierzu treten bei der Arthritis großflächigere Schmerzen auf. Neben der Überwärmung und funktionellen Einschränkung findet sich häufig ein Erguss (Abb. 20.4), der mittels der Zeichen der „tanzenden" oder „klickenden" Patella nachzuweisen ist: Bei abrupter Kompression der Patella ist ein für Arzt und Patient spürbares Klicken beim Auftreffen der Patella auf die Femurkondylen auslösbar. Bei einer fortgeschrittenen Polyarthritis können bereits Fingergelenksfehlstellungen vorhanden sein (Abb. 20.5).

Beim Chronischen Regionalen Schmerzsyndrom finden sich eine handschuh- oder sockenförmige Hyperalgesie und eventuell eine Allodynie im distalen Bereich einer Extremität, die mit diffusem Ödem und Temperaturdifferenz zur gesunden Seite verbunden sind (Abb. 20.6).

Eine Arthritis mit Rötung ist hochverdächtig auf ein septisches Geschehen (Abb. 20.7), bei rheumatischen Erkrankungen wird dies nicht beobachtet. Ein Befall von 2–3 Gelenken an einem Finger oder einem Zeh gemeinsam mit periartikulären Weichteilschwellungen findet sich bei der Daktylitis (Abb. 20.8). Diese ist häufig mit der Psoriasisarthritis assoziiert. Nach kutanen Herden ist insbesondere am Haaransatz, an den Ellbogenstreckseiten, perigenital und -umbilikal zu suchen (Abb. 20.9). Eine schmerzhafte Schwellung im Ansatz der Achillessehnen ist typisch für eine enthesitisassoziierte Arthritis (Abb. 20.10) und sollte differenziert werden von der enthesopathischen, sekundär entzündlichen, nichtsdestoweniger sehr schmerzhaften Schwellung bei der Achillodynie. Ursache der Schmerzen ist eine meist chronische Überlastung der Strukturen. Gleiches gilt für die belastungsinduzierte Epikondylalgie humeroradialis und ulnaris. Ein metaphysärer Druckschmerz ist typisch für die bakterielle Osteomyelitis.

Bei Schmerzen bei Kindern und Jugendlichen, die an Häufigkeit zunehmen und bei denen dysfunktionell-biomechanische Störungen der Wirbelsäule und der Extremitätengelenke eine Rolle spielen, ist die gründliche funktionelle Untersuchung des gesamten Bewegungssystems durch einen Arzt oder Physiotherapeuten mit intensiven Kenntnissen der Manuellen Medizin notwendig. Mit deren Methoden lassen sich oft ursächliche Befunde erheben. Die Suche nach Triggerpunkten und Myogelosen ist dabei nur ein Aspekt der Untersuchung.

Grundsätzlich sollte ein kompletter körperlicher Status erhoben werden. Neben den muskuloskelettalen Befunden sollte auch auf die globalen Zeichen einer (Dermato-)Myositis geachtet werden, wie Minderung der groben Kraft, positives Gower-Zeichen (Abb. 20.11) oder Verlust bisheriger motorischer Fertigkeiten. Auch auf umschriebene Symptome einer Nervenschädigung (Engpasssyndrome, Plexusschädigung, intraspinaler Tumor, Syringomyelie) wie Schwäche oder (eventuell dissoziierte) Sensibilitätsstörung im Versorgungsgebiet ist zu achten. Veränderungen der Statik (z. B. eine Skoliose oder eine Beinlängendifferenz) können Hinweise auf eine –durchgemachte – Arthritis sein, bei der es infolge eines entzündungsbedingten Reizes zu vermehrtem Knochenwachstum gekommen ist.

Extraartikuläre oder extraossäre Symptome können auf einen systemischen Charakter der Erkrankung hindeuten. Ein lachsfarbenens Exanthem tritt bei der systemischen Form der JIA insbesondere in den Fieberepisoden auf (Abb. 20.12). Kutane Effloreszenzen kann auch man bei der Psoriasisarthritis finden. Ein UV-induzierbares faziales Schmetterlingsexanthem (Abb. 20.13) ist typisch für den Lupus erythematodes. Ein heliotropes Erythem findet sich auch bei der Dermatomyositis. Für diese sind die an den Streckseiten der Gelenke lokalisierten Gottronschen Papeln pathognomonisch (Abb. 20.14); häufig findet man dabei auch eine Ektasie der Gefäße des Nagelfalzes. (Abb. 20.15). Petechien vor allem im Bereich der unteren Extremität und Gelenkschmerzen treten bei der Purpura Schönlein-Henoch auf (Abb. 20.16). Ein Erythema marginatum tritt – allerdings selten – beim akuten rheumatischen Fieber auf. Die bei dieser Erkrankung auftretende Arthritis ist sehr schmerzhaft und migratorisch, d. h. sie springt innerhalb von 1–2 Tagen von Gelenk zu Gelenk. Akneiforme Pusteln im Bereich der Hand- und Fußflächen können der entscheidende Hinweis auf ein SAPHO-Syndrom (Synovitis, Akne, Pustulosis, Hyperostose, Osteomyelitis) sein (Abb. 20.17). Bei Engpasssyndromen ist ggf. auf die Zeichen von Speichererkrankungen zu achten.

Die Augenentzündung (Uveitis) bei der juvenilen idiopathischen Oligoarthritis ist meist klinisch stumm; schmerzhafte Augenrötungen finden sich hingegen bei der enthesitisassoziierten Arthritis.

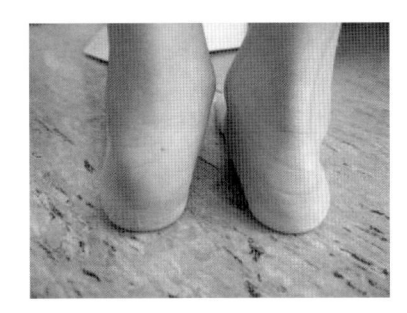

Abb. 20.10 Enthesitisassoziierte Arthritis.

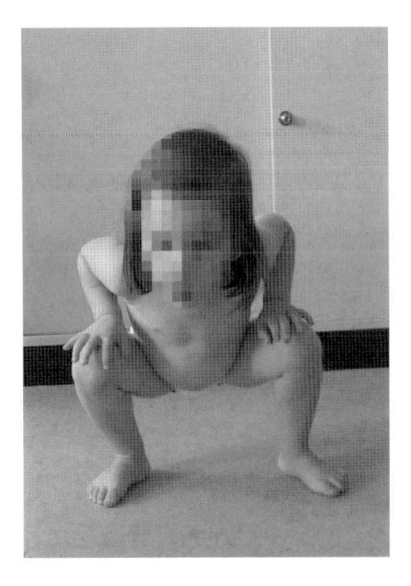

Abb. 20.11 Positives Gower-Zeichen.

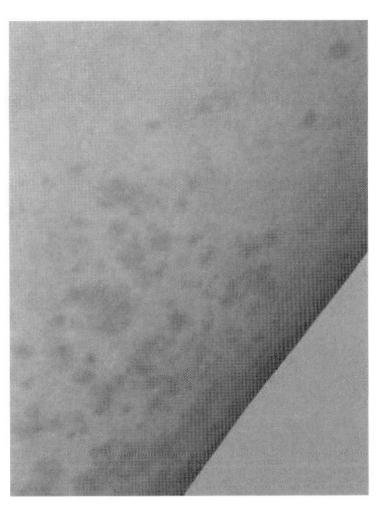

Abb. 20.12 Hautveränderungen der systemischen Form der JIA.

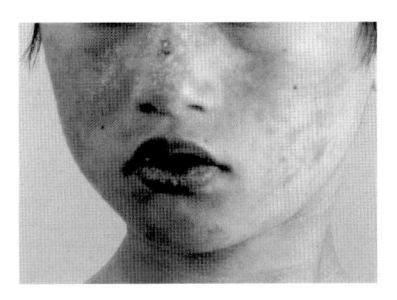

Abb. 20.13 Systemischer Lupus erythematodes.

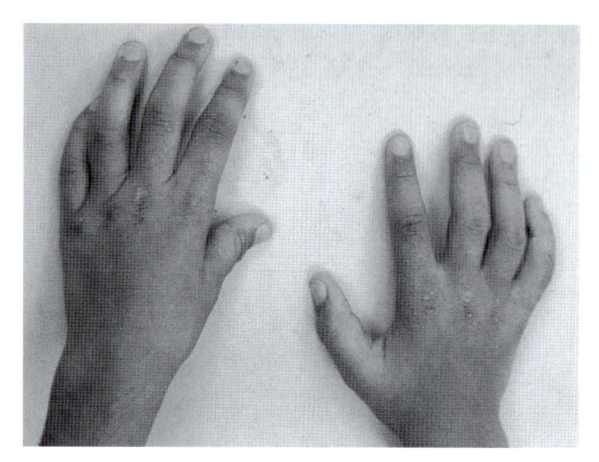

Abb. 20.**14** Gottronsche Papeln bei der Dermatomyositis.

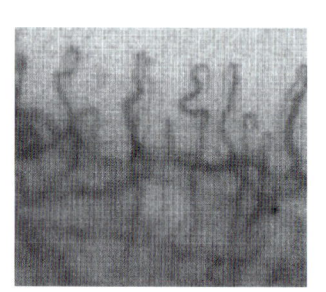

Abb. 20.**15** Ektasien der Nagelfalzgefäße bei der Dermatomyositis.

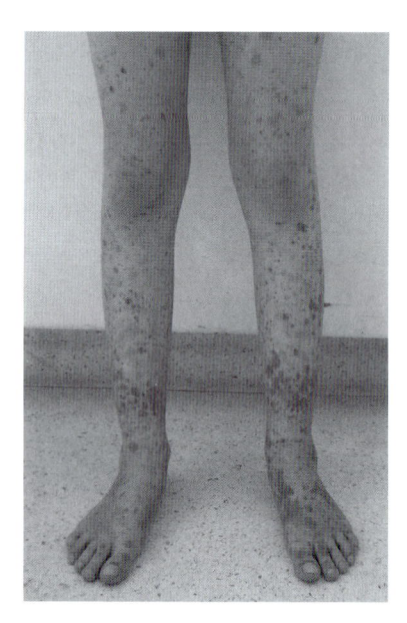

Abb. 20.**16** Purpura Schönlein-Henoch.

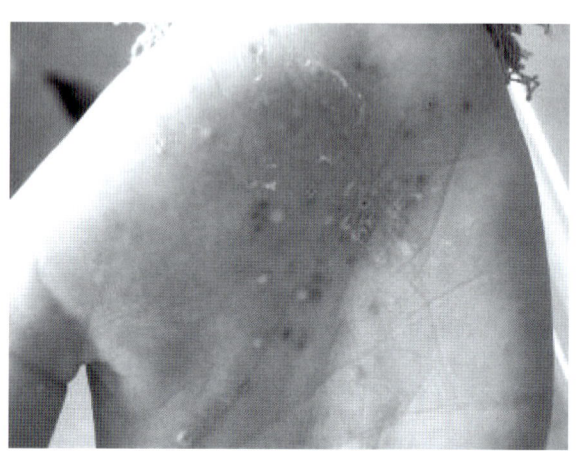

Abb. 20.**17** Pustulöse Hautveränderungen beim SAPHO-Syndrom.

20.6 Labor

Ein Differenzialblutbild und eine BSG helfen bei der Differenzierung zwischen entzündlichen und nichtentzündlichen Erkrankungen und/oder Malignomen [34]. Dabei sollte bedacht werden, dass einmalig durchgeführte Untersuchungen keine ausreichende Sicherheit bieten; gerade chronische Erkrankungen zeigen einen dynamischen Verlauf, bei dem sich entzündliche oder malignomassoziierte Veränderungen erst später zeigen können. Auch geringgradige Veränderungen des Blutbilds wie eine diskrete Anämie oder eine fehlende Thrombozytose bei chronisch inflammatorischen Prozessen können Ausdruck einer Markverdrängung durch eine Leukämie sein.

Die weitere Relevanz der laborchemischen Untersuchungen hängt von der Erkrankung ab. Bei den infektionsassoziierten Erkrankungen, wie der septischen Arthritis, kann über den Erregernachweis in einem Teil der Fälle die Ätiologie geklärt werden. Bei der Lyme-Arthritis kann serologisch eine Diagnose gestellt werden. Allerdings ist dabei zu beachten, dass diese Erkrankung als Spätmanifestation der Borreliose auftritt und somit häufig keine IgM-Frühantikörper mehr nachweisbar sind, wohl aber IgG-Antikörper. Das Vorliegen von IgG Antikörpern sollte deswegen nicht zur Interpretation „Serumnarbe" führen. Eine Gelenkpunktion zum Nachweis einer Gelenkborreliose ist nicht notwendig.

> **Fehler und Gefahren**
>
> Der Nachweis von borrelienspezifischen IgG-Antikörpern bei entsprechender Klinik sollte nicht als Serumnarbe ohne Behandlungsindikation interpretiert werden.

Bei den rheumatischen Erkrankungen gibt es keine beweisenden Untersuchungen.

Die Bestimmung der antinukleären Antikörper und des Rheumafaktors haben einen geringen positiv prädiktiven Wert und werden deshalb nicht für die Routinediagnostik der muskuloskelettalen Schmerzen empfohlen [35]. Damit haben diese Untersuchungen allenfalls den Stellenwert eines Mosaiksteinchens im Rahmen der Diagnostik; keinesfalls kann dadurch eine Diagnose verifiziert oder verworfen werden.

Die weitere laborchemische Diagnostik sollte sich an der klinischen Präsentation orientieren. Bei muskelassoziierten Symptomen kann die Bestimmung der Creatin-Kinase klären, ob muskuläre Veränderungen mit Zelluntergang (Entzündung, Dystrophie, metabolische Myopathie) vorliegen. Lymphome oder Leukämien weisen oft eine erhöhte Laktatdehydrogenase (LDH) oder Harnsäure auf; Parameter des Knochenstoffwechsels (Calcium, Phosphat, alkalische Phosphatase) können einen erhöhten Knochenumsatz bei entzündlichen oder malignen Knochenerkrankungen anzeigen oder auf eine Osteoporose oder Rachitis hinweisen. Gegebenfalls sind hier weitere Spezialuntersuchungen (z. B. Osteocalcin im Serum, Pyridinolin-Crosslinks im Urin) sinnvoll. Bei Verdacht auf eine metabolische Myopathie sind entsprechende Stoffwechseluntersuchungen angezeigt.

> **Merke**
> Lassen Verlauf und klinisches Bild eine Leukämie nicht ausschließen, ist eine Knochenmarkpunktion zu erwägen.

20.7 Bildgebung

Bei Schmerzen am Bewegungsapparat sollte in aller Regel initial eine Röntgenaufnahme durchgeführt werden. Hiermit lassen sich ossäre Veränderungen (Lysen, Sklerosen, Frakturen) nachweisen, wie sie bei malignen Erkrankungen, Frakturen oder arthritogenen Spätschäden vorkommen (Abb. 20.18) [36, 37].

Bei Verdacht auf eine Arthritis ist die Sonografie eine gute Möglichkeit, einen Gelenkerguss oder die Verdickung der Synovialmembran zu detektieren. Auch eine Tendovaginitis oder Ganglien können damit verlässlich diagnostiziert werden. Darüber hinaus ergibt sich die Möglichkeit, über Reaktionen am Periost eine Osteomyelitis zu diagnostizieren. Bei entsprechender Erfahrung ist die Sonografie auch zur Diagnose von Myositiden, Myopathien und Engpasssyndromen hilfreich.

Eine MRT ist nicht grundsätzlich indiziert und bedarf spezieller Fragestellungen. Hierzu gehören insbesondere Symptome, die mit Röntgen und Sonografie nicht weiter diagnostiziert werden können. Bei der septischen Arthritis und Osteomyelitis ist das MRT allerdings die sensitivste Untersuchung und sollte niederschwellig eingesetzt werden. Bei der multifokalen Osteomyelitis gelingt es mit dem Ganzkörper-MRT alle weiteren, auch extraossär gelegenen Herde sichtbar zu machen. Diese Methode kann die strahlenintensive Szintigrafie ersetzen.

Beim Vorliegen einer Arthritis ist darauf zu achten, dass ein Kontrastmittel verabreicht wird um die Synovialflüssigkeit von der Synovialmembran differenzieren zu können. Auch bei Verdacht auf einen Knochentumor ist eine MRT ein notwendiger diagnostischer Schritt.

Bei neuropathischen Schmerzen sind in Abhängigkeit von Symptomatik und klinischem Befund eine hochauflösendes MRT (und ggf. auch eine Sonografie) des peripheren Nervenverlaufs, deren Interpretation stark von der spezifischen Erfahrung des Untersuchers abhängt, und/oder eine MRT von Rückenmark und Plexus sinnvoll. Für die Diagnose einer Osteoporose sind nach initialen Röntgenaufnahmen spezielle Verfahren der Knochendichtemessung wie die Dual-Röntgen-Absorptiometrie (DEXA) oder die quantitative Computertomografie (QCT) indiziert.

> **Merke**
> Die weiterführende Diagnostik sollte sich an möglichen Differenzialdiagnosen orientieren. Eine spezielle Fragestellung sollte unbedingt angestrebt werden.

20.8 Therapie

Die Behandlung orientiert sich an der Ursache der Schmerzen und kann aufgrund des außerordentlich breiten Spektrums der Krankheitsbilder hier nicht im Detail abgehandelt werden. Für speziellere Angaben sei auf die jeweilige Fachliteratur verwiesen.

20.8.1 Septische Arthritis

Bei der septischen Arthritis ist eine rasche Intervention notwendig, um bleibende Gelenkschäden zu vermeiden. Hierbei ist eine enge Zusammenarbeit mit pädiatrischen Orthopäden empfehlenswert. Die idiopathische Arthritis wird zunächst mit nichtsteroidalen Antiphlogistika wie Naproxen, Ibuprofen oder Indomethacin behandelt; bei Nichtansprechen können Steroide intraartikulär injiziert oder systemisch verabreicht werden. Häufig wird bei der Polyarthritis oder der systemischen Form auch Methotrexat eingesetzt. Für therapierefraktäre Fälle stehen sog. Biologicals (u. a. Etanercept, Adalimumab, Infliximab, Anakinra) zur Verfügung. Bei der Dermatomyositis sind Korti-

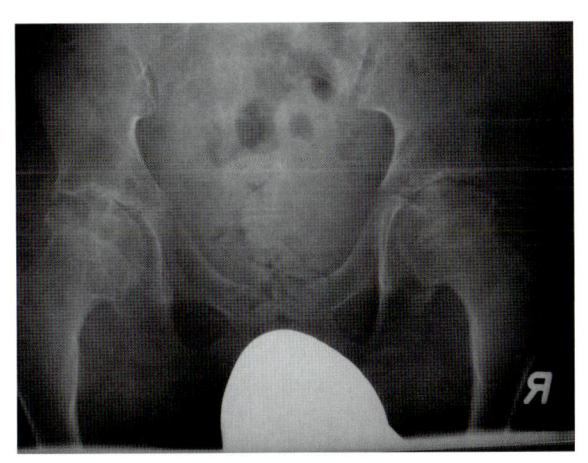

Abb. 20.**18** Spätschäden der Hüftgelenke bei der Juvenilen Arthritis.

coide sowie im weiteren Verlauf eventuell Methotrexat bewährt. Bei peripheren neuropathischen und bei zentralen Schmerzen sind bestimmte Antikonvulsiva (Gabapentin, Pregabalin) oder trizyklische Antidepressiva sinnvoll. Auch Lokalanästhetika – infiltrativ oder als Pflaster appliziert – können hilfreich sein. Eine operative Freilegung der Nerven ist bei progredienten Engpasssyndromen zu erwägen. Die Effektivität von Kortikoidinjektionen im Engpassbereich ist umstritten. Eine Osteoporose kann ggf. mit Bisphosphonaten behandelt werden. Bei allen genannten Erkrankungen sind die Physiotherapie und Methoden der Physikalischen Medizin essentiell wichtige Behandlungselemente.

20.8.2 Biomechanisch-funktionelle Störungen

Bei biomechanisch-funktionellen Störungen sind Physiotherapie und Manuelle Medizin wichtige Prinzipien der Therapie. Der Manualtherapeut sollte Erfahrung in der Behandlung von Kindern und Jugendlichen haben. Kontraindikationen sind floride entzündliche Prozesse, Tumormetastasen, Morbus Grisel, frische Distorsionen und andere Zustände, die mit Ödemen einhergehen. Die behandlungstypischen Risiken sind geringer als beim Einsatz nichtsteroidaler antiinflammatorischer Medikamente. Die Wirksamkeit bei der Behandlung von dysfunktionellen Wirbelsäulensyndromen und Funktionsstörungen der Extremitätengelenke sind nach hochwertigen Metaanalysen mindestens ebenso gut [38, 39]. Die Manuelle Medizin kann sehr gut ex juvantibus - quasi diagnostisch - benutzt werden; denn die Ergebnisse zeigen sich direkt nach der Behandlung. Die therapeutischen Handgriffe sind lege artis ausgeführt schmerzlos. Tritt nicht unmittelbar eine Schmerzlinderung oder Schmerzfreiheit ein, muss eine tiefergehende Diagnostik, wie sie in diesem Kapitel beschrieben ist, durchgeführt werden.

Die mit Manueller Diagnostik gefundenen Symptome müssen nicht unbedingt mit Manueller Therapie behandelt werden. Es können auch medikamentöse Behandlungen (NSAR, Muskelrelaxantien) oder anderen Behandlungsmethoden aus dem vielfältigen Instrumentarium der Physiotherapie und der Physikalischen Medizin zum Einsatz kommen. Gute Ergebnisse lassen sich auch mit Manueller Therapie in Verbindung mit Physiotherapie erzielen [40]. Für das anteriore Patellasyndrom bei Erwachsenen zeigen Studien zur aktiven Bewegungstherapie insgesamt bessere Ergebnisse als Studien zur medikamentösen Behandlung.

20.8.3 Schmerzverstärkungssyndrome

Bei den als Schmerzverstärkungssyndrome oder idiopathische „muskuloskelettale" Schmerzsyndrome bezeichneten Störungen (z. B. CRPS, Fibromyalgie) und bei weiteren psychosomatischen oder chronifizierenden Schmerzstörungen kommt multimodalen Therapiekonzepten eine zentrale Rolle zu [41]. Hierfür sollte ein im Umgang mit chronischen Schmerzen erfahrenes Team zur Verfügung stehen. Zur Behandlung gehören u. a. physiotherapeutische und psychotherapeutische Verfahren (kognitive Verhaltenstherapie, Hypnotherapie) sowie Gespräche mit der Familie. Zwingend notwendig ist es, Patient und Eltern darüber aufzuklären, wie Schmerz zentral verarbeitet und modifiziert wird und wie zentrale Mechanismen an der Entstehung und Aufrechterhaltung von Schmerzen beteiligt sind, die nicht (nur) durch eine Pathologie am Ort des Schmerzes zu erklären sind. Einige Autoren berichten von sehr guten Ergebnissen mit einer intensiven Übungstherapie [42].

Auch die sog. „Spiegeltherapie" kann beim CRPS erfolgreich eingesetzt werden. Dabei betrachtet der Patient Willkürbewegungen der gesunden Extremität im Spiegel, der die Illusion erzeugt, der betroffene Arm würde sich bewegen. Anschließend bewegt der Therapeut den betroffenen Arm in der gleichen Reihenfolge. Schließlich wird der betroffene Arm aktiv bewegt.

Innerhalb eines Gesamtkonzepts können im Einzelfall auch antiinflammatorisch wirkende Analgetika sowie der Einsatz von trizyklischen Antidepressiva zur Modifikation der Schmerzverarbeitung sinnvoll sein. Um dem Patienten zu vermitteln, dass Schmerzfreiheit möglich ist, trifft dies eventuell auch für die Applikation von Lokalanästhetika durch Infiltration oder Pflaster zu.

Bei Kindern und Jugendlichen dürfte es, wenn überhaupt, extrem selten eine Indikation für die bei Erwachsenen mit CRPS häufig eingesetzten sehr invasiven Verfahren der Blockade vegetativer Ganglien mit Lokalanästhetika oder Opioiden (GLOA: ganglionäre lokale Opioidanalgesie) oder gar der Sympatholyse durch eine sog. Guanethidin-Blockade geben.

20.9 Zusammenfassung

Schmerzen im Bereich der Extremitäten sind ein häufiger Vorstellungsgrund beim Kinderarzt. Sie können vielfältige Ursachen haben, z. B. Trauma, Infektion, rheumatische Erkrankung, lokaler Tumor, Leukämie, Myopathie, Speichererkrankung, Engpasssyndrom eines peripheren Nervs, zentralnervöser Prozess, habituelle Fehlhaltung, biomechanisch-dsyfunktionelle Störung oder auch chronische Schmerzerkrankung durch Störung der zentralen Schmerzverarbeitung.

Dementsprechend müssen bei der Diagnostik diese verschiedenen Ursachen erwogen und gegebenfalls verschiedene Spezialisten mit ihrer unterschiedlichen Sicht auf die Symptomatik einbezogen werden. Nach Ausschluss einer organischen Diagnose ist es jedoch wichtig, dass nicht ständig neue Untersuchungen veranlasst werden, weil dies die Störung nur verstärken würde. Die Therapie richtet sich nach den jeweiligen Ursachen und kann den Einsatz von Analgetika, Ko-Analgetika, Antibiotika, Antirheumatika, operative Verfahren oder manuelle Techniken umfassen. Bei Störungen der Schmerzverarbeitung stehen verhaltensmedizinische Verfahren im Vordergrund.

Literatur

[1] Ellert U, Neuhauser H, Roth-Isigkeit A. Schmerzen bei Kindern und Jugendlichen in Deutschland. Prävalenz und Inanspruchnahme medizinischer Leistungen. Bundesgesundheitsblatt. 2007; 5(5-6): 711–717

[2] Sherry D D, Malleson P N. Nonrheumatic musculoskeletal pain syndromes. In: Cassidy J T, Petty R E, Hrsg. Textbook of Pediatric Rheumatology. Philadelphia: Saunders; 2005

[3] El-Metwally A, Salminen J J, Auvinen A, Kautiainen H, Mikkelsson M. Lower limb pain in a preadolescent population. Prognosis and risk factors for chronicity. A prospective 1- and 4-year follow-up study. Pediatrics. 2005; 116: 673–681

[4] Huppertz H I. Gelenkschmerzen im Kindes- und Jugendalter. Monatsschr Kinderheilkd. 1998; 146: 5–11

[5] Petty R. International league of associations for rheumatology classification of juvenile idiopathic arthritis. J Rheum. 2004; 31: 390–392

[6] Coenen W. Manuelle Medizin bei Kindern und Säuglingen. Heidelberg, Berlin, New York: Springer; 2009

[7] Dvorak J, Dvorak V, Gilliar W, Schneider W, Spring H, Tritschler T. Musculoskeletal Manual Medicine. Diagnosis and Treatment. Stuttgart: Georg Thieme Verlag; 2008

[8] Frisch H. Programmierte Untersuchung des Bewegungsapparates. 9. Aufl. Heidelberg, Berlin, New York: Springer; 2009

[9] Malleson P N, Beauchamp R D. Rheumatology 16. Diagnosing musculoskeletal pain in children. CMAJ. 2001; 165: 185

[10] Houghton K M. Review for the generalist: evaluation of anterior knee pain. Pediatric Rheumatology. 2007; 5: 8

[11] Houghton K M. Review for the generalist. Evaluation of pediatric foot and ankle pain. Pediatric Rheumatology. 2008; 6: 6

[12] Houghton K M. Review for the generalist. Evaluation of pediatric hip pain. Pediatric Rheumatology. 2009; 7: 10

[13] Travell J, Simons D G. Myofascial pain and dysfunction. The trigger point manual. Vol. 1+2. Baltimore: Williams and Wilkins; 1992

[14] Evans A M, Scutter S D. Prevalence of „growing pains" in young children. J Pediatr. 2004; 145: 255–258

[15] Evans A M, Scutter S D. Are foot posture and functional health different in children with growing pains? Pediatr Int. 2007; 49(9): 1–6

[16] Lohse-Busch H. Schmerzhafte Funktionsstörungen des muskuloskelettalen Systems bei Kindern. Pädiatrische Praxis. 2001: 597–609

[17] Hoffmann B, Mayatepek E. Morbus Fabry. Oft gesehen, selten erkannt. Dtsch Ärztebl. 2009; 106: 440–447

[18] Bielack S. Leukämien und maligne Knochentumoren. In: Wagner N, Dannecker G. Pädiatrische Rheumatologie. Heidelberg, Berlin, New York: Springer; 2007

[19] Ostrov B E, Goldsmith D P, Athreya B H. Differentiation of systemic juvenile rheumatoid arthritis form acute leukaemia near the onset of disease. J Pediatr. 1993; 122: 595–598

[20] Goncalves M, Terreri M T R A, Barbosa C M P L, Len C A, Lee L, Hilario M O E. Diagnosis of malignancies in children with musculoskeletal complaints. Sao Paulo Med J. 2005; 123

[21] Barbosa C M, Nakamura C, Terreri M T; Lee M L, Petrillii A S, Hilario M O. Musculoskeletal manifestations as the onset of acute leukemias in childhood. J Pediatr (Rio J). 2002; 78: 481–484

[22] Mackay M T, Kornberg A J, Shield L K, Dennett X. Benign acute childhood myositis. Neurology. 1999; 53: 2127–2131

[23] Berghoff C, Bayas A, Gold R, Sommer C, Pongratz D, Heuss D. Diagnostik bei Myalgien. Bundeseinheitliche Konsensuspapiere der Neuromuskulären Zentren der Deutschen Gesellschaft für Muskelkranke. Nervenheilkunde. 2005; 24: 702–708

[24] Berghoff C, Bayas A, Gold R, Sommer C, Pongratz D, Heuss D. Differenzialdiagnose bei Myalgien. Bundeseinheitliche Konsensuspapiere der Neuromuskulären Zentren der Deutschen Gesellschaft für Muskelkranke. Nervenheilkunde. 2005; 24: 709–718

[25] Rosenow D, Tronnier V, Göbel H, Hrsg. Neurogener Schmerz. Heidelberg, Berlin, New York: Springer; 2005

[26] Gralow I, Hustedt W, Bothe H W, Evers S, Hürter A, Schilgen M. Schmerztherapie interdisziplinär. Stuttgart: Schattauer Verlag; 2002

[27] Sherry D D, Malleson P N. The idiopathic musculoskeletal pain syndromes in childhood. Rheum Dis Clin N Am. 2002; 28: 669–685

[28] Kachko L, Efrat R, Ben Ami S, Mukamel M, Katz J. Complex regional pain syndromes in children and adolescents. Pediatr Internat. 2008; 50(4): 523–527

[29] Merskey D M, Bogduk N. Classification of chronic pain. Descriptions of chronic pain syndromes and definitions of pain terms. Seattle: IASP Press; 1994

[30] Egle U T, Hoffmann S O. Psychosomatische Zusammenhänge bei sympathischer Reflexdystrophie (Morbus Sudeck). Psychother Med Psychol. 1990; 40: 123–135

[31] Michels H, Gerhold K, Häfner R, Häuser W, Illhardt A, Mönkemöller K, Richter M, Schuchmann L. Fibromyalgiesyndrom bei Kindern und Jugendlichen. Schmerz. 2008; 22: 339–348

[32] Yunus M B, Masi A T. Juvenile primary fibromyalgia syndrome. A clinical study of thirty-three patients and matched normal controls. Arthritis Rheum. 1985; 28: 138–145

[33] Cassidy J T, Lindsley C B. Juvenile Dermatoymositis. In: Cassidy J T, Petty R E, Laxer R M, Lindsley C B. Textbook of pediatric rheumatology. Philadelphia: Elsevier Saunders; 2005

[34] Cabral D A, Tucker L B. Malignancies in children who initially present with rheumatic complaints. J Pediatr. 1999; 134: 53–57

[35] Gardner G C, Kadel N J. Odering and interpreting rheumatologic laboratory tests. J AM Acad Orthop Surg. 2003; 11: 60–67

[36] Mehlman C T, Crawford A H. Pediatric vertebral and spinal cord tumors. A retrospective study of musculoskeletal aspects of presentation, treatment, and complications. Orthopedics. 1999; 22: 49–56

[37] Battafarano D F, West S G. Comparison of bone scan, computed tomography and magnetic resonance imaging in the diagnosis of active sacroiliitis. Semin Arthritis Rheum. 1993; 23: 161–176

[38] Brantingham J W, Globe G, Pollard H, Hicks M, Korporaal C, Hoskins W. Manipulative therapy for lower extremity conditions: expansion of literature review. J Manipulative Physiol Ther. 2009; 32: 53–71

[39] Lawrence D J, Meeker W, Branson R, Bronfort G, Cates J R, Haas M, Haneline M, Micozzi M, Updyke W, Mootz R, Triano J J, Hawk C. Chiropractic management of low back pain and low back-related leg complaints. A literature synthesis. J Manipulative Physiol Ther. 2008; 31: 659–674

[40] Gross A R, Hoving J L, Haines T A, Goldsmith C H, Kay T, Aker P, Bronfort G. Cervical Overview Group. A Cochrane review of manipulation and mobilization for mechanical neck disorders. Spine. 2004; 29: 1541–1548

[41] Gerbershagen H U. Den chronischen Schmerz strategisch einkreisen. Diagnostik. 1985; 18: 18–23

[42] Sherry D D. Diagnosis and treatment of amplified musculoskeletal pain in children. Clin Exp Rheumatol. 2001; 19: 617–620

Weiterführende Literatur

[43] Junnila J L, Cartwright V W. Chronic musculoskeletal pain in children. Part I. Initial evaluation. Am Fam Physician. 2006; 74: 115–121

[44] Kasper M J, Robbins L. A musculoskeletal outreach screening, treatment and education program for urban minority children. Arthritis Care Res. 1993; 6: 126–133

[45] Licciardone J C, Brimhall A K, King L N. Osteopathic manipulative treatment for low back pain. A systematic review and meta-analysis of randomized controlled trials. BMC Musculoskelet Disord. 2005; 4: 6–43

Schmerzen unter besonderen Umständen

- Schmerztherapie in der Neonatologie 220
- Prozedurale Schmerzen 245
- Schmerztherapie bei traumatologischen Notfällen 255
- Postoperative Schmerzen 260
- Schmerzen bei Kindern und Jugendlichen mit schwerer Behinderung 272
- Schmerztherapie in der pädiatrischen Hämatologie und Onkologie 281
- Palliativmedizin 293

21 Schmerztherapie in der Neonatologie

Christoph Hünseler und Bernhard Roth

21.1 Einleitung

Die Anzahl frühgeborener Kinder und Neugeborener mit lebensbedrohlichen Erkrankungen hat in den letzten Jahren bedingt durch den Fortschritt in der medizinischen Versorgung deutlich zugenommen. Die postnatale stationäre Behandlung dieser Kinder ist in der Regel mit Schmerzen vergesellschaftet. Die Schmerzursachen sind vielfältig, bei sehr unreifen Kindern können in den ersten Lebenstagen schon einfache Berührungen im Rahmen des Handlings und der Lagerung schmerzhaft sein. Invasive Maßnahmen, wie Blutentnahmen, Katheter- und Sondenanlagen, endotracheales und nasopharyngeales Absaugen, Schmerzen verursacht durch den liegenden Endotrachealtubus oder Drainagen in Körperhöhlen sowie die Beatmung, sind durch die medizinische Versorgung bedingte Schmerzquellen. Zusätzlich können Schmerzen verursacht werden durch Krankheitszustände, beispielsweise als Entzündungs-Schmerz, Hirndruck, durch Hautödeme oder einen gastroösophagealen Reflux. Der Erhebung einer großen niederländischen neonatologischen Abteilung aus dem Jahr 2003 zufolge erhielten dort 39,7 % der Kinder nie eine analgetische Therapie, von den schmerzhaften Maßnahmen wurden weniger als 35 % mit einer analgetischen Maßnahme begleitet. Die Kinder wurden täglich im Mittel 14 ± 4 schmerzhaften Maßnahmen ausgesetzt, an erster Stelle stand dabei das nasale Absaugen, gefolgt von endotrachealem und nasopharyngealem Absaugen, kapillärer Blutentnahme, Venenpunktion und dem Legen einer Magensonde [1].

Auf der anderen Seite sind vor allem früh- und termingeborene Kinder für die Schmerzverarbeitung nicht vorbereitet. In der Fetalperiode befinden sich die Kinder natürlicherweise von schmerzhaften Einflüssen komplett abgeschirmt im intrauterinen Milieu. Erst durch die Möglichkeiten der Intensivmedizin hält der Schmerz Einzug in das Leben der Kinder.

21.2 Neonatale Schmerzerfahrungen bei Früh- und Neugeborenen

21.2.1 Entwicklungsbedingte Besonderheiten des nozizeptiven Systems

Das früh- und termingeborene Kind weist entwicklungsbedingte Besonderheiten des nozizeptiven Systems auf, die in Verbindung mit der neuronalen Plastizität mit einem gesteigerten Risiko akuter und langzeitiger negativer Auswirkungen von frühen neonatalen Schmerzerfahrungen einhergehen. In der Fetalperiode sind die aufsteigenden nozizeptiven Nervenbahnen, die Schmerzimpulse von den Rezeptoren der Endorgane über das Rückenmark zum Hirnstamm, dem Thalamus und dem Kortex leiten, im Alter von ca. 26–32 Schwangerschaftswochen (SSW) ausgebildet. Mittels Nah-Infrarot-Spektroskopie konnte bei einer Venenpunktion eine bilaterale Aktivierung des somatosensorischen Kortex schon bei Frühgeborenen der 28. SSW [2] und nach Fersenpunktion bei Frühgeborenen der 26. SSW gesehen werden [3]. Das System der sog. *körpereigenen absteigenden Schmerzhemmung*, bestehend aus absteigenden Faserbahnen, Neurotransmitter- und Rezeptorsystemen (wie dem Endorphinsystem und dem GABAergen System), ist erst nach dem errechneten Geburtstermin vollständig ausgereift. Weitere Besonderheiten sind die schnelle Induzierbarkeit von peripheren und zentralen Sensibilisierungsprozessen, die bei sehr unreifen Frühgeborenen auch nach nicht-invasiven Berührungen beobachtet werden können.

> **Merke**
> Es besteht demnach ein Missverhältnis zwischen der Fähigkeit, Schmerzen wahrzunehmen und der Möglichkeit, eingehende Schmerzsignale zu unterdrücken.

21.2.2 Akute und langzeitige Auswirkungen neonataler Schmerzerfahrungen

Akute Auswirkungen von Schmerzen und anderem negativem Stress sind durch die Freisetzung von Katecholaminen und Kortikosteroiden bedingt: Tachykardie, Tachypnoe und Blutdruckanstieg können in Verbindung mit einer eingeschränkten Nahrungsverträglichkeit zur Laktatazidose, Hyperglykämie und einem katabolen Grundumsatz führen. Während akuter Schmerzspitzen steigt der intrakranielle Druck, die Atmung ist insuffizient, sodass eine Hypoxie und Hyperkapnie resultiert. Eine erhöhte Gerinnungsneigung geht mit einem erhöhten Thromboserisiko einher, auch das Immunsystem kann in der Funktion beeinträchtigt werden. Komplexe Verhaltensmuster wie der Schlaf-Wach-Rhythmus werden negativ beeinflusst.

Langzeitige Konsequenzen früher Schmerzerfahrungen zeigen sich als mögliche Verhaltensauffälligkeiten und als verändertes Schmerzverhalten mit gesteigerter [4, 5] oder auch verminderter [6] Schmerzsensitivität, vor allem bei medizinischen Maßnahmen im späteren Kindesalter. Die Auffälligkeiten bei den untersuchten Kindern sind allerdings häufig nur diskret. Gewebeläsionen nach wiederholten Lanzettenstichen [7, 8], nach chirurgischen Eingriffen und nach Schmerzreizen ohne Hautperforation [9, 10] können bei Frühgeborenen periphere und zentrale Sensibilisierungsmechanismen induzieren, die zu Hyperalgesie und Allodynie führen. Bei sehr kleinen Frühgeborenen mit häufigen schmerzhaften Maßnahmen, längerer Beatmungsdauer und häufigerem Morphin-Gebrauch konnte nach initial erniedrigtem Kortisol-Level ab dem sechsten Lebensmonat (korrigiertes Alter) eine Hoch-Regulation des basalen Kortisol-Levels festgestellt werden [11, 12]. Die Bedeutung der Hoch-Regulation der hypothalamisch-hypophysär-adrenokortikalen Achse für die Entwicklung des Gehirns, v. a. die des Hippokampus, ist noch unklar.

Eine *Neigung zur Somatisierung* im Kleinkindalter wurde bei ehemaligen Frühgeborenen mit einem Geburtsgewicht unter 1001g beschrieben und ebenfalls mit frühen Schmerzerfahrungen in Verbindung gebracht [13]. Möglicherweise werden durch frühe neonatale Schmerzerfahrungen auch die Struktur und Architektur des ausgesprochen plastischen Gehirns des Frühgeborenen an sich dauerhaft verändert [14, 15]. Untersuchungen am Tiermodell legen nahe, dass vor dem Hintergrund der zerebralen Plastizität sowohl eine überschießende negative Stimulation (z. B. wiederholte Schmerzreize) wie auch eine fehlende positive adäquate Stimulation (z. B. die Trennung von der Mutter) sowohl zu einer verstärkten neuronalen Apoptose, einer abweichenden Organisation der Hirnareale als auch zu unterschiedlichen Verhaltensauffälligkeiten (z. B. verstärkter Ängstlichkeit, verringerter Exploration, einer gesteigerten oder verminderten Schmerzschwelle) im späteren Leben der Tiere führen kann [14, 15, 16, 17].

> **Merke**
>
> Aus ethischen und medizinischen Gründen ist eine Vermeidung und Behandlung von Schmerzen und Stress in der Versorgung und Betreuung von Früh- und Neugeborenen unbedingter Bestandteil des Therapiekonzepts. Eine Analgesie und Sedierung ermöglicht häufig erst die Durchführung vieler therapeutischer und diagnostischer Maßnahmen, akute Stressreaktionen mit erhöhter Morbidität und Mortalität können unterbunden und mögliche langfristige Auswirkungen unter Umständen abgeschwächt werden. Vorrang hat dabei in jedem Fall die Schmerz- und Stressvermeidung. Wo dies nicht möglich ist kommen nicht-pharmakologische und pharmakologische Maßnahmen zur Schmerztherapie zum Einsatz.

Im Laufe der letzten Jahre wurden verschiedene Maßnahmen, größtenteils sog. Comfort- und nicht-pharmakologische Maßnahmen, auf ihre schmerzlindernde Wirkung hin untersucht. Für viele pharmakologische Wirksubstanzen ist die Wirksamkeit für Früh- und Neugeborene nicht immer belegt. Zudem ist eine medikamentöse Schmerztherapie mit der Gefahr von unerwünschten Nebenwirkungen verbunden. Die Auswirkung von zentralwirksamen Medikamenten auf das sich entwickelnde Gehirn ist noch weitgehend unklar. Erste Hinweise aus Tierversuchen lassen auf eine erhöhte Apoptose-Rate und spätere Verhaltensauffälligkeiten durch Barbiturate, Benzodiazepine, Ketamin und auch Opioide schließen [18, 19, 20, 21, 22]. Allerdings sind die Ergebnisse aus Tierexperimenten nur bedingt auf den Menschen übertragbar. Im Einzelfall müssen in der Neonatologie die Risiken einer Medikamentenanwendung gegen die Risiken möglicherweise unzureichend behandelter Schmerzen abgewogen werden.

> **Merke**
>
> Früh- und Neugeborene sind entwicklungsbedingt für die Verarbeitung von Schmerzreizen unzureichend vorbereitet. Bei unreifen Frühgeborenen besteht eine physiologische Hyperalgesie bzw. Allodynie. Früh erlebte Schmerzreize und Stress können anhaltende Auswirkungen auf die Entwicklung des unreifen Zentralnervensystems (ZNS) und das Verhalten im späteren Kindesalter haben. Auch die Anwendung vieler zentralnervös-wirksamer Pharmaka hat möglicherweise negative Konsequenzen für die Gehirnentwicklung.

21.3 Schmerzerkennung bei Früh- und Neugeborenen

Voraussetzung einer individuellen, adaptierten Schmerztherapie ist die Wahrnehmung von Schmerzen bei den Patienten. Vor allem bei sehr kleinen Frühgeborenen und kranken Früh- und Neugeborenen sowie bei chronischen Schmerzzuständen ist das Erkennen von Schmerzen oft schwierig.

> **Merke**
>
> Zur Erfassung von Schmerzen bei Früh- und Neugeborenen ist eine strukturierte Beurteilung und Dokumentation durch trainierte Anwender notwendig [23, 24, 25, 26].

Die Schmerzerkennung basiert vor allem auf der Verhaltensbeobachtung der Kinder, häufig flankiert durch die Erfassung physiologischer Größen, wie Änderungen der Herzfrequenz, der Atemfrequenz, der Sauerstoffsättigung oder des Blutdrucks. Physiologische Größen sind allerdings nur bedingt aussagekräftig und bieten nur Zusatzinformationen, da sie im Kontext einer intensivmedizinischen Therapie einer Vielzahl von äußeren Einflüssen unterliegen (Volumenmangel, Katecholamintherapie, Beatmung, Lungen- oder Herzkreislauferkrankungen). Bei der Verhaltensbeobachtung werden vor allem Mimik, Motorik, Muskeltonus und Schreien aber auch komplexere Verhaltensmuster, wie der Schlaf-Wach-Rhythmus oder die Beruhigbarkeit, strukturiert erfasst.

Es existieren zahlreiche Skalen zur Schmerzbeurteilung bei Früh- und Neugeborenen, die vor allem akute Schmerzäußerungen berücksichtigen. Chronischer Schmerz ist in den meisten dieser Skalen noch unzureichend abgebildet. Im deutschsprachigen Bereich haben sich zur Schmerzerfassung folgende Scores etabliert:
- Schmerz- und Sedierungs-Score nach Hartwig [27, 28], für beatmete Früh- und vor allem Neugeborene
- Berner Schmerz-Score für Neugeborene [29], für den akuten Schmerz nicht-beatmeter Neugeborener und Kinder mit CPAP-Atemunterstützung

- Kindliche Unbehagens- und Schmerzskala [30], für den akuten postoperativen Schmerz nicht-beatmeter Neugeborener und Kinder bis zum 4. Lebensjahr

Weitere anerkannte und validierte Scores aus dem englischsprachigen Bereich sind:
- Comfort-Scale [31] bzw. Comfort-B-Scale [32] (Behavioral Scale)
- PIPP-Score [33] (Premature Infant Pain Profile)
- NIPS [34] (Neonatal Infant Pain Scale)
- NFCS (Neonatal Facial Coding System)
- N-PASS [35] (Neonatal Pain and Agitation Scale)

Der N-PASS soll der Erkennung anhaltender Schmerzzustände auch beatmeter Früh- und Neugeborener dienen und erlaubt gleichsam eine Einschätzung der Sedierungstiefe (www.n-pass.com). Auch der Schmerz- und Sedierungs-Score nach Hartwig und die Comfort-Scale eignen sich zur Einschätzung des Sedierungsgrades beatmeter Neugeborener und auch älterer Kinder. Die Comfort-B-Scale entspricht der Comfort-Scale, nur dass bei ersterer die Messung von arteriellem Blutdruck und Herzfrequenz entfällt und ausschließlich das Verhalten beurteilt wird.

Die Beurteilung der Schmerzäußerungen sollte bei allen Patienten einer neonatologischen Intensivstation regelmäßig erfolgen, vor allem jedoch bei beatmeten Kindern, Kindern mit CPAP-Atemhilfe, postoperativen Kindern, Kindern, bei denen regelmäßig schmerzhafte Maßnahmen durchgeführt werden müssen oder die aus anderen Gründen Schmerzen erfahren (liegende Drainagen, Hautläsionen, Entzündungen etc.). Je nach Zustand des Kindes sollte die Beurteilung mindestens einmal in jeder Schicht erfolgen, zusätzlich nach Gabe bzw. Dosisveränderung eines Analgetikums nach der entsprechend zu erwartenden Anschlagzeit des Medikaments. Die Befunde sollten auf der Patientenkurve, z.B. bei den anderen überwachten Vitalparametern, dokumentiert werden. Gleiches gilt für sedierte Kinder bezüglich der Sedierungstiefe. Bei relaxierten Kindern ist die Beurteilung von Schmerzen über eine Verhaltensbeobachtung alleine nicht möglich und physiologische Größen als alleinige Parameter sind unzureichend. Auch eine Überwachung der Sedierungstiefe mittels BIS-Monitor (Bispektral-Index) ist bei Frühgeborenen nicht möglich und bei reifen Neugeborenen unzuverlässig [36]. Relaxierte und sedierte Patienten müssen gleichzeitig immer eine ausreichende analgetische Therapie erhalten, die mögliche Schmerzen abdeckt.

> **Merke**
> Schmerzbeurteilung ist integraler Bestandteil der Versorgung neonatologischer Intensivpatienten. Sie sollte mit geeigneten Instrumenten von geschultem Personal regelmäßig erfolgen und dokumentiert werden, und die notwendigen Konsequenzen nach sich ziehen.

21.4 Schmerz- und Stressvermeidung

Schmerz- und Stressvermeidung sollten in der Betreuung von Früh- und Neugeborenen oberste Priorität besitzen. Ist eine schmerzhafte Maßnahme unumgänglich, sollte die weniger schmerzhafte Methode eingesetzt werden und eine entsprechende präventive adaptierte Schmerztherapie erfolgen. Eine venöse Blutentnahme ist in der Regel schmerzärmer als eine kapillare Blutentnahme [37]. Nicht-invasive Überwachungstechniken sollten wann immer möglich und sinnvoll eingesetzt werden. Es ist ratsam, Tätigkeiten am Kind nach Möglichkeit zu bündeln, in den Zwischenzeiten hat das Kind ausreichend Gelegenheit zur Erholung und Aufnahme positiver Stimuli. Stressreduktion betrifft nicht nur schmerzhafte Prozeduren, sondern u.a. auch die Reduktion von Licht- und Lärm-Exposition [38, 39]. Die regelmäßige Anwesenheit und Einbeziehung der Eltern in therapeutische Konzepte kann für die mentale und physische Entwicklung der Kinder förderlich sein [40]. Diese Aspekte sollten Bestandteil stationsinterner Leitlinien sein.

> **Merke**
> Schmerz- und Stressvermeidung sollten oberste Priorität auf einer neonatologischen Intensivstation haben. Die Einbeziehung der Eltern in das Versorgungskonzept ist ebenfalls unter diesem Aspekt zu sehen.

21.5 Nicht-medikamentöse Maßnahmen

Nicht-medikamentöse Maßnahmen, wie das Facilitated Tucking, das nicht-nutritive Saugen, Känguru-Care, Massage oder Stillen zur Schmerztherapie, eigenen sich in der Neonatologie vor allem zur analgetischen Begleitung der häufigen „kleineren" schmerzhaften Maßnahmen (Hautpunktionen, endotracheales Absaugen etc.). Des Weiteren sind zu den medikamentösen Maßnahmen die Zuckerstoffe Glucose und Saccharose zu zählen.

21.5.1 Facilitated Tucking

Facilitated Tucking (FT) ist eine spezielle Haltung des Kindes, bei der eine Person die Beine und Arme des Kindes locker in eine gebeugte und zur Mittellinie orientierte Position nahe an den Körper des Kindes heranführt. Eine zweite Person kann dann in dieser Position die notwendige Maßnahme durchführen. FT soll dem Kind ermöglichen, seine Fähigkeiten zur Selbstregulation besser einzusetzen, sodass es geringen Schmerz oder Stress besser verarbeiten kann. Genaue – durch das FT induzierte – neurophysiologische Vorgänge sind nicht bekannt. Eine Reduktion von Schmerzäußerungen durch die Anwendung des FT konnte für das endotracheale Absaugen [41] sowie für den Fersenstich bei Frühgeborenen [42] gezeigt werden.

21.5.2 Nicht-nutritives Saugen

Das nicht-nutritive Saugen (NNS) oder Schnullern ist ein altes Mittel zur Beruhigung von Neugeborenen und Säuglingen. Das Schnullern hat physiologisch messbare Wirkungen: Es kommt zu einer Stimulation des Vagus, der Magensekretion und -motilität sowie zu einer Förderung des Wachstums der Magenschleimhaut. Durch Hemmung der Somatostatinsekretion wird die Magen-Darm-Passage beschleunigt, die Gastrin-, Insulin- und Lipase-Freisetzung wird gesteigert. Die analgetische Wirkung des nicht-nutritven Saugens wird nicht durch Opioide vermittelt, die Wirkung ist durch Naloxon nicht antagonisierbar. Sie wird möglicherweise durch die Stimulation orotaktiler Mechanismen, durch Mechanorezeptor-Mechanismen [43] oder durch die Wirkung von Endocannabinoiden [44] mediiert.

Das NNS kann nach Studienlage als schmerzlindernde Maßnahme bei der venösen und kapillaren Punktion [45, 46, 47, 48] angesehen werden, die in Kombination mit der oralen Gabe von Zuckerstoffen den besten Effekt erzielt.

21.5.3 Känguru-Care

Die Känguru-Methode (KM) ist eine etablierte, standardisierte Methode in der Behandlung von Früh- und Neugeborenen mit dem Ziel der Bestärkung der Mutter in der graduellen Übernahme von Fähigkeiten und Verantwortung in der Versorgung ihres Kindes. Die Känguru-Position als wichtiger Teil der KM umfast die Lagerung des nackten Kindes auf der nackten Brust der Mutter, so dass die Mutter die Verantwortung für die Wärmeregulation und im Idealfall auch Ernährung des Kindes (Stillen als Bestandteil der KM), sowie die adäquate taktile, akustische, olfatorische Stimulation übernehmen kann. Mehrere Studien zeigen einen reduzierenden Effekt der Känguru-Position auf die Schmerzreaktion und zum Teil auf die Veränderung physiologischer Parameter Früh- und Neugeborener bei der Fersenpunktion [57, 58, 59]. Andererseits ist ebenso wie bezüglich des Stillens zu bedenken, dass der Körperkontakt während der Känguru-Position dem Aufbau der Mutter-Kind-Beziehung dienen, dem Kind Sicherheit und Geborgenheit geben und positive taktile, vestibuläre, akustische, sensorische und olfaktorische Reize bieten soll. Unangenehme Erfahrungen während dieser Zeit können auch störend wirken und Mutter und Kind von den positiven Erfahrungen ablenken.

21.5.4 Stillen, Muttermilch

Auch der direkte Einfluss des Stillens auf die Schmerzäußerungen bei der Blutentnahme wurde mehrfach untersucht. Dabei scheint vor allem der Saugvorgang und der Hautkontakt von Bedeutung zu sein, weniger die Muttermilch an sich.

Der alleinige Effekt von exprimierter oder abgepumpter Muttermilch auf die Schmerzreaktion ist nicht eindeutig nachgewiesen, die Ergebnisse sprechen gegen eine ausreichende analgetische Wirkung, v. a. im Kontext wiederholter schmerzhafter Maßnahmen [49, 50, 51, 52, 53]. Das Stillen an sich während einer schmerzhaften Maßnahme (kapillare oder venöse Punktion) reduziert die Schmerzäußerungen [54, 55]. Der Effekt scheint vergleichbar mit dem des NNS und gleichzeitiger Gabe von Zuckerstoffen. Ein Cochrane-Review aus dem Jahr 2006 [56] propagiert die Durchführung von einzelnen schmerzhaften Maßnahmen während des Stillens. Zumindest einzelne kleinere schmerzhafte Maßnahmen bei stabilen Kindern können während des Stillens bzw. Anlegens an die Brust durchgeführt werden.

21.5.5 Multisensorische Stimulation

Bellieni und Mitarbeiter [60] untersuchten den Einfluss einer multisensorischen Stimulation (Lagerung auf der Seite, manuelle Massage von Rücken und Gesicht, Blickkontakt zum Kind, beruhigendes Zusprechen, speziell duftendes „Baby-Parfum") auf das Schmerzverhalten reifer Neugeborener bei der Fersenpunktion (n = 120). Dieser Idee liegt die Hypothese zugrunde, dass die Verarbeitung von Umweltreizen bestimmte Leitungsbahnen des ZNS für eintreffende konkurrierende Schmerzreize „blockiert". Es zeigte sich jedoch, dass die multisensorische Stimulation alleine nicht zu einer Schmerzreduktion führte. Glucose 33 % vor und während dem Fersenstich appliziert, zeigte eine gute Wirkung, diese konnte dann durch gleichzeitige Anwendung der multisensorischen Stimulation noch verstärkt werden.

21.5.6 Fußmassage

Die Fußmassage vor Fersenpunktion bei Frühgeborenen [61] führte zu einem signifikant geringeren Anstieg des Schmerz-Scores und der Herzfrequenz. Es liegt dabei die Vorstellung zugrunde, dass entsprechend der Gate-Control-Theorie durch eine (durch Massage) dem Schmerz vorangehende Aktivierung von A-Fasern, im Anschluss eingehende Schmerzimpulse auf Rückenmarkebene nicht übertragen werden, oder dass die körpereigene Schmerzabwehr auf andere Weise durch taktile Stimulation aktiviert wird.

21.5.7 Zuckerstoffe

Die analgetische Wirkung von Zuckerstoffen bei kleineren schmerzhaften Eingriffen im Früh- und Neugeborenenalter darf heute als gesichert gelten und ist durch zahlreiche Studien belegt. Als Mechanismus wird eine endogene Opioid-Freisetzung postuliert [62, 63, 64], es gibt allerdings Untersuchungen, die diesen Mechanismus nicht bestätigen konnten [65].

In einigen Untersuchungen wird Glucose 30 % [66], in anderen Saccharose 30 % (am günstigsten in Kombination mit NNS) [45] präferiert.

Eine schmerzreduzierende Wirkung der Zuckerstoffe wurde für die venöse Punktion [67, 68, 69], die kapillare Punktion [44, 49, 60, 66, 70, 71, 72] sowie die subkutane Injektion [46, 73] nachgewiesen. Ein Cochrane-Review aus dem Jahr 2004 [74] kommt zu dem Urteil, dass Saccharose (0,012–0,12 g, wenige Minuten vor der schmerzhaften Maßnahme) sicher und effektiv in der Schmerzreduktion von einzelnen schmerzhaften Maßnahmen ist, die optimale Menge aber nicht genau angegeben werden kann.

Nebenwirkungen

Da es sich bei der oralen Verabreichung von Zuckerstoffen im eigentlichen Sinne um eine pharmakologische Maßnahme handelt, ist die Frage nach möglichen Nebenwirkungen oder unerwünschten Wirkungen zu stellen. Bei der oralen Applikation an Frühgeborene werden in direktem Zusammenhang Apnoen, Dyspnoe, Tachypnoe, Sättigungsabfälle, Bradykardien und Tachykardien beobachtet, häufiger bei unreifen Kindern unterhalb der vollendeten 32. SSW [75]. Ungeklärt ist derzeit, ob der Fruktoseanteil des Rohrzuckers eine Fruktoseintoleranz demaskieren kann, ebenso wie die mögliche Beeinflussung des Blutzuckers durch die Gabe von Zuckerstoffen. Die Frage nach einer möglichen negativen Beeinflussung der neurologischen Entwicklung stellt sich nach einer Arbeit von Johnston [76]. Die Bedeutung dieser Ergebnisse ist nicht ganz klar, es sollte dieser Fragestellung weiter nachgegangen werden. Zuckerstoffe sollten allerdings nur dann eingesetzt werden, wenn eine eindeutige Indikation zur Schmerztherapie vorliegt.

Toleranz

Die Frage, ob sich nach mehrmaliger Gabe von Zuckerstoffen eine Toleranz einstellt und die analgetische Wirkung nachlässt, wurde in zwei Untersuchungen gestellt: Eriksson [77] konnte zeigen, dass sich auch bei dreimaliger täglicher Gabe von jeweils 1 ml Glucose 30% über 3–5 Tage keine Einschränkung der Wirksamkeit einstellte. Auch Stevens [72] konnte bei Frühgeborenen keinen analgetischen Wirkverlust über einen Zeitraum von 28 Tagen feststellen.

> **Merke**
>
> Zuckerstoffe, in der Regel Glucose und Saccharose in Konzentrationen von 20–30%, können gezielt zur Schmerztherapie bei venösen und kapillaren Punktionen sowie bei subkutanen Injektionen eingesetzt werden. Günstig ist die Kombination mit einem Schnuller (NNS). Es handelt sich hier aber um eine medikamentöse Maßnahme, die mit akuten und möglicherweise auch längerfristigen Nebenwirkungen verbunden sein kann.

21.6 Pharmakologische Therapie

21.6.1 Pharmakologische Grundlagen

Zwischen Früh- und Neugeborenen bestehen im Vergleich zu älteren Kindern deutliche Unterschiede hinsichtlich der Zusammensetzung der Körperbestandteile, der organspezifischen Durchblutung, der Metabolisierung und Elimination sowie in der Rezeptorverteilung, -dichte und -ausreifung. Besonders ausgeprägt sind diese Unterschiede bei Frühgeborenen, sie nehmen mit zunehmender Unreife zu. Für fast alle Analgetika und Sedativa ist die Clearance bei Frühgeborenen deutlich reduziert und damit die Halbwertszeit entsprechend verlängert (Tab. 21.1). Erst in den ersten sechs Monaten nach dem errechneten Geburtstermin reifen die hepatischen und renalen Metabolisierungs- und Eliminationswege aus (Abb. 21.1).

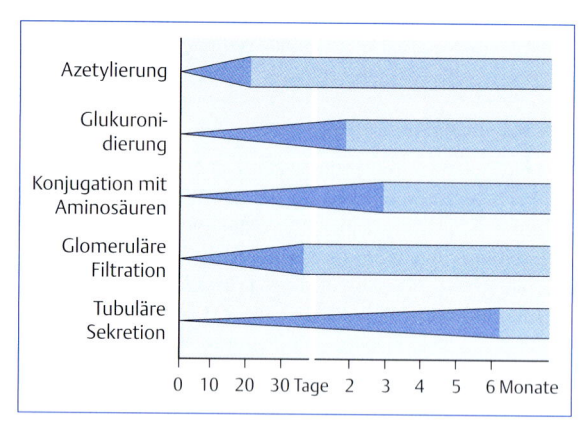

Abb. 21.1 Entwicklung der hepatischen und renalen Eliminationswege in Abhängigkeit des Alters.

Tabelle 21.1 Pharmakokinetische Parameter ausgesuchter Analgetika nach Einzelinjektion/-gabe in Abhängigkeit vom Alter.

		Verteilungsvolumen Vd (l/kg)	Eliminationshalbwertszeit $t_{1/2}$ (h)	Clearance Cl (ml/kg × min)
Fentanyl	Frühgeborene* i.v.	–	17,7±9,3	12,1
	Reifgeborene i.v.	3,1–7,9	5,3±1,2	9,0–28,0
Sufentanil	Neugeborene i.v.	4,2	12,3	6,7
Morphin	Frühgeborene** i.v.	2,8±2,6	9,0±3,4	2,2±0,7
	Reifgeborene i.v.	2,8±2,6	6,5±2,8	8,1±3,2
Paracetamol	Frühgeborene*** rectal	–	11,0±5,7	1,7±0,76
	Neugeborene rektal	–	3,8	–

*25.–36. SSW; **24.–27. SSW; ***28.–32. SSW

Pharmakologische Therapie

> **Merke**
> Bei Frühgeborenen ist die Halbwertszeit der meisten Analgetika und Sedativa deutlich verlängert. Eine Monitorüberwachung über 24–48 Stunden nach Absetzen der Opioide ist aufgrund von Rückverteilung und langsamer Elimination notwendig.

Unterschiedlich ist im ZNS von Früh- und Neugeborenen auch die Verteilung und Ausreifung „anästhesierelevanter" Rezeptoren, beispielsweise der Opioid-Rezeptoren. Dies ist u. a. ein Grund dafür, dass die atemdepressive Wirkung häufig eher eintritt als die erwünschte analgetische Wirkung. Auch können bei frühgeborenen Kindern spezielle Metabolisierungsmuster vorliegen, die sich von denen älterer Kinder unterscheiden. Frühgeborene bilden z. B. bei der Metabolisierung von Morphin anteilmäßig mehr Morphin-3-Glucuronid als ältere Kinder, was entsprechende Auswirkungen auf die Pharmakodynamik hat.

21.6.2 Analgetika

Lokalanästhetika

> **Merke**
> Bei korrekter Anwendung ohne systemische Wirkungen unterbrechen Lokalanästhetika die Weiterleitung des Schmerzimpulses zum ZNS komplett, daher dürfen diese als ideale Form der Schmerztherapie angesehen werden. Eine Lokalanästhesie bietet sich auch an bei Neugeborenen während und nach operativen Eingriffen in Form der Wundinfiltration, Nervenblockade, Plexusblockade, Kaudal- und Epiduralanästhesie sowie Spinalanästhesie. Auch schmerzhafte Maßnahmen im Rahmen der Intensivbehandlung können durch Oberflächen- oder Infiltrationsanästhesie analgetisch abgedeckt werden. Diese Maßnahmen sollten wann immer möglich eingesetzt werden und mit einer systemischen Schmerztherapie kombiniert werden.

Bei der Auswahl der Lokalanästhetika (LA) bei Früh- und Neugeborenen sollten niedrigere Konzentrationen langwirksamer LA bevorzugt werden. Überdosierungen können vermieden werden indem gewichtsbezogene Höchstdosierungen (Tab. 21.2) beachtet werden [78] und vor allem bei Früh- und Neugeborenen repetitive Gaben vermieden werden. Eine Verlängerung der Wirkdauer kann durch die Kombination mit Epinephrin erreicht werden, die Anwendung ist allerdings in Endstromgebieten nicht zulässig.

Zur Oberflächenanästhesie der verhornten Haut eignet sich EMLA-Creme, zur Schleimhautanästhesie Lidocain-Spray 10 % oder -Gel 2 %. Für die Infiltrationsanästhesie (z. B. für Katheter- oder Drainageanlagen) hat sich Lidocain 0,5–1 % oder Mepivacain bewährt. Bei der Kaudal- sowie Epiduralanästhesie werden vor allem Bupivacain (0,125–0,25 %) und Ropivacain (0,1–0,2 %) eingesetzt.

Tabelle 21.2 Höchstdosierungen von Lokalanästhetika [78].

Lokalanästhetikum	Maximalgabe bei Einzelgabe (mg/kg)	Höchstdosis bei kontinuierlicher Gabe (mg/kg/h)
Bupivacain	2,5	0,25
Ropivacain	3–4	0,4
Levobupivacain	2,5	0,25
Lidocain	7	2
Prilocain	5–7	nicht empfohlen

Nebenwirkungen. Systemische Nebenwirkungen wie Herz-Rhythmus-Störungen und Exzitationen, Krämpfe sowie Koma treten vor allem bei Überdosierung oder versehentlicher intravasaler Injektion auf.

EMLA-Creme

EMLA-Creme (*Eutectic mixture of local anesthetics*; Lidocain 2,5 % und Prilocain 2,5 %) ist zugelassen zur äußerlichen Anwendung auf der (verhornten) Haut zur Lokalanästhesie bei Venenpunktion, Venenkatheteranlage und chirurgischen Eingriffen an der Hautoberfläche. EMLA-Creme sollte offiziell nicht angewendet werden bei Frühgeborenen, die vor der 37. SSW geboren wurden. Bedenken gegen die Anwendung bei Frühgeborenen bestehen vor allem auf Grund der Nebenwirkung der Met-Hämoglobinbildung durch den Metaboliten ortho-Toluidin. Zudem kann die Creme durch den basischen pH-Wert zu lokaler Hautreizung führen. Kardiale Rhythmusstörungen und ZNS-Exzitationen sind Nebenwirkungen der Lokalanästhetika, die durch systemische Resorption bedingt sind. Die unreife und dünne, wenig verhornte Haut der frühgeborenen Kinder lässt eine schnelle transkutane Resorption zu. Die Sicherheit in der Anwendung bei Frühgeborenen wurde in mehreren Arbeiten untersucht [79, 80, 81]; sie ist ohne Bedenken möglich, wenn die Einwirkdauer verkürzt wird (5 Minuten bei Frühgeborenen ≤ 26. SSW), keine Parallelapplikationen vorgenommen werden und die maximale Menge 0,5 g beträgt. Zur Effektivität von EMLA-Creme existieren viele Untersuchungen an Früh- und Neugeborenen, die z. T. zu uneinheitlichen Ergebnissen führten: Eine Wirksamkeit konnte gezeigt werden für die venöse Punktion [69, 82, 83], subkutane Injektion [73] und Lumbalpunktion [84], nicht wirksam ist EMLA-Creme bei der kapillaren Punktion [80, 85]. Insgesamt gesehen scheint die Wirksamkeit von EMLA-Creme eher schwach zu sein. Die orale Gabe von Zuckerstoffen war in der Regel wirksamer [67, 69]. Mit einer Kombination lässt sich hier eine Wirkungsverstärkung der Einzelmaßnahmen erzielen.

Nicht-Opioide

In der Neonatologie kommen aus dieser Gruppe vor allem Paracetamol, Ibuprofen und Ketamin zum Einsatz.

Tabelle 21.3 Paracetamol.

Risiko	lebertoxische Wirkung bei Tagesdosierungen >150 mg/kg					
Einsatz	postoperative Analgesie nach kleineren Eingriffen, allgemeines „Unwohlsein", Kombination mit Opioiden.					
Dosierung		Ladedosis rektal (mg/kg/ED)	Ladedosis oral (mg/kg/ED)	Erhaltungs- dosis (mg/kg/ED)	Dosis i. v. (mg/kg/ED)	Intervall (h)	Tages- maximaldosis (mg/kg/d)
	Frühgeborene	20	20	20	–	12	40
	termin- geborene bis 6 Monate	20	20	20	7,5	8 6 i. v.	60 oral, rektal 30 i. v.
Beachte	Tageshöchstdosierungen! Keine Dauertherapie über mehr als drei Tage. Schwaches Analgetikum.					

Paracetamol. Paracetamol (Tab. 21.3) ist das schwächste Nicht-Opioidanalgetikum mit zusätzlichen antipyretischen Eigenschaften. Vorteilhaft ist die gute Verträglichkeit ohne relevante Beeinträchtigung der Thrombozytenfunktion, Nierendurchblutung und des Magen-Schleimhautschutzes bei allerdings nur geringer therapeutischer Breite: Im Kindesalter sind Tagesdosierungen von 150 mg/kg und mehr (= 1,5faches der empfohlenen Tageshöchstdosis) vor allem bei Anwendung über mehr als 2–3 Tage mit dem Risiko einer akuten, z. T. irreversiblen Leberzellnekrose verbunden. Bei Früh- und Neugeborenen sind niedrigere Tagesgesamtdosierungen anzusetzen. Dehydratation, Fieber, Mangelernährung und Einschränkung der Leberfunktion oder die gleichzeitige Einnahme von Cytochrom P-450-Induktoren kann die toxische Wirkung schon bei niedrigeren Dosierungen eintreten lassen, bedingt ist diese durch das Abbauprodukt N-Acetyl-p-Benzochinolin (Antidot ist Acetylcystein). Die Anordnung von Paracetamol „bei Bedarf" ohne Angabe einer Maximaltagesdosis ist obsolet, die Pharmakokinetik von Paracetamol ist unter anderem stark abhängig vom Gestationsalter. Die Eliminationshalbwertszeit ist bei Frühgeborenen der 28.–32. SSW mit 11,0 ± 5,8 Stunden deutlich verlängert [86]. Dies verlangt eine Verlängerung des Dosierungsintervalls.

Der Nachweis der analgetischen Wirksamkeit von Paracetamol in der pädiatrischen postoperativen Schmerztherapie ist nicht eindeutig, als alleiniges Analgetikum ist Paracetamol in den meisten Fällen unzureichend. Auch der Punktionsschmerz einer kapillaren Blutentnahme kann durch Paracetamol nicht reduziert werden [87]. Die Möglichkeit der Kombination mit einem Opioid zur Einsparung von opioidbedingten Nebenwirkungen ist gegeben, allerdings ebenfalls nicht eindeutig belegt. Die intravenöse Gabe von Paracetamol (Perfalgan) ist ab dem Neugeborenenalter bei reifen Kindern zugelassen und bietet sich an bei der Unmöglichkeit einer rektalen oder oralen Applikation. Die Anflutung ist schneller als bei enteraler oder rektaler Verabreichung, die Wirkung möglicherweise besser, einzelne Fallbeschreibungen zum erfolgreichen Einsatz intravenösen Paracetamols zur postoperativen Analgesie bei Neu- und Frühgeborenen sind veröffentlicht [88, 89].

Ibuprofen. Zur Anwendung von Ibuprofen als Analgetikum in der Neonatalperiode liegen keine Daten vor, die Anwendung ist zugelassen ab dem 3. Lebensmonat. Eine intravenöse Darreichungsform ist nur zum Ductusverschluss erhältlich, zur Analgesie ist nur die orale oder rektale Applikation möglich. Als nicht-steroidales antiphlogistisches Medikament (NSAID) kann Ibuprofen (Tab. 21.4) die typischen unerwünschten Wirkungen durch Hemmung der Cyclooxygenase-1 auslösen, wie eine Einschränkung der Thrombozytenfunktion und der Diurese, das Risiko von Magenblutungen sowie pseudoallergisches Asthma bronchiale. Bei großer therapeutischer Breite ist die Verträglichkeit gut. Ein eindeutiger Nachweis der Überlegenheit über das Paracetamol existiert bis dato nicht, auch ein opioideinsparender Effekt ist noch nicht eindeutig belegt. In der postoperativen Schmerztherapie ist die analgetische Potenz aber möglicherweise größer als die des Paracetamols.

Ketamin. Ketamin (Tab. 21.5) ist ein Phencyclidin-Derivat und vermittelt über NMDA-Rezeptoren eine analgetische, amnestische und hypnotische Wirkung unter Aufrechterhaltung von Schutzreflexen und Eigenatmung (dissoziative Analgesie). Nach Injektion tritt keine hypotone Kreis-

Tabelle 21.4 Ibuprofen.

Risiko	Einschränkung der Diurese, Verlust des Magenschutzes, Thrombozytenfunktionsstörung mit erhöhter Blutungsneigung, pseudoallergisches Asthma bronchiale	
Einsatz	postoperative Analgesie nach kleineren Eingriffen, allgemeines „Unwohlsein", Kombination mit Opioiden.	
Dosierung	Einzeldosis oral, rektal (mg/kg)	Dosis- intervall (h)
Neugeborene	6	6–8
Beachte	Vorsicht bei der Anwendung bei Thrombopenie, eingeschränkter Diurese, gleichzeitiger Gabe von Glucokortikoiden, nach Eingriffen mit hoher Nachblutungsneigung (Tonsillektomie, große Wundflächen)	

Tabelle 21.5 Ketamin.

Risiko	Blutdruckanstieg (Vorsicht bei Herzinsuffizienz), Anstieg des intrakraniellen und intraokulären Drucks, bronchiale Hypersekretion, Bradycardien, Halluzinationen		
Einsatz	Analgesie zur Durchführung schmerzhafter Maßnahmen unter Spontanatmung (oder Beatmung), Daueranalgesie bei kreislaufinstabilen Patienten (nicht Herzinsuffizienz!), Analgesie bei Asthma bronchiale (razemisches Ketamin einsetzen)		
Dosierung	Bolus i. v. (mg/kg)	Bolus rektal (mg/kg)	Dauerinfusion (mg/kg/h)
S-Ketamin	0,5–1,5	2,5–5	0,25–1,5
Ketamin	1,0–3,0	5–10	0,5–2
Beachte	Kombination mit Atropin (10 µg/kg) und Midazolam (0,05–0,1 mg/kg)/Propofol, nach Wirkung titrierend aufdosieren		

laufreaktion auf, durch endogene Norepinephrin-Freisetzung kann häufig ein Blutdruckanstieg beobachtet werden, jedoch können plötzliche Bradykardien auftreten. Das analgetisch wirksame Enantiomer ist das S-Ketamin.

Unter den Nebenwirkungen hervorzuheben sind die bronchiale Hypersekretion (Atropin-Prämedikation empfohlen), Anstieg des intrakraniellen und intraokulären Drucks sowie des Blutdrucks und die sog. „bad trips", Halluzinationen bei abklingender Wirkung (daher Kombination mit Midazolam oder Propofol zu empfehlen). Die Steigerung des intrakraniellen Drucks kann bei intubierten Patienten durch moderate Hyperventilation abgefangen werden.

Ketamin eignet sich aufgrund des schnellen Wirkeintritts und der kurzen Wirkdauer von 10–20 Minuten sowie der Wirkweise zur Analgesie und Sedierung bei schmerzhaften Maßnahmen, auch beim spontan atmenden Kind. Bei fehlendem Venenzugang ist auch eine rektale Applikation der i.v.-Lösung möglich, dann aber in ca. 5–10fach höherer Dosierung [90]. Nur in Notfällen sollte Ketamin auch intramuskulär verabreicht werden. Obwohl Ketamin grundsätzlich auch für das Neugeborenenalter zugelassen ist, liegen über die Anwendung als intravenöse Dauerinfusion, vor allem bei Neugeborenen und jungen Säuglingen, nur geringe Erfahrungen vor. Zur Anästhesie und kurzzeitigen Analgosedierung wird Ketamin häufiger bei Neugeborenen eingesetzt [91]. Umstritten ist der Einsatz von Ketamin bei Früh- und Neugeborenen, da im Tiermodell in hohen Dosierungen und längerfristiger Anwendung eine erhöhte neuronale Apoptoserate beobachtet werden konnte [21]. Andererseits scheint durch den Einsatz von Ketamin, nach Induktion eines hypoxisch-ischämischen Hirnschadens als auch einer Induktion eines chronisch-inflammatorischen Schmerzes, eine neuroprotektive Wirkung mit Verringerung des neuronalen Untergangs erreicht werden zu können [92, 93]. Inwieweit die tierexperimentellen Ergebnisse auf den Menschen übertragbar sind, wird weiterhin kontrovers diskutiert.

Opioide

Opioide werden in der neonatologischen Intensivmedizin bei starken postoperativen Schmerzen, bei Beatmung, in der Palliativversorgung, bei schmerzhaften Interventionen und anderen schweren Schmerzzuständen eingesetzt. Die analgetische Wirkung und die Nebenwirkungen der Opioide werden über Opioid-Rezeptoren vermittelt. Alle Opioide können Nebenwirkungen wie Atemdepression, Harnverhalt, Magen-Darm-Atonie, Übelkeit und Brechreiz, Juckreiz sowie Sedierung auslösen, potente synthetische Opioide bei Bolusgabe auch hypotensive Kreislaufreaktionen und Thoraxrigidität. Die Anwendung von Opioiden bei Früh- und Neugeborenen ist mit längerer Beatmungsdauer, langsamerem Nahrungsaufbau, langsamerer Gewichtszunahme, verstärktem Ikterus und verlängertem Klinikaufenthalt verbunden.

In der neonatologischen Intensiv- und Notfallmedizin kommen vor allem die Substanzen Fentanyl, Morphin, Sufentanil, Piritramid, Remifentanil, L-Methadon und Tramadol zum Einsatz.

Fentanyl. Fentanyl (Dosierung s. Tab. 22.5) ist ein reiner µ-Agonist, ein lipophiles hochpotentes synthetisches Opioid mit kurzer Wirkdauer bei Einzelgabe. Bei der hepatischen Metabolisierung entstehen keine aktiven Metabolite. Die Anwendung ist intravenös, intrathekal, transdermal und oral transmukös möglich.

In einer der ersten Arbeiten zur Bedeutung von Schmerzen bei Frühgeborenen konnte eine Studie zeigen, dass eine perioperative Analgesie mit Fentanyl bei einer operativen Ligatur eines persistierenden Ductus arteriosus zu einer geringeren postoperativen Stressantwort und einem verbesserten postoperativen Ergebnis bezüglich Morbidität und Mortalität führte [94]. Lago [95] wies ebenfalls nach, dass durch eine Fentanyl-Infusion (0,5–2µg/kg/h) eine Reduktion der Katecholamin-Ausschüttung bei beatmeten Früh- und Neugeborenen möglich war. Zusätzlich war die Sedierung der Kinder besser (Behavioral Sedation Score) und es traten weniger Sauerstoffsättigungsabfälle bei beatmeten Frühgeborenen auf. Zur Sedierung beatmeter Frühgeborener erwies sich eine Fentanyl-Dauerinfusion (1,5µg/kg/h) als ebenso effektiv wie eine Morphin-Dauerinfusion (20µg/kg/h). Dabei wurde unter Fentanyl eine geringere Hemmung der gastrointestinalen Motilität als unter Morphin beobachtet (23% vs. 47%) [96].

> **Merke**
>
> Unter Dauerinfusion steigt die Eliminationshalbwertszeit des Fentanyls entsprechend der Infusionsdauer durch Redistribution an (kontextsensitive Halbwertszeit). Besonders bei Früh- und Neugeborenen mit langsamerer Metabolisierung kann so eine sehr lange Eliminationshalbwertszeit resultieren [97]. Auch eine Erhöhung des intraabdominellen Drucks mit verminderter Leberperfusion führt bei Neugeborenen zu einer

deutlichen Verlängerung der Halbwertszeit um den Faktor 1,5 bis 3 [98].

Fentanyl ist das Standard-Opioid zur Dauerinfusion bei starken postoperativen Schmerzen oder schwieriger Beatmungssituation. Bei beatmeten Neugeborenen, vor allem nach kardiochirurgischen Eingriffen, scheint Fentanyl zu einer verbesserten kardiovaskulären Stabilität zu führen [99]. Auch bei Neugeborenen wurde ab einer Gesamtfentanyldosis von 2,5 mg/kg Körpergewicht und einer Infusionsdauer von mehr als 9 Tagen in allen Fällen ein Entzugssyndrom registriert [100].

Morphin. Morphin (Dosierung s. Tab. 21.6) ist ein stark wirksamer µ-Agonist mit der geringsten Lipophilie. Morphin ist intravenös, subkutan, intrathekal und oral (auch retardiert) verabreichbar. Die maximale Wirkung nach intravenöser Gabe kann u. U. erst nach einer Stunde eintreten. Die Wirkdauer beträgt 3–4 Stunden, bei Früh- und Neugeborenen ist die Eliminationshalbwertszeit nach Einzelgabe mit bis zu 10 Stunden deutlich verlängert [101, 102]. Bei der hepatischen Metabolisierung entstehen aktive Metabolite, die z. T. eine starke analgetische Wirkung (Morphin-6-Glucuronid) besitzen, manche jedoch keine und den Rezeptor blockieren (Morphin-3-Glucuronid). Letztere Form entsteht vor allem bei Frühgeborenen nach längerer Verabreichung [102] und ist bei diesen Kindern u. U. mit einer Wirkungsverminderung verbunden.

Eine induzierte Ganzkörper-Hypothermie im Rahmen der Behandlung einer perinatalen Asphyxie führt zu einer Reduzierung der Morphinclearance und somit zu höheren Morphinserum-Konzentrationen als bei vergleichbaren normothermen asphyktischen Neugeborenen, bei denen auch schon eine im Vergleich zu gesunden Neugeborenen reduzierte Morphin-Clearance beobachtet werden kann [103].

Auch wenn die kardiovaskuläre Verträglichkeit von Morphin im Allgemeinen sehr gut ist, sind zentral induzierte Bradykardien sowie periphere Vasodilatation und arterioläre Widerstandsenkung möglich, insbesondere nach rascher intravenöser Applikation bei gleichzeitigem Volumenmangel [104]. Ob bei hämodynamisch instabilen kleinen Frühgeborenen durch eine Morphinbolusgabe in den ersten Lebensstunden ein signifikanter Blutdruckabfall verursacht wird, der mit einer erhöhten Rate von intraventrikulären Blutungen vergesellschaftet ist, wird kontrovers diskutiert [104, 105, 106, 107].

Morphin reduziert postoperativ und bei beatmeten Früh- und Neugeborenen die Katecholamin-Ausschüttung [108, 109]. Durch Morphin (10µg/kg/h) ließ sich eine bessere Synchronisierung der Beatmung erzielen, Herzfrequenz und Atemfrequenz waren in der Morphin-Gruppe niedriger, der zusätzliche Sauerstoffbedarf geringer [110]. Postoperativ ließ sich auch bei Neugeborenen eine ausreichende Analgesie sowohl mit einer Dauerinfusion (10–30µg/kg/h) oder mit dreistündlichen Bolusgaben (30µg/kg/ED) erzielen [111]. Ein neuroprotektiver Effekt (Verringerung der Rate an intraventrikulären Blutungen oder periventrikulärer Leukomalazie) durch eine prophylaktische Morphin-Dauerinfusion bei beatmeten Frühgeborenen konnte nicht gezeigt werden [104].

Piritramid. Piritramid (Dosierung s. Tab. 21.6) ist ein lipophiler synthetischer µ-Agonist, der ca. 70 % der Wirkstärke des Morphins besitzt. Der Wirkeintritt erfolgt nach 5–10 Minuten, die Wirkdauer beträgt 3–6 Stunden. Die Histaminfreisetzung ist geringer als bei Morphin, bei der hepatischen Metabolisierung entstehen keine aktiven Metabolite. Piritramid soll eine stärkere sedierende Eigenschaft als Morphin besitzen. Es ist nur als intravenöse Lösung erhältlich, die Inkompatibilitäten aufweist, z. B. mit aminosäurehaltigen Lösungen.

Vor allem in der Kinderchirurgie gehört Piritramid bei starken Schmerzen zu den Standard-Opioiden, als Dauerinfusion oder als Einzelgaben verabreicht. Bei Neugeborenen ist die Halbwertszeit im Vergleich zu älteren Kindern um das vierfache auf ca. 700 Minuten verlängert [112].

Sufentanil. Sufentanil (Dosierung s. Tab. 21.6) ist das stärkste synthetische Opioid, mit einer ca. zehnmal stärkeren µ-Opioid-Rezeptorwirkung als Fentanyl. Durch die hohe Lipophilie kommt es zum schnellen Wirkeintritt, die Wirkdauer ist kürzer als die des Fentanyls. Bei Früh- und Neugeborenen ist die hepatische Metabolisierung reduziert und damit die Eliminationshalbwertszeit nach Einmalgabe auf 5,5–8,7 Stunden verlängert. Sufentanil kann sowohl zur perioperativen Analgesie eingesetzt werden, als auch zur Analgesie und Sedierung in der Intensivmedizin. Ergebnisse aus kontrollierten Untersuchungen an pädiatrischen Patienten sind spärlich, jedoch sind Anwendungsbeobachtungen zur Analgosedierung beatmeter Früh- und Neugeborener mit Sufentanil veröffentlicht [113].

Remifentanil. Remifentanil (Dosierung s. Tab. 21.6) ist ein stark lipophiles und hochpotentes synthetisches Opioid mit schnellem Wirkeintritt. Einzigartig ist der von Leber- und Nierenfunktion unabhängige Abbau über Plasma-Esterasen, der eine extrem kurze Wirkdauer von

Tabelle **21.6** Dosierungsempfehlungen für stark wirksame µ-Opioid-Rezeptoragonisten.

	Einzeldosis i. v. (µg/kg)	Dauerinfusion (µg/kg/h)	Einzeldosis oral (mg/kg)	Dosisintervall (h)
Fentanyl	1–5	0,5–10	–	–
Morphin	25–100	10–100	0,15–0,3	4
Piritramid	25–100	25–100	–	4–6
Sufentanil	0,5–2,0	0,05–0,75	–	–
Remifentanil	1–2	0,05–1,0 µg/kg/min!	–	–

wenigen Minuten bedingt. Damit ist Remifentanil geeignet für kurze schmerzhafte Eingriffe evtl. nach Einmalgabe, auch unter Spontanatmung, für die Anästhesie (TIVA) aber auch zur Analgesie und Sedierung beatmeter Patienten. Auch bei Neugeborenen mit Beatmungsbedarf von wenigen Tagen konnte Remifentanil im Vergleich zum Morphin effektiv eingesetzt und die Dauer vom Absetzen der Opioid-Dauerinfusion bis zum Einsetzen der Spontanatmung und Extubation im Vergleich zum Morphin drastisch verkürzt werden [114]. Zu beachten ist, dass auch die analgetische Wirkung mit Infusionsende sofort aufhört. Bestehen die Schmerzen weiter, z.B. postoperativ, muss vorher eine Analgesie (z.B. mit Piritramid) sichergestellt werden. Auch die Intubationsbedingungen bei Frühgeborenen waren nach Remifentanil im Vergleich zum Morphin signifikant besser [115].

Methadon. L-Methadon besitzt neben über μ-Opioid-Rezeptoren vermittelten Wirkungen offenbar auch NMDA-Rezeptor vermittelte analgetische Wirkungen. Somit ist eine Steigerung der Analgesie noch möglich, wenn reine μ-Agonisten nicht ausreichend wirksam sind. L-Methadon hat eine sehr lange Halbwertszeit von 10–70 Stunden und eine lange Wirkdauer. Die zweimalige tägliche Gabe ist in der Regel ausreichend. L-Methadon ist oral und intravenös applizierbar. Die lange Halbwertszeit und damit schlechte Steuerbarkeit sowie die relativ lange Dauer bis zum Wirkeintritt machen L-Methadon nicht zu einem Medikament für die Akuttherapie, sondern für die längerfristige Therapie anhaltender schwererer Schmerzzustände (postoperativ, Onkologie, Palliativmedizin) oder auch zur Therapie von Medikamentenentzugserscheinungen, auch dem neonatalen Opioidentzugsyndroms. Übliche Dosierungsbereiche liegen bei 0,05–0,2 mg/kg/ED zweimal täglich.

Tramadol. Tramadol (Dosierung s. Tab. 21.7) ist ein schwächer wirksames Opioid mit ca. 10 % der analgetischen Potenz des Morphins, welches in der Neonatologie Einsatz findet, über dessen analgetische Effizienz in dieser Altersgruppe allerdings kaum Daten vorliegen. Es kann intravenös, rektal oder oral verabreicht werden. Häufigste Nebenwirkungen sind Übelkeit und Erbrechen, vor allem bei älteren Kindern und schneller Bolusgabe. Bei der Anwendung bei Neugeborenen ist die emetische Wirkung gering. Ebenfalls ist das Risiko einer Atemdepression gering. Tramadol bietet sich an bei postoperativen Schmerzen und länger anhaltenden Schmerzen, entweder als Einzelgaben oder kontinuierliche intravenöse Dauerinfusion. Bei Tagesdosierungen über 8 mg/kg Körpergewicht ist der Wechsel auf ein stark wirksames Opioid empfehlenswert.

Tramadol liegt als Prodrug vor und muss über eine O-Demethylierung mittels Cytochrome P450 (2D6) in den pharmakologisch aktiven Metaboliten (O-demethyl-Tramadol) umgewandelt werden. Auch bei Neugeborenen wurde eine Variabilität der O-Demethylierung gefunden, die mit einem bekannten Polymorphismus für Cytochrom P450 (CYP 2D6) verbunden sein muss [116], sodass teilweise mit einer abgeschwächten oder fehlenden Wirkung von Tramadol auch bei Neugeborenen gerechnet werden muss.

Ko-Analgetika

Clonidin. Clonidin (Dosierung s. Tab. 21.8) ist ein zentralwirksamer α$_2$Agonist mit sedierenden und analgetischen Eigenschaften, der u.a. die Noradrenalinfreisetzung hemmt. In der pädiatrischen Intensivmedizin wird es eingesetzt, um bei absehbar längerfristig notwendiger Analgosedierung mit potenten Medikamenten (wie Opioiden und Benzodiazepinen) eine Toleranzentwicklung abzuschwächen bzw. eine Dosiseinsparung dieser Medikamente zu erzielen. Zudem kann die körperliche Entzugssymptomatik beim Weaning abgeschwächt oder unterdrückt werden. Clonidin kann auch als Adjuvanz bei der Epiduralanästhesie eingesetzt werden, bei Früh- und Neugeborenen wurden nach epiduraler Anwendung allerdings Apnoen beobachtet [117, 118]. Neben einer Blutdrucksenkung können Bradykardien ausgelöst werden, bei abruptem Absetzen kann es zu einem Rebound-Phänomen kommen. Die Verträglichkeit auch bei der Anwendung nach kardiochirurgischen Eingriffen ist gut [119, 120]. Es wird intravenös als kontinuierliche Infusion oder Einzelgabe, epidural oder oral verabreicht. Die Dosierung bei kontinuierlicher intravenöser Gabe beträgt 0,5–2,0 μg/kg.

Tabelle 21.7 Tramadol.

	Einzeldosis (mg/kg)	Maximale Tagesdosis (mg/kg)	Dosisintervall (h)	Dauerinfusion (mg/kg/h)
Tramadol oral	0,5–1,5	6–8	4–6	–
Tramadol oral retard	0,5–2,0	6–8	8–12	–
Tramadol rektal	0,5–1,5	6–8	4–6	–
Tramadol intravenös	0,5–1,0	6	4–6	–
Tramadol-DI	–	6	–	0,25

Tabelle 21.8 Clonidin.

Risiko	Bradykardie, Blutdruckabfall, Apnoe bei epiduraler Anwendung bei Neugeborenen
Einsatz	Koanalgetikum bei Analgosedierung > 3 Tage, Sedierung beatmeter Patienten, Vermeidung und Behandlung des Entzugsyndroms, Adjuvanz bei der Epiduralanästhesie
Dosierung	Dauerinfusion 0,5–2,0 μg/kg/h, in Ausnahmen höher. Einzelgaben: 3–12 μg/kg/ED alle 6 Stunden, intravenös oder oral
Beachte	Rebound-Effekt bei abruptem Absetzen möglich

21.6.3 Sedativa

Benzodiazepine

Benzodiazepine führen durch Aktivierung des GABA-Rezeptors zu Sedierung, Anxiolyse, Muskelrelaxierung, Amnesie und Anhebung der Krampfschwelle. Midazolam und Lorazepam sind auch bei Neugeborenen häufig eingesetzte Medikamente. Nebenwirkungen sind Atemdepression, arterielle Hypotension, Abhängigkeit und Toleranz sowie selten paradoxe Reaktionen mit Hyperexzitation oder Konvulsionen. Benzodiazepine werden hepatisch metabolisiert.

Midazolam. Midazolam (Dosierung s. Tab. 21.9) ist ein kurzwirksames Medikament mit einer Wirkdauer von 30–60 Minuten nach Einmalgabe. Bei Früh- und Neugeborenen ist die Wirkdauer verlängert. Midazolam kann bei Frühgeborenen nicht uneingeschränkt empfohlen werden und sollte bei diesen Kindern mit Zurückhaltung und nur in Ausnahmefällen eingesetzt werden [121]. Midazolam wird zur Analgosedierung mit einem Opioid oder Ketamin kombiniert. Midazolam bietet eine gute hämodynamische Stabilität, Blutdruckabfälle können allerdings bei rascher Bolusinjektion auftreten. Bei beatmeten Frühgeborenen konnte nach Bolusgabe von Midazolam ein Blutdruckabfall und eine Reduktion der zerebralen Blutflussgeschwindigkeit beobachtet werden [122]. Bei beatmeten Frühgeborenen wurde unter Midazolam-Dauerinfusion ein schlechteres neurologisches Outcome beobachtet [123].

Lorazepam. Lorazepam (Dosierung s. Tab. 21.9) wird vor allem als antikonvulsives Medikament, in den USA aber auch häufig zur Sedierung bei Neugeborenen eingesetzt. Es weist eine deutlich längere Halbwertszeit als Midazolam auf (8–12 h). Auch zur Therapie des physischen Entzugsyndroms nach längerfristiger (Benzodiazepin-)Therapie kann es verwendet werden.

Barbiturate

Barbiturate wie Phenobarbital oder Thiopental (Dosierung s. Tab. 21.9) werden bei Neugeborenen und älteren Kindern zur kurzzeitigen Sedierung, häufig in Kombination mit Opioiden, und zur antikonvulsiven Therapie eingesetzt. Die Barbiturate wirken agonistisch auf den GABA-A-Rezeptor und sind in hohen Dosen hypnotisch. Nebenwirkungen sind Depression des Atemzentrums (CO_2-Sensor), Kardiodepression, Histaminfreisetzung, Bronchospasmus sowie Toleranzentwicklung und Abhängigkeit. Die Metabolisierung erfolgt hepatisch.

Thiopental. Das kurzwirksame Thiopental (ca. 15 Minuten) wird zur Narkoseeinleitung bzw. Intubation eingesetzt, als Dauerinfusion auch zur Behandlung eines therapieresistenten Krampfstatus und zur Hirndrucksenkung. Der Dosierungsbereich liegt zwischen 1–5 mg/kg/ED.

Phenobarbital. Phenobarbital zeigt einen langsameren Wirkeintritt und eine deutlich längere Wirkdauer. In der Neonatologie wird es zur Sedierung, zur antikonvulsiven Therapie und zur Therapie des physischen Drogenentzugssyndroms eingesetzt. Phenobarbital führt rasch zur hepatischen Enzyminduktion. Bei Frühgeborenen sollte der Einsatz nur eingeschränkt erfolgen, negative Auswirkungen auf das unreife Gehirn werden diskutiert [124]. Die Dosierung liegt in der Regel zwischen 2–10 mg/kg/ED, zur Unterdrückung eines Krampfanfalls muss die Dosis möglicherweise erhöht werden.

Gammahydroxybutyrat

Gammahydroxybutyrat (GHB, Dosierung s. Tab. 21.9) ist ein physiologischer Metabolit des körpereigenen Neurotransmitters GABA. Die genaue Wirkungsweise von GHB ist noch nicht bekannt, möglicherweise aktiviert es GABA-B-Rezeptoren, hemmt dopaminerge Neurone oder wirkt auf thalamische NMDA- und Opioid-Rezeptoren. GHB induziert eine Sedierung ohne Kreislaufwirkung oder Atemdepression, eine analgetische Wirkung ist nicht vorhanden. Die Wirkdauer ist kurz, aber schwer vor-

Tabelle 21.9 Dosierungsempfehlungen gebräuchlicher Sedativa im Neugeborenen- und Kindesalter.

	i. v. (mg/kg/ED)	DI (mg/kg/h)	oral (mg/kg/ED)	rektal (mg/kg/ED)
Midazolam	0,05–0,1	0,025–0,4	–	0,25–0,5
Lorazepam	–	–	0,05	–
Thiopental	1–5	–	–	–
Phenobarbital	1–5	–	1–5	–
Propofol	1–3	–	–	–
Etomidate	0,15–0,2	–	–	–
Chloralhydrat	–	–	25–80	25–80
GHB	30	10–20	–	–
Melatonin	–	–	–	–

hersehbar, häufige Nebenwirkungen sind Übelkeit und Erbrechen, zudem besteht besonders bei niereninsuffizienten Patienten das Risiko einer Hypernatriämie, da die Infusionslösung 0,24g Natriumsalz pro Milliliter enthält. Ein initialer Bolus (Kurzinfusion) von 30 mg/kg gefolgt von 10 mg/kg/h führt zu guten Untersuchungsbedingungen bei nicht schmerzhaften Maßnahmen (MRT) auch bei Neugeborenen [129].

Propofol

Propofol (Dosierung s. Tab. 21.10) ist ein Hypnotikum mit schnellem Wirkeintritt (ca. 20 Sekunden), kurzer Wirkdauer (10–15 Minuten) und ohne analgetische Eigenschaften. Propofol wirkt wahrscheinlich über eine Verstärkung der GABA-A-Wirkung; es wird rasch hepatisch metabolisiert und inaktiviert. Bei Früh- und Neugeborenen ist die Metabolisierung von Propofol vor allem in der ersten Lebenswoche reduziert, es muss bei wiederholten Bolusgaben oder Dauerinfusion mit einer Akkumulation gerechnet werden. Propofol wirkt vagusstimulierend und kann eine Bradykardie sowie einen Blutdruckabfall auslösen. Auch wird nach Injektion häufig eine kurze Apnoe beobachtet. Ansonsten wird in Dosierungen bis 3 mg/kg die Eigenatmung kaum beeinträchtigt. Zur Vermeidung einer vagalen Reaktion sollte vor allem bei jüngeren Kindern Atropin (10–20 µg/kg) vorab gegeben werden. Um den Injektionsschmerz zu verringern, kann Popofol 1 % mit Lidocain gemischt werden [125] (20 Teile Propofol mit bis zu 1 Teil Lidocain-Lösung 1 %), oder es kann unmittelbar vor Injektion Lidocain über die entsprechende Vene injiziert werden.

Wegen des Risikos des Propofol-Infusions-Syndroms (PRIS) [126] ist Propofol zur langzeitigen Sedierung bei Kindern und Jugendlichen unter 17 Jahren nicht zugelassen. In einer Dosierung bis 4 mg/kg/h und einer Applikationsdauer bis maximal 48 Stunden, ist das Auftreten des PRIS unwahrscheinlich [126, 127]. Das PRIS tritt vor allem bei schwer erkrankten Kindern (Sepsis, Katecholamin- oder Korticosteroidtherapie) auf und ist gekennzeichnet durch eine Laktatazidose, Rhabdomyolyse mit Risiko des Nieren- und Herzmuskelversagens. Ursächlich wird eine Entkopplung der Atmungskette mit intrazellulärem Energiedefizit vermutet. Eine Zulassung besteht zur kurzzeitigen Sedierung/Narkose nach dem ersten Lebensmonat. Zur Anwendung bei Früh- und Neugeborenen ist die Datenlage begrenzt, es wurde in einer kleineren Anzahl von neonatalen Patienten erfolgreich zur Intubation eingesetzt [128].

> **Merke**
> Propofol soll bei Kindern unter dem 17. Lebensjahr, vor allem bei schwer erkrankten, nicht für die kontinuierliche Sedierung eingesetzt werden.

Chloralhydrat

Der halogenierte Kohlenwasserstoff Chloralhydrat kann rektal oder oral in Dosierungen von 50–100 mg/kg zur Sedierung vor allem von Neugeborenen und Säuglingen eingesetzt werden. Die Anschlagzeit beträgt etwa 20–45 Minuten, der hypnotisch wirksame Metabolit Trichlorethanol hat eine Halbwertszeit von etwa 7 Stunden, die Wirkdauer kann mehrere Stunden betragen. Nebenwirkungen sind Übelkeit und Erbrechen, bei Neugeborenen und Säuglingen sollte eine wiederholte langzeitige Anwendung unterbleiben, da eine toxische Wirkung mit der Gefahr von Herzrhythmusstörungen nicht ausgeschlossen ist. Aufgrund der schlechten Vorhersagbarkeit von Anschlagzeit und Wirkdauer ist Chloralhydrat nur bedingt zu empfehlen.

21.7 Analgesie und Sedierung in der pädiatrischen Notfall- und Intensivmedizin

21.7.1 Sedierung bei nicht-schmerzhaften diagnostischen Maßnahmen

Nicht-schmerzhafte Untersuchungen können mit unangenehmen Gefühlserlebnissen verbunden sein oder ausgesprochene Ruhe und Kooperation des Patienten erfordern, sodass hier eine Anxiolyse oder Sedierung notwendig sein kann, als Beispiele sind die MRT-Untersuchung, Szintigraphie oder Hirnstammaudiometrie (BERA) zu nennen.

Bei Früh- und Neugeborenen ist häufig das Füttern vor den entsprechenden Maßnahmen verbunden mit Einwickeln des Kindes in ein Tuch während der Maßnahme ausreichend, um eine für die Durchführung der Untersuchung notwendige Ruhe zu erzielen. Bei der Kernspintomografie muss ein Gehörschutz angelegt werden. Ist mit diesen Maßnahmen keine zufriedenstellende Untersuchungsbedingung zu erzielen, kann beispielsweise Chloralhydrat 50–80 mg/kg oral oder rektal verabreicht werden, auch

Tabelle 21.10 Propofol.

Risiko	Apnoe, Bradycardie, Blutdruckabfall, Propofol-Infusionssyndrom
Einsatz	Sedierung/Narkose zur Durchführung nicht-schmerzhafter und schmerzhafter (Kombination mit Analgetikum) Maßnahmen unter Spontanatmung (oder Beatmung), Weaning. Dauersedierung >16 Jahre
Dosierung	Einzelgabe 1–3 mg/kg, Dauerinfusion 1–4(–8) mg/kg/h, in Ausnahmen höher zeitliche Begrenzung einer Dauerinfusion auf max. 8 Stunden
Beachte	verlängerte Halbwertszeit bei Früh- und Neugeborenen in der ersten Lebenswoche Kombination mit Atropin und evtl. Ketamin oder Opioid bei schmerzhaften Maßnahmen Injektion schmerzhaft, deshalb Infusionslösung mit Lidocain mischen keine Dauersedierung <16 Jahre, Dosierungen > 4 mg/kg vermeiden

GHB als Sedativum in einer Dosierung von 30 mg/kg, gefolgt von einer Dauerinfusion mit 10 mg/kg/h, bietet sich an [129]. Selten kann eine intravenöse Sedierung mit Propofol in Form von Einzelgaben notwendig werden. Dies ist möglich mit einem initialen Bolus von 2–3 mg/kg und Repetitionsdosen von 1 mg/kg alle 10–15 Minuten oder nach einem initialen Bolus von 1 mg/kg, gefolgt von einer kontinuierlichen Infusion in einer Dosierung von 4 mg/kg/h [130]. Zur BERA- oder EEG-Ableitung hat sich eine Schlafinduktion mit Melatonin bewährt [131, 132, 133]. Die Dosierung beträgt für Kinder unter einem Jahr 5 mg oral.

21.7.2 Schmerztherapie bei kleineren schmerzhaften Maßnahmen

Hautpunktionen

Schmerzen durch Hautperforation bei venösen, arteriellen und kapillaren Punktionen, subkutanen Injektionen oder Lumbalpunktionen können bei Früh- und Neugeborenen häufig ausreichend mit nicht-pharmakologischen Maßnahmen gelindert werden. Die Kombination der oralen Gabe von 20–30% Glucose- oder Saccharose-Lösung (0,012–0,12g/kg) wenige Minuten vor der Maßnahme mit nicht-nutritivem Saugen (Schnuller) während der Maßnahme und einer lockeren Fixierung im Sinne des „Facilitated Tucking" durch eine zweite Person, kann in vielen Fällen zu einer deutlichen Reduktion der Schmerzäußerungen führen. Auch der Haut-zu-Haut-Kontakt zu einem Elternteil (Känguru-Position) ist bei der Blutentnahme mit einer Reduktion verhaltensbezogener und physiologischer Schmerzäußerungen verbunden. Auch eine Gegenirritation durch vorangehende Bein- bzw. Fußmassage über 2 Minuten vor einer Fersenpunktion führt zu einer signifikanten Schmerzreduktion.

Ist eine schmerzhafte Maßnahme nicht vermeidbar, sollte allgemein die am wenigsten schmerzhafte Vorgehensweise gewählt werden, beispielsweise ist eine venöse Punktion einer kapillaren Punktion zur Blutgewinnung vorzuziehen. Zusätzlich ist eine Oberflächenanästhesie der verhornten Haut mit EMLA-Creme möglich, dies ist sinnvoll bei venöser Punktion, Lumbalpunktion und subkutanen Injektionen, nicht aber bei kapillaren Blutabnahmen an Händen oder Füßen.

Endotracheales Absaugen

Eine weitere häufig durchgeführte schmerzhafte Maßnahme ist das endotracheale und nasopharyngeale Absaugen beatmeter Kinder bzw. von Kindern unter CPAP-Therapie. Als analgetische Maßnahmen zum endotrachealen Absaugen Früh- und Neugeborener wurden das Facilitated Tucking [41], Ketamin [134], Morphin [135, 136] und Alfentanil [137] untersucht. Während durch Facilitated Tucking eine deutliche schmerzreduzierende Wirkung erzielt werden konnte, gelang dies mit Ketamin nicht einheitlich, mit Morphin im Vergleich zum Placebo nicht und mit Alfentanil nur unter Inkaufnahme von Nebenwirkungen.

Augenhintergrundspiegelung (ROP-Screening)

Die Augenhintergrundspiegelung bei Frühgeborenen zählt zu den regelmäßig durchgeführten Routineuntersuchungen zur Früherkennung der Frühgeborenen-Retinopathie. Durch die Anwendung des Lidsperrers, des Indentators und durch die Exposition mit grellem Licht in straffer Fixierung wird die Untersuchung als sehr schmerzhaft eingestuft. Zur Augenhintergrundspiegelung bei Frühgeborenen wurden verschiedene Konzepte zur Schmerzreduktion untersucht. Bei den nicht-medikamentösen Maßnahmen zählen dazu eine multimodale „Comfort-Care"-Behandlung sowie das nicht-nutritive Saugen. Bei den medikamentösen Maßnahmen wurde die Anwendung von Glucose und Saccharose sowie die Gabe von lokalanästhetischen Augentropfen untersucht.

Durch nicht-nutritives Saugen konnte eine Reduktion der Schmerzäußerungen erzielt werden, wobei die Schmerzstärke auch unter Anwendung des nicht-nutritiven Saugens noch sehr hoch war [138], die Gabe von Zuckerstoffen zeigt kein einheitliches Ergebnis bezüglich der Schmerzreduktion [139, 140, 141]. Auch durch ein „Comfort-Care"-Konzept konnte keine ausreichende Analgesie erzielt werden [142]. Lokalanästhetische Augentropfen führen zu einer Reduktion der Schmerzäußerungen in einzelnen Phasen der Untersuchung, der alleinige Effekt ist aber nicht mit einer ausreichenden Analgesie verbunden [143].

Beim Vergleich unterschiedlicher Techniken der Augenhintergrunduntersuchung waren das Screening mit der Retinakamera und die Spiegelung mit Spekulum schmerzhafter als die Spiegelung ohne Spekulum [144]. Wenn durchführbar, ist eine manuelle Lidretraktion und indirekte Spiegelung zu empfehlen.

> **Merke**
>
> In jedem Fall gilt, dass wenn mit nicht-medikamentösen Maßnahmen keine ausreichende Analgesie zu erzielen ist, evtl. weitergehende pharmakologische Substanzen eingesetzt werden müssen.

Vergleiche

Nicht-medikamentöse Maßnahmen wie Facilitated Tucking, Känguru-Care, Stillen, nicht-nutritives Saugen sowie Fußmassage vor Fersenpunktion und die Anwendung von Glucose- und Saccharose-Lösungen reduzieren die Schmerzäußerungen und die physiologische Schmerzantwort von Früh- und Neugeborenen bei kleineren schmerzhaften Maßnahmen. Nicht-nutritives Saugen ist offensichtlich besser wirksam als Zuckerstoffe, am besten wirkt die Kombination von beidem. EMLA-Creme ist nicht wirksam bei der kapillaren Punktion, bei einer venösen Punktion und subkutanen Injektion ist Glucose oder Saccharose besser wirksam. Paracetamol ist bei der Fersenpunktion unwirksam, Morphin ist nicht sicher wirksam (allenfalls in hoher Dosis) und ist mit Nebenwirkungen vergesellschaftet.

Sinnvoll ist eine Ausnutzung der nicht-medikamentösen Maßnahme des Facilitated Tucking in Verbindung mit oraler Gabe von Glucose oder Saccharose-Lösung sowie nicht-nutritivem Saugen und evtl. EMLA-Creme.

Die Schmerztherapie zum endotrachealen Absaugen bei Früh- und Neugeborenen ist nur unzureichend untersucht. Im Gegensatz zur einfachen und wirksamen Maßnahme des Facilitated Tuckings ist die medikamentöse Therapie mit Ketamin, Morphin oder Alfentanil nicht sicher wirksam oder mit schweren Nebenwirkungen behaftet.

Bei der Spiegelung des Augenhintergrunds zum ROP-Screening Frühgeborener sind lokalanästhetische Augentropfen wirksam zur Schmerzreduktion, Schnullern scheint ebenso wirksam zu sein. Die Effektivität von Saccharose ist nicht einheitlich belegt, die Daten sprechen aber auch in dieser Situation für eine schmerzlindernde Wirkung. Eine multimodale Therapie mit Lokalanästhesie, Facilitated Tucking, nicht-nutritivem Saugen und Zuckerlösung scheint bei der Augenuntersuchung sinnvoll zu sein, in der absoluten schmerzlindernden Wirkung sind die Maßnahmen möglicherweise aber nicht ausreichend.

21.7.3 Schmerztherapie bei größeren schmerzhaften Maßnahmen

Größere schmerzhafte Maßnahmen, wie die Anlage von Pleura- oder Aszitesdrainagen oder zentralvenösen Kathetern, sollten in jedem Fall unter Lokalanästhesie durchgeführt werden. Falls nicht notfallmäßig notwendig, kann zuerst eine Oberflächenanästhesie mit EMLA-Creme und im Anschluss eine Infiltrationsanästhesie beispielsweise mit Lidocain durchgeführt werden. Damit ist bei korrekter Durchführung eine schmerzfreie Punktion möglich. In der Regel ist zusätzlich eine systemische Analgesie und Sedierung notwendig, um dem Kind Schmerzen und Stress zu nehmen und optimale Bedingungen zur Durchführung der Maßnahme zu schaffen (Tab. 21.11). Auch die Knochenmark- und Lumbalpunktion sind hier zu nennen. Zur prozeduralen Analgosedierung von Früh- und Neugeborenen vor größeren schmerzhaften Maßnahmen existieren keine systematischen Untersuchungen. Die Anwendung von kurzwirksamen Opioiden wie Fentanyl oder Remifentanil ist zu erwägen, Ketamin kann bei reifen Kindern eingesetzt werden. Zusätzlich sollten immer nicht-pharmakologische Maßnahmen eingesetzt werden [145].

> **Merke**
>
> Bei größeren invasiven Prozeduren sollten lokalanästhetische Maßnahmen in allen Fällen ausgenutzt werden, auch wenn eine systemische medikamentöse Schmerztherapie angewendet wird. Bei Neugeborenen ist ein kurzwirksames Opioid zurzeit als Mittel der ersten Wahl anzusehen. Die Anwendung darf nur von einem Neonatologen, Anästhesisten oder Arzt mit vergleichbarer anästhesiologisch-intensivmedizinischer Ausbildung und Erfahrung in der Versorgung Neugeborener durchgeführt werden, unter entsprechender Überwachung und mit der Möglichkeit zur Reanimation und Beatmung.

Es muss erwogen werden, ob eine prozedurale Analgosedierung unter Spontanatmung möglich ist oder ob eine Allgemeinanästhesie mit künstlicher Beatmung durchgeführt werden sollte. Eine Intubation ist zu erwägen bei instabilen Patienten mit Apnoe-Bradykardiesyndrom, chronischer Lungenerkrankung, neuromuskulären Erkrankungen, Stoffwechselerkrankungen, schwierigen Atemwegen, Gesichtsfehlbildungen, Beeinträchtigung der Atmung und kardiovaskulären Erkrankungen.

> **Merke**
>
> Die Durchführung einer Maßnahme unter systemischer Analgesie und Sedierung muss immer unter optimaler Überwachung (EKG, Sättigung, Blutdruck), bei nüchternem Kind und unter Anwesenheit mindestens zweier Personen stattfinden, wobei eine Person für die Sicherstellung der Vitalfunktionen und Analgosedierung zuständig ist und die Intubation und Reanimation beherrschen sollte, während die zweite Person die entsprechende Maßnahme durchführt. Medikamentöse und technische Voraussetzungen zur Reanimation und Intubation müssen gegeben sein.

Wichtig ist, dass die Anwender mit den jeweiligen Medikamenten, ihren Wirkungen und Nebenwirkungen vertraut sind. Die Anwendung von mehr als zwei Medikamenten sollte vermieden werden. Falls kein Venenzugang vorhanden ist, kann die i.v.-Lösung von S-Ketamin und Midazolam auch rektal verabreicht werden [99].

21.7.4 Intubation

Zur Prämedikation bei der endotrachealen Intubation existiert keine einheitliche Empfehlung [146]. In Abhängigkeit von der Reife und der Grundproblematik des Kindes sind verschiedene Vorgehensweisen und Medikamentenkombinationen möglich und zu empfehlen (Tab. 21.12).

Tabelle 21.11 Medikamentenkombinationen zur Analgo-Sedierung bei größeren schmerzhaften Eingriffen. Spontanatmung möglich, aber Bereitschaft zur Beatmung und Reanimation.

	Analgetikum	Hypnotikum	zu beachten
1. Kombination	S-Ketamin 0,5 mg/kg i.v. S-Ketamin 2,5–5 mg/kg rektal	Midazolam 0,1 mg/kg i.v. Midazolam 0,3–0,5 mg/kg rektal	Prämedikation mit Atropin 10 µg/kg
2. Kombination	S-Ketamin 0,5 mg/kg i.v.	Propofol 2 mg/kg i.v.	Prämedikation mit Atropin 10 µg/kg
3. Kombination	Fentanyl 1–2 µg/kg i.v. (titrierend)	Midazolam 0,1 mg/kg i.v.	–

Tabelle 21.12 Prämedikation zur Intubation unter Berücksichtigung besonderer Situationen.

Situation	Atropin 10 µg/kg	Analgetikum	Sedativum	Muskel-Relaxans
Frühgeborene <28. SSW (Erstversorgung, erste Lebenstage)	+	(Piritramid 25–50 µg/kg)	–	–
Frühgeborene 28.–32 SSW	+	(Piritramid 50 µg/kg) (Remifentanil 1 µg/kg)	–	–
Frühgeborene >32. SSW, Termingeborene	+	Piritramid 50–100 µg/kg Remifentanil 1–2 µg/kg	Thiopental 1–5 mg/kg oder Midazolam 0,1–0,2 mg/kg	Vecuronium 0,1–0,15 mg/kg Mivacurium 0,1–0,2 mg/kg
schwieriger Atemweg		Schleimhautanästhesie Remifentanil 1–3 µg/kg	Midazolam 0,1–0,2 mg/kg oder Hypnomidate 0,15–0,3 mg/kg	– Succinylcholin 2–3 mg/kg
erhöhter intracranieller Druck		Piritramid 100 µg/kg	Hypnomidate 0,15–0,3 mg/kg oder Thiopental 3–5 mg/kg oder Propofol 2 mg/kg	Mivacurium 0,1–0,2 mg/kg
fehlender intravenöser Zugang		Ketamin intramuskulär 2,5–5 mg/kg		Succinylcholin intramuskulär 2 mg/kg
Blitzintubation (Ileuseinleitung)		Remifentanil 1–3 µg/kg	Thiopental 3–5 mg/kg oder Hypnomidate 0,15–0,3 mg/kg	Succinylcholin 2–3 mg/kg
Kreislaufinstabilität (nicht: Herzinsuffizienz)	+	S-Ketamin 1 mg/kg	Hypnomidate 0,15–0,3 mg/kg	

Bei Früh- und Neugeborenen empfiehlt sich die Prämedikation mit Atropin (3–10µg/kg), um eine vagale Kreislaufreaktion zu verhindern.

> **Fehler und Gefahren**
>
> Grundsätzlich sollte bei Frühgeborenen, vor allem unterhalb der 28. SSW, der Einsatz von zentralnervös wirksamen Pharmaka nur sehr zurückhaltend erfolgen. Opioide oder Barbiturate können zu einem Blutdruckabfall mit dem erhöhten Risiko intrakranieller Blutungen führen [104, 105]. Gleiches gilt für Muskelrelaxantien. Die Intubation, besonders im Rahmen der Erstversorgung im Kreisssaal und in den ersten Lebenstagen, sollte hier durch einen erfahrenen Neonatologen unter maximaler Zurückhaltung bezüglich des Einsatzes zentralwirksamer Pharmaka erfolgen.

Bei reiferen Kindern ist eine Prämedikation mit ausreichender Schmerztherapie und Sedierung mit Ausnahme absoluter Notfallsituationen zu fordern. Eine Prämedikation führt zu besseren Intubationsbedingungen, schnellerer Intubation [147, 148], geringeren physiologischen Veränderungen [149] und geringeren Schäden an laryngealen Strukturen.

Bei reiferen Frühgeborenen und älteren Kindern sollte bei der Medikamentenauswahl berücksichtigt werden, wie lange das Kind voraussichtlich intubiert und beatmet sein wird. Bei einer nur kurzzeitigen Intubation sind kurzwirksame Medikamente wie S-Ketamin, Remifentanil [115], oder Propofol [128] sowie Mivacurium oder Cisatracurium zu bevorzugen. Bei längerer anschließender Beatmungsdauer ist beispielsweise Piritramid und Thiopental vorzuziehen, Morphin scheint aufgrund der langen Anschlagzeit zur Intubation weniger geeignet. Sind schwierige Intubationsbedingungen zu erwarten, sollten vor allem kurzwirksame und antagonisierbare Medikamente eingesetzt werden, um im Falle der Unmöglichkeit einer Intubation die Eigenatmung rasch wieder herzustellen. Zur Relaxierung bietet sich Succinylcholin an, Remifentanil zur Analgesie und evtl. Etomidate zur Sedierung.

21.7.5 Schmerztherapie beatmeter Patienten

Intubation und maschinelle Beatmung sind mit Schmerzen und Stress durch den Endotrachealtubus, wiederholte Absaugprozeduren, Blutentnahmen, Lagerung und die Überdruckbeatmung selbst verbunden. Mit dem Schweregrad der Lungenerkrankung und damit der Beatmungsparameter steigt der Bedarf an analgetisch und sedativ wirksamen Medikamenten [150]. Der Bedarf sollte anhand von Schmerz- und Sedierungs-Scores für beatmete Patienten ermittelt und gesteuert werden. Unabhängig von der Notwendigkeit einer Sedierung sollten kritisch kranke neonatologische Intensivpatienten immer eine adaptierte Schmerztherapie erhalten (Tab. 21.13).

Für beatmete frühgeborene Kinder existiert derzeit keine Empfehlung zur routinemäßigen Anwendung von Opioiden zur Schmerz- und Stressprophylaxe, hier sollte der Einsatz nur bei Bedarf erfolgen, wenn mit nicht-phar-

Tabelle 21.13 Möglichkeiten der Analgesie und Sedierung beatmeter Kinder. Angaben bei Frühgeborenen fehlen, wenn unzureichende Erfahrungen vorliegen oder die Anwendung nicht empfohlen werden kann (LD = Ladedosis).

		Frühgeborene 24.–29. SSW	Frühgeborene 30.–36. SSW	Reifgeborene	Indikation
1. Analgetika	Fentanyl	(0,5–1 µg/kg/h)	0,5–2 µg/kg/h	1–5 µg/kg/h	Standardanalgetikum bei Beatmung >24 Stunden, starken Schmerzzuständen
	Sufentanil	–	–	0,05–0,2 µg/kg/h	Alternative zu Fentanyl, geringere kontextsensitive Halbwertszeit
	Morphin	LD 10–20 µg/kg (5–10 µg/kg/h)	LD 20–50 µg/kg/ED (10–30 µg/kg/h)	LD 50 µg/kg (30–50 µg/kg/h)	Alternative zu Fentanyl, Einzelgaben sinnvoll
	Piritramid	25 µg/kg/ED	25–50 µg/kg/ED	50–100 µg/kg/ED	lange Wirkdauer, sinnvoll sobald Einzelgaben möglich
	nicht-pharmakologische Maßnahmen	+++	+++	++	mit zunehmender Unreife wachsende Bedeutung
2. Sedativa	Midazolam	(12,5 µg/kg/h)	(12,5–25 µg/kg/h)	25–200–400 µg/kg/h	Standardsedativum bei Beatmung >24 Stunden, meist in Kombination mit Opioiden
	Thiopental	–	(1–3 mg/kg/ED)	1–5 mg/kg/ED	zusätzlich bei starken Unruhezuständen oder erhöhtem Hirndruck
	GHB	–	–	10 mg/kg/h	Alternative zu Midazolam
3. Ko-Analgetika	Clonidin	–	–	0,5–2,0 µg/kg/h	bei längerfristiger Beatmung zusätzlich zu Opioiden und Sedativa
4. Nicht-Opioide	Paracetamol	15–20 mg/kg/ED	20 mg/kg/ED	20 mg/kg/ED rec, p.o.	zur Kombination mit Opioiden
	Perfalgan	–	–	7,5 mg/kg/ED	
	Ibuprofen p.o./rec.	–	–	6–10 mg/kg/ED	
5. Muskelrelaxantien	Cis-Atracurium	–	–	0,15–0,2 mg/kg/ED 0,05–0,3 mg/kg/h	bei schwierigen Beatmungssituationen oder nach speziellen operativen Eingriffen
	Vecuronium	(0,05–0,15 mg/kg/ED)	(0,05–0,15 mg/kg/ED)	0,1–0,15 mg/kg/ED (0,05–0,3 mg/kg/h)	

makologischen Mitteln eine Zufriedenheit und Schmerzfreiheit des Kindes nicht zu erzielen ist [151]. Das Vermeiden jeder unnötigen Schmerz- und Stressbelastung in Verbindung mit Comfort-Maßnahmen zur Beruhigung des Kindes und zur Schmerztherapie bei kleineren schmerzhaften Maßnahmen (wie Blutentnahmen oder Absaugen) können vielfach ausreichend sein.

Bei nicht zu beherrschender Unruhe beatmeter frühgeborener Kinder kann eine vorübergehende Sedierung mit Morphin, Phenobarbital oder ausnahmsweise auch Midazolam notwendig werden. Opioide zur Schmerztherapie wie Morphin oder Piritramid sollten bei Frühgeborenen möglichst nicht als Dauerinfusion, sondern in Form von Einzelgaben verabreicht werden. Eindeutige Indikationen zur medikamentösen Schmerztherapie sind postoperative Schmerzen, starke akute Schmerzen beispielsweise bei größeren schmerzhaften Maßnahmen und die Versorgung in der Palliativsituation, dann in der Regel mit Opioiden wie Fentanyl oder Piritramid. Die Problematik von Morphin bei frühgeborenen Kindern wurde bereits erwähnt [104]. Im Vergleich zum Morphin ist die Anwendung von Fentanyl möglicherweise mit einer geringeren Hemmung der Magen-Darm-Motilität verbunden, diese Beobachtung stützt sich allerdings auf eine einzige Studie [96].

> **Merke**
>
> Mit zunehmender Unreife frühgeborener Kinder muss die Indikation zur Anwendung zentralwirksamer Medikamente unter Beatmung strenger gestellt werden. Sie sollte nur nach Ausnutzung aller nicht-pharmakologischer Maßnahmen streng indiziert erfolgen. Die Gabe vieler zentralwirksamer Pharmaka kann mit dem Risiko von langzeitigen negativen Auswirkungen auf das unreife ZNS verbunden sein. Risiken einer Medikamentenanwendung müssen gegen die Risiken möglicherweise unzureichend behandelter Schmerzen abgewogen werden. Bei Frühgeborenen sollten Opioid-Einzelgaben einer Dauerinfusion vorgezogen werden.

Reife Neugeborene, vor allem mit schwerer Lungenerkrankung, benötigen häufig eine dauerhafte medikamentöse Analgesie und Sedierung. Standardmedikamente sind hier Midazolam in Kombination mit Fentanyl/Sufentanil oder Morphin. Sollte die Beatmungsdauer drei Tage nicht überschreiten, bietet sich auch eine Remifentanil-Dauerinfusion an [114]. Die Dauer bis zur Extubation nach Absetzen des Medikaments ist im Vergleich zum Morphin deutlich kürzer.

Bei längerer Beatmungsdauer mit der Notwendigkeit der Gabe von Opioiden und Benzodiazepinen kann bei reifen Neugeborenen die zusätzliche Infusion von Clonidin erwogen werden, um eine Toleranzentwicklung mit Notwendigkeit der Dosissteigerung der Opioide und Benzodiazepine zu verhindern und um nach Absetzen der Analgosedation physische Entzugssymptome zu unterdrücken.

21.7.6 Postoperative Schmerztherapie

Die postoperative Schmerztherapie sollte in enger Zusammenarbeit mit dem Chirurgen und vor allem der Anästhesie erfolgen. Die prä- bzw. intraoperative Gabe von Nicht-Opioidanalgetika und die Ausnutzung lokalanästhetischer Maßnahmen (Nervenblockaden, Wundinfiltration, Kaudalanästhesie) sollte angestrebt werden. Nach Eingriffen am Unterbauch oder der unteren Extremität bietet sich ein Kaudalkatheter zur Schmerztherapie für die ersten postoperativen Tage schon bei Neugeborenen an [78].

Die medikamentöse Schmerztherapie muss der Schwere des Eingriffs und den individuellen Schmerzen angepasst werden (Tab. 21.14). Subkutane oder intramuskuläre Injektionen dürfen nicht Basis des schmerztherapeutischen Konzepts sein.

Bei leichteren postoperativen Schmerzen kann bei Neugeborenen intravenöses Paracetamol eingesetzt werden, auch bei Frühgeborenen sind erste Anwendungsbeobachtungen veröffentlicht [88, 89], bei mittelschweren Schmerzen kann auch eine Kombination mit Tramadol erfolgen [152, 153]. Starke Schmerzen müssen mit einem potenten μ-Opioid-Agonisten behandelt werden, dabei erfolgt die Einzelgabe von z. B. Piritramid titrierend bis zur Schmerzfreiheit. Bei postoperativ beatmeten Patienten und starken Schmerzzuständen ist eine Dauerinfusion mit Fentanyl oder Sufentanil in Kombination mit Midazolam notwendig. Eine Kombination mit einem Nicht-Opioidanalgetikum sollte erfolgen, bei reifen Kindern nach Eingriffen am Muskuloskeletalsystem mit entzündlichen Reaktionen kann Ibuprofen als NSAID, bei Eingriffen an Hohlorganen mit kolikartigen Schmerzen evtl. Metamizol eingesetzt werden. Gerade bei Neugeborenen ist die rasche Umstellung von der Opioid-Dauerinfusion auf Einzelgaben anzustreben. Die Schmerztherapie kann grundsätzlich auch als schwesternkontrollierte Analgesie erfolgen.

> **Merke**
>
> Vor allem in der postoperativen Therapie sollten lokale und regionale Anästhesietechniken berücksichtigt werden.
> Bei starken mittleren und starken Schmerzen empfiehlt sich häufig die Kombination eines Opioids mit einem Nicht-Opioid (Paracetamol oder Ibuprofen).

21.8 Vermeidung und Therapie von Entzugssymptomatik

Eine physische Entzugssymptomatik nach Absetzen der Analgosedierung kann bereits nach 5 Tage dauerndem hochdosiertem Einsatz vor allem potenter Opioide und Benzodiazepine auch schon im Neugeborenenalter auftre-

Tabelle 21.14 Postoperative Schmerztherapie.

	Medikament	Route	Dosierung (mg/kg KG/ED)	Dosierungsintervall (h)
leichte Schmerzen	Paracetamol	rektal	20 (LD 35)	6
		oral	20	6 Neugeborene: 8 Frühgeborene <34. SSW: 12
		i. v.	7,5	6
	Ibuprofen	oral, rektal	6	6
mittelschwere Schmerzen (Kombination mit Nicht-Opioid)	Tramadol	i. v. oral, rektal Dauerinfusion	0,5–1,0 0,5–1,5 0,25mg/kg/h	4 4 kontinuierlich
starke Schmerzen (Kombination mit Nicht-Opioid)	Piritramid	i. v.	0,025–0,05–0,1	4–6
	Fentanyl	i. v.	1–5(–10)μg/kg/h	kontinuierlich

ten. Zur Überwachung der Symptomatik und Indikationsstellung zur Behandlung eignet sich ein modifizierter Finnegan-Score.

Die Vermeidung oder Reduktion von körperlichen Entzugssymptomen ist möglich durch:
- regelmäßige Rotation der eingesetzten Substanzgruppen (alle 3–5 Tage)
- „sedation holidays", regelmäßige Unterbrechungen bzw. Dosisreduktion von Dauerinfusionen
- rascher Wechsel von Dauerinfusion auf Einzelgaben, von intravenöser auf orale Gabe
- Einsatz von Nicht-Opioidanalgetika und Ko-Analgetika (Clonidin) zur Einsparung von Opioiden und anderen Substanzgruppen
- Kombination der Opioid-Infusion mit niedrig dosiertem Naloxon
- langsames Weaning, tägliche Reduktion in Schritten um 10–20 % der Dosis

Die Behandlung der körperlichen Entzugssymptomatik kann erfolgen durch:
- Stressabschirmung, Anwesenheit der Eltern
- pharmakologische Therapie:
  - Clonidin: Dauerinfusion 0,5–2,0 µg/kg/h i. v. oder 3–12 µg/kg/ED per os alle 6 Stunden
  - orale Behandlung mit Medikamenten der jeweiligen Substanzgruppe, z. B. Methadon 0,05–0,2 mg/kg/ED alle 6–12 Stunden, Lorazepam 0,05 mg/kg/ED alle 8 Stunden, Phenobarbital 2–5 mg/kg/ED alle 12 Stunden und jeweils langsames Ausschleichen des Medikaments, wenn einige Tage keine Entzugssymptomatik besteht

21.9 Zusammenfassung

Die Datenlage zur Wirksamkeit und Sicherheit von nichtmedikamentösen und medikamentösen Maßnahmen zur Schmerztherapie bei Früh- und Neugeborenen ist insgesamt noch spärlich. Vor allem das Wissen um die Wirksamkeit pharmakologischer Maßnahmen in den verschiedenen Situationen und Altersklassen ist ausgesprochen lückenhaft. Daten über die Pharmakokinetik analgetisch wirksamer Medikamente liegen zahlreicher vor als pharmakodynamische Daten. Über die Wirksamkeit nicht-medikamentöser Maßnahmen liegt mittlerweile eine zunehmende Fülle von Erkenntnissen vor. Dabei muss allerdings beachtet werden, dass nicht alle Studien die Anforderungen erfüllen, die zur Generierung echter Evidenz zu fordern sind. Die Patientenzahlen sind teilweise zu gering, um die notwendige Power zu liefern. Die Methoden der Schmerzmessung sind oft unzureichend (fehlender Schmerz-Score, nur physiologische Parameter oder Schreidauer als unspezifische Parameter) und variieren sehr, ebenso wie eine Standardisierung der Methoden und Situationen fehlt, sodass eine Vergleichbarkeit der Ergebnisse nur eingeschränkt möglich ist. Auch ist die Übertragbarkeit der Ergebnisse von reifen gesunden Neugeborenen auf kranke Neugeborene oder Frühgeborene verschiedenen Gestationsalters nicht generell zulässig, sodass auch auf diesem Gebiet noch deutlicher Forschungsbedarf unter standardisierten Bedingungen in verschiedenen Populationen besteht.

Die American Academy of Pediatrics hat eine aktualisierte Leitlinie zur Prävention und Management von Schmerzen bei Neugeborenen [145] erarbeitet, die die Bedeutung des Problems „Schmerz in der Neonatologie" thematisiert, Möglichkeiten zur Schmerzerfassung aufführt und Strategien zur Schmerzprävention und Therapie bei kleineren schmerzhaften Maßnahmen sowie bei größeren und chirurgischen Eingriffen formuliert. In Deutschland gibt es eine solche evidenzbasierte offizielle Leitlinie zur Schmerztherapie bei Früh- und Neugeborenen bislang nicht.

Vorrangig sollte in jedem Fall das Bemühen um eine strikte Schmerz- und Stressvermeidung bei allen früh- und neugeborenen Kindern sein. Der Schmerz im Rahmen einer intensivmedizinischen Behandlung ist einer von zahlreichen Stressfaktoren, deren Verarbeitung dem Kind unter Umständen keine Kapazität zur Wahrnehmung und Verarbeitung von positiven Erfahrungen lässt.

Ziel der neonatologischen Behandlung sollte es sein, negative Stimuli wie Schmerz, Licht, Lärm, Kälte, Trennung von der Mutter etc. zu minimieren und auf der anderen Seite positive, entwicklungsfördernde Stimuli in einem für das individuelle Kind zuträglichem Maße zu fördern, um optimale Entwicklungsbedingungen zu schaffen.

Wenn eine Schmerzvermeidung nicht möglich ist, sollte eine präemptive, antizipierende Therapie erfolgen, um akute und langfristige negative Folgen für das Kind zu vermeiden bzw. zu minimieren. Dabei muss individuell in jeder Situation der Nutzen und das Risiko einer therapeutischen Maßnahme zur Schmerztherapie abgewogen werden.

Zur Therapie des unvermeidbaren prozeduralen Schmerzes, beispielsweise bei Blutentnahmen, Katheteranlagen und dem Absaugen über den Endotracheal-Tubus oder des Nasenrachenraums sind nicht-medikamentöse Maßnahmen (Facilitated Tucking, nicht-nutritives Saugen, Beinmassage) in Verbindung mit Zuckerstoffen und evtl. einer Lokalanästhesie zu bevorzugen. Zentralwirksame Pharmaka scheinen hier sogar unterlegen zu sein oder sind in entsprechenden Dosierungen mit schweren Nebenwirkungen behaftet.

Der regelmäßige Einsatz von Comfort-Maßnahmen (Känguru-Care, Stillen/Anlegen, Gerüche etc.) in einer dem Kind angepassten Dosierung empfiehlt sich unabhängig von schmerzhaften Eingriffen, um eine bessere Stabilität und Ausgeglichenheit des Kindes auch bei diesen zu erzielen.

Eine pharmakologische Schmerztherapie beatmeter Frühgeborener mit Opioiden sollte derzeit nur nach Indikation erfolgen. Auch hier ist es sinnvoll, nicht-pharmakologische Maßnahmen und Zuckerstoffe einzusetzen, auch wenn die Datenlage dazu noch spärlich ist.

Bei größeren schmerzhaften Eingriffen und im postoperativen Verlauf ist eine medikamentöse Schmerztherapie obligat, der Einsatz regionalanästhetischer Verfahren findet auch bei jüngeren Kindern zunehmende Verbreitung. Opioide und Nicht-Opioide und Kombinationen dieser Medikamente haben ihren festen Platz in der postoperativen Schmerztherapie.

21.10 Anhang

21.10.1 Schmerzscores

Tabelle 21.**15** KUSS (Kindliche Unbehagens- und Schmerzskala nach Büttner (Universitätsklinik Bochum). Postoperative Schmerzmessung, spontanatmende Kinder (0-4 Jahre)

Beobachtung	Bewertung	Punkte
weinen	gar nicht	0
	stöhnen, jammern, wimmern	1
	schreien	2
Gesichtsausdruck	entspannt, lächelt	0
	Mund verzerrt	1
	Mund und Augen grimmassiert	2
Rumpfhaltung	neutral	0
	unstet	1
	aufbäumen, krümmen	2
Beinhaltung	Neutral	0
	Strampelnd, tretend	1
	An den Körper gezogen	2
motorische Unruhe	nicht vorhanden	0
	mäßig	1
	ruhelos	2
	Summe	

Die Beobachtungsdauer beträgt 15 Sekunden. Ab 4 Punkten besteht ein Interventionsbedarf.

Tabelle 21.**16** Berner Schmerzscore für Neugeborene (akute Schmerzen, spontanatmende Früh- und Neugeborene sowie unter CPAP)

Parameter (Punkte)	0	1	2	3
Schlaf	ruhiger Schlaf oder physiologisch wach	oberflächlicher Schlaf mit Augenblinzeln	erwacht spontan	Kann nicht einschlafen
weinen	kein Weinen	kurze Weinphase (weniger als 2 Minuten)	vermehrtes Weinen (mehr als 2 Minuten)	Vermehrtes und schrilles Weinen (mehr als 2 Minuten)
Beruhigung	keine Beruhigung notwendig	weniger als 1 Minute zur Beruhigung	mehr als 1 Minute zur Beruhigung	Mehr als 2 Minuten zur Beruhigung
Hautfarbe	rosig	gerötet	leicht blass, evtl. Marmoriert	Blass, marmoriert, zyanotisch
Gesichtsmimik	Gesicht entspannt	vorübergehendes Verkneifen des Gesichts	vermehrtes Verkneifen des Gesichts und Zittern des Kinns	Dauerhaftes Verkneifen des Gesichtes und Zittern des Kinns
Körperausdruck	Körper entspannt	vorwiegend entspannt, kurze Verkrampfung	häufige Verkrampfung, Entspannung möglich	Permanente Verkrampfung
Atmung	normal und ruhig	oberflächlich Zunahme der AF um 10–14/min	oberflächlich Zunahme der AF um 15–19/min, thorakale Einziehungen	oberflächlich unregelmäßige AF, Anstieg um ≥ 20/min, starke thorakale Einziehungen
Herzfrequenz	normal	Anstieg ≥ 20/min, mit Rückgang zum Ausgangswert	Anstieg ≥20/min, ohne Rückgang zum Ausgangswert	Anstieg ≥ 30/min oder vermehrt Bradykardien
Tc SO_2 *	Senkung von ≤1,9 %	Senkung 2 %–2,9 %	Senkung 3 %–4,9 %	Senkung ≥ 5 %

Allgemein bestehen behandlungsbedürftige Schmerzen bei einem Gesamtscore >10 Punkten bzw. einem subjektiven Score (ohne Herzfrequenz und Tc SO_2) von >8 Punkten.

Tabelle 21.17 Schmerz- und Sedierungs-Score nach Hartwig für beatmete Neugeborene und Säuglinge

	Motorik	Mimik	Augen öffnen	Beatmung	Absaugen
1	keine Spontanbewegung	keine Reaktion	kein Öffnen		
2	Spontanbewegung bei Schmerzreizen	grimassieren nur bei Schmerzreizen	öffnen nur bei Schmerzreizen	keine Eigenatmung	keine Reaktionen beim Absaugen
3	Spontanbewegung mit den Extremitäten	weint nur bei Schmerzreizen, beruhigt sich rasch wieder	öffnen bei Manipulationen, schläft rasch wieder ein	problemlose Eigenatmung, voll synchronisiert	zeigt allenfalls Grimassieren oder Bewegungen mit den Extremitäten
4	spontane Massenbewegung	weint auch ohne Schmerzreize, beruhigt sich rasch wieder	öffnet spontan die Augen, schläft nach kurzer Zeit wieder ein	apparative Beatmung durch Eigenatmung nicht gestört	kurzes Husten oder Würgen
5	dauernde spontane Bewegungen, Unruhe	weint, kaum zu beruhigen	öffnet spontan die Augen, lange Zeit wach, schwitzt	atmet gegen den Respirator, Tachypnoe	wehrt sich heftig, hustet stark, presst

Behandlungsbedürftige Schmerzen bestehen ab einem Score-Wert von 13 Punkten, der ideale Bereich für ein beatmetes Kind in der Regel bei 9–12 Punkten.

Tabelle 21.18 N-Pass: Neonatal Pain and Agitation Scale (www.n-pass.com); spontanatmende sowie beatmete Früh- und Neugeborene mit wiederholten, andauernden Schmerzen, dient der Beurteilung von Sedierungsgrad und Schmerzempfinden

Beurteilungs-Kriterium	Sedierung		Norm	Schmerz / Unruhe	
	−2	−1	0	1	2
schreien Irritabilität	schreit nicht bei schmerzhaftem Stimulus	stöhnt oder schreit minimal bei schmerzhaftem Stimulus	angemessenes Schreien, nicht irritabel	irritabel oder regelmäßig schreiend, beruhigbar	hochfrequentes Schreien oder stilles kontinuierliches Weinen, nicht zu beruhigen
Verhaltens-Zustand	nicht weckbar durch Stimuli, keine Spontanbewegungen	nur minimal weckbar durch Stimulation, geringe Spontanbewegungen	dem Gestationsalter entsprechend	ruhelos, windet sich, wacht häufig auf	überstreckt sich, strampelt, dauerhaft wach oder nur minimal wach, keine Bewegungen (nicht medikamentös sediert)
Mimik	Mund ohne Tonus, ausdruckslos	minimale Mimik auf Stimulation	entspannt, altersentsprechend	intermittierendes Grimassieren (mimische Schmerzreaktion)	kontinuierliches Grimassieren (mimische Schmerzreaktion)
Extremitäten-Tonus	kein Greifreflex, schlaffer Tonus	schwacher Greifreflex, reduzierter Muskeltonus	entspannte Hände und Füße, normaler Muskeltonus	intermittierendes Beugen der Zehen, fäusteln oder Spreizen der Finger, Körperspannung nicht erhöht	kontinuierliches Beugen der Zehen, fäusteln oder Spreizen der Finger, Körperspannung erhöht
Vitalzeichen: HF, RR, BP, SaO$_2$	keine Änderung auf Stimuli Hypoventilation oder Apnoe	< 10 % Variabilität von der Baseline auf Stimulus	innerhalb der Baseline oder normal für das Gestationsalter	Anstieg um 10–20 % von der Baseline SaO$_2$ 76–85 % bei Stimulation, schnelle Erholung	Anstieg von mehr als 20 % über die Baseline Sättigungsabfall auf < 75 % bei Stimulation, langsame Erholung Beatmung nicht synchronisiert mit Eigenatmung

+3 bei <28 Schwangerschaftswochen korrigiertes Alter
+2 bei 28–31 Schwangerschaftswochen korrigiertes Alter
+1 bei 32–35 Schwangerschaftswochen korrigiertes Alter

Beurteilung:
„Tiefe Sedierung" Score von -10 bis -5
„oberflächliche Sedierung" Score von -5 bis −2
„behandlungsbedürftige Schmerzen": Score von >3 Punkten

Tabelle 21.**19** Comfort-Scale: Beurteilung von Sedierungstiefe und Schmerzen (z. B. postoperativ vor allem bei beatmeten Neugeborenen und älteren Kindern/Jugendlichen)

	1	2	3	4	5
Wachheit/ Aufmerksamkeit	tiefer Schlaf	leichter Schlaf	müde/schläfrig	völlig wach und aufmerksam	übererregbar
Agitation	ruhig	geringe Unruhe	unruhig	sehr unruhig	panisch
Atmung	kein Husten, keine Spontanatmung	Spontanatmung mit fehlender/ geringer Störung durch Beatmung	gelegentliches Husten oder Widerstand gegen die Beatmung	regelmäßiges Husten oder aktives Atmen gegen die Beatmung	husten oder würgen, „kämpft" gegen die Beatmung
Körperbewegungen	keine Bewegungen	gelegentliche Bewegungen	regelmäßige leichte Bewegungen	heftige Bewegungen mit den Extremitäten	heftige Bewegungen auch von Rumpf und Kopf
mittlerer arterieller Blutdruck	unter Baseline	beständig im Bereich der Baseline	unregelmäßige Anstiege von 15 % oder mehr während der Beobachtungsperiode	regelmäßige Anstiege von 15 % oder mehr (mehr als 3 während der Beobachtungsperiode)	beständiger Anstieg auf 15 % oder mehr
Herzfrequenz	unter Baseline	beständig im Bereich der Baseline	unregelmäßige Anstiege von 15 % oder mehr während der Beobachtungsperiode	regelmäßige Anstiege von 15 % oder mehr (mehr als 3 während der Beobachtungsperiode)	beständiger Anstieg auf 15 % oder mehr
Muskeltonus	entspannt, kein Tonus	reduziert	normal	erhöhter Tonus und Beugung von Fingern und Zehen	stark erhöhter Tonus, Rigidität
Mimik	entspannt	normaler Tonus, keine Anspannung	Anspannung in einigen Gesichtsmuskeln	Anspannung sämtlicher Gesichtsmuskeln	Grimassieren

Ausreichende Sedierungstiefe besteht nach den Autoren in einem Bereich von 17–26 Punkten.

Literatur

[1] Simons S H, van Dijk M, Anand K S, Roofthooft D, van Lingen R A, Tibboel D. Do we still hurt newborn babies? A prospective study of procedural pain and analgesia in neonates. Arch Pediatr Adolesc Med. 2003; 157: 1058–1064
[2] Bartocci M, Bergqvist L L, Lagercrantz H, Anand K J. Pain activates cortical areas in the preterm newborn brain. Pain. 2006; 122: 109–117
[3] Slater R, Cantarella A, Gallella S, Worley A, Boyd S, Meek J, Fitzgerald M. Cortical pain responses in human infants. J Neurosci. 2006; 26: 3662–3666
[4] Taddio A, Goldbach M, Ipp M, Stevens B, Koren G. Effect of neonatal circumcision on pain responses during vaccination in boys. Lancet. 1995; 345: 291–292
[5] Taddio A, Katz J, Ilersich A L, Koren G. Effect of neonatal circumcision on pain response during subsequent routine vaccination. Lancet. 1997; 349: 599–603
[6] Grunau R E, Oberlander T F, Whitfield M, Fitzgerald C, Morison S, Saul J P. Pain reactivity in former extremely low birth weight infants at corrected age 8 months compared with term born controls. Infant Behav Dev. 2001; 24: 31–55
[7] Fitzgerald M, Millard C, McIntosh N. Cutaneous hypersensitivity following peripheral tissue damage in newborn infants and its reversal with topical anaesthesia. Pain. 1989; 39: 31–36
[8] Fitzgerald M. Developmental biology of inflammatory pain. Br J Anaesth. 1995; 75: 177–185
[9] Holsti L, Grunau R E, Whifield M F, Oberlander T F, Lindh V. Behavioral responses to pain are heightened after clustered care in preterm infants born between 30 and 32 weeks gestational age. Clin J Pain 2006; 22: 757–764
[10] Porter F L, Wolf C M, Miller J P. The effect of handling and immobilization on the response to acute pain in newborn infants. Pediatrics. 1998; 102: 1383–1389
[11] Grunau R E, Haley D W, Whitfield M F, Weinberg J, Yu W, Thiessen P. Altered basal cortisol levels at 3, 6, 8 and 18 months in infants born at extremely low gestational age. J Pediatr. 2007; 150: 151–156
[12] Grunau R E, Weinberg J, Whitfield M F. Neonatal procedural pain and preterm infant cortisol response to novelty at 8 months. Pediatrics. 2004; 114: 77–84
[13] Grunau R V, Whitfield M F, Petrie J H, Fryer E L. Early pain experience, child and family factors, as precursors of somatization. A prospective study of extremely premature and full-term children. Pain. 1994; 56: 353–359
[14] Anand K J, Scalzo F M. Can adverse neonatal experiences alter brain development and subsequent behavior? Biol Neonate. 2000; 77: 69–82
[15] Bhutta A T, Anand K J. Vulnerability of the developing brain. Neuronal mechanisms. Clin Perinatol. 2002; 29: 357–372
[16] Anand K J, Coskun V, Thrivikraman K V, Nemeroff C B, Plotsky P M. Long-term behavioral effects of repetitive pain in neonatal rat pups. Physiol Behav. 1999; 66: 627–637
[17] Bhutta A T, Rovnaghi C, Simpson P M, Gossett J M, Scalzo F M, Anand K J. Interactions of inflammatory pain and morphine in infant rats: long-term behavioral effects. Physiol Behav. 2001; 73: 51–58
[18] Atici S, Cinel L, Cinel I, Doruk N, Aktekin M, Akca A, Camdeviren H, Oral U. Opioid neurotoxicity: comparison of mor-

phine and tramadol in an experimental rat model. Int J Neurosci. 2004; 114: 1001–1011

[19] Bittigau P, Sifringer M, Ikonomidou C. Antiepileptic drugs and apoptosis in the developing brain. Ann N Y Acad Sci. 2003; 993: 103–114

[20] Fredriksson A, Archer T, Alm H, Gordh T, Eriksson P. Neurofunctional deficits and potentiated apoptosis by neonatal NMDA antagonist administration. Behav Brain Res. 2004; 153: 367–376

[21] Ikonomidou C, Bosch F, Miksa M, Bittigau P, Völker J, Dikranian K, Tenkova T I, Stefovska V, Turski L, Olney J W. Blockade of NMDA receprors and apaoptotic neurodegeneration in the developing brain. Science. 1999; 283: 70–74

[22] Jevtovic-Todorovic V, Hartman R E, Izumi Y, Benshoff N D, Dikranian K, Zorumski C F, Olney J W, Wozniak D F. Early exposure to common anesthetic agents causes widespread neurodegeneration in the developing rat brain and persistent learning deficits. J Neurosci. 2003; 23: 876–882

[23] Cignacco E. Pain assessment in newborn infants a review of the literature. Pflege. 2001; 14: 171–181

[24] Denecke H, Hünseler C. Assessment and measurement of pain. Schmerz. 2000; 14: 302–308

[25] Gibbins S, Stevens B, Asztalos E. Assessment and management of acute pain in high-risk neonates. Expert Opin Pharmacother. 2003; 4: 475–483

[26] Ramelet A S, Abu-Saad H H, Rees N, McDonald S. The challenges of pain measurement in critically ill young children: a comprehensive review. Aust Crit Care. 2004; 17: 33–45

[27] Hartwig S, Roth B, Theisohn M. Clinical experience with continuous intravenous sedation using midazolam and fentanyl in the pediatric intensive care unit. Eur J Pediatr. 1991; 150: 784–788

[28] Hünseler C, Merkt V, Gerloff M, Eifinger F, Kribs A, Roth B. Beurteilung von Schmerzempfinden und Sedierungsgrad bei beatmeten Neugeborenen und Säuglingen. Validierung eines Schmerz- und Sedierungs-Scores (Hartwig-Score). Z Geburtshilf Neonatol. 2006; S1

[29] Cignacco E, Müller R, Hamers J P, Gessler P. Pain assessment in the neonate using the Bernese Pain Scale for Neonates. Early Hum Dev. 2004; 78: 125–131

[30] Buttner W, Finke W. Analysis of behavioural and physiological parameters for the assessment of postoperative analgesic demand in newborns, infants and young children. A comprehensive report on seven consecutive studies. Paediatr Anaesth. 2000; 10: 303–318

[31] Ambuel B, Hamlett K W, Marx C M, Blumer J L. Assessing distress in pediatric intensive care environments: the COMFORT scale. J Pediatr Psychol. 1992; 17: 95–109

[32] Ista E, van Dijk M, Tibboel D, de Hoog M. Assessment of sedation levels in pediatric intensive care patients can be improved by using the COMFORT „behavior" scale. Pediatr Crit Care Med. 2005; 6: 58–63

[33] Stevens B, Johnston C, Petryshen P, Taddio A. Premature Infant Pain Profile. Development and initial validation. Clin J Pain. 1996; 12: 13–22

[34] Lawrence J, Alcock D, McGrath P, Kay J, MacMurray S B, Dulberg C. The development of a tool to assess neonatal pain. Neonatal Network. 1993; 12: 59–66

[35] Hummel P, Puchalski M, Creech S D, Weiss M G. Clinical reliability and validity of the N-PASS. Neonatal pain, agitation and sedation scale with prolonged pain. J Perinatol. 2008; 28: 55–60

[36] Malviya S, Voepel-Lewis T, Tait A R, Watcha M F, Sadhasivam S, Friesen R H. Effect of age and sedative agent on the accuracy of bispectral index in detecting depth of sedation in children. Pediatrics. 2007; 120(3): 461–470

[37] Shah V, Ohlsson A. Venepuncture versus heel lance for blood sampling in term neonates. Cochrane Database Syst Rev. 2007; 17(4): CD001 452

[38] Graven S N. Sound and the developing infant in the NICU: conclusions and recommendations for care. J Perinatol. 2000; 20: 88–93

[39] Schott C, Gharavi B, Linderkamp O. Effects of noise and light on early child development and possibilities of noise and light reduction in premature infant intensive care units. Kinderkrankenschwester. 2004; 23(8): 324–327

[40] Vanderveen J A, Bassler D, Robertson C M, Kirpalani H. Early interventions involving parents to improve neurodevelopmental outcomes of premature infants. A meta-analysis. J Perinatol. 2009; 15

[41] Ward-Larson C, Horn R A, Gosnell F. The efficacy of facilitated tucking for relieving procedural pain of endotracheal suctioning in very low birthweight infants. MCN Am J Matern Child Nurs. 2004; 29: 151–156

[42] Corff K E, Seideman R, Venkataraman P S, Lutes L, Yates B. Facilitated tucking. A nonpharmacologic comfort measure for pain in preterm neonates. J Obstet Gynecol Neonatal Nurs. 1995; 24: 143–147

[43] Gibbins S, Stevens B. Mechanisms of sucrose and non-nutritive sucking in procedural pain management in infants. Pain Res Manag. 2001; 6: 21–28

[44] Craske J, Cunliffe M. Are endocannabinoids the basis for neonatal analgesia through non-nutritive sucking? Arch Dis Fetal Neonatal Ed. 2005; 90: F540

[45] Carbajal R, Chauvet X, Couderc S, Olivier-Martin M. Randomised trial of analgesic effects of sucrose, glucose, and pacifiers in term neonates. BMJ. 1999; 319(7222): 1393–1397

[46] Carbajal R, Lenclen R, Gajdos V, Jugie M, Paupe A. Crossover trial of analgesic efficacy of glucose and pacifier in very preterm neonates during subcutaneous injections. Pediatrics. 2002; 110: 389–393

[47] Carbajal R, Veerapen S, Couderc S, Jugie M, Ville Y. Analgesic effect of breast feeding in term neonates. Randomised controlled trial. BMJ. 2003; 326(7379): 13

[48] Stevens B, Johnston C, Franck L, Petryshen P, Jack A, Foster G. The efficacy of developmentally sensitive interventions and sucrose for relieving procedural pain in very low birth weight neonates. Nurs Res. 1999; 48: 35–43

[49] Bucher H U, Moser T, von Siebenthal K, Keel M, Wolf M, Duc G. Sucrose reduces pain reaction to heel lancing in preterm infants. A placebo-controlled, randomized and masked study. Pediatr Res. 1995; 38: 332–335

[50] Bucher H U, Baumgartner R, Bucher N, Seiler M, Fauchere J C. Artificial sweetener reduces nociceptive reaction in term newborn infants. Early Hum Dev. 2000; 59: 51–60

[51] Skogsdal Y, Eriksson M, Schollin J. Analgesia in newborns given oral glucose. Acta Paediatr. 1997; 86: 217–220

[52] Upadhyay A, Aggarwal R, Narayan S, Joshi M, Paul V K, Deorari A K. Analgesic effect of expressed breast milk in procedural pain in term neonates. A randomized, placebo-controlled, double-blind trial. Acta Paediatr. 2004; 93: 518–522

[53] Uyan Z S, Ozek E, Bilgen H, Cebeci D, Akman I. Effect of foremilk and hindmilk on simple procedural pain in newborns. Pediatr Int. 2005; 47: 252–257

[54] Gradin M, Finnstrom O, Schollin J. Feeding and oral glucose-additive effects on pain reduction in newborns. Early Hum Dev. 2004; 77: 57–65

[55] Phillips R M, Chantry C J, Gallagher M P. Analgesic effects of breast-feeding or pacifier use with maternal holding in term infants. Ambul Pediatr. 2005; 5: 359–364

[56] Shah P S, Aliwalas L I, Shah V. Breastfeeding or breast milk for procedural pain in neonates. Cochrane Database Syst Rev. 2006; 19(3): CD004 950

[57] Gray L, Watt L, Blass E M. Skin-to-skin contact is analgesic in healthy newborns. Pediatrics. 2000; 105: e14

[58] Johnston C C, Stevens B, Pinelli J, Gibbins S, Filion F, Jack A, Steele S, Boyer K, Veilleux A. Kangaroo care is effective in diminishing pain response in preterm neonates. Arch Pediatr Adolesc Med. 2003; 157: 1084–1088

[59] Ludington-Hoe S M, Hosseini R, Torowicz D L. Skin-to-skin contact (Kangaroo Care) analgesia for preterm infant heel stick. AACN Clin Issues. 2005; 16: 373–387

[60] Bellieni C V, Bagnoli F, Perrone S, Nenci A, Cordelli D M, Fusi M, Ceccarelli S, Buonocore G. Effect of multisensory stimulation on analgesia in term neonates. A randomized controlled trial. Pediatr Res. 2002; 51: 460–463

[61] Jain S, Kumar P; McMillan D D. Prior leg massage decreases pain responses to heel stick in preterm babies. J Paediatr Child Health. 2006; 42: 505–508

[62] Cleary J, Weldon D T, O'Hare E, Billington C, Levine A S. Naloxone effects on sucrose-motivated behavior. Psychopharmacology. 1996; 126: 110–114

[63] Pomonis J D, Jewett D C, Kotz C M, Briggs J E, Billington C J, Levine A S. Sucrose consumption increases naloxone-induced c-Fos immunoreactivity in limbic forebrain. Am J Physiol Regul Integr Comp Physiol. 2000; 278: R712–719

[64] Reboucas E C, Segato E N, Kishi R, Freitas R L, Savoldi M, Morato S, Coimbra N C. Effect of the blockade of mu1-opioid and 5HT2A-serotonergic/alpha1-noradrenergic receptors on sweet-substance-induced analgesia. Psychopharmacology. 2005; 179: 349–355

[65] Taddio A, Shah V, Shah P, Katz J. Betaendorphin concentration after administration of sucrose in preterm infants. Arch Pediatr Adolesc Med. 2003; 157: 1071–1074

[66] Guala A, Pastore G, Liverani M E, Giroletti G, Gulino E, Meriggi A L, Licardi G, Garipoli V. Glucose or sucrose as an analgesic for newborns: a randomised controlled blind trial. Minerva Pediatr. 2001; 53: 271–274

[67] Abad F, Diaz-Gomez N M, Domenech E, Gonzalez D, Robayna M, Feria M. Oral sucrose compares favourably with lidocaine-prilocaine cream for pain relief during venepuncture in neonates. Acta Paediatr. 2001; 90: 160–165

[68] Acharya A B, Annamali S, Taub N A, Field D. Oral sucrose analgesia for preterm infant venepuncture. Arch Dis Child Fetal Neonatal Ed. 2004; 89: F17–18

[69] Gradin M, Eriksson M, Holmqvist G, Holstein A, Schollin J. Pain reduction at venipuncture in newborns. Oral glucose compared with local anesthetic cream. Pediatrics. 2002; 110: 1053–1057

[70] Blass E M, Watt L B. Suckling- and sucrose-induced analgesia in human newborns. Pain. 1999; 83: 611–623

[71] Harrison D, Johnston L, Loughnan P. Oral sucrose for procedural pain in sick hospitalized infants. A randomized-controlled trial. J Paediatr Child Health. 2003; 39: 591–597

[72] Stevens B, Yamada J, Beyene J, Gibbins S, Petryshen P, Stinson J, Narciso J. Consistent management of repeated procedural pain with sucrose in preterm neonates. Is it effective and safe for repeated use over time? Clin J Pain. 2005; 21: 543–548

[73] Mucignat V, Ducrocq S, Lebas F, Mochel F, Baudon J J, Gold F. Analgesic effects of Emla cream and saccharose solution for subcutaneous injections in preterm newborns. A prospective study of 265 injections. Arch Pediatr. 2004; 11: 921–925

[74] Stevens B, Yamada J, Ohlsson A. Sucrose for analgesia in newborn infants undergoing painful procedures. Cochrane Database Syst Rev. 2004; 3: CD001069

[75] Gibbins S, Stevens B. The influence of gestational age on the efficacy and short-term safety of sucrose for procedural pain relief. Adv Neonatal Care. 2003; 3: 241–249

[76] Johnston C C, Filion F, Snider L, Majnemer A, Limperopoulos C, Walker C D, Veilleux A, Pelausa E, Cake H, Stone S, Sherrard A, Boyer K. Routine sucrose analgesia during the first week of life in neonates younger than 31 weeks postconceptional age. Pediatrics. 2002; 110: 523–528

[77] Eriksson M, Finnstrom O. Can daily repeated doses of orally administered glucose induce tolerance when given for neonatal pain relief? Acta Paediatr. 2004; 93: 246–249

[78] Jöhr M, Berger T M. Regional anaesthetic techniques for neonatal surgery. Indications and selection of techniques. Best Pract Res Clin Anaesthesiol. 2004; 18: 357–375

[79] Essink-Tebbes C M, Wuis E W, Liem K D, van Dongen R T, Hekster Y A. Safety of lidocaine-prilocaine cream application four times a day in premature neonates. A pilot study. Eur J Pediatr. 1999; 158: 421–423

[80] Stevens B, Johnston C, Taddio A, Jack A, Narciso J, Stremler R, Koren G, Aranda J. Management of pain from heel lance with lidocaine-prilocaine (EMLA) cream. Is it safe and efficacious in preterm infants? J Dev Behav Pediatr. 1999; 20: 216–221

[81] Taddio A, Shennan A T, Stevens B, Leeder J S, Koren G. Safety of lidocaine-prilocaine cream in the treatment of preterm neonates. J Pediatr. 1995; 127: 1002–1005

[82] Larsson B A, Tannfeldt G, Lagercrantz H, Olsson G L. Alleviation of the pain of venepuncture in neonates. Acta Paediatr. 1998; 87: 774–779

[83] Lindh V, Wiklund U, Hakansson S. Assessment of the effect of EMLA during venepuncture in the newborn by analysis of heart rate variability. Pain. 2000; 86: 247–254

[84] Kaur G, Gupta P, Kumar A. A randomized trial of eutectic mixture of local anesthetics during lumbar puncture in newborns. Arch Pediatr Adolesc Med. 2003; 157: 1065–1070

[85] Larsson B A, Jylli L, Lagercrantz H, Olsson G L. Does a local anaesthetic cream (EMLA) alleviate pain from heel-lancing in neonates? Acta Anaesthesiol Scand. 1995; 39: 1028–1031

[86] van Lingen R A, Deinum J T, Quak J M E, Kuizenga A J, van Dam G, Anand K J S, Tibboel D, Okken A. Pharmacokinetics and metabolism of rectally administered paracetamol premature neonates. Arch Dis Fetal Neonatal Ed. 1999; 80: F59–63

[87] Shah V, Taddio A, Ohlsson A. Randomised controlled trial of paracetamol for heel prick pain in neonates. Arch Dis Child Fetal Neonatal Ed. 1998; 79: F209–211

[88] Agrawal S, Fitzsimons J J, Horn V, Petros A. Intravenous paracetamol for postoperative analgesia in a 4-day-old term neonate. Paediatr Anaesth. 2007; 17: 70–71

[89] Bartocci M, Lundberg S. Intravenous paracetamol. The „Stockholm protocol" for postoperative analgesia of term and preterm neonates. Paediatr Anaesth. 2007; 17: 1120–1121

[90] Heinrich M, Wetzstein V, Muensterer O J, Till H. Conscious sedation. Off-label use of rectal S(+)-ketamine and midazolam for wound dressing changes in paediatric heat injuries. Eur J Pediatr Surg. 2004; 14(4): 235–239

[91] Pees C, Haas N A, Ewert P, Berger F, Lange P E. Comparison of analgesic/sedative effect of racemic ketamine and S(+)-ketamine during cardiac catheterization in newborns and children. Pediatr Cardiol. 2003; 24(5): 424–429

[92] Anand K J, Garg S, Rovnaghi C R, Narsinghani U, Bhutta A T, Hall R W. Ketamine reduces the cell death following inflammatory pain in newborn rat brain. Pediatr Res. 2007; 62 (3): 283–290

[93] Spandou E, Karkavelas G, Soubasi V, Avgovstides-Savvopoulou P, Loizidis T, Guiba-Tziampiri O. Effect of ketamine on hypoxicischemic brain damage in newborn rats. Brain Res. 1999; 819(1-2): 1–7

[94] Anand K J, Sippell W G, Aynsley-Green A. Randomised trial of fentanyl anaesthesia in preterm babies undergoing surgery. Effects on the stress response. Lancet. 1987; 1(8524): 62–66

[95] Lago P, Benini F, Agosto C, Zacchello F. Randomised controlled trial of low dose fentanyl infusion in preterm infants with hyaline membrane disease. Arch Dis Child Fetal Neonatal Ed. 1998; 79: F194–197

[96] Saarenmaa E, Huttunen P, Leppaluoto J, Meretoja O, Fellman V. Advantages of fentanyl over morphine in analgesia for ventilated newborn infants after birth. A randomized trial. J Pediatr. 1999; 134: 144–150

[97] Katz R, Kelley W. Pharmacokinetics of continous infusions of fentanyl in critically ill children. Crit Care Med. 1993; 21: 995–1000

[98] Koehntop D E, Rodman J H, Brundage D M, Hegland M G, Buckley J J. Pharmacokinetics of fentanyl in neonates. Anesth Analg. 1986; 65(3): 227–232

[99] Hickey P R, Hanse D D, Klessel D L, Lang P, Jonas R A, Elieson E M. Blunting of stress responses in the pulmonary circulation of infants by fentanyl. Anesth Analg. 1985; 64: 1137–1142

[100] Katz R, Kelley H W, Hsi A. Prospective study of the occurrence of withdrawal in critically ill children who receive fentanyl by continous infusion. Crit Care Med. 1994; 22: 763–767

[101] Bhat R, Chari G, Gulati A, Aldana O, Velamati R, Bhargava H. Pharmacokinetics of a single dose of morphine in preterm infants during the first week of life. J Pediatr. 1990; 117(3): 477–481

[102] Chay P W, Duffy B J, Walker J S. Pharmacokinetic-pharmacodynamic relationships of morphine in neonates. Clin Pharmacol Ther. 1992; 51: 334–342

[103] Róka A, Melinda K T, Vásárhelyi B, Machay T, Azzopardi D, Szabó M. Elevated morphine concentrations in neonates treated with morphine and prolonged hypothermia for hypoxic ischemic encephalopathy. Pediatrics. 2008; 121(4): e844–849

[104] Anand K J, Hall R W, Desai N, Shephard B, Bergqvist L L, Young T E, Boyle E M, Carbajal R, Bhutani V K, Moore M B, Kronsberg S S, Barton B A. NEOPAIN Trial Investigators Group. Effects of morphine analgesia in ventilated preterm neonates. Primary outcomes from the NEOPAIN randomised trial. Lancet. 2004; 363: 1673–1682

[105] Anand K J, Hall R W. Morphine, hypotension, and intraventricular hemorrhage. Pediatrics. 2006; 117(1): 250–252

[106] Hall R W, Kronsberg S S, Barton B A, Kaiser J R, Anand K J. NEOPAIN Trial Investigators Group. Morphine, hypotension, and adverse outcomes among preterm neonates. Who's to blame? Secondary results from the NEOPAIN trial. Pediatrics 2005; 115: 1351–1359

[107] Simons S H, Roofthooft D W, van Dijk M, van Lingen R A, Duivenvoorden H J, van den Anker J N, Tibboel D. Morphine in ventilated neonates. Its effects on arterial blood pressure. Arch Dis Child Fetal Neonatal Ed. 2006; 91(1): F46–51

[108] Quinn M W, Wild J, Dean H G, Hartley R, Rushforth J A, Puntis J W, Levene M I. Randomised double-blind controlled trial of effect of morphine on catecholamine concentrations in ventilated preterm babies. Lancet. 1993; 342(8867): 324–327

[109] Simons S H, van Dijk M, van Lingen R A, Roofthooft D, Boomsma F, van den Anker J N, Tibboel D. Randomised controlled trial evaluating effects of morphine on plasma adrenaline/noradrenaline concentrations in newborns. Arch Dis Child Fetal Neonatal Ed. 2005; 90: F36–40

[110] Dyke M P, Kohan R, Evans S. Morphine increases synchronous ventilation in preterm infants. J Peadiatr Child Health. 1995; 31: 176–179

[111] van Dijk M, Bouwmeester N J, Duivenvoorden H J, Koot H M, Tibboel D, Passchier J, de Boer J B. Efficacy of continuous versus intermittent morphine administration after major surgery in 0–3-year-old infants. A double-blind randomized controlled trial. Pain. 2002; 98: 305–313

[112] Müller C, Kremer W, Harlfinger S, Doroshyenko O, Jetter A, Hering F, Hünseler C, Roth B, Theisohn M. Pharmacokinetics of piritramide in newborns, infants and young children in intensive care units. Eur J Pediatr. 2006; 165(4): 229–239

[113] Seguin J H, Erenberg A, Leff R D. Safety and efficacy of sufentanil therapy in the ventilated infant. Neonatal Netw. 1994; 13(4): 37–40

[114] e Silva Y P, Gomez R S, Marcatto J de O, Maximo T A, Barbosa R F, e Silva A C. Early awakening and extubation with remifentanil in ventilated premature neonates. Paediatr Anaesth. 2008; 18(2): 176–183

[115] Pereira e Silva Y, Gomez R S, Marcatto J de O, Maximo T A, Barbosa R F, Simões e Silva A C. Morphine versus remifentanil for intubating premature neonates. Arch Dis Child Fetal Neonatal Ed. 2007; 92(4): F293–294

[116] Allegaert K, van Schaik R H, Vermeersch S, Verbesselt R, Cossey V, Vanhole C, van Fessem M, de Hoon J, van den Anker J N. Postmenstrual age and CYP2D6 polymorphisms determine tramadol o-demethylation in critically ill neonates and infants. Pediatr Res. 2008; 63(6): 674–679

[117] Bouchut J C, Dubois R, Godard J. Clonidine in preterm-infant caudal anesthesia may be responsible for postoperative apnea. Reg Anesth Pain Med. 2001; 26(1): 83–85

[118] Fellmann C, Gerber A C, Weiss M. Apnoea in a former preterm infant after caudal bupivacaine with clonidine for inguinal herniorrhaphy. Paediatr Anaesth. 2002; 12(7): 637–640

[119] Ambrose C, Sale S, Howell S, Bevan C, Jenkins I, Weir P, Murphy P, Wolf A. Intravenous clonidine infusion in critically ill children. Dose-dependent sedative effects and cardiovascular stability. Br J Anaesth. 2000; 84: 794–796

[120] Pohl-Schickinger A, Lemmer J, Hübler M, Alexi-Meskishvili V, Redlin M, Berger F, Stiller B. Intravenous clonidine infusion in infants after cardiovascular surgery. Paediatr Anaesth. 2008; 18: 217–22

[121] Ng E, Taddio A, Ohlsson A. Intravenous midazolam infusion for sedation of infants in the neonatal intensive care unit. Cochrane Database Syst Rev. 2003; CD002052

[122] van Alfen van der Velden A A, Hopman J C, Klaessens J H, Feuth T, Sengers RC, Liem K D. Effects of midazolam and morphine on cerebral oxygenation and hemodynamics in ventilated premature infants. Biol Neonate. 2006; 90: 197–202

[123] Anand K J, Barton B A, McIntosh N, Lagercrantz H, Pelausa E, Young T E, Vasa R. Analgesia and sedation in preterm neonates who require ventilatory support. Results from the NOPAIN trial. Neonatal Outcome and Prolonged Analgesia in Neonates. Arch Pediatr Adolesc Med. 1999; 153(4): 331–338

[124] Stefovska V G, Uckermann O, Czuczwar M, Smitka M, Czuczwar P, Kis J, Kaindl A M, Turski L, Turski W A, Ikonomidou C. Sedative and anticonvulsant drugs suppress postnatal neurogenesis. Ann Neurol. 2000; 64(4): 434–445

[125] Rochette A, Hocquet A F, Dadure C, Boufroukh D, Raux O, Lubrano J F, Bringuier S, Capdevila X. Avoiding propofol injection pain in children. A prospective, randomized, double-blinded, placebo-controlled study. Br J Anaesth. 2008; 101(3): 390–394

[126] Bray R J. Propofol infusion syndrome in children. Paediatr Anaesth. 1998; 8(6): 491–499

[127] Cornfield D N, Tegtmeyer K, Nelson M D, Milla C E, Sweeney M. Continuous propofol infusion in 142 critically ill children. Pediatrics. 2002; 110(6): 1177–1181

[128] Ghanta S, Abdel-Latif M E, Lui K, Ravindranathan H, Awad J, Oei J. Propofol compared with the morphine, atropine, and suxamethonium regimen as induction agents for neonatal endotracheal intubation. A randomized, controlled trial. Pediatrics. 2007; 119(6): e1248–1255

[129] Pöschl J, Kölker S, Bast T, Brüssau J, Ruef P, Linderkamp O, Bettendorf M. Gamma-hydroxybutyric acid sedation in neonates and children undergoing MR-imaging. Clin Padiatr. 2007; 219(4): 217–219

[130] Reinhold P, Graichen B. Propofol for sedation in pediatric magnetic resonance imaging investigations. Clin Padiatr. 1999; 211: 40–43

[131] Schmidt C M, Bohlender J E, Deuster D, Knief A, Matulat P, Dinnesen A G. The use of melatonin as an alternative to sedation in children undergoing brainstem audiometry. Laryngorhinootologie. 2000; 83(8): 523–528

[132] Schmidt C M, Knief A, Deuster D, Matulat P, am Zehnhoff-Dinnesen A G. Melatonin is a useful alternative to sedation in children undergoing brainstem audiometry with an age dependent success rate-a field report of 250 investigations. Neuropediatrics. 2007; 38(1): 2–4

[133] Wassmer E, Quinn E, Whitehouse W, Seri S. Melatonin as a sleep inductor for electroencephalogram recordings in children. Clin Neurophysiol. 2001; 112(4): 683–685

[134] Saarenmaa E, Neuvonen P J, Huttunen P, Fellman V. Ketamine for procedural pain relief in newborn infants. Arch Dis Child Fetal Neonatal Ed. 2001; 85: F53–56

[135] Cignacco E, Hamers J P, van Lingen R A, Zimmermann L J, Müller R, Gessler P, Nelle M. Pain relief in ventilated preterms during endotracheal suctioning. A randomized controlled trial. Swiss Med Wkly. 2008; 138(43-44): 635–645

[136] Simons S H, van Dijk M, van Lingen R A, Roofthooft D, Duivenvoorden H J, Jongeneel N, Bunkers C, Smink E, Anand K J, van den Anker J N, Tibboel D. Routine morphine infusion in preterm newborns who received ventilatory support. A randomized controlled trial. JAMA. 2003; 290: 2419–2427

[137] Saarenmaa E, Huttunen P, Leppaluoto J, Fellman V. Alfentanil as procedural pain relief in newborn infants. Arch Dis Child Fetal Neonatal Ed. 1996; 75: F103–107

[138] Boyle E M, Freer Y, Khan-Orakzai Z, Watkinson M, Wright E, Ainsworth J R, McIntosh N. Sucrose and non-nutritive sucking for the relief of pain in screening for retinopathy of prematurity: a randomised controlled trial. Arch Dis Child Fetal Neonatal Ed. 2006; 91: F166–168

[139] Gal P, Kissling G E, Young W O, Dunaway K K, Marsh V A, Jones S M, Shockley D H, Weaver N L, Carlos R Q, Ransom J L. Efficacy of sucrose to reduce pain in premature infants during eye examinations for retinopathy of prematurity. Ann Pharmacother. 2005; 39: 1029–1033

[140] Grabska J, Walden P, Lerer T, Kelly C, Hussain N, Donovan T, Herson V. Can oral sucrose reduce the pain and distress associated with screening for retinopathy of prematurity? J Perinatol. 2005; 25: 33–35

[141] Mitchell A, Stevens B, Mungan N, Johnson W, Lobert S, Boss B. Analgesic effects of oral sucrose and pacifier during eye examinations for retinopathy of prematurity. Pain Manag Nurs. 2004; 5: 160–168

[142] Rush R, Rush S, Ighani F, Anderson B, Irwin M, Naqvi M. The effects of comfort care on the pain response in preterm infants undergoing screening for retinopathy of prematurity. Retina 2005; 25: 59–62

[143] Marsh V A, Young W O, Dunaway K K, Kissling G E, Carlos R Q, Jones S M, Shockley D H, Weaver N L, Ransom J L, Gal P. Efficacy of topical anesthetics to reduce pain in premature infants during eye examinations for retinopathy of prematurity. Ann Pharmacother. 2005; 39: 829–833

[144] Mehta M, Adams G G, Bunce C, Xing W, Hill M. Pilot study of the systemic effects of three different screening methods used for retinopathy of prematurity. Early Hum Dev 2005; 81: 355–360

[145] Batton D G, Barrington K J, Wallman C. Prevention and management of pain in the neonate. An update. American Academy of Pediatrics Committee on Fetus and Newborn; American Academy of Pediatrics Section on Surgery; Canadian Paediatric Society Fetus and Newborn Committee. Pediatrics. 2006; 118: 2231–2241

[146] Carbajal R, Eble B, Anand K J. Premedication for tracheal intubation in neonates. Confusion or controversy? Semin Perinatol. 2007; 31(5): 309–317

[147] Oei J, Hari R, Butha T, Lui K. Facilitation of neonatal nasotracheal intubation with premedication. A randomized controlled trial. J Paediatr Child Health. 2002; 38: 146–150

[148] Roberts K D, Leone T A, Edwards W H, Rich W D, Finer N N. Premedication for nonemergent neonatal intubations. A randomized, controlled trial comparing atropine and fentanyl to atropine, fentanyl, and mivacurium. Pediatrics. 2006; 118(4):1583–1591

[149] VanLooy J W, Schumacher R E, Bhatt-Metha V. Efficacy of a premedication algorithm for nonemergent intubation in a neonatal intensive care unit. Ann Pharmacother. 2008; 42: 947–955

[150] Aretz S, Licht C, Roth B. Endogenous distress in ventilated full-term newborns with acute respiratory failure. Biol Neonate. 2004; 85: 243–248

[151] Bellu R, de Waal K A, Zanini R. Opioids for neonates receiving mechanical ventilation. Cochrane Database Syst Rev. 2008; 23(1): CD004212

[152] Aguirre Córcoles E, Durán González M E, Zambudio G A, González Celdrán R, Castaño Collado I, Cárceles Barón M D, Gutiérrez Cantó M A, Ruiz Jiménez J I. Post-surgical paediatric pain. Nursing-PCA vs continuous i. v.-infusion of tramadol. Cir Pediatr. 2003; 16: 30–33

[153] Mikhel'son V A, Bikkulova D S, Tsypin L E, Novozhenova E M. Use of tramal in the treatment and prevention of pain syndrome in children. Anesteziol Reanimatol. 1994; 7-8: 21–24

22 Prozedurale Schmerzen

Paul Reinhold

22.1 Einleitung

Das Erdulden unangenehmer und schmerzhafter Prozeduren bedeutet für ein Kind Stress mit allen somatischen und psychischen Konsequenzen, denn aufgrund altersbedingt fehlender Einsicht kann es sich nicht mit seiner Krankheit und den damit einhergehenden notwendigen diagnostischen und therapeutischen Maßnahmen so auseinandersetzen, dass es diese versteht und akzeptiert. Vielmehr erfahren Kinder diese Maßnahmen als Bedrohung, die sie ängstigen und stressen.

Aufgrund molekularbiologischer neuronaler Veränderungen führen unzureichende Schmerz- und Stressausschaltung zu einer erhöhten somatischen und psychischen Morbidität und sogar gesteigerten Mortalität wie u. a. von Anand [1] und Grunau [2] auch schon für das frühe Kindesalter nachgewiesen wurde. Darüber hinaus leiten häufige, repetitive Schmerzstimuli Chronifizierungsprozesse ein.

Eine gute Stressabschirmung, für die nicht-medikamentöse, lokoregionär-analgetische sowie systemische sedative und analogosedative Verfahren bis hin zu anästhesierenden Methoden zur Verfügung stehen, kann solche psychische und somatische Fehlentwicklungen verhindern. Außerdem ermöglichen sie eine Verbesserung der interventionellen Untersuchungs- und Therapiebedingungen und tragen so zu einer Qualitätsoptimierung bei.

22.2 Nicht-medikamentöse Hilfen

Da jegliche nicht nachvollziehbare Intervention von Kindern als Bedrohung angesehen wird, brauchen sie Geborgenheit sowie vertraute und verlässliche Beziehungen, um solche Situationen besser bewältigen zu können: Kindgerechte Umgebung, Anwesenheit von Bezugspersonen, altersentsprechende, ehrliche und einfühlsame Darstellung der Vorgänge, auch mit Benennung unvermeidlicher Missempfindungen.

Falsche Versprechungen bewirken einen schweren Vertrauensverlust der Kinder, der nicht nur die „Bedrohung" intensiviert, sondern auch die Kooperationsfähigkeit mindert [3]. Kontrollierte randomisierte Studien belegen die hohe Effizienz von kognitiven und verhaltenstherapeutischen Methoden, also Ablenkung, Imagination, Hypnose, aber auch Konzentration auf Atmung und Muskelspannung [4, 5], so dass der hohe Stellenwert psychologisch-verhaltensmedizinischer Verfahren bei der Bewältigung schmerzhafter Episoden und unangenehmer Situationen heutzutage nicht mehr in Frage gestellt wird. Positive Verstärker sind Lob und Belohnung; hilfreich sind neben der Anwesenheit einer Bezugsperson [6, 7] auch die Berücksichtigung des Biorhythmus, z. B. Beachtung des natürlichen Schlaf-Wach-Rhythmus bei der Wahl der Untersuchungs- und der Essenszeitpunkte bei den oft unvermeidlichen präinterventionellen Nüchternheitsintervallen.

Speziell in der Neonatologie kann der schmerzreduzierende Effekt von „Facilitated Tucking", dem Halten des Kindes in Rumpfbeugung, Stillen, non-nutritivem Saugen, dem Lutschen von Sucrose (1–10 Tropfen Sucrose 25 %) beim Absaugen, Fersenstich, Venenpunktion oder Impfung effektiv genutzt werden, wie Studien eindrucksvoll belegen [8, 9, 10]. Der Wirkmechanismus soll auf einer Endorphinfreisetzung beruhen [11].

22.3 Lokalanästhetika

Lokalanästhetika können umschriebene, unangenehme oder schmerzhafte Empfindungen ausschalten, indem sie über eine Blockierung der Natriumkanäle eine Nervenzelldepolarisation unterbinden und so eine Reizweiterleitung verhindern.

So sind topisch aufgebrachte örtliche Betäubungsmittel gut geeignet, Schmerzen an der Körperoberfläche zu reduzieren: Sie sind einfach zu applizieren, die Anwendung ist mit keinen Unannehmlichkeiten verbunden und sie weisen ein günstiges Nutzen-Risiko-Verhältnis auf.

22.3.1 Wirkung

Da Lokalanästhetika eine gute Schleimhautpenetration und damit eine rasche und hohe Effizienz aufweisen, sollten sie standardmäßig vor iatrogenen Schleimhautirritationen eingesetzt werden: Lidocain-Spray 10 % oder 1–2 ml Lidocain-Gel 2 % vor Sonden- oder Kathetereinführungen in Nase, Anus oder Urethra [12]. Oxybuprocain-Augentropfen 0,4 %, 2–3 Minuten vor Untersuchungsbeginn aufgetragen, erleichtern z. B. die ophthalmologischen Screening-Untersuchungen bei Frühgeborenen ganz erheblich. Wegen der guten Penetrationsfähigkeit der Lokalanästhetika durch die Schleimhaut sollten die angegebenen Maximaldosierungen aber keinesfalls ausgereizt werden.

22.3.2 EMLA-Creme

Während die Lokalanästhetika leicht die Schleimhäute penetrieren, erfordert die Überwindung der intakten Cutis eine spezielle Galenik: EMLA (Eutectic mixture of local anesthetics), eine Mischung aus gleichen Teilen Lidocain 5 % und Prilocain 5 % plus einem Emulgator, Natriumhydroxyd und Wasser, führt unter Folienabdeckung innerhalb von 60 Minuten – bei Neonaten und Säuglingen

Tabelle 22.1 Dosierungsempfehlungen zur EMLA-Anwendung in den einzelnen Altersstufen und Maximaldosierungen pro Anwendungszeitpunkt.

Alter	Dosis (g)	Areal (cm)	Applikationszeit (maximal) (h)	Parallelapplikation	Repetitionsintervall (h)	Maximale Dosis (g)	Areal (cm²)
Neonate	0,5	5	1	2	8	1	10
Säugling	0,5	5	4	4	8	2	20
Kleinkind	1,0	10	5	>4	8	10	100
Schulkind	1,0	10	5	>4	8	20	200
Jugendlicher	2,0	10	5	>4	8	20	200

reichen in der Regel sogar 30 Minuten – zu einer Anästhesie der Haut. Die Wirkung dringt bis zu einer Tiefe von etwa 5–6 mm vor und hält mehrere Stunden an. Dieses Verfahren kann effektiv zur Schmerzreduktion bei Impfungen, Venen-, Arterien-, Shunt- oder Lumbalpunktion genutzt werden [13]. Beim Fersenstich zur kapillaren Blutentnahme hat sich die Anwendung von EMLA als unwirksam erwiesen [14]. Obwohl EMLA Prilocain enthält, dessen Metabolit eine Methämoglobinämie verursachen kann, ist dieses Lokalanästhetikum in Deutschland für Neonaten der 37. Gestationswoche mit Repetition im Abstand von 8 Stunden zugelassen – unter der Voraussetzung, dass keine weiteren Met-Hb-Bildner wie z. B. Sulfonamide, Phenobarbital oder Phenytoin eingesetzt werden (Tab. 22.1). In der Literatur ist bei Einhaltung der Dosier-Schemata sogar die Anwendung bei Frühgeborenen ab der 30. Gestationswoche als effektiv und sicher beurteilt worden [15].

> **Merke**
> Die Lokalanästhetika verursachen in der Haut primär eine Vasokonstriktion, diese schlägt dann in eine Dilatation um: Zur Erleichterung einer Gefäßpunktion sollte man deshalb nach Entfernung von EMLA 15 Minuten verstreichen lassen.

EMLA ist als vorgefertigtes Pflaster und als Creme zur individuellen Dosierung unter Folienabdeckung erhältlich.

22.3.3 Alternativen

Mit Rapydan war zwischenzeitlich eine Alternative für Kinder ab dem 3. Lebensjahr erhältlich. Rapydan ist ein vorgefertigtes Pflaster, es enthält 70 mg Lidocain, 70 mg Tetracain und eine Komponente, die Wärme zur besseren Medikamentenresorption durch die Haut freisetzt. Der raschere Wirkeintritt (20-minütige Applikationszeit) und die größere Effizienz (etwa 10 mm anästhesierte Hauttiefe) wird aber über ein höheres tetracainbedingtes Allergierisiko erkauft [16].

Als rasch wirksames Oberflächenanästhetikum hat sich auch Kältespray erwiesen, z.B im Rahmen von Punktionen und Impfungen [17].

Werden aufgrund des invasiven Eingriffs Strukturen unterhalb der Subcutis tangiert, sollte unter Aussetzung eines oberflächenanalgesierten Hautbezirks das Gewebe mit Lokalanästhetika infiltriert werden. Dabei muss zur Vermeidung toxischer Nebenwirkungen im gut durchbluteten kindlichen Gewebe eine akzidentelle intravasale Injektion strikt vermieden werden, ebenso dürfen die Maximaldosen keinesfalls ausgereizt werden, zumal ein aufgrund der Neonatal- und Säuglingsphase verminderter Alphaglykoprotein-Spiegel erhöhte freie Lokalanästhetika-Serumkonzentrationen und damit eine höhere Toxizität bedingt.

Als sichere Dosierungen in der Regionalanästhesie werden heutzutage angesehen:
- Bupivacain max. 2,5 mg/kg
- Ropivacain 3–4 mg/kg
- Lidocain 7 mg/kg
- Prilocain 7–10 mg

In Abhängigkeit von der erwünschten Wirkzeit werden Infiltrationen mit Lidocain und Prilocain (Wirkdauer 2 Stunden) bzw. mit Bupivacain oder Ropivacain (Wirkdauer 4–6 Stunden) durchgeführt. Ropivacain soll gegenüber Bupivacain den Vorteil einer geringeren Kardiotoxizität haben [18]. Indikationen für Infiltrationsanästhesie sind u. a. tiefer gelegene Punktionen, Probebiopsien, Anlagen von Pleuradrainagen oder von untertunnelten Kathetern. Weitergehende Maßnahmen erfordern eine Regionalanästhesie, eine Analgosedierung oder eine Narkose.

22.4 Analgosedierung

Abhängig davon, ob eine Maßnahme „nur" unangenehm und angstauslösend ist oder ob ein Eingriff jedoch schmerzhaft und mit lokalanästhesiologischen Maßnahmen nicht beherrscht werden kann, bietet sich eine Sedierung mit Anxiolyse oder eine Kombination von Analgesie und Sedierung bzw. eine Narkose an.

Viele diagnostische und therapeutische Verfahren der modernen Pädiatrie erfordern einen kooperativen oder zumindest aber sehr ruhigen Patienten (Koloskopie, Computertomografie, Magnetresonanztomografie, Szintigrafie). Hinzu kommt, dass die Maßnahmen fast ausschließlich in einem sehr wenig kindgerechten und einer vielfach beängstigenden Umgebung (z. B. Geräuschkulisse beim MRT) stattfinden. Hier ist im frühen Kindesalter eine Sedierung und bei den älteren Kindern sicherlich eine Anxiolyse indiziert. Sind diese Maßnahmen auch noch schmerzhaft und reichen lokalanästhetische Maßnahmen nicht aus oder sind nicht indiziert, dann ist eine Analgosedierung oder eine Narkose erforderlich. Klassische Indikationen sind z. B. große Biopsien, Knochenmarkspunktionen, Ösophago-Gastroskopien, Laryngo-Bronchoskopien oder Intubationen.

In Abhängigkeit vom Ausmaß der Analgosedierung werden heutzutage unterschiedliche Stadien differenziert, die entsprechende personelle Voraussetzungen und apparative Ausstattungen und Qualifikationen der Durchführenden erfordern [19].

Gemäß den Definitionen der AAP (American Academie of Pediatrics) [20, 21] und der ASA (American Socicty of Anesthesiologists) [22] werden folgende Grade der Sedierung und der Anästhesie voneinander abgegrenzt:
- minimale Sedierung („Anxiolysis")
  - Erweckbarkeit durch akustische Reize
  - uneingeschränkte Spontanatmung
  - volle Luftwegskontrolle
- leichte Sedierung („Conscious Sedation")
  - Erweckbarkeit durch taktile und akustische Reize
  - Erhaltung protektiver Reflexe
  - volle Luftwegskontrolle ohne Hilfsmittel
- tiefe Sedierung („Deep Sedation")
  - keine unmittelbare Erweckbarkeit
  - Teilverlust protektiver Reflexe
  - teilweise fehlende Luftwegskontrolle
- Anästhesie
  - völlige Bewusstlosigkeit
  - totaler Verlust der protektiven Reflexe
  - komplett fehlende Luftwegskontrolle

Die Übergänge zwischen den einzelnen Stadien sind fließend: Sie können abhängig von den eingesetzten Pharmaka und dem ausgeübten Reiz variieren. Ob es zu ihrer Bestimmung technischer Messinstrumente bedarf (z. B. prozessierter EEG), darf bezweifelt werden [23].

Fehler und Gefahren
Je höher das Stadium, desto höher ist die Gefahr für das Auftreten von Nebenwirkungen der eingesetzten Medikamente, für Hypoxie infolge Atemdepression, für Obstruktion der Atemwege und für Aspiration. Gerade sehr junge Patienten, aber auch Patienten mit kardiorespiratorischen Problemen, Muskel- und Stoffwechselerkrankungen oder Fehlbildungen bieten ein besonderes Gefährdungspotential.

22.4.1 Voraussetzungen

Vor Durchführung jeglicher medikamentöser Schmerzreduktionsverfahren sind eine Abklärung des interventionellen Verfahrens und eine orientierende Untersuchung mit Zuordnung des Gesundheitsstatus obligat. Ein gewisser Anhalt ergibt sich in Anlehnung an die sog. ASA-Klassifizierung [24]:
- I normaler, gesunder Patient
- II Patient mit kaum leistungsmindernder systemischer Erkrankung
- III Patient mit schwerer, leistungsmindernder systemischer Erkrankung
- IV Patient mit schwerer, lebensbedrohlicher systemischer Erkrankung
- V moribunder Patient, der wahrscheinlich verstirbt

Risikoeinschätzung

Zur Risikominimierung gehört nicht nur die Einschätzung des Grundleidens, sondern auch die Abklärung von Begleitmedikation, potenziellen Allergien und Körpergewicht.

Aus Gründen der Patientensicherheit sollte man sich im Zweifelsfall immer für die nächsttiefere Sedierungsstufe – dann allerdings auch mit allen daraus resultierenden Konsequenzen – entscheiden.

Merke
Die Kombination von wenig erfahrenem Personal mit unzureichender Ausstattung und eine Behandlungsnotwendigkeit in unerfahrenen Situationen ist erfahrungsgemäß höchst komplikationsträchtig; dies erst recht, wenn dann noch ein schwererkranktes Kind (analgo-)sediert werden muss [19].

Personelle Voraussetzungen

Anwender jeglicher sedierender Verfahren müssen über Fähigkeiten und personelle Ressourcen verfügen, um Notfallsituationen zu erkennen und sicher zu beherrschen. Im Komplikationsfall müssen sie sich forensisch hinsichtlich ihrer fachlichen Kompetenz am anästhesiologischen Facharztstandard messen lassen. Nach den Empfehlungen der AAP [21] und ASA [22] kann eine leichte Sedierung bei Kindern der ASA-Klasse I und II von einem Arzt, der Reanimation beherrscht, durchgeführt und überwacht werden. Bei allen Patienten der ASA-Klassen III und IV und bei allen tiefen Sedierungen muss eine anästhesiologisch/intensivtherapeutisch ausgebildete Person zur Verfügung stehen, die nicht identisch mit dem Untersucher sein darf und deren alleinige Aufgabe die kontinuierliche Überwachung der Vitalparameter ist.

Da eine tiefe Sedierung eher einer Variante der Narkose entspricht, sollten sich die Ansprüche an die Überwachung und an die fachliche Qualifikation der der Narkose nähern [25], die wiederum immer von einem Anästhesisten durchzuführen ist.

Nüchternheit

Insbesondere bei Narkose und bei allen tieferen Sedierungsformen sollten vorsorglich die präoperativen Nüchternheitsregeln beachtet werden [26]:
- Kinder <1 Jahr
  - bei Milch und fester Nahrung ≥ 4 Stunden
  - bei klarer Flüssigkeit ≥ 2 Stunden
- Kinder >1 Jahr
  - bei Milch und fester Nahrung ≥ 6 Stunden
  - bei klarer Flüssigkeit ≥ 2 Stunden

Wichtig ist jedoch, dass Magenentleerungsstörungen berücksichtigt werden sollten und dass Stress eine Magenentleerung verzögern kann.

22.4.2 Aufklärung

Jegliche ärztliche Intervention stellt eine Körperverletzung dar, die der Aufklärung und Einwilligung des Patienten bzw. seiner Erziehungsberechtigten bedarf. Aus forensischen Gründen wird dazu die Schriftform empfohlen.

Zur Sedierung, Analgosedierung und Narkose bei Kindern werden vielfach Substanzen und Applikationsvarianten eingesetzt sowie Indikationen gestellt, für die es keine Zulassung nach dem Arzneimittelgesetz gibt („off-label-use"). Die Therapiefreiheit des Arztes und das medizinjuristische Konstrukt „Heilversuch" erlauben dennoch die Therapie mit diesen Substanzen, sie setzt jedoch eine entsprechende Aufklärung voraus [29].

22.4.3 Monitoring

In Übereinstimmung mit der AAP [21] und ASA [22] ist bei allen tiefen Sedierungen, aber auch bei allen leichten Sedierungen schwerkranker Patienten (ASA-Klasse III und IV) folgende Überwachung obligat:
- serielle Blutdruckmessung
- Messung von Puls und Atemfrequenz
- endtidale CO_2-Messung
- Basisausstattung mit Absaugmöglichkeit, Masken-Beatmung mit O_2-Supplementierung, Reanimations- und Intubationsmöglichkeit, autarke Versorgungsgegebenheit für mindestens 60 Minuten und an das Alter adaptierter Defibrillator

Prinzipiell sollte aber sicherheitshalber bei allen Sedierungen das gesamte Überwachungs- und Therapie-Equipment, das für das nächsttiefere Sedierungsstadium notwendig ist, vorhanden sein. In allen Fällen, in denen sedierten Patienten prophylaktisch Sauerstoff zugeführt wird, sollte die Atmung kapnometrisch überwacht werden [27, 28].

> **Merke**
>
> Überaus empfehlenswert ist das prophylaktische Ausfüllen einer individuellen Notfallkarte mit Dosierungen, Konzentrationen der einzusetzenden Medikamente für den Fall von Komplikationen.

22.4.4 Protokollierung

Zur ordnungsgemäßen Durchführung gehört eine sorgfältige, umfassende Dokumentation aller Medikamente und ihrer Applikationen sowie aller durchgeführten Maßnahmen und erhobenen Vitalparameter (Blutdruck, Puls, Atemfrequenz, Pulsoxymetrie-Werte im 5-Minuten-Raster).

Postinterventionelle Aspekte, Art und Umfang der Überwachung sowie die Entlasskriterien bei ambulanten Eingriffen sind vom Arzt am Ende der Sedierung schriftlich niederzulegen, wobei man sich am sog. „Aldrete-Score" mit den Items „Motorik", „Atmung", „Kreislauf", „Bewusstseinslage" und „Pulsoximetrie" orientieren kann. Zusätzlich ist auf eine suffiziente Analgesie und Symptomkontrolle zu achten; dabei ist aber auch die Verweildauer den verwendeten Medikamenten anzupassen [30, 31].

22.4.5 Medikamente

> **Merke**
>
> Für die Analgosedierung sollte man sich auf die Verwendung weniger Substanzen beschränken, diese aber gut in ihren Effekten und Nebenwirkungen einschätzen können, insbesondere sollten Kombinationen gruppengleicher Analgetika bzw. Sedativa unterbleiben.

Die gewichtsbezogenen Dosisangaben dienen nur als Anhalt, denn mit Ausnahme der Nichtopioidanalgetika sollten die Medikamente bis zum gewünschten Effekt titriert werden, um Überdosierungen zu vermeiden. Die vorgestellten Sedierungsvarianten erheben keinen Anspruch auf Vollständigkeit, sondern spiegeln die persönlichen Erfahrungen des Autors wider.

22.4.6 Minimale Sedierung

Die minimale Sedierung entspricht quasi einer Prämedikation vor einem operativen Eingriff: Sie hat das Ziel, nicht-medikamentöse sedierende und anxiolytische Maßnahmen pharmakologisch zu verstärken. Aufgrund der guten anxiolytischen Wirkung ist das wasserlösliche Benzodiazepin Midazolam das Mittel der Wahl, es wird in einer Dosierung von 0,4–0,5 mg/kg Körpergewicht oral oder von 0,5–0,7 mg/kg Körpergewicht rektal appliziert; der Effekt setzt nach etwa 25–30 Minuten ein. Bei oraler Anwendung erhöht der Zusatz von Geschmackskorrigentien (wie z. B. Himbeersirup) die Akzeptanz des bitteren Benzodiazepins.

22.4.7 Leichte Sedierung

Benzodiazepine

Zur leichten Sedierung eignen sich Benzodiazepine und auch hier besonders das Midazolam mit den vorteilhaften Effekten:
- ausgeprägte Anxiolyse
- anterograde Amnesie
- geringe Beeinflussung der Hämodynamik
- minimale Irritation des Bronchialsystems
- Anhebung der Krampfschwelle
- zentrale Muskelrelaxierung
- gute Steuerbarkeit
- kurze Anschlagzeit

Nachteilig sind:
- gelegentliche Hypersalivation
- selten auftretende Ataxie
- Erbrechen
- Erregungszustände

Tabelle 22.2 Dosier- und Applikationshinweise von Midazolam.

Applikationsweg	Dosis von Midazolam (mg/kg KG)	Wirkeintritt (min)	Bemerkungen
intravenös	0,1	1–2	Zulassung ab 4. Lebensmonat
peroral	0,4–0,5	25–35	Effekt nicht zuverlässig
rektal	0,5–0,7	15	Effekt prompt „off-label-use"
intranasal	0,2–0,3	8–10	Applikation unangenehm Effekt prompt „off-label-use"

Die Wasserlöslichkeit des Medikaments lässt eine intravenöse, orale, rektale, nasale und intramuskuläre Applikation zu (Tab. 22.2). Zur leichten Sedierung bei Interventionen ist eine intravenöse Titrierung die sinnvollste Variante, denn eine eng umschriebene Dosis-Wirkungs-Beziehung gibt es nicht: Vielfach lässt sich mit intravenösen Dosierung von 0,1 mg/kg Körpergewicht nach 1–2 Minuten eine leichte Sedierung erzielen; aber bereits Dosierungen von 0,4 mg/kg Körpergewicht bei Säuglingen bzw. 0,3 mg/kg Körpergewicht bei Kleinkindern induzieren fast immer eine tiefe Sedierung [32, 33, 34]. Die regelhafte intramuskuläre Applikation ist obsolet.

> **Merke**
> Benzodiazepine gewährleisten keine so weitgehende Ruhigstellung wie sie für bildgebende Verfahren (CT, MRT, Szintigrafie) erforderlich sind.

Chloralhydrat

Chloralhydrat bietet aufgrund seiner langen, oft sehr variablen Anschlagszeit (30–45 Minuten und mehr), einer Wirkdauer von bis zu 8 Stunden, gelegentlichem Auftreten von Nausea, Erbrechen, Hyperaktivität und Atemdepression *keine* Vorteile [35]. Auch wegen der unzuverlässigen Effizienz, die häufig eine Kombination mit anderen Sedativa erzwingt, um den Wirkungsgrad zu erhöhen, ist Chloralhydrat heutzutage nicht mehr das Mittel der ersten Wahl.

Stickoxydul

Lachgas-Sauerstoffgemische erleben derzeit als inhalative Analgetika eine gewisse Renaissance. Besondere Vorteile sind [36]:
- analgetische, aber hypnotische Wirkung
- Geruchlosigkeit
- schnelle An- und Abflutung
- geringfügige Atemdepression
- minimale Beeinflussung des Kreislaufs

Nachteilig sind [37]:
- Druckerhöhung in luftgefüllten Räumen (infolge einer physikalischen Interferenz von Stickoxydul mit Stickstoff)
- erhöhtes Erbrechen
- Beeinflussung des Methionin- und Folsäure-Stoffwechsels bei Langzeitanwendung
- Umweltbelastung

In der angloamerikanischen sowie in der französischen Literatur wird eine fixe Lachgas-Sauerstoffmischung zur Schmerz- und Stressminderung bei unangenehmen Interventionen propagiert; dabei wird teilweise mit Lokalanästhetika aber auch mit systemisch wirkenden Analgetika kombiniert [38, 39, 40]. Die alleinige Anwendung einer 50%igen Lachgas-Sauerstoffmischung kann für mäßig schmerzhafte Prozeduren erfolgen:
- Injektionen
- Venen-, Arterien-, Blasenpunktionen
- Applikationen von Infiltrations- und Regionalanästhesie
- oberflächliche Wundversorgung
- Katheteranlagen

> **Merke**
> Man muss sich aber hüten, die Potenz des Lachgases zu überfordern: Sehr schmerzhafte Maßnahmen wie Knochenmarkpunktionen, Muskel-PEs, Anlage von Pleuradrainagen, Knochenrepositionen, evtl. mit Ausnahme von Grünholzfrakturen, erfordern zusätzliche Analgesiemaßnahmen bzw. eine Narkose. Außerdem ist es sträflich, die Rate von sog. Non-Respondern (bis zu 30 % im Alter <3 Jahren und bis zu 15 % bei älteren Kindern) zu negieren [38].

Bei der Anwendung von Lachgas außerhalb des OP-Bereichs dürfen arbeitsmedizinische, toxikologische und gefahrstoffrechtliche Aspekte nicht außer Acht gelassen werden [41]. Seit einem Jahr ist mit Livopan auch in Deutschland eine fixe 50%-Stickstoffmonoxyd/50%-Sauerstoffmischung zugelassen.

Unabdingbar ist, dass der Anwender mit der Technik, insbesondere auch mit dem Demand-Ventil vertraut ist, welches eine bedarfsgerechte Versorgung des Patienten mit dem Lachgas-Sauerstoff-Gemisch sicherstellen soll. Überdruckbeatmungen sollten dem Anästhesisten überlassen werden. Werden die Patienten zumindest pulsoxymetrisch überwacht, da Einschränkung des Gasaustausches (bis zu 8,9 %), Erbrechen (bis zu 7,8 %) und Aspiration nicht ausgeschlossen werden können [42], und hütet man sich vor Kombinationen mit anderen systemisch wirkenden Sedativa und potenten Analgetika, welche die Komplikationsrate deutlich erhöhen können, stellt Livopan eine Bereicherung der analgetischen Möglichkeiten bei der Durchführung kurz dauernder, mäßig schmerzhafter Interventionen im Kindesalter dar. Obwohl vielfach propagiert, gibt es doch gute Argumente gegen eine Zahnsanierung in Lachgas/Sauerstoff-Monoanalgesie im Kindesalter [43, 44].

22.4.8 Tiefe Sedierung

Propofol

Für die tiefe Sedierung eignet sich insbesondere das Phenolderivat Propofol. Es ist ein Hypnotikum mit schnellem Wirkungseintritt, kurzer Wirkdauer, also guter Steuerbarkeit. Nach i.v.-Applikation tritt binnen 20 Sekunden der Bewusstseinsverlust ein, die Wirkdauer beträgt bei Kleinkindern etwa 15 Minuten. Propofol wird rasch in inaktive Metabolite glukuronisiert und sulfatiert.

> **Merke**
> Propofol hat keine analgetischen Eigenschaften, weshalb es bei schmerzhaften Eingriffen immer mit einem Lokal- oder systemisch wirksamen Analgetikum kombiniert werden muss.

> **Merke**
> Aufgrund vagusstimulierender Effekte ist eine Bradykardierate von 10–20 % zu beobachten, weshalb es sich empfiehlt, bei Säuglingen großzügig Atropin prophylaktisch einzusetzen.

Abgesehen von kurzfristigen Apnoephasen von 20–30 Sekunden in der Anflutungsphase beeinträchtigt Propofol auch bei Säuglingen und Kleinkindern in Dosierungen von bis zu 3 mg/kg i.v. die Oxygenierung kaum [45, 46], dennoch empfiehlt sich eine kapnometrische Überwachung [27]. Vorteilhaft lassen sich auch die antikonvulsive Wirkung und der hirndrucksenkende Effekt nutzen.

Das wasserunlösliche Propofol ist für den klinischen Einsatz als 0,5 %ige, 1,0 %ige und 2 %ige Lösung aufbereitet. Im Kindesalter ist die 0,5 %ige Lösung zu bevorzugen, da sie deutlich weniger venenreizend ist als die höher konzentrierte Lösung, der man zur Vermeidung von Injektionsschmerzen 1 mg Lidocain/10 mg Propofol zusetzen sollte. Propofol ist zur Narkose ab dem vollendeten 1. Lebensmonat zugelassen. Die Langzeit-Applikation (>48 Stunden) von Propofol in hoher Dosierung (>4 mg/kg/h) zur Sedierung auf der Intensivstation birgt das seltene Risiko des potenziell letal verlaufenden Propofol-Infusions-Syndroms und ist deshalb unzulässig [47, 48].

Da die bei der Analgosedierung für Interventionen gebräuchlichen Dosierungen und Zeiten dem der Narkose entsprechen, dürfte der Einsatz in diesem Zusammenhang von der Zulassung gedeckt sein.

Propofol hat sich zur Sedierung in Spontanatmung, bei radiologischen Interventionen (z.B. MRT-Untersuchungen) bewährt [49]. Atropin 0,02 mg/kg Körpergewicht oral, gefolgt von einem Propofolbolus von 1,0 mg/kg Körpergewicht intravenös und anschließend 6–8 mg/kg bzw. ein Propofolbolus von 3 mg/kg Körpergewicht langsam intravenös, gefolgt von repetitiven Boli von 1–2 mg/kg Körpergewicht etwa alle 15 Minuten werden in der Literatur empfohlen [50, 51].

Wegen der doch recht großen Dosis-Variabilität, insbesondere bei Vorbehandlung mit anderen Sedativa oder Analgetika [52], empfiehlt sich eine Titration bis zum Erreichen des gewünschten Sedierungsgrades in Dosis-Schritten von 1,0 mg/kg Körpergewicht [53].

Zur Bronchoskopie, Coloskopie, Ösophagogastroskopie wird Propofol ebenfalls erfolgreich eingesetzt. Auch Propofol/Remifentanyl-Kombinationen werden zur Analgosedierung in Spontanatmung ohne geschützte Luftwege für flexible Bronchoskopien und Gastroskopien propagiert [54, 55].

> **Merke**
> Da die Grenzen zwischen tiefer Sedierung und Narkose zu verschwimmen beginnen, sollte dennoch gerade im frühen Kindesalter unter Sicherheitsaspekten und zwecks besserer Untersuchungsbedingungen eine Allgemeinnarkose bevorzugt werden.

Da Propofol in höherer Dosierung den systemvaskulären Widerstand senkt und somit den Shuntfluss bei Vitien beeinflussen kann, ist es nur sehr eingeschränkt bei Herzkatheteruntersuchungen einzusetzen, Ketaminkombinationen scheinen besser geeignet zu sein [56].

Ketamin

Ketamin, ein weiteres Medikament zur tiefen Sedierung, zeichnet sich im Gegensatz zu Propofol durch eine ausgeprägte analgetische Komponente aus. Ketamin ist bei intravenöser Applikation aufgrund eines raschen Wirkungseintritts und kurzer Wirkdauer gut steuerbar. Ketamin ist als Racemat und als S+ Enantiomer (Ketanest S) im Handel (Tab. 23.3).

> **Fehler und Gefahren**
> Da der Abbau oxydativ zum aktivem Metaboliten Norketamin erfolgt, der weiter verstoffwechselt und dann renal eliminiert wird, ist bei niereninsuffizienten Patienten Vorsicht geboten.

Wegen der größeren analgetischen und sedativen Potenz sowie einer geringeren Rate an psychomimetischen Nebenwirkungen wird das Ketamin S+ bevorzugt [57]. Der Vorteil des R- Enantiomers liegt in der bronchodilatatorischen Wirkung. Um sog. „bad trips" zu vermeiden, sollte immer mit Propofol oder Midazolam kombiniert werden.

Bei langsamer Injektion führt Ketamin kaum zu Atemdepressionen, jedoch können Apnoen insbesondere bei Neonaten und bei hoher Dosierung (2,5 mg/kg KG Razemat und höher sowie in Kombination mit Midazolam) nicht ganz ausgeschlossen werden [58]. Auch die Schutzreflexe bleiben weitgehend erhalten. Da Ketamin eher sympathikomimetische Effekte zeigt, bietet die Anwendung gerade bei hypotonen und hypovolämen Kindern Vorteile; eine zu rasche Applikation kann bei prädestinierten Patienten aber auch hypertensive Krisen auslösen [59]. Eine prophylaktische Gabe eines Vagolytikums (z.B. Atropin) ist sinn-

voll, da Ketamin eine Hypersalivation verursacht. Relative Kontraindikationen sind:
- Prozeduren mit Stimulation des Pharynx
- frische Infekte der Luftwege
- Tachykardien
- arterielle Hypertensionen
- erheblicher Hirndruck
- Psychosen

Ketamin wird bevorzugt intravenös injiziert. Die intravenöse Initialdosis beträgt 0,5–1 mg/kg Körpergewicht. S-Ketamin, gefolgt von Repetitionsdosen in halber Dosierung oder einer kontinuierlichen Dosis von 1–2 mg/kg/h.

> **Merke**
> Wegen der großen intra- und interindividuellen Dosisvariabilität sollte die Substanz vorwiegend titrierend eingesetzt werden [60], denn mit 1,0 mg/kg Körpergewicht S-Ketamin wird bei manchen Kindern schon ein narkotisches Stadium erreicht [61].

Bei Verwendung des Razemates ist etwa die doppelte Enantiomer-Dosis einzusetzen. So wurde Ketaminrazemat in einer Dosierung von 1–2 mg/kg Körpergewicht sehr erfolgreich bei kurzen, schmerzhaften Maßnahmen in der Notfallambulanz eingesetzt. In der Kombination Midazolam 0,05–0,10 mg/kg Körpergewicht plus Ketaminrazemat 1–2 mg/kg Körpergewicht mit Repetitionsdosen von 0,5–1,0 mg/kg Körpergewicht ließen sich bei Kindern im Alter von 4 Monaten bis 17 Jahren sehr erfolgreich tiefe Sedierungen für diagnostische und therapeutische Maßnahmen durchführen [62]. Wenn kein intravenöser Zugang zur Verfügung gestellt werden kann, kann ausnahmsweise Ketamin auch intramuskulär (2–3 mg/kg KG Ketamin S+), oral oder rektal (5 mg Ketamin S+) genutzt werden (Tab. 22.3).

> **Merke**
> Durch die Kombination mit Propofol anstatt Midazolam lässt sich die Erholungszeit noch verkürzen [63].

22.4.9 Anästhesie
Erscheint eine tiefe Sedierung nicht adäquat für die geplante Intervention oder weitet sich eine Maßnahme zur Operation aus, sind Regionalanästhesien und/oder Narkosen angezeigt.

Außerhalb des Operationsbereichs haben sich die total intravenösen Narkosen unter Verwendung von Propofol, Remifentanil bzw. Alfentanil oder Fentanyl bewährt [64]. Bei häufigen Interventionen, z. B. bei onkologischen invasiven schmerzhaften Maßnahmen, wird aus Sicht der Eltern grundsätzlich eine Narkose auf der Station propagiert [65, 66], was sicherlich eine anästhesiologische Aufgabe darstellt.

22.4.10 Coupierung von Stress bei einzelnen medizinischen Eingriffen
Die 4 Sedierungsstufen lassen sich nicht pauschal einzelnen Interventionen und die Intervention vice versa nicht einzelnen dazu notwendigen Sedierungen zuordnen. Die adäquate Wahl der Methode zur Analgosedierung ist abhängig von
- Alter
- Einsichtsfähigkeit
- Schmerz-Angst-Schwelle des Patienten
- Ambiente
- notwendiger Grad der Sedierung
- Planbarkeit

Die optimalen Interventionsbedingungen sind erreicht, wenn das Kind entspannt und schmerzfrei ist, ohne Atmung und Kreislauf nennenswert zu beeinträchtigen, und der Eingriff erfolgreich durchgeführt werden kann.

> **Fehler und Gefahren**
> Gewarnt werden muss vor dem Versuch mit Sedativa (Ausnahme: Ketamin) allein durch Erhöhung der Dosis eine Durchführbarkeit des Eingriffs zu erzwingen, da dadurch unnötigerweise die Sedativa-Nebenwirkungen in Kauf genommen werden, wie Stresssteigerung mit den entsprechenden Konsequenzen und Einschränkung der prozeduralen Qualität [67].

Bei allen unangenehmen und allen schmerzhaften Interventionen sollten altersangepasste, nicht medikamentöse Optimierungsmaßnahmen und bei oberflächlichen Punktionen topische Analgetika eingesetzt werden. Verbandswechsel und primäre oberflächliche Wundversorgung lassen sich vorteilhaft mittels Ketamine oder Stickoxydul durchführen. Für Endoskopien sollten eher narkotische Verfahren zur Stressbewältigung eingesetzt werden, Fiberendoskopien bei älteren Kindern lassen sich in einem ent-

Tabelle 22.3 Dosier- und Applikationshinweise von Ketamin S(+).

Applikationsweg	Dosis von Ketamin S(+) (mg/kg KG)	Wirkeintritt (min)	Bemerkungen
intravenös, Bolus	0,5–1,0	1–2	Wirkdauer 10–15 Minuten
intravenös, kontinuierlich	1,0–2,0/h		
peroral	5,0	30(45)	„off-label-use"
rektal	5,0	30(45)	„off-label-use"
intramuskulär	2,0–3,0	15–20	Ausnahmeanwendung

sprechenden Setting allerdings auch in tiefer Sedierung allein durchführen [69]. Bei tiefen Punktionen, Leber- und Knochenmarkpunktionen sowie Muskel-PEs ist eine Narkose indiziert [13].

Eine Wachintubation bei Neonaten, wie vielfach noch geübt und in der Literatur beschrieben, ist aus heutiger Sicht inakzeptabel [27]. Eine tracheale Intubation ohne Einsatz von Analgetika und/oder Sedativa und optimalerweise mit Relaxierung ist nur noch im Rahmen von Reanimationen bei fehlendem intravenösem Zugang gerechtfertigt [21]. So wurden beispielsweise Fentanyl 5 µg/kg Körpergewicht plus Mivacurium 200 µg/kg Körpergewicht intravenös mit Erfolg eingesetzt [26], oder Fentanyl 2 µg/kg plus Midazolam 0,1 mg/kg [72].

Der Schlüssel für ein optimales Management, eingriffbedingten Stress zu unterbinden, liegt in der analgosedativen Antizipation – einer Aufgabe, der sich neben den pädiatrischen Intensivmedizinern auch die Anästhesisten im Interesse der jungen Patienten gerne annehmen (sollten), damit unangenehme und schmerzhafte Maßnahmen in der notwendigen Qualität sicher und wenig belastend für die Kinder durchgeführt werden können.

22.5 Zusammenfassung

Unangenehme und schmerzhafte Prozeduren bedeuten für Kinder oft massiven Stress mit allen physischen und psychischen Folgen. Daher ist es ethisch zwingend geboten und medizinisch überaus sinnvoll, diesen Stress zu vermeiden oder zumindest zu minimieren. Hierzu können verhaltensmedizinische Techniken, Lokalanästhetika sowie systemische Sedativa oder Analgetika eingesetzt werden. Das geeignete Verfahren hängt vom Patienten und von der anstehenden Prozedur ab. Je nach Tiefe einer eventuellen Sedierung sind entsprechende Überwachungsmaßnahmen essentiell.

Literatur

[1] Anand K J S. Clinical importance of pain and stress in preterm neonates. Biol. Neonate. 1998; 73: 1–9
[2] Grunau R E. Longterm effects of pain. Res Clin Forum.1998; 20(4): 19–28
[3] American Academy of Pediatrics, Committee on Psychosocial Aspects of Child and Family Health. The assessment and management of acute pain in infants, children, adolescents. Pediatrics. 2001; 108: 793–797
[4] Liossi C. Psychological interventions for acute and chronic pain in children. Pain Clinical Updates. 2006; 14
[5] Uman L S, Chambers C T, McGrath P J, Kisely S. A systemic review of randomized controlled trials examining psychological intercentions for needle-related procedural pain and distress in children and adolescents: an abbreviated cochrane review. J Pediatr Psychol. 2008; 33: 842–854
[6] Richardson, J, Smith J E, McCall G, Pilkington R. Hypnosis for procedure-related pain and distress in pediatric cancer patients. A systematic review of effectiveness and methodology related to hypnosis interventions. J Pain Symptom Manage. 2006; 31: 70–84
[7] Yamada J, Stinson J, Lamba J, Dickson A, McGrath P J, Stevens B. A review of systematic reviews on pain interventions in hospitalized infants. Pain Res Manag. 2008; 13: 413–420
[8] Axelin A, Salanterä S, Lektonen L (2006). Facilitated tucking by parents in pain management of preterm infants. A randomized crossover trial. Early Hum Dev. 2006; 82: 241–247
[9] Cignacco E, Hamers J P, Stoffel L, van Lingen R A, Gessler P, McDougall J, Nelle M. The efficacy of non-pharmacological interventions in the management of procedural pain in preterm and term neonates. A systematic literature review. Eur J Pain. 2007; 11: 139–152
[10] Hatfield L A, Gusic M E, Dyer A M, Polomano R C. Analgesic properties of oral sucrose during routine immunization at 2 and 4 months of age. Pediatrics. 2008; 121: 327–334
[11] Gradin M, Schollin J. The role of endogenous opioids in mediating pain reduction orally administrated glucose among newborns. Pediatrics. 2005; 115: 1004–1007
[12] Mularoni P P, Cohen L L, DeGuzman M, Mennuti-Washburn J, Greenwald M, Simon H K. A randomised clinical trial of lidocaine gel for reducing infant distress during urethral catheterisation. Pediatr. Emerg Care. 2009; 25: 439–443
[13] Taddio A, Ohlsson A, Einarson T R, Stevens B, Koren G. A systematic review of lidocaine-prilocaine-cream (EMLA) in the treatment of acute pain in neonates. Pediatrics. 1998; 101: E1
[14] Larsson B A, Jylli L, Langercrantz H, Olsson G L. Does a local anaesthetic cream (EMLA) alleviate pain from heel-lancing in neonates? Acta Anaesthesiol Scand. 1995; 23: 1028–1031
[15] Gourrier E ,Karroubi J, El Hanache A, Merbouche S, Mouchino G, Lerailles J. Use of EMLA-Cream in a department of neonatology. Pain 1996; 68: 431–434
[16] Singer A J, Taira B R, Chisena E N, Gupta N Chipley J. Warm lidocaine/tetracaine patch versus placebo before pediatric intravenous cannulation. A randomized controlled trial. Ann Emerg Med. 2008; 52: 41–47
[17] Cohen Reis E, Holubkov R. Vaopocoolant spray is equally effective as EMLA creme in reduzing immunization pain in school-aged children. Pediatrics. 1997; 100: E5
[18] Mader T, Boos K, Jöhr M, Reich A, Höhne C, Becke K. Handlungsempfehlungen zur Regionalanästhesie bei Kindern. Anästh Intensivmed. 2007; 48: 79–85
[19] Melloni C. Anesthesia and sedation outside the operating room. How to prevent risk and maintain quality. Curr Opin Anaesthesiol. 2007; 20: 513–519
[20] American Academy of Pediatrics Committee on Drugs. Guidelines for monitoring and management of pediatric patients during and after sedation for diagnostic and therapeutic procedures. Pediatrics. 1992; 89: 1110–1115
[21] Coté C J, Wilson S. Workgroup on Sedation. Guidelines for monitoring and management of pediatric patients during and after sedation for diagnostic andtherapeutic procedures. An update. American Academy of Pediatrics/American Academy of Pediatric Dentistry. Pediatrics. 2006; 118: 2587–2602
[22] American Society of Anesthesiologists Task Force on Sedation and Analgesia by Non-Anesthesiologists. Practical guidelines for sedation and analgesia by non-anesthesiologists. Anesthesiology. 2002; 96: 1004–1017
[23] Malviya S, Voelpel-Lewis T, Tait A R. A comparison of observational and objective measures to differentiate depth od sedation in children from birth to 18 years of age. Anesth Analg. 2006; 102: 389–394
[24] American Society of Anesthesiologists. ASA Physical Status Classification System. http://www.anesthesiology.org
[25] Twiete M D, Friesen R H. Pediatric sedation outside the operating room. The year in review. Curr Opin Anesthesiol. 2005; 18: 442–446
[26] Becke K, Giest J, Strauß J M. Handlungsempfehlungen zur präoperativen Diagnostik, Impfabstand und Nüchternheit im Kindsalter. Anästh Intensivmed. 2007; 48: 65
[27] Anderson J L, Junkins E, Pribble C, Guenther E. Capnography and depth of sedation during propofol sedation in children. Ann Emerg Med. 2007; 49: 9–13

[28] Lightdale J R, Goldmann D A, Feldman H A, Newburg A R, DiNardo J A, Fox V L. Microstream capnography improves patient monitoring during moderate sedation. A randomised, controlled trial. Pediatrics. 2006; 117: 1170–1178

[29] Reinhold P, Usselmann B. Der nichtbestimmungsgemäße Gebrauch zugelassener Medikamente in der Anästhesie. Anästh Intensivmed. 1999; 40: 701–708

[30] Aldrete J A. The postoperative recovery score revisited. J Clin Anesth. 1995; 7: 89–91

[31] Malviya S, Voelpel-Lewis T, Ludomirsky A, Marshall J, Tait A R. Can we improve the assessment of discharge readiness? A comparative study of observational and objective measures of depth of sedation in children. Anesthesiology. 2004; 100: 218–224

[32] Kraus G B, Gruber R G, Knoll R, Danner U. Pharmakokinetische Untersuchungen nach intravenöser und rektaler Applikation von Midazolam bei Kindern. Anaesthesist. 1989; 38: 658–663

[33] Rey E, Delaury L, Pons G, Murat I, Richard MO, Saint-Maurice C, Olive G. Pharmacokinetics of midazolam in children. Comparative study of intranasal and intravenous administration. Eur J Clin Pharmacol. 1991; 41: 355–357

[34] Severs T D, Yee J D, Foley R N, Blanding P J, Berde C B. Midazolam for conscious sedation during pediatric oncology procedures. Safety and recovery parameters. Pediatrics. 1991; 88: 1172–1179

[35] Greenberg S B, Faerber E N, Aspinall C L, Adams R C. High-dose chloralhydrate sedation for children undergoing MR imaging. AJR. 1993; 161: 639–641

[36] Ekbom K, Jakobsson J, Marcus C. Nitrous oxide inhalation is a safe and effective way to facilitate procedures in paediatric outpatient departments. Arch Dis Child. 2005; 90: 1073–1076

[37] Schmitt E L, Baum V C. Nitrous oxide in pediatric anesthesia: friend or foe? Curr Opin Anaesthesiol. 2008: 21: 356–359

[38] Annequin D, Carbajal R, Chauvin P, Gall O, Tourniaire B, Murat I. Fixed 50 % Nitrous Oxide Oxygen Mixture for painful procedures. A French Survey. Pediatrics. 2000; 105: 47–53

[39] Holroyd I. Conscious sedation in pediatric dentistry. A short review of the current guidelines and the technique of inhalational sedation with nitrous oxide. Paed Anaesth. 2008; 18: 13–17

[40] Woolley S M, Hingston E J, Shah J, Chadwick B L. Paediatric conscious sedation. Views and experience of specialist in paediatric dentistry. Br Dent J. 2009; 207: E11

[41] Bundesanstalt für Arbeitsschutz und Arbeitsmedizin. Technische Regel für Gefahrstoffe. 2008; 525

[42] Kanagasundaram S A, Lane L J, Cavaletto B P, Keneally J P, Cooper M G. Efficacy and safety of nitrous oxide in alleviating pain and anxiety during painful procedures. Arch Dis Child. 2001; 84: 492–495

[43] Höhne C, Reinhold P. Stellungnahme zur Verwendung von Lachgas zur Sedierung von Kindern bei zahnärztlichen Eingriffen. Anesth Intensivmed. 2008; 10: 534–535

[44] Gilchrist F, Whitters C J, Cairns A M, Simpson M, Hosey M T. Exposure to nitrous oxide in a paediatric dental unit. Int J Paediatr Dent. 2007; 17: 116–122

[45] Cravero J P, Beach M L, Blike G T, Gallagher S M, Hertzog J H. Pediatric Sedation Research Consortium. The incidence and nature of adverse events during pediatric sedation/anesthesia with propofol for procedures outside the operating room. A report from the Pediatric Sedation Research Consortium. Anesth Analg. 2009; 108: 795–804

[46] Wheeler D S, Vauxx K K, Ponaman M L, Poss B W. The safe and effective use of propofol sedation in children undergoing diagnostic and therapeutic procedures. Experience in a pediatric ICU and a review of the literature. Pediatr Emerg Care. 2003; 19: 385–392

[47] Fodale V, La Monaca E. Propofol infusion Syndrom. An overview of a perplexing disease. Drug Saf. 2008; 31: 293–303

[48] Wappler F. Das Propofol-Infusionssyndrom. Klinik, Pathophysiologie und Therapie einer seltenen Komplikation. Dtsch Ärztebl. 2006; 103: 705–710

[49] Dempsey E M, Al Hazzani F, Faucher D, Barrington K J. Facilitation of neonatal endotracheal intubation with mivacurium and fentanyl in the neonatl intensive care unit. Arch Dis Child Fetal Neonatal Ed. 2006; 91: 279–282

[50] Pershad J, Wanj J, Anghelescu D L. Comparison of propofol with pentobarbital/midazolam/fentanyl sedation for magnetic resonance imaging of the brain in children. Pediatrics. 2007; 120: 629–636

[51] Reinhold P, Graichen B. Propofol zur Sedierung bei pädiatrischen Kernspintomographie-Untersuchungen. Klin Pädiatr. 1999; 211: 40–43

[52] Machata A M, Willschke H, Kabon B, Kettner S C, Marhofer P. Propofol-based sedation regime for infants and children undergoing ambulatory magnetic resonance imaging. Br J Anaesth. 2008; 101: 239–243

[53] Gottschling S, Meyer S, Reinhard H, Furtwängler R, Klotz D, Graf N. Intraindividual propofol dosage variability in children undergoing repetitive procedural sedations. Pediatr Hematol Oncol. 2006; 23: 571–578

[54] Abu-Shahwan I, Mack D. Propofol and Remifentanil for deep sedation in children undergoing gastrointestinal endoscopy. Paediatr Anaesth. 2007; 17: 460–463

[55] Berkenbosch J W, Graff G R, Stark J M, Ner Z, Tobias J D. Use of a remifentanil-propofol mixture for pediatric fiberoptic bronchoscopy sedation. Paediatr Anaesth. 2004; 14: 941–946

[56] Baysal A, Polat T B, Yalcin Y, Celebi A. The use of basic parameters for monitoring the haemodynamic effects of midazolam and ketamine as opposed to propofol during cardiac catheterization. Cardiol Young. 2008; 6: 1–8

[57] Adams H A, Werner C. Vom Razemat zum Eutomer. S+-Ketamine, Renaissance einer Substanz? Anaesthesist. 1997; 46: 1026–1042

[58] Green S M, Roback M G, Krauss B, Brown L, McGlone R G, Agrawal D, McKee M, Weiss M, Pitetti R D, Hostetler M A, Wathen J E, Treston G, Garcia Pena B M, Gerber A C, Losek J D. Emergency Department Ketamine Meta-Analysis Study Group. Predictors of airway and respiratory adverse events with ketamine sedation in the emergency department. An individual-patient data meta-analysis of 8282 children. Ann Emerg Med. 2009; 54: 158–168

[59] Meyer S, Aliani S, Graf N, Reinhard H, Gottschling S. Sedation with midazolam and ketamine for invasive procedures in children with malignancies and hematological disorders. A prospective study with reference to the sympathomimetic properties of ketamine. Pediatr Hematol Oncol. 2003; 20: 291–301

[60] Meyer S, Aliani S, Graf N, Gottschling S. Inter- and intraindividual variability in ketamine dosage in repetitive procedures in children with malignancies. Pediatr Hematol Oncol. 2004; 21: 161–166

[61] Mitchell R K, Koury S, Stone C K. Respiratory arrest after intramuscular ketamine in a 2-year-old child. Am J Emerg Med. 1996; 14: 580–581

[62] Parker R I, Mahan R A, Giugliano D, Parker M M. Efficacy and safety of intravenous midazolam and ketamine as sedation for therapeutic and diagnostic procedures in children. Pediatrics. 1997; 99: 427–431

[63] Slavik V C, Zed P J. Combination ketamine and propofol for procedural sedation and analgesia. Pharmacotherapy. 2007; 27: 1588–1598

[64] Mani V, Morton N S. Overview of total intravenous anesthesia in children. Paediatr Anaesth. 2009

[65] Von Heijne M, Bredlöv B, Söderhäll S, Ollson G L. Propofol or propofol-alfentanil anesthesia for painful procedures in the pediatric oncology ward. Paed Anesth. 2004; 14: 670–675

[66] Zernikow B, Meyerhoff U, Michel E, Wiesel T, Hasan C, Janssen G, Kuhn N, Kontny U, Fengler R, Görtitz I, Andler W. Pain

in pediatric oncology. Children's and parents' perspectives. Eur J Pain. 2005; 9: 495–406
[67] Keidan I, Berkenstadt H, Sidi A, Perel A. Propofol/remifentanil vs. propofol alone for bone marrow aspiration in paediatric haematooncological patients. Paed Anaesth. 2001; 11: 297–301
[68] Tosun Z, Aksu R, Guler G, Esmaoglu A, Akin A, Aslan D, Boyaci A. Propofol-ketamine vs propofol-fentanyl for sedation during pediatric upper gastrointestinal endoscopy. Paediatr Anaesth. 2007; 17: 983–988
[69] Antmen B, Sasmaz I, Birbicer H, Ozbeck H, Burgut R, Isik G, Kilinic Y. Safe and effective sedation and analgesic for bone marrow aspiration procedures in children with alfentanil, remifentanil and combination with midazolam. Paediatr Anaesth. 2005; 15: 214–219
[70] Duncan H P, Zurick N U, Wolf A R. Should we consider awake neonatal intubation? A review of the evidence and treatment strategies. Paed Anaesth. 2001; 11: 135–145
[71] Carbajal R, Eble B, Anand K J. Premedication for tracheal intubation in neonates. Confusion or controversy. Semin Perinatol. 2007; 31: 309–317
[72] VanLooy J W, Schumacher R E, Bhatt-Metha V. Efficacy of premedication algorithm for nonemergent intubation in a neonatal intensive care unit. Ann Pharmacother. 2008; 42: 947–955
[73] Dalal P G, Murray D, Cox T, McAllister J, Snider R. Sedation and anesthesia protocols used for magnetic resonance imaging studies in infants. Provider and pharmacological considerations. Anesth Analg. 2006; 103: 863–868
[74] Reeves S T, Havidich J E, Tobin D P. Conscious sedation of children with propofol is anything but conscious. Pediatrics. 2004; 114: 74–76
[75] Stevens B, Yamada J, Ohlsson A. Sucrose for analgesia in newborn infants undergoing painful procedures. Cochrane Database Syst. 2001; 4: CD001 069
[76] Becke K, Landsleitner B, Reinhold P, Schmitz B, Strauß J, Philippi-Höhne C. Diagnostische und interventionelle Eingriffe im Kindesalter. Anästhesiologisches Management. Anästhesist 2010 (im Druck)

23 Schmerztherapie bei traumatologischen Notfällen

Paul Reinhold

23.1 Einleitung

Unfallbedingte Verletzungen stellen das Haupterkrankungsrisiko in der Altersstufe unter 5 Jahren dar. Verbrennung und Verbrühungen gehören zu den dritthäufigsten Unfallursachen im Kindesalter. So mussten in Deutschland im Jahr 2004 fast 208 000 Kinder unter 15 Jahren wegen einer schweren Verletzung im Krankenhaus behandelt werden, wobei die Verletzungsursache häufig altersabhängig ist: Bei Säuglingen sind es meist Stürze, bei Kleinkindern gehäuft Haus- und Freizeitunfälle und bei den Schulkindern führen Straßenverkehrs- und Sportunfälle die Statistik an. Dabei waren etwa pro 100 000 Kinder 1,1 Todesfälle durch Feuer und Rauch, 1,2 durch Sturz und 3,7 durch Straßenverkehrsunfälle und Sportverletzungen zu beklagen [1, 2].

Bei diesen Traumata ist „Schmerz" ein regelmäßig anzutreffendes Symptom; aber auch die ärztlichen Maßnahmen in diesem Kontext können zusätzlich erhebliche Schmerzen verursachen: Umlagerung, Reposition, Punktionen etc.

23.2 Ursachen

Schon lange sind die Zusammenhänge zwischen algetischem Stress und neuroplastischen Veränderungen gerade auch im frühen Kindesalter bekannt [3]. Erhöhte Morbidität und Mortalität durch unzureichende Analgesie sind die Folge, aber auch negative Langzeiteffekte auf die psychische Entwicklung sind eindrucksvoll beschrieben [4].

Wissenschaftliche Daten zur posttraumatischen Analgesie [5, 6], aber auch Analogien zu Erhebungen zur postoperativen Schmerztherapie [7] sowie Kasuistiken [8] lassen befürchten, dass Kinder oft systematisch unterversorgt werden. Die Gründe dürften vielfältig sein: Häufig ist es Unsicherheit in der Schmerzerfassung, gelegentlich mangelnde Kenntnis der pharmakologischen Besonderheiten des Kinderalters, manchmal fehlende Erfahrung und nicht selten das Dogma „Analgesie erschwere die weitere Diagnostik".

23.3 Schmerzerfassung

Die Schmerzintensität und vielfach auch Schmerzlokalisation sowie Schmerzqualität lassen sich bei Patienten oberhalb des 6. bis 7. Lebensjahres recht gut erfassen.

> **Merke**
> Schmerzen sind vorhanden, wann immer der Patient sie angibt.

Allerdings sind auch größere Kinder nach einem schweren Unfall häufig still und in sich zurückgezogen und äußern von sich aus nur wenig Schmerzen. In jüngeren Altersstufen ist es deutlich schwieriger, weil man sich hier mit Fremdbeurteilungsmethoden behelfen muss. Eine Möglichkeit zur Abschätzung der Schmerzintensität, besonders auch zur Therapiekontrolle, die noch am ehesten geeignet erscheint, stellt in Ermangelung anderer geeigneter Hilfen die Kindliche Unbehagens- und Schmerzskala (KUSS) dar, auch wenn sie für die Erfassung des postoperativen Schmerzes konzipiert wurde und nur für diesen validiert ist [9].

„KUSS" bewertet die fünf Verhaltensgrößen Weinen, Gesichtsausdruck, Rumpfhaltung, Beinhaltung sowie motorische Unruhe und verzichtet bewusst auf die Einbeziehung von Vitalparametern (Tab. 23.1). Bei wachen Kindern sollten 4 oder mehr Score-Punkte eine analgetische Intervention veranlassen.

> **Fehler und Gefahren**
> Es ist festzuhalten, dass es grundsätzlich eine systematische Tendenz gibt, Schmerzen von Kindern zu unterschätzen [5, 10].

Tabelle 23.1 Kindliche Unbehagens- und Schmerz-Skala (KUSS) nach Büttner [9].

Beobachtung	Bewertung	Punkte
Weinen	gar nicht	0
	stöhnen, jammern, wimmern	1
	schreien	2
Gesichtsausdruck	entspannt, lächelnd	0
	Mund verzerrt	1
	Mund und Augen grimassierend	2
Rumpfhaltung	neutral	0
	unstet	1
	aufbäumend, krümmen	2
Beinhaltung	neutral	0
	strampelnd, tretend	1
	an den Körper gezogen	2
motorische Unruhe	nicht vorhanden	0
	mäßig	1
	ruhelos	2

23.4 Schmerztherapie

23.4.1 Allgemeine Faktoren

Häufig ist es schwierig, in solchen Notfällen Schmerz und Angst sowie begleitenden Stress zu differenzieren. Die Kinder sind in der Situation vielfach überfordert, weshalb auch die psychische Befindlichkeit bezogen auf die aktuelle Situation mit berücksichtigt werden muss. Kinder sollten in solchen Situationen immer einen Ansprechpartner haben, der erklärend und beruhigend auf sie einwirkt, „ihre Sprache spricht" und ihnen die Angst nimmt, die das Schmerzempfinden noch erheblich zu steigern vermag. Auch eine Komfortverbesserung ist in diesem Setting wichtig, d. h. folgende Stressoren sollten nicht vergessen und nach Möglichkeit vermieden werden:
- Unterkühlung
- volle Blase
- volle Windel
- Hunger
- Durst

Auch die „Lagerung" hat in diesem Zusammenhang einen hohen Stellenwert: Beim Abdominaltrauma empfiehlt sich beispielsweise eine Lagerung mit angezogenen Beinen und untergelegtem Kopfpolster, um die Spannung der Bauchmuskulatur zu verringern. Eine vom Patienten gewählte Schonhaltung sollte jedoch nicht unnötig in eine vom Arzt gewollte Zwangshaltung gebracht werden; vielmehr sollte die Lagerung passiv durch Polster so stabilisiert werden, dass der Patient nicht mehr auf aktive Stabilisierung durch schmerzhafte Muskelanspannung angewiesen ist. Beachtet werden sollte die frühzeitige Reposition durch vorsichtigen achsengerechten Längs- und Gegenzug, wobei es weniger um die Wiederherstellung der prätraumatischen Anatomie geht, sondern um eine annähernd achsen- und rotationsgerechte Lagerung mit möglichst spannungsfreiem Weichteilmantel. Die Ruhigstellung von Frakturen mittels Schienen ist indiziert – je nach betroffener Extremität und dem jeweiligen Alter (z. B. Mittels Kramer- bzw. Luftkammerschienen) oder Decken bzw. gut anmodellierte Vakuummatratzen bei Mehrfachverletzungen [11].

> **Merke**
> Keine Maßnahme darf ohne ausreichende Analgesie durchgeführt werden!

23.4.2 Kältetherapie

Der Einsatz von *Eis- oder Cryotherapie* (z. B. Chloraethan) in der Behandlung von akuten Weichteilverletzungen ist heutzutage weitgehend akzeptiert und wird vielfältig praktiziert [12], wobei der wissenschaftlich nachgewiesene Nutzen relativ gering ist [13]; für das Kindesalter gibt es kaum Daten.

> **Fehler und Gefahren**
> Bei unsachgemäßer Anwendung drohen zudem Hautschäden bis hin zu Nekrosen: Wenn Eis oder Coolpacks benutzt werden, sollten diese auf keinen Fall direkt auf die Haut, sondern immer mit einem Tuch umwickelt aufgebracht werden.

Die Anwendung von *kaltem Wasser* ist allerdings bei umschriebenen Verbrennungen bzw. Verbrühungen eine wichtige *Sofortmaßnahme* zur Schmerzlinderung, aber auch zur Reduktion der Mediatorenliberation und zu Verminderung des „Nachbrennens": die Kühlung erfolgt *unmittelbar* bis längstens 30 Minuten nach der Traumaerfahrung durch fortlaufende Benetzung der betroffenen Areale mit steriler Elektrolytlösung (ca. 15–20°C), sofern vorhanden, oder mit Leitungswasser. Eine Unterkühlung des Patienten ist aber auf jeden Fall zu vermeiden, weil eine Hypothermie die Letalitätsrate der schwer verletzten Patienten erhöht. Deshalb sollte die lokale Kühlung auf 15–20 Minuten limitiert werden [14, 15].

> **Merke**
> Bei großflächigen Verletzungen ist auf die Kühlbehandlung ganz zu verzichten [16].

23.4.3 Medikamentöse Schmerztherapie

Geringfügige Schmerzen

Pharmakologisch lassen sich geringfügige Schmerzen gut mit Non-Opioiden behandeln. Mittel der ersten Wahl ist beim Weichteiltrauma aufgrund des antiphlogistischen Effekts ein NSAR-Präparat, z. B. Ibuprofen (7–10 mg/kg Körpergewicht) oral oder rektal, eine Alternative stellt Metamizol dar. Enteral appliziertes Paracetamol hat wegen geringer analgetischer Potenz, schlechter und unzuverlässiger Resorption sowie erheblicher Hysterese keinen hohen Stellenwert [17]. Bei Abdominalbeschwerden, insbesondere bei kolikartigen Schmerzen, ist aufgrund der spasmolytischen Wirkkomponente Metamizol (15–20 mg/kg Körpergewicht) oral oder intravenös zu bevorzugen. Da als schwerwiegendste akute Nebenwirkung bei intravenöser Applikation eine ausgeprägte Schockreaktion auftreten kann, sollte dieses Medikament langsam fraktioniert oder als Kurzinfusion verabreicht werden.

Starke Schmerzen

Starke Schmerzen erfordern zügiges Handeln, eine schnelle Beurteilung, intravenöse Applikationsmöglichkeiten und die titrierte Gabe von Opioiden bzw. Ketamin. Hier haben sich Morphin und Piritramid in einer Dosis von 0,1 mg/kg Körpergewicht, jedoch auch das kürzer wirksame, aber potentere Fentanyl in einer Dosis von 1–5 µg/kg Körpergewicht bewährt. Während bei den Non-Opioiden die empfohlenen Dosen voll ausgenutzt werden, wird bei den Opioiden unter Beachtung von Kreislauf und insbesondere Atmung gegen den Schmerz titriert, bis eine

Tabelle 23.2 Medikamentendosierungen.

Substanz	Präparat	Dosis in mg/kg KG	i. v.-Volumen bei Verdünnung 1 ml Amp-Lsg. auf 10 ml NaCl 0,9 %	Dosis	Besonderheiten
Metamizol	Novalgin 500 mg/ml	15 mg/kg KG i. v.	3 ml/10 kg KG		frakt. Applikation oder Kurzinfusion
Ibuprofen	Nurofen-Saft 20 mg/ml	10 mg/kg KG oral		5 ml/10 kg KG oral	
Morphinhydrochlorid	Morphin 10 mg/ml	0,1 mg/kg KG			Wirkdauer 3–5 h
Piritramid	Dipidolor 7,5 mg/ml	0,1 mg/kg KG	1,3 ml/10 kg KG		Wirkdauer 5 h
Fentanylcitrat	Fentanyl 0,05 mg/ml	0,001 mg/kg KG	2,0 ml/10 kg KG		Wirkdauer 30–40 min
Ketamin	Ketanest S 5 mg/ml	0,25 mg/kg KG i. v.	8 ml/10 kg KG		Analgesie
	Ketanest S 25 mg/ml	0,5 mg/kg KG i. m.		2 ml/10 kg KG i. m.	Analgesie
	Ketanest S 5 mg/ml	1,0 mg/kg KG i. v.	20 ml/10 kg KG		Narkose
Atracurium	Tracrium 10 mg/ml	0,5 mg/kg KG i. v.	0,5 ml/10 kg KG		Relax-Dosierung zur Intubation
Atropinsulfat	Atropin 0,5 mg/ml	0,01 mg/kg KG	2,0 ml/10 kg KG		
Midazolam	Dormicum 1 mg/ml	0,1 mg/kg KG	10 ml/10 kg KG		Sedierung
Naloxon	Narcanti 0,4 mg/ml	0,001–0,01 mg/kg KG	0,25–2,5 ml/10 kg KG		nur titrierend einsetzen
Flumazenil	Anexate 0,1 mg/ml	0,01 mg/kg KG	10 ml/10 kg KG		nur titrierend einsetzen

ausreichende Schmerzcoupierung erreicht ist. Die Dosierungsangaben stellen deshalb auch nur einen Anhalt für die Einzelapplikation dar [18] (Tab. 23.2).

■ **Fehler und Gefahren**

Allerdings können bei zu forscher Titrierung auch rasch narkotische Stadien erreicht werden. Opioide und Benzodiazepine lassen sich – falls notwendig – mittels Naloxon bzw. Flumazenil antagonisieren: Die Antidots sollten immer titrierend eingesetzt werden; die kurze Wirkdauer des Antidots kann zur Rückkehr der Intoxikation führen.

Bei kreislaufinstabilen bzw. hypovolämen Patienten sowie bei Verbrennungspatienten kann unter Ausnutzung der sympathikotonen Effekte sehr vorteilhaft Ketamin eingesetzt werden. Die intravenöse Dosierung beträgt 0,25 mg/kg Körpergewicht für das wegen der geringeren Nebenwirkungen zu bevorzugende Enantiomer Ketanest S, bzw. 0,5 mg/kg für das Razemat.

Aufgrund der sialogenen und psychomimetischen Nebenwirkungen sollte mit Atropin 0,01 mg/kg Körpergewicht i. v. und Midazolam 0,1 mg/kg Körpergewicht i. v. vorbehandelt werden. Des Weiteren sollte wegen einer potentiellen ketaminbedingten Erhöhung des Hirndrucks bei Patienten mit Schädelhirntrauma differenziert vorgegangen werden: Bei Patienten mit isoliertem Schädelhirntrauma bzw. mit im Vordergrund stehenden Schädelhirntrauma und eventuell erhöhtem intrazerebralen Druck sollte auf Ketamin verzichtet werden. Steht jedoch beim Polytrauma mit begleitendem Schädelhirntrauma die Aufrechterhaltung des zerebralen Perfusionsdrucks im Vordergrund, ist Ketanest S das Mittel der Wahl [11].

■ **Merke**

Liegen keine Möglichkeiten zur Schaffung eines intravenösen Zugangs vor, ist die intramuskuläre Gabe von Ketamin S in einer Dosierung von 0,5 mg/kg KG zur Analgesie die Methode der ersten Wahl, allerdings sollte im Rettungsdienst bzw. in der Notfallaufnahme in solchen Situationen großzügig vom intraossären Zugangsweg Gebrauch gemacht werden. Mit Ausnahme einer Infiltration von Lokalanästhetika zur Anlage von Drainagen oder auch zur intraossären Punktion haben lokoregionale Analgesieverfahren in der Primärversorgung am Notfallort keine Berechtigung, ganz im Gegensatz zur Versorgung in der Notfallambulanz [19].

23.4.4 Analgosedierung und Narkose

Reicht eine Analgesie nicht aus oder ist eine schmerzhafte Intervention erforderlich (z. B. Bergung, Reposition, Umlagerung etc.), wird eine Analgosedierung durchgeführt (siehe auch Kap. 22 Prozedurale Schmerzen, S. 245).

Sind die Schmerzen auch dann nicht beherrschbar oder muss zur Sicherung des Atemwegs intubiert werden, so wird eine Narkose durchzuführen sein. Hierbei ist immer eine Risiko/Nutzen-Abwägung durchzuführen unter Berücksichtigung folgender Aspekte:
- ungewohntes Umfeld
- eingeschränkte Lagerungsmöglichkeiten

- persönliche Erfahrung
- begrenzte Ressourcen

Zusätzlich ist zu beachten, dass der Patient immer als nicht nüchtern angesehen werden muss und somit eine Aspirationsgefährdung besteht.

Nach Anschluss von Pulsoximetrie, Elektrokardiografie, Bereitstellung von Absaugung, Sauerstoffversorgung, Beatmungsbeutel mit Maske, eines funktionsfähigen Laryngoskops mit passendem Spatel und adäquater Tuben (Außendurchmesser des Tubus sollte dem Querschnitt des kleinen Fingers entsprechen) wird der Patient mittels Maske gut präoxigeniert und mit Midazolam und Ketamin S bzw. Fentanyl die Narkose eingeleitet und ggf. mit Succinylcholin 1 mg/kg Körpergewicht relaxiert.

> **Merke**
> Die Relaxation erleichtert die Intubation, kann aber auch bei Nichtgelingen infolge nachfolgendem Atemstillstand ein Desaster darstellen, deshalb gilt: Relaxierung erst, wenn durch Laryngoskopie eine gute Einstellmöglichkeit sichergestellt ist. Nicht die Intubation ist das primäre Ziel, sondern die Sicherung der Sauerstoffversorgung.

Die Weiterführung der Narkose geschieht mit Einzeldosen Fentanyl 2 µg/kg Körpergewicht bei kreislaufstabilen Patienten oder mit Ketamin S mit der halben Initialdosis bei hypertensiven und hypotonen Patienten. Als Zielgröße dienen für den Nichtanästhesisten dabei der Blutdruck des Patienten, die Tolerierung des Tubus und die Vermeidung von Abwehrbewegungen.

> **Merke**
> In Anbetracht der heutzutage zur Verfügung stehenden bildgebenden Möglichkeiten ist es nicht mehr gerechtfertigt, Kindern mit Traumata wegen ausstehender Diagnostik eine adäquate, sich am Schmerzscore oder an der Schmerzangabe der Patienten orientierende effektive Analgesie vorzuenthalten, denn selbst die Diagnostik akuter Abdominalschmerzen und die weitere Vorgehensweise werden durch eine wirkungsvolle Analgesie nicht beeinträchtigt [20, 21].

23.5 Spezielle Aspekte der Analgesie bei thermischen Traumen (Verbrennung/Verbrühung)

> **Merke**
> Die Schmerzintensität verhält sich umgekehrt proportional zur Verbrennungstiefe. Großflächige zweitgradige Verbrennungen sind häufig mit sehr starken Schmerzen korreliert: Schon ein leichter Luftzug wird häufig als schmerzhaft wahrgenommen.

Zur Vermeidung von Hautperfusionsstörungen infolge algetisch bedingter sympathicoadrenerger Vasokonstriktion ist eine suffiziente Schmerztherapie zwingend geboten [15]. Zur Primärversorgung großflächig verbrannter/verbrühter Kinder im Krankenhaus sollte großzügig die Indikation zur Intubationsnarkose gestellt werden. Regionalanalgesieverfahren sind bei geeigneter Lokalisation zwar grundsätzlich auch möglich, werden aber praktisch häufig schon durch das Infektionsrisiko bei Punktion durch verbrannte Areale in ihrer Anwendung eingeschränkt. Bei rückenmarksnahen Verfahren stellt ein zu erwartender größerer Blutverlust mit den entsprechenden Konsequenzen eine Kontraindikation dar [22].

> **Merke**
> Muss das Kind aufgrund des Ausmaßes oder der Lokalisation der Verletzung in ein entsprechendes Verbrennungszentrum verlegt werden [16], sollte der Transport in Intubationsnarkose erfolgen.

In der stationären Weiterbehandlung ist eine Intubation auch bei großflächigen Verbrennungen oder Verbrühungen nicht zwingend erforderlich und aufgrund der traumabedingten Immunsuppression sogar eher nachteilig. Deshalb sollte wegen der geringeren Atemdepression vorzugsweise eine Ketamin/Midazolam-Kombination (Ketanest S 0,25 mg/kg KG i. v.; Midazolam 0,05 mg/kg KG i. v.) eingesetzt werden, mit titrierenden Repetitionen, wenn die regelmäßig erhobenen Schmerzscores dies erfordern. Zusätzlich lässt sich die größere Kreislaufstabilität vorteilhaft nutzen. Ergänzend wird eine Basisanalgesie mit Metamizol (4 x 15 mg/kg KG × Tag p. o. bzw. i. v.) oder Ibuprofen (4 x 10 mg/kg KG × Tag rektal) eingesetzt. Alternativ kann eine Opioidtherapie mit Piritramid-Boli (0,05–0,1 mg/kg KG i. v.) oder Fentanyl-Boli (1–5 µg/kg KG i. v.) genutzt werden.

Bei älteren Kindern können die Therapieoptionen bei entsprechender Logistik um PCA (patient controlled analgesia) oder NCA (nurse controlled analgesia) erweitert werden: Dazu werden etwa 75 % der letzten 24-Stunden-Opioid-Gesamtdosis kontinuierlich appliziert und zusätzliche PCA-Boli (z. B. 0,02 mg/kg KG Piritramid) verabreicht. Möglichst frühzeitig sollte auf eine orale Applikation – optimal mit retardierten Opioiden – bei den älteren Kindern (Cave: off-label-use) umgestellt werden. In Analogie zu

den erwachsenen Patienten ist auch bei Kindern von erheblichen pharmakologischen Veränderungen bei Verbrennungen auszugehen, u. a. [22]:
- früh einsetzende Opioidtoleranz
- vergrößerte Verteilungsvolumina
- alterierte Metabolisierung von Opioiden und Benzodiazepinen

Die Wundreinigungen, Bäder und Verbandswechsel erfordern initial fast ausnahmslos eine Narkose, später sollten für diese sehr häufigen Interventionen dann einfache, sichere, gut verträgliche, gut steuerbare und vor allen Dingen effektive Analgosedierungsverfahren gewählt werden [23], z. B. Propofol (1,2 mg/kg KG) plus Ketamin-Razemat (1,0 mg/kg KG i. v.) mit Nachinjektion der halben Initialdosis bei Bedarf [24]. Eine andere Variante propagiert oral appliziertes Morphin oder intranasal appliziertes Fentanyl (Cave: off-label-use), die sich beide als gleichwertig erwiesen haben [25].

> **Merke**
> Diese medikamentösen Verfahren sollten unbedingt um psychologische Maßnahmen ergänzt werden, gilt es doch auch eine posttraumatische Belastungsstörung zu vermeiden. Als besonders wirksames Ablenkungsmanöver neben den etablierten Methoden hat sich der Einsatz von Computerspielen erwiesen [26].

23.6 Zusammenfassung

Traumabedingte Schmerzzustände im Kindesalter sind nicht selten. Sie verursachen nicht nur momentanes Leid, sondern können bei inadäquater Behandlung neben erheblichen somatischen Schäden auch noch posttraumatische Belastungsstörungen zur Folge haben. Kinder mit akuten Schmerzen haben ein Recht auf eine adäquate altersgerechte Schmerztherapie: Es stehen eine Vielzahl von medikamentösen und nicht-medikamentösen Verfahren zur Verfügung, die unbedingt genutzt werden sollten.

Literatur

[1] Ellsässer G. Epidemiological analysis of injuries among children under 15 years of age in Germany. The starting point for injury prevention. Gesundheitswesen. 2006; 68: 421–428
[2] Landesinstitut für den öffentlichen Gesundheitsdienst in NRW. http://www.loegdnrw.de/1pdf/unfälle_im_kindesalter
[3] Anand K J S. Clinical importance of pain and stress in preterm neonates. Biol Neonate. 1998; 73: 1–9
[4] Grunau R E. Longterm effects of pain. Res Clin Forum.1998; 20(4): 19–28
[5] Alexander J, Manno M. Underuse of analgesia in very young pediatric patients with isolated painfull injuries. Ann Emerg Med. 2003; 41: 617–622
[6] Swor R, McEachin C M, Seguin D, Grall K H. Prehospital pain management in children suffering traumatic injury. Prehosp Emerg Care. 2005; 9: 40–43
[7] Stamer U M, Mpasios N, Maier C, Stuber F. Postoperative analgesia in children. Current practice in Germany. Eur J Pain. 2005; 9: 555–560
[8] Gottschling S. Schmerz bei Kindern. Mythen und Fakten. Angewandte Schmerztherapie und Palliativmedizin. 2009; 3: 59–62
[9] Büttner W, Finke W. Analysis of behavioural and physiological parameters for the assessment of postoperative analgesic demand in newborns, infants and young children. A comprehensive report on seven consecutive studies. Paediatr Anaesth. 2000; 10: 203–318
[10] Melotti R M, Samolski Dekel B G, Carosi F, Ricchi E, Chiari P, D'Andrea R, Di Nino G. Categories of congruence in patient selfreported pain and nurses evaluation. Eur J Pain. 2009;13: 992–1000
[11] Adams H A. Analgesie, Sedierung und Anästhesie in der Notfallmedizin. Bremen: UNI-MED; 2001
[12] Lange A. Physikalische Therapie. Heidelberg, Berlin, New York: Springer; 2003
[13] Collins N C. Is ice right? Does cryotherapy improve outcome for acute tissue injury? Emerg Med J. 2009; 25: 65–68
[14] Allison K, Porter K. Consensus on the prehospital approach to burns patient management. Emerg Med J. 2004; 21: 112–114
[15] Trupkovic T, Giessler G. Das Verbrennungstrauma. Teil 1. Pathophysiologie, präklinische Versorgung und Schockraummanagement. Anaesthesist. 2008; 57: 898–907
[16] AWMF. Thermische Verletzungen im Kindesalter (Verbrennung, Verbrühung). Leitlinie der Deutschen Gesellschaft für Kinderchirurgie (federführend), Deutschen Gesellschaft für Anästhesie und Intensivmedizin, Deutschen Gesellschaft für Allgemeinchirurgie, Deutschen Gesellschaft für Kinder- und Jugendmedizin, Deutschen Gesellschaft der Plastischen, Rekonstruktiven und Ästhetischen Chirurgen, Deutschen Gesellschaft für Verbrennungsmedizin. AWMF-Leitlinien-Register Nr. 006/128. http://www.uni-duesseldorf.de/AWMF/ll/006-128.htm
[17] Reinhold P, Schlüter E. Paracetamol rectal. Das postoperative Analgetikum der Wahl? Kinder- und Jugendmedizin. 2004; 4: 156–160
[18] Zernikow B, Hechler T. Schmerztherapie bei Kindern und Jugendlichen. Dtsch Ärzteblatt. 2008; 105: 511–522
[19] Barnett P. Alternatives to sedation for painful procedures. Pediatr Emerg Care. 2009; 25: 415–419
[20] Klein-Kremer A, Goldman R D. Opioid administration for acute abdominal pain in the emergency department. J Opioid Manag. 2007; 3: 11–14
[21] Kokki H, Lintula H, Vanamo K, Heiskanen M, Eskelinen M. Oxycodone vs placebo in children with undifferentiated abdominal pain: a randomized, double blind clinical trial of the effect of analgesia on diagnostik accuracy. Arch Pediatr Adolesc Med. 2005; 159: 320–325
[22] Giessler G A, Mayer T, Trupkovic T. Das Verbrennungstrauma. Teil 2. Anästhesiologisches, chirurgisches und intensiv-medizinisches Management. Anaesthesist. 2009; 58: 474–484
[23] Gregoretti C, Decaroli D, Piacevoli Q, Mistretta A, Barzaghi N, Luxardo N, Tosetti I, Tedeschi L, Burbi L, Navalesi P, Azzeri F. Analgo-sedation of patients with burns outside the operating room. Drugs. 2008; 68: 2427–2443
[24] Tozun Z, Esmaoglu A, Coruh A. Propofol-ketamine vs propofol-fentanyl combinations for deep sedation and analgesia in paediatric patients undergoing burn dressing changes. Paediatr Anaest. 2008; 18: 43–47
[25] Borland M L, Bergesio R, Pascoe E M; Turner S, Woodger S. Intranasal fentanyl is an equivalent analgesic to oral morphine in paediatric patients for dressing changes. A randomised double blind crossover. Burns. 2005; 31: 831–837
[26] Mott J, Bucolo S, Cuttle L, Mill J, Hilder M, Miller K, Kimble R M. The efficacy of an augmented virtual reality system to alleviate pain in children undergoing burns dressing changes. A randomised controlled trial. Burns. 2008; 34: 803–808

24 Postoperative Schmerzen

Paul Reinhold und Jan-Hinrich Hilpert

24.1 Einleitung

Die postoperative Schmerztherapie ist wichtiger Bestandteil in der ambulanten und klinischen Versorgung von Kindern. Sie erfordert ein großes Maß an Sorgfalt sowie profunde Kenntnisse um die anatomischen, physiologischen, pharmakologischen und pathophysiologischen Besonderheiten in dieser Altersgruppe.

Leider funktioniert die postoperative Schmerztherapie im Kindesalter in vielen Krankenhäusern immer noch unzureichend. So wurde gezeigt, dass in Deutschland nur bei 29 % der Kinder postoperativ eine ausreichende Schmerztherapie erfolgte [1]. Mögliche Gründe für die Zurückhaltung beim Einsatz von Schmerzmittel im Kindesalter sind die Angst vor Überdosierung, unerwünschter Wirkungen sowie die Unsicherheit in der quantitativen und qualitativen Einschätzung von Schmerzzuständen.

Dieses Kapitel soll darstellen, welche Voraussetzungen für eine erfolgreiche postoperative Schmerztherapie erfüllt werden müssen und wie Schmerz im Kindesalter erfasst und dokumentiert wird. Darüber hinaus sollen Kenntnisse über die pharmakologischen Besonderheiten der gebräuchlichsten Analgetika aufgefrischt werden. Für jedes Kind muss ein individueller Schmerztherapieplan, der sowohl eine Basis- als auch eine Bedarfsanalgesie vorsieht, ausgearbeitet werden.

24.2 Folgen des unbehandelten Schmerzes

Unbehandelter postoperativer Schmerz kann nicht nur den operativen Behandlungserfolg gefährden, sondern durch die Stimulation des sympatikoadrenergen Systems und die Induktion einer katabolen Stoffwechsellage die perioperative Morbidität und sogar Mortalität erhöhen [2]. Postoperative Schmerzen können darüber hinaus bei Kindern Übelkeit und Erbrechen hervorrufen. Verhaltensstörungen nach tageschirurgischen Eingriffen im Kindesalter wie z. B. ein erhöhtes Zuwendungsbedürfnis oder Schlafstörungen mit Alpträumen werden in Zusammenhang mit unzureichend behandeltem postoperativen Schmerzen gebracht [3].

Ergebnisse von tierexperimentellen Studien deuten darauf hin, dass schon im frühen Lebensalter ein Schmerzgedächtnis angelegt wird [4]. Kinder, bei denen im Säuglingsalter eine Zircumzision ohne Anästhesie und Analgesie durchgeführt wurde, zeigten später bei Routineimpfungen ein deutlich stärkeres Abwehr- und Angstverhalten als Kinder, die eine suffiziente Analgesie erhielten [5].

24.3 Organisation

Die Qualität der postoperativen Schmerztherapie hängt entscheidend von den innerklinischen Organisationsstrukturen ab. Ein klinikeigenes Analgesiekonzept, welches die Schmerztherapie in Abhängigkeit vom operativen Eingriff berücksichtigt, sollte etabliert sein. Schmerz sollte als Vitalparameter mehrmals täglich erfasst, dokumentiert und therapiert werden.

Neben der systemischen Analgesie haben in den letzten Jahren die lokoregionalen Analgesieverfahren sowohl als single-shot als auch als kontinuierliches Verfahren an Bedeutung gewonnen. Voraussetzung für die Anwendung von kontinuierlichen Katheterverfahren im Kindesalter ist ein funktionierender, rund um die Uhr verfügbarer Schmerzdienst mit regelmäßiger Visite der kleinen Patienten, um neurologische Komplikationen frühzeitig zu erkennen und unverzüglich diagnostische und therapeutische Schritte einleiten zu können. Ferner muss die engmaschige Überwachung der Vitalparameter gewährleistet sein.

> **Merke**
>
> Alle mit der Pflege dieser Kinder betrauten Personen inklusive der Eltern müssen über die Symptome möglicher Komplikationen informiert werden. Nicht zuletzt ist die intensive Fortbildung des Pflegepersonals sowie der ärztlichen Mitarbeiter eine wichtige Voraussetzung für eine gut funktionierende postoperative Schmerztherapie im Kindesalter.

24.4 Vorbereitung und Aufklärung

Bereits der präoperative Schmerz, der häufig die Indikation zu einem operativen Eingriff darstellt, bedarf ausreichender Behandlung. Eine schon begonnene Basis- und Bedarfsanalgesie vor der Operation darf nicht kategorisch abgesetzt, sondern einer kritischen Nutzen-Risiko-Abwägung (z. B. Erhöhung des Blutungsrisikos etc.) unterzogen werden.

Da operative Eingriffe und die häufig wenig kindgerechte Atmosphäre im Krankenhaus Angst auslösen und diese schmerzverstärkend wirken kann, sollte im Rahmen der Prämedikationsvisite eine vertrauensvolle Basis zwischen Patient, Arzt und Eltern geschaffen werden. Bei kognitiv gut entwickelten Kindern wird auf altersentsprechendem Niveau der Ablauf der Narkose und Effekte regionalanästhesiologischer Maßnahmen (wie z. B. die motorische Blockade oder die Beeinträchtigung der Harnblasenfunktion bei einer Kaudalanästhesie) besprochen.

Auch die Anordnung einer Prämedikation für den OP-Tag ist sehr wichtig. Ziel der Prämedikation ist ein gut sediertes Kind, bei dem die Allgemeinanästhesie bzw. das Regionalanästhesieverfahren ohne Schreien und Abwehrbewegungen induziert werden kann. Midazolam in einer Dosierung von 0,4–0,6 mg/kg Körpergewicht als Saft mit Geschmackskorrektur gilt als Standard und sollte ca. 30 Minuten vor Abfahrt in den Operationstrakt appliziert werden. Die Wirkung hält ca. 20–40 Minuten an.

> **Merke**
> Bei der Auswahl des Anästhesieverfahrens ist nicht nur das Alter, die Komorbidität und die Art und Lokalisation des operativen Eingriffs zu berücksichtigen, sondern ebenso die Stärke und Dauer der zu erwartenden Schmerzen. Loko- und Regionalanalgesieverfahren sollten bei Kindern unter 8 Jahren fast ausnahmslos in Kombination mit einer Vollnarkose angewendet werden.

Die Regionalanästhesie hat in den letzten Jahren wegen ihrer Sicherheit und Effektivität deutlich an Bedeutung gewonnen. Hierdurch kann nicht nur intraoperativ der Anästhetikabedarf reduziert, sondern auch eine gute postoperative Analgesie bei ausreichender Vigilanz erzielt werden. Bei der Verwendung moderner Anästhetika muss aufgrund ihrer raschen Abklingquote bereits intraoperativ mit der systemischen Analgesie begonnen werden.

24.5 Schmerzerfassung und Dokumentation

Für eine gute postoperative Schmerztherapie ist die routinemäßige Schmerzmessung unerlässlich. Eine Umfrage an Krankenhäusern mit Kinderchirurgie zeigte, dass nur 4 % der Krankenhäuser Schmerz messen und dokumentieren [6].

24.5.1 Schmerzmessung im Säuglings- und Kleinkindalter

Bei Neonaten, Säuglingen und Kleinkindern unter 3 Jahren ist die Schmerzerfassung eine große Herausforderung, da eine Selbsteinschätzung nicht möglich ist. Veränderungen der Vitalparameter (Herz- und Atemfrequenz, Blutdruck, Sauerstoffsättigung) sind als alleinige Größen für die Schmerzbeurteilung zu unspezifisch, da sie vielfältigen autonomen und vegetativen Einflüssen unterliegen. Dennoch können diese zumindest als Distress-Parameter gewertet werden und sollten Aufforderungscharakter besitzen, kindliche Bedürfnisse nach Hunger- und Durststillung sowie Zuwendung zu berücksichtigen. Im Aufwachraum sollte darüber hinaus versucht werden, eine kindgerechte Atmosphäre zu schaffen und wenn möglich, die Eltern frühzeitig in die postoperative Betreuung einzubeziehen. An weitere Distress-Parameter wie unbequeme Lagerung des Kindes, drückende Verbände, störende Sonden und Katheter muss gedacht werden.

Zur Beurteilung von Schmerzen bei Kindern unter 3 Jahren wurden Fremdbeurteilungsskalen erarbeitet. Die von Büttner entwickelte KUSS (Kindliche Unbehagens-

Tabelle 24.1 Kindliche Unbehagens- und Schmerzskala (KUSS) [7].

Beobachtung	Bewertung	Punkte
Weinen	gar nicht	0
	stöhnen, jammern, wimmern	1
	schreien.	2
Gesichtsausdruck	entspannt, lächelnd	0
	Mund verzerrt	1
	Mund und Augen grimassierend	2
Rumpfhaltung	neutral	0
	unstet	1
	aufbäumend, krümmen	2
Beinhaltung	neutral	0
	strampelnd, tretend	1
	an den Körper gezogen	2
motorische Unruhe	nicht vorhanden	0
	mäßig	1
	ruhelos	2

und Schmerzskala) mit den 5 Beobachtungskriterien Weinen, Gesichtsausdruck, Rumpfhaltung, Beinhaltung und motorische Unruhe hat sich bis zu einem Alter von 4 Jahren als gut geeignet erwiesen (Tab. 24.1). Alle Beobachtungs-Items werden gewertet und die zugehörigen Punktwerte addiert. Ab einem Wert von 4 Punkten sind schmerzsenkende Maßnahmen indiziert [7]. Die KUSS ist die einzige deutschsprachige validierte Schmerzskala und ermöglicht die Schmerzerfassung unabhängig von falsch interpretierbaren Vitalparametern auf einen Blick.

24.5.2 Schmerzmessung bei Kindern ab dem 4. Lebensjahr

Bei kognitiv gut entwickelten Kindern ab dem 4.–5. Lebensjahr können die Gesichterskalen von Bieri [8] oder von Pothmann [9] eingesetzt werden. Hierbei sind einzelnen Gesichtern auf der Skala einem spezifischen Schmerzausdruck zugeordnet (Abb. 24.1).

Bei Schulkindern und Erwachsenen sind sowohl die eindimensionale numerische Analogskala (NRS) sowie die visuelle Analogskala (VAS) gut geeignet, um Schmerz zu erfassen. Bei der NRS soll der Schmerzstärke eine Zahlengröße auf einer Skala von 0–10 zugeordnet werden, wobei die Ziffer „0" für Schmerzfreiheit und „10" für den maximal vorstellbaren Schmerz steht, während die VAS die Schmerzstärke anhand einer Analoggröße wie Farbe oder Länge eines Balkens erfasst.

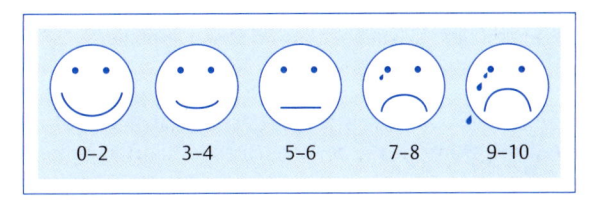

Abb. 24.1 Gesichterskala.

> **Merke**
> Zur Optimierung der Akutschmerztherapie sollte der Schmerz als 5. Vitalparameter mehrmals täglich ermittelt, in der Patientenkurve dokumentiert und als Aufforderung gesehen werden, für jeden Patienten eine Schmerzlinderung herbeizuführen und diese auch zu evaluieren.

Eine standardisierte Schmerztherapie mit konsequentem Schmerzmonitoring anhand validierter Scores ermöglicht die Objektivierung des Schmerzes und kann durch suffiziente Basisanalgesie einer Schmerzchronifizierung vorbeugen und durch Wegfall wiederholter zusätzlicher Bolusgaben eine Analgetika-Einsparung sowie Risikoreduktion durch Überdosierung bewirken [10].

24.6 Allgemeine Aspekte der systemischen Pharmakotherapie

Für jedes Kind sollte ein dem operativen Eingriff angemessenes, individuelles Schmerztherapiekonzept unter Berücksichtigung von Nicht-Opioiden (Nichtsteroidale Antirheumatika, Paracetamol und/oder Metamizol), Opioiden sowie Loko- und Regionalanästhesieverfahren mit Lokalanästhetika erarbeitet werden.

24.6.1 Basis- und Bedarfsmedikation mit Opioiden und Nicht-Opioiden

Im Rahmen der systemischen Analgesie stehen sowohl Opioide als auch Nicht-Opioidanalgetika zur Verfügung. Opioide werden in Deutschland bei Kindern immer noch mit großer Zurückhaltung eingesetzt.

Die Basisanalgesie erfolgt mit Nicht-Opioiden, die in gewichtsadaptierter Dosierung gegeben und entsprechend der Pharmakokinetik repetiert werden (Tab. 24.**2**, Tab. 24.**3** und Tab. 24.**4**). Hierbei sollten unterschwellige Dosierungen vermieden und Tageshöchstdosierungen beachtet werden. Opioide werden hingegen bedarfsgerecht titriert, um Nebenwirkungen gering zu halten (Tab. 24.**5**).

24.6.2 Applikationsweg

Das Analgetikum sollte in kindgerechter Applikationsform vorliegen. Auf intramuskuläre Injektionen sollte grundsätzlich verzichtet werden. Intramuskuläre Injektionen sind in der Akutschmerztherapie im Kindesalter wegen der hohen Komplikationsrate bei unsachgemäßer Durchführung (versehentliche intravasale Injektion, Infektionen, Nervenläsionen und Schmerzhaftigkeit) sowie aufgrund der schlechten Steuerbarkeit obsolet [11].

Schmerzmedikamente werden intravenös über einen liegenden Venenzugang, rektal oder oral appliziert.

24.6.3 Pharmakologische Besonderheiten im Rahmen der systemischen Pharmakotherapie

> **Merke**
> Der Wassergehalt vor allem im Extrazellulärraum von Neugeborenen und Kleinkindern ist größer als der von Erwachsenen, der Anteil von Fett und Muskulatur ist jedoch geringer. Hieraus resultiert ein erheblich größeres Verteilungsvolumen für hydrophile Substanzen als beim Erwachsenen.

Da die hepatischen Metabolisierungsprozesse bei Früh- und Neugeborenen noch insuffizient sind, muss mit einer zum Teil deutlich verlängerten Wirkung insbesondere von Opioiden gerechnet werden. In den ersten Lebensmonaten reift jedoch das Metabolisierungssystem des Säuglings und ist ab dem 3.–6. Lebensmonat mit dem des Erwachsenen vergleichbar.

Auch die neuronalen Strukturen sind vor allem im Früh-, Neugeborenen- und Säuglingsalter noch unreif, so dass Schmerzen sogar in stärkerer Intensität wahrgenommen werden [12]. Die Anzahl der Opioid-Rezeptoren ist bei Neugeborenen sehr niedrig und nimmt in der postnatalen Phase rasch zu. Ferner unterscheidet sich die Opioid-Rezeptordichte in den einzelnen zentralnervösen Strukturen. Dort, wo Schmerz moduliert und bewusst wird, sind sie in geringer Dichte vorhanden. In den Arealen, in denen opioidbedingte Nebenwirkungen wie Atemdepression (Formatio reticularis) oder Übelkeit und Erbrechen (Locus caeruleus) getriggert werden, ist die Rezeptordichte hingegen hoch [13].

24.7 Spezielle Aspekte der Nicht-Opioide

Die Gruppe der Nicht-Opioidanalgetika besteht aus sauren und nicht-sauren antipyretischen Analgetika. Als typische Vertreter der sauren Analgetika sind im Bereich der Kinderschmerztherapie Diclofenac und Ibuprofen (COX-1-Inhibitoren) zu nennen.

> **Fehler und Gefahren**
> Acetylsalicylsäure sollte wegen des erhöhten Blutungsrisikos und der Gefahr des Reye-Syndroms (Encephalopathie und Hepatotoxizität) insbesondere bei gleichzeitig vorliegenden viralen Infekten nicht eingesetzt werden; für COX-2-Inhibitoren gibt es für das Kindesalter keine Erfahrungen und keine Zulassung.

24.7.1 Nichtsteroidale Antirheumatika (NSAR)

Nichtsteroidale Antirheumatika wirken sowohl peripher als auch zentral, indem sie über die Cyclooxygenase die Prostaglandinsynthese hemmen. Eine Indikation für die Gabe von NSAR besteht bei entzündungsbedingten

Schmerzen und bei Eingriffen, die zu einem ausgeprägten Weichteilödem führen.

Diclofenac hemmt sowohl die konstitutive COX-1 als auch die durch Schmerz induzierbare COX-2. Aufgrund der Hemmung der COX-1 kann die Thrombozytenfunktion unter Einsatz von NSAR beeinträchtigt sein. Kleinere prospektive Studien haben gezeigt, dass bei Tosillektomien die Gabe von NSAR gegenüber Paracetamol oder Morphin zu einer erhöhten Nachblutungsgefahr führen kann. Allerdings war die Blutgerinnungsproblematik nicht in allen Studien erhöht [14]. Eine Metaanalyse aus dem Jahr 2005 belegt, dass der Einsatz von NSAR zur postoperativen Schmerztherapie bei Tonsillektomie nicht das Blutungsrisiko erhöht [15]. Die Erfahrung zeigt, dass nach Tonsillektomie die meisten gravierenden Blutungen erst ca. 5 Tagen post operationem nach Lösung der Verkrustungen im OP-Gebiet entstehen.

> **Fehler und Gefahren**
> Bei anamnestisch bekannten Blutgerinnungsstörungen sollten NSAR nicht eingesetzt werden. Ebenso ist bei Funktionsstörungen der Niere Vorsicht geboten, da diese Substanzgruppe bei Applikation über einen längeren Zeitraum den renalen Plasmafluss kritisch einschränken kann. Magen-Darmprobleme spielen bei Kurzzeitanwendung nur eine untergeordnete Rolle.

Diclofenac ist bei Kindern in oraler und in rektaler Applikationsform erst ab dem 6. Lebensjahr zugelassen. Trotz guter Erfahrung mit diesem Analgetikum [16] kann es bei jüngeren Kindern nur „off-label-use" eingesetzt werden, wobei zusätzlich die passende Konfektionsgröße nicht am Markt erhältlich ist.

> **Merke**
> Bei rektaler Applikation ist die relative Bioverfügbarkeit höher als nach oraler Gabe [17]. NSAR sind bei akutem postoperativem Schmerz wirksamer als Paracetamol.

Ibuprofen steht als Saft zur Verfügung und wird in einer Dosierung von bis zu 6x täglich 7–10 mg/kg Körpergewicht verabreicht. Die Bioverfügbarkeit bei oraler Applikation beträgt über 95 % und erfolgt schneller als bei rektaler Applikation [18].

Bezüglich seiner analgetischen Wirksamkeit bei Schmerzen nach Zahnextraktion ist Ibuprofen in einer Dosierung von 4 mg/kg Körpergewicht alle 6 Stunden wirksamer als Paracetamol oder auch Paracetamol in Verbindung mit Codein in enteraler Applikationsform [19]. Für die orale und rektale Anwendung ist Ibuprofen ab dem 3. Lebensmonat geeignet.

Bei bekanntem Asthma bronchiale kommt es bei Einsatz von Ibuprofen nicht zu einer Zunahme der asthmatischen Beschwerden [20]. In vielen Kliniken wird diese Substanz 2 Stunden präoperativ oral (10 mg/kg KG) oder rektal (10 mg/kg KG) gegeben. Die Tageshöchstdosis beträgt 40 mg/kg Körpergewicht.

24.7.2 Metamizol

Metamizol wirkt zentral analgetisch und antipyretisch und eignet sich aufgrund seiner spasmolytischen Komponente hervorragend bei viszeralen und spastischen Schmerzen [21]. Hinsichtlich der analgetischen Potenz ist es mit mittelstarken Opioidanalgetika vergleichbar, hat jedoch keine sedierenden Nebenwirkungen.

Metamizol steht in enteraler und parenteraler Applikationsform zur Verfügung und kann in einer Dosierung von 15 mg/kg Körpergewicht alle 6 Stunden intravenös oder 2,5 mg/kg Körpergewicht pro Stunde als Dauertropfinfusion gegeben werden. Es ist oral ab dem 3. Lebensmonat, intravenös ab dem 1. Lebensjahr zugelassen.

Ein rascher Wirkungseintritt lässt sich nach intravenöser aber auch nach oraler Applikation erreichen. Nach rektaler Gabe treten wirksame analgetische Effekte mit großer zeitlicher Verzögerung auf. Metamizol wird nach Aufnahme in die systemische Zirkulation sehr rasch zu Methyl-Amino-Antipyrin (MAA) hydrolisiert. Die mittlere Eliminationshalbwertszeit von MAA liegt bei 2,6–3,5h.

> **Fehler und Gefahren**
> Wegen der Gefahr gravierender hypotensiver Entgleisungen wird empfohlen, Metamizol intravenös als Kurzinfusion oder fraktioniert zu applizieren.

> **Merke**
> Bei Patienten mit ausgeprägter Allergieanamnese oder Atopikern sollte Metamizol nicht eingesetzt werden.

Unterschiedliche regionale Inzidenzen einer durch Metamizol induzierten Agranulozytose sprechen für eine genetische Disposition, z. B. in Schweden. Sie stellen in Deutschland kein nennenswertes Problem dar.

Relevante Hepato- und nephrotoxische Nebenwirkungen sind nicht bekannt.

24.7.3 Paracetamol

Paracetamol in rektaler Applikationsform ist das noch immer am häufigsten eingesetzte Analgetikum zur Behandlung des postoperativen Schmerzes im Kindesalter. Es blockiert die Prostaglandinsynthese im ZNS, nicht jedoch im peripheren Gewebe. Die Analgesie wird u. a. unter Beteiligung von NMDA-Rezeptoren spinal vermittelt.

Paracetamol wird hepatisch metabolisiert, wobei infolge von Überdosierungen nach Erschöpfung der hepatischen Glutathion-Speicher stark reaktive toxische Paracetamol-N-Hydroxy-Metabolite auftreten können.

In verschiedenen Studien konnte gezeigt werden, dass bei rektaler Applikation aufgrund der um 50 % reduzierten Bioverfügbarkeit in der zugelassenen Dosierung von 10–15 mg/kg Körpergewicht keine effektiven analgestischen Plasmaspiegel erreicht werden [22]. Zudem zögert die langsame rektale Resorption das Erreichen maximaler Plasmakonzentrationen auf 2–3 Stunden hinaus. Aus die-

Tabelle 24.2 Empfohlene Maximaldosierungen von Paracetamol bei rektaler Applikation [25].

Alter	empfohlene Maximaldosierung	Anwendungshöchstdauer
Frühgeborene <32. Gestationswoche	35 mg/kg KG/Tag	<48 Stunden
Frühgeborene <36. Gestationswoche	35 mg/kg KG/Tag	<48 Stunden
Neonaten	60 mg/kg KG/Tag	<48 Stunden
Säuglinge und Kleinkinder	90 mg/kg KG/Tag	<72 Stunden

sen Gründen ist Paracetamol als Monoanalgetikum zur Behandlung postoperativer Schmerzen nicht das Medikament der ersten Wahl [23].

Obwohl in der Literatur eine Sättigungsdosis von 30–40 mg/kg Körpergewicht rektal und weitere Einzeldosen von 15–20 mg/kg Körpergewicht alle 6 Stunden empfohlen werden, geschieht dies im „off-label-use". Selbst in dieser hohen Dosierung (2,5fach höher als zugelassen) ist keine zuverlässige Analgesie erreichbar [23].

Fehler und Gefahren

Die altersspezifische Tageshöchstdosis (Tab. 24.2) muss in jedem Fall eingehalten werden, da Paracetamol in einer toxischen Dosierung zu akuten hepatischen Dysfunktionen und schließlich zu Leberversagen führen kann. Ein erheblicher Anteil an schwerem Leberversagen nach Paracetamol kam durch die unbeabsichtigte Überdosierung der Eltern zustande [24].

Tabelle 24.4 Differenzialindikationen der Non-Opioide.

	Metamizol	Paracetamol	Ibuprofen
Akuter starker Schmerz	+	rektal – i.v. +	+/–
kolikartiger Schmerz	+	–	–
inflammatorischer Schmerz	+/–	–	+
neuropathischer Schmerz	+/–	+/–	+/–
Hypovolämie	–	+	+
pulmonale Spastik	–	+	+
Atopie	–	+/–	–
Nephropathie	+	–	–
Hepatopathie	+	–	+
Gerinnungsstörung	+	+	–
Emesis/Diarrhoe	+	rektal – i.v. +	–
Gastritis	+	+	–

+ geeignet; +/- bedingt geeignet; - nicht geeignet

Bei Säuglingen und Kleinkindern sollte eine Tageshöchstdosis von 90 mg/kg Körpergewicht nicht überschritten werden und die Anwendung auf 72 Stunden beschränkt sein; bei Früh- und Neugeborenen sind noch niedrigere Dosierungen angezeigt [25].

Eine sehr viel höhere Effizienz mit einer kürzeren Anschlagzeit hat das intravenos verabreichbare Paracetamol, das in einer Dosierung von 15 mg/kg ab einem Körpergewicht von 10 kg zugelassen ist. Auch hierbei sind Kontraindikationen und Dosierungsempfehlungen unbedingt einzuhalten.

Tabelle 24.3 Übersicht über die Non-Opioide. Beachte: Die Kombination verschiedener Non-Opioide ist nicht sinnvoll.

Non-Opioide	Dosierung (Einzelgabe)	Tageshöchstdosis	Zulassung	Kommentar
Diclofenac	1–2 mg/kg KG rektal	3 mg/kg KG rektal	oral und rektal ab dem 6. Lebensjahr	rektal höhere Bioverfügbarkeit
Ibuprofen	7–10 mg/kg KG oral 10 mg/kg KG rektal	40 mg/kg KG	oral und rektal ab 3. Lebensmonat	häufig bereits präoperative Gabe gute Erfahrung auch bei Asthmatikern
Metamizol	15–20 mg/kg KG	75 mg/kg KG	oral ab dem 3. Lebensmonat i.v. ab dem 1. Lebensjahr	keine Bolusgabe wegen Hypotension Agranulozytoserisiko im Vergleich zu Skandinavien vernachlässigbar
Paracetamol	Sättigungsdosis 30–40 mg/kg KG rektal 20 mg/kg KG oral 15 mg/kg KG i.v.	90 mg/kg KG bei Neugeborenen und Kinder mit reduziertem AZ max. 60 mg/kg KG*	oral und rektal ab Geburt i.v. ab 10 kg KG Tageshöchstdosis 50 mg/kg KG	schmale therapeutische Breite Anwendung muss im Säuglings- und Kleinkindalter auf 72 h beschränkt werden toxische Dosis ab 150 mg/kg KG Wirksamkeit: i.v. → oral → rektal

* in der aktuellen Mustertextempfehlung des BfArM für Packungsbeilagen sind als Tageshöchstdosis generell 60mg/kg KG angegeben

24.8 Spezielle Aspekte der Opioide

Erreicht man mit einem Nicht-Opioidanalgetikum keine ausreichende Analgesie oder ist aufgrund des Ausmaßes des operativen Eingriffs ein sehr starker Schmerz (z. B. nach abdominal- und thoraxchirurgischen Eingriffen) zu erwarten, sollten Opioide eingesetzt werden. In Kombination mit Nicht-Opioiden lässt sich ein potenzierender Effekt erreichen.

Eine Bedarfskalkulation nach Körpergewicht ist aus diversen Gründen kaum möglich:
- schwer kalkulierbares Verteilungsvolumen
- vom Alter, Morbidität und hepatischer Perfusion abhängige Elimination
- variable Proteinbindung und invalide Einschätzung des Schmerzniveaus

Aus diesem Grund werden die angegebenen Dosierungen nur als Empfehlung für Boli bei der Titrierung angesehen.

24.8.1 Tramadol

Tramadol ist kein reiner µ-Agonist, da es zusätzlich auch die präsynaptische Aufnahme von Noradrenalin und Serotonin hemmt. Tramadol unterliegt nicht dem Betäubungsmittelgesetz und wirkt weniger atemdepressiv als Morphin oder Dipidolor. Seine analgetische Wirkung ist begrenzt, die Inzidenz von postoperativer Übelkeit und Erbrechen (PONV, postoperative nausea and vomiting) ist wegen der serotoninergen Begleiteffekte relativ hoch, wobei diese Nebenwirkungen durch eine zu schnelle Injektion provoziert werden können. Die enterale Absorption des wasserlöslichen Tramadols ist in allen Darmabschnitten gut. Die Elimination von Tramadol sowie seines Hauptmetaboliten O-Desmethyl-Tramadol erfolgt renal. Die Eliminationshalbwertszeit wird mit 6 Stunden für Tramadol und 9 Stunden für seinen Hauptmetabolit angegeben.

Tramadol wird in einer Dosierung von 0,5–1,0 mg/kg Körpergewicht alle 6 Stunden als Bolus oral, rektal oder intravenös appliziert. Nach etwa 30 Minuten sind maximale Serumkonzentrationen erreicht. Die Tageshöchstdosis von 6–8 mg/kg Körpergewicht sollte nicht überschritten werden.

Bei anhaltendem Schmerz kann Tramadol auch kontinuierlich in einer Dosis von 0,25 mg/kg Körpergewicht/Stunde verabreicht werden, wobei allerdings eine Schmerzerfassung in kurzen Intervallen erfolgen sollte.

24.8.2 Morphin

Morphin ist ein klassischer µ-Agonist und wird in der Leber zu Morphin-3-Glukuronid (M-3-G) und Morphin-6-Glukuronid (M-6-G) metabolisiert. M-6-G ist ein hochpotentes Analgetikum mit atemdepressiven Eigenschaften. M-3-G kann die analgetischen Effekte von M-6-G und Morphin antagonisieren [26].

Der analgetische Nettoeffekt ist bei Früh- und Neugeborenen abhängig von der Reife einzelner Enzyme im Metabolisierungsprozess. Daher ist die Bildung von M-6-G und M-3-G bei Frühgeborenen sehr variabel. Unter Morphininfusion bilden die meisten Früh- und Neugeborenen M-3-G, jedoch nur wenig oder kein M-6-G. Nach der Neugeborenenphase findet sich kein signifikanter Unterschied zwischen Kindern und Erwachsenen im Verhältnis von M-6-G und M-3-G [27]. Vorsicht ist bei Niereninsuffizienz geboten, da Morphin und Morphinglukuronide renal eliminiert werden.

Neonaten, die unter 7 Tage alt sind, benötigen postoperativ weniger Morphin als ältere. Dabei sind die kontinuierliche versus intermittierende Morphingaben ist als gleichermaßen effektiv und sicher beurteilt worden [28]. Hinsichtlich der Nebenwirkungen (Erbrechen und Sedierung) konnten keine signifikanten Unterschiede zwischen den Untersuchungsgruppen, die entweder 10 oder 20 µg/kg Körpergewicht Morphin als Bolusdosis bei patientenkontrollierter Analgesie (PCA) erhielten, festgestellt werden [29].

24.8.3 Piritramid

Piritramid ist das in Deutschland am häufigsten benutzte Opioid.

Gegenüber Morphin hat es den Vorteil der längeren Wirksamkeit, bei gleichzeitig geringerer Inzidenz an Nausea, Emesis und in korrekter Dosierung an atemdepressiven Eigenschaften. Es wird wie Morphin in einer Dosierung von 0,05–0,1 mg/kg Körpergewicht intravenös appliziert, gegebenenfalls ist eine niedriger dosierte Repetitionsgabe erforderlich.

> **Merke**
>
> Bislang gibt es wenige pharmakokinetische Daten zu Piritramid. Eine Arbeit zeigte, dass bei Neugeborenen (1.–28. Lebenstag) im Vergleich zu Säuglingen und Kleinkindern die Elimination von Piritramid signifikant verlängert ist, so dass in dieser Altersgruppe eine Dosisreduktion erfolgen muss, um akkumulationsbedingte Nebenwirkungen zu vermeiden [30].

Der postoperative Einsatz von Opioiden (Tab. 24.5) erfordert die engmaschige Kontrolle der Vitalparameter und der Vigilanz, um opioidbedingte Nebenwirkungen wie Bradypnoe und Vigilanzminderung nicht zu übersehen.

Bei sehr starkem und anhaltendem Schmerz oder sehr hohem Opioidverbrauch kann ab dem 5. Lebensjahr beim kooperativen, informierten Kind eine patientenkontrollierte Analgesie (PCA) in Form einer Spritzenpumpe mit fest einstellbaren Parametern (für Piritramid: Bolus: 20 µg/kg Körpergewicht, Sperrintervall: 10min, 4-Stunden-Maximum: 200 mg/kg Körpergewicht) eingesetzt werden. Seit fast 20 Jahren wird PCA effektiv und sicher eingesetzt [31].

Zur Sicherheit und Wirksamkeit einer schwesternkontrollierten Analgesie (NCA) liegen hingegen nur wenige Daten vor [32].

Tabelle 24.5 Übersicht über die Opioide.

Opioide	Dosierung (Einzelgabe)	Kontinuierliche Dosis (i. v.)	Dosisintervall
Tramadol	1,5 mg/kg KG oral 0,5–1,0 mg/kg KG i. v.	0,25 mg/kg/h	oral 4 h i. v. 4 h
Piritramid	0,05–0,1 mg/kg KG i. v.	0,02–0,03 mg/kg/h	i. v. 6 h
Pethidin	0,05–0,1 mg/kg KG i. v.	nicht geeignet	i. v. 4 h
Morphin	0,25 mg/kg KG oral 0,05–0,1 mg/kg KG i. v.	0,02–0,03 mg/kg/h	oral 6 h i. v. 4 h

> **Merke**
> Obwohl alle Opioide erst ab dem 1. Lebensjahr zugelassen sind, ist ihre Anwendung bei entsprechendem Schmerzniveau dennoch auch bei jüngeren Kindern indiziert.

24.8.4 Postoperatives Erbrechen (POV) im Zusammenhang mit systemischer Opioidtherapie

Im Gegensatz zum Erwachsenenalter (PONV, postoperative nausea and vomiting) spricht man bei Kleinkindern lediglich vom postoperativen Erbrechen (POV, postoperative vomiting), da das Kind erst ab einem Alter von 4–5 Jahren Übelkeit als Symptom einer postoperativen Befindlichkeitsstörung verbalisieren kann [33].

Neben den Risikofaktoren für POV (OP-Dauer >30 Minuten, Alter >3 Jahre, Strabismus-OP, Adenotomie und Tonsillektomie) kann es auch nach systemischer Opioidtherapie zu einem gehäuftem Auftreten von Übelkeit kommen.

POV führt nicht nur zur Unzufriedenheit des Kindes, sondern verursacht einen erheblichen personellen Aufwand:
- pflegerische und ärztliche Zuwendung
- Medikamente
- ungeplante stationäre Aufnahme bei ambulant durchgeführten Operationen etc.

Bei Auftreten von POV sollte unverzüglich eine antiemetische Behandlung eingeleitet werden. Als gut geeignet haben sich Ondansetron i. v. (0,1 mg/kg KG), Tropisetron i. v. (0,1 mg/kg KG) oder Dexamethason i. v. (0,15 mg/kg KG) erwiesen, da hier kaum klinische Nebenwirkungen beschrieben sind [34].

24.9 Loko- und Regionalanästhesieverfahren

Regionalanästhesiologische Verfahren sind die erste Wahl für die postoperative Schmerztherapie bei Kindern [35]. In randomisierten Studien konnte nachgewiesen werden, dass periphere Nervenblockaden analgetisch effektiver sind als eine systemische Analgesie [36].

> **Merke**
> Gut angelegte Regionalanästhesieverfahren ermöglichen unmittelbar postoperativ eine totale Schmerzfreiheit. Überlappend sollten jedoch frühzeitig peripher wirksame Analgetika verabreicht werden, um bei Abklingen der Blockade eine weitere suffiziente Analgesie zu gewährleisten [37].

24.9.1 Pharmakologische Besonderheiten der Lokalanästhestika im Kindesalter

Im Rahmen der perioperativen Schmerztherapie im Kindesalter sind Lokalanästhestika mit hohem Sicherheitspotential wie Ropivacain oder Levobupivacain vorzuziehen.

Die Resorption der Lokalanästhetika ist abhängig von Konzentration, Volumen und Injektionsort. Die größte Gefahr einer Überdosierung besteht durch versehentliche intravasale Injektion. Das Risiko kann durch eine obligate Aspirationsprobe in zwei Ebenen vor Applikation des Lokalanästhetikums minimiert werden. Die Höchstdosierung der Lokalanästhetika darf nicht überschritten werden (Tab. 24.6), weil der Plasmaspiegel von einer Vielzahl variabler Faktoren beeinflusst wird:
- hohes Verteilungsvolumen
- hohe Resorptionsrate in gut perfundierten Geweben
- noch unvollständige Aktivität der metabolisierenden Enzyme in den ersten Lebensmonaten
- niedriger α1-Glykoprotein-Spiegel in der Neonatalphase

Des Weiteren reichen aufgrund der noch unvollständigen Myelinisierung der dünnen Nervenfasern insgesamt niedrigere Lokalanästhetika-Konzentrationen als im Erwachsenenalter aus.

Tabelle 24.6 Höchstdosierungen von Lokalanästhetika [38].

Lokalanästhetikum	empfohlene Höchstdosis bei Einzelgabe (mg/kg KG)	empfohlene Höchstdosis bei kontinuierlicher Gabe (mg/kg/h)
Bupivacain	2,5	0,25
Ropivacain	3–4	0,4
Levobupivacain	2,5	0,25
Lidocain	7	2
Prilocain	5–7	nicht geeignet wegen Methämoglobinämie

Für Levobupivacain wird eine Höchstdosis bei Einzelgabe mit 2,5 mg/kg Körpergewicht und bei kontinuierlicher Gabe mit 0,25 mg/kg/h empfohlen, für Ropivacain gilt bei Einzelgabe 3–4 mg/kg Körpergewicht und bei kontinuierlicher Gabe 0,4 mg/kg/h als Höchstdosis [38].

Im Vergleich zu Bupivacain führt Ropivacain zu einer deutlich geringeren motorischen Blockade. Aufgrund der geringeren kardialen Toxizität bieten Ropivacain und Levobupivacain bei kontinuierlicher Gabe eine größere Sicherheit als das Razemat.

Auf die Verwendung von Prilocain sollte im Kindesalter verzichtet werden, da bei dessen Verstoffwechselung der Met-Hb-Transferase-Hemmer Ortho-Toluidin entsteht. Bei dem noch unreifen Met-Hb-Transferasesystem im frühen Kindesalter kann es auf diese Weise zu einer Methämoglobin-Intoxikation kommen.

24.9.2 Einzelne Loko- und Regionalanästhesieverfahren

Im Rahmen der systemischen Pharmakotherapie muss für jedes Kind ein individueller Therapieplan mit Basis- und Bedarfsmedikation ausgearbeitet und ggf. mit einem Regionalanästhesieverfahren kombiniert werden (Tab. 24.7).

Tabelle 24.7 Vorschläge zur postoperativen Schmerztherapie für ausgewählte Operationen in der Kinderanästhesie.

Operation	Schmerztherapiekonzept
Adenotomie und Tonsillektomie	Metamizol und Dexamethason (62,5 µg/kg KG) [39]
Nabelherniotomie	Wundinfiltration und Non-Opioid
Leistenherniotomie	Wundinfiltration und Non-Opioid
Orchidopexie	Kaudalanästhesie und Non-Opioid
Zirkumzision	Penisiwurzelblock und Non-Opioid
Hypospadie	Peniswurzelblock, Kaudalanästhesie und Non-Opioid
Appendektomie	Wundinfiltration, Non-Opioid und Opioid
Pylorotomie	Wundinfiltration und Non-Opioid
größere abdominalchirurgische Eingriffe	Non-Opioid und Opioid (als PCA)
Zahnextraktion	Non-Opioid
Eingriffe an den Extremitäten	Regionalanästhesie und Non-Opioid

Oberflächenanästhesie durch EMLA-Creme

Das häufigste Lokalanästhesieverfahren in der Kinderanästhesie ist die perkutane Lokalanästhetika-Applikation mit EMLA (eutectic mixture of local anesthetics). EMLA ermöglicht eine deutliche Schmerzreduktion bei Hautperforationen mittels venöser und arterieller Kanülen, bei Shunt-Punktionen bei Dialysepatienten sowie bei Lumbalpunktionen [40]. Bei der Anwendung von EMLA sollten einige Aspekte berücksichtigt werden:

- In Deutschland ist EMLA für Neonaten ab der 37. Gestationswoche zugelassen.
- Die Diffusion durch die Kutis kann durch eine 30–60minütige Abdeckung mit Okklusionsfolie gesteigert werden.
- Da EMLA neben 2,5 % Lidocain auch 2,5 % Prilocain enthält, bei dessen Verstoffwechselung der Met-Hb-Transferase-Hemmer Ortho-Toluidin entsteht, ist auf andere Met-Hb-Bildner wie Sulfonamide oder Nitrate zu verzichten.
- Auf eine strenge Einhaltung der Dosierungsempfehlungen zur EMLA-Anwendung in den einzelnen Altersgruppen muss geachtet werden (Tab. 24.8).
- Fälle von schwerwiegenden Methämoglobinintoxikationen durch Prilocain in EMLA-Salben sind in der Literatur beschrieben [41].

Wundinfiltration

Die Wundinfiltration erfolgt in der Regel durch den Operateur vor Verschluss der Wunde. Beispielsweise kann sie mit Bupivacain 0,25 % (0,25 ml/kg KG) durchgeführt werden.

Casey et al. verglichen Kinder nach inguinaler Herniotomie bezüglich Schmerzscore und zusätzlichem intravenösen Opioidbedarf. Die eine Gruppe bekam zur postoperativen Schmerztherapie eine Nervenblockade (N. ilioinguinalis und N. iliohypogastricus) mit 0,25 ml/kg Körpergewicht Bupivacain 0,25 %, die andere Gruppe eine Wundinfiltration mit 0,25 ml/kg Körpergewicht Bupivacain 0,25 %. Hinsichtlich des Schmerzscore und des intravenösen Opioidbedarfs zeigten sich zwischen den beiden Gruppen keine Unterschiede [42].

Eine andere Studie verglich die Wundinfiltration mit Bupivacain mit den Effekten einer Kaudalanästhesie im Rahmen einer Herniotomie und kam zu dem Resultat, dass es keinen signifikanten Unterschied hinsichtlich des

Tabelle 24.8 Dosierung von EMLA.

Alter	Dosis (g)	Areal (cm²)	Maximale Applikationszeit (h)	Parallelapplikation	Repetitionsintervall (h)	Maximaldosis + Areal
Neonaten	0,5	5	1	2	8	1 g; 10 cm²
Säuglinge	0,5	5	4	4	8	2 g; 20 cm²
Kleinkinder	1,0	10	5	>4	8	10 g; 100 cm²
Schulkinder	1,0	10	5	>4	8	20 g; 200 cm²
Jugendliche	2,0	20	5	>4	8	20 g; 200 cm²

intravenösen Analgetikabedarfs und der Aufenthaltsdauer im Aufwachraum gab [43].

Peniswurzelblock (PWB)

Der Peniswurzelblock ist Goldstandard für die Analgesie nach Zirkumzision. Die Nervi dorsalis penis werden durch zwei paramediane Infiltrationen in der Regel mit jeweils 0,1–0,2 ml/kg Körpergewicht Bupivacain 0,5 % im subpubischen Raum blockiert. Der PWB eignet sich zur Schmerztherapie bei Zirkumzisionen und Hypospadiekorrekturen und wird in der Regel am narkotisierten Kind durchgeführt.

Die Anwendung eines PWB zur perioperativen Schmerztherapie bei Zirkumzision führt zu einem längeren Analgesieeffekt als die systemische Anwendung von Morphin (5,2 vs. 4,8 Stunden) [44]. In den meisten Fällen ist keine weitere Analgesie mehr erforderlich.

Weitere periphere Leitungsanästhesien

Periphere Blockaden gelten in der Kinderanästhesie als sicher und frei von schwerwiegenden Komplikationen [36]. Wann immer möglich, sollten sie mit oberster Priorität eingesetzt werden. Es wird empfohlen, bis zu einem Alter von 8 Jahren diese Blockaden nur in Allgemeinanästhesie anzulegen.

Periphere Leitungsanästhesien können sowohl als Single-Shot beispielsweise mit 0,5 ml/kg Körpergewicht Ropivacain 0,2 % als auch über ein kontinuierliches Katheterverfahren durchgeführt werden.

Die Sonografie etabliert sich gerade klinisch als neue zukunftsweisende Methode zur Nervendetektion bei peripheren Nervenblockaden [45].

Ultraschallgesteuert lassen sich die Nerven unter Schonung gefährdeter Strukturen in der Umgebung (wie die Gefäße oder die Pleura) gezielt aufsuchen. Der Einsatz von ultraschallgesteuerter Regionalanästhesie erlaubt es, das Lokalanästhetika-Volumen um 30–50 % zu reduzieren [36]. Weitere Vorteile der ultraschallgesteuerten Nervenblockade sind [45]:
- Kontrolle der Ausbreitung des Lokalanästhetikums
- kurze Anschlagzeiten
- sehr hohe Erfolgsraten

Diese Methode bedarf jedoch eines hohen Maßes an Erfahrung. Um Ultraschall erfolgreich einsetzen zu können, ist daher eine gute Ausbildung im Umgang mit dem Ultraschallsystem und in der Methodik erforderlich.

Axilläre Plexusblockade. Zur Blockade des Plexus brachialis wird in der Literatur der axilläre Zugang uneingeschränkt empfohlen. Relevante Komplikationen wie Pneumothorax, Phrenikus- oder Rekurrensparese entfallen. Eine axilläre Blockade kann auch ohne Nervenstimulator bei einem älteren Kind (>8 Jahre) ohne Allgemeinanästhesie durchgeführt werden [46].

Ischiadicus-Blockade. Der Nervus ischiadicus kann mit lateralem Oberschenkelzugang oder distal in der Fossa poplitea blockiert werden. Er ermöglicht eine postoperative Analgesie für Eingriffe an Unterschenkel und Fuß. Die Ischiadicus-Blockade in der Kniekehle ist technisch einfach und erfolgssicher und ist deshalb einem Zehen- oder Fußblock vorzuziehen. Im Vergleich zur Kaudalanästhesie bietet der Ischiadicusblock eine verlängerte Wirkungsdauer, die Begrenzung der Anästhesie auf das operierte Gebiet sowie die fehlende Beeinträchtigung der Blasenfunktion [47].

Femoralblockade. Die Blockade des N. femoralis kann zur postoperativen Analgesie für Eingriffe an der ventralen Ober- und Unterschenkelregion eingesetzt werden.

Kaudalanästhesie

Die Kaudalanästhesie kann bei allen Eingriffen unterhalb des Rippenbogens (Th 7) bei Kindern mit einem Körpergewicht unter 25 kg und einem Alter unter 6 Jahren angewendet werden. Im höheren Lebensalter ist das Ligamentum sacrococcygeum häufig sklerosiert und somit schwer zu punktieren. Bei Single-Shot-Anwendungen werden beispielsweise 1–1,25 ml/kg Körpergewicht Ropivacain 0,2 % appliziert. Durch die Menge des Lokalanästhetikums kann die Höhe der sensiblen Blockade variiert werden. Der Zusatz von 2 µg/kg Körpergewicht Clonidin führt zu einer Wirkdauerverlängerung und Verstärkung der Analgesie [48].

Fehler und Gefahren

Nebenwirkungen sind Sedierung und Blutdrucksenkung. Bei Frühgeborenen, ehemaligen Frühgeborenen und Neugeborenen erhöht epidural verabreichtes Clonidin die Gefahr einer Apnoe, so dass es erst ab dem 8.–12. Lebensmonat eingesetzt werden sollte, zugelassen ist Clonidin in dieser Anwendung jedoch nicht.

Eine relevante Verlängerung der Wirkzeit auf bis zu 12–16 Stunden kann auch durch die epidurale Zumischung von 30–50 µg/kg Körpergewicht Morphin (bei gewünschter thorakaler Ausbreitung auch 50–75 µg/kg) erreicht werden. Nachteilig sind jedoch die Nebenwirkungen in Form von Atemdepression, PONV, Pruritus und Harnretention [49], so dass der Einsatz auf größere chirurgische Eingriffe beschränkt bleiben sollte. Eine pulsoxymetrische Überwachung ist dann allerdings zwingend erforderlich.

Auch bei der Durchführung einer Kaudalanästhesie kann die Sonografie erfolgreich zur Identifikation einer korrekten Punktionskanülen-Position einsetzt werden [50] und auf diese Weise die Erfolgsrate erhöhen und die Komplikationsrate verringern.

Nur bei sehr ausgedehnten und länger andauernden Eingriffen wie beidseitige Klumpfußkorrektur oder Beckenosteotomien sollte an die Möglichkeit der Anlage eines Kaudalkatheters gedacht werden; die Anwendung wird durch das Infektionsrisiko limitiert.

Lumbale und thorakale Periduralanästhesie

Die lumbale und thorakale Periduralanästhesie ist bereits ab dem Säuglingsalter als Single-Shot oder kontinuierliche Anwendung möglich, aber lediglich zur postoperativen Analgesie. Anders als beim Erwachsenen wird sie unter Allgemeinanästhesie angelegt.

> **Merke**
>
> Es muss eine angemessene Nutzen-Risiko-Abwägung erfolgen. Die Durchführung einer Periduralanästhesie im Säuglings- und Kleinkindalter ist kein Routineverfahren und gehört in die Hand des erfahrenen Kinderanästhesisten.

24.10 Postoperative Schmerztherapie bei Kindern im ambulanten Bereich

Viele Operationen im Kindesalter lassen sich ambulant durchführen. Dies führt zu einer erheblichen Reduktion der psychischen Belastung der kleinen Patienten [16].

Ein gutes Analgesiekonzept ist wegweisend für eine erfolgreiche ambulante Operation im Kindesalter [35]. Im ambulanten Bereich eignen sich neben regionalanästhesiologischen Verfahren in der direkten postoperativen Schmerztherapie insbesondere die Nicht-Opioidanalgetika. NSAR und Metamizol sind gut steuerbar und in korrekter Dosierung nebenwirkungsarm. Fehlende Übelkeit, Erbrechen und Sedierung verzögern dann nicht die Entlassung nach Hause.

Reichen Nicht-Opioide zur postoperativen Schmerztherapie im Aufwachraum nicht aus, sollte Piritramid das Opioid der Wahl sein. Ein Rebound-Phänomen ist für dieses Analgetikum nicht bekannt. Mit einer atemdepressiven Wirkung ist wenn überhaupt unmittelbar nach der Applikation zu rechnen. Aus forensischen Gründen sollte dennoch ein ausreichendes Sicherheitsintervall von 2–4 Stunden bis zur Entlassung eingehalten werden.

Für die weitere Schmerztherapie zu Hause sollten oral verfügbare Analgetika gewählt werden. Gut geeignet sind unter Einhaltung der Tageshöchstdosierungen Metamizol (z. B. als Tropfen), Ibuprofen-Saft und Paracetamol. Nach orthopädischen Eingriffen kann mit Diclofenac oral oder rektal eine gute Analgesie erzielt werden. Nach Zahnextraktionen eignet sich auch Ibuprofen als Analgetikum [51].

> **Merke**
>
> Beim Entlassungsgespräch mit dem Anästhesisten sollte den Eltern die Fortsetzung der analgetischen Therapie und deren mögliche Nebenwirkungen genau erklärt werden. Häufig werden Kindern aus Angst vor Nebenwirkungen Schmerzmittel vorenthalten [52].

24.11 Zusammenfassung

Postoperative Schmerzen bei Kindern werden immer noch unzureichend behandelt. Die Folgen für das Kind können gravierend sein und sind mit erhöhter Morbidität und Verhaltensauffälligkeiten vergesellschaftet.

Als Gründe für die häufig unzureichende Schmerztherapie sind fehlende schmerzphysiologische und pharmakologische Kenntnisse um die Besonderheiten dieser Altersgruppe sowie Unsicherheit bei der Beurteilung von Schmerzzuständen zu nennen.

Es stehen eine Reihe von loko- und regionalanästhesiologischen Verfahren sowie systemisch applizierbare Nicht-Opioid- und Opioid-Analgetika zur Verfügung, um eine suffiziente perioperative Analgesie zu erzielen.

Bei der Anwendung von regionalanästhesiologischen Verfahren sollte stets das komplikationsärmste Verfahren gewählt werden. Als besonders geeignet hat sich die Wundinfiltration mit einem Lokalanästhetikum erwiesen.

> **Merke**
>
> Regionalanästhesieverfahren im Kindesalter gelten als sicher. Rückenmarksnahe Verfahren im Säuglings- und Kleinkindalter gehören in die Hand des erfahrenen Kinderanästhesisten!

Die Sonografie beginnt sich als neue zukunftsweisende Methode zur Nervendetektion bei peripheren Nervenblockaden klinisch zu etablieren.

Im Rahmen der systemischen Pharmakotherapie muss für jedes Kind ein individueller Therapieplan mit Basis- und Bedarfsmedikation ausgearbeitet und ggf. mit einem Regionalanästhesieverfahren kombiniert werden.

Paracetamol rektal ist aufgrund der schlechten Resorption als Monoanalgetikum nicht geeignet. Als effektiv und gut steuerbar haben sich hingegen Metamizol und NSAR unter Beachtung der jeweiligen Kontraindikationen erwiesen.

Non-Opioide sollten in gewichtsadaptierter Dosierung unter Einhaltung der Tageshöchstdosis gegeben werden.

Opioide müssen unter kontinuierlicher Kontrolle der Vitalfunktionen vorsichtig titriert werden bis eine ausreichende Analgesie erreicht ist. Für den ambulanten Bereich sollte im unteren Dosisbereich gearbeitet werden.

Die Nichtzulassung eines Analgetikums im Kindesalter darf kein Grund sein, Kindern bei fehlenden Alternativen dieses Analgetikum vorzuenthalten.

Sowohl durch eine kontinuierliche Weiterbildung von Ärzten und Pflegepersonal aller Fachrichtungen, die in die medizinische Betreuung von Kindern involviert sind, als auch die Einführung der Schmerzmessung als 5. Vitalparameter anhand validierter Schmerzscores und die Einrichtung eines Akutschmerzdienstes lässt sich die postoperative Schmerztherapie im Kindesalter optimieren.

Literatur

[1] Bremerich D H, Neidhart E, Roth B, Kessler P, Behne M. Postoperative Schmerztherapie bei Kindern. Ergebnisse einer repräsentativen Umfrage. Der Anästhesist. 2001; 50: 102–112

[2] Anand K J, Hickey P R. Pain and its effects in the human neonate and fetus. N Engl J Med. 1987; 317: 1321–1329

[3] Kotiniemi L H, Rhyhänen P T, Moilanen I K. Behavioural changes in children following day-case surgery. A 4-week follow-up of 551 children. Anaesthesia. 1998; 52: 970–976

[4] Fitzgerald M, Gibson S J. The postnatal physiological and neurochemical development of peripheral sensory C-fibres. Neuroscience. 1984; 13: 933–944

[5] Taddio A, Katz I, Ilerisch A L, Koren G. Effect of neonatal circumcision on pain response during subsequent routine vaccination. Lancet. 1997; 349: 599–603

[6] Stamer U M, Mpasios N, Maier C, Stuber F. Postoperative analgesia in children-current practice in Germany. Eur J Pain. 2005; 9(5): 555–560

[7] Büttner W, Finke W, Hilleke M, Reckert S, Vsianska L, Brambrink A. Entwicklung eines Fremdbeobachtungsbogens zur Beurteilung des postoperativen Schmerzes bei Säuglingen. Anästhesiol Intensivmed Notfallmed Schmerzther. 1998; 33: 353–361

[8] Bieri D, Reere R A, Champion G D, Addicoat L, Ziegler J B. The Faces Pain Scale for the self-assessment of the severity of pain experienced by children. Development, initial validation, and preliminary investigation for ratio scale properties. Pain. 1990; 41: 139–150

[9] Pothmann R, Plump U, Maibach G, von Frankenberg S, Besken E, Kroener-Herwig B. Migränetagebuch für Kinder. München: Arcis Verlag; 1991

[10] Bachmaier N, Mähl J, Rentsch R, Müller K, Hellwich V, Stenger R D, Fusch C, Haas J P. ISSAK. Intiative schmerzadaptierte Analgesie bei Kindern. Z Geburtshilfe Neonatol. 2006; 210

[11] Hünseler C, Roth B, Pothmann R, Reinhold P. Intramuskuläre Injektionen im Kindesalter. Notwendiges Übel oder vermeidbare Körperverletzung? Der Schmerz. 2005; 19(2): 140–143

[12] Anand K J, Carr D B. The neuroanatomy, neurophysiology and neurochemistry of pain, stress and analgesia in newborns and children. Pediatr Clin North Am. 1989; 36(4): 795–822

[13] Freye E. Development of sensory information processing- the ontogenesis of Opioid binding sites in nociceptive afferents and their significance in clinical setting. Acta Anaesthesiol Scand Suppl. 1996; 109: 98–101

[14] Gunter J B, Varughese A M, Harrington J F, Wittkugel E P, Patankar S S, Matar M M, Lowe E E, Myer C M, Willging J P. Recovery and complications after tonsillectomy in children. A comparison of ketorolac and morphin. Anesth Analg. 1995; 81(6): 1136–1141

[15] Cardwell M, Siviter G, Smith A. Nonsteroidal antiinflammatory drugs and perioperative bleeding in pediatric tonsillectomy. Cochrane Database Syst Rev. 2005; 18(2): CD003 591

[16] Mehler J. Schmerztherapie bei ambulanten Operationen im Kindesalter. Schmerz. 2006; 20: 10–16

[17] Van der Marel C D, Anderson B J, Romsing J, Jacqz-Aigrain E, Tibboel D. Diclofenac and metabolite pharmacokinetics in children. Paediatric Anaesth. 2004; 14(6): 443–451

[18] Kaka J S, Tekle A. Bioavailability of ibuprofen from oral and suppository preparations in rats. Res Commun Chem Pathol Pharmacol. 1992; 76(2): 171–182

[19] Mc Graw T, Raborn W, Grace M. Analgetics in pediatric dental surgery. J Dent Child. 1987; 54: 106–109

[20] Lesko S M, Louik C, Vezina R, Mitchell A A. Asthma morbidity after the short-therm use of ibuprofen in children. Pediatrics 2002; 109(2): 20

[21] Levy M, Zylber-Katz E, Rosenkranz B. Clinical pharmacokinetics of dipyrone and its metabolites. Clin Pharmacokinet. 1995; 28: 216–234

[22] Birmingham P K, Tobin M J, Henthorn T K, Fisher D M, Berkelhamer M C, Smith F A, Fanta K B, Cote C J. Twenty-four-hour pharmacokinetics of rectal acetaminophen in children. Anesthesiology. 1997; 87: 244–252

[23] Anderson B J, Kanagasundarum S, Woolard G. Analgesic efficacy of paracetamol in children using tonsillectomie as a pain model. Anaesth Intensive Care. 1996; 24: 669–673

[24] Rivera-Penera T, Gugig R, Davis J. Outcome of acetaminophen overdose in pediatric patients and factors contributing to hepatotoxicity. J Pediatr. 1997; 130: 300

[25] Arana A, Morton N S, Hansen T G. Treatment with paracetamol in children. Acta Anaesth Scand. 2001; 45: 20–29

[26] Hartley R, Green M, Quinn M W, Rushfort J A, Levene M I. Development of morphine glucuronidation in premature neonates. Biol Neonate. 1994; 66(1): 1–9

[27] Faura C C, Collins S L, Moore R A, McQuay H J. Systemic review of affecting the ratios of morphine and its major metabolites. Pain. 1998; 74(1): 43–53

[28] Bouwmeester N J, Hop W C, van Dijk M, Anand K J, van den Anker J N, Tibboel D. Postoperative pain in neonate: age-related differences in morphine requirements and metabolism. Intensive Care Med. 2003; 29(11): 2009–2015

[29] Doyle E, Mottart K J, Marshall C, Morton N S. Comparison of different bolus doses of morphine for patient controlled analgesia in children. Br J Anaesth. 1994; 72(2): 160–163

[30] Müller C, Kremer W, Harlfinger S, Doroshyenko O, Jetter A, Hering F, Hünseler C, Roth B, Theison M. Pharmacokinetics of piritramide in newborns, infants and young children in intensive care units. Eur J Pediatr. 2006; 165(4): 229–239

[31] Thies K C, Boos K, Buscher H, Townsend P, Kettler D. Postoperative Schmerztherapie im Kindesalter. Ein internationaler Vergleich. Dtsch Ärztebl. 2000; 30: 2034–2037

[32] Monitto C L, Greenberg R S, Kost-Bylery S, Wetzel R, Billett C, Lebet R M. The safety and efficacy of parent-/nurse-controlled analgesia in patients less than six years of age. Anesth Analg. 2000: 91(3): 673–579

[33] Becke K. Risikoeinschätzung, Prophylaxe und Therapie von postoperativem Erbrechen im Kindesalter. Anästh Intensivmed. 2007; 48: 94

[34] Becke K, Kranke P, Weiss M, Kretz F J. Handlungsempfehlungen zur Risikoeinschätzung, Prophylaxe und Therapie von postoperativem Erbrechen im Kindesalter. Anästh Intensivmed. 2007; 48: 95–98

[35] Lönnqvist P A, Morton N S. Postoperative analgesia in infants and children. Br J Anaesth. 2005; 95: 59

[36] Ecoffey C. Pediatric regional anesthesia. Update. Curr Opin Anaesthesiol. 20: 2007; 232–235

[37] Kokinsky E, Thornberg E, Östlund A L, Larson L E. Postoperative comfort in paediatric outpatient surgery. Paediatr Anaesth. 1999; 9: 243–251

[38] Jöhr M, Berger T. Regional anesthetic techniques for neonatal surgery. Best Prac Res Clin Anesthesiol. 2004; 18: 357–375

[39] Kim M S, Cote C J, Cristoloveanu C, Roth A G, Vornov P, Jennings M A, Maddalozzo J P, Sullivan C. There is no dose-escalation to dexamethason (0.0625-1.0 mg/kg) in pediatric tonsillectomy or adenotonsillectomy patients for preventing vomiting, reduction pain, shortening time to first liquid intake, or the incidence of voice change. Anesth Analg. 2007; 104(5): 1052–1058

[40] Freeman J A, Doyle E, Tee Im N G, Morton N S. Topical anaesthesia of the skin. A review. Paediatric Anaesth. 1993; 3: 129–138

[41] Book A, Fehlandt C, Krija M, Radke M, Pappert D. Methämoglobinintoxikation durch Prilocain im EMLA. Der Anästhesist. 2009; 58: 370–374

[42] Casey W F, Rice L J, Hannallah R S, Broadman L, Norden J M, Guzzetta P. A comparison between bupivacaine instillation versus ilioinguinal/iliohypogastric nerve block für postope-

[43] rative analgesia following inguinal herniorrhaphy in children. Anesthesiology. 1990; 72: 637–639
[43] Machotta A, Risse A, Bercker S, Streich R, Pappert D. Comparison between instillation versus caudal analgesia for postoperative analgesia following inguinal herniotomy in children. Paediatr Anaesth. 2003; 13(5): 397–402
[44] Tree-Trakaran T, Pirayavaraporn S. Postoperative pain relief for circumcision in children. Comparison among morphine, nerve block and topical analgesia. Anesthesiology. 1985; 62 (4): 519–520
[45] Schwemmer U, Markus C K, Brederlau J, Roewer N. Regionalanästhesie. Ultraschallgesteuerte periphere Nervenblockaden. AINS. 2006; 7–8: 481–490
[46] Fisher W J, Bingham R M, Hall R. Axillary brachial plexus block for perioperative analgesia in 250 children. Paediatr Anaesth. 1999; 9: 435–438
[47] Reich A. Regionalanästhesie im Kindesalter. Bremen, London, Boston: UNI-MED Verlag AG; 2004; 56–79
[48] Ansermino M, Basu R, Vanderbeek C, Montgomery C. Non-opioid additives to local anaesthetics for caudal blockade in children: a systemic review. Ped Anesth. 2003; 13: 561–573
[49] Mader T, Hornung M, Boos K, Jöhr M, Reich A, Höhne C, Becke K. Handlungsempfehlungen zur Regionalanästhesie bei Kindern. Anästh Intensivmed. 2007; 79–85
[50] Roberts S A, Galvez I. Ultrasound assessment of caudal catheter position in infants. Pediatr Anesth. 2005; 15: 429–434
[51] McGraw T, Raborn W, Grace M. Analgetics in pediatric dental surgery. J Dent Child. 1987; 54: 106–109
[52] Wolf A R. Tears at bedtime. A pitfall of extending paediatric day-case surgery without extending analgesia. Br J Anaesth. 1999; 82(3): 319–320
[53] Hopkins C S, Underhill S, Booker P D. Pharmacokinetics of paracetamol after cardiac surgery. Arch Dis Child. 1990; 65: 971–976
[54] Korpela R, Korvenoja P, Meretoja O A. Morphin-sparing effect of acetaminophen in pediatric day-case surgery. Anestehesiology. 1999; 91: 442–447
[55] Lönnqvist P A, Morton N S. Pediatric day-case anaesthesia and pain control. Curr Opin Anaesthesiol. 2006; 19(6): 617–621
[56] Mehler J. Schmerztherapie bei ambulanten Operationen im Kindesalter. Schmerz; 2006; 20: 10–16
[57] Rakow H, Finke W, Mutze K, Reich A, Reinhold P, Strauß JM. Handlungsempfehlung zur postoperativen Schmerztherapie bei Kindern. Anästh Intensivmed 2007; 48: 395–98

25 Schmerzen bei Kindern und Jugendlichen mit schwerer Behinderung

Friedrich Ebinger und Henning Lohse-Busch

25.1 Einleitung

„Menschen sind behindert, wenn ihre körperliche Funktion, geistige Fähigkeit oder seelische Gesundheit mit hoher Wahrscheinlichkeit länger als sechs Monate von dem für das Lebensalter typischen Zustand abweichen und daher ihre Teilhabe am Leben in der Gesellschaft beeinträchtigt ist" (Sozialgesetzbuch IX §2 Abs. 1).

Liest man diese Definition genau, wird deutlich, dass „Behinderung" nicht nur von der Funktionsstörung des Betroffenen, sondern wesentlich auch von der sozialen Reaktion auf diese Funktionsstörung abhängt. Der Begriff „behindert" wird wegen seiner Defizitorientiertheit zu Recht kritisiert, er wird hier als etablierter Terminus und in Ermangelung eines besseren verwendet.

Im Zentrum dieses Kapitels stehen Kinder und Jugendliche mit einer Behinderung, die zu einer eingeschränkten Kommunikation führt. Bei schwer mehrfachbehinderten Kindern werden in Elterntagebüchern gehäuft Schmerzen notiert, ohne dass auf diese reagiert wurde [1]. Kinder mit geistiger Behinderung erhielten nach einer Wirbelsäulenoperation weniger Analgetika als nicht behinderte Kinder [2]. Auch eine Studie an kommunikationsfähigen Kindern mit Zerebralparese zeigte bei diesen eine hohe Prävalenz an Schmerzen, und Schmerz war der einzige Parameter, der mit allen Komponenten der Lebensqualität negativ korreliert [3].

Das Thema „Schmerz bei Behinderten" wurde trotz seiner praktischen Relevanz jahrelang vernachlässigt und wurde erst in letzter Zeit zum Thema der Literatur [4, 5].

25.2 Häufigkeit von Schmerzen

> **Merke**
> Behinderte haben ein höheres Risiko für Schmerzerfahrungen als Nicht-Behinderte.

Schmerzen können direkte oder indirekte Folge der Behinderung sein. Einschießende Spastik oder Deformitäten des Bewegungssystems sind hier als Beispiele ebenso zu nennen wie Inaktivitätsosteoporose mit möglicher pathologischer Fraktur sowie gastrointestinale Motilitätsstörung mit den Folgen von Obstipation, gastroösophagealem Reflux oder auch Karies.

Schmerzen im Rahmen diagnostischer Maßnahmen wie Blutabnahmen, Lumbalpunktionen oder elektrophysiologischen Untersuchungen ließen sich weitgehend durch anästhesierende Externa (Anästhesiepflaster, anästhesierende Salben), danach eingesetzter Lokalanästhesie oder prophylaktischer Gaben von Analgetika oder Sedativa vermeiden oder doch wenigstens minimieren. Der vergleichsweise seltene Einsatz dieser Medikamente steht dem unabdingbaren Gebot der Schmerzbekämpfung gegenüber. Für all diese von Natur aus schmerzhaften Prozeduren gibt es geeignete Analgetika, die prophylaktisch gegeben werden müssen. Es muss nur daran gedacht und die nötige Zeit dafür eingeplant werden. Ebenso lassen sich krankengymnastische Therapien durch die Auswahl adäquater Techniken so gestalten, dass sie gar keine oder möglichst wenig Schmerzen verursachen.

> **Merke**
> Behinderte Kinder werden häufig Operationen unterzogen: Umstellungsosteotomie oder Achillotenotomie, ausgedehnte Weichteileingriffe an den Extremitäten, Anlage eines ventrikuloperitonealen Shunts oder dessen Revision, Zahnextraktion oder Abtragung einer Gingivahyperplasie, Fundoplicatio oder perkutane endoskopische Gastrostomie. Und Behinderte können natürlich dieselben schmerzhaften Erkrankungen haben wie Nicht-Behinderte: Otitis media, Tonsillitis, Appendizitis, Pyelonephritis etc. Nur besteht bei ihnen die Gefahr, dass sie später erkannt werden als bei Patienten, die ihre Schmerzen eindeutiger kommunizieren können.

25.3 Schmerzerleben

Das Erleben von Schmerz hat somatische, kognitive, affektive, soziale und kulturelle Elemente (s. Kap. 2, S. 20, und Kap. 4, S. 46). Nicht-chronifizierter Schmerz hat eine Alarmfunktion; doch diese kann nur wirken, wenn darauf reagiert werden kann. Umgang mit Schmerz wird gelernt, und dazu gehört wesentlich, dass auch die Endlichkeit von Schmerz erlebt und erinnert wird. Schmerz ist subjektiv, er kann vom Gegenüber nicht unmittelbar erlebt werden. Die Wahrnehmung von Schmerzen eines anderen ist die empathische Interpretation dessen willkürlicher oder unwillkürlicher Äußerungen aufgrund der eigenen Erfahrungen. Sowohl eine fehlende Reaktion der Umgebung als auch die Situation, dass die Umgebung sich vorwiegend bei Schmerzäußerungen dem Betreffenden zuwendet, beeinflussen das zukünftige Schmerzverhalten. All dies ist bei Geistig- oder Mehrfachbehinderten anders als bei Nicht-Behinderten. Es ist eventuell so anders, dass sogar unterstellt wurde, schwerst geistig behinderte Menschen empfänden keine Schmerzen.

25.4 Schmerzerfassung und -messung

Bei eingeschränkter oder fehlender Kommunikationsfähigkeit ist die Fremdwahrnehmung von Schmerz nur durch die Beobachtung des Betroffenen möglich. Gegenüber der subjektiven Einschätzung nach dem Motto „Ich sehe, wenn jemand Schmerzen hat", haben Beobachtungsskalen eine größere Reliabilität. Einschränkend muss gesagt werden, dass ihre Validität für die Erfassung von Schmerz (also nicht Ärger oder Wut etc.) nur schwer erfasst werden kann und meist nicht ausreichend untersucht ist.

In den letzten Jahren wurden verschiedene solcher Skalen für behinderte Kinder und Jugendliche entwickelt. Gut untersucht sind die „non-communicating children's pain checklist-revised" [6] und deren deutsche Übersetzung [7] (Tab. 25.3). Diese ist jedoch mit 30 zu beurteilenden Beobachtungen zu umfangreich für die alltägliche Praxis [8]. Besser geeignet ist die ursprünglich für mental nicht-beeinträchtigte Kleinkinder entwickelte [9], aber im Weiteren auch für geistig behinderte Kinder gut validierte [10] FLACC-Skala (Tab. 25.1). FLACC steht für die fünf Elemente „face, legs, activity, cry, consolability". In einer revidierten Version wird versucht, zusätzliche individuelle Besonderheiten einzelner Patienten zu berücksichtigen [11]. Die deutschsprachige Kindliche Unbehagens- und Schmerzskala KUSS (Tab. 25.2) ist an nichtbehinderten Kleinkindern bis zum Alter von 4 Jahren für postoperative Schmerzen validiert; dabei werden die Punkte „Weinen, Gesichtsausdruck, Rumpfhaltung, Beinhaltung, motorische Unruhe" beurteilt [12]. Im praktischen Alltag scheint sie auch für die Beurteilung älterer behinderter Kinder und Jugendlicher gut geeignet.

Sinnvollerweise wird eine solche Skala bei einem Betroffenen zunächst unter nicht-schmerzverdächtigen Umständen angewandt, um sie dann bei prozeduralen oder postoperativen Schmerzen oder wann immer die Vermutung aufkommt, der Betroffene habe Schmerzen, als Messinstrument anzuwenden.

25.5 Schmerzursachen

Schwer mehrfachbehinderte Kinder können nicht angeben, wo es ihnen wehtut. Systematisch sind die in Tab. 25.4 angegebenen therapeutisch – mehr oder minder – zugänglichen Ursachen für Schmerzen zu überprüfen. An erster Stelle der Diagnostik stehen genaue Anamnese und detaillierte klinische Untersuchung und Beobachtung. Diese werden aber notfalls durch technische Untersuchungen (abdominelle Sonografie, pH-Metrie, Röntgenbilder, MRT des Schädels etc.) ergänzt.

Tabelle 25.1 FLACC-Skala [9].

Kategorien	0	1	2
Gesicht (Face)	keine Besonderheiten,	gelegentliches Grimassieren oder gefroren, zurückgezogen, desinteressiert	häufiges oder konstantes Zittern des Kinns, zusammengebissene Zähne
Beine (Legs)	normale Position oder entspannt	angespannt, unruhig	stoßend-kickend oder angezogen
Aktivität	ruhiges Liegen, normale Position, unauffällige Bewegungen	hin- und herbewegen, angespannt	angespannt, überstreckt oder wirft sich hin und her
Schreien, Weinen (Cry)	keines	stöhnen oder wimmern, gelegentliche Beschwerden	ständiges Schreien/Weinen, schrille Schreie
Beruhigbarkeit (Consolability)	zufrieden, entspannt	durch Berührung oder Ansprache zu beruhigen, ablenkbar	schwer zu trösten oder zu beruhigen

Tabelle 25.2 KUSS: Kindliche Unbehagens- und Schmerzskala [12].

Kategorien	0	1	2
Weinen	gar nicht	stöhnen, jammern, wimmern	schreien
Gesichtsausdruck	entspannt, lächelnd	Mund verzerrt	Mund und Augen grimassieren
Rumpfhaltung	neutral	unstet	aufbäumen, krümmen
Beinhaltung	neutral	strampelnd, tretend	Beine an den Körper gezogen
motorische Unruhe	nicht vorhanden	mäßig	hoch

Tabelle 25.3 NCCPC-R: Non-communicating Children's Pain Checklist, revidierte Version.

verbal	stöhnen, jammern, wimmern weinen schreien, brüllen spezifischer Laut oder Ausdruck für Schmerz
Beziehung/ Kontakt	unkooperativ, gereizt, unzufrieden wenig Kontakt zu anderen, zurückgezogen sucht Trost, körperliche Nähe schwer ablenkbar, kann nicht zufrieden gestellt oder beruhigt werden
Gesichts- ausdruck	Stirnrunzeln Augenbewegung (zusammenkneifen, weit geöffnet, verdrehen) Mundwinkel nach unten ziehen Lippen: schmollen, zusammenpressen, zittern Zähne: Klappern, knirschen, Kaubewegungen, Zunge herausstrecken
Aktivität	bewegungslos, wenig aktiv, ruhig herumzappeln, erregt, sehr unruhig
Haltung, Körper, Extremitäten	schlaff steif, spastisch, angespannt, starr herumfuchteln oder eine schmerzenden Körperteil berühren schützt, bevorzugt, schont schmerzende Stelle reflexartiges Wegziehen oder bewegt Körperteil weg, reagiert empfindlich auf Berührung den Körper in einer bestimmten Art bewegen, um Schmerz anzuzeigen (Kopf zurückwerfen, Arme hängen lassen, Knie anziehen etc.)
physiologi- sche Zeichen	schlottern, zittern veränderte Hautfarbe schwitzen Tränen scharfes Einatmen, nach Luft schnappen Atem anhalten
essen/ schlafen	isst weniger, kein Interesse am Essen schläft mehr als üblich schläft weniger als üblich

Jeweils Einschätzung der Häufigkeit über 2 Stunden (0–3) [6].

Tabelle 25.4 Therapierbare Ursachen von Schmerzen bei Behinderten.

Gastrointestinaltrakt	Karies Dentitio difficilis Gastroösophagealer Reflux Gastritis Obstipation Meteorismus Appendizitis
Harnwege	Blasenentleerungsstörung Zystitis Pyelonephritis Nephrolithiasis
Bewegungssystem	(einschießende) Spastik, Kloni Gelenkkontrakturen (begrenzt) (Hüftgelenks-)Luxation dekompensierte Skoliose Osteoporose pathologische Fraktur
Haut	Dekubitus durch Lagerung Druckstellen durch Hilfsmittel
Auge	Fremdkörper Glaukom
Ohr	Otitis media Cholesteatom
Atemwege	Sinusitis Pleuritis
Kopfschmerzen	Hydrocephalus Shunt-Insuffizienz Schlitzventrikelsyndrom Chiari-Malformation
Prozedurale Schmerzen	
Postoperative Schmerzen	

25.6 Schmerzursachen am Bewegungssystem

Schmerzen am Bewegungssystem durch biomechanische Dysfunktionen der wirbelsäulennahen Muskulatur, der Lenden-Becken-Hüftregion, Kopfschmerzen, Wachstumsschmerzen etc. treffen körperlich und geistig behinderte Kinder genauso wie alle anderen Kinder. Dasselbe gilt für Schmerzen, die durch entzündliche Prozesse, Tumore etc. verursacht worden sind.

> **Merke**
>
> Körperbehinderte Kinder bekommen aber auch Schmerzen am Bewegungssystem, die spezifisch für die Körperbehinderung sind. Diese Schmerzen entstehen meist ganz allmählich und entgehen deswegen nicht selten der Aufmerksamkeit der betreuenden Personen.

Bei mangelhafter Kommunikationsfähigkeit und Störungen der sensorischen Integration sind Schmerzäußerungen sehr schwierig zu bewerten. Schwerstbehinderte Kinder äußern ihre Schmerzen nicht selten nur durch trübe Stimmung und allgemeine Unzufriedenheit. Manche sind immer wieder unruhig, schlafen schlecht, schreien, schwitzen und beschleunigen die Atmung. Es ist manchmal unmöglich, die Schmerzquelle zu lokalisieren. Einige Kinder verharren in tiefer Resignation, weil sie es angesichts des Unverständnisses ihrer Umgebung aufgegeben haben, ihre Schmerzen zu äußern.

25.6.1 Schmerzen durch spastische Automatismen

Einige, besonders ausgeprägt spastisch bewegungsgestörte Kinder leiden unter violent einschießenden spastischen Automatismen, die sehr schmerzhaft sein können. Es handelt sich meistens um Streckautomatismen der unteren Extremitäten, seltener der oberen Extremitäten. Auch Kloni, die meistens die unteren Extremitäten betreffen, aber auch den ganzen Körper ergreifen können, sind nicht selten schmerzhaft.

Bei diesen Kindern kann neben geeigneter Physiotherapie eine medikamentöse Behandlung sinnvoll sein.

25.6.2 Schmerzen durch strukturelle Veränderungen und Deformitäten des Skeletts

> **Fehler und Gefahren**
>
> Der Glaube ist weit verbreitet, dass ganz allmählich entstandene Deformitäten des Skeletts, Hüftluxationen, neurogene Skoliosen, Kontrakturen und Deformitäten der Extremitäten nicht schmerzhaft seien.

Fortgeschrittene Kontrakturen der oberen Extremitäten können in den Ellenbogen- und Schultergelenken (weniger in den Gelenken der Hände) sowohl in Ruhe als auch bei Bewegungen Schmerzen verursachen.

Eine Skoliose ist dann schmerzhaft, wenn sich der Rippenbogen auf der konkaven Seite dem Beckenkamm nähert und dort Druck ausübt. Schmerzen bei einer Hüftluxation sind nicht selten. Besonders die Adduktion der betroffenen Seite kann schmerzhaft sein. Sowohl im Liegen als auch im Sitzen und bei der Körperpflege muss durch adäquate Hilfsmittel eine schmerzfreie Abduktion der Hüften gewährleistet sein. Fußdeformitäten können ganz erhebliche Schmerzen verursachen, wenn das Körpergewicht beispielsweise bei den Transferleistungen oder gegebenenfalls beim Gehen auf die Füße genommen wird.

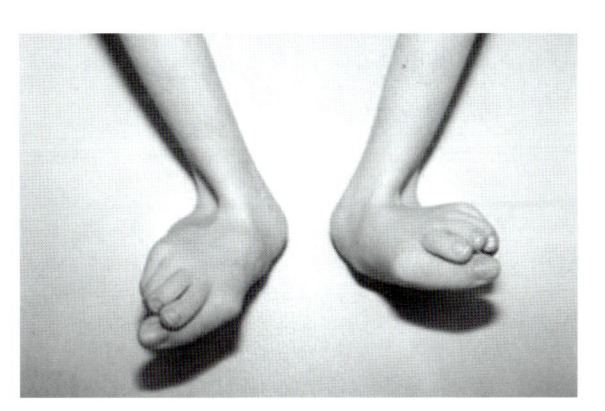

Abb. 25.**1** Fußdeformität: Fixierter Pes abductus planus, Hallux valgus, instabile Führung der oberen Sprunggelenke. Erhebliche Bewegungsschmerzen.

> **Merke**
>
> Grundsätzlich besteht bei Skelettdeformitäten und Luxationen, die bereits im Kindesalter schmerzhaft werden, eine absolute Operationsindikation, wenn ein Ausgleich durch Hilfsmittel (Orthesen, Lagerung, Rollstuhl) und/oder Physiotherapie nicht mehr möglich ist. Eine überbrückende Option ist bei entsprechender Indikation (Abb. 25.**1**) auch die Injektion mit Botulinumtoxin A. Die meisten dieser Deformitäten führen bereits im jungen Erwachsenenalter zu Arthrosen und damit zu einer Zunahme der Beschwerden.

25.6.3 Schmerzlindernde Hilfsmittel, Schmerzen durch Hilfsmittel

Schmerzen, die durch Kontrakturen, früher aufgetretene Arthrosen, einschießende spastische Automatismen, Skoliosen und anderen Deformitäten des Skeletts auftreten, lassen sich sehr häufig durch den Einsatz von Orthesen recht wirksam bekämpfen. Zur Verfügung stehen Orthesen zur schmerzfreien Haltung der Extremitäten, Korsette und Lagerungsorthesen (Abb. 25.**2**).

Sehr viele Eltern stehen den Orthesen skeptisch gegenüber. Die teilweise sehr komplizierten Apparate machen ihnen Angst. Tatsächlich aber werden diese Hilfsmittel auch von den behinderten Kindern sehr gern akzeptiert, weil sie Schmerzen verhindern.

Eine besondere Schmerzquelle stellen schlecht angepasste Orthesen und Rollstühle dar. Schwerstmehrfach behinderte Kinder können häufig die Schmerzen aufgrund ihrer sensorischen Integrationsstörung nicht lokalisieren und deswegen nicht adäquat äußern. Oft geben Hautreizungen oder gar ein Druckulcus erst den entscheidenden Hinweis.

> **Merke**
>
> Ein schwer körperbehindertes Kind muss in der Regel den größten Teil des Tages im Sitzen verbringen. Der Sitzposition im Rollstuhl kommt deshalb die größte Aufmerksamkeit zu. Menschen sitzen nicht auf dem Gesäß, sondern verteilen ihre Last im Wesentlichen auf die Oberschenkel. Die Sitzfläche muss also lang genug sein und das Fußbrett so eingestellt, dass die Unterschenkel keinen schmerzhaften, dauerhaften Zug auf die Bänder des Kniegelenks ausüben. Die Kontaktfläche der beiden Oberschenkel mit der Sitzfläche muss voll ausgenutzt werden.

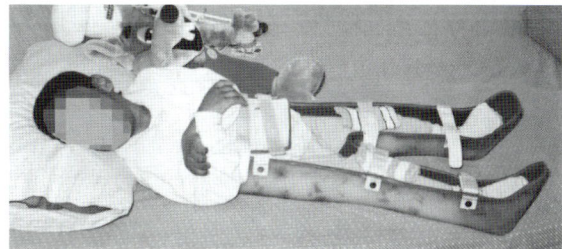

Abb. 25.**2** Schmerzlindernde Lagerungsorthese nach Derotationsverkürzungs- und Beckenosteotomie zur Rekonstruktion beider luxierten Hüftgelenke. Der Junge ist schmerzfrei gelagert und toleriert die Orthese gut.

25 Schmerzen bei Kindern und Jugendlichen mit schwerer Behinderung

> **Merke**
> Ein Hilfsmittel hat gleichermaßen wirksam und komfortabel zu sein.

25.6.4 Iatrogene Schmerzursachen

Zu den iatrogenen Ursachen der Schmerzen bewegungsgestörter Kinder sind neben der nicht adäquaten Hilfsmittelversorgung die vermeidbaren Schmerzen durch diagnostische Maßnahmen, in postoperativen Phasen und während der Rehabilitation zu zählen.

> **Merke**
> Wegen der mangelhaften Kommunikationsfähigkeit vieler körperbehinderter Kinder besteht immer die Gefahr, dass die postoperative Analgesie nicht ausreichend ist. Pflegepersonal und Ärzte müssen die notwendige Erfahrung erwerben und in der Lage sein, diese schmerzhaften Zustände zu erkennen.

Nach chirurgischen Eingriffen an den Extremitäten werden immer wieder schwere Neglect-Syndrome beobachtet. Aus der Sicht des Kindes sind die Gliedmaßen durch den Chirurgen traumatisiert worden (Abb. 25.4). Jede Berührung oder gar Bewegung der betroffenen Gliedmaße

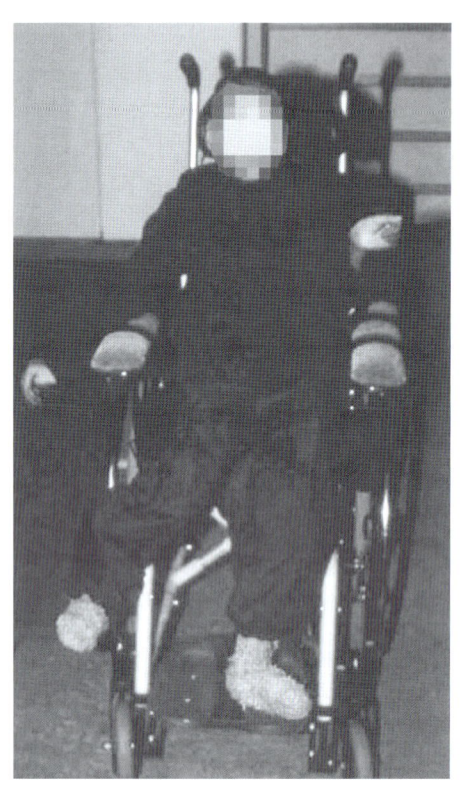

Abb. 25.**3** Beispiel für einen schlecht angepassten Rollstuhl als Schmerzquelle: Die Rückenlehne gewährleistet keine mittige Sitzposition, der rechte Rippenbogen liegt auf dem Beckenkamm auf, es fehlt ein breiter und gut gepolsterter Spinagurt, die Fußstützen sind nicht adäquat angebracht, es fehlt eine Fixierung der rechten unteren Extremität durch einen Gurt. Wegen der Hüftluxation rechts sollte ein Abduktionskeil zwischen den Kniegelenken angebracht werden, die Armlehnen sind einerseits nutzlos, andererseits besteht die Gefahr der schmerzhaften Reizung des N. ulnaris.

Die Anpassung eines Rollstuhls hat wie jedes andere Hilfsmittel auch auf die Besonderheiten der Anatomie, beispielsweise einer Hüftluxation oder der veränderten Lastverteilung durch eine dekompensierte Skoliose Rücksicht zu nehmen. Es ist darauf zu achten, dass der Rippenbogen der konkaven Seite einen gehörigen Abstand zum Beckenkamm einhält, weil es sonst zu unerträglichen Schmerzen kommt. Gurte sollen stützen, nicht fesseln, und sollen so angebracht werden, dass sie keine Schmerzen verursachen. Erfahrungsgemäß ist das leider nicht immer der Fall (Abb. 25.3). In einem Stehtrainer dürfen beispielsweise Gurte oder wohlmeinend eingesetzte Polster keinen Druck auf die Kniescheiben ausüben.

Die Anpassung eines Hilfsmittels für ein schwer körperbehindertes Kind ist auch für Erfahrene immer eine Herausforderung. Die Planung und Anpassung sollte durch den Orthopädietechniker nur in Anwesenheit des Arztes und des Physiotherapeuten, die das Kind auch wirklich kennen, durchgeführt werden. Es ist leicht nachzuvollziehen, wie quälend ein Schmerz durch eine unbequeme, stundenlang durchzuhaltende Sitzposition sein kann.

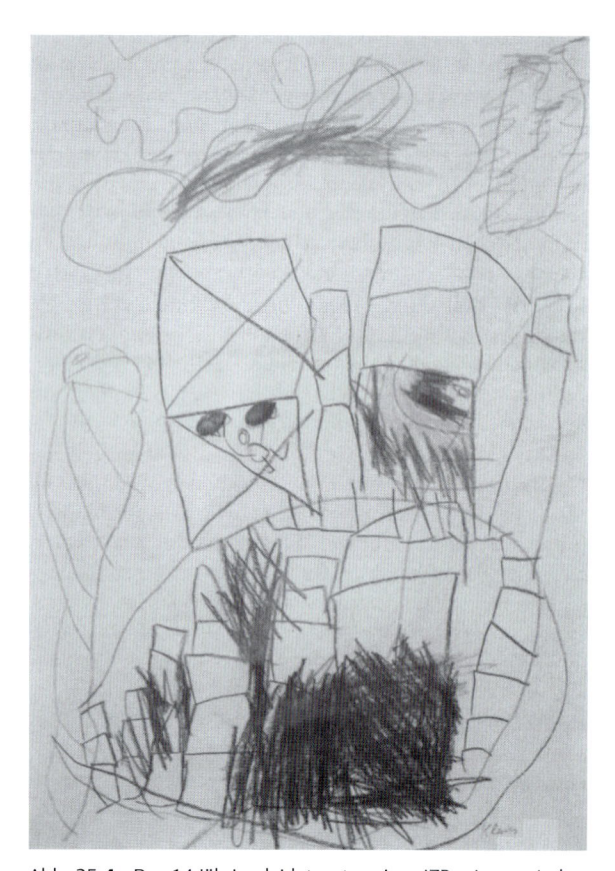

Abb. 25.**4** Der 14-Jährige leidet unter einer IZP mit spastischer Diparese. Er malte sein Neglect-Syndrom und nannte das Bild „Himmel und Hölle im Nachbarhaus".

wird mit hemmungslosem Abwehrgeschrei und äußerster Angst, die bis zur Panik gehen kann, beantwortet. Schließlich verweigert das Kind jede Physiotherapie.

Das Neglect-Syndrom ist bei körperlich behinderten Kindern deswegen sehr häufig, weil sie alle unter erheblichen Wahrnehmungsstörungen leiden und deswegen ihre körperlichen Empfindungen unabhängig von ihrer Intelligenz nicht richtig einordnen können. Kinder, die solche Operationen mit nachfolgendem Neglect-Syndrom erfahren haben, berichten über unerträgliche Schmerzen. Erfahrungsgemäß kann ein nicht adäquat behandeltes Neglect-Syndrom über mehrere Jahre andauern.

Merke

Dem Kind muss sofort nach der Operation oder der Entfernung des Gipses mehrmals täglich durch geduldiges Steigern von Reizen wieder Vertrauen zur operierten Gliedmaße gegeben werden. Ein anfänglich mildes Streicheln mit den Händen, das Reiben mit einem weichen Tuch, später einer weichen Bürste und schließlich das vorsichtige Bewegen nicht betroffener Gelenke der Gliedmaße führen zum Ziel. Dazu braucht es einige Tage Zeit, die aber in jedem Fall erübrigt werden sollte. Dieses Vorgehen erspart dem Kind vermeidbare Schmerzen und Ängste, beschleunigt aber andererseits die Ergebnisse der Mobilisation.

In der Rehabilitationsmedizin sollte wie ganz allgemein in der Medizin der Grundsatz gelten: Eine schmerzhafte Maßnahme ist eine schlechte Maßnahme. Die Physiotherapie hat unter Einsatz adäquater Geduld eine schmerzfreie Behandlung zu gewährleisten. Das ist möglich, wenn einige traditionelle Vorgehensweisen verlassen werden. Man kann steife Muskeln und noch nicht verheilte Wunden langsam oder schneller bewegen. Wenn eine Einzelbewegung eines betroffenen Gelenkes anfänglich nicht etwa einige Sekunden, sondern mehrere Minuten dauert, kann der Schmerz weitestgehend vermieden werden. Das Kind wird sich dann weder willentlich noch reflektorisch gegen die Behandlung wehren. Die Geduld in den ersten postoperativen Tagen wird durch ein schneller eintretendes Endergebnis belohnt.

Zu den iatrogenen Schmerzursachen zählen auch unbeabsichtigte Spätfolgen von Operationen. Werden die Kniebeuger zur Bekämpfung von Beugekontrakturen (Abb. 25.5) zu ausgiebig verlängert, kann es zur Umkehrung des spastischen Musters und damit zur Entwicklung einer schmerzhaften Streckspastik des Quadrizeps kommen. Eine zu ausgiebige Verlängerung der Plantarflektoren führt zum Hackenfuß und zur lebenslangen Instabilität des oberen Sprunggelenks. Folge ist eine schmerzhafte Arthrose. Es kommt auch vor, dass die Knöchelgabel beim Ausüben des typischen Kauergangs gegen die Talusrolle stößt. Dieses wiederholte Anstoßen ist sehr schmerzhaft.

Bei bestimmten spezifischen Veränderungen des Bewegungssystems körperbehinderter Kinder lassen sich die negativen Folgen mit Bestimmtheit vorhersagen. Viele Eltern aber versuchen, die notwendigen chirurgischen Eingriffe zu vermeiden. Der aufklärende Arzt muss

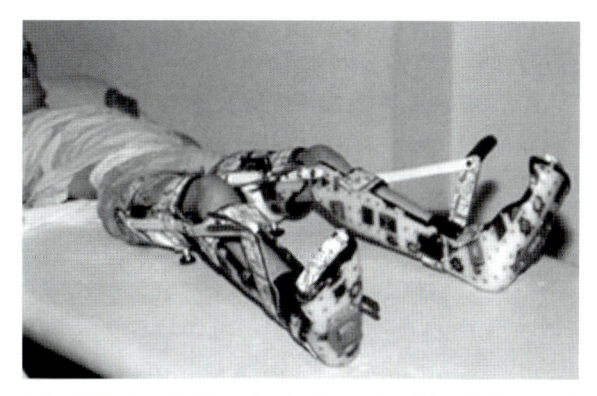

Abb. 25.**5** Um die Beugekontrakturen der Kniegelenke zu mildern, wurde dem Jungen ein Fixateur externe nach Ilizarov angelegt, der einen dauernden Zug auf die Beugemuskulatur ausübt. Folge war eine Hüftkopfnekrose auf beiden Seiten. Die Klagen des Jungen waren nicht ernst genommen worden.

seine Worte dann sehr genau abwägen, weil die von Besorgnis geleiteten Eltern in ihrem Sinn selektiv wahrnehmen, um dann ihrer Neigung entsprechend die Operation abzulehnen (Abb. 25.6). Im Ergebnis kommt es dann zu Schmerzen, die eine lebenslange medikamentös-analgetische Behandlung erfordern. Informationen und Aufklärungen zu chirurgischen Eingriffen, die spätere Schmerzen vermeiden, sind eine außerordentlich zeitaufwändige und verantwortungsvolle ärztliche Aufgabe.

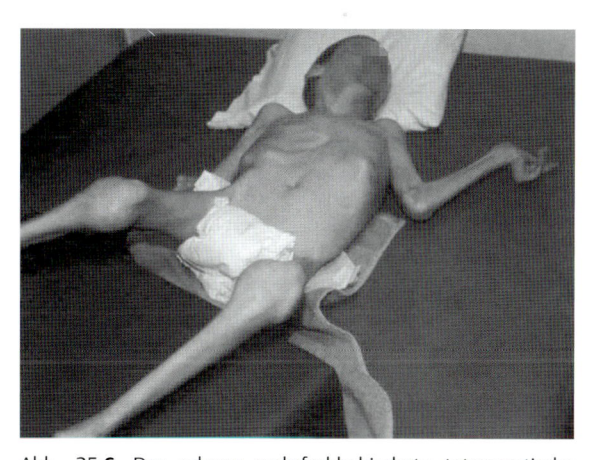

Abb. 25.**6** Der schwer mehrfachbehinderte tetraparetische Jugendliche zeigt schwerste Kontrakturen an oberen und unteren Extremitäten, eine dekompensierte Skoliose mit Kontakt des rechten Rippenbogens mit dem Beckenkamm, er kann nicht schmerzfrei sitzen und nur mit Lagerungsorthesen liegen. Es handelt sich um das Ergebnis von Versäumnissen der chirurgischen und medikamentösen Behandlung, weil die Eltern die Aufklärungen der behandelnden Ärzte umgedeutet haben, um ihrem Kind „die Operation zu ersparen" und es nicht „mit Medikamenten vergiften" zu lassen.

25.7 Schmerz in seiner psychosozialen Dimension

Chronische Schmerzen beeinträchtigen die Lebensqualität behinderter (und nicht-behinderter) Kinder. Sie führen zu Ängsten und affektiven Störungen.

Umgekehrt ist zu beachten, welche Rolle den – meist non-verbalen – Äußerungen, die als Schmerz interpretiert werden oder andererseits möglicherweise gar nicht wahrgenommen werden, im System Familie und im gesamten psychosozialen Umfeld zukommt:
- Welche Rolle spielt der Schmerz in der Interaktion zwischen dem Betroffenen und seiner Umgebung?
- Reagieren die Angehörigen auf Signale?
- Überreagieren sie?
- Welche Ängste spiegeln die Angehörigen?
- Sind sie von der Gesamtsituation überfordert?
- Wie wird mit dieser Überforderung umgegangen?
- Verhalten sich die Angehörige aggressiv?
- Ist die Äußerung von Schmerzen eine Möglichkeit des Protests gegen die Eltern oder umgekehrt eine Möglichkeit, diese an sich zu binden?

Diese Fragen sind oft schwierig zu beantworten. Wichtig ist es jedoch, diese Problematik überhaupt wahrzunehmen und zu versuchen, sich ihr zu nähern.

25.8 Therapie

Die Therapie von Schmerzen bei behinderten Kindern und Jugendlichen erfolgt gemäß ihrer Ursachen. Je nach zugrundeliegender Problematik sind unterschiedliche Maßnahmen sinnvoll: Augenarzt, HNO-Arzt oder Zahnarzt können entscheidend hilfreich sein.

25.8.1 Allgemeine Therapien

- Eine neurochirurgische Intervention ist wesentlich bei einer *Shuntproblematik*.
- Bei *Ösophagitis* und *Gastritis* kommen in erster Linie Protonenpumpeninhibitoren zum Einsatz.
- Bei *gastroösophagealem Reflux* ist eventuell eine Fundoplicatio angezeigt.
- *Meteorismus* und *Obstipation* gehören zu den häufigsten Schmerzursachen bei Behinderten, ihnen kann eventuell durch eine Umstellung der Ernährung, durch vermehrte Lagewechsel oder Bauchmassage begegnet werden.
- Dimeticon-Tropfen oder Kümmeltee werden gegen *Blähungen* eingesetzt.
- Bei *Obstipation* ist es besonders wichtig, auf ausreichende Flüssigkeitszufuhr zu achten. Von den Laxantien ist Macrogol besonders geeignet, eventuell auch Laktulose. Dennoch können regelmäßig wiederholte Einläufe notwendig sein.

> **Merke**
> Je nach Ursache sind weitere spezifische Maßnahmen angezeigt. Auch neben einer gegebenenfalls spezifischen Ursachentherapie darf keinesfalls vergessen werden, zu überprüfen, ob der Einsatz von Analgetika angezeigt ist.

Auch nach *Operationen* müssen – wie oben erwähnt – vor allem behinderte Patienten gezielt dahingehend überwacht werden, ob die Schmerztherapie ausreicht. Bei *schmerzhaften Prozeduren* (Blutabnahme, Anlage einer intravenösen Verweilkanüle, Lumbalpunktion) soll versucht werden, den damit verbunden Schmerz zu minimieren.

Auch bei behinderten Patienten spielen die Methoden der Physikalischen und Rehabilitativen Medizin zur Behandlung von Schmerzen am Bewegungssystem eine zentrale Rolle. Biomechanisch bedingte *Dysfunktionen* der Wirbelsäule, der wirbelsäulennahen Muskulatur und der Extremitäten sind der gezielten Physiotherapie ebenso zugänglich.

Auch bei *entzündlichen Prozessen* ist die Physiotherapie einschließlich der Stimulationen durch Wärme- und Kälteanwendungen, Stimulationen der Propriozeption durch Hautreizungen (z. B. Bürstenmassagen), der gezielten Bewegungstherapie, vorsichtigen Dehnungen etc. eine wichtige Begleittherapie zu den medikamentösen Maßnahmen. Insofern wird auf die Kapitel 6 (S. 60), 10 (S. 98), 19 (S. 199), 20 (S. 220) verwiesen.

> **Merke**
> Wieder ergibt sich aber ein Unterschied zu den Behandlungen nicht behinderter Kinder. Die Physiotherapeuten müssen über besonders ausgeprägte Fähigkeiten der Palpation von Reaktionen des Gewebes verfügen, wenn sie behinderte Kinder behandeln. Wenn auch Schmerzäußerungen bei diesen Patienten schwer zu deuten sind oder gar ausbleiben, reagiert doch die Muskulatur reflektorisch auf schmerzhafte Irritationen. Diese reflektorisch entstehenden Spannungen müssen beachtet werden, um Schmerzen zu vermeiden. Darüber hinaus müssen Physiotherapeuten, die behinderte Kinder behandeln, besondere Fähigkeiten erwerben, um diesen Patienten eventuelle Ängste zu nehmen oder gegebenenfalls zur Mitarbeit motivieren zu können. Die Physiotherapie ist in dieser Hinsicht gut, wenn das behinderte Kind gern mitarbeitet.

25.8.2 Medikamentöse Therapie

Medikamentös sind Substanzen zur Beeinflussung der *Spastik* wichtig [13, 14]. Systemisch wird in Deutschland vor allem der $GABA_B$-Rezeptor-Agonist Baclofen (Lioresal) eingesetzt. Die Studienlage ist hinsichtlich seiner Effektivität nicht eindeutig. Die Dosierung muss einschleichend nach Wirkung erfolgen; ausgehend von einer Startdosis von 0,5–1 mg/kg in 3 Dosen kann gegebenenfalls bis zu 8 mg/kg gesteigert werden. Hauptnebenwirkung sind Sedierung, gastrointestinale Beschwerden, Blutdruck- oder Herzfrequenzniedrigungen. Auch Benzodiazepine wie Tetrazepam können eingesetzt werden. Diazepam ist

Therapie

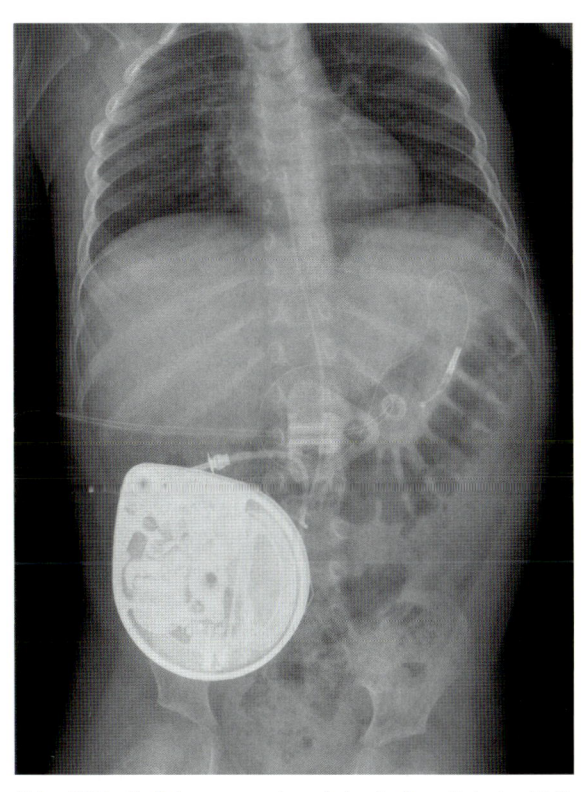

Abb. 25.7 Baclofenpumpe im abdominellen Unterhautfettgewebe und Katheter in den Spinalkanal bei einem 2-jährigen Jungen mit Zustand nach Ertrinkungsunfall.

> **Merke**
>
> Vor dem Einsatz dieses lokal wirkenden Medikaments ist zu klären, welche Muskeln oder Muskelgruppen bei dem körperbehinderten Kind (zusätzlich) gelähmt werden sollen. Die Dosierung ist für die verschiedenen Präparationen (Botox, Dysport, Xeomin) unterschiedlich und muss individuell ermittelt werden. Dabei ist zu beachten, dass Botulinumtoxin, ohne auf die faszialen Begrenzungen der einzelnen Muskeln Rücksicht zu nehmen, mehr oder weniger kugelförmig in die Umgebung diffundiert.

Auf Indikationen und Wirkungen (z. B. zur Förderung der Hüftreifung und zur Bekämpfung der Spitzfußneigung körperbehinderter Kinder) soll hier nicht eingegangen werden. Bei der Schmerzbekämpfung sind jedoch im klinischen Alltag zwei wichtige Indikationen gegeben: Da Spastizität, besonders spastische Automatismen, jeweils ganze Muskelketten betreffen, ist es ausreichend, innerhalb dieser Kette eine Muskelgruppe zu schwächen. Dadurch lässt erfahrungsgemäß der schmerzhafte Muskelzug auf die betroffenen Gelenke, meistens luxierte Hüftgelenke, nach. Dies gilt auch für die dystonischen, athetotischen und choreoathetotischen Störungen der Muskelsteuerung, die ihrerseits in einigen Fällen Schmerzen verursachen können. Die Wirkung hält individuell unterschiedlich an. Nach einem Anstieg der Wirksamkeit in den ersten 2–3 Tagen kommt es über einige Wochen zu einem leichten Abfall, und schließlich steigt der muskuläre Tonus nach 8–12 Wochen wieder an. Die Wirksamkeit des Botulinumtoxins auf die Muskulatur ist zeitlich begrenzt, in der Regel stellen sich die Beschwerden bei schmerzhaften Kontrakturen also wieder ein. In vielen Fällen hält aber die Schmerzlinderung in Bezug auf die Gelenke über die direkte Wirksamkeit auf die Muskulatur hinaus an, weil die durch Muskelzug hervorgerufenen Gelenkirritationen Zeit brauchen, um sich erneut zu entwickeln.

eher für den kurzfristigen Einsatz geeignet. Wenig praktische Erfahrung bei Kindern gibt es mit dem α_2-Adrenozeptor-Agonisten Tizanidin (Sirdalud). In wenigen Studien erwies er sich jedoch als wirksam und nebenwirkungsarm. Alle genannten Medikamente können zur Sedierung führen. Dies gilt weniger für den Natrium-Kanal-Blocker Tolperison (Mydocalm). Auch hierfür gibt es noch wenige Erfahrungen bei Kindern. Bei schwerer schmerzhafter Spastik ist im Einzelfall der Einsatz von Cannabinoiden sinnvoll.

Systemische Nebenwirkungen können durch die Implantation einer Baclofenpumpe vermieden werden. Die unter der Bauchdecke implantierte Pumpe appliziert die Substanz kontinuierlich über einen Katheter direkt in den Spinalkanal (Abb. 25.7). Hier sind nach Literaturangaben Re-Operationen z. B. wegen Batteriewechsel, Pumpenversagen, Katheterdislokation oder lokaler Infektion in einem Drei-jahreszeitraum bei ca. einem Drittel der Patienten notwendig; insgesamt ist die Zufriedenheit jedoch sehr hoch [15, 16].

Systemisch wirksame Antispastika verursachen oft schon eine übermäßige generalisierte oder Rumpfhypotonie, ohne an einzelnen, schwer betroffenen Muskeln bereits ausreichend wirksam zu sein. Hier hat die Anwendung von Botulinumtoxin A in den letzten Jahren an Bedeutung gewonnen [17, 18, 19].

> **Merke**
>
> Ein Nachteil bei der Anwendung von Botulinumtoxin A ist die ausgesprochene Schmerzhaftigkeit der intramuskulären Injektion. Aus ethischen Gründen soll und darf deshalb diese Injektion bei Kindern nur in Narkose durchgeführt werden.

> **Fehler und Gefahren**
>
> Unerwünschte Wirkungen auf die systemische Tonizität der Muskulatur treten nach der alltäglichen Erfahrung nicht so selten auf, wie es in der Literatur [13] beschrieben wird. Neben einer allgemeinen Muskelschwäche kann es zu Schluckstörungen, inspiratorischem Stridor, Harninkontinenz und Müdigkeit kommen. Viele Kinder entwickeln innerhalb kurzer Zeit eine immunologisch bedingte Toleranz gegenüber dem Toxin.

Botulinumtoxin A ist eine Option zur Schmerzbekämpfung am Bewegungssystem körperbehinderter Kinder zur zeitlichen Überbrückung vor geplanten Operationen, die das Problem endgültig lösen sollen.

25.9 Zusammenfassung

Entscheidend bei behinderten Kindern ist es, überhaupt an Schmerzen zu denken und entsprechende Schmerzäußerungen wahrzunehmen.

Nach einer Operation muss der Analgetikabedarf gezielt überprüft werden. Hierfür stehen entsprechende Schmerzskalen zur Verfügung. Schmerzhafte Prozeduren lassen sich weitgehend vermeiden. Wenn das nicht möglich ist, sollten Schmerzen medikamentös prophylaktisch minimiert werden. Bei unklaren Schmerzen müssen die möglichen Ursachen gezielt und systematisch überprüft werden. Die Behandlung der Schmerzen richtet sich nach der Ursache.

Literatur

[1] Stallard P, Williams L, Lenton S, Velleman R. Pain in cognitively impaired, non-communicating children. Arch Dis Child. 2000; 85: 460–462
[2] Malviya S, Voepel-Lewis T, Tait A R, Merkel S, Lauer A, Munro H, Farley F. Pain management in children with and without cognitive impairment following spine fusion surgery. Paediatr Anaest. 2001; 11: 453–458
[3] Dickinson H O, Parkinson K N, Ravens-Sieberer U, Schirripa G, Thyen U, Arnaud C, Beckung E, Fauconnier J, McManus V, Michelsen S I, Parkes J, Colver A F. Self-reported quality of life of 8–12-year-old children with cerebral palsy. A cross-sectional European study. Lancet. 2007; 369: 2171–2178
[4] Oberlander T F, Symons F J, Hrsg. Pain in children and adults with developmental disabilities. Baltimore, London, Sydney: Paul H Brookes Publishing; 2006
[5] Maier-Michalitsch N J, Hrsg. Leben pur. Schmerz bei Menschen mit mehrfachen Behinderungen. Düsseldorf: Verlag Selbstbestimmtes Leben; 2009
[6] Breau L M, McGrath P J, Camfield C S, Finley G A. Psychometric properties of the non-communicating children's pain checklist-revised. Pain. 2002; 99: 349–357
[7] Kleinknecht M. Reliabilität und Validität der deutschsprachigen „NCCPC-R". Pflege. 2007; 20: 93–102
[8] Voepel-Lewis T, Malviya S, Tait A R, Merkel S, Foster R, Krane E J. A comparison of the clinical utility of pain assessment tools for children with cognitive impairment. Anesth Analg. 2008; 106: 72–78
[9] Merkel S I, Voepel-Lewis T, Shayevitz J R, Malviya S. The FLACC. A behavioral scale for scoring postoperative pain in young children. Pediatric Nursing. 1997; 23: 293–297
[10] Voepel-Lewis T, Merkel S, Tait A R, Trzcinka A, Malviya S. The reliability and validity of the face, legs, activity, cry, consolability observational tool as a measure of pain in children with cognitive impairment. Anesth Analg. 2002; 95: 1224–1229
[11] Malviya S, Voepel-Lewis T, Burke C, Merkel S, Tait A R. The revised FLACC observational pain tool. Improved reliability and validity for pain assessment in children with cognitive impairment. Pediatric Anesthesia. 2006; 16: 258–265
[12] Büttner W, Finke W, Hilleke M, Reckert S, Vsianska L, Brambrink A. Entwicklung eines Fremdbeobachtungsbogens zur Beurteilung des postoperativen Schmerzes bei Säuglingen. AINS Anästhesiol Intensivmed Notfallmed Schmerzther. 1998; 33: 353–361
[13] Delgado M R, Hirtz D, Aisen M, Ashwal S, Fehlings D L, McLaughlin J, Morrison L A, Shrader M W, Tilton A, Vargus-Adams J. Practice parameter. Pharmacologic treatment of spasticity in children and adolescents with cerebral palsy (an evidence-based review). Report of the Quality Standards Subcommittee of the American Academy of Neurology and the Practice Committee of the Child Neurology Society. Neurology. 2010; 74: 336–343
[14] Verrotti A, Greco R, Spalice A, Chiarelli F, Iannetti P. Pharmacotherapy of spasticity in children with cerebral palsy. Pediatr Neurol. 2006; 34: 1–6
[15] Borowski A, Littleton A G, Borkhuu B, Presedo A, Shah S, Dabney K W, Lyons S, McManus M, Miller F. Complications of intrathecal baclofen pump therapy in pediatric patients. J Pediatr Orthop. 2010; 30: 76–81
[16] Cumlivski R, Redl G, Strobl W, Girsch W, Krebs A, Machowetz P. Neuromodulation der Spastik bei Kindern durch intrathekal verabreichtes Baclofen. Schmerz. 2009; 23: 592–599
[17] Ade-Hall R A, Moore A P. Botulinum toxin type A in the treatment of lower limb spasticity in cerebral palsy. Cochrane Database Syst Rev. 2000; 2: CD001 408
[18] Heinen F, Desloovere K, Schroeder A S, Berweck S, Borggraefe I, van Campenhout A, Andersen G L, Aydin R, Becher J G, Bernert G, Caballero I M, Carr L, Valayer E C, Desiato M T, Fairhurst C, Filipetti P, Hassink R I, Hustedt U, Jozwiak M, Kocer S I, Kolanowski E, Krägeloh-Mann I, Kutlay S, Mäenpää H, Mall V, McArthur P, Morel E, Papavassiliou A, Pascual-Pascual I, Pedersen S A, Plasschaert F S, van der Ploeg I, Remy-Neris O, Renders A, Di Rosa G, Steinlin M, Tedroff K, Valls J V, Viehweger E, Molenaers G. The updated European Consensus 2009 on the use of Botulinum toxin for children with cerebral palsy. Eur J Paediatr Neurol. 2010; 14: 45–66
[19] Lukban M B, Rosales R L, Dressler D. Effectiveness of botulinum toxin A for upper and lower limb spasticity in children with cerebral palsy. A summary of evidence. J Neural Transm. 2009; 116: 319–331

26 Schmerztherapie in der pädiatrischen Hämatologie und Onkologie

Miriam van Buiren und Udo Kontny

26.1 Einleitung

Kinder und Jugendliche mit einer Tumorerkrankung müssen in der Regel lang andauernde Therapien hinter sich bringen, die oft mit multiplen schmerzhaften Eingriffen verbunden sind und regelmäßig Zeiten starker Schmerzen mit sich bringen. Dies macht eine gute Schmerzkontrolle von Beginn an zwingend notwendig. Das Vertrauen in die Therapeuten hängt in hohem Maße davon ab, wie diese mit dem Thema Schmerzen umgehen, diese antizipieren, ehrlich ankündigen, wenn möglich vermeiden und ggf. adäquat, d. h. rasch und ausreichend behandeln. Wie in den übrigen Bereichen der Pädiatrie auch, stehen vor der Schmerztherapie in der Hämatologie und Onkologie die Schmerzanamnese, -erfassung und -dokumentation. Die allgemeinen Prinzipien sind hier analog anzuwenden.

26.2 Wo und wann treten Schmerzen auf?

Ein breites Spektrum an Schmerzauslösern ist in der pädiatrischen Hämatologie und Onkologie zu berücksichtigen: Angefangen bei Tumorschmerzen, die sowohl bei Diagnosestellung als auch bei therapierefraktären Erkrankungen (d. h. in der letztlich palliativen Situation) auftreten können, diagnostische wie therapeutische Prozeduren, gelegentlich auch kleinere oder größere Operationen; nicht zu unterschätzen sind infektionsbedingte oder anderweitig therapieassoziierte Schmerzen wie bei Mukositis, die für viele Patienten die Ursache der stärksten Schmerzerfahrung ist. Im Rahmen hämatologischer Erkrankungen gehören Schmerzen zu den schwerwiegendsten Komplikationen der Sichelzellanämie.

26.2.1 Tumorschmerzen

Typisches Symptom der häufigsten kindlichen Krebserkrankung, der *akuten Leukämie*, sind Knochen- und Gelenkschmerzen, die bei Kindern in den ersten Jahren nach Erlernen des Laufens häufig zu einer Verweigerung desselben führen und nicht selten Ursache von Fehldiagnosen sind. Verantwortlich für diese Schmerzen ist eine Knochen- und Periostinfiltration durch die Blasten.

Tumoren, die originär vom Knochen ausgehen, die von umgebenden Weichgeweben diese infiltrieren oder in diese metastasieren, fallen ebenfalls durch Knochenschmerzen auf. Im Gegensatz zu denen der Leukämie sind diese Schmerzen lokalisiert, d. h. sie wechseln nicht den Ort des Auftretens.

Auch Bauchschmerzen können Anfangssymptom einer Leukämie sein, Ausdruck einer häufigen Hepatosplenomegalie oder einer seltenen Invagination durch vergrößerte Lymphknoten bzw. eines Ileus. Andere häufige Auslöser von Bauchschmerzen sind abdominelle Tumore, wobei der zum Zeitpunkt der Diagnose meist größte abdominelle Tumor, das *Nephroblastom* oder *Wilmstumor*, auffällig wenig Schmerzen macht, sondern in der Regel primär durch die Schwellung auffällt.

Kopfschmerzen bei Erstdiagnose einer onkologischen Erkrankungen können auch Symptom von Knochen- oder Knochenmarkinfiltration sein, meist jedoch sind sie Ausdruck von Hirndruck bei Hirntumoren, -metastasen oder meningealer Infiltration, z. B. einer Leukämie.

Der Alkoholschmerz, ein ätiologisch unklares Ziehen im Bereich infiltrierter Lymphknoten nach Genuss von Alkohol, findet sich bei Jugendlichen mit Morbus Hodgkin.

26.2.2 Diagnostische und therapeutische Prozeduren

Nicht nur bei der Diagnosestellung, ebenso zur Therapiesteuerung und Erfolgskontrolle sind häufige Laborkontrollen notwendig. Um eine unnötige Traumatisierung durch die damit verbundenen Venenpunktionen zu vermeiden, werden in der pädiatrischen Hämatologie und Onkologie häufig zentralvenöse Katheter implantiert (Abb. 26.1). Die Anlage erfolgt in Vollnarkose.

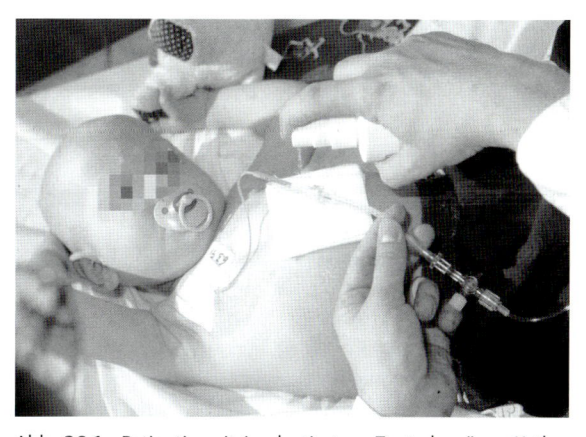

Abb. 26.1 Patientin mit implantiertem Zentralvenösen Katheter.

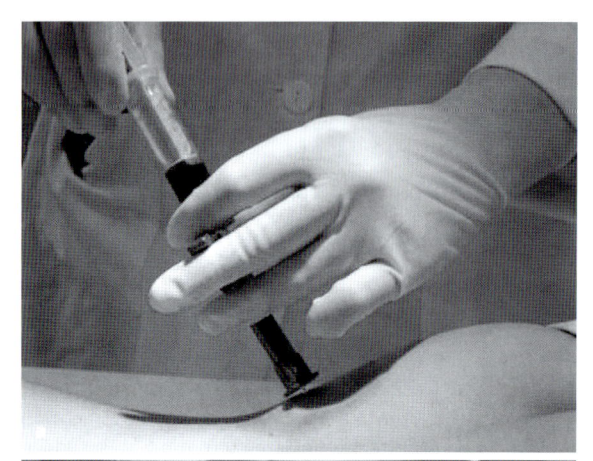

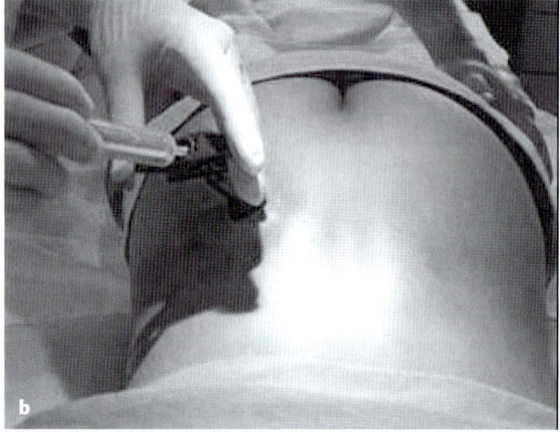

Abb. 26.2 Knochenmarkpunktion am hinteren Beckenkamm.
a Seitenansicht.
b Draufsicht.

Andere schmerzhafte Prozeduren sind Lumbal- und Knochenmarkpunktionen, -biopsien sowie Haut- und ähnliche Biopsien. Insbesondere die Lumbal- und Knochenmarkpunktionen (Abb. 26.2) sind im Laufe eine Leukämietherapie häufig notwendig.

Bei allen regelmäßig notwendigen schmerzhaften Prozeduren ist es besonders wichtig, das Vertrauen der Patienten in deren Schmerzlosigkeit zu erreichen und zu erhalten. Das erfordert vor allem beim ersten Mal eine suffiziente Analgesie, zumal sonst die nachfolgende Schmerzempfindlichkeit deutlich höher ist.

26.2.3 Postoperative Schmerzen

In der pädiatrischen Hämatologie und Onkologie kommt es relativ häufig zu vergleichsweise harmlosen und wenig schmerzhaften Eingriffen, wie die Implantation zentralvenöser Katheter oder oberflächliche Probeentnahmen. Darüber hinaus sind aber auch große tumorchirurgische Eingriffe an der Tagesordnung, sei es im Rahmen großer abdomineller oder thorakaler Operationen, Amputationen oder erhaltender Eingriffe bei Knochen- oder Weichteiltumoren.

26.2.4 Therapiebedingte Schmerzen

Leider alltäglich sind Schmerzen, die durch die antineoplastische Therapie bedingt sind. Hier ist vor allem die Mukositis zu erwähnen. Diese chemotherapiebedingte, diffuse Verletzung, die die gesamten Schleimhäute von oral bis anal in Mitleidenschaft ziehen kann, reicht von einem leicht pelzigen Gefühl bis hin zu massiver Inflammation. Sie tritt insbesondere nach Chemotherapie-Zyklen auf, in denen hochdosiert Methotrexat oder Cytarabin gegeben wurden. Eine andere typische, wenn auch deutlich seltenere Komplikation ist die ebenfalls chemotherapiebedingte, häufig virusassoziierte äußerst schmerzhafte hämorrhagische Zystitis. Überhaupt kann es infektionsbedingt zu Schmerzen kommen, z. B. im Rahmen von Diarrhoe, Harnwegs- oder Weichteilinfektionen. Weitere therapiebedingte Schmerzen sind postradiogene Dermatitis, postlumbalpunktioneller Kopfschmerz und Knochennekrosen nach Steroid- und Methotrexattherapie.

26.2.5 Schmerzen bei Sichelzellenanämie

Patienten mit Sichelzellkrankheit (homozygoter HbSS) oder compound-heterozygoter Sichelzell-ß-Thalassämie erfahren oft vasookklusive Krisen, die sich in Form chronisch-rezidivierender Schmerzen äußern und die häufigste Ursache akuter Morbidität sind. Diese können getriggert werden durch Infektionen, Dehydratation, Unterkühlung oder Stress, kommen aber oft ohne Vorankündigung, können jedes sensibel versorgte Organsystem betreffen und variieren von leichten, zu Hause mittels Antiphlogistika zu beherrschenden, bis hin zu schwersten Schmerzzuständen, die über Wochen mit Opioiden im stationären Setting behandelt werden müssen.

26.3 Schmerztherapie

26.3.1 Nicht-medikamentöse Prophylaxe

Als erster Schritt der Schmerztherapie ist auch in diesem Bereich vor allem die Prophylaxe sinnvoll. Auch ohne Medikation ist hier bereits viel möglich. Zunächst muss den Patienten der folgende Eingriff und die zu erwartenden Schmerzen gut erklärt und ebenso ehrlich geschildert werden. Soweit möglich sollte der Patient die Kontrolle behalten, d. h. selbst entscheiden können, aus welchem Arm die Blutentnahme erfolgt, wie er sich dafür positioniert (sitzend oder liegend für Blutentnahmen oder Lumbalpunktionen), ob er eine Lokalanästhesie wünscht oder nicht. Es sollten gemeinsame Strategien zur Schmerzreduktion, ggf. auch eine anschließende Belohnung ausgehandelt werden. In diesem Bereich ist eine gute Zusammenarbeit mit psychosozialen Mitarbeitern zwingend notwendig, welche die Kinder altersentsprechend auf den Eingriff vorbereiten. Dabei werden Entspannungsverfahren erlernt und Hypnotherapie eingesetzt.

26.3.2 Medikamentöse Prophylaxe

Hier sprechen wir von einer Bandbreite von Maßnahmen, die insbesondere für schmerzhafte Prozeduren relevant sind. Angefangen bei der oberflächlichen Lokalanästhesie mittels EMLA-Creme, einer Mischung aus Prilocain und Lidocain. Diese Salbe wird vor Blutentnahmen, Lumbal- und Knochenmarkpunktionen sowie Hautbiopsien aufgetragen und muss mind. 30–60, optimal 90–120 Minuten einwirken, wobei anschließend die Haut so ödematisiert ist, dass vor einer Blutentnahme idealerweise noch etwas Zeit verstreichen sollte. Bei schmerzhafteren Eingriffen sollte zusätzlich sowohl eine tiefere Lokalanästhesie als auch eine Analgosedierung erfolgen. Erstere wird z. B. mit Mepivacain-HCl 2 % (Scandicain) durchgeführt. Da dieses aufgrund des Säuregehaltes jedoch stark brennt, bietet sich eine Mischung mit Natriumbikarbonat (10:1) an. Die Analgosedierung beinhaltet zumindest eine Kombination aus einer Sedierung mit Midazolam (0,1–0,2[–0,3] mg/kg) und einer Analgesie mit einem Opioid, z. B. Pethidin (1[–2]mg/kg). Alternativ wird auch der Fentanyl-Lutscher (Actiq) verwandt. Sollten diese Maßnahmen nicht ausreichen, sei es wegen einer paradoxen Wirkung der Patienten auf das Benzodiazepin, sei es wegen unzureichender Sedierungstiefe, kann die Analgosedierung intensiviert werden, z. B. mit einer Kombination von Disoprivan (initial 1,5 mg/kg, repetitiv 0,5 mg/kg) und Fentanyl (1,5 μg/kg, max. 50 μg/kg). Aufgrund von Nebenwirkungen wie Blutdruckabfall, Bradykardie, Apnoe und selten Bronchospasmus sollte diese tiefe Analgosedierung nur von Kinderanästhesisten oder Kinderintensivmedizinern appliziert werden. Wegen der Gefahr der kurzzeitigen zentralen Apnoe ist bei allen tiefen Analgosedierungen unabhängig vom verwandten Medikament die Vorlage von O_2 erforderlich und für den Fall einer notwendig werdenden Intubation Atropin und Norcuron (Gefahr des Laryngospasmus) bereitzulegen.

Merke
Insgesamt sollte die Wahl der Sedierung(stiefe) nach dem Prinzip „so viel wie nötig, so wenig wie möglich" erfolgen und Patient und Eltern vorher über die Risiken adäquat aufgeklärt werden.

26.3.3 Nicht medikamentöse Therapie

Neben der nicht-medikamentösen Prophylaxe sollte auch eine ebensolche Therapie ausgeschöpft werden, um den Medikamentenbedarf zu reduzieren. Die WHO teilt deren Strategien ein in supportive, die Kind und Familie in ihren Fähigkeiten unterstützen, kognitive, die kindliche Gedanken beeinflussen, verhaltenstherapeutische und physikalische Strategien. Es kommen Atem- und Entspannungstechniken, Musik, Wärme- und seltener Kälteanwendungen zum Tragen, Lagerung, Massagen und auch vorsichtige krankengymnastische Maßnahmen können helfen. Instinktiv werden viele dieser Maßnahmen durch die Eltern ausgeführt, sollten aber stets auch durch professionelle Teammitarbeiter, Krankengymnasten, psychosoziale Mitarbeiter und Pflegekräfte initiiert, angelernt und unterstützt werden. Eine weitere Therapiemöglichkeit ist die nach kurzer Instruktion von Kindern und Eltern leicht anzuwendende transkutane elektrische Nervenstimulation (TENS), bei der die flächige Erregung von Hautnerven per Klebesonden die Schmerzübertragung auf spinales Niveau vermindern soll.

26.3.4 Medikamentöse Therapie

Grundsätzlich gelten laut WHO vier verschiedene Prinzipien: „By the ladder", „by the clock", „by the appropriate route" oder „by the child" [1] Ersteres bezieht sich auf das bekannte Stufenschema der WHO. Hierbei ist jedoch in der pädiatrischen Hämatologie und Onkologie die 2. Stufe („schwaches Opiod [+/- Nicht-Opioidanalgetikum / +/- Adjuvans]") weniger relevant, meist werden rasch starke Opiode der Stufe 3 eingesetzt, auf keinen Fall sollte ein langsames Hocharbeiten von Stufe zu Stufe notwendig sein (Abb. 26.3). Die Gabe „by the clock" grenzt ab von der Gabe bei Bedarf, da die Erfahrung hierbei einen deutlich geringeren Analgetika-Bedarf und weniger ausgeprägte Schmerzspitzen zeigt. Zusätzliche Bedarfsmedikation für ebensolche ist dabei nicht ausgeschlossen. Grundsätzlich gilt es, die einfachste, schmerzloseste und effektivste Administrationsform zu wählen, was in der Kinderheilkunde und Jugendmedizin und ebenso in der Onkologie in der Regel intramuskuläre und rektale Applikationen ausschließt. „By the child" beschreibt die notwendige Individualität in der Herangehensweise an die Schmerztherapie, die sich an den Vorerfahrungen, Wünschen, Schmerzniveau und Erfolg bzw. Nebenwirkungen der Therapie orientiert.

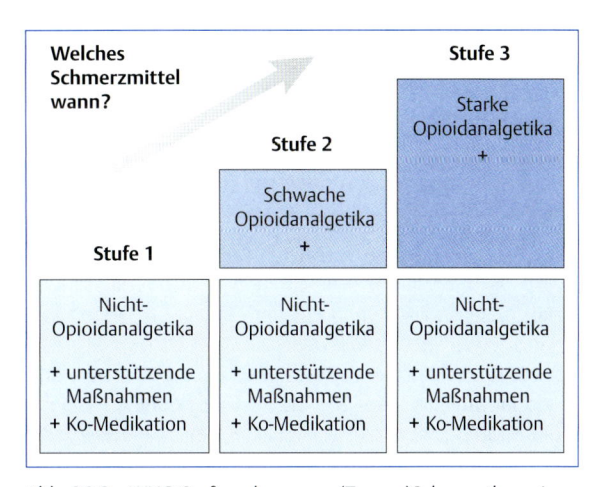

Abb. 26.3 WHO-Stufenschema zur (Tumor-)Schmerztherapie.

WHO-Stufe 1: Nicht-Opioidanalgetika (+/- Adjuvans)

Nicht-Opioidanalgetika (wie Paracetamol, Ibuprofen, Metamizol) sind alleinige Therapeutika der Stufe 1 (Tab. 26.1), evtl. ergänzt durch Ko-Analgetika, können aber ebenso zusätzlich zu Opioiden der Stufen 2 und 3 hinzugenommen werden. Opioide können dadurch eingespart werden, falls dies sinnvoll erscheint. Die Verwendung von Acetylsalicylsäure, Ibuprofen und ähnlichen nicht-steroidalen Antiphlogistika verbietet sich in der pädiatrischen Hämatologie und Onkologie in der Regel aufgrund der Thrombozytenaggregationshemmung bei häufig bestehender Thrombozytopenie.

Fehler und Gefahren

Eingesetzt werden v. a. Paracetamol und Metamizol. Da beide gleichzeitig auch antipyretisch wirken, muss auf eine evtl. Verschleierung des Fieberverlaufs geachtet werden. Bei Metamizol ist insbesondere bei Fieber aufgrund der kreislaufdepressiven Wirkung auf einen stabilen Blutdruck zu achten, bei septischen Krankheitsbildern muss darauf verzichtet werden.

WHO-Stufe 2: Schwache Opioide (+/- Nicht-Opiodanalgetika +/- Adjuvans)

Als schwache Opioide sind Dihydrocodein, Tilidin (+Naloxon) und Tramadol zu nennen (Tab. 26.2), wobei vor allem letzteres Verwendung findet. Deren Vorteil liegt v. a. in der Tatsache, dass sie nicht den strengen Regeln des Betäubungsmittelgesetzes unterliegen. Insgesamt jedoch kommt dieser Substanzgruppe und dieser Stufe des WHO-Schemas in der pädiatrischen Onkologie wenig Bedeutung zu. Tramadol hat als Tropfen seinen Platz vor allem in der Therapie der oralen Mukositis, solange diese noch ambulant ausreichend analgetisch zu behandeln ist. Nicht wegzudenken ist Tramadol außerdem aus der Schmerztherapie nach ausgedehnten orthopädischen Eingriffen, wie z. B. der Knochentumorchirurgie. Eine Besonderheit des Tramundin retard ist die Teilbarkeit der Kapseln, was die Anpassung an Kleinkinder-Dosierungen erleichtert.

WHO-Stufe 3: Starke Opioide (+/- Nicht-Opioidanalgetika +/- Adjuvans)

An starken Opioiden wird insbesondere Morphin in seinen verschiedenen, sehr variablen Darreichungsformen eingesetzt (Tab. 27.3), dies ist am besten bekannt, sowohl Dosierung, Wirkdauer als auch Nebenwirkungsspektrum. Es hat sich in der pädiatrischen Onkologie als Standardopioid durchgesetzt. Bei Leber- oder Niereninsuffizienz oder Unverträglichkeit kommt alternativ Hydromorphon zum Einsatz. Pethidin und Fentanyl haben ihre Bedeutung v. a. im Rahmen der Analgosedierung für schmerzhafte Prozeduren, Piritramid v. a. bei postoperativen Schmerzen.

Wirkung und Nebenwirkungen von Fentanyl treten sehr rasch ein, so dass es sich einerseits erfreulich gut titrieren lässt, andererseits aufgrund der möglicherweise eintretenden Atem- und Kreislaufdepression von entsprechend geschultem Personal intensiv überwacht werden muss. Pethidin sollte vor allem wegen der möglichen Akkumulation toxischer Metabolite (Normeperidine) nicht als Dauertropfinfusion (DTI) für länger als 24 Stunden eingesetzt werden, da die Gefahr von Dysphorie und Krampfanfällen besteht. Piritramid wiederum ist mit vielen Infusionslösungen nicht verträglich, das Nebenwirkungsprofil im Vergleich zu Morphin verschieden, aber nicht sicher vorteilhafter [2].

Tabelle 26.1 Nicht-Opioidanalgetika.

Substanz (Handelsname)	Indikation	Applikation	Einzeldosis Tagesmaximaldosis (TMD)	Wirkdauer	Bemerkungen
Paracetamol (Ben-u-ron, Perfalgan) (5 ml = 200 mg)	schwache Schmerzen ohne Entzündung	p. o., MS, rektal, i. v., als KI	15 mg/kg TMD Kinder: 60 mg/kg (< 2 Jahre); 90 mg/kg (> 2 Jahre) TMD Erwachsene: 4 g	4–6 h	Cave: Hepatotoxizität
Metamizol (Novalgin) (20 gtt = 500 mg)	viszerale, kolikartige Schmerzen	p. o., MS, als KI, s. c., rektal	10–15 mg/kg DTI: 2,5 mg/kg/h TMD Kinder: 75 mg/kg TMD Erwachsene: 5 g	4(–6) h	wirkt spasmolytisch

DTI = Dauertropfinfusion

Tabelle 26.2 Schwache Opioidanalgetika.

Substanz (Handelsname)	Äquivalenzfaktor zu Morphin oral	Einzeldosis (Kinder < 50 kg)	Einzeldosis (> 50 kg) Tagesmaximaldosis (TMD)	Applikationsform	Wirkdauer
Tramadol (Tramal, Tramal long, Tramundin retard) (20gtt = 50mg)	1:5	1–2 mg/kg ret.: 2 mg/kg	50–100 mg ret.: 100–300 mg TMD: 600 mg	p. o., MS, rektal	4–6 h ret.: 8–12 h

Tabelle 26.3 Starke Opioidanalgetika.

Substanz (Handelsname) verfügbare Dosierungen	Äquivalenzfaktor zu Morphin oral	Einzel- bzw. Initialdosis (Kinder < 50 kg)	Einzel- bzw. Initialdosis (> 50 kg)	Applikationsform	Dosisintervall (h)
Morphin					
Lösung (Morphin Merck, Oramorph) 0,5 %, 2 % (16 gtt = 1 ml = 5/20 mg)	1	0,15–0,3 mg/kg	5–10 mg	p. o./MS	4
Tablette (Sevredol) 10/20 mg	1	0,15–0,3 mg/kg	10 mg	p. o.	4
Retardtablette (MST retard) 10/30/60/100/200 mg	1	nach Bedarf		p. o.	8–12
Retard-Granulat (MST Granulat) 20/30/60/100/200 mg	1	nach Bedarf		p. o./MS	8–12
Retardkapseln (MST continus) 30/60/100/200 mg	1	nach Bedarf		p. o.	12–24
Suppositorien (MSR) 10/20/30 mg	1	0,15–0,3 mg/kg	10 mg	rektal	4
Injektionslösung (MSI) 10/20/100/200 mg	3	0,05–0,1 mg/kg	5–10 mg	i. v. / s. c.	2–4
		0,01–0,03 mg/kg/h	1 mg/h	DTI (i. v./s. c.)	
Hydromorphon					
Tablette (Palladon) 1,3/2,6 mg	4	0,06 mg/kg	1,3 mg	p. o./MS	4
Retard (z. B. Palladon retard) 4/8/16/24 mg	4	0,06 mg/kg	4 mg	p. o.	8–12
Infusionslösung (Dilaudid)	20	0,015 mg/kg	1–1,5 mg	i. v./s. c.	3–4
		0,005 mg/kg/h	0,004 mg/kg/h	DTI	
Piritramid (z. B. Dipidolor)	1,8	0,05–0,1 mg/kg	5–10 mg	i. v.	4–6
		0,01–0,03 mg/kg/h	1 mg/h	DTI	
Pethidin (z. B. Dolantin)					
Injektionslösung	0,4	0,75 mg/kg	50–100 mg	i. v.	2–4
Tropfen (21 gtt = 1 ml = 50 mg)	0,1	0,6–1,2 mg/kg (1 Tr/1 kg)	50–75 mg	p. o.	3–6
Suppositorien 100 mg	0,1	–	100 mg	supp	3–6

(Fortsetzung: siehe nächste Seite)

In der Palliativsituation kommt häufiger die transdermale Fentanylapplikation zum Tragen. Bei rascher Eskalation der Morphindosis bis hin zur Wirkungslosigkeit hat Levomethadon seinen Stellenwert [3], ebenso bei starken neuropathischen Schmerzen. Ein Umstellen auf Levomethadon ist allerdings extrem schwierig, vor allem aufgrund der variablen, in jedem Fall aber extrem langen biologischen Halbwertszeit von 12–50 Stunden, und sollte nur unter stationärer Überwachung und durch Spezialisten erfolgen.

Am Beginn einer Opioid-Therapie sollte mit einer gewichtsangepassten Standarddosierung begonnen werden. Bei Säuglingen unter 6 Monaten sollte zunächst mit ¼–⅓ ebendieser begonnen werden. I. d. R. sollten anfangs kurz-

Tabelle 26.3 Starke Opioidanalgetika (Fortsetzung).

Substanz (Handelsname) verfügbare Dosierungen	Äquivalenzfaktor zu Morphin oral	Einzel- bzw. Initialdosis (Kinder < 50 kg)	Einzel- bzw. Initialdosis (> 50 kg)	Applikationsform	Dosisintervall (h)
Fentanyl					
TTS (Durogesic) 12,5/25/50/75/100 µg/h	100	nach Äquivalenz berechnen		transdermal	48–72
Injektionslösung (Fentanyl) 0,5 mg	300	0,5–4 µg/kg/h	25–75 µg/h	DTI	
Stick (Actiq) 200/400/600/800/1200/1600 µg	ca. 75	10–20 µg/kg	200 µg	p. o.	4–6
Nasenspray (Instanyl) 50/100/200 µg	ca. 200	50 µg	100 µg	nasal	3–4
Levomethadon (L-Polamidon)					
Saft 20 ml = 100 mg	Variabel/abhängig von Morphin-Dosis	0,1 mg/kg	5–10 mg	p. o./MS	4–8(–24)
Injektionslösung 2,5 mg		0,05 mg/kg	5 mg	i. v./s. c.	4–8(–24)

wirksame Darreichungsformen verwandt werden, damit rasch auf eine Unter- oder Überdosierung reagiert werden kann. Hier bietet sich die repetitive intravenöse Zufuhr (z. B. alle 10–15 Minuten 0,05 mg/kg Morphin) oder bei oraler Gabe die Einnahme von Morphin-Lösung (z. B. alle 20 Minuten 0,15 mg/kg) an.

> **Merke**
> Das zügige Erreichen von Schmerzfreiheit sollte angestrebt werden, die Dosisanpassung möglichst nicht dem Schmerzniveau „hinterherhinken."

Der Tagesbedarf entspricht etwa dem sechsfachen dessen, was auf diese Weise zur Erlangung von Schmerzfreiheit notwendig war. Ist dieser Tagesbedarf ermittelt, sollte im Weiteren unterschieden werden zwischen einem Grundbedarf an Analgesie, der eine prinzipielle Schmerzfreiheit ermöglicht, und einem Zusatzbedarf im Rahmen von Schmerzspitzen. Das Vorgehen unterscheidet sich hier nur unwesentlich zwischen enteraler und parenteraler Applikation. Bei oraler Gabe wird der Tagesbedarf über retardierte Präparate i. d. R. zwei- bis dreimal täglich verabreicht, zusätzlich bei Schmerzspitzen kurzwirksame Opioide (ca. 1/24–4/24 des Tagesbedarfs) gegeben. Hier hat sich z. B. eine Kombination von MST mit Sevredol oder Lösung bewährt. Für kleine Kinder bietet sich als Retardpräparat Granulat an, da es variabler dosierbar ist. Bei parenteraler Gabe können neben der intravenösen oder subkutanen Gabe per Perfusor oder PCA Suppositorien als kurzwirksames Präparat zum Einsatz kommen, sind aber zum einen aufgrund von Infektionsgefahr bei Kindern mit Neutropenie und/oder Mukositis, zum anderen wegen schwankender Bioverfügbarkeit nur eingeschränkt empfehlenswert.

> **Merke**
> In verschiedenen Situationen ist ein Wechsel des Opioids unumgänglich, sei es wegen nicht tolerablen Nebenwirkungen oder einem geänderten Bedarf, z. B. bei nicht mehr möglicher oraler Einnahme oder einem Wechsel von stationärer Betreuung mit intravenöser Applikation hin in ein häusliches Setting ohne diese Möglichkeit. Hier sollte aufgrund inkompletter Kreuztoleranzen stets mit der Hälfte der äquianalgetischen Dosis der zum jeweiligen Zeitpunkt notwendigen Morphindosis begonnen, erst im Verlauf auf die volle Dosis gesteigert werden.

Für die häusliche Versorgung ohne intravenöse oder subkutane Applikationsform und bei nicht möglicher oraler Einnahme haben sich zumindest für Jugendliche und Erwachsene Fentanyl-Pflaster bewährt (s. Palliation). Diese können bei Durchbruchschmerzen mit Fentanyl-Stick oder -Nasenspray kombiniert werden, wobei letzteres deutlich leichter in der Anwendung ist. Für die Umstellung von Morphin oral auf Fentanyl transdermal gibt es gut etablierte Umrechnungstabellen (Tab. 26.5).

> **Merke**
> Zwei oder mehr verschiedene Opioide sollten möglichst nicht miteinander kombiniert werden.

Grundsätzlich gilt, dass es keine obere Dosisgrenze für starke Opioide gibt, diese also nach Bedarf stets weiter eskaliert werden können und sollten. Bei einer insgesamt seltenen, meist akzidentellen Überdosierung kommt es zu starker Sedierung, Atemdepression und Miosis. Hier ist Naloxon der passende Antagonist. Bei einer Einzeldosis von 0,001–0,01 mg/kg i.v. sind aufgrund der im Vergleich zu Opioiden kürzeren Halbwertszeit (ca. 70 Minuten) meist repetitive Gaben notwendig.

Partielle μ-Agonisten wie Buprenorphin (sublingual und transdermal erhältlich) finden kaum Verwendung in der Pädiatrie, sie lassen sich nicht mit anderen Opioiden kombinieren, haben einen Ceiling-Effekt, sind nicht mit Naloxon antagonisierbar. Entsprechend existieren wenige Erfahrungen und sie bieten zudem wenig Vorteile gegenüber den besser bekannten und steuerbaren Opioiden.

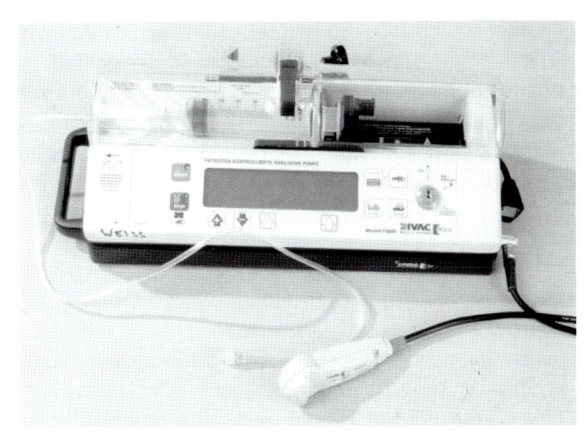

Abb. 26.4 PCA-Pumpe (patientenkontrollierte Analgesie) mit Bolus-Auslöser.

26.3.5 Applikation

Prinzipiell sind alle verfügbaren Applikationswege möglich, lediglich die intramuskuläre Gabe ist aufgrund von Thrombozytopenie und Infektionsgefahr (bei Kindern aber auch aufgrund der prozeduralen Schmerzerfahrung) i.d.R. obsolet. Während insbesondere bei chronischen Schmerzzuständen aufgrund der Einfachheit der oralen Gabe der Vorzug zu geben ist, bewährt sich bei akuten und rasch wieder abklingenden Schmerzen (wie z.B. postoperativ oder bei Mukositis) die intravenöse Gabe. Speziell in der Palliation finden Pflaster oder sublinguale Darreichungsformen ihre Anwendung, bei großen thorakalen Eingriffen intra- wie postoperativ Periduralkatheter. Zunehmende Verbreitung findet auch im Kindes- und Jugendalter die patientenkontrollierte Analgesie (PCA), die meist intravenös, selten auch subkutan verabreicht wird (Abb. 26.4). Im Gegensatz zum einfachen Perfusor lassen sich hier eine kontinuierlich laufende Basalrate und eine auf Knopfdruck hinzukommende Bolusdosis separat einstellen. Die Basalrate orientiert sich an der üblichen Tagesdosis (d.h. 1/24 der Tagesdosis wird pro Stunde appliziert). Hierbei gelten folgende Richtwerte je nach Opioid:

- Morphin 0,6 mg/kg/d
- Piritramid 1 mg/kg/d
- Hydromorphon 0,1 mg/kg/d
- Pethidin 6 mg/kg/d
- Tramadol 6 mg/kg/d
- Fentanyl 0,02 mg/kg/d

Die Bolusdosis entspricht üblicherweise der Ein-Stunden-Basaldosis. Nach Applikation eines Bolus sollte eine Sperrzeit von 5 Minuten eingehalten werden, die Maximalrate entspricht i.d.R. der zehnfachen Ein-Stunden-Dosis pro vier Stunden. Bei Therapiebeginn wird zusätzlich noch eine Initialdosis verabreicht, die ebenfalls der Ein-Stunden-Basaldosis entspricht.

Essentiell ist die Bedienung dieser Geräte durch die Patienten selbst (nicht etwa durch die Eltern), was ein Mindestalter impliziert. Je nach Kind sind diese bereits ab fünf, in der Regel ab sieben Jahren dazu in der Lage. Ausnahmen sind in der palliativen Situation mit Versorgung zuhause gegeben, wo Eltern üblicherweise auch die Bolusgabe initiieren. In manchen Zentren ist es auch bei Säuglingen üblich, dass Pflegekräfte die Analgesie über eine PCA verabreichen. Über definierte Sperrzeiten und Maximaldosen wird eine akute Überdosierung verhindert. Je nach Schmerzursache können Basalrate und Bolusdosis mit unterschiedlichem Schwerpunkt definiert bzw. je nach Bedarf verschieden verändert werden.

> **Merke**
>
> Um als Therapeut einen adäquaten Überblick über das Ausmaß der Schmerzen und den Erfolg ihrer Therapie zu wahren, ist eine genaue Dokumentation essentiell. Dokumentiert werden sollte alle 24 Stunden: Anzahl der Boli (angeforderte wie erfolgte), die Gesamtmenge des Medikaments sowie Schmerz- und Sedierungsscore unter dieser Therapie.

26.3.6 Adjuvanzien

Spasmolytika

Bei abdominellen Schmerzen mit spastischer Komponente, häufig im Zusammenhang mit Mukositis und begleitender Magen-Darm-Infektion, werden Spasmolytika, i.d.R. das gut verträgliche Butylscopolamin, eingesetzt. Richtdosis ist 0,5-1 mg/kg als Kurzinfusion (bei i.v.-Gabe Blutdruckabfall), Höchstdosis 20 mg.

Steroide

Insbesondere bei manifestem Hirndruck, aber auch bei infiltrativem Tumorwachstum, Nervenkompression, viszeralem Kapselschmerz und Knochenschmerzen bewähren sich Steroide, hier v.a. Dexamethason. Bei Hirndruck sollte nach einer Initialdosis von 16 mg/m^2, in den nächsten 24 Stunden viermal 2,5 mg/m^2, den darauf folgenden zwei Tagen dreimal täglich 2,5 mg/m^2 und anschließend zweimal täglich 2,5 mg/m^2 verabreicht werden, schließlich je nach klinischem Zustand ganz ausgeschlichen werden. Bei anderen Indikationen wird zunächst eine Startdosis von einmal täglich 6–12 mg/m² für fünf Tage empfohlen, die im Verlauf langsam reduziert wird. In der palliativen Situation und Hirndruck können Steroide über die Hinzunahme von Weihrauch-Präparaten eingespart werden, es gilt aber zunächst, sich über die Indikation klar zu werden (S. 291).

Antidepressiva

Insbesondere bei neuropathischen Schmerzen nach Vincristingabe, bei Tumorinfiltration oder bei Phantomschmerzen, außerdem bei schmerzbedingten Schlafstörungen sind trizyklische Antidepressiva hilfreich. Die analgetische Wirkung ist unabhängig vom antidepressivem Effekt. Diese müssen langsam ein- und ausgeschlichen werden, mit einer Wirkung ist erst verzögert zu rechnen (Dosierung s. Tab. 26.4).

Antikonvulsiva

Bei neuropathischen Schmerzen und Phantomschmerzen kommen Antikonvulsiva wie Gabapentin oder Pregabalin, in zweiter Linie auch Carbamazepin, ergänzend zum Einsatz [4]. Ersteres sollte einschleichend dosiert werden, mit wöchentlicher Steigerung bis zum gewünschten Erfolg, orientiert am Plasmaspiegel (Ziel: 4–12 mg/l). Eine Kombination mit Antidepressiva ist manchmal sinnvoll (Dosierung s. Tab. 26.4).

Sedativa

Je nach Begleitsymptomen werden bei Schlaflosigkeit, Angst und zur terminalen Sedierung Sedativa wie Midazolam und Lorazepam eingesetzt.

26.4 Nebenwirkungen und deren Therapie

Obwohl die Nebenwirkungen der Opioid-Therapie in gewissem Maße vom eingesetzten Präparat abhängig sind, so unterscheiden sie sich doch nur unwesentlich. Insgesamt gibt es verschiedene Möglichkeiten mit diesen umzugehen: Falls möglich sollte die Dosis reduziert werden. Ist dies unmöglich oder erfolglos, kann entweder die Applikation oder das Präparat gewechselt werden oder eine symptomatische Therapie der Nebenwirkung erfolgen.

26.4.1 Obstipation

Die im Alltag relevanteste Nebenwirkung der Opioid-Therapie ist, bereits bei kurzer Therapiedauer, die Obstipation. Diese wird in der pädiatrischen Hämatologie und Onkologie durch verschiedene Parameter aggraviert. Zum einen die häufige Verwendung der Vincaalkaloide wie Vincristin und Vindesin im Rahmen der antineoplastischen Therapie, zum anderen die insbesondere postoperativ aber auch bei Mukositis und in der Palliation relevante Immobilität. Zusätzlich erschweren zu Therapiebeginn ggf. Bauchtumore die Darmmotilität. Im Rahmen der Leukämie-Induktion verstärkt die Steroid-Myopathie die Symptomatik. Aus diesen Gründen ist bereits bei Start einer Opioid-Therapie (abgesehen von der Empfehlung zur vermehrten Zufuhr von Flüssigkeit und Ballaststoffen) eine motilitätsfördernde Therapie zwingend notwendig.

> **Fehler und Gefahren**
> Die motilitätsfördernde Therapie kann mit allen gängigen Medikamenten erfolgen, bei der Verwendung von Suppositorien ist jedoch Zurückhaltung angebracht, da es aufgrund der Verletzlichkeit der Schleimhaut und der Infektionsgefahr zu schweren Komplikationen kommen kann.

Viele Laxantien werden allerdings aufgrund ihres unangenehmen Geschmacks ungern eingenommen oder entfalten ihre Wirkung nur bei ausreichender Flüssigkeitszufuhr, an der es besonders bei Mukositis und in der Palliation häufig mangelt. Dabei ist Polyethylenglycol relativ neutral in Geschmack und Konsistenz und kann somit leicht Getränken oder Speisen zugesetzt werden, bei Natriumpicosulfat hingegen reichen kleine Volumina. Als ultima ratio kommen schließlich morgendliche Infusionen mit Dexpanthenol und Neostigmin in steigender Dosierung zum Einsatz, jedoch nur unter stationärer Überwachung. Steht die Obstipation als Nebenwirkung im Vordergrund, z. B. im Rahmen der Palliation, wäre auch ein Opioid-Wechsel zu bedenken. In diesem Fall empfiehlt sich die fixe Kombination aus Oxycodon und Naloxon als Retardtabletten (Targin à 10/5 bzw. 20/10 mg).

26.4.2 Übelkeit

Im Rahmen der Opioid-Therapie kommt es gelegentlich zu Übelkeit und Erbrechen, je älter die Kinder sind, desto eher. Allerdings kommt es i. d. R. zu einer raschen Ausbildung von Toleranz. Bis dahin können Dimenhydrinat oder Promethazin als Antagonisten hilfreich sein.

26.4.3 Juckreiz

Insbesondere bei Morphin kommt es häufig zu Juckreiz. Falls möglich sollte die Dosis reduziert werden, ansonsten hilft zumindest zeitweise Clemastin. Kommt es auch darunter nicht zur Besserung dieses quälenden Symptoms, bleibt schließlich nur noch der Opioid-Wechsel, z. B. auf Hydromorphon. Eine andere Möglichkeit ist die Mischung von Morphin mit extrem niedrig dosiertem Naloxon (0,25 µg/kg/h) [5], welches in dieser Dosierung insbesondere die Nebenwirkungen Juckreiz, Übelkeit und Erbrechen vermindert.

26.4.4 Atemdepression

Diese landläufig neben der Abhängigkeit am meisten gefürchtete Nebenwirkung der Opioid-Therapie spielt bei längerfristiger Therapie kaum eine Rolle. Selbstverständlich verursacht eine Opioid-Therapie stets eine gewisse Hypopnoe, gelegentlich auch einen geringen Sauerstoffbedarf, was besonders im Rahmen gleichzeitig bestehender pulmonaler Infektionen problematisch werden kann. Eine schwerwiegende Atemdepression aber ist eher im Rahmen der Analgosedierung bei schmerzhaften Interventionen oder auch postoperativ relevant. Hier kommt es gelegentlich zu Überdosierung und damit Atemdepression, welche bei Bedarf mit Naloxon antagonisiert werden kann.

26.4.5 Harnverhalt

Auch mit einem Harnverhalt ist eher bei akuter Opioid-Therapie (z. B. postoperativ) zu rechnen, weniger bei längerfristiger Anwendung, i. d. R. führen konservative Maßnahmen zum Erfolg: Kalter Waschlappen auf Blase, Laufenlassen von Wasserhähnen o. ä. Bei ausbleibender Wirkung ist ein Versuch mit 2–5 mg Pyridostigmin (Mestinon) i. v. angezeigt, die Indikation zu einer Einmal- oder Dauerkatheterisierung ist aufgrund der Infektionsgefahr zurückhaltend zu stellen.

26.4.6 Halluzinationen und Verwirrtheit

Gelegentlich auftretende Halluzinationen und Verwirrtheit bessern sich nur selten durch Dosisreduktion, i. d. R. ist hier ein Opioid-Wechsel unumgänglich.

26.4.7 Abhängigkeit

Die viel gefürchtete Abhängigkeit spielt in der pädiatrischen Hämatologie und Onkologie kaum eine Rolle. Werden starke Opioide einmalig oder über einen sehr kurzen Zeitraum von wenigen Tagen eingesetzt, wird keine Abhängigkeit beobachtet. Bei längerer Anwendung (z. B. bei starker, lang anhaltender Mukositis) kann eine Gewöhnung eintreten, die ein langsames Ausschleichen zur Vermeidung von Entzugserscheinungen notwendig macht. Bei chronischer Anwendung handelt es sich i. d. R. um Therapien im palliativen Setting, in denen eine Abhängigkeit keine Relevanz hat, wohl aber eine aufgrund von Gewöhnung notwendige langsame Dosissteigerung.

26.5 Spezielle Situationen

26.5.1 Tumorschmerzen

Bei im Rahmen der Erstdiagnose auftretenden Tumorschmerzen ist die am schnellsten greifende Analgesie die antineoplastische Therapie. Bis diese greift, sollten großzügig Analgetika eingesetzt werden, insbesondere wenn vor derselben noch eine intensive, gelegentlich zeitraubende Diagnostik notwendig ist. Zumal häufig Schmerzen, die bis zur Diagnosestellung noch als erträglich empfunden wurden, in der Schocksituation der Erstdiagnose einer onkologischen Erkrankung deutlich aggraviert sind. Abnehmender Analgetikabedarf im Verlauf der Therapie ist eine gute und (nicht nur) für Patienten und Eltern wichtige Erfolgskontrolle. Zusätzlich zu den klassischen Analgetika gibt es gute Erfahrungen mit dem Einsatz von Bisphosphonaten und Steroiden in der Therapie von Knochentumorschmerzen. Auch bei symptomatischem Hirndruck bedingt durch Hirntumore oder zerebrale Metastasen eignen sich vor allem Steroide, insbesondere Dexamethason. In der Situation der Erstdiagnose sollten Steroide großzügig eingesetzt werden, in der palliativen Situation kommen auch andere Strategien zum Tragen (bzgl. Tumorschmerzen in palliativer Situation und ihrer Therapie bzw. Einstellung s. Palliation, S. 291).

26.5.2 Mukositis

Schmerzen bei Mukositis (Abb. 26.5) sind wie diese selbst abhängig von der individuellen Disposition und der Intensität der schleimhautschädigenden Chemotherapie. Der Bedarf an Analgetika reicht von gar nicht bis hin zu hohen Dosen an starken Opioiden. Im ambulanten Setting wird zunächst Paracetamol nach festem zeitlichem Regime eingesetzt, bei zusätzlichem Bedarf hat hier Tramadol v. a. in Tropfenform ihren Platz. Dies betrifft insbesondere jugendliche Patienten, die auf diese Weise genug Flüssigkeit und Nahrung zu sich nehmen und damit einen stationären Aufenthalt vermeiden können. Bei stärkeren Schmerzen und jüngeren Patienten sollte spätestens jetzt die stationäre Aufnahme erfolgen und mit einer Therapie mit starken Opioiden, i. d. R. Morphin, begonnen werden. Je nach Alter und Compliance kann diese als DTI oder PCA erfolgen (wobei bei letzterer eine ausreichende Basalrate essentiell ist), die Boli sind insbesondere vor der Nahrungsaufnahme/Tabletteneinnahme und bei krampfartigen Bauchschmerzen sinnvoll.

26.5.3 Peri-/Postoperativ

Für die postoperative Schmerztherapie kommt an Opioiden v. a. Piritramid zur Anwendung. Ältere Kinder profitieren hier ganz enorm von einer Applikation per PCA, da hier eine nicht oder nur in geringem Maße notwendige Basalrate mit einer relevanten Bolusdosis kombiniert werden kann. Eine Besonderheit bei großen thorakalen Eingriffen stellt die Periduralanästhesie dar, also die Analgesie mittels Periduralkatheter. Hiermit können bereits intraoperativ Narkotika, v. a. aber postoperativ zentral wirksame Analgetika eingespart und die mit ihnen verbundenen Nebenwirkungen vermieden werden. Eingesetzt wird diese lumbal für die „große" Chirurgie des Abdomens und der unteren Extremität, thorakal für „große" Thorax-/Abdomenchirurgie. Als Standardanästhetikum gilt das Ropiva-

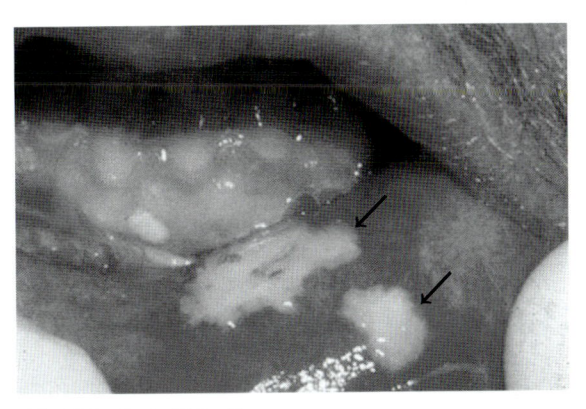

Abb. 26.5 Orale Mukositis.

cain (Naropin) 0,2 % (= 2 mg/ml), ggf. ergänzt durch Sufentanil (Sufenta) 0,5 μg/ml, mit einer Flussrate von 0,1–0,2 ml/kg/h (unabhängig davon, ob nur Ropivacain oder die Kombination).

Fehler und Gefahren

Gefahren bestehen vor allem in Blutungen, Infektionen und neurologischen Ausfällen. Entsprechend ist die Indikation insbesondere in der Onkologie restriktiv und nur durch speziell ausgebildetes Personal zu stellen. Die Thrombozytenzahl ist regelmäßig zu kontrollieren und entsprechend zu substituieren, die Liegedauer insgesamt möglichst kurz zu halten.

26.5.4 Sichelzellenanämie

Als Prophylaxe von und gleichzeitig erste therapeutische Maßnahme bei vasookklusiven Krisen dient eine vermehrte Flüssigkeitszufuhr. Diese sollte möglichst oral, ggf. auch intravenös erfolgen, wobei intravenöse Zugänge (insbesondere zentrale Zugänge) bei Sichelzellkrankheit mit einer erhöhten Komplikationsrate verbunden sind.

Grundsätzlich unterscheidet sich die Analgesie nicht von den üblichen Maximen, d. h. sie orientiert sich gleichermaßen am WHO-Schema. Es existiert keine Möglichkeit der Objektivierung der Schmerzintensität, die medikamentösen Maßnahmen müssen titriert werden und orientieren sich optimalerweise an den Vorerfahrungen des jeweiligen Patienten. Bei der Opioid-Therapie ist besonders auf die Gefahr einer Hypoventilation mit konsekutiver Hypoxie und möglichem akuten Thorax-Syndrom zu achten. Als Prophylaxe sollten Patienten unter Opioid-Therapie (v. a. wenn intravenös) angehalten werden, regelmäßig die Lunge zu blähen, die Sauerstoffsättigung ist kontinuierlich zu messen.

Bei nicht zu beherrschenden Schmerzen ist gelegentlich auch eine partielle Austauschtransfusion indiziert, um kurzfristig den HbS-Anteil zu senken. Bei häufigen schweren Schmerzkrisen ist eine Therapie mit Hydroxyurea zu erwägen, was bei einem Großteil der Patienten erfolgreich ist, jedoch teilweise mit erheblichen Nebenwirkungen verbunden ist, vor allem Lymphopenie und Anämie, ansonsten Hautveränderungen, Übelkeit und Konzerogenität [6, 7].

Patienten sollten grundsätzlich zuhause mit Analgetika für den Bedarfsfall versorgt sein, damit leichte und moderate Schmerzkrisen umgehend, adäquat und ambulant abgewendet werden können. Hierfür kommen auch rasch wirksame Opioide (wie z. B. Sevredol) in Frage.

26.5.5 Phantomschmerzen

Phantomschmerzen stellen eine besondere Herausforderung für die Schmerzprophylaxe und -therapie dar. Sie treten insbesondere nach großer Knochentumor- oder Weichteilsarkom-Chirurgie auf, in ca. 60–70 % aller Amputationen, und können lange und in hoher Intensität anhalten. Von diesen abzugrenzen sind Wundschmerzen und Phantomempfindungen, die nicht per se schmerzhaft sind. Da bereits präoperativ bestehende Schmerzen signifikant mit dem Auftreten von Phantomschmerzen korrelieren [8], ist hier eine multimodale Prophylaxe essentiell, wobei für Prophylaxe wie Therapie wenige Maßnahmen wirklich evaluiert sind.

Merke

Besonders wichtig scheint ein früher Beginn der Therapie zu sein, die dann in ca. 80 % erfolgreich ist und selten zu einer Chronifizierung der Schmerzen führt [9].

Sicher sinnvoll ist eine bereits intraoperativ applizierte Regionalanästhesie, die auch postoperativ für die Schmerztherapie genutzt werden kann. Zahlreiche Verfahren nicht-medikamentöser Therapien haben sich etabliert, insbesondere die Versorgung mit myoelektrischen Prothesen, das sensorische Diskriminationstraining und mit zunehmendem Erfolg auch die Spiegeltherapie. Bei letzterer wird ein Spiegel so angebracht, dass die gespiegelte erhaltene Extremität die amputierte imitiert. Als medikamentöse Therapie haben sich Kombinationen von Amitryptilin mit Gabapentin oder Opioiden (hier insbesondere Hydromorphon und mittelfristig Tramadol) bewährt, auch Carbamazepin und Kalzitonin kommen häufig zum Einsatz

Tabelle 26.**4** Adjuvanzien für die Therapie von Phantomschmerzen.

Substanzklasse	Beispiel (Handelsname)	Anwendung	Nebenwirkung
Trizyklische Antidepressiva	Amitriptylin (z. B. Saroten)	Startdosis: 0,2 mg/kg/d 1 x tgl. z. N., alle 2–3 d um 25 % steigern Zieldosis: 0,2–3,0 mg/kg/d 1 x tgl. z. N.	Sedierung/anticholinerge Symptome
Antiepileptika	Carbamazepin (z. B. Timonil)	Startdosis: 2,5 mg/kg alle 12 h Zieldosis: 200–1600 mg/d p. o.	(meist nur initial) Sedierung, Schwindel, Übelkeit, Sehstörungen, Gangunsicherheit
	Gabapentin (z. B. Neurontin)	300–3600 mg/d p. o. (Beginn mit 3 x 100 mg/d, je nach Wirkung und Nebenwirkung steigern bis 3 x 300–1200 mg/d)	Schwindel, Müdigkeit, Ödeme
	Pregabalin (Lyrica)	bis 600 mg/d p. o.	Schwindel, Müdigkeit, Ödeme, Myoklonien
Calcitonin	Lachscalcitonin (Calcitonin)	100–200 IU/d i. v. über 5 h, anschl. 100 IU alle 2–3 d	Übelkeit, Erbrechen, Kopfschmerzen, Sedierung, Durchfall u. ä.

(Tab. 26.4). NSAID wirken mehr im Bereich der peripheren Nozizeption, somit also v. a. bei Stumpfschmerzen, mehr zentral ansetzende Analgetika wie Metamizol haben einen verstärkenden Effekt auf die deszendierende Schmerzhemmung.

> **Merke**
>
> Folgendes Vorgehen wäre zu empfehlen: Operation in Regionalanästhesie (in Kombination mit einer milden Allgemeinanästhesie) und Belassen dieses Zugangs für die postoperative Schmerztherapie. Postoperativ zusätzlich Nichtopioidanalgetika zur Reduktion der peripheren Sensibilisierung, ggf. auch Opioide per PCA. Beim ersten Auftreten von Phantomschmerzen Kalzitonin (sollte nach 2–3 Tagen Wirkung zeigen), bei Persistenz frühzeitig Antikonvulsiva (z. B. Gabapentin, Pregabalin) und Antidepressiva (z. B. Amitryptilin). Eine prothetische Versorgung sollte frühzeitig eingeleitet werden.

26.5.6 Palliation

Kommt es in einer palliativen Situation (d. h. zu einem Zeitpunkt, da die infauste Prognose evident ist) zu Schmerzen, bestehen verschiedene Möglichkeiten, insgesamt gelten aber grundsätzlich andere Regeln als im kurativen Setting. Oberste Maxime ist die weitgehende Schmerzfreiheit i. S. der Erhaltung der Lebensqualität. Langfristige Nebenwirkungen spielen keine Rolle, auch Sicherheitsregeln (z. B. zur Überwachung eine Opioid-Therapie) werden neu definiert.

Sowohl Chemo- als auch Strahlentherapie können mit dem Ziel der Schmerzreduktion eingesetzt werden, letztere v. a. bei Knochentumoren oder -metastasen. Erstere sollte Krankheitssymptome und Schmerzen nehmen oder lindern, ohne dass akute Nebenwirkungen die Lebensqualität zu sehr beeinträchtigen. Letztere wird palliativ meist in abgewandeltem Regime durchgeführt, d. h. mit höheren Einzeldosen, oft geringerer Kumulativdosis und damit kürzerer Behandlungszeit. Ein weiteres Element der palliativen Therapie bei Knochenschmerzen sind Bisphosphonate. Zusätzlich zur Schmerzlinderung wird ihnen bei bestimmten Tumorentitäten wie Osteosarkomen auch ein antineoplastischer Effekt zugeschrieben. Pamidronat (Aredia) wird alle 4 Wochen als i. v.-Infusion in einer Dosierung von 1 mg/kg eingesetzt. Alternativ kommt Zoledronsäure (Zometa) zum Einsatz (0,02 mg/kg) [10]. In jedem Fall muss der Entwicklung einer Hypokalzämie durch zeitgleiche Gabe von Calcium und Vitamin D vorgebeugt werden.

> **Merke**
>
> Die palliative Therapie orientiert sich bezüglich der eigentlichen Schmerztherapie unverändert an den WHO-Richtlinien. Noch viel mehr gilt es hier, keine langsame Eskalation der Analgetika vorzunehmen, den Schmerzen nicht „hinterherzuhinken", sondern frühzeitig und großzügig auf starke Opioide einzustellen.

Allgemein sollte stets eine regelmäßige Erhaltungsdosis verabreicht werden und zusätzlich besprochen werden, was bei Schmerzspitzen und Durchbruchschmerzen zu tun sei. Bei unklarem Erhaltungsbedarf kann dieser zunächst mittels häufiger Applikation kurzwirksamer Opioide eruiert werden. Insgesamt sind alle Applikationsformen denkbar und orientieren sich an der jeweiligen Praktikabilität.

> **Merke**
>
> Solange die Patienten noch Nahrung zu sich nehmen, ist eine orale Gabe allen anderen vorzuziehen. Erst wenn diese nicht oder nicht mehr möglich ist, wird auf parenteral umgestellt. Lediglich in den relativ seltenen Fällen einer vorhandenen PEG-Sonde kann diese als Applikationsweg genutzt, sicherlich aber nicht extra für die Schmerztherapie in der finalen Phase implantiert werden. Ist ein zentralvenöser Verweilkatheter vorhanden, kann auf Perfusor oder besser PCA-Pumpe umgestellt werden.

Im Falle der häuslichen Versorgung werden Patient oder Eltern in den Gebrauch z. B. der PCA eingewiesen. Diese ist auch als subkutane Applikation möglich. Ebenfalls hilfreich ist die transdermale Verabreichung, die Verwendung von Fentanyl-Pflastern. Diese bietet sich an, sofern schon ein bekannter und seit mindestens 48 Stunden halbwegs stabiler Basisbedarf an Opioiden besteht und der Alltagsradius der Patienten so reduziert ist, dass eine gleichmäßige Dosierung gewährleistet ist (die Patienten nicht mehr heiß baden/duschen, kein Sonnenbad nehmen, aber auch kein hohes Fieber haben). Problematisch ist deren Anwendung bei kleinen Kindern, da die Pflaster nicht zerschnitten werden dürfen, selbst das kleinste hat oft eine zu hohe Dosis. Ab einem Mindestbedarf von 30 mg Morphin/Tag ist eine Umstellung möglich. Diese sollte zunächst mit 50 % der äquianalgetischen Dosis begonnen werden (Tab. 26.5). Wurde vorher ein retardiertes Präparat verwandt, sollte aufgrund des verzögerten Wirkungseintritts nach ca. 8–12 Stunden dessen letzte Gabe zeitgleich mit dem Aufkleben des Pflasters erfolgen, bei unretardierten Präparaten nochmals 4 Stunden danach. Für Durchbruchschmerzen bieten sich Morphin-Lösung oder Fentanyl-„Lutscher"

Tabelle 26.5 Umstellen von oraler Morphintherapie auf TTS-Fentanyl bei Kindern (Herstellerhinweise).

Orale Morphindosis (mg/d)	Fentanyldosis (µg/h)	Fentanyldosis (mg/d)
30–45	12,5	0,3
45–90	25	0,6
91–150	50	1,2
151–210	75	1,8
211–270	100	2,4
271–330	125	3,0
+ je 60	+ je 25	+ je 0,6

(Actiq) oder Fentanyl-Nasenspray (Instanyl) an. Während Morphin am billigsten und variabelsten in der Dosierung ist, schlagen die Fentanyl-Präparate deutlich schneller an. Während der Lutscher eher schwierig in der Anwendung ist, viel und korrekte Aktivität benötigt (Abreiben an der Wangenschleimhaut), wirkt der Nasenspray noch rascher (Maximum erreicht nach 5 min) und ist extrem einfach in der Anwendung.

> **Merke**
>
> In jedem Fall ist es essentiell, Patienten und/oder Eltern v. a. bei häuslicher Versorgung weitgehende Kontrolle über die Analgetika-Therapie zu geben, damit eine rasche Dosisanpassung an den i. d. R. steigenden Bedarf erfolgen kann. Wichtig ist auch eine frühzeitige Prophylaxe und Therapie der Nebenwirkungen, wie Obstipation und Harnverhalt, da nicht mit einem raschen Ende der Opioid-Therapie zu rechnen ist.

Eine spezielle Situation ergibt sich bei hirndruckbedingten Kopfschmerzen. Für diese sind Steroide hilfreich. Da diese über die Reduktion des Ödems gleichzeitig den natürlichen Krankheitsverlauf hinauszögern, ist deren Einsatz vorher gut abzusprechen. Außerdem sind Kinder und Eltern darüber aufzuklären, dass die Verbesserung anderer Symptome wie z. B. der Vigilanz nicht auf einen Rückgang des Tumorvolumens zurückzuführen ist. Da es gelegentlich zu ausgesprochen langen Verläufen kommt und die Patienten die Steroid-Nebenwirkungen teilweise noch erleben, besteht zudem die Möglichkeit, mittels H15 (einem Weihrauchpräparat, nur oral, als Kapseln verfügbar) Steroide einzusparen, da dieses ebenfalls einen antiödematösen Effekt hat.

26.6 Zusammenfassung

In der Schmerztherapie der pädiatrischen Hämatologie und Onkologie gelten insgesamt die gleichen Prinzipien von Anamnese, Diagnostik, Dokumentation und Therapie wie in der sonstigen Pädiatrie. In einer Therapie, die häufige schmerzhafte Prozeduren oder Therapienebenwirkungen mit einschließt, gleichzeitig eine Compliance über einen langen Zeitraum erfordert, ist eine wirksame Schmerzprophylaxe, medikamentös wie nicht-medikamentös, von besonderer Bedeutung. Die eigentliche Therapie orientiert sich am WHO-Stufenschema, wobei die schwachen Opioide der zweiten Stufe nur wenig Bedeutung haben, vergleichsweise oft starke Opioide eingesetzt werden, angesichts von Tumorschmerzen, häufigen großen operativen Eingriffen, Therapienebenwirkungen wie z. B. Mukositis und palliative Therapie, sowie der Hämatologie z. B. Schmerzkrisen bei Sichelzellkrankheit. Da sich viele der obigen mit Schmerzen verbundenen Situationen im stationären Kontext abspielen, die Patienten in ihrer oralen Nahrungs- wie Medikamentenaufnahme gestört sind, gleichzeitig häufig über einen implantierten parenteralen Zugang verfügen, ist die intravenöse Therapie allen anderen vorzuziehen. Lediglich in der palliativen Therapie kommt den sonstigen Applikationsformen wie der transdermalen oder nasalen eine größere Bedeutung zu. Das Behandlungsteam muss sich darüber im Klaren sein, dass die größere Gefahr in der Therapie mit starken Opioiden nicht etwa von den landläufig gefürchteten Nebenwirkungen ausgeht, sondern davon, diese zu gering zu dosieren, der Schmerzsymptomatik hinterherzuhinken.

Literatur

[1] World Health Organization. Cancer pain relief and palliative care in children. Genf: World Health Organization; 1988
[2] Zernikow B. Schmerztherapie. In: Gadner H, Hrsg. pädiatrische Hämatologie und Onkologie. Heidelberg, Berlin, New York: Springer; 2006; 1053–1069
[3] Sabatowski R. Patient-Controlled Analgesia with Intravenous L-Methadone in a Child With Cancer Pain Refractory to High-Dose Morphine. J Pain Symptom Manage. 2002; 23(1): 3–5
[4] Laird B. Management of Cancer Pain. Basic Principles and Neuropathic Cancer Pain. Eur J Cancer. 2008; 10.1016–03.022
[5] Maxwell L G. The Effects of a Small-Doxe Naloxone Infusion on Opioid-Induced Side Effects and Analgesia in Children and Adolescents Treated with Intravenous Patient-Controlled Analgesia. A Double-Blind, Prospective, Randomized, Controlled Study. Anesth Analg. 2005; 100: 953–958
[6] Dickerhoff R. AWMF. Leitlinien zur Diagnostik und Therapie in der pädiatrischen Onkologie und Hämatologie. Sichelzellkrankheit. AWMF-Leitlinien-Register Nr 025/016; 2006
[7] Rees D C. Guideline for the management of the acute painful crisis in sickle cell disease. Br J Haematol. 2003; 120: 744–752
[8] Nikolajsen L. The influence of preamputation pain on postamputation stump and phantom pain. Pain. 1997; 72: 393–405
[9] Striebel W. Therapie chronischer Schmerzen. Ein praktischer Leitfaden. Stuttgart: Schattauer; 2002; 161–163
[10] Högler W. Short-Term Safety Assessment in the Use of Intravenous Zoledronic Acid in Children. J Pediatr. 2004; 145: 701–704
[11] Berde C B, Sethna N F. Analgesis for the Treatment of Pain in Children. N Engl J Med. 2002; 347(14): 1094–1103
[12] Berde C. Report of the Subcommittee on Disease-Related Pain in Childhood Cancer. Pediatrics. 1990; 86(5): 818–825
[13] Collins J J. Transdermal fentanyl in children with cancer pain. Feasibility, tolerability, and pharmacokinetic correlates. J Pediatr. 1999; 134(3): 319–323
[14] Führer M. Der Schmerz. Verbündeter und Verräter. In: Führer M, Hrsg. „Können Sie denn gar nichts mehr für mein Kind tun?" Therapiezieländerung und Palliativmedizin in der Pädiatrie. Stuttgart: Kohlhammer; 2006; 93–117
[15] Hunt A. Transdermal fentanyl for pain relief in a paediatric palliative care population. Palliative Medicine. 2001; 15: 405–412
[16] Weisman S J, Bernstein B, Schechter N L. Consequences of Inadequate Analgesia During Painful Procedures in Children. Arch Pediatr Adolesc Med. 1998; 152: 147–149
[17] Zernikow B. Schmerztherapie in der Kinderhämatoonkologie. In: Zernikow B, Hrsg. Schmerztherapie bei Kindern. Heidelberg, Berlin, New York: Springer; 2003; 257–290
[18] Zernikow B, Grießinger N, Fengler R. Praktische Schmerztherapie in der Kinderonkologie. Empfehlungen der Qualitätssicherungsgruppe der Gesellschaft für pädiatrische Onkologie und Hämatologie (GPOH). Monatsschr Kinderheilk. 1999; 147: 438–456
[19] Zernikow B, Grießinger N, Fengler R. Praktische Schmerztherapie in der pädiatrischen Onkologie. Schmerz. 2006; 20: 24–39

27 Palliativmedizin

Raymund Pothmann

27.1 Einleitung

In Anlehnung an die WHO-Definition pädiatrischer Palliativversorgung, die für onkologische, aber auch allgemein für chronische Erkrankungen gültig ist [1], sind folgende Aspekte relevant:

Unter Palliativversorgung von Kindern und Jugendlichen versteht man die aktive und umfassende Versorgung von Körper, Seele und Geist gleichermaßen. Hierdurch wird die gesamte betroffene Familie unterstützt. Der Prozess der allumfassenden Versorgung beginnt mit der Diagnosestellung und ist unabhängig davon, ob das Kind zusätzlich oder zwischenzeitlich eine Therapie mit kurativer Zielsetzung erhält. Aufgabe der professionellen Helfer ist, das Ausmaß der physischen, psychischen wie sozialen Belastung des Kindes nach Möglichkeit zu reduzieren. Wirkungsvolle pädiatrische Palliativversorgung ist nur mit einem breiten multidisziplinären Ansatz möglich, der die Familie und öffentliche Ressourcen weitestgehend mit einbezieht. Pädiatrische Palliativversorgung kann in Krankenhäusern, in Kinderhospizen und zuhause erbracht werden.

- Eine *lebensbegrenzende* Erkrankung ist definiert als Erkrankung, die meist zu einem vorzeitigen Tod führt. Beispiele hierfür sind spinale Muskelatrophie und Mukoviszidose.
- Eine *lebensbedrohliche* Erkrankung ist eine Erkrankung, bei der ein vorzeitiger Tod wahrscheinlich, ein Überleben bis ins Erwachsenenalter hinein aber möglich ist. Beispiele hierfür sind Kinder unter kurativer onkologischer Therapie oder solche, die nach einem akuten Trauma intensivmedizinisch betreut werden.
- Eine *lebenslimitierende* Erkrankung liegt vor, wenn ein tödlicher Ausgang unvermeidlich ist. Beispiele sind Kinder mit inkurablem Krebsleiden oder im Endstadium einer Stoffwechselerkrankung wie der Neuronalen Lipofuszinose (NCL).

27.2 Indikation

Kinder, die für eine palliative Versorgung in Frage kommen, lassen sich nach ACT (*Guide to the Development of Children's Palliative Care Services* der Association for Children with Lifethreatening or Terminal Conditions and their Families) [2] in folgende Gruppen einteilen:
- Gruppe 1: Lebensbedrohliche Erkrankungen, die potenziell kurabel sind. Die Palliativversorgung kann parallel zu einer kurativen Therapie und/oder bei Therapieversagen erforderlich sein. Beispiel: Krebserkrankungen.
- Gruppe 2: Erkrankungen, die durch einen frühzeitigen Tod begrenzt sind. Intensive Langzeittherapien bewirken sowohl Lebensverlängerung als auch eine qualifizierte Teilhabe am täglichen Leben. Beispiel: Mukoviszidose.
- Gruppe 3: Progrediente Erkrankungen ohne verfügbare kurative Therapie. Die Behandlung erfolgt ausschließlich palliativ. Sie erstreckt sich häufig über viele Jahre. Beispiele: Neuronale Ceroid-Lipofuszinose (NCL) oder Spinale Muskelatrophie.
- Gruppe 4: Irreversible, nicht progrediente Erkrankungen mit gehäuften Komplikationen und erhöhtem Risiko eines vorzeitigen Todes. Eine multidisziplinäre medizinische Versorgung ist typischerweise erforderlich. Beispiele: Schwere Zerebralparese in Folge einer angeborenen Fehlbildung, Mehrfachbehinderung nach Schädel-Hirn- oder Ertrinkungstrauma.

27.3 Bedarf

Kinder mit lebenslimitierenden Erkrankungen und ihre Familien möchten im Prinzip möglichst die verbleibende Zeit bis zum Tod zuhause verbringen. Die staatlich verfügbaren Ressourcen reichen allerdings noch nicht aus, um eine häusliche Palliativversorgung flächendeckend zu gewährleisten. Darüber hinaus sind Angebote zur Entlastungspflege außer Haus weiterhin unzureichend. Die verfügbaren Versorgungsmöglichkeiten für Kinder hängen stark vom Wohnort oder speziellen Institutionen in der Umgebung ab. Krebskranke Kinder werden palliativ oft noch von den onkologischen Zentren weiter behandelt und sind deshalb „besser" gestellt als ⅔ der Kinder mit anderen lebensbegrenzenden Erkrankungen.

Weiter ist die Kommunikation des versorgenden Fachpersonals untereinander häufig unbefriedigend. Auch die Weiterbildung von Fachpersonal und ehrenamtlichen Helfern in palliativer Versorgung hängt hinter dem Bedarf zurück.

> **Merke**
>
> Die Mortalität lebensbegrenzender Erkrankungen schwankt je nach Land zwischen 1 und 4 Kindern und Jugendlichen pro 10 000. Bei fehlendem Register zur Erfassung von Kindern und Jugendlichen mit lebenslimitierenden Erkrankungen lässt sich die Prävalenz in Deutschland nur schätzungsweise mit ca. 20 000–25 000 Fällen kalkulieren.

27.4 Basale palliative Versorgungsstandards

Ziel der pädiatrischen Palliativversorgung ist die optimale Lebensqualität des Kindes und seiner Familie. Die Palliativversorgung beginnt bereits mit der Diagnosestellung einer lebenslimitierenden Erkrankung. Kurative oder lebensverlängernde Behandlungsstrategien können dabei nebeneinander verfolgt werden. Der Zugang zu pädiatrischer Palliativversorgung sollte auf Eigeninitiative der Familien möglich sein. Der Aufenthaltsort sollte vom Kind bzw. von der Familie selbst gewählt werden können (z. B. zuhause oder im Kinderhospiz) und ohne Beeinträchtigung der Versorgung gewechselt werden dürfen.

Die pädiatrische Palliativversorgung erfolgt gestuft nach folgenden Gesichtspunkten:
- Stufe 1: Einnahme einer Grundhaltung von allen Beteiligten entsprechend den Prinzipien der Palliativversorgung
- Stufe 2: allgemeine Palliativversorgung im Sinne einer intermittierenden professionellen palliativen Versorgung (z. B. Kinderpflegedienste)
- Stufe 3: spezielle Palliativversorgung durch in diesem Bereich tätige professionelle Versorger (z. B. Kinderpalliativdienste, Kinderhospize)

Die Palliativmedizinische Versorgung von Kindern und Jugendlichen soll in den beiden ersten Versorgungsstufen überwiegend in ambulanten, wohnortnahen Strukturen erbracht werden.

27.4.1 Palliative Zielgruppe

Das Kind und seine Familie stehen im Focus der Palliativversorgung. Hierbei ist Sorge für das körperliche, seelische, spirituelle und soziale Wohl des Kindes zu tragen. Alle medizinischen und nicht-medizinischen Ressourcen müssen dem Kind und seiner Familie in einer alters- und entwicklungsgerechten, sowie kulturell angemessenen Art und Weise zur Verfügung stehen. Das Kind und seine Familie sind aktiv einzubeziehen, um Bedarf und Prioritäten der Versorgung zu ermitteln. Die hierfür erforderlichen Informationen über die Erkrankung und seine Therapiemöglichkeiten müssen zur Verfügung gestellt werden.

27.4.2 Palliativteam

Das Palliativteam muss die Individualität jedes Kindes und seiner Familie wahrnehmen und würdigen, sowie deren Werte, Wünsche und Überzeugungen akzeptieren. Das Prinzip „nil nocere" bleibt dabei übergeordnet gültig. Das pädiatrische Palliativteam sollte über die fachliche Kompetenz verfügen, um den körperlichen, seelischen, spirituellen und sozialen Anforderungen und Bedürfnissen des Kindes und seiner Familie entsprechen zu können. Es besteht aus Kinderärzten, Kinderkrankenpflegern, psychosozialen Mitarbeitern und Seelsorgern, um basiskompetente Angebote machen zu können. Lokale Ressourcen und professionelle ehrenamtliche Helfer sollten, wann immer möglich und sinnvoll, für die Versorgung des Kindes herangezogen werden.

> **Merke**
>
> Das pädiatrische Palliativteam sollte 24 Stunden an 7 Wochentagen beratend und unterstützend verfügbar sein. Die Versorgung muss kontinuierlich, zuhause oder im Hospiz, sichergestellt werden, sodass Versorgungsstrategien und -ziele für alle transparent sind. Den Teammitgliedern müssen psychologische Unterstützung und Supervision zugänglich gemacht werden.

27.5 Koordinaton

Ein Mitglied des pädiatrischen Palliativteams koordiniert die Versorgung für die Familie. Der Versorgungskoordinator hilft als Ansprechpartner der Familie, ein geeignetes Versorgungssystem aufzubauen und zu halten, damit der Zugang zu Sozialleistungen, praktischen Hilfen (einschließlich Hilfsmittelversorgung und notwendiger häuslicher Umbaumaßnahmen), Entlastungspflege und Seelsorge sichergestellt ist.

27.5.1 Symptommanagement

Krankheitssymptome des Kindes müssen eingeschätzt werden, um dadurch eine angemessene Therapie formulieren zu können. Betroffene Kinder sollten 24 Stunden an 7 Wochentagen ein professionelles medikamentöses, psychologisches und physikalisches Schmerz- und Symptommanagement erfahren. Psychisches, soziales und spirituelles Leiden müssen dabei ebenfalls beachtet werden. Des Weiteren müssen symptomkontrollierende Maßnahmen für das Kind, seine Familie und die professionellen Helfer im Konsens erfolgen.

27.5.2 Entlastungspflege

Entlastungspflege ist bedingt durch die oft jahrelangen Krankheitsverläufe und Sterbeprozesse unabdingbar. Hierfür stehen den Kindern 28 Tage pro Jahr auf Kosten der Pflegeversicherung zur Verfügung. Entlastungspflege kann kurzfristig zuhause erfolgen, nachhaltige Erholung erfährt eine betroffene Familie aber oft erst in einem stationären Kinderhospiz. Ein Problem dabei ist die Unterfinanzierung, insbesondere durch den Ausschluss der übrigen Familie.

27.5.3 Trauerarbeit

Die Trauerbegleitung beginnt mit der Diagnosestellung und geht über den Tod hinaus. Sie bezieht die Familie und die professionellen Helfer ein. Die Geschwisterarbeit ist ein integraler Bestandteil, aber auch spezielle Angebote wie z. B. Trauergruppen für Väter können sehr stabilisierend sein.

27.5.4 Weiterbildung

In der pädiatrischen Palliativversorgung müssen sowohl die professionellen als auch die ehrenamtlichen Helfer umfassend geschult und unterstützt werden. Ein einheitliches, zumindest nationales Curriculum für alle in pädiatrischer Palliativversorgung tätigen professionellen Helfer sollte als Grundlage dienen. Zum Unterschied zum Erwachsenencurriculum ist im pädiatrischen Bereich eine gemeinsame Weiterbildung von Ärzten und Pflegenden sinnvoll. Ein Umfang von 160 Stunden gilt zurzeit in Deutschland als verbindlich.

27.5.5 Finanzierung

Eine ganzheitliche und multidisziplinäre Palliativversorgung sollte unabhängig von den finanziellen Voraussetzungen oder dem Krankenversicherungsstatus allen bedürftigen Kindern zugänglich gemacht werden. Auch für die Weiterbildung der involvierten Berufsgruppen müssen ausreichende finanzielle Ressourcen zur Verfügung stehen. Bisher ist die Versorgung im Hospiz nur in Teilen sichergestellt. Die ambulante spezialisierte Palliativversorgung (SAPV) ist in ihrem innovativen interdisziplinären Ansatz gesetzlich installiert und grundsätzlich hinreichend finanziell ausgestattet, aber auf besonders schwierige Probleme beschränkt.

27.5.6 Sterbehilfe

Aktive Sterbehilfe für Kinder und Jugendliche mit lebenslimitierenden Erkrankungen wird nicht unterstützt. Das Bestreben geht immer dahin, eine optimale und umfassende Symptomlinderung und Versorgung sicherzustellen und damit palliative Pflege unnötig zu machen. Die Unterlassung oder Einstellung unsinniger lebensverlängernder Maßnahmen sollte immer im Konsens mit dem betroffenen Kind und der Familie erfolgen. In Zweifelsfällen kann es sinnvoll sein, eine Ethikkommission einzubeziehen. Unter diesen Bedingungen lässt sich in der Regel eine kontrovers geführte Entscheidung vor einem Vormundschaftsgericht vermeiden.

27.6 Schmerz- und Symptommanagement

27.6.1 Symptomerkennung und erfassung

Die Erfassung kindlicher Krankheitssymptome dient als essenzielle Grundlage für eine adäquate Therapie. Dabei ist den somatischen und psychosozialen Dimensionen Rechnung zu tragen. Ziel von symptomlindernden Maßnahmen ist ein angemessenes Maß an Wohlbefinden. Ein multidisziplinärer Ansatz ist dabei ausschlaggebend. Das Team sollte in seinen kommunikativen Fähigkeiten trainiert sein. Vorinformationen über frühere Erfahrungen und Verhaltensweisen des Kindes müssen herangezogen werden. Behinderte und in der Kommunikation eingeschränkte Kinder erfordern ein gesondertes Vorgehen, ebenso wie kulturell unterschiedlicher Leidensausdruck berücksichtigt werden muss.

27.6.2 Grundlagen der Symptomlinderung

Oft ist eine kausale Therapie nicht mehr wegweisend und eine symptomatische Behandlung steht im Fokus. Im Gegensatz zu akuten Beschwerden machen andauernde Symptome eine Medikation nach Stundenplan erforderlich. Lebensnahe, lösungsfokussierte, physikalische und ergänzende therapeutische Maßnahmen können mit einer medikamentösen Behandlung kombiniert werden. Invasive Medikation ist grundsätzlich durch retardierte Präparate zu ersetzen Durch dieses Vorgehen können Nebenwirkungen von Arzneimitteln weitgehend eingedämmt werden.

27.6.3 Grundlagen der Schmerztherapie

Schmerz ist ein wichtiges Symptom in der pädiatrischen Palliativversorgung, unabhängig von der Genese der lebenslimitierenden Erkrankung. Notwendige schmerzhafte Prozeduren sollten durch sinnvolle präventive Maßnahmen erleichtert werden.

Die Intensität des Schmerzes kann es erforderlich machen, die Schmerztherapie mit der WHO-Stufe 3 (starke Opioide) nicht stratifiziert zu beginnen. Wirksame Analgetika müssen nach individuell erarbeitetem Zeitschema eingenommen werden. Bei Durchbruchschmerzen sind Bedarfsmedikamente einzuplanen (Präparate und Dosierungen s. Kapitel Medikamentöse Schmerztherapie, S. 82).

> **Merke**
>
> Retardpräparate oder eine Dauerinfusion helfen Schmerzspitzen gerade in der Nacht zu vermeiden. Die Angst vor einer Opiatabhängigkeit ist in der letzten Lebensphase obsolet. Ein verbleibender restlicher Schmerz ist auch der beste Antagonist vor einer oft befürchteten Atemdepression. Psychologische Methoden sind unverzichtbarer Bestandteil der Schmerztherapie.

27.6.4 Spezielle Symptomlinderung

Übelkeit und Erbrechen bzw. Obstipation beeinträchtigen die Kinder neben den Schmerzen am häufigsten. Hier muss von vornherein gegengesteuert werden, insbesondere zu Beginn einer Opiattherapie.

Dyspnoe wird (neben den Schmerzen) von den Eltern am meisten gefürchtet. Deshalb sollten die Lösungsmöglichkeiten mit Hilfe von Absaugung, Sauerstoffgabe, aber auch niedrig dosiertem Morphin (ca. ⅙ der schmerzreduzierenden Initialdosis) konkret angesprochen werden.

Eine zunehmende Spastik ist im fortgeschrittenen Zustand vieler Stoffwechselerkrankungen aber auch nach hypoxisch oder ödembedingten Hirntraumen mit zum Teil erheblichen Schmerzen verbunden. Initial lindern Muskelrelaxanzien. Regional kann Botulinumtoxin für einige Monate entlasten. Im fortgeschrittenen Stadium kann eine intrathekale Baclofen-Pumpe notwendig werden.

27.7 Grundlagen

27.7.1 Ethik

Das Kind steht bei anstehenden medizinischen Entscheidungen oben an. Es darf nicht einer Behandlung ausgesetzt werden, die mehr belastet als nützt, jedes Kind hat ein Anrecht auf angemessene ganzheitliche Schmerzbehandlung. Kind und Familie verdienen jeden respekt- und würdevollen Umgang. Im Zweifelsfall ist die kindliche Entscheidung für aber auch gegen eine schmerztherapeutische Maßnahme zu akzeptieren. Den Bedürfnissen Jugendlicher ist besonders Rechnung zu tragen.

27.7.2 Informierter Konsens

Eine offene, ehrliche und achtsame Haltung stellt die Grundvoraussetzung der Kommunikation mit dem Kind und der Familie dar. Eltern sind als unmittelbare Partner zu verstehen und in die Entscheidungen einzubeziehen. Voraussetzung ist ein umfassender Informationsstand. Dies gilt – soweit möglich – auch für das Kind und für die Geschwister. Gelegenheit für eine zweite Meinung sollte immer ermöglicht werden, um Wahlfreiheit zu garantieren.

27.7.3 Versorgungsmanagement

Die Kinder sollten entsprechend ihrer und der familiären Bedürfnisse möglichst am Ort ihrer Wahl versorgt werden, sei es zuhause oder in einem Kinderhospiz. In jedem Fall sollte für eine kindgerechte Umgebung gesorgt werden. Die Versorgung der Kinder durch professionell ausgebildete Mitarbeiter ist sicherzustellen, um den physischen, emotionalen individuellen Bedürfnissen zu entsprechen. Ein Kinderpalliativteam ist folgendermaßen strukturiert:
- Kinderkrankenpflegende
- Kinderarzt
- psychosozialer Mitarbeiter
- Seelsorger

Die Arbeit muss gut koordiniert werden.

27.7.4 Entlastungspflege

Jede Familie hat für ihr Kind Anrecht auf vier Wochen pro Jahr Entlastungspflege mit angemessener multidisziplinärer pädiatrischer Versorgung. In dieser Zeit kann sie sich regenerieren, um sich für den oft jahrelangen Sterbeprozess bei vielen behinderten, stoffwechsel- oder muskelerkrankten Kindern zu stärken.

27.7.5 Unterstützung der Familie

Geschwisterbetreuung ab Diagnosestellung ist integraler Bestandteil der pädiatrischen Palliativversorgung. Solange wie nötig soll der ganzen Familie Unterstützung bei der Trauerbegleitung angeboten werden. Dies impliziert auf Wunsch auch eine seelsorgerische bzw. religiöse Betreuung entsprechend der eigenen Ausrichtung.

> **Merke**
>
> Der Anspruch auf Hilfsmittelversorgung und finanzielle Hilfen bedarf oft einer hartnäckigen Durchsetzung, wobei die Familien auf fachliche Unterstützung angewiesen sind. In Zeiten außergewöhnlicher Beanspruchung sollte auch eine entlastende Haushaltshilfe selbstverständlich sein.

27.8 Zusammenfassung

Die Bedürfnisse von Kindern mit lebenslimitierenden und lebensbedrohlichen Erkrankungen und die ihrer Familien sind in der westlichen Welt vergleichbar. Diesen Bedürfnissen kann nur im Rahmen eines umfassenden und integrativen Versorgungsmodells unter Beteiligung geschulter, multidisziplinärer und pädiatrischer Palliativteams begegnet werden. Die angeführten basalen Standards der pädiatrischen Palliativversorgung sollten möglichst flächendeckend implementiert werden.

Literatur

[1] World Health Organization. Cancer pain relief and palliative care in children. Geneva: WHO; 1998
[2] Association for Children with Life-Threatening or Terminal Conditions and their Families (ACT). A guide to the Development of children's palliative care services. Royal College of Pediatrics and Child Heath (RCPCH). Bristol; 2003
[3] Contro N A, Larson J, Scofield S, Sourkes B, Cohen H J. Hospital Staff and Family Perspectives Regarding Quality of Pediatric Palliative Care. Pediatrics, 2004; 114(5): 1248–1252
[4] Wolfe J, Grier H E, Klar N, Levin S B, Ellenbogen J M, Salem-Schatz S, Emanuel E J, Weeks J C. Symptoms and suffering at the end of life in children with cancer. N Engl J Med. 2000; 342: 326–333
[5] Breau L M, Camfield C S, McGrath P J, Finley G A. The incidence of pain in children with severe cognitive impairments. Arch Pediatr Adolesc Med. 2003; 157: 1219–1226
[6] ImPaCCT. European Journal of Palliative Care. 2007; 14(3): 109–114. Nachdruck mit freundlicher Genehmigung der Hayward Group Plc Publishers. Übersetzt von B Zernikow
[7] Zernikow B, Hrsg. Palliativmedizin bei Kindern und Jugendlichen. Heidelberg, Berlin, New York: Springer; 2008

Sachverzeichnis

A

Abdomen
- akutes 165, 169 f
- vorgewölbtes 65 f, 174

Abdominaltrauma 256
A-beta-Faser 4
Ablenkung 27, 34, 77
- Wirkung 93
Absaugen 232 f, 239
Abszess, odontogener 146 ff
Abwehrspannung 165
Acetylsalicylsäure 82, 124 f, 262
Achillodynie 212
A-delta-Faser 4
Adjuvanzien 287 f, 290 f
Adoleszentenkyphose 191
$α_2$-Adrenozeptor-Agonist 279
Aerophagie 174, 177
Afferenz
- kutane, Konvergenz 10
- nozizeptive 4, 61
- viszerale 5, 10
Aggressivität 50
Agitation 240
Agranulozytose 263
Akkommodationsstörung 133
Akroparästhesie 207
Aktivität 47, 273 f
Aktivitätsniveau 94
Akupressur 106
Akupunktur 105 f
Akutes Abdomen 165, 169 f
Alice-in-Wonderland-Syndrom 118
Alkoholschmerz 281
Allergie 177, 263
- Darmwandschwellung 164
Allodynie 9, 13
- Sensitivierung 30
- physiologische 221
Amine, vasoaktive 112
Amitriptylin 87 f, 178, 290
- Migräneprophylaxe 126 f
Amnesie 230
Analfissur 166
Analgesie 11
- dissoziative 227
- patientenkontrollierte 85, 258, 265, 287
- stressinduzierte 9, 16
- unzureichende 255
Analgetika 82 f, 224
- inhalative 249
- Kopfschmerzinduktion 92, 125

- Reduzierung 94 f
- zentralwirksame beim Neugeborenen 221
Analgetikagabe
- – by the child 283
- – by the clock 283
Analgosedierung 227, 230
- Aufklärung 248
- Entzugssymptomatik 236 f
- Monitoring 233, 248
- Nüchternheit 247 f
- Patientensicherheit 247
- Schmerzen, prozedurale 246 ff
- tiefe 283
- Trauma, thermisches 258 f
Analogskala, visuelle (VAS) 48, 261
Analsphinkter-Entspannung 167
Anamnese 49 f
Anästhesie 247, 251
Anfall, epileptischer 88, 122, 230
Angina
- abdominalis 164
- tonsillaris 140 f
Angst 8, 23 f, 171
- elterliche 27
- vor Schmerz 32 f
Angst-Spannungs-Schmerzzyklus 92
Aniitis 166 f
Anklammern 24
Anlaufschmerz 208
Anticholinergika 166
Antidepressiva 87, 287 f, 290
- Reizdarm 178
Antiemetika 86, 125
Antikonvulsiva 88 f, 288, 290 f
- Migräneprophylaxe 126 f
Antirheumatika, nichtsteroidale 82, 182, 262 ff
- – Differenzialindikation 264
- – Kontraindikation 284
- – Nebenwirkung 226
Antisense-Oligonukleotide 13
ANUG = akut nekrotisierende ulzerierende Gingivitis 150
Anxiolyse 246 ff
Aphthe 149 f
Aphthose, chronisch rezidivierende 150
Apnoe 250, 268, 283
Apoptose 14 f, 221, 227
Appendektomie 267
Appendizitis 54, 165

Arteria carotis, Dissektion 195
Arteriitis temporalis 148
Arthralgie 204 f, 208, 110 f
Arthritis 201 f, 208
- Diagnostik 212, 215
- enthesitisassoziierte 208, 212 f
- idiopathische, juvenile 39, 192, 195
- – Anamnese 201
- – Diagnose 199 f, 204
- – Fingergelenkfehlstellung 212
- – Hautveränderung 213
- – Klinik 134, 204
- – Spätschäden 215
- – Therapie 216
- poststreptokokken-reaktive 205
- reaktive 205
- septische 204, 212, 216
ASA-Klassifizierung 247
Asthenopie 131 ff
Asthma bronchiale 161, 263
Asymmetrie
- Muskeltonus 73 f, 197
- posturale 197
- thorakale 160
Atemdepression 84, 230, 288
Atemgeräusch, fehlendes 160
Atlastherapie nach Arlen 197
Atmung 238, 240
Atracurium 257
Atropin 166, 233 f, 257
Aufbissschiene 155 f
Aufbissschmerz 147
Auffälligkeit, psychische 49
Aufmerksamkeit 34, 77
Aufmerksamkeitslenkung 95
Aufmerksamkeits-verschiebung 95
Augapfelprellung 131
Augenbewegung 195
Augenbewegungsschmerz 131 f
Augenbrennen 131, 133
Augenerkrankung 133 f
Augenhintergrund-spiegelung 232 f
Augenmuskelparese, schmerzhafte 132
Augenrötung 213
Augenschmerz 130 ff
- dumpfer 131
- Therapie 133

Augentropfen, lokalanästhetische 232
Augenwinkel, medialer, Druckschmerzhaftigkeit 143
Aura 117
- visuelle 121
Automatismus, spastischer 275, 279
Autonomie 30
Autotomie 13
Axonregeneration 14

B

Baclofen 87 f, 176 f, 278 f
Baclofenpumpe 279
Baker-Zyste 70
Bandscheibenvorfall 63, 191
Barbiturate beim Neugeborenen 230
Basilarismigräne 118
Bauchschmerz 163 ff
- akuter 164 f
- Analgesie 165 f
- chronischer 164
- – Diagnostik 172, 174
- – Epidemiologie 170 f
- – organisch-bedingter 171, 173
- – Therapie 171 f
- chronisch-rezidivierender 164, 170, 185
- Diagnose 185 ff
- diffuser 178
- Epidemiologie 37, 39
- funktioneller 172, 174 ff, 179
- Harntrakterkrankung 179 ff
- idiopathischer, rezidivierender 39
- Leukämie 281
- nächtlicher 171
- paraumbilikaler 173
- peripher-sensorisch bedingter 164
- Rom-III-Kriterien 174
- beim Schulkind/Jugendlichen 176 ff
- suprasymphysärer 173
- Ursache 173
- zentral bedingter 164
Beatmung 234 ff, 239 f
Beckenstellung 65 f
Beckenverwringung 69
Beeinträchtigung 39
Behçet-Krankheit 150
Behinderung 272 ff
- Hilfsmittel 275 f

297

Beinhaltung 47, 238, 273
Beinlängendifferenz,
    natürliche 193
Beinverkürzung 65
Belastungsschmerz 206
Belladonnatinktur 166
Benzodiazepine 88, 248 f
– beim Neugeborenen 230
– Spastik 278 f
Beobachtungslernen 76
Beobachtungsskala 273
Beratung 91
Berner Schmerz-Score 221, 238
Beruhigbarkeit 47, 273
Beruhigung 238
Berührungsempfindlichkeit 54
Beta-Blocker 126 f
Betäubungsmittelrezept 87
Beugekontraktur 277
Bewältigung 21, 78 f
Bewegungsmangel 193
Bewegungsprogramm 94
Bewegungsschmerz 208, 211 f
Bewegungsstörung 100
Bewegungssystem 60 ff
– Einfluss,
    psychosomatischer 61
– Funktionsuntersuchung 64 ff
– Schmerz 61 f, 199 ff, 274 ff
Bewegungsumfang 69
Bewusstseinsverlust 250
Bezugsperson 24 ff, 245
– Schmerzeinschätzung 49
– Verhaltensänderung 94 f
Bindung, sichere 25
Biofeedback 91, 93 f, 126
Bisphosphonate 291
Blähungen 167, 174, 278
Blasenentleerungsstörung 181
Blässe 163
Blepharospasmus 130
Blutdruck 239 f
Blutdruckabfall 230 f, 268
Blutdruckanstieg 227
Blutdruckmessung 54
Blutentnahme 20, 232
Blutgerinnungsstörung 263
Blutung, intrakranielle 234
Borreliose 205, 214
Botulinumtoxin 90, 279
Bradykardie 228 f, 231, 250
Bradykinin 6 f
Brennen 209
Brennschmerz 13 f
Brustwirbelsäule,
    Kyphose 66
Bruxismus 72
Bupivacain 225, 246, 266
Buprenorphin 86 f, 286 f
Butylscopolamin 166, 169

C

Calcitonin 290 f
– Gene-Related Peptide
    (CGRP) 7
Calcium/Kreatininquotient 181
Cannabinoide 86, 279
Capsaicin 6
Carbamazepin 290
Catch-Syndrom,
    präkordiales 158 f, 161
Ceiling-Effekt 84
C-Faser 4
Chemorezeptor 163 f
Chemotherapie 282, 288, 291
Child Version of the Pain
    Catastrophizing Scale
    (PCS-C) 77
Chloralhydrat 87, 231, 249
Cholangitis 168
Cholesteatom 136 f
Cholezystolithiasis 168
Cis-Atracurium 235
c-Jun-Gen 12, 14
Clonidin 229, 235, 268
– Entzugssymptomatik 237
Cluster-Kopfschmerz 119
CMD s. Kraniomandibuläre
    Dysfunktion
Codein 84
Codein-Paracetamol-
    Kombination 84
Coenzym Q10 113
Colitis ulcerosa 172, 178
Comfort-Maßnahme 237
Comfort-Scale 222, 240
Consolability 47, 273
Contingent negative variation
    (CNV) 94
Coping Strategies
    Questionnaire (CSQ) 78 f
Cortical Spreading
    Depression 121 f
Costochondritis 158, 160
Costotransversalgelenk,
    Mobilisierung 101
COX-1-Inhibitor 262 f
Coxitis 69
– fugax 69
Creatin-Kinase 215
Crohn-Krankheit 172 f
CRPS = Complex Regional Pain
    Syndrome 201, 212, 216
– Type II 14, 207, 210
^{13}C-Urea-Atemtest 185 f
Cytochrom P450 229

D

Dakryoadenitis 132
Daktylitis 212
Darmdistension 178
Darmerkrankung, chronisch-
    entzündliche 202, 209
Darmwandschwellung 164
Dattelner
    Schmerzfragebogen 78 f
Dauerschmerz 13, 179 f
Dauertropfinfusion 284 f
Defäkationsreflex 167
Defäkationsschmerz 165 f, 174
Deformität 275
Denken
– konkret-operationales 28 f
– magisches 26
Dentin 145, 147
Denver-Entwicklungsskala 57
Depression 22, 158, 171
– juvenile 177
– Komorbidität 96
Dermatom 58 f
Dermatomyositis 202
– Klinik 205, 209, 213 f
– Therapie 216
Desmodontalspalt 145
Dexamethason 88, 287
Diätetik 112 f
Diazepam 278
Dickdarm,
    Schmerzprojektion 54
Diclofenac 82 f, 263
Dihydrocodein 284
Dipidolor 169
Diskushernie 191
Distress-Parameter 261
Doxepin 88
Dreimonatskolik 169, 174
Drogenmissbrauch 158 f
Dronabinol 86
Druckerhöhung,
    intraabdominelle 228
Druckschmerz 54
– metaphysärer 212
Drucksenkung,
    intrapelvine 182
DTI = Dauertropfinfusion 284 f
Duchenne-Zeichen 69
Dünndarm,
    Schmerzprojektion 54
Durchblutungsstörung,
    viszerale 163
Durchbruchschmerz 85 f, 291
Durchfall 167, 174 f, 188
Dysästhesie 13
Dyspepsie, funktionelle 176
Dysphagie 186
Dysphorie 8
Dyspnoe 295
Dysurie 168

E

Edukationsmodell 96
Einwickeln 26
Eispickelkopfschmerz 119
Eiswasserschmerztest 34
Ektropionieren 132
Elektroenzephalogramm 123
Elektrotherapie 103
Eliminationssyndrom,
    dysfunktionelles 181
Ellbogengelenk 73
Ellbogenschmerz 203
Elterntraining 34
Elternverhalten 27, 33 f
EMLA-Creme 89, 225, 232 f
– Anwendung 283
– Dosierung 246
– Galenik 245
– Pharmakologie 267
Emotionsregulation 26 f
Empathie 33
Endorphine 16 f, 108, 245
Endoskopie 251
Engpasssyndrom 206, 208, 210
– Therapie 216
Enkephalin 11, 16
Enterokolitis 167, 172
Entlastungspflege 294, 296
Entspannung 126, 179
Entspannungsverfahren 91 ff
Entwicklung
– kognitive 24 ff, 28 f
– körperliche 54 ff
– neurologische 56 f
Entwicklungsphase
– formal-operationale 25, 29 f
– konkret-operationale 25, 28 f
– präoperationale 25 ff
– sensumotorische 24 ff
Entwicklungsstufe
    nach Piaget 24, 30
Entzugssymptomatik 236 f
Entzündung 5, 179
– neurogene 7
– vaskuläre 121
Entzündungsmediator 6
Entzündungsparameter 199
Epiduralanästhesie 225, 229
Epiglottitis 143
Epikondylalgie
    humeroradialis/ulnaris 212
Epiphysiolysis capitis
    femoris 69, 205
Erbrechen 117, 165, 174
– Differenzialdiagnose 180
– nächtliches 171, 177
– postoperatives 265 f
– beim Schulkind 176 f
– Therapie 175
– zyklisches 177
Erector-spinae-System 62 f
Erkrankung
– entzündliche 189, 191 f
– lebensbedrohliche 293
– lebensbegrenzende 293
– lebenslimitierende 293 f

Sachverzeichnis

Ernährung
- oligoantigene 126
- schmerzmindernde 112 f
Erstickung 143
Eruptionszyste 151
Erweckbarkeit 247
Erysipel 136 f, 143
Erythem, heliotropes 213
Erythromycin 171, 176
Essen 274
Eutectic mixture of local anesthetics s. EMLA-Creme
Ewing-Sarkom 206
Exanthem, lachsfarbenes 213
Extrasystole 160 f
Extremität
- obere 72 f
- untere 69 ff
Extremitätenschmerz 199 ff
- Allgemeinsymptom 209
- Anamnese 201 f
- Beginn 207
- Belastungsabhängigkeit 202
- Diagnostik 214 f
- neurogener 209 f, 215
- Schmerzcharakteristik 208 f
- Schmerzdauer 208
- tageszeitliche Abhängigkeit 208
- Therapie 215 f
- Untersuchung, körperliche 211 ff
- Ursache 203 f
Extremitätentonus 239

F

Fabry-Krankheit 202, 207 f
Facilitated Tucking 222, 232 f
Familienanamnese 211
Fantasiereise 93
Farbskala 48
Femoralblockade 268
Fentanyl 85 ff, 235 f
- Applikationsform 285 f
- Basalrate 287
- Dosierung 257, 285 f
- Eliminationshalbwertszeit 227 f
- Narkose 258
- Nebenwirkung 284
- beim Neugeborenen 227 f, 233
- Pharmakokinetik 224
Fentanyl-Lutscher 283, 291 f
Fentanyl-Nasenspray 259, 286, 291
Fentanyl-Pflaster 286, 291
Fentanyl-Stick 285 f
Fersenpunktion 220, 223, 232
Fersenstand 69
Fetal programming 17
Fetus 16 f
Fibromyalgie 201 f, 207, 211

Fibulaköpfchen, Verschieblichkeit 71
Fibulasyndesmose 71 f
- Mobilisierung 101
Fiebermessen 54
Fingergelenkfehlstellung 212
Fingerschmerz 203
Fissurenkaries 148
FLACC-Skala 47, 273
Flachrücken 67, 193
Flankenschmerz 168
- dumpfer 181 f
- kolikartiger 179 f
Flimmerskotom 117
Flumazenil 257
Flunarizin 126 f
Flupirtin 83, 125
Follikulitis 143
Fontanelle 54
Footballer's migraine 118
Fotophobie 117, 119, 130
Fötor 150
Fraktur 256
Fremdbeobachtungsverfahren 47
Fremdkörper
- intranasaler 139 f
- kornealer 131 f
- pharygealer 140, 142
Frühgeborene
- Beatmung 236
- Hyperalgesie 221
- Lokalanästhesie 225
- Opioidgabe 235
- Schmerzerfahrung 220 f
- Schmerzerkennung 221 f
- Schmerztherapie 83 f, 224 ff
- Somatisierung 221
Frühgeborenen-Retinopathie 232
Fruktoseintoleranz 224
Fruktoserestriktion 177 f
Funktionsstörung
- biomechanische 60 f, 200
- koinzidente 61 f
Furunkel 143
Fußdeformität 275
Fußmassage 223, 232

G

GABA 11, 230 f
Gabapentin 88 f, 288, 290 f
Gallenblase, Head-Zone 54
Gallensteinkolik 168
Gallereflux 176
Gang, außenrotierter 205
Gangbild, auffälliges 191
Gastritis 278
Gastroduodenitis 168
Gastroenterokolitis 167
Gedächtnis 30 ff
Gedanken, negative 79
Gedeihstörung 171

Gehirnentwicklung 221
Gehörgangsentzündung 136 f
Gelenkerguss 204 f
Gelenkmanipulation 100 f
Gelenkschmerz 110 f, 204 f, 208
Gentherapie 12 f
Gentranskription 12
Gesichterskala 48, 261
Gesichtsausdruck 47, 238 ff, 273 f
Gesichtsneuralgie 128
Gesichtsschmerz 143
- idiopathischer, anhaltender 120, 128
Gesundheitsdienstleistung 40
Gewebsschädigung 4
Gilbert-Meulengracht-Syndrom 172, 177
Gingiva, Rötung 151
Gingivitis, ulzerierende, akut nekrotisierende 150
Gingivostomatitis herpetica 150
Glaukom 130 f, 134
GLOA = ganglionäre lokale Opioidanalgesie 216
Globusgefühl 72
Glomerulonephritis 181
Glossopharyngeusneuralgie 120, 149
Glucose 89, 223 f, 232
Glucosurie 181
Glukokortikoide 88, 287
- Hirndrucktherapie 292
Gottron'sche Papeln 213 f
Gower-Zeichen 213
Greifreflex 239
Grimassieren 239 f, 273
Grisel-Syndrom 195 f
Guillain-Barré-Syndrom 209
Gyrus cinguli 8 f

H

H_2-Atemtest 172, 178
H_2-Rezeptorantagonisten 175 f
Habituation 30 f
Halluzination 289
Halsabszess 143 f
Halsfistel, laterale 143 f
Halshaut 143
Hals-Nasen-Ohren-Heilkunde 136 ff
Halsphlegmone 143 f
Halsweichteile 143 f
Halswirbelsäule 68
- Schleudertrauma 110 f
- Weichteildistorsion 194
Halszyste, mediale 143 f
Haltung 65 f, 100, 189
- Schmerzerfassung 274
- Schmerz vermeidende 69

Haltungsschwäche 66 f
Haltungstest nach Matthias 66
Haltungsvariante 66 f, 193
Haltungsverfall 66
Hämatologie 281 ff
Hämaturie 180 ff
Hämolytisch urämisches Syndrom 165, 167
Hand 73
Handerwärmungstraining 94
Handgelenk, Orthese 102
Handgelenkschmerz 203
Harnblase, Schmerzprojektion 54
Harntrakterkrankung, obere 179 ff
Harnverhalt 288 f
Harnwegserkrankung 192
Hartspann, muskulärer 63
Hautfarbe 238
Hautinnervation 59
Head-Zone 9 f, 54, 163
Heiße Rolle 98, 103
Helicobacter pylori 168, 177
Hemicrania continua 119, 128
Hemikranie, paroxysmale 119, 127
Hemmung
- absteigende 11 f
- segmentale 11
Herz, Head-Zone 54
Herzfrequenz 238 ff
Herzrhythmusstörung 160
Herzschmerzen, ischämische 161
Hilflosigkeit 22, 77
Hilfsmittel 102, 275 f, 296
Hinken 69, 200
Hinterhaupt, Abflachung 74
Hinterhornneuron 9 f
Hirndrucksenkung 230, 287, 289
Hirnstammaudiometrie (BERA) 231 f
Hirnstimulation, tiefe 11
Hirntumor 281
Histaminintoleranz 164, 172
Hitzereiz 5
Hitzestimulation 31 f
HLA-B27 205
HNO-Operation 196
Hocke 69, 71
Hoden, Schmerzprojektion 54
Hohl-Flachrücken 66 f
Hohlorgan, Dehnung 163
Hohl-Rundrücken 65, 193
Homöopathie 113
Hornhautdefekt, punktförmiger 131
Hornhautulkus 133
Hornhautverletzung 131 ff
5-HT4-Rezeptoragonist 176
Hüftabduktorenschwäche 69

299

Sachverzeichnis

Hüftabspreizhemmung 74
Hüftbeuger, Verkürzung 65
Hüftgelenk 69 f
– Spätschäden 215
Hüftkopfnekrose 277
Hüftluxation 69 f, 275 f
Hüftschmerz 203, 205
Humeruskopf 73
Husten 159
Hydromorphon 85, 87, 284 f
– Basalrate 287
Hydronephrose 180
Hydroxyurea 290
Hypästhesie 13
Hyperalgesie 5 f, 30
– physiologische 221
– primäre 76
– sekundäre 76
– viszerale 31, 163 f
Hyperkalzurie 181
Hypermobilität 201, 206
Hyperpathie 9
Hypersalivation 251
Hypersekretion, bronchiale 227
Hyperventilation 159
Hypervigilanz 23
Hypnomidate 234
Hypnotherapie 93
Hypospadie 267 f
Hypothermie 228, 256

I

Ibuprofen 82 f, 235 f, 263 f
– Bauchschmerzen 165
– Dosierung 257
– Migräneattacke 124 f
– Nebenwirkung 226
– beim Neugeborenen 226
Ileus, paralytischer 168, 171
Ilioinguinalis-Iliohypogastricus-Blockade 267
Iliosakralgelenk, Irritationspunkt 68
Immediate Early Gene 12, 14 f
Immunsuppressiva 150
Infiltrationsanästhesie 225, 246
Infrarotstimulation (IRS) 107
Injektion
– intramuskuläre 262
– subkutane 89, 223
Intensivmedizin, Analgosedierung 231 ff
Intervention 250
Intubation 229 f, 234
– Prämedikation 233 f
– Relaxation 258
– Wachintubation 252
Invagination 165, 167, 169
Ionenkanal 6, 14
Iritis 134
Irritationspunkt 68

Ischämieschmerz 5
Ischiadikus-Blockade 268
Ischiokruralmuskulatur, Verkürzung 66

J

JIA s. Arthritis, idiopathische, juvenile
Jochbeinfraktur 139, 141
Juckreiz 288
Jugendliche 29 f, 176 ff

K

Kältetherapie 98, 103, 256
Känguru-Care 26, 223, 232
Kardiomyopathie 158 f
Karies 145, 147 f
Katastrophisieren 21 ff, 79
Katecholamin-Ausschüttung 228
Katheter, zentralvenöser 281
Kaudalanästhesie 225, 260, 268 f
Kaumuskulatur 72, 195
Kausalgie 14, 207, 210
Kauschmerzen 152 ff
Kavernosusthrombose 143
Kawasaki-Syndrom 160
Keilwirbel 67, 190
Keratitis 133
Ketamin 227, 234, 257
– beim Neugeborenen 226 f, 233
– Sedierung, tiefe 250 f
– Zugangsweg, intraossärer 257
Ketaminrazemat 251
Ketanest S 169
Kiblerfalte, verdickte 64
Kiefergelenk 152 f, 195
– Diskusverlagerung 153, 155
– Untersuchung 72
Kiefergelenkerkrankung 153
Kiefergelenkgeräusch 153, 155
Kiefergelenkluxation 146 f
Kieferöffnungsbehinderung 153, 155
Kinderhospiz 294
Kinderpalliativdienst 294
Kinderpflegedienst 294
Kindesmisshandlung 160
Kneifschmerz 64
Kniegelenk 70 f
– Belastungsschmerz 71
Kniegelenkerguss 70
Kniekappe 102
Kniekehlenschmerz 209
Knieschmerz 71, 203, 205
Kniestrecker, Dysbalance 71
Knochenmarkpunktion 282
Knochennekrose, aseptische 72

Knochenschmerz 200, 287, 291
– belastungsabhängiger 208
– Leukämie 281
Knochenstoffwechsel 215
Knochentumor 192, 206, 215
Knochentumorschmerz 281, 289
Koanalgetika 87 ff, 229
Koffeinentzug 112, 126
Kognition
– Fragebogen 79
– katastrophisierende 77
Köhler-Krankheit 72
Kokain 159
Kolik 164 f, 179 f
– Therapie 83, 166, 160, 182
Kolitis 164 f, 168
Kollagenerkrankung 160
Kollagenose 199, 209
Kollateralband 70
Kolonflexur, Dehnung 177
Kolonflora 167
Kommunikationsfähigkeit 274, 276
Komorbidität 96
Konditionierung
– klassische 76
– operante 2, 17, 76
Konjunktivitis 134
Kontakt
– Schmerzerfassung 274
– sozialer 57
Kontraktur 62 f, 277
Koordination 58
Kopfgelenk, Subluxation 196
Kopfneuralgie 128
Kopfschmerz 116 ff
– Akupunktur 106
– akuter 122
– akut-rekurrierender 122
– Akuttherapie 124 ff
– Anamnese 122 f
– chronischer 122
– Diagnosestellung 122 ff
– Einflussgröße, biopsychosoziale 121
– Epidemiologie 37 f, 116
– hirndruckbedingter 292
– Intervalltherapie 126 f
– Kältereiz 119
– Langzeitprognose 40 f
– Laser-Akupunktur 107
– medikamenteninduzierter 125, 128
– okzipitaler 195
– Pathophysiologie 120 ff
– primärer 116 ff, 122, 128
– Schmerzintensität 38
– beim Schulkind 68 f
– Sehstörung 195
– sekundärer 117, 119 ff
– vom Spannungstyp s. Spannungskopfschmerz

– stechender 119, 128
– subokzipitaler 130
– täglich auftretender 118 f
– TENS 127
– Therapie 96, 124 ff
– therapiebedingter 282
– trigeminoautonomer 119, 127 f
– Triggerfaktor 123
– Verlauf 116, 122
– zervikogener 120
Kopfschmerzentstehung 92
Kopfschmerzkalender, kindgerechter 123
Kopfschmerztagebuch 124
Kopfwachstum 54
Koprostase 165, 176, 178
Korbhenkelriss 71
Koronaranomalie 161
Koronargefäßaneurysma 160
Körperausdruck 238
Körperbild 10
Körpergewicht 54 f
Körpergröße 54 f
Kortex, somatosensorischer 8 f
Kortisol-Level 221
Kraniomandibuläre Dysfunktion 152, 154 ff
Krankengymnastik 99 f
Krankheitsmodell, biopsychosoziales 171
Kreuzband 70 f
Kreuzschmerz 68
Krise
– hypertensive 250
– vasookklusive 282, 290
Kronenfraktur 146
Kühlung 256
KUSS = Kindliche Unbehagens- und Schmerzskala nach Büttner 238, 255
– beim behinderten Kind 273
Kyphose 67, 191

L

Labrum-glenoidale-Verletzung 73
Lachgas-Sauerstoff-Mischung 249
Lactobacillus rhamnosus 174, 178
Lagerungsorthese 275
Lagerungstherapie 99 f
Laktatdehydrogenase 215
Laktulose 166 f
Langsitz 66
Langzeitpotenzierung (LTP) 12 f, 15
Laser 107
Laxanzien 166 f, 175, 177 f, 288
Lebensführung 92
Lebensqualität 29

Sachverzeichnis

Leber, Schmerzprojektion 54
Leberzellnekrose 226
Leiden 3 f, 17
Leitungsanästhesie 268
Lenden-Becken-Syndrom 69
Lendenlordose 190
Lendenwirbelsäule
– Hyperlordose 65 f
– Steifigkeit, akute 63
Lernen 30 ff
– operantes 33 f
Leukämie 200, 206, 208 f
– Bauchschmerzen 281
– Knochenschmerz 281
– Labor 214 f
Leukozyturie 180 f
Levobupivacain 225, 266 f
Levomethadon 286
Levopromethazin 88
Lichtempfindlichkeit 133 f
Lidinspektion 132
Lidocain 89, 225, 246
– Höchstdosis 266
Lidocain-Gel 245
Lidocain-Spray 245
Ligamentum transversum
 atlantis, weiches 69, 194
Limbisches System 8 f
Loin Pain Hematuria
 Syndrom 182
Lokalanästhesie, tiefe 283
Lokalanästhetika 89, 225,
 266 f
– Schmerz, prozeduraler 245 f
Lorazepam 87 f, 230
Loslassschmerz 54
Lumbalpunktion 124, 232 f
– Analgosedierung 89
– Schmerztherapie 110 f, 232
Lungenembolie 160
Lupus erythematodes 200,
 204, 213
Lymphadenitis
 mesenterialis 167 f
Lymphdrainage 102

M

Magen, Head-Zone 54
Magenschmerzen 176
Magnesium 113
Magnetenzephalografie
 (MEG) 9
Magnetresonanztomografie
 9, 215
– kranielle 123 f
– Sedierung 231, 250
Magnification 22, 77
Makrohämaturie 181
Malabsorption 174
Malignom 209
Manuelle
– Medizin 216
– Therapie 100 f, 112

Massage 101 f
Mastoiditis 136 ff
Mechanorezeptor 5, 163 f
Mediastinitis 144
Medikamenteneinnahme 40
Medikamentenverhalten 92
Medikomechanik 102
Megaureter, obstruktiver 180
MELAS-Syndrom 123
Melatonin 232
Meningeales Reizzeichen 54
Meniskusläsion 70 f
Mentalfunktion 58
Mepivacain 283
Metamizol 82 f, 257, 263 f
– Aktivität,
 spasmolytische 182
– bei Fieber 284
– Migräneattacke 124 f
Meteorismus 164, 173 f, 177
– Diagnostik 187
– Therapie 175, 278
Methadon 229, 237
Methämoglobinämie 246
Methämoglobin-
 Intoxikation 267
Metronidazol 177
Midazolam 234 f, 248 f
– Dosierung 249, 257
– beim Neugeborenen 230,
 233
– Prämedikation 261
Migräne 116 ff
– abdominale 164, 169
– – Therapie 175, 178
– Akupressur 106
– mit Aura 117
– ohne Aura 116 f
– Basilaristyp 118
– Biofeedbacktherapie 94
– cortical spreading
 depression 121 f
– Epidemiologie 38, 116
– Ernährung,
 oligoantigene 112
– hemiplegische 117
– konfusionelle 118
– Nahrungsergänzungs-
 mittel 113
– Pathophysiologie 121
– TENS 110 f
– Therapie 124 f
Migräneprodromi 118
Migräneprophylaxe 126 f
Migränetagebuch 51, 110
Mikroklist 167
Miktionsaufschub 181
Milchzahn 151
– Fistel 146
– Pulpotomie 149
Mimik 238 ff
Mitralklappeninsuffizienz
 161
Mitralklappenprolaps 160 f

Mittelfußköpfchen,
 Nekrose 72
Mittelohrentzündung 136 ff
Mobilisation 100 f
Modelllernen 33
Molekularbiologie 12
Monitoring 248
Mononukleose 140 f
Montelukast 175
Morgensteifigkeit 200, 204 f,
 211
Morphin 84 f, 235
– Analgesie,
 patientenkontrollierte 287
– Applikationsform 285
– beim beatmeten Patienten
 235
– Dosierung 87, 257
– Dosis, äquianalgetische
 285, 291
– Indikation, onkologische
 284 ff
– beim Neugeborenen 228
– Pharmakologie 224 f, 265 f
– Wirksamkeit 232
Mosaprid 176
Motorik 57 f, 239 f
Müdigkeit 211
Mukositis 281, 287 f
– Schmerztherapie 289
Multiple Sklerose 210
Münchhausen-Syndrom 158
Mundhöhle,
 Schmerzursache 140
Mundschleimhaut 149 f
Musculus
– adductor pollicis 106
– sartorius,
 Triggerpunkt 64, 71
– sternocleidomastoideus,
 verkürzter 73
– tibialis anterior 106
Muskarinrezeptorantagonis-
 ten 166
Muskelanspannung, reflekto-
 rische 278
Muskeldysbalance 60, 62, 192
– Kniestrecker 71
– zervikale 196
Muskelentspannung 103
– progressive nach Jacobson
 92 f, 126
Muskelfaszie,
 Verklebung 101
Muskelfunktionsstörung 63
Muskelrelaxanzien 88, 234 f
Muskelschwäche 60, 202
– proximale 205, 209
Muskeltonus 239 f
– Asymmetrie 73 f, 197
– Erhöhung 60
– Minderung 98, 102
Muskelverkürzung 60, 65 f,
 101

Muskelverspannung 9 f, 54,
 92
– manuelle Therapie 100
Muskulatur,
 Palpationsqualität 62 ff
Mutaflor 176, 178
Muttermilch 223
Myalgia cruris
 epidemica 209
Myalgie 209
Myogelose 62
Myokardischämie 159, 161
Myopathie 199, 207
Myositis 207, 209
Myringitis 136 f

N

Nackenextensor,
 Überlastung 100
Nackenmuskulatur 195
Nackenschmerz 68, 100,
 189 f, 194 ff
– idiopathischer 196 f
– beim Säugling 197
Nagelfalzgefäß, Ektasie 214
Nahrungsergänzungsmittel
 113
Nahrungsmittelallergie 177
Nahrungsmittel-
 unverträglichkeit 174
Naloxon 84, 86, 257
Narkose 247, 250 f
– Notfall,
 traumatologischer 257 f
Nasenbeinfraktur 139 f
Nasenentzündung 139
Nasenfurunkel 143
Nasennebenhöhlen-
 entzündung 139 f
Nasenseptumhämatom 140
Nasentropfen,
 abschwellende 137
Natriumkanal 14
Natriumkanal-Blocker 279
Naturheilkunde 178
NCA = nurse controlled
 analgesia 258
NCCPC-R = Non-communicat-
 ing Children's Pain
 Checklist 274
Neglekt-Syndrom 276 f
Neonatal
– Facial Coding System 222
– Infant Pain Scale 222
– Pain and Agitation Scale
 222, 239
Nephritis 181
Nephroblastom 281
Nephrotisches Syndrom 181
Nerv, Versorgungsgebiet 59
Nervenblockade,
 periphere 268
Nervendurchtrennung 13 f

301

Nervenendigung, Chemosensitivität 14
Nervenfaser 4
Nervenkompression 287
Nervenschädigung 14 f, 210, 213
Nervenstimulation, elektrische, transkutane 108 ff, 127, 283
Nervensystem, fetales 16 f
Nervenwachstumsfaktor 14
Nervus
– frontalis 130
– medianus 106
– nasociliaris 130 f
– ophthalmicus 130 f
– trigeminus 130
Neugeborene
– Beatmung 222, 228
– Barbiturate 230
– Beruhigung 223
– Bewegungssystem 73 ff
– Reaktion, nozizeptive 16 f
– Schmerzerkennung 221 f
– Schmerztherapie 220 ff, 224 ff
Neuralgie 210
– kraniale 120, 128
Neurocil 86 ff
Neuroimaging 9
Neuroleptika 88
Neurom 13 f
Neuron, multirezeptives 10
Neuroplastizität 12 f, 77
Neurotransmitter 10 f
Neurotrophine 14
NFCS = Neonatal Facial Coding System 222
Nicht-Opioide 262 ff, 283 f
– beim Neugeborenen 225 ff
Niere, Schmerzprojektion 54
Nierenbeckendilatation 180 f
Niereninfarkt 181
Niereninsuffizienz 182
Nierenkapsel, Distension 179
Nierenstein 180 ff
Nierenvene, Dilatation 182
Nierenvenenthrombose 181
NIPS = Neonatal Infant Pain Scale 222
NK1-Rezeptor 10
NMDA-Antagonisten 15, 83
NMDA-Rezeptor 10, 12
Noradrenalin 11, 229
Notfallmedizin, pädiatrische 231 ff
Nozizeption 2 ff
Noziceptives System 16 f, 220
Noziceptor 4 ff, 14
– Erregung 5 ff
– polymodaler 5
– Sensibilisierung 5 ff
N-PASS = Neonatal Pain and Agitation Scale 222, 239

NRS = numerische Analogskala 261
Nüchternschmerz 168
Nutcracker-Syndrom 182

O

Oberarm 73
Oberbauchschmerz 173 f, 186
– funktioneller 175
– Gilbert-Meulengracht-Syndrom 177
– beim Schulkind 176 f
Oberflächenanästhesie 267
Oberlidödem 140
Oberschenkel, verkürzter 69 f
Obstipation 86, 165 ff, 174
– Diagnostik 187
– beim Schulkind 177 f
– Therapie 175, 278, 288
Obstruktion 179
Ödem, entzündliches 196
Ohrenschmerz 136 ff
– projizierter 138 f
Ohrentropfen 137
Ohrmuschel, abstehende 138
Okklusion 147
Okklusionsstörung 146
Okzipitalneuralgie 120
Ondansetron 266
Onkologie 281 ff
– Analgesie, patientenkontrollierte 287
– Schmerzprophylaxe 282 f
– Operation 267, 272
– Spätfolge 277
Opioid-Agonisten, partielle 286
Opioide 11
– Abhängigkeit 289, 295
– Applikationsform 285 f
– Äquivalenzdosis 87, 285 f, 291
– Basalrate 287
– Dosierung, gewichtsangepasste 286
– Einsparung 237
– Erbrechen 266
– Kombination 286
– kurzwirksame 233
– Nebenwirkung 86, 227, 288 f
– beim Neugeborenen 227 ff
– Retardpräparat 291, 295
– Schmerztherapie, postoperative 265 f
– schwache 83 f, 284
– starke 84 ff, 284 ff
– Tagesbedarf 286
– transdermale 85 f, 291
– Überdosierung 286
– ultrarapid metabolizers 84
– WHO-Stufenschema 283 ff

Opioidentzugssyndrom, neonatales 229
Opioid-Rezeptor 12, 225, 262
Opioid-Rotation 86 f
Opioidtoleranz 15, 258
Opioid-Wechsel 288, 291
Optikusgliom 134
Optikusneuritis 131, 134
Orbitabodenfraktur 139, 141
Orbitaphlegmone 139
Orchidopexie 267
Orthese 275
Os naviculare, Nekrose 72
Osgood-Schlatter-Krankheit 72
Osmophobie 117
Ösophagitis 158, 278
– eosinophile 177
Ösophagusspinkter 168
Osteitis, abakterielle 191
Osteoidosteom 192, 206, 208
Osteomyelitis 199, 215
– abakterielle 204
– bakterielle 204, 212
– vertebrale 191, 195
Osteopathie 101, 112
Osteoporose 192
Osteosarkom 206
Otitis 136 ff, 148
Oxycodon-Naloxon-Kombination 288

P

PAG = periaquäduktales Grau 8 f, 11 f
Pain
– Coping Questionnaire (PCQ) 78 f
– Experience Questionnaire (PEQ) 78 f
– Response Inventory (PRI) 79 f
Pain-related
– Behavior Inventory (PPBI) 78, 80
– Cognition Questionnaire for Children (PRCQ-C) 78 f
Palliation 291 f
Palliativmedizin 293 ff
Palliativteam 294
Palliativversorgung
– Entlastungspflege 294, 296
– Ethik 296
– Familienunterstützung 296
– Finanzierung 295
– häusliche 293
– Information 296
– Koordination 294 f
– spezialisierte, ambulante (SAPV) 295
– Standards, basale 294
– Struktur 296

– Symptommanagement 294 f
– Weiterbildung 295
Palpation 53 f
Palpationsschmerz 54
Panikattacke 159
Pankreatitis 168 f
Panoramaröntgenaufnahme 153
Paquin-Orthese 102
Paracetamol 82 f, 235 f
– Bauchschmerzen 165
– Differenzialindikation 264
– Gabe, intravenöse 226
– Hämatologie 284
– Migräneattacke 124 f
– beim Neugeborenen 226
– Pharmakokinetik 224, 263 f
– Tageshöchstdosis 264
– Wirkung, toxische 226
Paraffinöl 166 f
Parästhesie 13, 209
Parodontalabszess 151
Parodontitis, apikale 146 f
Patella
– Belastungsschmerz 71
– tanzende 70, 212
Patellasyndrom, anteriores 206, 216
PCA s. patientenkontrollierte Analgesie
PCA-Pumpe 85, 287
Pediatric Pain
– – Coping Inventory (PPCI) 78 f
– – Disability Index (P-PDI) 78 f
Penicillin-Allergie 141
Peniswurzelblock 268
Peptide, vasoaktive 121
Perfalgan 235
Perichondritis 136 f
Periduralanästhesie 269
Periduralkatheter 289
Perikarderguss 160
Perikarditis 159 f
Perikardreiben 160
Peristaltik, ineffektive 163 f
Peritonitis 164
Peritonsillarabszess 140 f
Perspektivübernahme 29
Perthes-Krankheit 69, 205
Pestwurzextrakt 113, 126 f
Pethidin 284 f, 287
Pfefferminzöl 177 f
Phantomschmerz 12 ff, 210
– Risikoreduktion 15
– Therapie 287 f, 290 f
Pharmakokinetik 262
Pharmakotherapie, lokale/regionale 89 f
Pharyngitis acuta 140 f
Phenobarbital 87, 230
– Entzugstherapie 237
Phonophobie 117, 119

Physikalische Medizin 98 f
Physiotherapie 99 f, 216, 278
– schmerzfreie 277
Phytotherapie 113
Pigmentation, dunkle 172
PIPP-Score Premature Infant Pain Profile 222
Piritramid 85, 234 ff, 289
– Basalrate 287
– Dosierung 257, 285
– Kolik 169
– beim Neugeborenen 228
– Pharmakologie 265 f
Plagiozephalie 73 f
Pleuraerguss 160
Pleurareiben 160
Pleuritis 159 f, 168
Pleurodynie 158
Plexusblockade, axilläre 268
Plexusentzündung 210
Pneumonie, basale 168
Pneumothorax 158
Polyserositis 160
Polytrauma 257
Populationskodierung 5
Positronenemissionstomografie 8 f
Prämedikation 260 f
Prävalenz, Falldefinition 36
Precordial Catch Syndrom 161
Pregabalin 88, 290 f
Prilocain 225, 245 f, 266 f
Probiotika 176 ff
Prognose 40 f
Prokinetika 168, 176
Propofol 231, 233, 250
Propofol-Infusions-Syndrom (PRIS) 231, 250
Prostaglandin E2 6
Protein, nukleäres 12
Proteinurie 181
Protonenpumpenhemmer 168, 176
Prozedur
– diagnostische 281 f
– therapeutische 281 f
Pseudomoxibustion 107
Psoriasisarthritis 212
Psychotherapie 179
Pubertätsentwicklung 54 ff
Pubertätsmerkmal 55 f
Pulpa 145 f
Pulpanekrose 146 f
Pulpitis 146 f
Punktion
– kapillare 89, 223
– Schmerztherapie 232
– tiefe 252
Purpura Schönlein-Henoch 213 f
Pyelonephritis 179 f, 182, 192
Pyridostigmin 289

Q

Querpalpation 63

R

Rachenschmerz 140 ff
Radiusköpfchen 73
Rapydan 246
Ratingskala
– numerische 48
– verbale 48
RDC/TMD = Research Diagnostic Criteria for Temporomandibular Disorders 152
Reaktion, nozizeptive 2 f
– – fetale 16 f
Reflex, nozizeptiver 2
Reflexdystrophie, sympathische 210
Reflextherapie 10
Reflux
– gastroösophagealer 168, 176, 278
– vesikoureteraler 181
Regionalanästhesie 246, 261, 266 ff
Rehabilitationsmedizin 277
Reizdarm 176 ff
Reizintensität 5
Reizüberflutung 126
Relaxation 258
Remifentanil 228 f, 234
Retrotonsillarabszess 140 f
Reye-Syndrom 262
Rezeptor, pharmakologischer 6
Rheumafaktor 215
Rheumatisches Fieber 205, 213
Rippenbuckel 67
Roemheld-Syndrom 173, 177
Rollstuhl 275 f
Rom-III-Kriterien 174
Ropivacain 225, 246, 268
– Höchstdosis 266 f
ROP-Screening 232 f
Rötung, retroaurikuläre 138
Rücken, Einwirkung, statische 193
Rückenaufrichtemuskulatur
– Schwäche 66
– Verhärtung 68
Rückenmarkerkrankung 206
Rückenmarkneuron, Apoptose 15
Rückenmarksegment 58 f
Rückenmarktumor 192
Rückenschmerz 189 ff
– Langzeitprognose 40
– Prävalenz 39, 189
– psychosomatischer 193
– Scheuermann-Krankheit 67

– Skoliose 68
– Sport 192 f
– Therapie 193 f
– unspezifischer 192 ff
Rückzug, sozialer 22
Ruheschmerz, muskuloskelettaler 204 f
Rülpsen 177
Rumination 22, 77
Rumpfhaltung 47, 238

S

Saccharomyces boulardi 176, 178
Saccharose 223 f, 232
Sanduhrtumor 192
SAPHO Syndrom 213 f
Sauerstoffsättigung 261
Saugen, nicht nutritives 26, 223, 232 f
Säugling 73 ff
– Bauchschmerzen 174
– Nackenschmerz 197
– Nicht-Gedeihen 171
Säuglingskolik 169, 174
Scapula alata 65, 206
Schädelgrube, hintere 195
Schädelhirntrauma 257
Scheuermann-Krankheit 67, 190 f
Schiefhals 73, 195 f
– beim Säugling 197
– TENS 110 f
Schienentherapie 155 f
Schlaf 238, 274
Schlafhygiene 105
Schlafinduktion 232
Schlafstörung 39, 211
– Therapie 87, 287 f
Schleimhautanästhesie 225, 245
Schleimhautverletzung 282
Schlingentischbehandlung 100
Schluckstörung 72
Schmerz 2 f, 8 f
– akuter 23 f, 49
– – Therapie 82, 99
– Auslöser 92
– Auswirkung 220
– beim Behinderten 272 ff
– belastungsabhängiger 204, 206 ff
– biomechanisch-dysfunktioneller 200
– brennender, akraler 207
– chronischer 3 f, 36, 49
– – Komorbidität 96
– – Therapie 82, 99
– Definition 4, 36
– dumpfer 64, 163
– einschießender 13, 120
– entzündungsbedingter 82 f

– Epidemiologie 36 ff
– epigastrischer 173, 186
– fortgeleiteter 63, 163
– Fremdbeurteilung 46 f, 49
– Genexpression 12
– durch Hilfsmittel 275 f
– Komponente 21, 46
– als Krankheitszustand 3 f
– muskuloskelettaler 200, 204 ff, 208
– myofaszialer 153
– nächtlicher 64, 159, 171, 208
– neuropathischer 13 ff, 202
– – Therapie 87, 216, 287 f
– perinataler 17
– pleuritischer 159
– postoperativer 47, 229, 260 ff
– – Onkologie 282
– pränataler 17
– projizierter 62
– prozeduraler 23 f, 84, 245 ff
– pseudoradikulärer 209 f
– psychosoziale Dimension 278
– radikulärer 209
– rezidivierender 31, 37 f
– Selbsteinschätzung 47 ff
– somatischer 163
– suprasymphysärer 168
– Symptom 50
– tageszeitliche Abhängigkeit 201
– therapiebedingter 282
– therapieresistenter 86
– tiefer 64
– unbehandelter 260
– Verlauf 36 f, 49
– viszeraler 5, 163
– wellenförmiger 165
– zentraler 120
Schmerz- und Sedierungs-Score nach Hartwig 221 f, 239
Schmerzausdruck 46
Schmerzäußerung 46, 94 f, 274
– Beurteilung 222
Schmerzbeschreibung 46
Schmerzbewältigung 21 ff
– Fragebogen 77 ff
– katastrophisierende 33
Schmerzbewältigungsprofil 22
Schmerzbewältigungsstrategie 21 f, 28
Schmerzbewältigungsverfahren 91, 95
Schmerzcharakteristik 202, 208 f
Schmerzchronifizierung 22
Schmerzdauer 202, 208
Schmerzdiagnostik 9, 45 ff
– psychologische 76 ff

Sachverzeichnis

Schmerzempfindlichkeit 6, 30 f, 220
Schmerzentstehung 62
Schmerzerfahrung 20 f, 30 f
– neonatale 220 f
Schmerzerfassung 46 ff, 255
– beim Behinderten 273
– beim Neugeborenen 221 f
Schmerzerinnerung 32 f
Schmerzerkennung beim Neugeborenen 221 f
Schmerzerleben 21, 46, 272
– Aufmerksamkeitsprozess 77
– Umfeld, soziales 33 f
– Veränderung, entwicklungsspezifische 24 ff
Schmerzerwartung 32 f
Schmerzforschung 4
Schmerzfragebogen 49 f
Schmerzgedächtnis 3, 12, 76 f, 260
Schmerzhemmung
– deszendierende 8 f, 108, 220
– Störung, zentrale 210
Schmerzhinken 69
Schmerzintensität 4, 22, 46
– Prädiktor 77
– Selbsteinschätzung 48
Schmerzkontrolle, aktive 95
Schmerzkrise 290
Schmerzlernprozess, angstbesetzter 111
Schmerzlokalisation 37
Schmerzmediator 6 f
Schmerzmessung 238, 261 f
Schmerzprävention 89, 282 f
Schmerzprojektion 54
Schmerzqualität 4, 28
Schmerzreaktion 76
– antizipatorische 32
– Einflussfaktor f
– Reduktion 26
Schmerzschwelle 20, 30 f
Schmerzscore 238 ff
Schmerzstörung
– dissoziative 200
– somatoforme 200 f
Schmerzstudie 36
Schmerzsyndrom
– muskuloskelettales, idiopathisches 193 f, 200, 210 f
– – Therapie 216
– peripatelläres 71
– regionales, komplexes s. CRPS
– thorakales 161
Schmerztagebuch 49 ff
Schmerztherapie
– Applikationsweg 287
– Aufklärung 260
– beim beatmeten Patienten 234 ff
– beim behinderten Kind 278 f

– Hilfe, nicht medikamentöse 245
– medikamentöse 82 ff, 224 ff
– Neonatologie 220 ff
– nicht medikamentöse 283
– onkologische 282 ff, 292
– operante 91, 94 f
– Palliativmedizin 295
– postoperative 170, 236, 260 ff, 289
– – ambulante 269
– – Regionalanästhesie 266 ff
– posttraumatische 255
– psychologische 91 ff
– transdermale 85 f
– Trauma, thermisches 258 f
– WHO-Stufenschema 82, 283 ff
Schmerzursache 26, 274
– iatrogene 276 f
Schmerzverarbeitung 91, 216
– katastrophisierende 22
– Störung 210
Schmerzverhalten 2, 24 ff
– Fragebogen 79 f
– Kontext, psychosozialer 33 f
– non verbales 33
– Verminderung 94
– Verstärkung 33
Schmerzvermeidung 3, 222
Schmerzverständnis 46
Schmerzverstärkungssyndrom 199 f, 210, 216
Schmerzwahrnehmung 2 ff, 7 f
– Biopsychologie 20 ff
– enterale 178
– als Lernprozess 76
– Störung 210
Schmetterlingsexanthem 213
Schnullern 223, 232 f
Schonhaltung 94
Schonhinken 205
Schonverhalten 33
Schräglagedeformität 73
Schreibaby 169
Schreien 53, 73
– Schmerzscore 239
– Schmerzskala 273
Schubladenphänomen 70 f
Schulabwesenheit 39
Schulkopfschmerz 68 f, 124, 194 f
Schultasche 193
Schulteramyotrophie, neuralgische 206, 210
Schulterblattstabilisator 65
Schultergürtel 73
Schulterschmerz 73, 203
Schweißausbruch 163
Schwellung 201, 208, 212
Sedierung 87, 231 f, 247 ff
– Maßnahme, invasive 233 f
– beim Neugeborenen 230 f

– tiefe 247, 250 f
Sedierungsgrad 222, 247 ff, 283
– Beurteilung 239 f
Sehschwäche 133
Selbstberuhigung 28
Selbstermutigung 28
Selbstinstruktion 79
Selbstregulation 9
Selbstwert 30
Sensibilitätsstörung 202, 210
Sensitivierung 6 f, 15, 30 ff
– Definition 76 f
– periphere 30, 76
– zentrale 30, 76
Serotonin 11
Serotonin-Wiederaufnahmehemmer 178
Serumnarbe 214
Sialadenitis 142
Sialagoga 142
Sialolithiasis 142 f
Sichelzellanämie 282, 290
Sigmavolvulus 168 f
Sinusitis 139 f
Skala, taktile 49
Skelettdeformität 61, 275
S-Ketamin 227, 233 f, 251
Sklerenikterus 177
Skoliose 67 f, 193, 275
– dekompensierte 277
SLAP-Läsion 203 f
Slipping-Rib-Syndrom 160
Smiley-Analogskala 48
Sodbrennen 176
Softlaser-Akupunktur 107
Sonografie 215, 268 f
SORKC-Modell 49
Spannungskopfschmerz 38, 118 f, 196
– Therapie 110, 125 f
Spasmolytika 166, 169, 175, 287
– Bauchschmerzen, diffuse 178
Spastik 87 f, 90, 275
– Quadrizeps 277
– Therapie 278 f, 295
Speicheldrüse 142
Speikind 174
Speiseröhre, Head-Zone 54
Sphinkterrelaxation, transitorische (TSR) 176
Spiegeltherapie 216, 290
Spina iliaca 65
Spinalganglienneuron 14 f
Spondylarthritis 192
Spondylarthropathie 208
Spondylodiszitis 191
Spondylolisthesis 191
Spondylolyse 191
Spontanpneumothorax 160
Sport 103, 192 f
Sportunfall 195

Sprache 26, 57
Sprunggelenksbandage 102
Sprunggelenkschmerz 71, 203
Status migränosus 125
Steinkolik 165
Steinmann-Zeichen 71
Sterbehilfe 295
Sternalschmerz 203
Sternoklavikulargelenk, Schwellung 160
Steroid-Myopathie 288
Stickoxydul 249
Stillen 223, 232
Stimulation, multisensorische 223
Stoffwechsellage, katabole 260
Stomatitis aphthosa 140 f, 150
Störung
– biomechanisch-dysfunktionelle 210
– biomechanisch-funktionelle 216
Strahlentherapie 291
Streichmassage 102
Streptokokkeninfektion 205
Stress, Coupierung 251 f
Stressabschirmung 245
Stressbewältigungsprogramm 92
Stressor 92, 256
Stressvermeidung 222
Stuhl, blutiger 165, 171
Stuhl-Calprotectin 172
Stuhlverhalt 165
Stumpfschmerz 13, 290
Substanz P 7, 10 f, 16
Succinylcholin 234
Sudeck-Syndrom 207, 210
Sufentanil 224, 228, 235
Sumatriptan 124 f
SUNA-Syndrom 119
SUNCT-Syndrom 119
Swaddling 26
Sympathikotonus 64
Synaptische Übertragung 10 ff, 15
Systemerkrankung 200

T

Tachykardie 161
Talvosilen 84
Tanner-Pubertätsstadien 56
Tastsinn 8, 10
$TcSO_2$ 238
Temperaturdifferenz 212
Temperament 23 f
Tender point 211
Tenesmen 164
TENS 108 ff, 127, 283
Tetracain 246
Tetrazepam 87 f
Thalamus 8

Therapiemanual 96
Therapiemaßnahme 232 f, 250
– nicht medikamentöse 222 ff
– Notwendigkeit 29
– Verhalten, belastungsreduzierendes 27 f
Therapieverfahren
– inhibierendes 98
– kognitives 91, 95 f
– komplementäres 105 ff
– stimulierendes 98
Thiopental 230, 234 f
Thorakolumbaler Übergang, Mobilisierung 100
Thoraxschmerz 158 ff, 177
– Behandlung 162
Thoraxstechen, präkordiales 158
Thoraxwand, Palpation 160
Thrombophilie 158 f
Thrombozytenfunktionsstörung 226
Thrombozytenzahl 290
Tibiakopf, schmerzhafter 72
Tietze-Syndrom 160
Tilidin 84
TNF-alpha-Rezeptor-Antikörper 14
Tonsillektomie 263, 267
Tonusasymmetrie, muskuläre 73 f, 197
Topiramat 126 f
Torticollis s. Schiefhals
Trainingstherapie 96, 103
Tramadol 84, 87, 265 f
– Basalrate 287
– Indikation, onkologische 284
– Kolik 169
– beim Neugeborenen 229
– Schmerztherapie, postoperative 236
Tränenträufeln 130 f
Tränenwegstenose 132
Tranquilizer 88
Transitzeit, intestinale 178
Transkriptionsfaktor 12, 14 f
Trauerarbeit 294
Trauma 159, 190
– Halswirbelsäule 110 f, 194
– Lagerung 256
– Schmerztherapie 255 ff
– thermisches 258 f
Trendelenburg-Hinken 69
Trigeminovaskuläres System 120

Trigeminozervikaler Komplex 120, 124
Trigeminus 72
Trigeminusast 130
Trigeminuskern, sensorischer 130
Trigeminusneuralgie 120, 149
Triggerpunkt 62 ff, 71
Triggerpunkttherapie 102, 107
Triptane 124 f
Trockennadeln 64
Trommelfell, gerötetes 137
Trommelfelldefekt 136, 138
Trospium 166
Tubenventilationsstörung 136 f
Tumor, spinaler 192
Tumorschmerz 281, 289
Tumorwachstum, infiltratives 287
Tyrosin-Kinase-Rezeptor 7

U

Übelkeit 86, 163, 169
– postoperative 265 f
– Therapie 288
Überlastungsschmerz 199
Überstreckbarkeit 206
Ulcus duodeni/ventriculi 164, 168
Umfeld, soziales 49 f
Unbehangens- und Schmerzskala 222, 238, 255, 273
Unruhe motorische 47, 238
Unterbauchschmerz 173
Unterkühlung 256
Unterschenkelschmerz 203
Unterstützung, soziale 79 f
Untersuchung
– körperliche 53 ff
– neurologische 56 ff
– nicht schmerzhafte 231 f
– rektal-digitale 54
Ureterabgangstenose 180
Urolithiasis 180 f
Uveitis anterior 133 f

V

Vagusstimulation 231
Vanilloid-Rezeptor 6
Variation, negative, kontingente (CNV) 77, 94
VAS = visuelle Analogskala 48, 261
Vaskulitis 205, 209

Vasokonstriktionstraining 94
Vecuronium 234 f
Vena angularis, Thrombophlebitis 143
Venenpunktion 89, 220, 223
– Lokalanästhesie 225
Verätzung 140, 142
Verblitzung 131
Verbrennung 255 f, 258 f
Verbrennungstiefe 258
Verbrühung 140, 142, 255 f
– Analgesie 258 f
Vereisung 64
Verhalten
– belastungserhöhendes 27
– belastungsreduzierendes 27
Verhaltensanalyse 92
Verhaltensauffälligkeit 50, 221
Verhaltensbeobachtung 221
Verhaltensstörung, postoperative 260
Verhaltenstherapie 91, 96
– kognitive 95 f, 179
– Kopfschmerz 126
– Rückenschmerz 194
Verkettungssyndrom 201
Verletzungsursache 255
Vermeidungshaltung 69, 74 f, 197
Vermeidungsverhalten 33
Verstärker, positiver 245
Verstärkungskontrolle 11
Verstimmung, depressive 50
Verwirrtheit 118, 289
Vitalzeichen 239, 261
Vitamin B_2 113
Volumentomografie 153

W

Wachheit 240
Wachstumsbeschwerden 72
Wachstumslenkung 193
Wachstumsschmerz 201, 207 f
Wachstumsschub 56
Wachstumsstillstand 54
Wärmetherapie 103
Wassergehalt 262
Weaning 229
Wegziehreflex 2 f
Weichteiltrauma 256
Weihrauchpräparat 292
Weinen 24, 47
– Schmerzscore 238
– Schmerzskala 273
Weisheitszahn 151

WHO-Stufenschema 82, 283 ff
Wilmstumor 182, 281
Windschlagdeformität 74
Winkelblock, akuter 130, 134
Wirbelbogen, Unterbrechung 191
Wirbelkörper, Wachstumsstörung 190
Wirbelsäule 65 ff
– Erkrankung, entzündliche 189, 191 f
– Kompression 192
– Wachstumsstörung 73 f
Wundinfiltration 267 f
Wurzelkanalbehandlung 149

X

Xylocain 89

Z

Zahn, Vitalitätsprüfung 147
Zahndurchbruch 151
Zahneruption 151
Zahnextraktion 263, 267, 269
Zahnfistel 146
Zahnhartsubstanz, Abrasion 145
Zahnlockerung 147
Zahnschmerz 145 ff
– Differenzialdiagnose 148 f
– Therapie 149
Zahnverfärbung 147
Zahnverletzung 146 f
Zeckenstich 209
Zehenstand 69
Zentralnervensystem 7 f
– Plastizität 12 f
Zervikalstütze 194
Ziliarkörper, Spasmus 134
Zirkumzision 268
Zittern 274
Zohlen-Zeichen 206
Zöliakie 172
Zoster ophthalmicus 133
Zuckerstoffe 223 f
Zugangsweg, intraossärer 257
Zungenbeinmuskulatur 72
Zuwendung 33 f
Zwangshaltung 197
Zwerchfell 54
Zystennierenerkrankung 182
Zystitis 282
Zytokine 14

Schmerzen bei Kindern und J
Ebinger, Friedrich
9783131479518
EUR 79,95